S. Drees

Aufbauwissen PFLEGE

Hygiene

Zur Reihe

Aufbauwissen PFLEGE

gehören

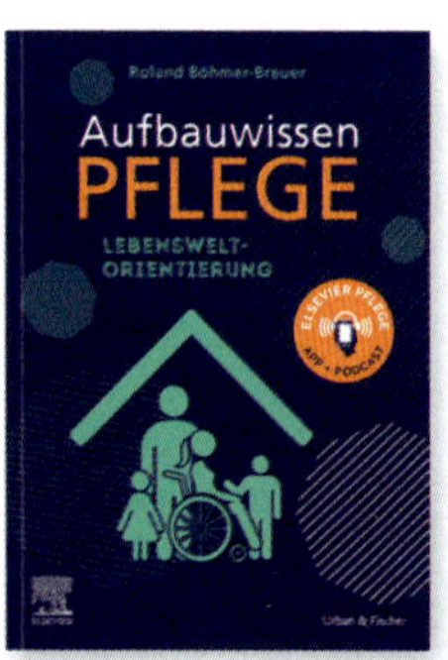

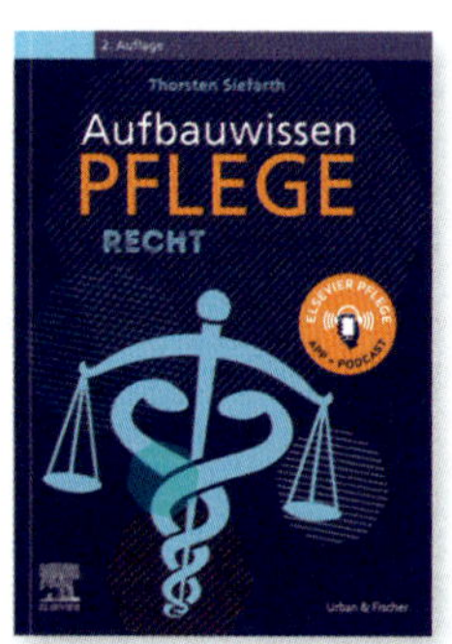

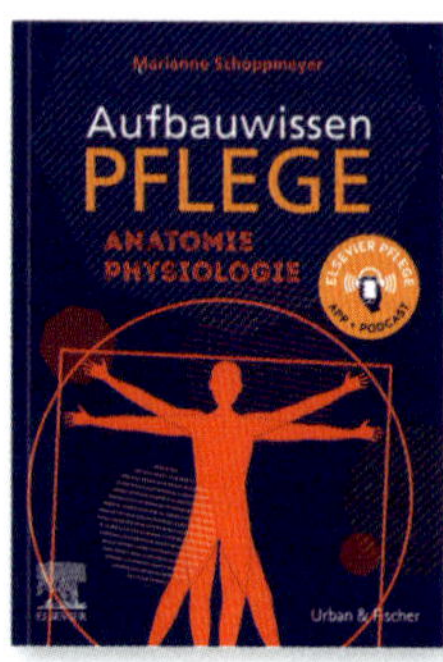

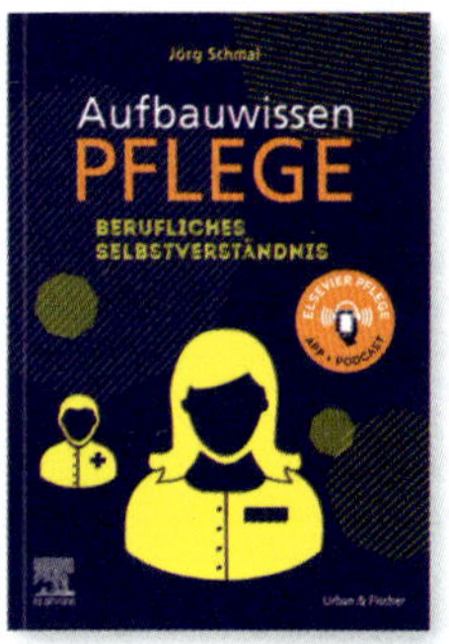

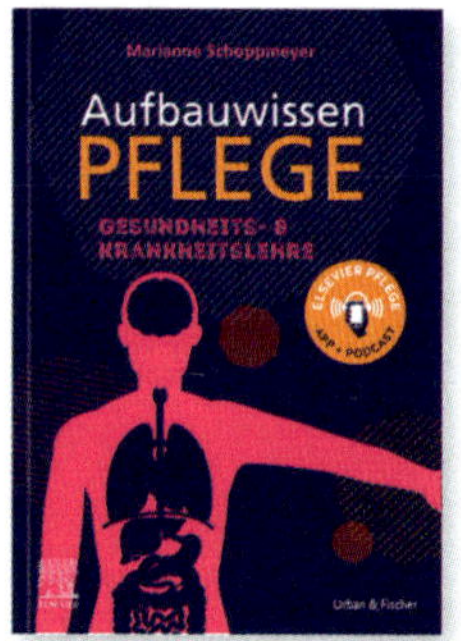

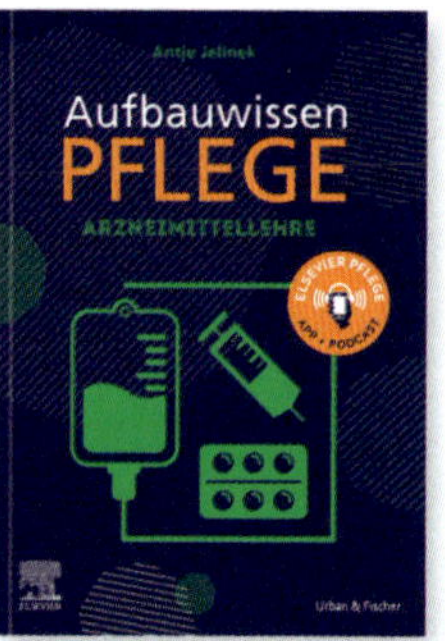

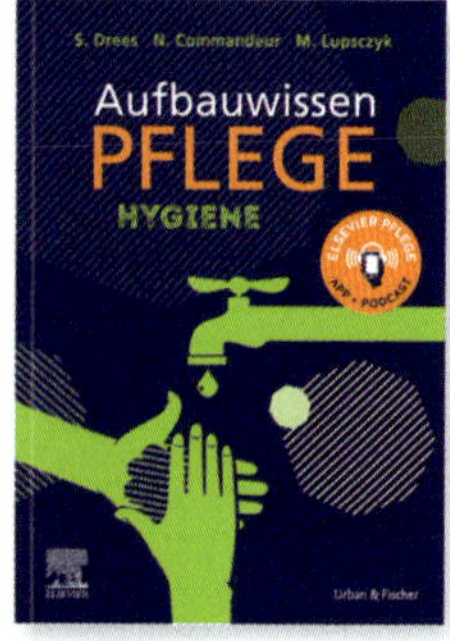

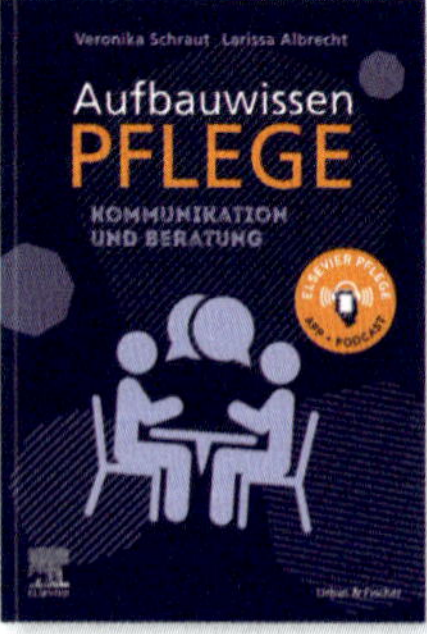

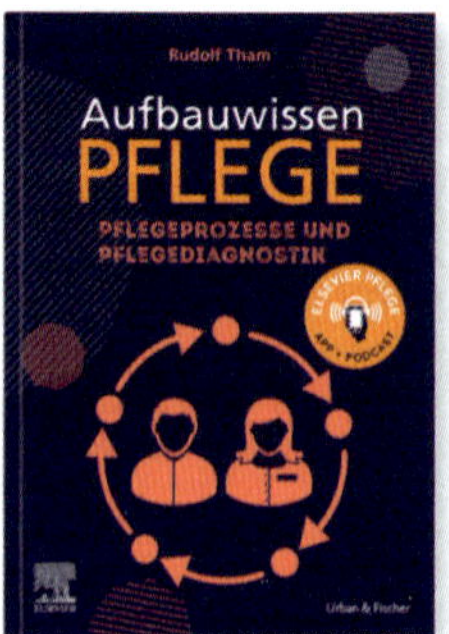

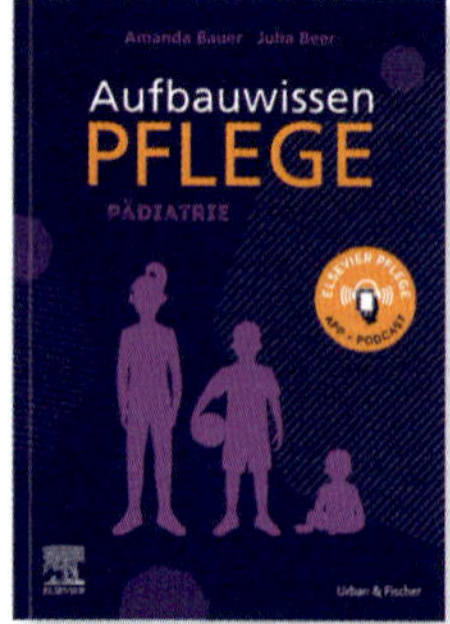

Stefan Drees

Aufbauwissen PFLEGE Hygiene

Weitere Autorinnen: Natalie Commandeur, Melanie Lupsczyk, Andreja Podoreski

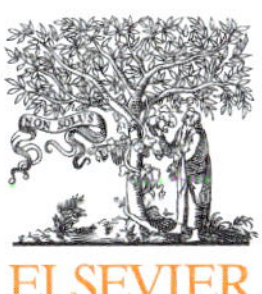

Elsevier GmbH, Bernhard-Wicki-Str. 5, 80636 München, Deutschland
Wir freuen uns über Ihr Feedback und Ihre Anregungen an kundendienst@elsevier.com

ISBN 978-3-437-47412-5
eISBN 978-3-437-06017-5

1. Auflage 2024

Wichtiger Hinweis
Die medizinischen Wissenschaften unterliegen einem sehr schnellen Wissenszuwachs. Der stetige Wandel von Methoden, Wirkstoffen und Erkenntnissen ist allen an diesem Werk Beteiligten bewusst. Sowohl der Verlag als auch die Autorinnen und Autoren und alle, die an der Entstehung dieses Werkes beteiligt waren, haben große Sorgfalt darauf verwandt, dass die Angaben zu Methoden, Anweisungen, Produkten, Anwendungen oder Konzepten dem aktuellen Wissensstand zum Zeitpunkt der Fertigstellung des Werkes entsprechen.
Der Verlag kann jedoch keine Gewähr für Angaben zu Dosierung und Applikationsformen übernehmen. Es sollte stets eine unabhängige und sorgfältige Überprüfung von Diagnosen und Arzneimitteldosierungen sowie möglicher Kontraindikationen erfolgen. Jede Dosierung oder Applikation liegt in der Verantwortung der Anwenderin oder des Anwenders. Die Elsevier GmbH, die Autorinnen und Autoren und alle, die an der Entstehung des Werkes mitgewirkt haben, können keinerlei Haftung in Bezug auf jegliche Verletzung und/oder Schäden an Personen oder Eigentum, im Rahmen von Produkthaftung, Fahrlässigkeit oder anderweitig übernehmen.

Für die Vollständigkeit und Auswahl der aufgeführten Medikamente übernimmt der Verlag keine Gewähr.
Geschützte Warennamen (Warenzeichen) werden in der Regel besonders kenntlich gemacht (®). Aus dem Fehlen eines solchen Hinweises kann jedoch nicht automatisch geschlossen werden, dass es sich um einen freien Warennamen handelt.

Bibliografische Information der Deutschen Nationalbibliothek
Die Deutsche Nationalbibliothek verzeichnet diese Publikation in der Deutschen Nationalbibliografie; detaillierte bibliografische Daten sind im Internet über https://www.dnb.de abrufbar.

23 24 25 26 27 5 4 3 2 1

In ihren Veröffentlichungen verfolgt die Elsevier GmbH das Ziel, genderneutrale Formulierungen für Personengruppen zu verwenden. Um jedoch den Textfluss nicht zu stören sowie die gestalterische Freiheit nicht einzuschränken, wurden bisweilen Kompromisse eingegangen. Selbstverständlich sind **immer alle Geschlechter** gemeint.

Planung: Julia Lux, München
Projektmanagement: Ulrike Schmidt, München
Redaktion: Christel Hämmerle, München
Herstellung: Der Buchmacher, Arthur Lenner, Windach
Satz: Thomson Digital, Noida/Indien
Druck und Bindung: Drukarnia Dimograf Sp. z o. o., Bielsko-Biała/Polen
Umschlaggestaltung: SpieszDesign, Neu-Ulm
Titelbild: © shutterstock

Aktuelle Informationen finden Sie im Internet unter **www.elsevier.de**

Vorwort

Hygiene wird oftmals als etwas Abstraktes und wenig Greifbares wahrgenommen. Als lästig, langweilig, praxisfern und teuer – so lässt sich manche Einschätzung zusammenfassen. Erschwerend kommt hinzu, dass sich „die Hygiene" oft überaus wichtig nimmt, was durchaus berechtigt ist, schließlich sterben Menschen aufgrund unterlassener Hygienemaßnahmen. Im beruflichen Alltag erleben wir dies erfreulicherweise eher selten. Trotzdem stellt das Robert Koch Institut fest, dass von den geschätzt 400.00 bis 600.00 nosokomialen (erworbenen) Infektionen jedes Jahr, 20–30% durch routinemäßige (Basis-)Hygiene verhindert werden könnten.

Dies zeigt, dass Hygienemaßnahmen nicht dem Selbstzweck dienen, sondern dem Schutz von Pflegeempfängern, Klienten, Kolleginnen und Kollegen, Angehörigen und der eigenen Person. Hygiene und Anwender sind somit ein untrennbares Team, mit einem gemeinsamen Ziel – der Prävention von Infektionen. Dies kann nur in einem vertrauensvollen Miteinander funktionieren. Die konkreten Maßnahmen finden sich im Hygieneplan Ihrer Einrichtung.

Wenn Mikroorganismen im privaten Umfeld bekämpft werden, dann häufig an Stellen, denen keine besondere Bedeutung zukommt. Gleichzeitig werden die wirklich relevanten Bereiche gerne außer Acht gelassen. Ein Beispiel: In der WC-Schüssel werden 99,9% der Bakterien entfernt – im Kühlschrank leider nicht. Wir bemerken, dass beim Niesen die Hand vor den Mund gehalten und mit dieser Hand die nächste Türklinke angefasst wird. Dies gilt auch für unser Arbeitsumfeld: Wir beobachten, dass beim Betreten und Verlassen von Krankenhäusern eine Händedesinfektionen durchgeführt wird, während die Hände vor der Zubereitung von Infusionen nicht desinfiziert werden. Hände werden „im Vorbeigehen" auf dem Flur desinfiziert, beim Verlassen eines Patientenzimmers hingegen nicht. Diese Aufzählung solcher erkennbarer Missverständnisse ließe sich noch lange fortsetzen.

Manches Mal ist es nicht so einfach, Hygienemaßnahmen als sinnvoll zu erkennen und mit Überzeugung umzusetzen: „Warum soll ich vor dem Patientenkontakt die Hände desinfizieren? Ich habe doch nichts angefasst …" Es ist unbestritten: Hygiene beginnt im Kopf. Ein großes Problem entsteht, wenn Vorgaben nicht als notwendig eingeschätzt und im Pflegealltag stillschweigend abgesetzt werden. Leidtragende sind unsere Pflegeempfänger, manchmal aber auch unsere KollegInnen oder wir selbst.

Ein weiteres Problem: Die Konsequenzen unhygienischen Verhaltens sind nicht unmittelbar zu erkennen. Es dauert seine Zeit, bis eine Infektion manifest ist (Inkubation) und der Verursacher bringt die entstandene Infektion nicht zwingend mit seinem Handeln in Zusammenhang.

In diesem Buch wird versucht, Hygienemaßnahmen im medizinisch/pflegerischen Zusammenhang anschaulich darzustellen und zu begründen. Zusammenhänge und Hintergründe sollen verstanden werden. Manche Maßnahme, die uns möglicherweise nicht plausibel erscheint, muss umgesetzt werden, da der Gesetzgeber dies so verlangt. Auch hier steht das gemeinsames Ziel eines höchstmöglichen Schutzes in Mittelpunkt. Zudem achten Patienten und Angehörige zunehmend auf die Einhaltung von Hygieneregeln und nehmen Verstöße wahr.

Hygienisches Arbeiten muss zur selbstverständlichen Routine werden, dies auch, um die Qualität der eigenen Arbeit sicherzustellen. Hygienisches Arbeiten ist somit ein wesentlicher Bestandteil Ihrer individuellen Entscheidung, wie gut oder schlecht Sie Ihren Beruf ausüben.

Köln, im Juli 2023
Stefan Drees

Benutzerhinweise

In diesem Buch haben wir uns um genderneutrale Formulierungen bemüht. Um den Textfluss sowie die gestalterische Freiheit nicht zu stören, wurden bisweilen Kompromisse eingegangen. Selbstverständlich sind **immer alle Geschlechter** angesprochen.

Berufsbezeichnung für Pflegende

Nach dem Pflegeberufegesetz (PflBG) 2019/20 beenden Auszubildende in der Generalistischen Pflege ihre Ausbildung mit der geschützten Bezeichnung Pflegefachfrau und Pflegefachmann.
Diese Berufsbezeichnungen sind für die Lesbarkeit eher umständlich und lang. Daher wird in der Regel von Pflegefachpersonen oder Pflegenden gesprochen. Gemeint sind hiermit stets die Personen, die eine dreijährige Ausbildung absolviert und das Recht erworben haben, eine der oben genannten Berufsbezeichnungen zu tragen. Die Auszubildenden in diesen Berufen werden ebenfalls einbezogen, wenngleich sie viele Pflegetätigkeiten erst nach Abschluss der Ausbildung eigenverantwortlich ausführen dürfen. Im allgemeinen Sprachgebrauch werden auch Angehörige als „Pflegende" bezeichnet, z. B. wenn sie einen pflegebedürftigen Verwandten zu Hause betreuen. Um hier eine Unterscheidung zu treff en, werden pflegende Angehörige stets als „Angehörige" und nicht als „Pflegende" bezeichnet.

Farbleitsystem der Kästen

Kästen in verschiedenen Farben heben unterschiedliche Informationen hervor, sodass eine gute Orientierung über den zu erwartenden Inhalt möglich ist.

Überblick

Am Anfang jedes Kapitels wird ein Überblick über das Thema mit all seinen Schwerpunkten gegeben. Von dieser Aussichtsplattform lassen sich wichtige Orientierungspunkte und die Gewichtung der Inhalte gut erkennen.

Definition

Kurze und prägnante Erklärung wichtiger Fachbegriffe. *Was bedeutet das?*

Fallbeispiel

Diese Informationen „aus der Praxis – für die Praxis" verdeutlichen den Stellenwert der Informationen für den Berufsalltag.

Aufgabe

Um in der Praxis bestimmte Dinge in Erfahrung zu bringen, werden Ihnen an entsprechenden Stellen kleine Aufgaben gestellt.

Vorsicht

Unbedingt zu beachten sind die dort aufgeführten Gebote und Verbote.

Gesetz

Hier sind im Originalwortlaut wichtige Gesetzestexte aufgeführt.

Exkurs

In diesem Bereich finden Sie Interessantes und Unterhaltsames, das über die eigentliche Wissensvermittlung hinausgeht.

Merke

Wichtige Fakten und Zusammenhänge werden hier hervorgehoben.

Wiederholungsfragen

Fragen am Ende jedes Kapitels dienen zur Überprüfung der gelernten Inhalte.
Was habe ich mir gemerkt? Was weiß ich noch nicht? Was sollte ich noch mal wiederholen?

Kapitel Lernsituationen

Das letzte Kapitel **Lernsituationen** dient der konkreten Vorbereitung auf Prüfungen:

- Erläuterungen zu den verschiedenen Prüfungen
- Beispielhafte Lernsituationen für die Zwischen-, Abschluss- und Bachelorprüfung mit Aufgaben
- Lösungsvorschläge.

Fehler gefunden?

An unsere Inhalte haben wir sehr hohe Ansprüche. Trotz aller Sorgfalt kann es jedoch passieren, dass sich ein Fehler einschleicht oder fachlich-inhaltliche Aktualisierungen notwendig geworden sind.
Sobald ein relevanter Fehler entdeckt wird, stellen wir eine Korrektur zur Verfügung. Mit diesem QR-Code gelingt der schnelle Zugriff.

https://else4.de/978-3-437-47412-5

Wir sind dankbar für jeden Hinweis, der uns hilft, dieses Werk zu verbessern. Bitte richten Sie Ihre Anregungen, Lob und Kritik an folgende E-Mail-Adresse: kundendienst@elsevier.com

Abkürzungen

↑	Hoch, erhöht
→	Daraus folgt
↓	Tief, erniedrigt
®	Handelsname
µ	Griechischer Buchstabe für m, Abkürzung für Mikro (10–6)
3MRGN/4MRGN	Gramnegative Stäbchen, die gegen drei oder vier Antibiotikaklassen resistent sind
ABS	Antibiotic Stewardship
ADP	Adenosindiphosphat
Ag	Antigen
AIDS	Erworbenes Immundefektsyndrom (acquired immune deficiency syndrome)
Ak	Antikörper
AMT	Ausbruchsmanagement-Team
ANA	Antinukleärer Antikörper
ASA-Score	American Society of Anesthesiologists Score
ASH	Aktion Saubere Hände
ATP	Adenosintriphosphat
BPV	Biozidprodukte-Verordnung
BSE	Bovine spongiforme Enzephalopathie
BSG/BKS	Blut(körperchen)senkungsgeschwindigkeit
$Ca2^{+}$	Chemisches Zeichen für Kalzium
CAP	Community Acquired Pneumonia
CJD	Creutzfeldt-Jakob-Krankheit (disease)
CO_2	Chemisches Zeichen für Kohlendioxid
COPD	Chronisch obstruktive Lungenerkrankung (chronic obstructive pulmonary disease)
CRP	C-reaktives Protein
CT	Computertomografie
DD	Differenzialdiagnose
DG	Desinfektionsmittel-Dosiergeräte
DNA	Desoxyribonukleinsäure (Säure engl. = acid)
DNS	Desoxyribonukleinsaure
EBV	Epstein-Barr-Virus
EEG	Elektroenzephalogramm
EHEC	Enterohämorrhagische Escherichia coli
EIEC	Enteroinvasive E. coli
EKG	Elektrokardiogramm
EMG	Elektromyogramm
ENG	Elektroneurografie
EPEC	Enteropathogene Escherichia coli
ESBL	Extended spectrum ß-Lactamase
ESBL	Extended-Spektrum-Beta-Lactamase
ETEC	Enterotoxinbildende E.coli
ExPEC	Extraperitoneal pathogene E. coli
FFP	Fresh frozen plasma
FSME	Frühsommer-Meningoenzephalitis
H^+	Chemisches Zeichen für Wasserstoff
H_2O	Chemisches Zeichen für Wasser
HAART	Hochaktive antiretrovirale Therapie
HACCP	Hazard Analysis Critical Control Point
HAV	Hepatitis-A-Virus HBsAg Hepatitis-B-»surface«-Antigen
Hb	Hämoglobin
HBV	Hepatitis-B-Virus
HCV	Hepatitis-C-Virus
HDV	Hepatitis-D-Virus
HEV	Hepatitis-E-Virus
HFK	Hygienefachkraft
HHT	Hämagglutinations-Hemmungstest
HHV	Humane Herpesviren
HIV	Humane Immundefizienzviren
HIV	Humanes Immundefizienz-Virus
Hk, Hkt	Hämatokrit
HPV	Humane Papillomviren
HSV	Herpes-simplex-Virus
HSV	Herpes-Simplex-Virus
HTLV	Humane T-Zell-Leukämie-Viren
HWI	Harnwegsinfekt
i. m.	intramuskulär (in einen Muskel hinein)
i. v.	intravenös (in eine Vene hinein)
ICTV	International Committee on Taxonomy of Viruses
IfSG	Infektionsschutzgesetz
Ig	Immunglobulin
K_+	Chemisches Zeichen für Kalium
KHH	Krankenhaushygieniker

KRINKO	Kommission für Krankenhaushygiene und Infektionsprävention
KrWG	Kreislaufwirtschaftsgesetz
KU	Katheterurin
LMHV	Lebensmittelhygieneverordnung
LTBI	Latent tuberkulöse Infektion
M., Mm.	Muskel, Muskeln
MBL	Metallo-Beta-Laktamase
MBL	Metallo-ß-Lactamase
MERS	Middle East Respiratory Syndrome
MNS	Mund-Nasen-Schutz
MOTT	Mycobacteria other than tubercle bacilli
MRGN	Multiresistente gramnegative Stäbchenbakterien
mRNS	Messenger Ribonukleinsäure
MRSA	Multi-resistente *Staphylococcus aureus*
MRT, NMR	Magnetresonanz-, Kernspintomografie
MSU	Mittelstrahlurin
N., Nn.	Nerv, Nerven
Na^+	Chemisches Zeichen für Natrium
NaCl 0,9 %	0,9%-Natriumchoridlösung = isotonische Kochsalzlösung
NIV	Nichtinvasive Beatmung
NNR	Nebennierenrinde
NRZ	Nationales Referenzzentrum
NSAID	Nichtsteroidale anti-entzündliche Medikamente (anti-inflammatory drugs)
NSAR	Nichtsteroidale Antirheumatika
NTM	Nichttuberkulöse Mykobakterien
O_2	Chemisches Zeichen für Sauerstoff
OP	Operation
pAK	Periphere arterielle Gefäßkatheter
PAMP	Pathogen Associated Molecular Pattern
PSA	Persönliche Schutzausrüstung
PVK	Periphere Venenkatheter
PVL	Panton-Valentine-Leukozidin
RDG	Reinigungs- und Desinfektionsgeräte
RLTA	Raumlufttechnische Anlagen
RNA	Ribonukleinsäure
RR	Riva Rocci, Prinzip einer Blutdruckmessung
s. c.	Subkutan (unter die Haut)
SaO2	Sauerstoffsättigung im arteriellen Blut
SARS	Schweres akutes Atemwegssyndrom (severe acute respiratory syndrome)
SARS-CoV	Schweres Akutes Respiratorisches Syndrom Coronavirus
SHT	Schädel-Hirn-Trauma
SSI	Surgical Side Infection
STIKO	Ständige Impfkommission
Tbc	Tuberkulose
TrinkwV	Trinkwasserverordnung
TSE	Transmissible spongioforme Enzephalopathien
V., Vv.	Vene, Venen
VRE	Vancomycin-resistente Enterokokken
VZV	Varizella-Zoster-Virus
WHO	Weltgesundheitsorganisation (World Health Organization)
ZNS	Zentrales Nervensystem
ZVK	Zentralvenöse Venenkatheter

Abbildungsnachweis

Der Verweis auf die jeweilige Abbildungsquelle befindet sich bei allen Abbildungen im Werk am Ende des Legendentextes in eckigen Klammern. Alle nicht besonders gekennzeichneten Grafiken und Abbildungen © Elsevier GmbH, München.

E479	Mahon, C. R. et al.: Textbook of Diagnostic Microbiology, 3rd Ed., Elsevier Saunders, 2006
E1195	Suerbaum, S. et al.: Medizinische Mikrobiologie und Infektiologie, 7. Auflage. Springer 2012.
E1211	Kannan, I.: Essentials of Microbiology for Nurses, 1st ed., Elsevier 2016
E1213	VanMeter, K. C./Hubert, R. J.: Microbiology for the Healthcare Professional, 3rd ed., Elsevier 2022
F1154-001	Kampf, G. et al.: Verbesserung des Patientenschutzes beim Legen peripherer Venenkatheter: eine Beobachtungs- und Interventionsstudie. In: GMS Hyg Infect Control 2013;8(2):Doc18
G135	Jamieson E. M./Whyte L. A./Mc Call, J. M.: Clinical Nursing Practices, 5th ed. Elsevier, Churchill Livingston, 2007
G1253	Ennaji, Moulay M.: Emerging and Reemerging Viral Pathogens, Volume 2: Applied Virology Approaches Related to Human, Animal and Environmental Pathogens. Elsevier, 2020
H228-005	Empfehlung der Kommission für Krankenhaushygiene und Infektionsprävention (KRINKO) beim Robert Koch-Institut: Personelle und organisatorische Voraussetzungen zur Prävention nosokomialer Infektionen. In: Bundesgesundheitsbl 66, 332–351. Springer 2023
H228-006	Empfehlung der Kommission für Krankenhaushygiene und Infektionsprävention (KRINKO) beim Robert Koch-Institut: Anforderungen an die Hygiene bei der Reinigung und Desinfektion von Flächen. In: Bundesgesundheitsbl 65,1074–1115, Springer, 2022 - Heike Hübner, Berlin
J787-029	Colourbox.com/Pressmaster
J787-075	Colourbox.com/Andrei Shupilo
J812-051	Adobe Stock/toeytoey
L143	Heike Hübner, Berlin
L190	Gerda Raichle, Ulm
L324	Jenő Doby
M1221	Natalie Commandeur, Solingen
M1225	Stefan Drees, Köln
O262	Marina Geisen, Köln
P1332	Melanie Lupsczyk, Köln
T1180	National Institute of Allergy and Infectious Diseases (NIAID)
U400	NOBAMED Paul Danz AG, Wetter/Ruhr
V220	Paul Hartmann AG, Heidenheim
V519	Schülke & Mayr GmbH, Norderstedt
V1016	ARTIS-Micropia, Amsterdam (NL)
W953	Aktion Saubere Hände, Institut für Hygiene und Umweltmedizin, Charité Universitätsmedizin Berlin
W978-001	Bundesinstitut für Risikobewertung (BfR): An Krankheitsausbrüchen beteiligte Lebensmittel in Deutschland im Jahr 2014. Information Nr. 039/2015 des BfR vom 15. Oktober 2015
W1048	Europäische Kommission, Brüssel
W1247	mre-netz regio rhein-ahr. Institut für Hygiene und Öffentliche Gesundheit, Universitätsklinikum Bonn
X217	Bundesverband Medizintechnologie e.V. (BVMed), Berlin
X221	Robert Koch-Institut (RKI), Berlin

Inhaltsverzeichnis

Stefan Drees

1

Hygiene in der Pflege: Rechtliche Grundlagen

Überblick

Im Pflegebereich ist Hygiene unerlässlich, um Infektionen und Krankheiten vorzubeugen. Insbesondere ältere oder erkrankte Menschen sind für Infektionen anfällig und müssen daher geschützt werden. Zugleich geht es darum, dass die Pflegenden sich selbst schützen. Neben der Gesundheit der Patienten und pflegebedürftigen Personen spielt die Krankenhaushygiene, die auch in Pflegeheimen angewendet wird, eine wichtige Rolle für den Arbeitsschutz des Personals. Dabei dienen die Empfehlungen der Kommission für Krankenhaushygiene und Infektionsprävention am Robert Koch-Institut (KRINKO) als Orientierung. Das Infektionsschutzgesetz gibt in § 23 vor, dass ein Hygieneplan mit verbindlichen Leitlinien und Empfehlungen zu erstellen ist. Diese verbindliche Verfahrensanweisung dient der Infektionsprävention, dem Schutz der Mitarbeiter und dem Schutz der Pflegeempfänger. Sie verbessert zudem die Behandlungsqualität.

Weitere wesentliche Maßnahmen im Rahmen der Hygiene sind ein korrekter Umgang mit Medizinprodukten sowie eine Infektiologische Überwachung, zu der auch die Meldepflicht definierter Erreger und Erkrankungen gehört.

1.1 Stellenwert der Hygiene und Hygienemaßnahmen

Definition

Hygiene: Lehre von der Verhütung von Krankheiten, aber auch von der Festigung und Erhaltung der Gesundheit, die sich mit den belebten und unbelebten Faktoren befasst, welche die Gesundheit fördern oder schädigen, diese Faktoren untersucht, ihre Wirkungsweise aufklärt und aus ärztlicher Sicht bewertet und daraus wissenschaftliche Grundsätze für den Gesundheitsschutz und vorbeugende Maßnahmen für die Allgemeinheit und den Einzelnen erarbeitet.

Ziel aller Hygienemaßnahmen ist es, **nosokomiale Infektionen** – im Rahmen medizinischer oder pflegerischer Maßnahmen erworbene Infektionen – sowie vermeidbare **Übertragungen** von **Krankheitserregern** und deren Ausbreitung zu **verhindern.** Zugleich geht es darum, dass die Pflegenden ihre Kollegen und sich selbst schützen.

Die Hygienepläne und Pflegestandards geben vor, wie das Hygienemanagement aussieht und welche Anforderungen an die Hygiene, z.B. Bereich der Desinfektion, vorliegen.

Pflegeempfänger werden immer älter und Altenheime übernehmen immer häufiger von Krankenhäusern intensiv pflegebedürftige Menschen. Damit steigt der Anteil der Bewohner mit geschwächtem Immunsystem. Die Verantwortlichen im Gesundheitswesen haben dieses Problem längst erkannt: Mittlerweile gibt es eine Vielzahl von Verordnungen, Richtlinien und Empfehlungen im Zusammenhang mit Hygiene, wie z.B.:

- Infektionsschutzgesetz (IfSG)
- Deutsche Gesellschaft für Krankenhaushygiene (DGKH)
- Empfehlungen der Kommission für Krankenhaushygiene und Infektionsprävention (KRINKO)
- Empfehlungen der Kommission Antiinfektiva, Resistenz und Therapie (ART)
- Robert Koch Institut (RKI)
- Vorschriften des Arbeitsschutzgesetzes (ArbSchG)
- Technische Regeln für Biologische Arbeitsstoffe (TRBA)

Das Spektrum reicht von Empfehlungen zur Händehygiene über die Schulung des Personals bis hin zur Meldepflicht bei bestimmten Infektionskrankheiten und Krankheitserregern. Um den Überblick nicht zu verlieren und ein durchgängiges Einhalten von Hygienevorschriften zu gewährleisten, ist ein **Hygienemanagement** erforderlich. Dieses regelt alle organisatorischen Aspekte:

- Verantwortlichkeiten und Aufgaben
- Vorgeschriebene Schulungen und Qualifikationen

- Produktion und Verbreitung von Merkblättern, Checklisten, Aufklärungsbroschüren usw. für Personal, Patienten und Besucher
- Betriebliche Maßnahmen (Beispiel: Einrichtungen für die Händedesinfektion) und deren Kontrolle
- Konkreter Hygieneplan (► 1.4)

1.2 Rechtlicher Hintergrund

Bestandteil der Hygienemaßnahmen sind z.B. Vorgaben zur Hände- und Flächenhygiene zur Vermeidung Infektionen durch pflegerische Tätigkeiten oder durch sog. Devices – dies sind z.B. Harnwegskatheter oder Gefäßzugänge – zu Injektion und Punktion, zur Atemtherapie, zum Umgang mit Wunden, Wundverbänden und Verbandwechsel. Die rechtlichen und inhaltlichen Vorgaben finden sich im Infektionsschutzgesetz **(IfSG)** und in den Empfehlungen der Kommission für Krankenhaushygiene und Infektionsprävention **(KRINKO).**

Das konkrete Vorgehen wird im **Hygieneplan** vorgegeben. Hygienepläne enthalten einrichtungsbezogene und für jeden Mitarbeiter verbindliche, Verfahrensanweisungen. Sie sollten möglichst selbsterklärend sein und nachvollziehbare Inhalte aufweisen.

1.2.1 Zuständige Kommissionen

Kommission für Krankenhaushygiene und Infektionsprävention (KRINKO)

Die **KRINKO** ist beim **Robert Koch-Institut (RKI)** angesiedelt und, erstellt Richtlinien für Krankenhaushygiene und Infektionsprävention. Die Aufgaben der Kommission sind in § 23 Abs. 1 Infektionsschutzgesetz (IfSG) beschrieben. Danach erstellt die Kommission Empfehlungen zur Prävention nosokomialer Infektionen sowie zu betrieblich-organisatorischen und baulich-funktionellen Maßnahmen der Hygiene in Krankenhäusern und anderen medizinischen und pflegerischen Einrichtungen. Diese Ergebnisse werden im Epidemiologischen Bulletin des RKI oder Bundesgesundheitsblatt publiziert.

Die KRINKO ist mit ihren Aufgaben gesetzlich verankert und an das Bundesministerium für Gesundheit angebunden. Damit ist definiert, dass es sich nicht um einen „einfachen" Interessenverband handelt, sondern dass die KRINKO einen **gesetzlichen Auftrag** erfüllt.

Die Empfehlungen der KRINKO werden anhand des aktuellen Wissens erstellt und weiterentwickelt, eine Veröffentlichung erfolgt über das Robert Koch-Institut (RKI). Die Mitglieder der KRINKO werden, vom Bundesministerium für Gesundheit, in das Amt berufen. Da jede Einrichtung verpflichtet ist, nach aktuellem Wissen zu arbeiten, sind die Empfehlungen der KRINKO in ihrer jeweils aktuellen Fassung als verbindlich anzusehen.

Merke

Die KRINKO hat den gesetzlichen Auftrag, Empfehlungen zur Vermeidung von nosokomialen Infektionen zu erstellen, dies betrifft auch weitere Hygienemaßnahmen in medizinischen Einrichtungen. Diese Richtlinien zeigen den aktuellen Stand der medizinischen Wissenschaft auf.

Ein häufig gemachter Fehler ist die Annahme, Empfehlungen mit geringer Evidenzkategorie, z. B. eine Kategorie-2-Empfehlung sei von geringer Bedeutung als eine Kategorie-1-Empfehlung. Dem widerspricht die KRINKO: Jede Empfehlung ist, unabhängig von ihrer Evidenz-Kategorie, als verbindlich anzusehen und umzusetzen.

Beispiele:

- Empfehlung der KRINKO zur hygienischen Händedesinfektion: *„Bei den von der WHO unterschiedenen fünf Indikationsgruppen ist ausnahmslos eine Händedesinfektion durchzuführen [Kat. IA].*" Dies bedeutet, dass ausreichende und eindeutige Daten vorliegen, welche diese Empfehlung begründen.
- Empfehlung der KRINKO zur Prävention von Infektionen, die von Gefäßkathetern ausgehen: *„PVK mit voraussichtlich mehrtägiger Liegedauer sollen bei Erwachsenen bevorzugt am Handrücken und am Unterarm angelegt werden… (Kat. II).*" Dies bedeutet, es liegen keine eindeutigen und entsprechend konzipierte Studien vor, aber Untersuchungen und Erfahrungswerte begründen diese Empfehlung.

Die Datenlage dieser beiden Empfehlungen ist unterschiedlich, trotzdem sind beide Empfehlungen umzusetzen.

Exkurs

KRINKO

Die Empfehlungen der KRINKO werden von der Kommission ehrenamtlich erstellt. Grundlage dieser Empfehlungen sind (wie im medizinischen Bereich üblich) Studien und Untersuchungen. Um die Datenlage abzubilden, werden die Empfehlungen in die folgenden vier Evidenzkategorien unterteilt:

Kategorie	Definition
1A	Empfehlung basiert auf gut konzipierten, systematischen Reviews oder einzelnen hochwertigen randomisierten, kontrollierten Studien
1B	Empfehlung basiert auf klinischen oder hochwertigen epidemiologischen Studien und strengen, plausiblen und nachvollziehbaren theoretischen Ableitungen
2	Empfehlung basiert auf hinweisenden Studien/Untersuchungen **und** strengen plausiblen und nachvollziehbaren theoretischen Ableitungen
3	Maßnahmen, über deren Wirksamkeit nur unzureichende oder widersprüchliche Hinweise vorliegen. Deshalb ist eine Empfehlung nicht möglich
4	Anforderungen, Maßnahmen und Verfahrensanweisungen, die durch allgemein geltende Rechtsvorschriften zu beachten sind. Das bedeutet, hier gibt es ein Gesetz zu beachten. Beispielsweise: Schmuckverbot an Händen und Unterarmen (in der RKI-Richtlinie zur Händehygiene) Ist mit Kategorie 1B und 4 belegt. Hintergrund ist neben der Studienlage, eine gesetzliche Vorgabe zum Arbeitsschutz)

Kommission Antiinfektiva, Resistenz und Therapie (ART)

Gleiches gilt auch für die Kommission Antiinfektiva, Resistenz und Therapie (ART), die Empfehlungen mit allgemeinen Grundsätzen für die Diagnostik und antimikrobielle Therapie, insbesondere bei Infektionen mit resistenten Krankheitserregern erstellt.

Gesetz

§ 23 IfSG

In der Hierarchie der Hygienevorgaben steht das **Infektionsschutzgesetz** (IfSG) an erster Stelle. Der zentrale Paragraf zum Thema Krankenhaus-/Heim-Hygiene ist § 23.

„Beim Robert Koch-Institut wird eine Kommission für Krankenhaushygiene und Infektionsprävention (Anm. Autor: KRINKO) eingerichtet. Die Kommission gibt sich eine Geschäftsordnung, die der Zustimmung des Bundesministeriums für Gesundheit bedarf. Die Kommission erstellt Empfehlungen zur Prävention nosokomialer Infektionen sowie zu betrieblich-organisatorischen und baulich-funktionellen Maßnahmen der Hygiene in Krankenhäusern und anderen medizinischen Einrichtungen. Sie erstellt zudem Empfehlungen zu Kriterien und Verfahren zur Einstufung von Einrichtungen als Einrichtungen für ambulantes Operieren. Die Empfehlungen der Kommission werden unter Berücksichtigung aktueller infektionsepidemiologischer Auswertungen stetig weiterentwickelt und vom Robert Koch-Institut veröffentlicht. Die Mitglieder der Kommission werden vom Bundesministerium für Gesundheit im Benehmen mit den obersten Landesgesundheitsbehörden berufen. Vertreter des Bundesministeriums für Gesundheit, der obersten Landesgesundheitsbehörden und des Robert Koch-Institutes nehmen mit beratender Stimme an den Sitzungen teil."

1.2.2 Verantwortlichkeit

Im **Infektionsschutzgesetz (IfSG) § 23** wird festgelegt, dass jeweils die **Leiter bestimmter Einrichtungen** verantwortlich dafür sind, die angezeigten Hygienemaßnahmen anzuordnen. Bei ihnen liegt die Gesamtverantwortung, d.h. sie müssen z.B. Ressourcen, Hygieneplan, Räumlichkeiten und Materialien oder Desinfektionsmittel zur Verfügung stellen.

Die Verpflichtung zur indikationsgerechten und korrekten Anwendung dieser Ressourcen liegt hingegen bei jedem **Mitarbeiter.**

Gesetz

§ 23 IfSG (3)

„Die Leiter folgender Einrichtungen haben sicherzustellen, dass die nach dem Stand der medizinischen Wissenschaft erforderlichen Maßnahmen getroffen werden, um nosokomiale Infektionen zu verhüten und

die Weiterverbreitung von Krankheitserregern, insbesondere solcher mit Resistenzen, zu vermeiden:
1. Krankenhäuser,
2. Einrichtungen für ambulantes Operieren,
3. Vorsorge- oder Rehabilitationseinrichtungen, in denen eine den Krankenhäusern vergleichbare medizinische Versorgung erfolgt,
4. Dialyseeinrichtungen,
5. Tageskliniken,
6. Entbindungseinrichtungen,
7. Behandlungs- oder Versorgungseinrichtungen, die mit einer der in den Nummern 1 bis 6 genannten Einrichtungen vergleichbar sind,
8. Arztpraxen, Zahnarztpraxen,
9. Praxen sonstiger humanmedizinischer Heilberufe,
10. Einrichtungen des öffentlichen Gesundheitsdienstes, in denen medizinische Untersuchungen, Präventionsmaßnahmen oder ambulante Behandlungen durchgeführt werden, und
11. ambulante Pflegedienste, die ambulante Intensivpflege in Einrichtungen, Wohngruppen oder sonstigen gemeinschaftlichen Wohnformen erbringen."

Vorsicht

Die Ausführungsverantwortung liegt selbstverständlich immer beim einzelnen Mitarbeiter, der bei Missachtung dieser Verantwortung auch persönlich haftbar gemacht werden kann.

1.2.3 Vermutungsregel

Laut § 23 des IfSG sind medizinisch-pflegerische Einrichtungen dazu verpflichtet, ihre Hygienemaßnahmen dem aktuellen Stand der medizinischen Wissenschaft anzupassen und die Empfehlungen der KRINKO umzusetzen Dass auf dieser Grundlage gearbeitet wird, wird vom Gesetzgeber vermutet und ist als Vermutungsregel hinterlegt: *„Die Einhaltung des Standes der medizinischen Wissenschaft auf diesem Gebiet wird vermutet, wenn jeweils die veröffentlichten Empfehlungen der Kommission für Krankenhaushygiene und Infektionsprävention beim Robert Koch-Institut und der Kommission Antiinfektiva, Resistenz und Therapie beim Robert Koch-Institut beachtet worden sind."* Gesundheitsämter, aber auch die Rechtsprechung im Schadensfall, orientiert sich ebenfalls an den Vorgaben der KRINKO.

Merke

Die Empfehlungen von KRINKO und ART haben einen gesetzlichen Charakter und somit eine hohe Verbindlichkeit.

1.2.4 Weitere verbindliche Vorgaben

Vorgaben und Empfehlungen zum Themenbereich Hygiene finden sich nicht nur im Infektionsschutzgesetz und den Empfehlungen der KRINKO. Weitere verbindliche Vorgaben finden sich z.B. in folgenden Verordnungen:
- Hygieneverordnungen der Länder
- Verordnung des europäischen Parlamentes und des Rates über Medizinprodukte, die „Medical Device Regulation" (MDR)
- Medizinprodukte-Durchführungsgesetz (MPDG), dient der Umsetzung der MDR
- Medizinprodukte-Betreiberverordnung (MPBetreibVO), regelt Details zum Errichten, Betreiben, Anwenden sowie Instandhalten von MP. Weiterhin ist hier die Aufbereitung von bestimmungsgemäß keimarm oder steril zur Anwendung kommenden MP geregelt.
- Herstellerangaben der Medizinprodukte (▶ 1.3)
- Biostoffverordnung (Bundesverordnung, gilt für Tätigkeiten mit biologischen Arbeitsstoffen wie z. B. Blut, oder Luft bei aerogenem Übertragungsweg)
- Technische Richtlinie zum Umgang mit biologischen Arbeitsstoffen (TRBA)
- Gefahrstoffverordnung, GefStoffV (Bundesverordnung zum Schutz vor gefährlichen Stoffen).
- Technische Richtlinie für Gefahrstoffe (TGRS)
- Biozidprodukte-Verordnung (EU-weit ▶ 6.1)
- Verordnungen und Vorgaben aus dem Lebensmittelbereich.
- Arzneimittelgesetz (AMG)
- Heimgesetz (HeimG)

1.2.5 Relevante Fachgesellschaften

Empfehlenden Charakter haben Aussagen der Fachgesellschaften wie z. B.
- Deutsche Gesellschaft für Krankenhaushygiene e. V. (DGKH)
- Deutsche Gesellschaft für Hygiene und Mikrobiologie (DGHM)
- Gesellschaft für Hygiene, Umweltmedizin und Präventivmedizin e. V. (GHUP)

- Deutsche Gesellschaft für angewandte Hygiene in der Dialyse e. V.
- Arbeitsgemeinschaft der wissenschaftlichen medizinischen Fachgesellschaften e. V. (AWMF)
- Gesellschaft für Hygiene, Umweltmedizin und Präventivmedizin (GHUP)
- Deutsche Vereinigung zur Bekämpfung der Viruskrankheiten e. V. (DVV)
- Deutsches Institut für Normung (DIN)

Wiederholungsfragen

- Wann und aus welchem Grund ist hygienisches Arbeiten und Vorgehen erforderlich?
- Was ist das Ziel sämtlicher Hygienemaßnahmen?
- Nennen Sie die gesetzlichen Grundlagen zur (Krankenhaus-)Hygiene.
- Wer erstellt die Hygienevorgaben und wozu dienen diese?
- Wann wird die Einhaltung des Standes der medizinischen Wissenschaft auf dem Gebiet der Hygiene vermutet?
- Wer tragt die Gesamtverantwortung in Bezug auf die erforderlichen Hygienemaßnahmen?

1.3 Medizinprodukte

Definition

Medizinprodukte: alle Vorrichtungen, Instrumente, Software, Apparate, Geräte, Implantate, Reagenzien, Materialien oder andere Gegenstände, die dazu bestimmt sind, am Menschen für definierte spezifische medizinische Zwecke verwendet zu werden. (MDR 2017/745)

Zu den Medizinprodukten gehören z.B. Implantate, Produkte zur Injektion, Infusion, Transfusion und Dialyse, humanmedizinische Instrumente, Software, Katheter, Herzschrittmacher, Dentalprodukte, Verbandstoffe, Sehhilfen, Röntgengeräte, Kondome, ärztliche Instrumente, Labordiagnostika, Produkte zur Empfängnisregelung sowie In-vitro-Diagnostika.

1.3.1 Stellenwert der Medizinprodukte

Für Pflegende gehört der Umgang mit Medizinprodukten zum Berufsalltag. Aus diesem Grund ist es wichtig, neben der korrekten Anwendung und ggf. Aufbereitung auch über den rechtlichen Hintergrund informiert zu sein.

- Die Hersteller legen fest, welchem **Zweck** das Medizinprodukt (MP) dient. Diese Zweckbestimmung ist für jeden Anwender bindend. Dies bedeutet, auch wenn es möglich wäre, darf ein MP ausschließlich für den vom Hersteller definierten Zweck verwendet werden.
- Eine **Aufbereitung** erfolgt ausschließlich nach den Vorgaben der Hersteller.
- Eine **Reparatur** wird nur von qualifiziertem Personal durchgeführt. Anmerkung: Ein häufiger Fehler sind Reparaturversuche mit Klebeband und ähnlich ungeeigneten Mitteln.
- Es ist nicht gestattet, Medizinprodukte in irgendeiner Art und Weise zu **verändern,** oder MP anders als vom Hersteller vorgegeben miteinander zu kombinieren.
- Mit Ausnahme von selbsterklärenden MP darf eine **Anwendung** erst nach einer **Einweisung** und **Schulung** in das MP erfolgen. Diese Einweisung erfolgt durch qualifiziertes Personal und ist zu dokumentieren.
- Anwender müssen sich vor jeder Verwendung vom **ordnungsgemäßen Zustand** des MP überzeugen.

Fallbeispiel

Der Pflegefachkraft Frau Menges fällt eine Infusionspumpe (Perfusor) auf den Boden. Außer einer abgebrochenen Kunststoffkante fällt ihr keine Beschädigung am Gerät auf. Da das Gerät bei einem Patienten eingesetzt werden soll und kein Ersatzgerät zur Verfügung steht, beschließt sie, sich auf den Selbsttest des Gerätes, der beim Einschalten automatisch durchgeführt wird, zu verlassen. Der Test erfolgt ohne Probleme und Frau Menges verabreicht ihrem Patienten über die Pumpe eine Dauerinfusion mit Heparin. Nach einer Stunde kontrolliert sie den Perfusor und stellt fest, dass anstelle der eingestellten 3-ml-Lösung bereits 9-ml-Lösung appliziert wurden. Sofort stoppt sie den Perfusor und informiert den diensthabenden Arzt über die Situation.
Durch den Sturz auf den Boden hat sich bei dem Gerät eine elektrische Verbindung gelöst. Dieser Defekt führte zu einer dreifach überhöhten Fördermenge. Frau Menges hätte das beschädigte Medizinprodukt nicht einsetzten dürfen, sondern von einer Fachkraft prüfen und ggf. reparieren lassen müssen. Da sie dies unterlassen hat und wissentlich ein beschädigtes Medizinprodukt eingesetzt hat, wäre sie im möglichen Schadensfall für Konsequenzen evtl. haftbar gemacht worden.

Merke

- Bestehen Zweifel an der Funktionstüchtigkeit eines MP, darf dieses nicht verwendet werden. So darf z.B. eine heruntergefallene Infusionspumpe (selbst ohne erkennbaren Schaden) nicht weiterverwendet, sondern muss technisch gewartet werden, um eine einwandfreie Funktion zu gewährleisten.
- Beschädigte Gegenstände mit Klebeband notdürftig und unsachgemäß zu reparieren, bedeutet eine Gefährdung von Patienten, Klienten und Kollegen. Dies gilt für Medizinprodukte ebenso wie für Steckdosen.
- Es liegt in der Verantwortung des Anwenders, eingesetzte MP vor Verwendung auf Funktionstüchtigkeit (Sterilprodukte auch auf unbeschädigte Verpackung) zu prüfen.

1.3.2 Klassifizierung der Medizinprodukte

Medizinprodukte, die unter die Medizinprodukteverordnung fallen, werden in vier Klassen eingeteilt: I, IIa, IIb und III, wobei Klasse I noch vier Untergruppen enthält (► Tab. 1.1). Die Einteilung richtet sich nach verschiedenen Kriterien, wie z.B. der Anwendungsdauer, dem Grad der Invasivität oder der Wiederverwendbarkeit.

Tab. 1.1 Klassifizierung von Medizinprodukten im Rahmen der MDR

Klasse	Unterstufe	Beschreibung
I	Iu	Keine methodischen Risiken, geringer Invasivitätsgrad, kein oder unkritischer Hautkontakt
	Is	Wie I, aber steril
	Im	Wie I, aber mit Messfunktion
	Ir	Wie I, wiederverwendbare chirurgische Instrumente
II	IIa	Anwendungsrisiko, mäßiger Invasivitätsgrad, kurzzeitige Anwendung im Körper (≤ 30 Tage)
	IIb	Erhöhtes systemisches Risiko, systemische Anwendung, Langzeitanwendung (≥ 30 Tage)
III		Hohes Gefahrenpotential, besonders hohes methodisches Risiko, Inhaltsstoff tierischen Ursprungs und im Körper, unmittelbare Anwendung an Herz, zentralem Kreislaufsystem oder Nervensystem

Exkurs

Medizinprodukte und die europäische Medical Device Regulation

Weitreichende Skandale um Medizinprodukte, wie 2010 der DePuy-Hüftprothesen-Skandal und 2012 der Skandal um PIP-Silikon-Brustimplantate, führten zur Europäischen Medizinprodukte-Verordnung vom 5.5.2017 und zu EU-Verordnungen über Medizinprodukte (Medical Device Regulation - MDR) und In-vitro-Diagnostika (IVDR).

Die Medical Device Regulation (MDR), die europäische Verordnung für Medizinprodukte, trat gemeinsam mit der Verordnung für In-vitro-Diagnostika (IVDR) am 25. Mai 2017 offiziell in Kraft und ersetzte das bis dahin geltende Medizinproduktegesetz (MPG). Nach einer vierjährigen Übergangszeit ist sie seit dem 26. Mai 2021 verpflichtend anzuwenden. Ziel der MDR ist die Verbesserung von Sicherheit, Rückverfolgbarkeit und Transparenz von Medizinprodukten in der EU.

Produkte, welche die erforderlichen Prüf- und Zertifizierungsprozesse nicht durchlaufen haben, dürfen künftig nicht mehr als Medizinprodukte vertrieben oder gar angewendet werden! Die Umsetzung des MPG zur MDR wird in Deutschland vom Nationalen Arbeitskreis (NAKI) implementiert (www.bundesgesundheitsministerium.de/naki.html).

Damit Medizinprodukte auf dem europäischen Markt in den Verkehr gebracht oder in Betrieb genommen werden können, müssen sie mit einer **CE-Kennzeichnung** versehen werden. Diese CE-Kennzeichnung (► Abb. 1.1) darf nur dann angebracht werden, wenn das Produkt die grundlegenden Sicherheits- und Leistungsanforderungen

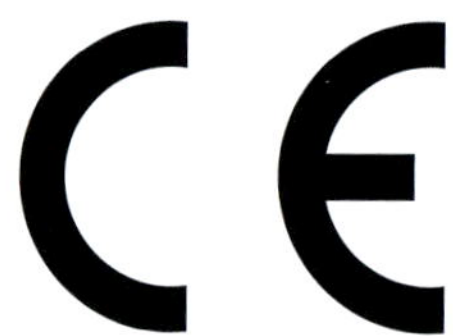

Abb. 1.1 Diese CE-Kennzeichnung auf Medizinprodukten bedeutet, dass das Produkt allen geltenden europäischen Vorschriften entspricht und den vorgeschriebenen Konformitätsbewertungsverfahren unterzogen wurde. [M1221, L143]

erfüllt. Die Hersteller müssen ein spezielles Qualitätsmanagementsystem einrichten, das u.a. für jedes Produkt die Durchführung eines Verfahrens des Risikomanagements (Minimierung von Risiken) und einer klinischen Bewertung sicherstellt.
Medizinprodukte werden künftig jedoch nicht mehr alleine über eine CE-Kennzeichnung, sondern auch über die **„Unique Device Identification“** (UDI) identifiziert. Hierbei handelt es sich um eine für jedes MP vergebene, einmalige Produktnummer bestehend aus Zahlen und Buchstaben. Diese Kennzeichnung hilft fehlerhafte Produkte leichter zu identifizieren und zurückzuverfolgen, den Standort von MP zu nachzuvollziehen und illegale MP leichter zu erkennen.

Wiederholungsfragen

- Welche Bestimmungen gelten für Medizinprodukte?
- Ist es erlaubt Medizinprodukte dem eigenen Bedarf entsprechend zu verändern oder eigenständig zu reparieren?

1.4 Hygieneplan

Definition

Hygieneplan: schriftlich niedergelegte Anweisungen zur Einhaltung und Gewährleistung bestimmter Hygienestandards, um die Verbreitung und Infektionen von Krankheiten zu vermeiden oder vorzubeugen. Beinhaltet auch die schriftliche Dokumentation durchgeführter Maßnahmen sowie konkrete Desinfektionspläne.

Der Hygieneplan ist eine Sammlung von verbindlichen Vorgaben und richtet sich an alle Personen, die in den entsprechenden Bereichen tätig sind bzw. die entsprechenden Tätigkeiten durchführen. Grundsätzlich muss ein Hygieneplan regelmäßig aktualisiert und an den aktuellen Stand der Technik und Regularien angepasst werden.
Bei diesen Plänen handelt es sich um Maßnahmen zur Umsetzung des **Infektionsschutzgesetzes (IfSG)**, aber auch des **Arbeitsschutzes gemäß TRBA 250** (Technische Regeln für biologische Arbeitsstoffe) für das Gesundheitswesen. Ein Hygieneplan funktioniert nur dann, wenn dieser auch bei allen Mitarbeitern bekannt ist und die Vorgaben konsequent umgesetzt werden. Deshalb ist eine regelmäßige Unterweisung, mindestens einmal im Jahr, nötig. Unterjährig eingestellte Mitarbeiter und externe Personen sollten vor Aufnahme ihrer Tätigkeit in den Hygieneplan geschult und über dessen Inhalt aufgeklärt werden.

Gesetz

IfSG § 23, Abschnitt 5

„Die Leiter folgender Einrichtungen haben sicherzustellen, dass innerbetriebliche Verfahrensweisen zur Infektionshygiene in Hygieneplänen festgelegt sind:
1. Krankenhäuser,
2. Einrichtungen für ambulantes Operieren,
3. Vorsorge- oder Rehabilitationseinrichtungen,
4. Dialyseeinrichtungen,
5. Tageskliniken,
6. Entbindungseinrichtungen,
7. Behandlungs- oder Versorgungseinrichtungen, die mit einer der in den Nummern 1 bis 6 genannten Einrichtungen vergleichbar sind und
8. ambulante Pflegedienste, die ambulante Intensivpflege in Einrichtungen, Wohngruppen oder sonstigen gemeinschaftlichen Wohnformen erbringen.“

Für (Zahnarzt -)Praxen, gilt: „Die Landesregierungen können durch Rechtsverordnung vorsehen, dass Leiter von Zahnarztpraxen sowie Leiter von Arztpraxen und Praxen sonstiger humanmedizinischer Heilberufe, in denen invasive Eingriffe vorgenommen werden, sicherzustellen haben, dass innerbetriebliche Verfahrensweisen zur Infektionshygiene in Hygieneplänen festgelegt sind.“

1.4.1 Verbindliche Handlungsanweisung

Ein Hygieneplan ist somit gesetzlich vorgeschrieben, die Vorgaben des Hygieneplans stellen für die Handelnden eine verbindliche Handlungsanweisung/Verfahrensanweisung (VA) dar.

Merke

- Der Hygieneplan ist eine verbindliche Handlungsanweisung und die Grundlage jeder Infektionsprävention!
- Grundlage sind, soweit vorhanden, die Empfehlungen der KRINKO bzw. Aussagen des RKI.

In welcher (physischen) Form der Plan vorliegen muss ist nicht definiert. Hier gibt es die Möglichkeit von Hygienehandbüchern bis zu Hygieneplänen im Intranet einer Einrichtung oder Klinik. Wichtig ist, dass der Plan regelmäßig („Faustregel“ spätestens nach zwei Jahren) überprüft und ggf. aktualisiert wird, schließlich handelt es sich hierbei um eine verbindliche Verfahrensanweisung für alle Mitarbeitenden.

Grundlage des Hygieneplans sind die Richtlinien der KRINKO, das Hygieneteam verfasst auf dieser Basis einen einrichtungsinternen Hygieneplan. Dieser ist auf die Gegebenheiten und Ressourcen vor Ort abgestimmt und angepasst. Dies ist erforderlich, da die Rahmenbedingungen von Einrichtung zu Einrichtung, aber auch innerhalb eines Hauses unterschiedlich sein können. So gelten z.B. in einem Operationsbereich andere Vorgaben als auf einer Pflegestation.

Fallbeispiel

Die Pflegefachkraft Herr Wuller erhält die Information, dass ein Patient mit unklarem Durchfall auf seiner Station aufgenommen werden soll. Er ist sich nicht sicher, ob und wie dieser Patient isoliert werden muss und ob die üblichen Desinfektionsmaßnahmen ausreichend sind. Herr Wuller schaut diese Informationen in Hygieneplan nach und stellt fest: In solch einem Fall ist eine Isolation vorgesehen und die Desinfektionsmaßnahmen werden ausgeweitet. Da im Hygieneplan alle erforderlichen Informationen vorliegen, kann er die Aufnahme gut vorbereiten und die geforderten Hygienemaßnahmen umsetzen.

Aufgabe

Prüfen Sie, ob es in Ihrer Einrichtung einen für Sie zugänglichen Hygieneplan gibt und ob dieser aktuell (d. h. max. zwei Jahre alt) ist.

1.4.2 Erstellen eines Hygieneplans

Der Prozess zum Erstellen eines Hygieneplans umfasst mehrere Einzelschritte (► Tab. 1.2).

Aufgabe

- Prüfen Sie den Hygieneplan Ihrer Einrichtung. Ist er aktuell, verständlich, vollständig und für Sie realisierbar?
- Insbesondere der Punkt „Realisierbarkeit" führt dann zu Diskussionen, wenn Forderungen (Theorie) und Umsetzung (Praxis) unvereinbar zu sein scheinen.
- Nehmen Sie in solch einem Fall mit Ihrem Hygieneteam Kontakt auf und schildern Ihr Problem! Jetzt gibt es zwei Möglichkeiten:
  - Es wird festgestellt, dass das Ziel des Hygieneplans mit der vorliegenden Version nicht erreicht wird. Als Maßnahme werden z.B. Rahmenbedingungen geändert oder der Plan angepasst.
  - Der Plan kann nicht verändert werden, z. B. da die Vorgaben dies nicht zulassen. Im Dialog wird Ihnen aber vermittelt, warum diese so eng ausgelegt werden und was der Zweck der Maßnahme ist.

Tab. 1.2 Vorgehen beim Erstellen eines Hygieneplans

Schritte	Umsetzung
1. Analyse der Infektionsgefahren	• Zunächst Analyse, welche Infektionsrisiken durch welche Personen oder sonstige Ursachen bestehen • Differenzierung vornehmen, da die Risiken auf Pflegestation andere sind als im Pflegeheim oder in einer Endoskopie.
2. Bewertung der festgestellten Risiken	Bewertung, ob die ermittelten Risiken so gering sind, dass sie hingenommen werden können oder ob risikominimierende Maßnahmen ergriffen werden müssen
3. Risikominimierung durch Festlegung konkreter Maßnahmen	• Festlegung konkreter Maßnahmen (z. B. Desinfektion, PSA, Isolation) mit Angabe der verwendeten Mittel, der Durchführung und der Häufigkeit • Festlegung, wer diese Maßnahmen umzusetzen hat
4. Überwachung der Maßnahmen	Mit Begehungen oder Audits ist die Einhaltung der Vorgaben zu überwachen
5. Überprüfung des Hygieneplans	Nach der üblichen Laufzeit von zwei Jahren, Überprüfen der Verfahrensanweisungen auf Aktualität. Bei neuen Gesetzen, KRINKO-Vorgaben, Verfahren oder Geräten ist zeitnahe Aktualisierung erforderlich
6. Dokumentation und Schulung	• Personal bereits bei Tätigkeitsaufnahme in einer Einrichtung im Hygieneplan schulen. Ebenso müssen Neuerungen aktiv vermittelt werden. Die Schulungen sind zu dokumentieren • Der Hygieneplan muss so vorliegen, dass er jederzeit von jedem Mitarbeiter eingesehen werden kann • Jeder Mitarbeiter ist verpflichtet, sich mit den Inhalten des Plans vertraut zu machen

Fallbeispiel

Ein Patient mit MRSA soll auf Station 3B aufgenommen werden. Da hier bereits ein weiterer MRSA-Patient liegt, sollen diese beiden gemeinsam in einem Zimmer untergebracht werden. Die Pflegekraft, Frau Lups, ist der Meinung, dass eine solche Kohortierung nicht möglich ist und informiert die Hygienefachkraft über das geplante Vorgehen. Im gemeinsamen Gespräch wird festgestellt, dass das Kohortieren von „MRSA-Patienten" im Hygieneplan nicht abgebildet ist. Nachdem eine kurzfristige Lösung für die aktuelle Situation vereinbart wurde, wird der Hygieneplan entsprechend überarbeitet und von der Hygienekommission verabschiedet.
In diesem Fall wurde die Möglichkeit einer Kohortierung von „MRSA-Patienten" unter bestimmten, definierten Bedingungen im Hygieneplan festgelegt.

1.4.3 Maßnahmenbündel

Hygienisches Arbeiten beinhaltet **viele Einzelmaßnahmen.** Angefangen von der Hände- und Flächenhygiene über die Verwendung steriler Materialien, Maßnahmen der Antiseptik, bis hin zur Schutzkleidung. Die Erfahrung zeigt, dass diese Menge an Einzelmaßnahmen nicht immer und überall gleichermaßen umgesetzt wird. So enthält z.B. die KRINKO-Empfehlung zur „Prävention von Infektionen, die von Gefäßkathetern ausgehen, Teil 2" stattliche 24 Einzelmaßnahmen als Empfehlung. Von der KRINKO wird das Einführen von Präventionsbündeln, bestehend aus wenigen konkreten und verbindlichen Maßnahmen, als „*... besonders wirksam bezüglich der Prävention ...*" bezeichnet.
Maßnahme: Im Bundle „Infusionsmanagement" wird die Händehygiene als verpflichtende Maßnahme an definierter Stelle festgelegt. Bei korrekter Umsetzung der Bundles führt jetzt jeder Mitarbeiter in derselben Situation eine hygienische Händedesinfektion durch. Dieses einheitliche Handeln erhöht nachweislich den Präventionseffekt für den Patienten.

Fallbeispiel

Die Pflegefachkraft, Herr Mals, achtet beim Anlegen einer Infusion penibel auf sorgfältige Händehygiene. Der Kollege, Herr Schmill, stöpselt die – nun leere – Infusion zu einem späteren Zeitpunkt wieder ab. Er hat die Hände hierbei nicht desinfiziert. Dies bedeutet, dass die Sorgfalt von Herrn Mals unterlaufen wird.

Merke

Wenn definierte Einzelmaßnahmen einheitlich und gründlich durchgeführt werden, ist ein positiver Effekt (im Sinne von weniger Übertragungen und Infektionen) nachweisbar.

Aus diesem Grund empfiehlt die KRINKO in mehreren Richtlinien die Verwendung solcher **Maßnahmenbündel.** Das bedeutet, es werden bis zu fünf Einzelmaßnahmen definiert. Diese werden im Hygieneplan als Maßnahmenbündel deklariert und als **Standardmaßnahme** immer und von jedem Mitarbeiter konsequent umgesetzt.

Merke

Maßnahmenbündel bewirken eine Vereinheitlichung im Rahmen der Infektionsprävention. Sie bedeuten jedoch nicht, dass andere – nicht im Bundle aufgeführte – Maßnahmen unwichtig sind.

Beispiel: Maßnahmenbündel zum Umgang mit Periphere Venenverweilkanülen (PVK):

- Anlage der PVK möglichst am Handrücken oder Handgelenk, nicht in der Ellenbeuge
- Anlage der PVK nach Hautantiseptik unter Berücksichtigung der Einwirkzeit
- Hygienische Händedesinfektion vor und nach jedem Kontakt zur PVK
- Tägliche Indikationsprüfung, PVK die länger als 24h nicht benötigt werden, entfernen
- Nach dem Entfernen einer Infusion, PVK mit 5 ml steriler NaCl 0,9 % Lösung spülen, sterilen Verschluss-Stopfen verwenden

Dieses Maßnahmenbündel muss an alle Ausführenden kommuniziert und trainiert werden. Die Einhaltung wird durch Selbstkontrolle z.B. mittels Checkliste, aber auch durch Audits des Hygieneteams überwacht. Es ist sinnvoll, Ausführende in die Erstellung von Hygienevorgaben einzubeziehen. Dies erhöht die Akzeptanz und bewirkt eine größere Praxisnähe. Hier bieten sich z.B. „Hygienebeauftragte in der Pflege" an.

Aufgabe

- Prüfen Sie Ihre Hygienepläne auf Maßnahmenbündel. Sind diese realistisch und umsetzbar oder widersprechen sie möglicherweise sogar Ihren Abläufen?
- Diskutieren Sie diese Bündel mit Ihrem Hygieneteam!

Tab. 1.3 Desinfektionsplan

Was	Wann	Womit	Wie	Wer
Hygienische Händedesinfektion	Vor jedem Patientenkontakt	Präparat A	Mittel vollständig in die Hände einreiben, Einwirkzeit 30sec.	Medizinisch/Pflegerisches Personal Servicepersonal
Arbeitsfläche zur Medikamentenvorbereitung	Vor jeder Medikamentenzubereitung	Präparat B	Wischdesinfektion, Fläche darf nach Abtrocknung benutzt werden	Medizinisch/Pflegerisches Personal
Türklinken	Täglich und bei sichtbarer Verschmutzung	Präparat B	Wischdesinfektion	Reinigungspersonal, ggf. Pflegepersonal/ Verursacher
Weitere Flächen wie Türen, Abfallbehälter, Schränke, Böden …	Täglich und bei sichtbarer Verschmutzung	Präparat B	Wischdesinfektion	Reinigungspersonal ggf. Pflegepersonal/ Verursacher

1.4.4 Desinfektionsplan

Der Hygieneplan stellt Maßnahmen umfassend dar und ist für die „schnelle Information" weniger geeignet. Deshalb werden konkrete Inhalte, wie z.B. der Desinfektionsplan, in übersichtlicher Form, zur Verfügung gestellt. Üblicherweise handelt es sich um eine tabellarische Übersicht nach folgendem Schema (▸ Tab. 1.3).
Üblicherweise geht der Desinfektionsplan auf Händehygiene, Flächenhygiene, Desinfektion von Medizinprodukten und Pflegeartikeln, Antisepsis u. ä. ein. Hier werden **konkrete Situationen** mit **definierten Maßnahmen** dargestellt. Dies bedeutet, dass nicht nur die Indikationen, sondern auch die verwendeten Mittel inkl. Einwirkzeit und Art der Durchführung (z.B. Wischen/Sprühen) festgelegt werden. Da eine Arbeitsfläche zur Vorbereitung von Medikamenten anders behandelt wird als der Fußboden, macht diese genauere Unterscheidung absolut Sinn.
Desinfektionspläne werden oftmals (laminiert, damit abwischbar) an möglichst sinnvoller Stelle ausgehängt.

Merke

Beim Desinfektionsplan handelt es sich um eine Übersicht routinemäßig durchgeführter und somit alltäglicher Desinfektionsmaßnahmen.

Aufgabe

Prüfen Sie Ihr Arbeitsumfeld, ob Desinfektionspläne ausgehängt sind. Sind die Inhalte im Team bekannt? Wann wurde der Plan erstellt? Werden die eingetragenen Mittel noch verwendet oder gibt es inzwischen andere Präparate? Liegen möglicherweise sogar widersprüchliche Pläne vor?
Nehmen Sie mit Ihrem Hygieneteam Kontakt auf, wenn es Ungereimtheiten gibt.

Wiederholungsfragen

- Auf welchen Grundlagen wird ein Hygieneplan erstellt?
- Welche Verbindlichkeit hat ein Hygieneplan?
- Dürfen Hygienepläne von Mitarbeitenden nach eigenem Ermessen interpretiert werden?
- Was versteht man unter Maßnahmenbündel und welchen Zweck haben diese?
- Welche Funktion hat der Desinfektionsplan?

1.5 Surveillance

Definition

Surveillance: fortlaufende, systematische Erfassung, Analyse und Interpretation der Gesundheitsdaten, die für die Planung, Einführung und Evaluation von medizinischen Maßnahmen notwendig sind. Dazu gehört auch die aktuelle Übermittlung der Daten an diejenigen, die diese Informationen benötigen. Dies kann z.B. eine Station mit erhöhten Infektionsraten sein.

Surveillance ist ein wichtiges **Element** des **Qualitätsmanagements** im Gesundheitswesen, da sowohl nosokomiale Infektionen selbst als auch Risikofaktoren für die Entwicklung solcher Infektionen (z. B. Anwendungsraten von Gefäßkathetern oder anderen invasiven Prozeduren) und Risikofaktoren für einen ungünstigeren Krankheitsverlauf beurteilt werden.

Eine Surveillance umfasst folgende Schritte:

- Erfassung (Sammeln der Daten)
- Bewertung und Schlussfolgerung (Auswertung und Bewertung)
- Festlegen von Präventionsmaßnahmen
- Information des Personals vor Ort über Gesamtsituation (Ausgangslage und Maßnahmen)
- Umsetzung der festgelegten Maßnahmen

Über die fortlaufende Erfassung wird der Effekt der Maßnahmen kontrolliert und wiederum bewertet.

Merke

Die vier häufigsten im Krankenhaus erworbene Infektionen sind postoperative Wundinfektionen, Harnwegsinfektionen, Sepsis und Pneumonie.

Das Infektionsschutzgesetz § 23 verpflichtet Leiter von Krankenhäusern und von Einrichtungen für ambulantes Operieren sowie von Vorsorge- oder Rehabilitationseinrichtungen, in denen eine den Krankenhäusern vergleichbare medizinische Versorgung erfolgt, bestimmte – vom RKI festgelegte nosokomiale Infektionen und multiresistente Erreger – „fortlaufend und in einer gesonderten „Niederschrift aufzuzeichnen und zu bewerten. Die Unterlagen sind zehn Jahre aufzubewahren und müssen auf Verlangen dem zuständigen Gesundheitsamt vorgelegt werden.

1.5.1 Erfassen von nosokomialen Infektionen und Erregern

Die Leiter von Gesundheitseinrichtungen haben sicherzustellen *„dass die nach dem Stand der medizinischen Wissenschaft erforderlichen Maßnahmen getroffen werden, um nosokomiale Infektionen zu verhüten und die Weiterverbreitung von Krankheitserregern, insbesondere solcher mit Resistenzen, zu vermeiden.“* Die Inhalte dieser Surveillance sind im IfSG festgelegt.

- Nach IfSG § 23 müssen u.a. folgende **nosokomiale Infektionen** erfasst werden:
  - Postoperative Wundinfektionen (anhand geeigneter Indikator- Operationen)
  - Katheterassoziierte Septikämie
  - Beatmungsassoziierte Pneumonie
  - Katheterassoziierte Harnwegsinfektion
  - Clostridioides-difficile-assoziierte Diarrhö (CDI)
- Nach IfSG § 23 müssen u.a. folgende **Erreger** mit **speziellen Resistenzen** erfasst werden:
  - *Staphylococcus aureus* (MRSA), (in Blutkultur und Liquor)
  - *Enterococcus faecalis, E. faecium* (VRE)
  - *Streptococcus pneumoniae*
  - *Escherichia coli, Klebsialla pneumoniae, K. oxytoca, k. spp., Proteus spp., Enterobacter cloacae, Citrobacter spp., Serratia marcescens, Morganella morganii, Pseudomonas aeruginosa, Acinetobacter baumannii komplex* (MRGN)
  - *Stenotrophomonas maltophilia*
  - *Candida spp.*

1.5.2 Durchführen der Surveillance

In welcher Form die Surveillance durchgeführt wird, ist jeder Einrichtung überlassen. Um eine bundesweite Vergleichbarkeit zu erreichen, ist jedoch ein einheitliches Vorgehen erforderlich. Hierfür gibt es eine zentrale Stelle – das **Nationale Referenzzentrum (NRZ)** für die Surveillance von **nosokomialen Infektionen** unter Verwaltung des Robert Koch Institutes. Das NRZ bietet eine Plattform zur Erfassung und Bewertung nosokomialer Infektionen. Grundvoraussetzung sind einheitliche Definitionen (KISS-Definitionen) anhand derer nosokomiale Infektionen festgestellt werden. Ein alleiniger Erregernachweis ist nicht aussagekräftig genug, sondern muss durch klinische Symptome vervollständigt werden. Aus diesem Grund müssen klinische Faktoren (wie z. B. Fieber, Leukozyten, radiologische Befunde) erfasst und bewertet werden, um eine nosokomiale Infektion zu definieren. Die erhobenen Surveillance-Daten werden von den Einrichtungen anonymisiert an das NRZ übermittelt. Auswertungen über das NRZ erfolgen zunächst nur für den jeweiligen Einsender und werden nicht namentlich publiziert. Über Vergleichszahlen (Referenzzahlen) ist es jeder Einrichtung möglich, einen nationalen Vergleich der Infektionszahlen anzustellen. Die verschiedenen Module des NRZ werden als **Krankenhaus-Infektions-Surveillance-System (KISS)** bezeichnet. Die

Tab. 1.4 Krankenhaus-Infektions-Surveillance-System (KISS) als Module des NRZ, Stand November 2022

Bezeichnung des Moduls	Erklärung	Ziel der Surveillance
CDI-KISS	Surveillance von Clostridioides-difficile-Infektionen bei stationären Patienten	Erreger-Surveillance
Hand-KISS	Surveillance des Händedesinfektionsmittelverbrauchs auf Stationsebene und in Funktionsbereichen, sowie in der ambulanten Medizin sowie in Alten- und Pflegeheimen Ziel ist eine Berechnung durchgeführter Händedesinfektionen pro Patiententag/Patient	Verbrauchs-Surveillance
ITS-KISS	Surveillance Device assoziierter, nosokomialer Infektionen auf Intensivstationen	Infektions-Surveillance
	Surveillance von MRE und CDI auf Intensivstationen	Erreger-Surveillance
	Surveillance von COVID-19 auf Intensivstation	COVID19-ITS-KISS
MRSA-KISS	MRSA Surveillance bei stationären Patienten	Erreger-Surveillance
NEO-KISS	Surveillance der bedeutendsten nosokomialen Infektionen anhand von Indikatorinfektionen bei Frühgeborenen ≤ 1500 g Geburtsgewicht	Infektions-Surveillance
	Antibiotika Surveillance (optional)	
ONKO-KISS	Surveillance von nosokomialen Septikämien und Pneumonien bei Knochenmarks- oder Stammzellentransplantierten	Infektions-Surveillance
OP-KISS	Surveillance von Wundinfektionen nach definierten Operationen (Indikator- OP) und optional von unteren Atemwegsinfektionen.	Infektions-Surveillance
Stations-KISS	Surveillance von Device-assoziierte Infektionen bei stationären Patienten	Infektions-Surveillance
	Surveillance von MRE und CDAD bei stationären Patienten	Erreger-Surveillance
VARIA	• Hand-KISS • Antibiotika Verbrauchs- Surveillance • Aktion saubere Hände Compliance- Beobachtung	Zusammenschluss verschiedener Surveillance-Komponenten
SARI	Anwendungsraten von Antibiotika und Auftreten von Multiresistenten-Pathogenen- Bakterien auf Intensivstationen	Antibiotika-Surveillance Erreger-Surveillance
Weitere Module des NRZ		
AVS	Kostenstellenbezogene Antibiotika-Verbrauchs-Surveillance	Antibiotikaverbrauch
COSIK	Krankenhaus bezogene Infektions-Surveillance zur Erfassung der Belastung durch COVID-19-Patienten	COVID-19-Surveillance

KISS-Definitionen der einzelnen Krankheitsbilder können im Internet abgerufen werden (www.nrz-hygiene.de/surveillance/kiss/kiss-definitionen).
Hausinterne Surveillance-Strategien sollten sich möglichst an den Vorgaben des NRZ (► Tab. 1.4) orientieren.
Untersuchungen zeigen, dass allein die Teilnahme an einer Surveillance dazu beiträgt, die Zahl nosokomialer Infektionen zu senken. Dies hängt auch mit dem sogenannten HAWTHORNE-Effekt zusammen, der besagt, dass durch Beobachtung die Arbeitsleistung verbessert wird. Ziel einer dauerhaft durchgeführten bzw. wiederholten Surveillance sind positive Verhaltensänderungen in der täglichen Routine.

Fallbeispiel

Die Hygienefachkraft Frau Comen führt eine Compliance-Beobachtung der hygienischen Händedesinfektion durch. Hierbei beobachtet und dokumentiert sie anhand der „fünf Indikationen zur Händedesinfektion", ob die hygienische Händedesinfektionen indikationsgerecht durchgeführt werden. Dies geschieht z.B. bei der Beobachtung, ob vor einem Patientenkontakt eine Händedesinfektion erfolgt. Das Personal der Station bemerkt dies und hinterfragt das eigene Verhalten. In einer anschließenden Diskussion werden die Indikationen zur Händedesinfektion erläutert und vertieft. Die Mitarbeiter der Station werden sensibilisiert und beschließen, künftig vermehrt auf eine indikationsgerechte Desinfektion der Hände zu achten – z.B. vor Patientenkontakt oder einer aseptischen Tätigkeit.
Gemeinsam mit der Hygienefachkraft wird beschlossen, die Beobachtung zu einem späteren Zeitpunkt zu wiederholen, um einen Vergleich anstellen zu können.

Es ist nicht das Ziel einer Surveillance, Kollegen oder ganze Abteilungen zu kritisieren und negativ zu bewerten: Vielmehr soll das Bewusstsein für folgende Sachverhalte geschärft werden, für

- eine erhöhte Aufmerksamkeit im Hinblick auf nosokomiale Übertragungen/Infektionen zu erreichen sowie die
- gezielte Identifikation von Schwachstellen und Problematiken zu schulen.
- Das Ziel ist, eine Situation zu verbessern und weniger Übertragungen/Infektionen zu verursachen.

Häuser mit einer guten Surveillance werden erwartungsgemäß mehr nosokomiale Infektionen (NI) und multiresistente Erreger (MRE) finden, als Häuser, in denen eine Surveillance vernachlässigt wird. So kann es sein, dass sich eine hausinterne und gute postoperative Nachsorge, die nosokomiale Infektionen verhindert, in der Infektionsstatistik negativ auswirkt, da Infektionen unmittelbar bemerkt und erfasst werden. Bei einer Nachsorge durch einen niedergelassenen Arzt entfällt das Erfassen, wenn keine Rückmeldung an die Klinik erfolgt. Es werden ebenfalls eine gute Diagnostik und Dokumentation „bestraft": Zur Diagnose einer NI müssen definierte Parameter zutreffen. Fehlen z.B. Blutkulturen oder werden klinische Parameter (z.B. Fieber, Orientierung, Schmerzen) nicht dokumentiert, kann eine augenscheinliche Infektion nicht erfasst werden.
Um die Daten nosokomialer Infektionen zu objektivieren, entwickelte das **Institut für Qualitätssicherung und Transparenz im Gesundheitswesen (IQTIG)** für den gemeinsamen Bundesausschuss das **Qualitätssicherungsverfahren** „Vermeidung nosokomialer Wundinfektionen" (QSWi) und beteiligt sich an der Durchführung. Am 1.1.23 ist die Richtlinie zur datengestützten einrichtungsübergreifenden Qualitätssicherung in Kraft getreten.

Fallbeispiel

Herr Mayers wurde hemikolektomiert. Nach der Entlassung aus dem Krankenhaus wird vom nachbehandelnden Hausarzt eine oberflächliche Wundinfektion diagnostiziert und behandelt. Diese Behandlung wird mit der zuständigen Krankenkasse abgerechnet.
In der hauseigenen Infektionsstatistik des durchführenden Krankenhauses wird die Infektion zunächst nicht erfasst, da zum Zeitpunkt der Entlassung kein Hinweis auf eine Infektion bestand. Da bei den Krankenkassen jedoch, Behandlungsfall übergreifend, sämtliche patientenbezogenen Daten zentral erfasst und zusammengeführt werden, ist nun eine Zuordnung der Infektion zur Ursache möglich. Somit kann z.B. eine im Krankenhaus erworbene Infektion in der hausärztlichen Praxis erfasst und dokumentiert werden.

Alle von der IQTIG erhobenen Ergebnisse sind, in allgemeinverständlicher Form, im Internet zu veröffentlichen. Es soll eine möglichst hohe Transparenz im medizinischen Bereich erreicht werden.

Wiederholungsfragen

- Wozu dient die Surveillance und welche Schritte umfasst diese?
- Wie wird eine Surveillance durchgeführt? Auf welcher nationalen „Plattform" findet eine bundesweit einheitliche Surveillance statt?
- Wodurch ist ein einheitliches Vorgehen gewährleistet?
- Was unterliegt dieser Surveillance?
- Wer legt die zu erfassenden Infektionen und Erreger fest?

1.6 Meldepflicht

Definition

Meldepflicht: im Gesundheitswesen Rechtspflicht, die durch das deutsche Infektionsschutzgesetz (IFSG) definiert wird. Sie betrifft Infektionskrankheiten, die in der Regel hochansteckend und/oder hochgefährlich sind.

In Deutschland sind die Meldepflicht von Infektionserkrankungen und der Nachweis bestimmter Erreger, beim Menschen, im Infektionsschutzgesetz §§ 6, 7 geregelt. Umgangssprachlich wird von der

- Arztmeldepflicht (meldepflichtige Krankheiten) und der
- Labormeldepflicht (meldepflichtige Nachweise von Krankheitserregern) gesprochen.

1.6.1 IfSG § 6 Meldepflichtige Krankheiten

Gesetz

IfSG § 6 – Meldepflichtige Krankheiten

1) Eine namentliche Meldung an das zuständige Gesundheitsamt hat bei Krankheitsverdacht, Erkrankung, Tod in Bezug auf folgende Erkrankungen zu erfolgen:
   a) Botulismus
   b) Cholera
   c) Diphtherie
   d) humane spongiforme Enzephalopathie, außer familiär-hereditärer Formen
   e) akute Virushepatitis
   f) enteropathisches hämolytisch-urämisches Syndrom (HUS)
   g) virusbedingtes hämorrhagisches Fieber
   h) Keuchhusten
   i) Masern
   j) Meningokokken-Meningitis oder -Sepsis
   k) Milzbrand
   l) Mumps
   m) Pest
   n) Poliomyelitis
   o) Röteln einschließlich Rötelnembryopathie
   p) Tollwut
   q) Typhus abdominalis oder Paratyphus
   r) Windpocken
   s) zoonotische Influenza
   t) Coronavirus-Krankheit-2019 (COVID-19)

1a) die Erkrankung und der Tod in Bezug auf folgende Krankheiten:
   a) behandlungsbedürftige Tuberkulose, auch wenn ein bakteriologischer Nachweis nicht vorliegt,
   b) Clostridioides-difficile-Infektion mit klinisch schwerem Verlauf; ein klinisch schwerer Verlauf liegt vor, wenn
      aa) der Erkrankte zur Behandlung einer ambulant erworbenen Clostridioides-difficile-Infektion in eine medizinische Einrichtung aufgenommen wird,
      bb) der Erkrankte zur Behandlung der Clostridioides-difficile-Infektion oder ihrer Komplikationen auf eine Intensivstation verlegt wird,
      cc) ein chirurgischer Eingriff, zum Beispiel Kolektomie, auf Grund eines Megakolons, einer Perforation oder einer refraktären Kolitis erfolgt oder
      dd) der Erkrankte innerhalb von 30 Tagen nach der Feststellung der Clostridioides-difficile-Infektion verstirbt und die Infektion als direkte Todesursache oder als zum Tode beitragende Erkrankung gewertet wurde,

2. der Verdacht auf und die Erkrankung an einer mikrobiell bedingten Lebensmittelvergiftung oder an einer akuten infektiösen Gastroenteritis, wenn
   a) eine Person betroffen ist, die eine Tätigkeit im Sinne des § 42 Abs. 1 (gewerblicher Umgang mit Lebensmitteln, z.B. Lebensmittel-Verarbeitung, Zubereitung oder Ausgabe / Verteilung) ausübt,
   b) zwei oder mehr gleichartige Erkrankungen auftreten, bei denen ein epidemischer Zusammenhang wahrscheinlich ist oder vermutet wird*,
3. der Verdacht einer über das übliche Ausmaß einer Impfreaktion hinausgehenden gesundheitlichen Schädigung,
4. die Verletzung eines Menschen durch ein tollwutkrankes, -verdächtiges oder -ansteckungsverdächtiges Tier sowie die Berührung eines solchen Tieres oder Tierkörpers,
5. der Verdacht einer Erkrankung, die Erkrankung sowie der Tod, in Bezug auf eine bedrohliche übertragbare Krankheit, die nicht bereits nach den Nummern 1 bis 4 meldepflichtig ist.

Merke

Das Gesundheitsamt, das die Meldung erhält, bekommt diese, um bei der Eingrenzung einer nosokomialen Häufung hilfreich mitzuwirken und nicht, um anklagend auf die Einrichtung zu zeigen.

Zur Meldung verpflichtete Personen und Adressat der Meldung

Zur Meldung gemäß § 6 IfSG verpflichtete Personen sind im IfSG § 8 definiert (Auswahl):

- Der feststellende/behandelnde Arzt
- Der leitende (Abteilungs-)Arzt
- Angehörige eines anderen Heil- oder Pflegeberufs, der für die Berufsausübung oder die Führung der Berufsbezeichnung eine staatlich

geregelte Ausbildung oder Anerkennung erfordert (= examinierte Pflegekräfte)

Merke

Die Meldeplicht nach § 6 IfSG betrifft auch Angehörige von Heil- und Pflegeberufen mit staatlicher Anerkennung.

Namentliche Meldung

Die namentlichen Meldungen (IfSG § 6 und § 7 Abs. 1) müssen gem. §9 Abs. 3 **unverzüglich,** spätestens innerhalb von 24h an das zuständige Gesundheitsamt übermittelt werden, auch wenn noch nicht alle relevanten Informationen (z. B. ausstehende Laborbefunde) vorliegen. Nachmeldungen oder Korrekturen zu gemeldeten Fällen erfolgen unverzüglich. Dies soll eine frühzeitige Information der örtlichen Gesundheitsbehörden sicherstellen. Ziel ist eine frühzeitige Intervention, ggf. mit Unterstützung des Gesundheitsamtes, um weiteren Schaden (z.B. weitere Infektionen bei Pflegeempfängern, aber auch Personal) abzuwenden bzw. zu minimieren.

Meldebögen

Die zur Übermittlung benötigten Meldebögen (Länder) werden von den lokalen **Gesundheitsämter** oder auch vom **RKI** (unter www.rki.de/DE/Content/Infekt/IfSG/Meldeboegen/Arztmeldungen/arztmeldung_node.html) zu Verfügung gestellt. Alle benötigten Informationen befinden sich auf einer Seite. Somit gehen bei der Übermittlung keine Informationen verloren.
Derzeit befindet sich ein bundesweites elektronisches Meldeverfahren **DEMIS** im Aufbau. Hiermit sollen künftig sämtliche Meldungen nach § 6, § 7 IfSG abgesetzt werden.

1.6.2 IfSG § 7 – Meldepflicht von Krankheitserregern

Neben der Meldepflicht des „Klinikers" gibt es die sogenannte „Labormeldepflicht". Labore müssen den Nachweis definierter Erreger erbringen, soweit Hinweise auf eine akute Infektion vorliegen.

Gesetz

§ 7 Meldepflichtige Nachweise von Krankheitserregern

Namentlich ist bei folgenden Krankheitserregern, soweit nicht anders bestimmt, der direkte oder indirekte Nachweis zu melden, soweit die Nachweise auf eine akute Infektion hinweisen:

1. Adenoviren; Meldepflicht nur für den direkten Nachweis im Konjunktivalabstrich
2. Bacillus anthracis
3. Bordetella pertussis, Bordetella parapertussis
3a. humanpathogene Bornaviren; Meldepflicht nur für den direkten Nachweis
4. Borrelia recurrentis
5. Brucella sp.
6. Campylobacter sp., darmpathogen
6a. Chikungunya-Virus
7. Chlamydia psittaci
8. Clostridium botulinum oder Toxinnachweis
9. Corynebacterium spp., Toxin bildend
10. Coxiella burnetii
10a. Dengue-Virus
11. humanpathogene Cryptosporidium sp.
12. Ebolavirus
13.
   a) Escherichia coli, enterohämorrhagische Stämme (EHEC)
   b) Escherichia coli, sonstige darmpathogene Stämme
14. Francisella tularensis
15. FSME-Virus
16. Gelbfiebervirus
17. Giardia lamblia
18. Haemophilus influenzae; Meldepflicht nur für den direkten Nachweis aus Liquor oder Blut
19. Hantaviren
20. Hepatitis-A-Virus
21. Hepatitis-B-Virus; Meldepflicht für alle Nachweise
22. Hepatitis-C-Virus; Meldepflicht für alle Nachweise
23. Hepatitis-D-Virus; Meldepflicht für alle Nachweise
24. Hepatitis-E-Virus
25. 2Influenzaviren; Meldepflicht nur für den direkten Nachweis
26. Lassavirus
27. Legionella sp.
28. humanpathogene Leptospira sp.
29. Listeria monocytogenes; Meldepflicht nur für den direkten Nachweis aus Blut, Liquor oder anderen normalerweise sterilen Substraten sowie aus Abstrichen von Neugeborenen
30. Marburgvirus
31. Masernvirus
31a. Middle-East-Respiratory-Syndrome-Coronavirus (MERS-CoV)
32. Mumpsvirus
33. Mycobacterium leprae
34. Mycobacterium tuberculosis/africanum, Mycobacterium bovis; Meldepflicht für den direkten Erre-

gernachweis sowie nachfolgend für das Ergebnis der Resistenzbestimmung; vorab auch für den Nachweis säurefester Stäbchen im Sputum

35. Neisseria meningitidis; Meldepflicht nur für den direkten Nachweis aus Liquor, Blut, hämorrhagischen Hautinfiltraten oder anderen normalerweise sterilen Substraten
36. Norovirus
37. Poliovirus
38. Rabiesvirus
39. Rickettsia prowazekii
40. Rotavirus
41. Rubellavirus
42. Salmonella Paratyphi; Meldepflicht für alle direkten Nachweise
43. Salmonella typhi; Meldepflicht für alle direkten Nachweise
44. Salmonella, sonstige

44a. Severe-Acute-Respiratory-Syndrome-Coronavirus (SARS-CoV) und Severe-Acute-Respiratory-Syndrome-Coronavirus-2 (SARS-CoV-2)

45. Shigella sp.

45a. Streptococcus pneumoniae; Meldepflicht nur für den direkten Nachweis aus Liquor, Blut, Gelenkpunktat oder anderen normalerweise sterilen Substraten

46. Trichinella spiralis
47. Varizella-Zoster-Virus
48. Vibrio spp., humanpathogen; soweit ausschließlich eine Ohrinfektion vorliegt, nur bei Vibrio cholerae

48a. West-Nil-Virus

49. Yersinia pestis
50. Yersinia spp., darmpathogen

50a Zika-Virus und sonstige Arboviren

51. andere Erreger hämorrhagischer Fieber
52. der direkte Nachweis folgender Krankheitserreger:
    a) Staphylococcus aureus, Methicillin-resistente Stämme; Meldepflicht nur für den Nachweis aus Blut oder Liquor
    b) Enterobacterales bei Nachweis einer Carbapenemase-Determinante oder mit verminderter Empfindlichkeit gegenüber Carbapenemen außer bei natürlicher Resistenz; Meldepflicht nur bei Infektion oder Kolonisation
    c) Acinetobacter spp. bei Nachweis einer Carbapenemase-Determinante oder mit verminderter Empfindlichkeit gegenüber Carbapenemen außer bei natürlicher Resistenz; Meldepflicht nur bei Infektion oder Kolonisation.

Nachweise nicht genannter Erreger sind meldepflichtig, wenn Hinweise auf eine schwerwiegende Gefahr für die Allgemeinheit bestehen. Anmerkung: Dies ist die „Hintertür" für unvorhersehbare Situationen oder Ereignisse. So war das Coronavirus SARS-COV-19 zunächst nicht in die Meldepflicht aufgenommen.

Merke

Die wöchentlichen, sehr genauen, Zahlen zur Lage der Influenza (Abrufbar unter https://influenza.rki.de) oder auch die tagesaktuellen Berichte im Fall der Corona-Pandemie mit SARS-CoV-2 sind nur aufgrund der Meldepflicht möglich.

1.6.3 Warum ist die Meldepflicht für „Kliniker" von Interesse?

§ 6 und § 7 IfSG sind die beiden Säulen, auf denen die infektiologische Überwachung durch die Behörden steht. Ziel ist es, durch diese doppelte Meldung die Bevölkerung zu schützen. Die „**doppelte Meldung**" bedeutet auch, wenn eine Meldung nach § 6 IfSG („Arztmeldung) nicht erfolgt, gibt es eine zweite Chance der Informationsweitergabe durch das **feststellende Labor** (§ 7 IfSG) an die lokalen Behörden (Gesundheitsamt).
Hiermit soll sichergestellt werden, dass die Information über das Auftreten definierter Erkrankungen oder Erreger dem zuständigen Gesundheitsamt zeitnah und gesichert vorliegen. Dieses bewertet die Informationen und entscheidet, ob eine Intervention der Behörde erforderlich ist. Ziel ist es, eine unkontrollierte Ausbreitung von Erkrankungen bzw. krankmachenden Erregern unter der Bevölkerung frühzeitig zu erkennen und zu verhindern.

Fallbeispiel

Im Krankenhaus St. Josef gibt es einen Fall von Masern. Dieser wird nicht an das zuständige Gesundheitsamt gemeldet. Nach zwei Tagen gibt es drei weitere Fälle. Am selben Tag kommt das Gesundheitsamt – mit der Information vier Masernfälle – zu einer unangekündigten Begehung des Krankenhauses.
Wie konnte es zu dieser Situation kommen? Das mit der Diagnostik beauftragte Labor ist seiner Meldepflicht – und das Gesundheitsamt seiner Aufsichtspflicht – nachgekommen. Die betroffene Einrichtung

hätte bereits den ersten (Verdachts-) Fall an das Gesundheitsamt melden müssen (s.o. Masern: Meldepflicht bei Verdacht/Erkrankung/Tod). Da weitere drei Masernfälle aufgetreten sind, beschließt das Gesundheitsamt, einen Ortstermin anzusetzen, um eine weitere Ausbreitung der Erkrankung zu unterbinden. Aufgrund der nicht erfolgten Meldung wird befürchtet, dass der Erkrankungsausbruch innerhalb des Krankenhauses möglicherweise noch nicht wahrgenommen wurde.

Merke

- Eine Meldung gemäß § 6 IfSG ist keine Selbstanklage oder das Eingeständnis von Fehlverhalten, sondern eine reine Informationsübermittlung.
- Sollten das Gesundheitsamt aufgrund einer Meldung (oder auch ohne diese) tätig werden, ist als hilfreiche und sinnvolle Unterstützung zu sehen – und nicht als Anklage.

1.6.4 Übermittlungspflicht

Im § 23 IfSG ist festgelegt, dass aufnehmende Einrichtungen und niedergelassene Ärzte bei Verlegung, Überweisung oder Entlassung über Maßnahmen zur Verhütung und Bekämpfung von MRE und nosokomialen Infektionen informiert werden müssen. Hierzu gehört v.a. die Information über den Nachweis dieser Erreger. In welcher Form diese Information übermittelt wird, ist nicht festgelegt.

Fallbeispiel

Im Entlassbrief von Frau Luck findet sich der Hinweis „... Nachweis von MRGN in Urin ..." ohne dass ein Erreger (z.B. E. coli, Klebsiella pneumoniae, o. ä.) bzw. die Resistenzklasse (drei- oder vier MRGN) angegeben wäre. Solch eine Information ist für den Nachbehandler oder die übernehmende Einrichtung nur bedingt hilfreich, da unvollständig.

Eine vollständige Angabe enthält mindestens den Erreger, die Resistenzklasse den Nachweisort sowie das Datum des Nachweises. Im oben beschriebenen Fall würde z.B. angegeben sein: 14.09.2021, Nachweis von 3-MRGN E. coli in Urin. Eine weitere wichtige Information ist, ob und mit welchem Antibiotikum eine Therapie durchgeführt wurde – und ob der Therapieerfolg kontrolliert wurde.

Die meisten MRE-Netzwerke stellen **MRE-Überleitbögen** zur Verfügung, welche die Möglichkeit bieten, alle relevanten Angaben zu dokumentieren. Diese werden von den Einrichtungen ausgefüllt und dem Entlassbrief hinzugefügt. Die Verwendung dieser Bögen ist eine sinnvolle Maßnahme, um wichtige Informationen, regional einheitlich, weiterzugeben.

Wiederholungsfragen

- Wo liegen die Unterschiede der Meldepflicht nach § 6 und § 7 des IfSG?
- Sind Pflegefachkräfte von der Meldepflicht ausgenommen?
- Wer ist der Adressat der Meldungen?
- Worin besteht das Ziel der Meldepflicht?

1.7 Arbeitsschutz

Definition

Technische Regel für Biologische Arbeitsstoffe (TRBA): Regeln, die den aktuellen Stand der Technik, Arbeitsmedizin und Arbeitshygiene sowie weiterer wissenschaftlicher Erkenntnisse für Tätigkeiten mit biologischen Arbeitsstoffen wiedergeben. Sie konkretisieren die Anforderungen der Biostoffverordnung (BioStoffV) innerhalb ihres Anwendungsbereichs.

Die **TRBA 250** gilt für „Tätigkeiten mit biologischen Arbeitsstoffen in Bereichen des Gesundheitswesens und der Wohlfahrtspflege, in denen Menschen medizinisch untersucht, behandelt oder gepflegt werden." Ziel der TRBA 250 ist es, eine sichere Arbeitsumgebung und einen guten Gesundheitsschutz für die Beschäftigten zu erreichen. Die Vorgaben dienen dem Schutz der Arbeitnehmer vor Erkrankungen, Unfällen und Verletzungen. Der Arbeitgeber ist verpflichtet, diese Regeln oder zumindest gleichwertige Maßnahmen umsetzen und die hierfür benötigten Materialien (z.B. Handschuhe, Schutzkittel oder Mund-Nasenschutz) dem Arbeitnehmer kostenfrei zur Verfügung zu stellen. Die TRBA 250 trägt den Zusatz „im Gesundheitswesen und in der Wohlfahrtspflege" und definiert somit die Bereiche, in denen diese Regel zum Einsatz kommt.

In den **„Technischen Regeln für Gefahrstoffe" (TRGS)** wird der Umgang mit Gefahrstoffen (z.B.

Chemikalien, zu denen auch Desinfektionsmittel gezählt werden) mit dem Ziel des Personalschutzes festgelegt.

1.7.1 Biologische Arbeitsstoffe

Biologische Arbeitsstoffe: natürliche sowie genetisch veränderte Bakterien, (Schimmel-) Pilze, Viren, Zellkulturen und Endoparasiten, die Infektionen, sensibilisierende oder toxische Wirkungen beim Menschen hervorrufen können.

Biologische Arbeitsstoffe werden, gemäß §3 Biostoffverordnung (BioStoffV), nach ihrem Infektionsrisiko, in vier Risikogruppen eingeteilt (▸ Tab. 1.5). Im pflegerischen Alltag sind Erreger der Risikogruppe 2 und 3 von Bedeutung.

Da es der Mitarbeiter in aller Regel nicht vermeiden kann, mit potenziell krankmachenden Mikroorganismen oder Substanzen umzugehen, ist der Arbeitgeber in der Pflicht, Maßnahmen zum Schutz der Mitarbeiter zu treffen. Es muss erforderliche Schutzmaßnahmen veranlassen und Materialien zur Verfügung zu stellen, um einer möglichen Gefährdung der Beschäftigten entgegenzuwirken.

Hierzu gehören:

- Erstellen eines Hygieneplans (▸ 1.4)
- Händehygiene (▸ 6.4)
- Schmuckverbot an Fingernägeln und Händen (▸ 6.4.2)
- Hautschutz- und Pflege
- Leicht zu reinigende und ggf. zu desinfizierende Oberflächen
- Umgang mit Nahrungs- und Genussmitteln (v.a. das Verbot, Lebensmittel an Stellen zu lagern oder zu verzehren, an denen eine Kontaminationsgefahr besteht)
- Vom Arbeitsplatz getrennte Umkleidemöglichkeiten
- Bereitstellung von Arbeitskleidung
- Vorgaben zum Umgang mit diagnostischen Proben
- Ausbildung und Qualifizierung der Mitarbeiter sowie Beachtung von
- Jugendarbeits- und Mutterschutz

In der TRBA 250 sind Tätigkeiten im pflegerischen/medizinischen Alltag bestimmten Schutzstufen zugeordnet (▸ Tab. 1.6). Im Pflegealltag werden regelhaft Tätigkeiten der Schutzstufen 1 und 2, selten Schutzstufe 3, durchgeführt. Auch in der TRBA 250 spielt die Übermittlungspflicht (▸ 1.6.4) eine zwingende Rolle.

Tab. 1.5 Risikogruppen biologische Arbeitsstoffe nach §3 BioStoffV

Risikogruppe	Definition	Beispiele
1	Biostoffe, bei denen es unwahrscheinlich ist, dass sie beim Menschen eine Krankheit hervorrufen	Bäckerhefe und Bakterien zur Joghurtherstellung
2	Biostoffe, die eine Krankheit beim Menschen hervorrufen können und eine Gefahr für Beschäftigte darstellen könnten; eine Verbreitung in der Bevölkerung ist unwahrscheinlich; eine wirksame Vorbeugung oder Behandlung ist normalerweise möglich	• Staphylococcus spp. • Saisonales Influenza Virus • Norovirus • Rotavirus • Salmonella enteritidis
3	Biostoffe, die eine schwere Krankheit beim Menschen hervorrufen und eine ernste Gefahr für Beschäftigte darstellen können; die Gefahr einer Verbreitung in der Bevölkerung kann bestehen, doch ist normalerweise eine wirksame Vorbeugung oder Behandlung möglich	• Hepatitis-B-Virus • Hepatitis-C-Virus • Humanes Immundefizienz-Virus • Mycobakterium tuberculosis-Komplex • Salmonella typhi (Typhus)
4	Biostoffe, die eine schwere Krankheit beim Menschen hervorrufen und eine ernste Gefahr für Beschäftigte darstellen; die Gefahr einer Verbreitung in der Bevölkerung ist unter Umständen groß; normalerweise ist eine wirksame Vorbeugung oder Behandlung nicht möglich	• Ebola-Virus • Lassa-Virus

Tab. 1.6 Schutzstufen der pflegerischen/medizinischen Tätigkeiten (nach TRBA 250 – Zuordnung zu Schutzstufen)

Schutzstufe	Definition	Beispiele
1	Tätigkeiten, bei denen kein oder nur sehr selten ein geringfügiger Kontakt mit potenziell infektiösem Material (Körperflüssigkeiten, Ausscheidungen oder Gewebe) besteht und es keine offensichtliche sonstige Ansteckungsgefahr gibt.	• Röntgenuntersuchung • Ultraschalluntersuchungen • EKG/EEG • bestimmte körperliche Untersuchungen, wie z. B. Auskultieren eines Patienten ohne Symptome einer Atemwegsinfektion • Reinigungsarbeiten nichtkontaminierter Flächen
2	• Tätigkeiten, bei denen es **regelmäßig und nicht nur in geringfügigem Umfang** zum Kontakt mit potenziell infektiösem Material, wie Körperflüssigkeiten, Ausscheidungen oder Gewebe kommen kann • Oder Tätigkeiten, bei denen eine offensichtliche sonstige Ansteckungsgefahr, z.B. durch eine luftübertragene Infektion oder durch Stich- und Schnittverletzungen besteht	• Wechseln von Windeln und von mit Fäkalien verunreinigter Kleidung • Waschen, Duschen, Baden inkontinenter Patienten • Umgang mit kontaminierter Wäsche von Patienten/Bewohnern die mit Körperflüssigkeiten oder Ausscheidungen behaftet ist • Umgang mit infektiösen bzw. potenziell infektiösen Abfällen • Umgang mit benutzten Instrumenten (Kanülen, Skalpelle) • Punktieren, Injizieren, Blutabnahme, Legen von Gefäßzugängen • Katheterisieren • Entnahme von Proben zur Diagnostik • Endoskopieren/Zystoskopieren • Operieren • Nähen und Verbinden von Wunden • Intubieren/Extubieren • Absaugen respiratorischer Sekrete • Umgang mit fremdgefährdenden Menschen bei Gefahr von Biss und Kratzverletzungen • Reinigen und Desinfizieren kontaminierter Flächen und Gegenstände
3 Zuordnung bereits bei Verdacht	Biologische Arbeitsstoffe, die schon in niedriger Konzentration eine Infektion bewirken können • oder es können hohe Konzentrationen von biologischen Arbeitsstoffen der Risikogruppe 3 auftreten • **und** es werden Tätigkeiten durchgeführt, die eine Übertragung möglich machen z.B. durch Aerosolbildung, Spritzer oder Verletzungen.	Z. B. Versorgung eines Patienten mit offener Lungentuberkulose
4	• Tätigkeiten im Rahmen der Untersuchung, Behandlung und Pflege von Patienten, die mit einem hochkontagiösen lebensbedrohlichen Krankheitserreger (biologischer Arbeitsstoff der Risikogruppe 4) infiziert sind • oder bei denen ein entsprechender Verdacht vorliegt.	z.B. Ebola-, Marburg- oder Lassaviren

Gesetz

TRBA 250

„Der Arbeitgeber hat dafür zu sorgen, dass bei der Verlegung, Überweisung oder Entlassung von Patienten, die an einer Infektionskrankheit leiden oder mit infektiologisch relevanten Erregern kolonisiert sind, Informationen über notwendige Schutzmaßnahmen, die zur Verhütung von Infektionen erforderlich sind, an die aufnehmenden oder die weiterbehandelnden Einrichtungen gegeben werden. Dabei sind die länderspezifischen Hygieneverordnungen auf Grundlage des § 23 Absatz 8 IfSG zu berücksichtigen. Der Schutz personenbezogener Daten ist zu beachten." (TRBA 250, Abschnitt 3.2.5)

1.7.2 Arbeitsmedizinische Versorgung der Mitarbeiter

Im Kapitel 20 der TRBA 250 sind die Maßnahmen der **arbeitsmedizinischen Versorgung** der Mitarbeiter durch den Arbeitgeber festgelegt. Diese Aufgabe wird regelhaft vom Betriebsarzt wahrgenommen.

Bei **akuten Ereignissen** sind hingegen bei folgenden Verletzungen und Schädigungen Sofortmaßnahmen erforderlich:

- **Schnitt- und Stichverletzung** (▸ 7.1.3):
  - Bluten lassen, Blutung möglichst anregen, um Fremdmaterial aus der Wunde zu „spülen", ggf. Wunde vergrößern, um Blutung zu steigern (z. B. bei HIV).
  - Wunde spreizen und mit Antiseptikum (z. B. Händedesinfektionsmittel) behandeln.
- **Kontamination von Auge, Mund oder vorgeschädigter Haut:** Sofort intensiv spülen z.B. mit Leitungswasser, Ringer- oder Kochsalz- Lösung, danach:
  - Auge: mit wässriger PVP-Iod Lösung 2,5 % spülen, mit o. a. Lösung nachspülen.
  - Mund: mit unvergälltem Ethanol 80 % kurz spülen (nicht schlucken!!!), mit Wasser gründlich nachspülen.
  - Vorgeschädigte Haut: mit Hautantiseptikum behandeln.

Anschließend erfolgt eine Vorstellung beim D-Arzt. Hier werden weitere Maßnahmen durchgeführt, z.B. eine diagnosesichernde Untersuchung, Therapie oder eine Postexpositionsprophylaxe. Weitere Aufgaben des D-Arztes können sein: Den Patienten über möglicherweise erforderliche Therapieüberwachung informieren und ihn darüber aufklären, welche Maßnahmen zum Schutz weiterer Personen (HBV, HCV, HIV und Intimkontakte) zu treffen sind. Zudem muss der D-Arzt eine Meldung an die Berufsgenossenschaft abgeben.

Die **Berufsgenossenschaften** haben den Auftrag,

- präventive Angebote zum Gesundheitsschutz anzubieten und
- sicherzustellen, dass Beschäftigte nach Arbeitsunfällen ärztlich behandelt werden.

Zieht sich ein Arbeitnehmer bei der Durchführung seiner Arbeit einen körperlichen Schaden zu, wird dies als **Arbeitsunfall** bezeichnet. Die jeweilige Tätigkeit muss von der gesetzlichen Unfallversicherung abgedeckt werden.

Üblicherweise ist in Deutschland jeder Arbeitnehmer während der Berufsausübung gesetzlich unfallversichert. Dies gilt auch für den direkten Weg zur- und von der Arbeit nach Hause. Ein Unfall auf diesem Weg wird als **Wegeunfall** bezeichnet.

Die Behandlungskosten nach einem Arbeits- oder Wegeunfall werden nicht von der Krankenkasse, sondern von der gesetzlichen Unfallversicherung getragen.

Merke

Nach Schnitt- und Stichverletzungen mit kontaminierten Instrumenten bzw. nach Kontakt vom Auge, Mund oder geschädigter Haut mit Konzentraten oder kontaminierten Flüssigkeiten ist eine unverzügliche Sofortmaßnahme (Blutung anregen – „Spüleffekt, Desinfektion mit Antiseptikum, z.B. Händedesinfektionsmittel) erforderlich. Anschließend ist der D-Arzt auszusuchen.

Wiederholungsfragen

- Welche Funktion haben Maßnahmen des Arbeitsschutzes?
- In welche Gefahr begeben sich Mitarbeitende, wenn sie Maßnahmen des Arbeitsschutzes nicht beachten?
- An wen wenden sich Pflegende in Fall eines Wege- oder Arbeitsunfalls?

Natalie Commandeur

Organisation der Krankenhaushygiene

Überblick

Externe Regelwerke geben vor, dass innerhalb eines Krankenhauses eine Hygienekommission eingerichtet und eine hygienebezogene Betreuung durch das Hygienefachpersonal veranlasst werden muss. Zur konkreten Umsetzung der erforderlichen Hygienemaßnahmen werden betriebsintern Regelungen in einem Hygieneplan festgelegt. Ob die Hygieneverhältnisse vor Ort tatsächlich den gesetzlichen Vorgaben entsprechen, wird durch jeweilige Ämter, z.B. Gesundheitsamt, Gewerbeaufsichtsamt kontrolliert.

Ob Krankenhaus, Pflegeeinrichtung oder Arztpraxis – die Richtlinien für Hygienemaßnahmen sind gesetzlich vorgegeben und gleichermaßen zu organisieren und spezifisch der Einrichtung anzupassen.

2.1 Berufsgruppen und Arbeitsfelder

In der folgenden Aussage „Jeder macht was er will, keiner macht was er soll, aber alle machen mit" spiegelt sich wider, dass es nicht so einfach ist, die entsprechenden Fachkenntnisse der Hygiene zu vermitteln: Dies ist eine hohe Kunst, zumal Hygienethemen oftmals mit Frustrationen behaftet sind. Warum ist das so?

Die Grundlagen zum hygienischen Arbeiten werden in den verschiedensten Ausbildungen, Weiterbildungen und Studiengänge des Gesundheitswesens – je nach Berufsgruppe – in doch sehr unterschiedlichem Umfang und verschiedener Intensität vermittelt, jedoch immer für die Praxis vorausgesetzt. Somit treffen unterschiedlichste Berufsgruppen mit verschiedenen theoretischen Vorkenntnissen und Erwartungen aufeinander. Nun gilt es, dies mit entsprechender Fachexpertise für die Praxis mit Leben zu füllen, Gesetzgebungen zu vermitteln und die Compliance der Mitarbeiter zu fördern.

Grundsätzlich hat die jeweilige Geschäftsführung/Leiter/Träger der Einrichtung und der ärztliche Direktor die Verantwortung für die Organisation der Hygiene.

Merke

Für die Organisation der Hygiene schafft der Träger der Einrichtung die personellen und finanziellen Voraussetzungen. Grundlage ist die Verordnung über die Hygiene und Infektionsprävention in medizinischen Einrichtungen (HygMedVO 2012) auf Bundesländerebene. In dieser wird die Bestellung des Krankenhaushygienikers, der Hygienefachkraft und der Hygienebeauftragten festgelegt.

2.1.1 Organisation der Hygiene, was bedeutet das?

Definition

Hygienekommission: Gremium zur Beratung und Unterstützung der Leiter von Krankenhäusern/Pflegeeinrichtungen zur Durchsetzung der Prinzipien der Krankenhaushygiene. Die Mitglieder dienen als Multiplikatoren, die hygienische Aspekte in ihren Bereichen vermitteln und umsetzen.

In der Hygienekommission werden alle die Hygiene und Infektionsprävention betreffenden Angelegenheiten mit dem **Ziel** einer **Konsensfindung** diskutiert und hauseigene Arbeitsanweisungen und Empfehlungen erarbeitet, um die Grundsätze der Asepsis und Antisepsis in der Einrichtung sicherzustellen und für die Durchführung der Maßnahmen zu sorgen. Die Hygienekommission fungiert als **Kontrollinstanz,** die aus leitenden Klinikangestellten, den hygienebeauftragten Ärzten und dem Hygieneteam (► Abb. 2.1) besteht. In regelmäßigen Sitzungen (mehrmals im Jahr, ggf. zusätzlich zu aktuellen Anlässen) werden die Maßnahmen, Standards und Arbeitsanweisungen der Krankenhaushygiene diskutiert bzw. festgelegt.

Andere übliche Bezeichnungen auch außerhalb des klinischen Alltags für eine Hygienekommission sind „Qualitätszirkel für Hygiene", „Hygienegruppe". Eine Hygienekommission ist also grundsätzlich nichts anderes als ein konventioneller **Qualitätszirkel,** der sich allerdings auf die **Infektionsprophylaxe** konzentriert (► Abb. 2.2). Zudem legt die Hygienekommission übergeordnet alle Hygienevorgaben für die gesamte Einrichtung fest und nicht nur für

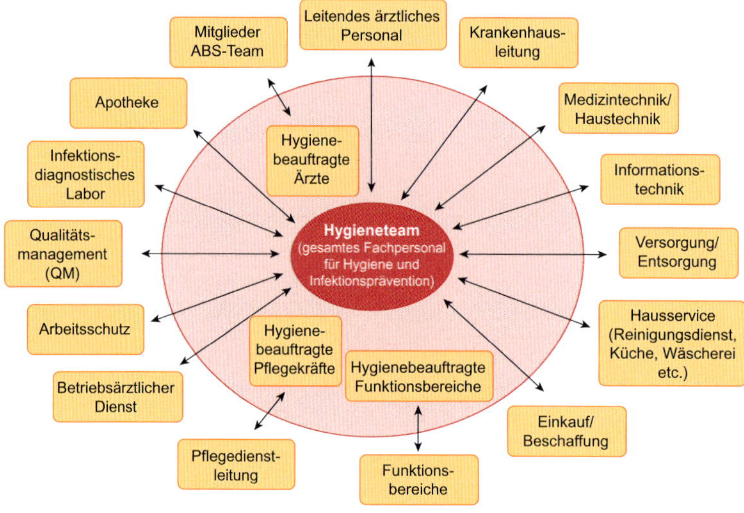

Abb. 2.1 Zusammenarbeit der Hygienekommission mit anderen Bereichen des Krankenhauses, nach RKI [H228-005, L143]

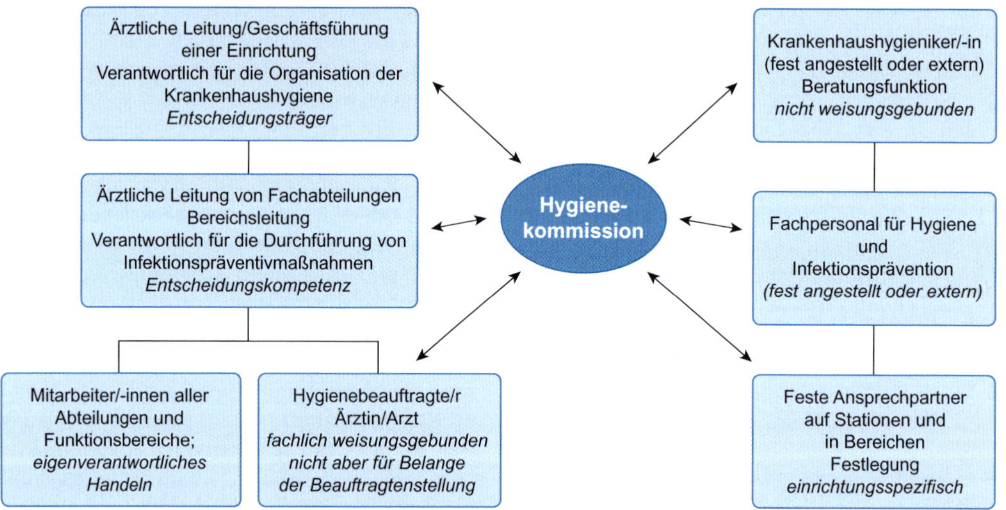

Abb. 2.2 Beispiel in Form eines Organigramms für das Hygienemanagement in Kliniken, nach RKI [H228-005, L143]

Teilbereiche. Beschlüsse der einzelnen Qualitätszirkel können wiederum in der übergeordneten Hygienekommission verabschiedet werden, insbesondere, wenn es bereichsübergreifende Themen sind.

Der Hygienekommission gehören folgende Personengruppen an: Krankenhaushygieniker, hygienebeauftragte Ärzte, Hygienefachkräfte sowie hygienebeauftragte Pflegekräfte. Die Kommission arbeitet eng mit anderen Bereichen (Pflegedienst, Krankenhausleitung, Mikrobiologie, Betriebsarzt, Apotheke, Technik, Küche u. a.) zusammen. Sie legt übergeordnet einrichtungsangepasste Hygienemaßnahmen vor.

Merke

Krankenhaushygiene – das Team

- Hygieniker
- Hygienebeauftragter Arzt/hygienebeauftragte Ärztin
- ABS-Experte/in (Antibiotic Stewardship)
- Hygienefachkraft
- Hygienebeauftragte in der Pflege
- Hygienekommission (Kernteam)
  - Träger der Einrichtung (Klinikdirektor)
  - Ärztlicher Direktor/in
  - Pflegedirektor/in
  - Hygieniker/in
  - Hygienebeauftragte Ärzte
  - Hygienefachkraft
  - Krankenhausapotheker
  - Technische Leitung
  - Leitung von hauswirtschaftlichen Bereichen

2.1.2 Fachexperten: wie viele?

Wer legt nun fest, wieviel Fachexpertise für einen Standort notwendig ist? In Abhängigkeit von der Einrichtungsgröße und des möglichen Infektionsrisikos – so gibt es Unterschiede z.B. zwischen der Neonatologie, Onkologie, Intensivstationen oder auch Betreuung von isolierten Patienten – wird ein **entsprechendes Soll** an Fachexperten für Hygiene empfohlen: Grundlagen sind die **Empfehlung** der **KRINKO** „... *zur personellen und organisatorischen Voraussetzung zur Prävention nosokomialer Infektion*" (2009) für das Hygienefachpersonal sowie für Krankenhaushygieniker die Empfehlung zum Kapazitätsumfang für die Betreuung von Krankenhäusern und anderen medizinischen Einrichtungen durch Krankenhaushygieniker/innen (2016).

Die Empfehlung aus 2009 hat lediglich eine/n hauptamtlicher Krankenhaushygieniker/in für eine Kapazität über 400 Betten empfohlen. Die Empfehlung aus 2016 zieht mit einer klaren Bedarfsberechnung nach, ausgehend vom Infektionsrisiko des Patienten und den damit einhergehenden Hygienemaßnahmen. Neben dem stationären Risiko wird nun auch der ambulante und teilstationäre Bereich in der Krankenhausversorgung hinzugezogen.

Die nun aktuellste Bekanntmachung des Robert Koch-Instituts zur personellen und organisatorischen Voraussetzung zur Prävention nosokomialer Infektionen (2023) übernimmt die Bedarfsberechnung der Rechtsverordnung der Länder (§ 23 Abs. 8 IfSG), da sie sich grundsätzlich bewährt hat. Allerdings weist die aktuellste Bekanntmachung des RKI auch daraufhin, dass sich der Anteil der Patienten mit bestehenden Risikofaktoren für eine nosokomiale Infektion in Krankenhäuser deutlich erhöht und der Nachweis von Infektionserregern und Resistenzen und Multiresistenzen kontinuierlich erhöht haben. Es sind jedoch im Gegensatz zur RKI-Veröffentlichung aus dem Jahr 2016 in der aktuellen Berechnung (2023) die ambulanten und teilstationären Fälle in der Berechnung ausgenommen. Auf der Grundlage der Empfehlung kann der Bedarf an Hygienefachpersonal auf der Basis einer Risikobewertung für jede medizinische Einrichtung individuell ermittelt werden. Das zu ermittelnde Risiko steht in Verbindung mit dem jeweilig invasiv-diagnostischen oder -therapeutischen Angebot der Klinik.

Aus der Größe der Station (Anzahl der Betten), aus dem Risikoprofil der Patienten, der Art und dem Umfang der Funktionsabteilungen und der zusätzlichen Tätigkeit des Krankenhaushygienikers lässt sich der Bedarf der Betreuung und Beratung durch das Hygienefachpersonal abschätzen (▸ Tab. 2.1, ▸ Tab. 2.2).

Tab. 2.1 Bedarf an Krankenhaushygienikern (KHH) pro Betten gemäß Risikoeinstufung, nach RKI

Abteilungen	Risikoeinstufung	Bedarfsquote
Bettenführende Abteilungen	Hoch (A)	1: 1000 Betten
	Mittel (B)	1: 2000 Betten
	Niedrig (C)	1: 5000 Betten

Tab. 2.2 Bedarf an Hygienefachkräften pro Betten gemäß Risikoeinstufung analog ▸ Tab. 2.1, nach RKI

Abteilungen	Risikoeinstufung	Bedarfsquote
Bettenführende Abteilungen	Hoch (A)	1: 100 Betten
	Mittel (B)	1: 200 Betten
	Niedrig (C)	1: 500 Betten

Merke

Je nachdem, wie viele Patienten grundsätzlich in der Einrichtung bzw. auf einer bestimmten Station behandelt werden, welches Risiko die diagnostischen und therapeutischen Maßnahmen mit sich bringen und welche Disposition bei den behandelten Patienten vorliegt, ist ein unterschiedlich hoher Bedarf für krankenhaushygienische Tätigkeiten zu erwarten. (nach RKI)

Aufgabe

Kennen Sie den Krankenhaushygieniker, der für Sie zuständig ist?

Wiederholungsfragen

- Wer ist verantwortlich für die Organisation der Hygiene?
- Welche Aufgabe hat die Hygienekommission?
- Beschreiben Sie, welche Richtlinien in die personelle Bedarfsplanung eingehen?

2.2 Krankenhaushygieniker

Definition

Krankenhaushygieniker (KHH): Hauptamtlich in medizinischen Einrichtungen angestellter oder extern beratend tätiger Facharzt für Hygiene und Umweltmedizin oder auch für Mikrobiologie, Virologie und Infektionsepidemiologie. Koordiniert die Prävention und Kontrolle nosokomialer Infektionen und berät die Leitung sowie das Krankenhauspersonal in Fragen der Krankenhaushygiene.

Der Krankenhaushygieniker hat eine mindestens **zweijährige krankenhaushygienische Tätigkeit** zusätzlich zu seiner Weiterbildung absolviert oder kann den Nachweis einer Fortbildung in Krankenhaushygiene nach den Vorgaben der Bundesärztekammer (nach Umsetzung der Bundesländer) erbringen.

Er ist als **Berater** tätig, d.h. er ist nicht weisungsgebunden. Er steht nicht in der direkten Verantwortung, muss jedoch die Geschäftsführung über den neusten Erkenntnis- und Wissensstand informieren. Die daraus resultierenden Empfehlungen werden je nach Fragestellung und Projekt mit den Verantwortlichen Praktikern und der zuständigen Hygienefachkraft abgestimmt.

Die **Aufgaben** des Krankenhaushygienikers reichen von kurzen schriftlichen oder telefonischen Empfehlungen bis hin zu offiziellen Stellungnahmen zu größeren Projekten wie z.B. bei Bauvorhaben oder beim Ausbruchs- und Krisenmanagement. Je nach Vorgaben und Ausmaß kann dies mit Vorortbegehungen verbunden sein.

Die **Bewertung** von **Infektions- und Resistenzstatistiken** arbeitet der Hygieniker meist mit dem Labor, dem hygienebeauftragten Arzt und der Hygienefachkraft aus. In der Regel werden die Daten einmal jährlich den Verantwortlichen und/oder der Ärzteschaft unter anderem auch in der Hygienekommission vorgestellt. Je nach Aufkommen können sich daraus Hygienemaßnahmen ergeben, die wiederum als Standards oder Maßnahmenplan durch den Hygieniker und der Hygienefachkraft schriftlich fixiert werden. Zudem können die Daten in anonymisierter Form von der Aufsichtsbehörde, wie dem Gesundheitsamt, abgefragt werden.

Es wird deutlich, dass Krankenhaushygieniker in vielen Ausarbeitungen in enger **Zusammenarbeit** mit den **Hygienebeauftragten** (► 2.3) arbeitet und diese wiederum abhängig sind von einer guten Zusammenarbeit mit den einzelnen Schnittstellen wie Technik, Medizintechnik oder auch den jeweiligen Leitungen auf Einrichtungs-Abteilungs- und Funktionsebene.

2.3 Hygienebeauftragte

Die Prävention, Surveillance und Kontrolle nosokomialer Infektionen sind Gemeinschaftsaufgaben in Klinik und Praxis, sowohl für die hygienebeauftragten Ärzte als auch für die Hygienebeauftragten in der Pflege.

2.3.1 Ärzte

Definition

Hygienebeauftragter Arzt: Erfahrener Facharzt mit besonderen Kenntnissen in Hygiene und Mikrobiologie, der im Einvernehmen mit dem Krankenhaushygieniker u. a. die Hygienestrategien und das Ausbruchsmanagement des Krankenhauses im jeweiligen Bereich vermittelt und umsetzt sowie bereichsspezifische Infektionsrisiken analysiert und den Antibiotikagebrauch optimiert.

Ein **hygienebeauftragter Arzt** wirkt in einem Krankenhaus oder einer anderen ärztlich geleiteten medizinischen Einrichtung (Arztpraxis, Medizinisches Versorgungszentrum MVZ) auf die Einhaltung der externen und internen Hygieneregelungen hin. Er hat im Vergleich zum **Facharzt für Hygiene** (Weiterbildungsdauer: 60 Monate wie für die meisten Facharztweiterbildungen) eine von der Landesärztekammer zertifizierte 40-stündige Präsenzveranstaltung absolviert oder einen gleichgestellten Blended-Learning-Kurs absolviert.
Große Universitätskliniken bilden ihre hygienebeauftragten Ärzte mittlerweile teilweise durch Inhouse-Fortbildungen aus. Durch die enorme Fluktuation der Angestellten im Gesundheitswesens finden entsprechende Kurse für Hygienebeauftragten Ärzte ganzjährig und durchgängig statt.

Voraussetzungen und Verantwortlichkeiten

Die Notwendigkeit der Bestellung von hygienebeauftragten Ärzten und die Inhalte der hierfür erforderlichen Fortbildung beschreibt die KRINKO. **Voraussetzung** für eine **Tätigkeit** als hygienebeauftragter Arzt ist eine mindestens zweijährige klinische Tätigkeit und die Teilnahme an speziellen Fortbildungskursen zur Krankenhaushygiene: Ein hygienebeauftragter Arzt muss für jedes Krankenhaus von dem Führungsgremium bzw. Geschäftsführung bestellt werden, in großen Krankenhäusern soll dies für jede Fachklinik erfolgen. Er unterstützt und berät den Ärztlichen Direktor und die Krankenhausleitung bezüglich hygienerelevanter Fragestellungen (z. B. übergreifende Hygienemaßnahmen, Hygienepläne, Begehungen, Isolierungsmaßnahmen, hygienisch-mikrobiologische Kontrollen, Baumaßnahmen, interne Umsetzung von hygienerelevanten Gesetzen, Verordnungen und Richtlinien). Deshalb ist es für die Praxis durchaus sinnvoll, wenn diese Position durch einen Oberarzt besetzt wird.
Der hygienebeauftragte Arzt ist zwar formal letztverantwortlich hat aber in seiner beratenden Funktion **keine** letztverantwortliche **Entscheidungsbefugnis.** Er arbeitet eng mit der Hygienefachkraft zusammen und berät sie insbesondere bei medizinischen Fragestellungen. Er wird bei Begehungen und Maßnahmen durch Aufsichtsbehörden (Gesundheitsamt, Gewerbeaufsichtsamt, Veterinaramt) beratend hinzugezogen. Der hygienebeauftragte Arzt gilt als Multiplikator und vertritt Hygienethemen abteilungsintern sowie abteilungsübergreifend oder führt entsprechende Hygieneschulungen für den ärztlichen Dienst in seiner Abteilung durch.
Die Mindestanforderung für ein **Krankenhaus** liegt bei einem **hygienebeauftragten Arzt.** Bei bestimmten Fachabteilungen oder Zentren wie Hämatoonkologien, Intensivstationen oder auch in der Pädiatrie sollte ein hygienebeauftragter Arzt pro Fachabteilung „benannt sein". Benannt sein – ist die Formulierung der Empfehlung des RKI. Noch wichtiger ist es hier, die Stellung in betriebsinternen Vereinbarungen schriftlich festzulegen, sodass es nicht nur bei einer namentlichen Benennung bleibt, sondern die Position mit Aufgaben, Verantwortung und Leben gefüllt wird.

Aufgabe

Kennen Sie den hygienebeauftragten Arzt Ihres Krankenhauses oder Ihrer Fachabteilung?

Mögliche Arbeitsfelder

Der hygienebeauftragte Arzt kann schnell mit seiner klinischen Tätigkeit in Konflikt geraten, damit dies nicht passiert, sollten in solch einer Vereinbarung z.B. definierte Arbeitsstunden für die Tätigkeit des hygienebeauftragten Arztes festgelegt werden.
Der hygienebeauftragte Arzt sollte bereits Facharzt sein, um seine Weisungsbefugnis in seiner Abteilung durchsetzen zu können und verbindet somit im besten Fall das Behandlungs- und Hygieneteam. Als ständiges Mitglied der Hygienekommission trifft und trägt er wichtige Entscheidungen für das Hygienemanagement des Krankenhauses. Er steht bei der **Meldung** von besonderen **Infektionsgeschehnissen** oder auch Ausbruchssituation an erster Stelle. Als Praktiker bekommt er **mögliche Fehlerquellen** und Fragestellung seiner Abteilung hautnah mit, dies ermöglicht ihm in Rücksprache mit dem Hygieneteam, das mögliche Auseinanderklaffen zwischen Theorie und Praxis zu problematisieren und zu verringern.
Die hygienebeauftragten Ärzte tragen zur **Patientensicherheit, Infektionsprävention** und **Risikominimierung** direkt am Patientenbett bei und haben die Möglichkeit, die Qualität abteilungsintern wie auch abteilungsübergreifend zu sichern. Sie können **Multiplikator** für die **Umsetzung** der **Basishygienemaßnahmen** sein und den Standard und die Schulung für die ärztlichen Kollegen mitgestalten/durchführen und anschließend in der Praxis die Themen prozessbezogen begleiten.

Der hygienebeauftragte Arzt kann auch an der **Optimierung** des **Antibiotikaverbrauchs** beteiligt sein und entsprechende Surveillance- und Resistenzdaten interpretieren und in enger Zusammenarbeit mit dem Hygieneteam mögliche Hygienemaßnahmen daraus ableiten. Zudem können in enger Kooperation mit dem Mikrobiologen des Labors und/oder des Apothekers sogenannte **mikrobiologische Visiten** organisiert werden. Diese verfügen meist über die Zusatzqualifikation des Antibiotic-Stewardships (ABS) oder der hygienebeauftragte Arzt erlangt selbst die Qualifikation des ABS-Experten.

Exkurs

ABS-Experte

Im heutigen Hygienemanagement und der Infektionsprävention ist der Einsatz des Antibiotic-Stewardships (ABS-Experten) nicht mehr weg zu denken. Bereits 1945 äußerte sich Paul Fleming in seiner Nobelpreisrede zu dem Problem der Unterdosierung und des unkontrollierten Einsatzes von Penicillin und warnte vor den möglichen daraus folgenden Resistenzentwicklungen, welche dieses Medikament unwirksam machen werde. Ein ABS-Team wird von der Krankenhausleitung berufen und beauftragt. In der Regel setzt es sich aus einem geschulten ABS-Experten und dem Apotheker zusammen. Teilweise hat der Krankenhaushygieniker auch die Qualifikation zum ABS-Experten und übernimmt diese Aufgabe mit.

Der ABS-Experte kann Antibiotika-Analysen vorstellen, die mikrobiologischen oder ABS- Visiten durchführen und das ärztliche Personal Fort- und Weiterbilden bezogen auf Auswahl der Substanz, Dosierung, Applikation und Anwendungsdauer von Antiinfektiva.

2.3.2 Pflegefachkräfte

Definition

Hygienebeauftragte Pflegefachkraft und Beauftragte in klinisch medizinischen Assistenzberufen: Gesundheits- und Krankenpflegefachkraft, Physiotherapeuten und auch radiologisch technische Assistenten mit meist mehrjähriger Berufserfahrung. Sind in Krankenhäusern, Alten- und Pflegeheimen, Pflegediensten, physiotherapeutischen und radiologischen Praxen und tragen zur Umsetzung empfohlener Maßnahmen bei. Im Gegensatz zur Hygienefachkraft sind sie nicht hauptamtlich mit Krankenhaushygiene beschäftigt.

Hygienebeauftragte tragen ebenfalls dafür Sorge, dass in ihrer Einrichtung und Praxis die gesetzlichen **Vorgaben** zur **Hygiene eingehalten** werden. Sie verfügen zwar nicht zwingend über eine Leitungsfunktion, arbeiten aber in der Regel eng mit der Geschäftsführung zusammen. Jede Pflegeeinrichtung muss über einen Hygienebeauftragten verfügen. Für die Bestellung des Hygienebeauftragten in der Pflege wird die staatliche Anerkennung zum **Gesundheits-** und **Krankenpfleger** mit mehrjähriger Berufserfahrung vorausgesetzt.

Die Hygienebeauftragten sind in den jeweiligen Fachabteilungen wie der Akutklinik, Alten- und Pflegeeinrichtungen, psychiatrische Einrichtungen bis hin zu physiotherapeutischen Praxen und radiologischen Abteilungen innerhalb einer Klinik, sowie extern wichtige **Multiplikatoren** für die Fachgesundheits- und Krankenpflegerin für Hygiene und Infektionsprävention. Weiterbildungen als Hygienebeauftragter beinhalten häufig noch den Zusatz „für Pflegeeinrichtungen“, „in der Altenpflege“, „für ambulante Pflegedienste“, „in der Arztpraxis“ oder „für Langzeitpflege und Rehaeinrichtungen“.

Hygienebeauftragte Pflegefachkräfte können betrieblich-organisatorisch, abteilungs-/bereichsbezogen oder auch im **Ausbruchsfall** unterstützen. Dies bedeutet die Teilnahme an Arbeitsgruppen/Qualitätszirkeln, das Erstellen von und Mitwirken an bereichsspezifischen Hygienestandards oder auch die Informationsweitergabe vom gehäuften Auftreten besonderer Einzelfälle von Krankheitserregern.

Fallbeispiel

Frau Sonne, die zuständige Hygienefachkraft, vereinbart einen Termin mit der Station 1C für ein internes Audit. Die Stations- bzw. Bereichsleitung gibt diesen Termin an die jeweiligen Hygienebeauftragten des Bereichs weiter und bittet diesen Termin wahrzunehmen und sich anhand des letzten Auditprotokolls vorzubereiten und ggf. noch offene Punkte zu bearbeiten.

Dieses kurze Beispiel zeigt, wie Hygienebeauftragte in die Prozesse miteingebunden werden können. Die Organisation und Bearbeitung sind von Einrichtung zu Einrichtungen sehr unterschiedlich – wie hier dargestellt, könnten sie es vorfinden.

Um diese besondere Position des Praktikers immer wieder zu sensibilisieren und sie auf den neuesten Stand der Wissenschaft zu halten, sollten regelmäßige externe wie auch Inhouse-Schulungen besucht werden.

Wiederholungsfragen
- Welche Gemeinschaftsaufgabe haben alle Hygienebeauftragten?
- Kennen Sie das Aufgabenfeld des Krankenhaushygienikers?
- Beschreiben Sie die Aufgaben eines hygienebeauftragten Arztes?
- Nennen Sie die Aufgaben eines ABS-Experten.
- Welche wichtigen Funktionen haben hygienebeauftragte Pflegekräfte?

2.3.3 Hygieneingenieur

Die aktuelle Bekanntmachung der „Personellen und organisatorischen Voraussetzungen zur Prävention nosokomialer Infektionen" (2023) benennt zum ersten Mal die Position des Hygieneingenieurs. Dies ist eine Person mit hygienetechnischer Expertise, die ein abgeschlossenes Fach-/Hochschulstudium mit Schwerpunkten in Hygiene-/Krankenhaus-/Umwelttechnik vorweisen kann – alternativ ein Studium mit vergleichbaren Inhalten oder eine vergleichbare fachspezifische Weiterbildung/-qualifikation. Der Hygieneingenieur übernimmt die Beratung und Überwachung bei Baumaßnahmen, Prozessänderungen und technischen Routineaufgaben einschließlich des Energiemanagements. Alle Entscheidungen werden mit dem Krankenhaushygieniker abgestimmt. Der Hygieneingenieur darf nicht der Stelle der Hygienefachkraft angerechnet werden. Eine allgemeine Bedarfsberechnung kann nicht festgelegt werden. Es kann allerdings je nach technischer Begebenheit vor Ort ein einrichtungsspezifischer Bedarf geäußert werden. Es ist sinnvoll, die Position im Hygieneteam mit aufzunehmen.

2.4 Hygienefachkraft

Definition

Hygienefachkräfte (Fachgesundheits- und Krankenpfleger für Hygiene und Infektionsprävention): gelernte Gesundheits- und Krankenpfleger oder Gesundheits- und Kinderkrankenpfleger, die sich über eine Weiterbildung Expertenwissen über Hygiene angeeignet haben und in diesem Zusammenhang für die Überwachung der Hygienestandards in ihrer Einrichtung zuständig sind.

Hygienefachkräfte besichtigen Stationen unter Berücksichtigung der geltenden Rechtsvorschriften, erstellen Hygienepläne, unterrichten Vorgesetzte über Hygiene-Missstände und schulen Mitarbeiter. Damit arbeitet die Hygienefachkraft an der **Schnittstelle** von **Pflegefachkräften** und dem **hygienebeauftragten Arzt** oder Leiter einer Einrichtung.

Seit Mitte der 1970er-Jahre gibt es in Deutschland die Fortbildung zur Hygienefachkraft, die 150 Unterrichtsstunden umfasste. Aufgrund der Weiterentwicklung in der Gesetzgebung, in der Medizintechnik und der Ausweitung der mikrobiologischen Kenntnisse im Hinblick auf Erregerübertagung und entsprechenden Präventionsmaß-nahmen wurde seit Anfang der 1990er-Jahre eine umfangreiche Fachweiterbildung der Hygienefachkräfte angeboten. Mit der Namensänderung in „Fachweiterbildung zum/zur Fachgesundheits- und Krankenpfleger/in für Hygiene und Infektionsprävention" ging auch eine Erweiterung und Anpassung der Lerninhalte einher. Diese werden bis heute über die Bundeländer festgelegt.

Die **Hygienefachkraft** heißt nun **Fachgesundheits- und Krankenpfleger/in für Hygiene- und Infektionsprävention.** Durch die nun zweijährige Fachweiterbildung wurde die Weiterbildung mit den anderen Fachkrankenpflegern gleichgestellt. Die Zulassung zur Weiterbildung setzt eine Berufserfahrung von mindestens drei Jahren als Gesundheits- und Krankenpflegerin voraus.

Die Abbildungen (▸ Abb. 2.3, ▸ Abb. 2.4, ▸ Abb. 2.5) zeigen auf, dass die Hygiene und Infektionsprävention unterschiedlichsten Abteilungen zugeordnet und unterstellt sein kann. Je nach Zuordnung besteht z.B. die Verpflichtung, Informationen über Hygienethemen an die jeweilig zugeordnete Person oder Abteilung weiterzugeben. Dies kann u.a. Auswirkungen auf die Geschwindigkeit der Bearbeitung der Themen haben. Die Empfehlung der KRINKO zu personellen und organisatorischen Voraussetzungen zur Prävention nosokomialer Infektionen favorisiert die Beratung der Hygiene und Infektionsprävention als Stabstelle. Als Stabstelle eines Konzerns wird die Beratung als unabhängiger beschrieben und Prozesse werden meist schneller bearbeitet.

Aktuelle Leitlinien und Empfehlungen müssen den konkreten Bedingungen der Gesundheitseinrichtung (z.B. Krankenhaus, Altenheim, Praxen) angepasst werden. Die Hygienefachkraft

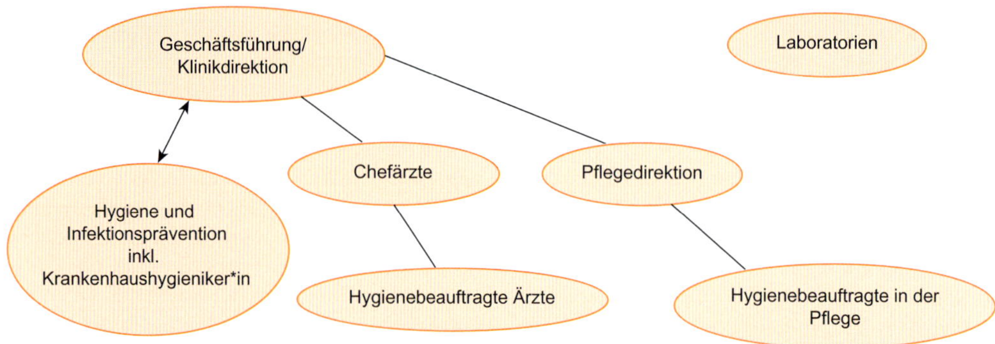

Abb. 2.3 Die Beratung der Hygiene und Infektionsprävention sind als Stabstelle definiert. [M1221, L143]

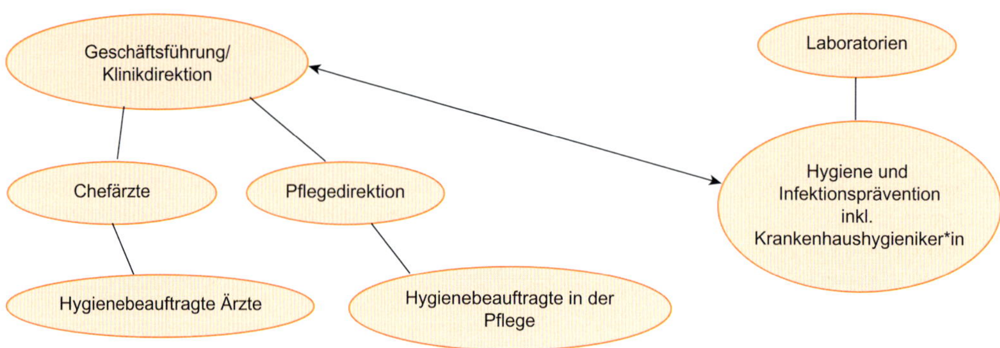

Abb. 2.4 Die Beratung der Hygiene und Infektionsprävention ist den Laboratorien zugeordnet. [M1221, L143]

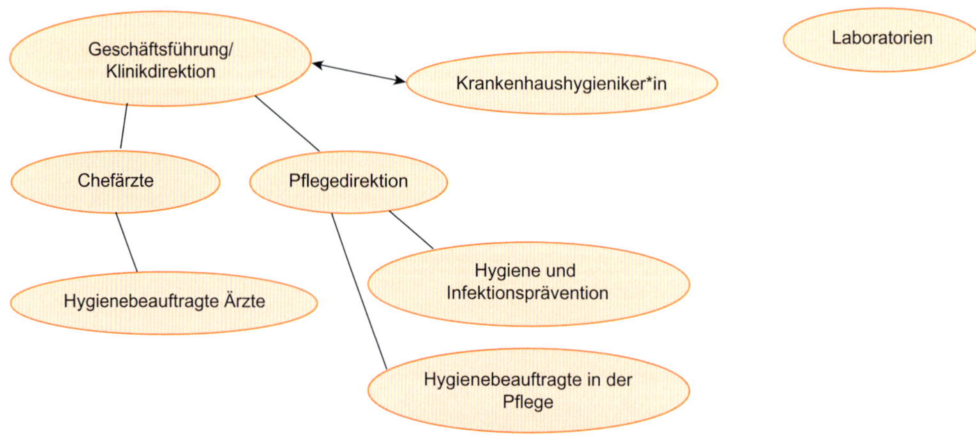

Abb. 2.5 Beratung der Hygiene und Infektionsprävention sind der Pflegedirektion zugeordnet. [M1221, L143]

erstellt entsprechende Vorgaben und gibt somit den Handlungsrahmen für die Praktiker vor. Sie führt Prozessbeobachtungen durch, wie z.B. die Begleitung von Verbandswechseln oder auch der hygienischen Händedesinfektion. Abteilungen und Bereiche werden begangen, um in Erfahrung zu bringen, ob die Hygienestandards im Hinblick auf die räumlichen Gegebenheiten, die Ordnung, den Umgang mit Medizinprodukten, Pflegeprodukten oder auch Sterilgütern eingehalten werden. Die Dokumentation der Beobachtungen kann z.B. durch Mängel- oder Checklisten erfolgen.
Zudem werden Neu- und Umbauprojekte begleitet und die hygienischen Rahmenbedingungen in Zusammenarbeit mit dem Krankenhaushygieniker festgelegt und teilweise direkt mit dem Architekten besprochen, sofern es keinen Hygieneingenieur gibt. Außerdem werden gesetzlich vorgegebene Statistiken wie der § 23 des IfSG oder Daten der Krankenhaus-Surveillance-Module (▸ 1.5.2) ausgewertet und präsentiert.

Wiederholungsfragen

- Zwischen welchen Abteilungen vermittelt die Hygienefachkraft?
- Nennen Sie die verschiedenen Aufgabenbereiche der Hygienefachkraft.
- Welche Aufgabe kommt ihr zu bei den nosokomialen Infektionen?

2.5 Qualitätsmanagement

Definition

Qualitätsmanagement: Zielgerichtete Verbesserung der Struktur-, Prozess- und Ergebnisqualität (Qualität) eines Produkts bzw. einer Dienstleistung (immaterielles Produkt) durch definierte und geplante Maßnahmen wie Einhaltung fachlicher Standards. Im Gesundheitswesen ist das Ziel des Qualitätsmanagements die Verbesserung der Patientenversorgung.

Das Qualitätsmanagement ist nicht nur ein enger Berater der Hygiene, vielmehr ergänzen sich die Abteilungen in der Ausarbeitung von Standards und externer sowie interner Qualitätskontrollen. Die Ergebnisse aus den Begehungen oder Prozessbeobachtungen werden mit den Fachleuten besprochen und daraus ggf. Hygienemaßnahmen abgeleitet, die durch die Hygienekommission als Hygieneplan, Arbeitsanweisung oder Verfahrensanweisung verabschiedet werden, um anschließend von dem Hygienebeauftragten auf den Stationen mittels Schulungen durchgeführt zu werden.

Merke

Fachgesundheits- und Krankenpfleger für Hygiene- und Infektionsprävention (HFK) stehen mit allen in interdisziplinärer Kommunikation und bedienen somit etliche Schnittstellen im Gesundheitssystem.

Aufgabe

Kennen Sie Ihre Hygienefachkraft? Wie ist sie zu erreichen?

2.6 Netzwerkarbeit

Zur Eindämmung der Weiterverbreitung von MRE (multiresistenten Erregern) werden auf nationaler und regionaler Ebene Strategien angeboten. So gibt z.B. die **DART** – Deutsche Antibiotika-Resistenzstrategie – oder auch das **MRSAnet** einen Rahmen für den Austausch auf nationaler Ebene.
Unter Moderation des öffentlichen Gesundheitsdienstes entstanden in Deutschland über 100 **regionale Netzwerke.** Diese, meist MRE-Netzwerk genannten Zusammenschlüsse, geben auf regionaler Ebene einen Rahmen zum Austausch zwischen allen möglichen medizinischen Einrichtungen wie Krankenhäuser, Arztpraxen, ambulante Operationszentren, Alten- und Pflegeeinrichtungen oder auch Rehabilitationseinrichtungen.
Neben der Möglichkeit der Teilnahme an regionalen Netzwerktreffen hat sich das sogenannte **MRE-Qualitätssiegel** etabliert. Zum Beispiel die Netzwerke Nord-Osthessen, Rhein-Main oder auch Regio Rhein-Ahr. Hier steht der Leitgedanke der Qualitätssicherung und Bekämpfung der Verbreitung von MRE durch das Erreichen von sog. Qualitätszielen im Vordergrund. Diese orientieren sich z.B. an neuen Vorgaben des Robert Koch-Instituts (RKI), die in die Praxis umgesetzt werden sollen.
Zusätzlich gibt es interne **einrichtungsbezogene Qualitätszirkel.** Diese Treffen mit den Mitarbeitern der Technik, Reinigung, Geschäftsführung, Pflegedirektion oder auch des Qualitätsmanagements erfolgen, wenn z.B. größere Produktumstellungen oder Baumaßnahmen stattfinden. Es macht immer

Sinn, Themen der Hygiene und Infektionsprävention transparent und abteilungsübergreifend zu benennen, zu organisieren und abzuarbeiten, denn sind die entsprechenden verantwortlichen Personen von Anfang einbezogen, fühlt sich auch jeder für den Erfolg der Umsetzung verantwortlich.

Aufgabe

Wo finden Sie (neue) Hygienestandards Ihrer Einrichtung?

Wiederholungsfragen

- Worin arbeiten das Qualitätsmanagement und die Hygieneabteilung zusammen?
- Welche Funktion hat regionale Netzwerkarbeit?

Stefan Drees (3.4 bis 3.6),
Melanie Lupsczyk (3.1 bis 3.3, 3.7 bis 3.10)

3 Mikrobiologie – wohnst du oder bist du belebt?

Überblick

Dieses Kapitel beschäftigt sich mit einer Auswahl von Mikroorganismen, die als Erreger für verschiedene Erkrankungen fungieren. Insbesondere mit Bakterien, Viren und Parasiten. Die Erkrankungen durch Prionen gehoren nicht im biologischen Sinne zur Mikrobiologie, dennoch werden sie wegen ihrer Ähnlichkeit in den Übertragungswegen hier kurz erläutert. Da die Kleinstlebewesen eine so weitreichende Bedeutung haben können, sollte jeder, der sich mit dem Menschen und insbesondere dem Menschen im Zusammenhang mit Gesundheitseinrichtungen und Hygiene beschäftigt, auch eine grobe Vorstellung von der Welt dieser Mikroorganismen haben.

3.1 Lehre von den Mikroorganismen

Definition

Mikrobiologie: Wissenschaft und Lehre von den Mikroorganismen, also Lebewesen, die nicht mit bloßem Auge erkannt werden können: Archaeen, Bakterien, Pilze, Protozoen (Urtierchen) und ein- und wenigzellige Algen (Mikroalgen), sowie von den Viren, die nicht als Lebewesen gelten. Die Mikrobiologie ist ein Teilgebiet der Biologie und der Medizin.

Der Mensch ist eines der Lebewesen, welche die Umwelt zu einem großen Teil prägen und doch wäre er nichts ohne die Mikroorganismen. Der Mensch besteht zu einem großen Teil aus ihnen, er lebt durch sie, mit ihnen. Sie können ihn schützen, ihn krank machen oder sogar den Tod bringen. Mikroorganismen sind überall um uns herum und das, ohne dass wir sie sehen können. Ob und wann Mikroorganismen (► Abb. 3.1) krank machen hängt von vielen verschiedenen Faktoren ab: Zum einen von den Eigenschaften des Mikroorganismus, zum anderen von dem Gesundheitszustand des betroffenen Menschen. Die medizinische Mikrobiologie beschäftigt sich insbesondere mit den pathogenen Mikroorganismen und ihrer Rolle als Krankheitserreger beim Menschen.

3.1.1 Wichtige Begriffe in der Mikrobiologie

Kolonisation, Kontamination

Das reine, dauerhafte Vorhandensein von Mikroorganismen im oder auf dem Körper heißt **Kolonisation** (Besiedelung). Eine (auch kurzfristige) Anhaftung entspricht einer **Kontamination.** Die Kontamination verursacht keine Krankheitsanzeichen oder Reaktion des Immunsystems durch Antikörperbildung.

Infektion, Infektionskrankheit

Wenn Erreger in Bereiche eindringen und sich vermehren, in denen sie natürlicherweise nicht vorkommen und dadurch mehr oder weniger Schaden anrichten, spricht man von einer **Infektion.**
Ob es zu einer Infektion kommt, hängt von der **Disposition** (Krankheitsbereitschaft) des Menschen (Wirt) ab. Man unterscheidet die **Infektionskrankheit** mit entsprechenden, manifesten Symptomen von einer **asymptomatischen** (inapparenten) **Infektion** ohne Krankheitssymptome. Zu den Krankheitssymptomen zählen z.B. die typischen fünf Entzündungszeichen.

Merke

Die fünf Entzündungszeichen als mögliche Zeichen einer Infektionskrankheit:
- Wärme (lat. *calor*)
- Rötung (lat. *rubor*)
- Schwellung (lat. *tumor*)
- Schmerz (lat. *dolor*)
- Funktionseinschränkung (lat. *function laesa*)

Arten von Infektionen

Infektionen kommen **lokal,** auf einen Körperbereich begrenzt, oder **systemisch**, im ganzen Körper, vor. Infektionen mit mehr als einem Erreger gleichzeitig, **Mischinfektionen,** grenzt man von einer **Superinfektion** ab. Hier werden unterschiedliche Erreger in zeitlichem Abstand nacheinander nachgewiesen werden.

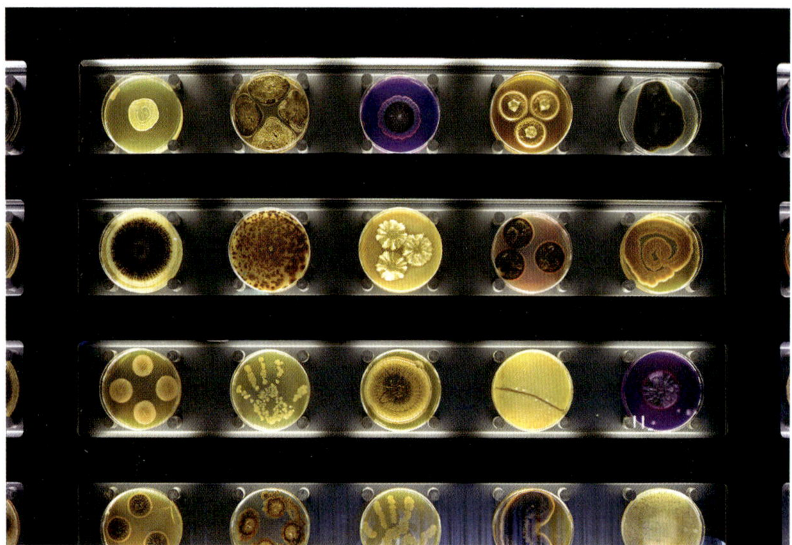

Abb. 3.1 Micropia – der weltweit erster Zoo für Mikroorganismen, in Amsterdam [V1016]

Eine **endogene Infektion** entsteht durch Erreger, die sich physiologisch auf dem Körper befinden, aber in Regionen vordringen, in denen sie krankmachende Eigenschaften entwickeln. **Exogene Infektionen** werden durch Erreger verursacht, die von außen in den Körper eindringen. Die Zeit zwischen dem Eintritt des Erregers und dem Auftreten der ersten Symptome wird als **Inkubationszeit** bezeichnet.

Nosokomiale Infektionen stehen in zeitlichem Zusammenhang mit einer medizinischen Maßnahme, z. B. eine Wundinfektion entsteht in Folge einer Operation.

Beispiele für verschiedene Arten von Infektionen:
- Lokale Infektion – Abszess
- Systemische Infektion – Sepsis (Blutvergiftung)
- Endogene Infektion – Wundinfektion durch Einbringen von eigenen Darmbakterien in die Wunde
- Exogen Infektion – Maserninfektion durch die luftgetragenen Masernviren
- Infektion mit hoher Kontagiösität – Norovirus
- Ausscheider – relevant bei Personen, die mit der Produktion von Lebensmitteln beschäftigt sind
- Opportunistische Erreger/Infektion – Clostridioides-difficile-, Herpes-labialis-Infektion

Ansteckung, Ausscheider

Mikroorganismen verfügen über eine unterschiedlich ausgeprägte **Kontagiösität** (Ansteckungspotenzial). Diese beeinflusst, wann und ob der Mensch erkrankt und welche Menge an Erregern dazu aufgenommen werden muss. Manchmal reichen eine sehr geringe Anzahl an Mikroorganismen und ein kurzer Kontakt aus, um eine Infektion zu verursachen. Bei anderen Erregern braucht es eine größere Menge oder länger andauernden Kontakt zum Erreger, bis es zu einer Erkrankung kommt.

Ausscheider sind Menschen, die Krankheitserreger vorübergehend oder dauerhaft ausscheiden, ohne selbst krank zu sein. Sie können eine potenzielle Ansteckungsquelle für andere Menschen darstellen, z. B. nach einer Salmonelleninfektion.

Erreger

Erreger, die zur natürlichen Flora des Menschen gehören sind **physiologische Erreger**, z. B. *Staphylococcus epidermidis*.

Fakultativ pathogene Erreger verursachen in Regionen, in denen sie nicht physiologisch vorkommen, Infektionen. Oft geht dies mit einer Schwächung des Immunsystems einher. Fakultativ pathogene Erreger können z.B. durch eine Darm-Operation oder Antibiotikatherapie selektiert werden. Sie gewinnen dadurch überhand in einer Region, wo sie, in geringerer Anzahl, physiologische vorkommen und führen zu einer Erkrankung - **opportunistische Erreger/Infektion.**

Sind Erreger in aller Regel krankmachend, nennt man diese **obligat pathogen**, z. B. Campylobacter (► 3.3.7).

Tiere können ebenfalls Überträger von Krankheiten sein. Durch Wirbeltiere (z. B. Vögel) übertragenen Infektionskrankheiten heißen **Zoonosen.**

Merke

Kleinstlebewesen beeinflussen unser ganzes Leben. Ihr Wirken auf den Menschen hängt von vielen Faktoren ab. Dazu zählen die Eigenschaften der Mikroorganismen, die äußeren Einflüsse (z. B. Temperatur, Feuchtigkeit, politisch-wirtschaftliche- und soziale Faktoren) und persönliche Faktoren des Menschen, insbesondere der Zustand des Immunsystems. Aber auch Operationen, Therapien, Lebensführung, spielen eine mehr oder minder entscheidende Rolle.

3.1.2 Übertragungswege

Man unterscheidet zwei verschieden Übertragungswege für Infektionskrankheiten, die direkte Übertragung von Mensch zu Mensch und die indirekte Übertragung.

Direkte Übertragung

- **Kontaktinfektion:** Erreger werden durch direkten Kontakt zwischen Menschen, z. B. Händeschütteln (Händehygiene ▸ 6.4), Geschlechtsverkehr, übertragen. Im Krankenhaus betrifft dies Übertragungen zwischen Patienten, aber auch zwischen Patienten und Personal.
- **Tröpfcheninfektion:** Erreger werden durch Tröpfchen beim Sprechen, Niesen, Husten übertragen (z. B. Schnupfen, Keuchhusten). Die Tröpfchen sind so schwer, dass sie kurze Zeit nach dem Austrag zu Boden sinken und somit bei ausreichendem Abstand zum Erkrankten (ca. 1,5–2 m) weniger schnell ansteckend sind. Ein mehrlagiger Mund-Nasenschutz zum Schutz vor einer Ansteckung ist meist ausreichend.
- **Aerogene** (luftgetragene) **Infektion:** Die Übertragung erfolgt ähnlich wie bei der Tröpfcheninfektion, nur handelt es sich um deutlich kleinere und leichtere Partikel, die Tröpfchenkerne. Sie verbleiben deutlich länger in der Luft und können tief eingeatmet werden, auch wenn man sich in einigem Abstand (▸ 2 m) zu dem Patienten, im gleichen Raum befindet (z. B. offene Lungentuberkulose, Masern). Zum Schutz benötigt man bei der Versorgung derart Erkrankter einen Atemschutz (FFP-[*filtering face piece*]Maske ▸ 5.9).
- **Blutübertragene Infektionen:** Erreger werden über das Blut, bzw. den Kontakt zu infektiösem Blut übertragen. In medizinischen Einrichtungen spielt besonders die Übertragung von Hepatitis B, C oder HIV durch Nadelstichverletzungen (▸ 7.1.3) eine große Rolle. Im Rahmen von Bluttransfusionen kommt es selten zu infektiösen Geschehen, da die Spender, bzw. die Proben gründlich getestet werden. Auch die Malaria kann über infizierte Erythrozyten übertragen werden.
- **Diaplazentare Infektion des Ungeborenen über die Plazenta** (Mutterkuchen): Die Infektionserreger der Mutter gehen über die Plazenta auf das ungeborene Kind über.

Indirekte Übertragung

- **Schmutz- und Schmierinfektionen durch kontaminierte Gegenstände:** Hier kommt eine Vielzahl an Übertragungsmöglichkeiten in Frage (Flächenhygiene ▸ 6.6). Der Erreger wird über den indirekten Kontakt übertragen. Dies bedeutet, dass eine Übertragung auch mit zeitlichem Abstand erfolgen kann. Im medizinischen Bereich muss daher auf die sorgfältige Desinfektion aller möglichen Kontaktstellen, insbesondere von Händen, Medizinprodukten (z. B. Stethoskope) und Handkontaktflächen (z. B. Türklinken, Griffleisten von Steckbeckenspülen), geachtet werden.
  - **Lebensmittel:** Lebensmittel (▸ Kap. 10) sind natürlicherweise mit Keimen besiedelt, aber nur manche davon können krank machen. Typische Infektionen durch kontaminierte Lebensmittel sind Durchfallerkrankungen. Auch Parasiten können auf diesem Weg in den Körper gelangen (z. B. Bandwürmer ▸ 3.9.3).
  - **Wasser:** Mit Erregern verunreinigtes Wasser (▸ 12.1) kann sowohl durch Trinken, als auch durch Baden, Verwendung zum Duschen oder Zähneputzen Krankheiten übertragen (z. B. Wundinfektionen [▸ 7.6] durch Pseudomonas, Legionellose, Parasitenbefall).
  - **Insekten:** Bei Übertragung durch Insekten und anderen Gliederfüßlern spricht man von einer Vektoren-Übertragung (▸ 7.1). In Deutschland ist die Zecke ein bekannter Vektor. In warmen Ländern kommt die Übertragung von Infektionskrankheiten durch Insekten sehr häufig vor (z. B. die Malaria

übertragende Mücke Anopheles). Durch zunehmende warme und trockene Wetterlagen und weltweiten Reise- und Warenverkehr kommen diese Insekten zunehmend auch in gemäßigten Klimazonen vor.
- **Tiere:** Durch Kontakt mit Tieren können ebenfalls verschiedenste Erreger übertragen werden (z. B. Toxoplamose, Würmer, Tollwut – Zoonosen).

Merke

Die Kontaktübertragung zählt zu den häufigsten, im klinischen Alltag vorkommenden Übertragungen. Den Händen des medizinischen Personals sowie den mehrfach angewendeten Medizinprodukten kommt daher eine große Bedeutung bei der Übertragung von Krankheitserregen zu.

3.1.3 Melde- und Mitwirkungspflichten

Um eine bessere Kontrolle über Infektionsgeschehen mit gefährlichen Erkrankungen zu haben, sieht das Infektionsschutzgesetz eine Meldepflicht für einzelne Infektionskrankheiten (► 1.6) vor. So sind Erkrankungen, die nicht nur schnell übertragbar sind, sondern zum Teil auch schwere Gesundheitsschäden bis hin zum Tod verursachen können, nach § 6 meldepflichtig. Da nicht jeder, der einen meldepflichtigen Erreger in sich trägt, auch (bereits) erkrankt sein muss, gibt es auch eine Meldepflicht für Erreger.

§ 6 IfSG: Meldepflichtige Krankheiten

Dieser Paragraph führt die namentlich beim zuständigen Gesundheitsamt meldepflichtigen Krankheiten auf. Dazu zählen, je nach Krankheit, auch der Verdacht auf, oder der Tod in Bezug auf die entsprechende Erkrankung. Der Verdacht oder die Erkrankung an einer mikrobiell bedingten Lebensmittelvergiftung oder an einer akut infektiösen Gastroenteritis ist ebenfalls meldepflichtig, wenn die betroffene Person eine Tätigkeit nach § 42 IfSG (Tätigkeit im Bereich der Lebensmittelproduktion ► 10.5) ausübt. Treten zwei oder mehr gleichartige Erkrankungen mit (vermuteten) epidemischen (seuchenartig auftretend, in zeitlichem und örtlichem) Zusammenhang auf, handelt es sich vermutlich um einen **Ausbruch** und auch dieser ist meldepflichtig. Darüber hinaus gilt die Pflicht zur nichtnamentlichen Meldung beim Auftreten von zwei oder mehreren nosokomialen Infektionen, bei denen ein epidemischer Zusammenhang vermutet wird.

§ 7 IfSG: Meldepflichtige Nachweise von Krankheitserregern

Eine Vielzahl von Krankheitserregern, ist durch das nachweisende **Labor** (oder andere Untersuchungsstellen) dem Gesundheitsamt namentlich oder nichtnamentlich meldepflichtig. Von der Meldung betroffen sind direkte oder indirekte Nachweise, zum Teil nur, sofern sie auf eine akute Infektion hinweisen. Auch Erreger, von denen eine schwerwiegende Gefahr für die Allgemeinheit ausgehen kann, sind von der Meldepflicht nach § 7 IfSG betroffen.

§ 8 IfSG: Zur Meldung verpflichtete Personen

Zumeist fällt die Meldepflicht (► 1.6) nach § 6 IfSG dem **feststellenden Arzt** zu. In Einrichtungen sind hierarchisch **Vorgesetzte** (leitender Arzt, leitender Abteilungsarzt) für die Einhaltung der Meldepflicht zuständig. Abseits von Krankenhäusern oder Praxen können auch alle Angehörigen von Heil- und Pflegeberufen mit staatlicher Anerkennung für die Meldung nach § 6 IfSG verantwortlich sein, wenn kein Arzt hinzugezogen wird. So kann z.B. in einem Pflegeheim die Pflegefachkraft diejenige Person sein, die, nach dem Bewohner selbst, zuerst erfährt, dass eine meldepflichtige Erkrankung vorliegt, da der Befund auf der entsprechenden Station eingeht oder im besten Fall sogar das Labor anruft, um über den Befund zu informieren. Nicht immer erfordert die Erkrankung dann einen unmittelbaren Arztkontakt und die Pflegekraft wäre in diesem Fall zur Meldung nach § 6 IfSG verpflichtet. Zur Meldung nach § 7 IfSG sind die oben genannten Personengruppen zuständig. Not- und Rettungsdienste sind von der Meldepflicht ausgenommen, wenn der Patient unverzüglich in eine ärztlich geleitete Einrichtung gebracht wird. Eine Meldung sollte innerhalb von 24 Stunden erfolgen.

§ 23 IfSG: nosokomiale Infektionen; Resistenzen

Der § 23 regelt die Prävention nosokomialer Infektionen durch die Einhaltung medizinisch-wissenschaftlicher Standards nach den Empfehlungen des RKI oder bewiesen gleichwertiger Maßnahmen. Aufgeführt sind auch **Regelungen** zum **Antibiotikaeinsatz** und zur Erstellung von **Hygieneplänen.** Die Sammlung, Bewertung und Speicherung und Rückmeldung (Surveillance ► 1.5) von Daten zu nosokomialen Infektionen und Erregern mit

speziellen Resistenzen und Multiresistenzen (Unempfindlichkeit von Krankheitserregern gegenüber medikamentösen Wirkstoffen [Antibiotika, Virostatika, Antimykotika]) ist hier begründet.
Das zuständige Gesundheitsamt kann Einsicht in die gesammelten Daten verlangen. Die zu erfassenden Infektionen, Erreger und Antibiotikaresistenzen werden durch das Robert Koch-Institut festgelegt und im Bundesgesundheitsblatt veröffentlicht. Der verantwortliche Leiter der Einrichtung beauftragt mit der Erfassung der Daten das Hygienefachpersonal, sowie Hygienebeauftragte Ärzte. Es besteht also eine „Art Meldepflicht" für bestimmte Infektionen und Erreger an die erfassende Abteilung und eine Verpflichtung zur Weitergabe von Informationen über Erreger mit speziellen Resistenzen an die weiterbehandelnde Einrichtung oder den weiterbehandelnden Arzt.

§ 34 IfSG: gesundheitliche Anforderungen, Mitwirkungspflichten

Hier wird geregelt, dass Personen mit bestimmten Erkrankungen, dem Verdacht einer bestimmten Erkrankung oder Trägerschaft von Krankheitserregern nicht oder nur eingeschränkt in **Gemeinschaftseinrichtungen** nach § 33 IfSG (z. B. Kindergärten, Wohnheime) tätig sein dürfen. Ebenso dürfen derart Betroffene nicht in diesen Einrichtungen betreut werden. Betroffene oder deren Erziehungsberechtigte müssen die Leitung der Einrichtung über die Erkrankung informieren. Die Leitung unterrichtet wiederum das Gesundheitsamt über das Vorkommen der im Paragraphen aufgeführten Erreger in der Einrichtung. Dem Gesundheitsamt kommen verschiedene Aufgaben zu, dazu zählen ggf. die Information der in der Einrichtung Betreuten, die Überprüfung von Impfschutz und ärztlicher Atteste vor Erstaufnahme in einige Gemeinschaftseinrichtungen oder die Anordnung von Schutzmaßnahmen, um eine Weiterverbreitung zu verhindern.

§ 42 und § 43 IfSG: Tätigkeits- und Beschäftigungsverbote

Diese Paragraphen stehen im Zusammenhang mit der Lebensmittelversorgung. Näheres hierzu ▸ 10.5.

Wiederholungsfragen

- Womit beschäftigt sich die Mikrobiologie?
- Was versteht man unter Kolonisation?
- Welche Arten von Infektionen gibt es?
- Nennen Sie den Unterschied zwischen der direkten und indirekten Übertragung und führen Sie hierzu Beispiele an.
- Welches Gesetz regelt die Meldepflicht bestimmter Krankheiten/Erreger?
- Welche rechtlichen Bestimmungen gibt es zur Prävention von nosokomialen Infektionen?

3.2 Bakterien: Charakteristika

Definition

Bakterien: Winzige, einzellige Organismen ohne echten Zellkern, die sich ungeschlechtlich durch einfache Querteilung fortpflanzen. Kommen einzeln sowie in fadenförmigen, flächigen oder würfelförmigen Kolonien vor und sind meist farblos und unsichtbar. Nur eine geringe Zahl von ihnen ruft Krankheiten hervor: die (obligat oder fakultativ) pathogenen Bakterien. Diese können Krankheiten durch giftige Stoffe (Bakterientoxine) auslösen.

Bakterien sind mikroskopisch kleine Lebewesen mit allen wichtigen Voraussetzungen des Lebens. Dazu gehören ein eigener Metabolismus (Stoffwechsel), Umweltsensibilität, Fortpflanzung und Wachstum, sowie bei einigen Spezies (Abk. spp.; Arten) die Bewegung. Bakterien haben eine Größe von 0,5–20 µm und ein Gewicht von ungefähr einem Pikogramm (Billionstel Gramm). Ca. 10^{14} Bakterien mit einem Gewicht von bis zu zwei Kilogramm, besiedeln einen Erwachsenen in physiologischer Weise, die meisten davon kommen im Darm vor. Die Lebensbeziehungen der Bakterien mit dem Menschen lassen sich in drei Gruppen einteilen:

- **Symbiotische Beziehung:** Sowohl der Mensch (Wirt), als auch das Bakterium (Gast) profitieren von der Beziehung (z. B. Das Darmbakterium Escherichia coli ist durch die Produktion von Vitamin K ein wichtiges Bakterium für den Menschen).
- **Parasitäre Beziehung:** Der Gast profitiert, der Wirt verliert.
- **Kommensalische Beziehung:** Weder der Wirt, noch der Gast werden durch die Beziehung beeinflusst.

Merke

Überall in der Natur sind Bakterien vorhanden und die meisten von ihnen sind für den gesunden Menschen vollkommen ungefährlich, zum Teil lebensnotwendig. Die Zahl der beim Erwachsenen vorkommenden Bakterien übersteigt die der Körperzellen um das 10–100-fache. Nur ein kleiner Teil der Bakterien ist als Verursacher von Infektionskrankheiten bedeutend.

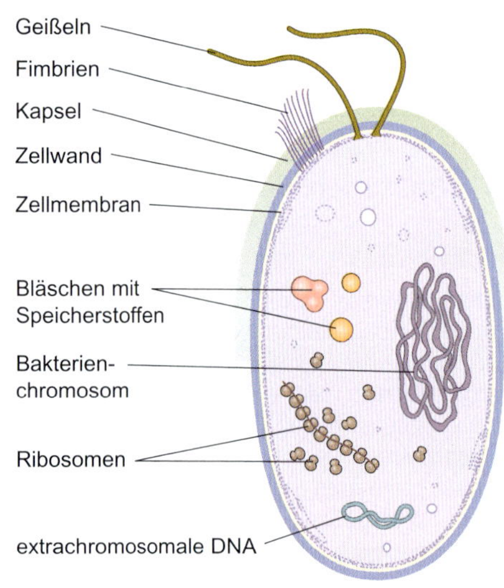

Abb. 3.2 Aufbau einer Bakterienzelle [L190]

3.2.1 Aufbau

Im Gegensatz zu tierischen Zellen (nur Zellmembranen) haben Bakterien (► Abb. 3.2) Zellwände und wurden daher früher den Pflanzen zugeordnet. Die **Zellwand** ist dicker und stabiler als die Membran, besteht aus einer Peptidglykanschicht und bestimmt die Form des Bakteriums. Sie ist bei allen Spezies unterschiedlich dick, wenige haben gar keine Zellwand (► 3.3.10 Mykoplasmen). Die Zellwand dient als Schutz vor äußeren Einflüssen und ist Angriffspunkt für Medikamente. Die Dicke der Zellwand und ihre Anfärbbarkeit spielen im Rahmen der Differenzierung eine Rolle (Zellwandaufbau).

Merke

Antibiotika wirken häufig auf der Zellwand der Bakterien. Menschliche Zellen werden aufgrund der fehlenden Zellwände nicht angegriffen (Schlüssel-Schloss-Prinzip – es fehlt der passende „Schlüssel", um die Zellwand aufzubrechen). Dies schützt die menschlichen Zellen davor, durch verschiedene Medikamente, hier gängige Antibiotika, angegriffen/zerstört zu werden. Andere Medikamente, z.B. Chemotherapeutika greifen je nach Wirkmechanismus auch menschliche Zellen an.

Unterhalb der Zellwand befindet sich eine semipermeable (halbdurchlässige) **Zellmembran**, die u.a. für den Stoffaustausch zuständig ist. Sie verfügt über Transportsysteme für verschiedenste Stoffe und beinhaltet wichtige Enzymsysteme. Die Zellmembran grenzt das Bakterium nach außen hin ab und stabilisiert den Energiehaushalt. Zwischen Zellmembran und Zellwand befindet sich der **periplasmatische Spalt**.

Bakterien besitzen, anders als Zellen von Tieren und Pflanzen, keinen Zellkern. Solche Zellen nennt man **Prokaryoten**. In einem Bakterium befindet sich **Zytoplasma** (bestehend aus Wasser mit gelösten (Speicher-)Stoffen, wie Proteine, Enzyme, Stoffwechselprodukte). Dieses Zytoplasma enthält:

- Organellen (Organisationsbereiche oder Funktionseinheiten)
- DNA (Desoxyribonukleinsäure), als einen „unechter Zellkern" (beinhaltet die Erbinformationen in einem **Kernäquivalent** (1 Chromosom = doppelsträngige DNA)
- Ribosom/RNA (Ribonukleinsäure)
- ein oder mehrere **Plasmide** (extrachromosomale DNA als „kleiner Datenspeicher")
- Reservestoffe (Speicher für Stoffe wie Fette, Polysaccharide, Schwefel)

Auf der Zellwand mancher Bakterien befinden sich **Pili** (Sing. Pilum). Plasmide können über Pili an andere Bakterien weitergegeben werden und dienen damit dem Informationsaustausch, auch zwischen verschiedenen Spezies.

Merke

Resistenzgene können über den Austausch von Plasmiden verbreitet werden, ähnlich einem Computervirus auf einem USB-Stick. Dieser USB-Stick macht es uns leicht, Informationen von einem PC zum anderen zu übertragen, ähnlich kann man sich die Übertragung von Resistenzen auf diesem Wege über den Austausch von Plasmiden vorstellen.

Manche Bakterien haben eine oder mehrere **Geißeln** (Proteinfäden). Diese dienen der Fortbewegung und sind einzeln, in Büscheln oder rund um das gesamte Bakterium angeordnet.

Zur Unterscheidung von Bakterien nach ihrem **Zellwandaufbau** entwickelte der dänische Mikrobiologe H.C.I. Gram eine spezielle Färbetechnik für mikroskopische Präparate – die **Gramfärbung** (► Abb. 3.3). Bei dem Test werden Bakterien zunächst mit Kristallviolett gefärbt, mit Lugol-Lösung gebeizt und anschließend mit Alkohol wieder

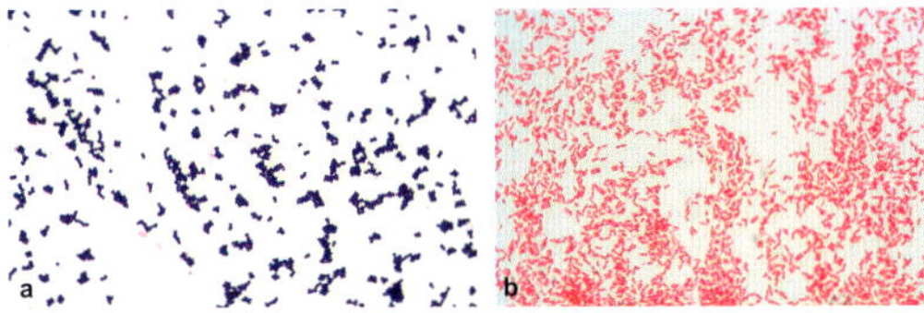

Abb. 3.3 Gramfärbung: *Escherichia coli* – gramnegative Stäbchen erscheinen nach dem Entfärbevorgang rot. *Staphylococcus aureus* – grampositive Kugelbakterien lassen sich wegen der dickeren Zellwand nicht entfärben, sie erscheinen blau. [J812-051]

entfärbt. Danach erfolgt die Gegenfärbung mit Safranin. Je nach Verhalten der Bakterien bei der Gramfärbung unterscheidet man:

- **Grampositive Bakterien:** Die Bakterien lassen sich aufgrund ihrer dickeren Zellwand durch den Alkohol nicht entfärben und erscheinen unter dem Mikroskop blau.
- **Gramnegative Bakterien:** Die deutlich dünnere Zellwand der Bakterien lässt sich wieder entfärben. Durch die Gegenfärbung erscheinen diese Zellen unter dem Mikroskop rot.

Die unterschiedliche Zellwand löst unterschiedliche Antworten des Immunsystems aus:

- **Grampositive Bakterien** besitzen einen einfachen Zellwandaufbau, was zu einer niedrigeren Immunantwort führt, als bei gramnegativen Bakterien.
- **Gramnegative Bakterien** verfügen über eine dünnere Zellwand, diese ist jedoch deutlich komplexer aufgebaut. Vermehrte chemische Prozesse führen zu einer höheren Immunantwort. Auf der gramnegativen Zellwand befinden sich Ketten unterschiedlicher chemischer Zusammensetzung, die im Falle einer Zerstörung der Zelle, z.B. durch Antibiotika, **Endotoxine** (Giftstoffe, die beim Zelltod freigesetzt werden – Spezialwaffen) freisetzen. Diese Endotoxine und somit auch die Gramfärbung sind von besonderer Bedeutung bei der Therapie von Infektionen. Auf die Auswahl der Desinfektionsmittel nimmt diese Eigenschaft keinen Einfluss.

Merke

- Das Anfärbeverhalten ist von großer Bedeutung, um die Spezies zu bestimmen und zur erfolgreichen Durchführung einer Antibiotikatherapie.
- Der Aufbau von Bakterien spielt eine Rolle in ihrer Eigenschaft als Infektionserreger.
- Bakterien können Informationen austauschen, auch zwischen unterschiedlichen Spezies.

3.2.2 Differenzierung

Es gibt verschiedene Möglichkeiten der Differenzierung. Die klassische Form der kulturellen Anzucht ist die gängigste Methode. Momentan noch seltener ist die, häufig schnellere, aber auch teurere, phylogenetische Differenzierung – die gentechnische Bestimmung von Verwandtschaftsgraden zwischen verschiedenen Spezies über DNA-Sequenzen. Mit zunehmender technischer Entwicklung wird diese Form sicherlich weiter an Bedeutung gewinnen.

Merke

Die phylogenetische Differenzierung erfolgt z.B. molekukarbiologisch durch einen PCR-Schnelltest (*poly*-*merase* ***c****hain* ***r****eaction*). Er ist verbreitet zum Nachweis von MRSA-DNA innerhalb von 2–3 Stunden.

Die erste Differenzierung erfolgt in aller Regel **morphologisch,** die Bestimmung von äußerer Form und Anfärbeverhalten (Gramfärbung, aber auch weitere spezifische Färbungen). Man unterscheidet drei wesentliche Formen:

- Kugelbakterien (Kokken)
- Stäbchenbakterien (Bacilli)
- Schraubenförmige Bakterien (Spirochäten)

Weiter differenzierende Unterscheidungsmerkmale sind:

- Stoffwechselreaktionen, biochemische Merkmale
- Wachstumsbedingungen
- Oberflächeneigenschaften (Oberflächen-Antigene) gegenüber speziellen Antikörpern (Serotypen)
- Sporenbildung (Spezialwaffen-Pathogenitätsfaktoren)
- Resistenzeigenschaften

3.2.3 Systematik/Formen

Bakterien lassen sich in Gattungen und immer weiter differenzierte Spezies und Subspezies, unterschiedliche Typen (z. B. Serotypen) sowie nach ihren Eigenschaften unterteilen. Da dies in der klinischen Praxis oft nur bedingt Bedeutung hat, findet sich im Folgenden häufig die Abkürzung „spp." für Spezies und meint alle oder einige Bakterien dieser Gattung.

3.2.4 Vermehrung

Bakterien vermehren sich durch **Mitose** (Zellteilung). Die Mitose findet mit wenigen Ausnahmen extrazellulär (*außerhalb von anderen Zellen*) statt. Dabei entstehen aus einer Zelle zwei Zellen, daraus vier, usw. Die Geschwindigkeit, in der diese Teilung vollzogen wird **(Generationszeit),** hängt sehr von der Spezies und den äußeren Einflüssen ab. Unter optimalen Bedingungen dauert die Zellteilung (► Abb. 3.4) von z. B. Escherichia coli nur ca. 20 Minuten, zum Vergleich: Eine menschliche Körperzelle benötigt 21–24 Stunden. Die Dauer der Zellteilung nimmt auch Einfluss auf die Diagnostik. So braucht die kulturelle Anzucht der meisten Bakterien zwischen 24–48 Stunden, bei *Mycobacterium tuberculosis* jedoch 6–8 Wochen.

3.2.5 Ernährung

Bakterien sind heterotroph, das heißt sie ernähren sich von organischem Material, sowie zusätzlich von Mineralien (Schwefel, Phosphor, Kalzium, Magnesium) und Spurenelementen. Die Ernährung variiert artspezifisch.

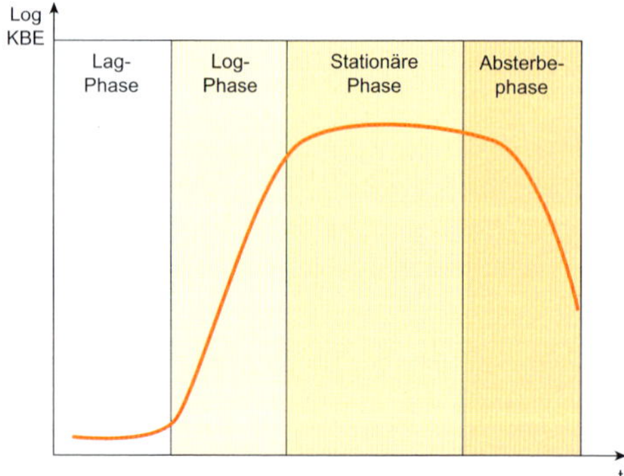

Abb. 3.4 Vermehrungskurve von Bakterien (KBE – koloniebildende Einheit).Nach einer **lag-Phase**, in der die Bakterien sich ansiedeln und auf ihre Umgebung einstellen (Kontamination), beginnt die Beschleunigungsphase (Kolonisation) und die Phase exponentiellen Wachstums (Logarithmische/**log-Phase**). Mit Erschöpfen der Nahrungsmittel stellt sich **stationäre Phase** ein, die schließlich in der **Absterbe-Phase** mündet. [E1195, L143]

Merke

Einige Bakterien, insbesondere gramnegative Spezies, nehmen besonders gerne Eisen auf. Dies hat wiederum eine therapeutische Bedeutung, falls z.B. ein Patient mit einer Bakteriämie eine Eisensubstitution erhält. Sollte es sich beim Erreger der Bakteriämie um Bakterien handeln, die sich bevorzugt von Eisen ernähren, fühlt sich diese Spezies durch die therapeutische Eisensubstitution besonders wohl und kann sich durch die reichliche Ernährung noch rascher vermehren.

3.2.6 Einflussfaktoren

- **Wasser** ist für Bakterien lebensnotwendig, Ausnahmen bilden Bakteriensporen (► 3.2.7). Sie brauchen kein Licht zum Wachsen. UV-Licht kann sie sogar schädigen und wird daher z. B. zur Desinfektion von wasserführenden Systemen eingesetzt.
- **Sauerstoff:** Je nach Spezies benötigen Bakterien mehr oder weniger bzw. gar keinen Sauerstoff für das Wachstum. **Aerobier** (obligat aerobe Bakterien) wachsen nur unter ausreichender Sauerstoffzufuhr, wogegen fakultative Aerobier sowohl mit, als auch ohne Sauerstoff wachsen können. Der Sauerstoff-Stoffwechsel hat durch die deutlich schnellere Energiegewinnung immer Vorrang. In diese Gruppe fallen die meisten humanpathogenen Bakterien. Obligat anaerobe Bakterien wachsen nur unter Ausschluss von Sauerstoff, z. B. in der Darmflora. Nur unter bestimmten Voraussetzungen, z. B. im Biofilm (► 3.2.7), können auch **Anaerobier** in Gemeinschaft von anderen Bakterien überleben. Sie gewinnen ihre Energie durch Fermentation (Gärung).
- **Temperatur:** Die optimale Temperatur für Bakterien ist die, bei der sie sich am schnellsten vermehren können. Kälte liebende, auch psychrophile Bakterien vermehren sich auch bei niedrigen Temperaturen, z. B. im Kühlschrank. Die meisten der für Menschen pathogenen Bakterien sind mesophil, sie bevorzugen Temperaturen im mittleren Bereich, entsprechend unserer Körpertemperatur von 36 °C. Je nach Spezies sind sie in der Lage, ihren Stoffwechsel mehr oder weniger gut an die gegebenen Bedingungen anzupassen und gegebenenfalls langsamer zu wachsen. Sie können Glykol produzieren, um sich vor Frost zu schützen. Selten sind thermophile (wärmeliebende), humanpathogene Bakterien. Abgetötet

werden können Bakterien erst bei unter -30 °C, oder bei Temperaturen von mehr als 60 °C.

- **Milieu:** Ähnlich wie Bakterien bestimmte Temperaturbereiche bevorzugen, mögen sie bestimmte saure oder alkalische Milieus. Da die größte Anzahl humanpathogener Bakterien einen pH-Wert zwischen sechs und neun benötigt, bieten z.B. unsere Hautflora mit einem pH-Wert von 5,5–6, oder der saure Magensaft einen Schutz vor Krankheitserregern. Säureliebende Bakterien sind z.B. Laktobazillen.

Merke

- Bakterien haben, je nach Spezies, unterschiedliche, bevorzugte Umgebungsbedingungen, in denen sie sich besonders wohlfühlen und vermehren können.
- Sie können sich jedoch sehr gut an veränderte, ungünstigere Bedingungen anpassen.
- Bakterien werden erst bei Temperaturen > 85 °C sicher abgetötet (thermische Desinfektion).

3.2.7 Spezialwaffen – Pathogenitätsfaktoren – Virulenzfaktoren – Biofilm

Bakterien verfügen über eine Vielzahl unterschiedlicher Ausstattungen und Funktionen, die es ihnen ermöglichen, komfortabel zu leben oder zu überleben. Genetisch bedingte Eigenschaften, die eine Infektionskrankheit auslösen können, bezeichnet man als **Pathogenitätsfaktoren.** Die krankmachende Wirkung wird vom **Virulenzfaktor** bestimmt. Die Fähigkeit krank zu machen, ist die **Pathogenität.**

Kapsel

Einige Bakterien haben eine äußere Schleimschicht, die Kapsel. Sie dient als Tarnung vor Abwehrzellen sowie als Säureschutz.

Merke

Die körpereigene Abwehr des Menschen kann das Bakterium durch seine Kapsel nicht als Eindringling erkennen und greift es dadurch nicht an.

Fimbrien und Pili

An der Zellwand können sich **Fimbrien** (starre Eiweißfäden) befinden. Diese bieten durch **Adhäsine** (Strukturen, die es ermöglichen, an anderen Zellen oder Flächen anzuhaften) die Voraussetzung, dass das Bakterium nicht abtransportiert wird. Das ist die Grundvoraussetzung für eine Kolonisation.

Pili findet man insbesondere bei gramnegativen Bakterien auf der Zelloberfläche. Sie bestehen auch aus Eiweißen und bewirken ebenfalls die Anhaftung an Strukturen des Wirtes oder Oberflächen. Je unregelmäßiger eine Oberfläche ist (z. B. Epithel), desto besser können sich Bakterien anheften. Bei in den Körper eingebrachten Fremdkörpern (z. B. Harnwegskatheter), spielt daher das verwendete Material eine Rolle. Silikon und Polyurethan zählen zu den Stoffen, die ein geringeres Risiko für Anhaftungen bieten. Auch Plasmide werden über Pili von einem, auf das andere Bakterium übertragen. In dieser Funktion werden die Pili **Sexpili** genannt. Grundsätzlich können sich alle Bakterien miteinander verbinden, aber es kommt nicht zwangsläufig zu einem Informationsaustausch.

Merke

Man kann sich Plasmide als Datenpaket und Sexpili als Übertragungskabel vorstellen. Findet trotz Verbindung kein Informationsaustausch statt, entspricht das im übertragenen Sinn nicht kompatiblen Computerprogrammen auf einem PC bzw. einer Unterhaltung in verschiedenen Sprachen.

Biofilm

Ein Biofilm (▸ Abb. 3.5) ist keine Waffe eines einzelnen Bakteriums, sondern ein Zusammenschluss ganzer Bakteriengruppen, häufig verschiedener Spezies (hohe Diversität). Innerhalb von Biofilmen liegt eine Bakteriendicht von 10^7 bis 10^{11}/ml vor. Bakterien heften sich an einer Struktur mit Hilfe ihrer Fimbrien und Pili an. Sie bilden eine Schleimschicht, **Matrix**, um sich herum. Diese ist vergleichbar mit einem Tarnnetz. Der Biofilm bietet Bakterien einen Raum, in dem sie sich vermehren und kommunizieren können (Quorum sensing – eine Art „Unterhaltung" zwischen Bakterien). Sie sind vor Angriffen von außen, z. B. durch Antibiotika oder Desinfektionsmittel relativ geschützt. Eine Entfernung des Biofilms kann oft nur mechanisch erfolgen. Die Bakterien unterstützen sich gegenseitig durch ihre unterschiedlichen Eigenschaften. So können anaerobe Bakterien im Biofilm überleben, auch wenn der Biofilm selbst dem Sauerstoff ausgesetzt ist. Biofilme bilden sich besonders gut an Oberflächenstrukturen, die ständig von Bakterien umspült werden, dabei jedoch nur eine geringe mechanische Wirkung im Sinne des Abreibens entsteht (z. B. Plaque auf Zahnoberflächen, glitschiger Belag

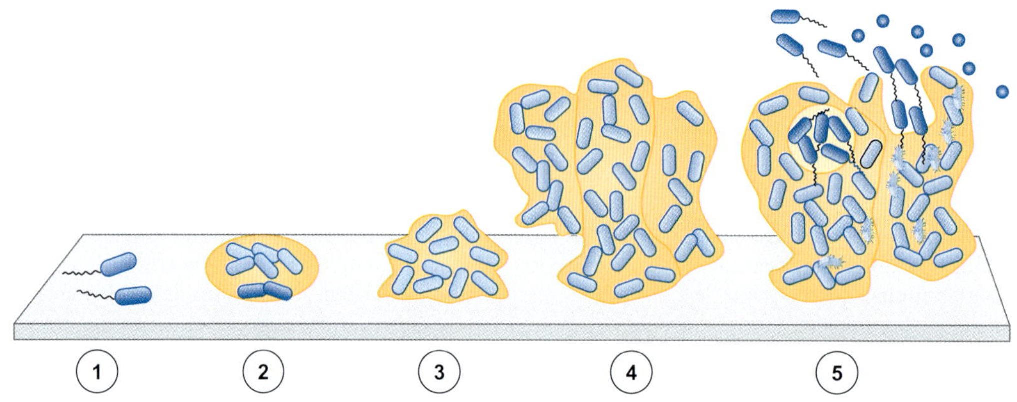

Abb. 3.5 Biofilm. Beispiel der Entstehung einer Infektionskrankheit durch Biofilm: 1. Kontamination – Bakterien besiedeln eine Struktur (Anhaftung); 2. Kolonisation – Bakterien vermehren sich; 3. Matrixbildung – Bakterien bilden eine Schleimschicht; 4. Wachstum – Der Biofilm nimmt an Größe zu, die Anzahl an Bakterien steigt, der Körper reagiert mit einer Immunantwort (Infektion); 5. Aufbrechen – Der Biofilm explodiert förmlich und setzt massenhaft Bakterien frei, es kommt zu Krankheitssymptomen (Infektionskrankheit). [L143]

innerhalb von Wasserleitungen, Schläuchen). Auch in/auf infizierten Wunden kann ein Biofilm entstehen. Dies findet in der Präanalytik Bedeutung: Bei einem oberflächig (ohne vorherige Entfernung des Biofilms) durchgeführten Wundabstrich würden lediglich die zuoberst angesiedelten Bakterien detektiert. Alle diese Eigenschaften machen deutlich, dass der Vermeidung von Biofilmen, insbesondere in Hinblick auf den Einsatz von Fremdkörpern (z. B. Harnwegs- und Gefäßkatheter, Implantate), eine besondere Beachtung geschenkt werden muss.

Sporen

Bakteriensporen (**Endosporen**) haben keine Gemeinsamkeit mit den Sporen von Pilzen. Sie sind die dauerhafte Überlebensform einiger Bakterienarten (Bazillen und Clostridioides) unter ungünstigen Umweltbedingungen. Sind die Lebensbedingungen für das Bakterium zu widrig, z. B. zu geringer Sauerstoffgehalt, so ziehen sie sich zurück, schrumpeln ein und bauen im Inneren eine Art Überlebenskapsel, die **Spore.**

> **Merke**
>
> Man könnte die Sporenbildung der aeroben Bakterien mit einem Winterschlaf vergleichen: Die Sporen messen weiterhin den Sauerstoffgehalt ihrer Umgebung und sobald sich die Bedingungen verbessern, „wachen" sie auf, nehmen ihre innere „Sporenkapsel" wieder auf und werden aktiv – sie vermehren sich wieder.

Das Immunsystem der Menschen reagiert nicht auf Sporen. Da die Sporen extrem widerstandfähig gegen Umwelteinflüsse sind und Jahre überdauern können, haben sie auch Einfluss auf die Desinfektionsmaßnahmen in medizinischen Einrichtungen. Nicht alle Desinfektionsmittel sind auch sporizid (sporenabtötend) wirksam, z.B. das alkoholische Händedesinfektionsmittel (▸ 3.3.8).

Toxine

Toxine sind von Bakterien gebildete und abgegebene Giftstoffe, die den Wirtsorganismus an verschiedensten Zell- und Gewebestrukturen schädigen können.

- **Exotoxin** bezeichnet einen Stoff, der von lebenden Bakterien als Stoffwechselprodukt abgegeben werden (z. B. Clostridium tetani – Tetanuserreger).
- **Endotoxine** werden im oder am Bakterium gespeichert und erst beim Absterben/Zerfall der Bakterienzelle freigesetzt.

> **Merke**
>
> Bei der Therapie von Infektionen mit gramnegativen Bakterien müssen Endotoxine berücksichtigt werden. So ist es möglich, dass ein Erkrankter nach der Therapie mittels Antibiotika zwar eine kurzfristige Besserung erfährt, dann jedoch schlimmstenfalls einen septischen Schock durch Freisetzung der Endotoxine erleidet.

Enzyme

Bakterien produzieren eine Vielzahl von Eiweißstoffen, die sie zum einen als Nährstoffquelle, zum anderen als Schutz vor der Abwehr des Wirts benötigen. Diese Enzyme können z. B. auflösend (lysierend) oder verklumpend wirken. So kommt es unter anderem zur Auflösung von Erythrozyten (durch das Enzym Hämolysin), zur Verklumpung von Plasma (durch Katalase) oder zur Auflösung von Gewebe (durch Hyaluronidasen).

Neben Enzymen gibt es noch zahlreiche andere Stoffe, die zu ähnlichen Zwecken gebildet werden können. Siderophore sind eisenbindende Strukturen. Sie saugen das Eisen geradezu auf, eine therapeutische Eisensubstitution kann so zur Ernährung pathogener Bakterien werden.

3.2.8 Resistenzen

Von Resistenzen hört man heutzutage überall in den Medien, sie sind aber mitnichten etwas Neues. Geht es um Antibiotikatherapien, ist die Resistenzlage der einzelnen Bakterien von immenser Bedeutung. Bakterien haben nicht nur erworbene, sekundäre Resistenzen, sie bringen je nach Spezies natürliche, primäre Resistenzen mit. Daher sind manche Bakterien, mit vielen primären Resistenzen, schwerer zu behandeln, als solche mit wenigen.

- Die **primären Resistenzen** bilden sich auf natürliche Weise aus und werden an nachfolgende Bakteriengenerationen weitergegeben.
- Bei **sekundären Resistenzen** spielt der Selektionsdruck von außen, während einer bestimmten Situation, z.B. Veränderung der Darmflora durch eine Antibiotikagabe, eine Rolle.

Da sich die Bakterien sich fortlaufend an die veränderten Bedingungen anzupassen versuchen, sollten Resistenztestungen, z. B. bei Harnwegsinfektionen nach ca. sieben Tagen erneut durchgeführt werden. Die Zunahme an Resistenzen macht die Behandlung der Erreger immer schwieriger. Therapieoptionen sind schon jetzt bei einigen Bakterien nahezu erschöpft und so nehmen resistente Bakterien und die Vermeidung ihrer Weiterverbreitung einen immer größeren Stellenwert ein. Die Ausbreitung schreitet durch verschiedenste Faktoren wie Tiermast, inflationärer Umgang mit Antibiotika und nicht zuletzt den weltweiten Reise- und Warenverkehr, immer weiter voran. Hier soll zur Erläuterung nur auf einige Resistenzmechanismen und ihre Weitergabe eingegangen werden.

Resistenzmechanismen

- Inaktivierende Enzyme: Antibiotika werden durch Enzyme aufgelöst, z. B. Betalaktamasen.
- Veränderte Oberflächenstruktur: Bindungsproteine auf der Zellwand sind verändert und das „Schlüssel-Schloss-Prinzip“ wirkungslos.
- Effluxpumpen: Transportproteine schleusen Antibiotika aus der Zelle aus.
- Porenveränderungen: Antibiotika werden nicht oder nur vermindert in die Zelle aufgenommen.
- Alternative Stoffwechselwege: Bei Blockade der Stoffwechselwege können die Bakterien alternative Stoffwechselarten finden.
- Intrazelluläre/geschützte Vermehrung: einige Bakterien vermehren sich intrazellulär oder in Biofilmen.

Resistenzweitergabe

Mutation ist ein natürlicher, zufälliger Vorgang mit dem Ziel der Selektion („der Stärkste überlebt“) und in der Folge eine vererbbare Veränderung der DNA.

- Bei der **vertikalen Mutation** ist die Veränderung erst in der nächsten Generation zu erkennen. Dazu gehört die **spontane Mutation** (entspricht einem „Kopierfehler“ während der Teilung der Zelle) und die induzierte (durch äußere Umstände herbeigeführte) Mutation durch schädigende Umwelteinflüsse.
- Eine **horizontale Mutation** (innerhalb einer Generation) entsteht durch **Transposition** („springendes Gen“). Gene werden zwischen zwei Arten ausgetauscht. Transposition kann auch bedeuten, dass einige Gene beweglich sind und ihren Platz im Chromosom verändern.
- Durch **Transformation** werden Teile der DNA aus zerstörten Bakterien von anderen Bakterien der gleichen Art aufgenommen.
- Die **Transduktion** bezeichnet den DNA-Austausch durch **Bakteriophagen** (Viren ▸ 3.6), die Virus-DAN nimmt -Bruchstücke von dem infizierten Bakterium auf und baut sie in das eigene Chromosom ein und kann dies weitervererben.
- Die **Konjugation** zählt sicher zu den Hauptursachen für die Weitergabe von Resistenzgenen. Sie findet immer nur zufällig statt und kann nicht gesteuert werden. Hierbei findet ein **Plasmidaustausch** zwischen zwei gleichen oder unterschiedlichen Bakterienspezies über Sexpili statt. Die extrachromosomale DNA aus dem Plasmid wird auf das andere Bakterium horizontal übertragen und so weitervererbt.

Resistenzen werden im Labor durch Selektivnährmedien und spezielle Stoffwechseltests bestimmt. Von außen ist eine Resistenz den Bakterien häufig nicht anzusehen, mikroskopische Verfahren sind daher nicht geeignet. Resistenzen nehmen keinen Einfluss auf die Antiseptik und Desinfektion.

Wiederholungsfragen

- Nennen Sie Unterscheidungsmerkmale von Bakterien.
- Wie lassen sich Bakterien im Hinblick auf ihr Anfärbeverhalten unterscheiden?
- Welche Formen von Bakterien gibt es?
- Was wissen Sie über Pili? Wo befinden sich diese und welche Funktion haben sie?
- Erklären Sie den Begriff Biofilm.
- Wozu sollte man die Resistenzen oder bevorzugte Lebensräume von Bakterien kennen?

3.3 Bakterien: Arten

3.3.1 Staphylokokken

Definition

Staphylokokken: Traubenförmig angeordnete, grampositive Kugelbakterien. Staphylokokkeninfektionen führen sehr häufig zur Eiter- und Abszessbildung und sind meist umschrieben, abgekapselt und an die Hautanhangsgebilde gebunden, können aber nahezu jedes Organ und jede Körperhöhle befallen.

Staphylokokken (► 7.9.2) begegnen uns tagtäglich im Alltag und sind physiologisch auf Haut und Schleimhaut zu finden. Zwei für den klinischen Alltag relevanten Spezies werden hier näher beschrieben (► Tab. 3.1): *Staphylococcus aureus* (► Abb. 3.6) und *Staphylococcus epidermidis,* die beide nosokomiale Infektionen verursachen können.

Staphylococcus epidermidis

S. epidermidis bringt ein eher geringes pathogenes Potenzial mit. Er verursacht in der Klink hauptsächlich bei nicht immunkompetenten Menschen Probleme, v.a. durch seine Fähigkeit, an Kunststoff anzuhaften. So ruft er z.B. häufig nosokomiale Infektionen an Gefäßkathetern oder anderen Kunststoff-Fremdkörpern hervor, die zur Behandlung genutzt werden. *S. epidermidis* ist ein hervorragender Biofilmbildner (► 3.2.7). Man findet ihn auf der gesunden Haut, dort richtet er keinen Schaden an. Neben *S. epidermidis* spielen seltener auch die ebenfalls koagulasenegativen Staphylokokkenstämme *S. lugdunensis* oder *S. saprophytikus* eine Rolle als Infektionserreger mit ähnlichen Eigenschaften.
S. epidermidis tritt häufig als Erreger **fremdkörperassoziierter Infektionen** auf. Entzündungen der Katheter-Eintrittsstelle lassen sich oft durch frühzeitige Entfernung des Fremdkörpers behandeln, wogegen generalisierte Infektionen mit Antibiotika behandelt werden müssen, unter Berücksichtigung der Resistenzen.

Staphylococcus aureus

S. aureus (► 7.9.2) bringt wesentlich mehr pathogene Eigenschaften mit, ist häufig auf Schleimhäuten im Nasen-Rachen-Raum zu finden. Ca. 20–30 % der Menschen sind dauerhaft mit *S. aureus* kolonisiert, bei Menschen mit häufiger Exposition zu *S. aureus* ist die Trägerrate häufig höher (z. B. Krankenhauspersonal, häufig nur temporäre Kolonisation, ohne dass dies eine Bedeutung für den Einsatz des Personals hat, regelmäßige Testungen auf *S. aureus*/MRSA hat sich als nicht sinnvoll erwiesen). Ob es zu einer Infektion mit *S. aureus* kommt hängt auch von dem Immunstatus des Wirtes ab. *S. aureus* kann verschieden Enzyme bilden (u. a. Hämolysin, Koagulase, Hyaluronidase), aber auch Exotoxine (hier Enterotoxin: auf Darmzellen einwirkendes Gift). Durch einen Clumping Faktor (► 7.9.2) wird Fibrin gebunden und die Bakterie umhüllt. Die zersetzenden Eigenschaften der Enzyme und gleichzeitige Freisetzung von weiteren Enzymen, die Fibrinwände um die Infektion herum bauen, führen zur typischen Eiterbildung. *S. aureus* kann außerdem eine Resistenz gegen das gängig eingesetzte Antibiotikum Methicillin mitbringen *(MRSA* – methicillin-resistente *S. aureus*). Durch Schädigung von Haut oder Schleimhaut kann *S. aureus* in tieferliegenden Schichten, Höhlen und Organe eindringen und seine pathogenen Eigenschaften entfalten und z.B. tiefe Abszesse verursachen.
S. aureus kann durch hohe Umweltresistenz auf trockenen, unbelebten Oberflächen mehrere Monate überleben. Dies begründet u. a. die dringend notwendigen Desinfektionsmaßnahmen von Flächen und Handkontaktstellen in Gesundheitseinrichtungen.
S. aureus zählt zu den häufigsten **nosokomialen Infektionserregern.**

- **Lokal begrenzt** verursacht er als typischer Eitererreger Abszesse, Furunkel, aber auch Masti-

Tab. 3.1 Steckbrief Staphylokokken, z.B. *Staphylococcus aureus, Staphylococcus epidermidis*

Kategorien	Merkmale
Gestalt	Haufenförmig angeordnete Kugelbakterien
Beweglichkeit	Unbeweglich
Gramfärbung	Grampositiv
Vorkommen	Weltweit, ubiquitär (*überall*), meist in Umgebung von Menschen, Tieren, selten in der freien Umwelt)
Sporenbildung	Nein
Stoffwechsel	Fakultativ anaerob, kann unter anaeroben Bedingungen durch Fermentation Kohlenhydrate verstoffwechseln
Beziehung zum Menschen	• Physiologische Haut-/Schleimhautflora • Kommensalische (Haut/Schleimhaut) oder parasitäre (an anderer Stelle, Immunschwäche) Wirtsbeziehung • Fakultativ pathogen
Besonderheiten	• Hämolytisch wirksam • *S. aureus:* – Vorkommen als resistenter Keim: MRSA, Virulenzfaktor: Panton-Valentine-Leukozidin (PVL) – Toxinbildner – Lebensmittelvergiftung bei Aufnahme mit kontaminierten Nahrungsmitteln • *S. epidermidis:* – Hohe Anhaftung an Kunststoffen z. B. Gefäßkathetern, Prothesen – Hohe Umweltresistenz (lange Trockenheit, hohe pH-Toleranz, lange Überlebenszeit bei Hitze < 60 °C)
Inkubations-/ Infektionszeit	Stunden bis wenige Tage
Übertragungsweg	ca. 90 % Kontaktübertragung, weitere Wege möglich: diaplazentar, Vektor, hämatogen, zoonotisch – Hauptreservoir jedoch Mensch
Diagnostik	• Mikrobiologisch: Abstriche, Probenmaterial nach Lokalisation, Trachealsekret, Blutkulturen, Liquor • Molekularbiologisch: PCR
Behandlung	• Bei schweren Verläufen: Antibiotika nach Resistogramm • Chirurgisch, bei Abszessen o. ä.
Meldepflicht, gesetzliche Bestimmungen	• § 6 IfSG: Nachweis von MRSA in Blut oder Liquor • § 23 Gehäuftes Auftreten nosokomialer Infektionen bei endemischem Zusammenhang; bei Erkrankung und Verdacht auf mikrobielle Lebensmittelvergiftung • § 43 IfSG: Tätigkeitsverbot im Lebensmittelbereich bei infizierten Wunden

tiden, Panaritien, Wundinfektionen und viele andere Lokalinfektionen am ganzen Körper.

- Als Folge **generalisierte Infektionen,** wie Pneumonien, Bakteriämien und Septitiden, kommt es zu Komplikation, wie der Endokarditis. Einer Osteomyelitis liegt ebenfalls häufig eine Infektion mit *S. aureus* zugrunde.
- **Toxinassoziierte Infektionen**: Bei Bildung eines Zytotoxins (Zellgiftes) kann es zum schweren Krankheitsbild des Toxic-Shock-Syndroms (TSS) kommen. Ein durch *S. aureus* gebildetes Enterotoxin verursacht bei Aufnahme, z. B. über kontaminierte Lebensmittel innerhalb weniger Stunden akute Gastroenteritiden.

Methicillin-resistenter *Staphylococcus aureus* (MRSA)

Exkurs

Antibiotikaresistenzen

Antibiotikaresistenzen sind kein Problem unserer Zeit. Bereits Ende der 1940er Jahre konnte man eine hohe Resistenz von *S. aureus* gegen das bis dahin wirksame Penicillin erkennen. Ende der 1950er-Jahre wurde der

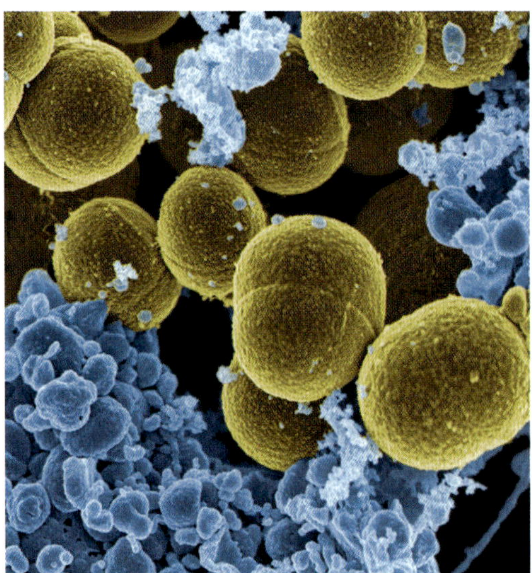

Abb. 3.6 Elektronenmikroskopische Aufnahme von *Staphylococcus aureus* (gelb) bei der Zerstörung weißer Blutkörperchen (blau), (License: CC BY 2.0) [T1180]

neue Wirkstoff Methicillin (im US-Amerikanischen Raum; in Europa eingesetzt: Oxacillin, dann: ORSA – ***O**xacillin-**r**esistenter-**S**. **a**ureus*) entdeckt und bereits 1961 die ersten Resistenzen gegen das neue Präparat bekannt. Seit den 1970er- bis in die 1990er-Jahre steigt die Anzahl der nachgewiesenen Resistenzen kontinuierlich an. Obwohl inzwischen viele Maßnahmen zur Eindämmung der Ausbreitung von MRSA wirksam eingesetzt werden, nimmt die Gefahr durch weitere, besonders gramnegative, resistente Erreger zu.

Bei MRSA greifen die Resistenzmechanismen von inaktivierenden Enzymen (Penicillinasen) und veränderter Oberflächenstruktur (verändertes **P**enicillin**b**inde**p**rotein – PBP2). Auch S. epidermidis kann eine Methicillin-Resistenz aufweisen, man verwendet dann die Abkürzung MRSE (**M**ethicillin **r**esistenter **S**. **e**pidermidis).

Die Verbreitung erfolgt über Kontakt und alimentär (über Lebensmittel). Da *S. aureus* Schleimhautbesiedler ist, findet man MRSA häufig im Nasen-Rachen-Raum, von dort ist eine Verbreitung auch über Tröpfchen beim Husten, Niesen oder Sprechen und anschließenden Handkontakt möglich. Sie findet nicht ausschließlich in Einrichtungen des Gesundheitswesens statt, sondern auch unter der Bevölkerung und in der Landwirtschaft. Es werden entsprechend der Verbreitung der einzelnen Bakterienstämme drei verschiedenen Gruppen von MRSA unterschieden:

- **ca-MRSA: c**ommunity-**a**cquired MRSA – Nachweis oft bei ansonsten immunkompetenten, nicht dem Risikoprofil entsprechenden Personen, ohne Kontakt zum Gesundheitswesen
- **la-MRSA: l**ivestock- **a**ssociated MRSA – Nachweis bei Personen mit Kontakt zur Nutztierhaltung/Landwirtschaft
- **ha-MRSA: h**ospital-**a**cquired MRSA – Nachweis häufig bei Personen mit Kontakt zum Gesundheitswesen

Man unterscheidet beim MRSA (► 7.8.1) die **Quellen der Infektion** wie folgt:

- **Primär exogene Infektionen:** direkte Infektion von außen, z. B. bei Verbandswechseln direkt in die Wunde eingebrachte Bakterien
- **Sekundär exogene Infektionen:** indirekte Infektion von außen, mit zeitlich verzögertem Ablauf, z.B. durch Kontamination der Haut durch gemeinsam genutzte Utensilien/Medizinprodukte, Kolonisation und später auftretende Infektion, ausgelöst durch z.B. eine Hautverletzung, oder eintretende Immunschwäche
- **Primär endogene Infektion:** direkte Infektion durch die residente (dauerhafte, physiologische) Flora des Patienten

Um die Weiterverbreitung von MRSA zu verhindern, sind bei der Behandlung und Betreuung von MRSA-positiven Menschen, ggf. spezielle Hygienemaßnahmen in Einrichtungen des Gesundheitswesens notwendig. Es gilt, im Rahmen eines Aufnahme-Screenings (► 7.7) durch Abfrage von bestimmten Risikokriterien die Risikopopulationen herauszufiltern und zu auf MRSA zu untersuchen. Eine Dekolonisation ist mit wenigen Ausnahmen möglich, indem nach einem bestimmten Schema antiseptische Waschungen, Haarwäschen und Mundspülungen durchgeführt und antiseptische oder Antibiotika-haltige Nasensalben verabreicht werden (► 7.7).

Merke

Die reine Besiedelung eines Gesunden mit MRSA macht, genau wie eine Besiedelung mit sensiblem *S. aureus* nicht krank. Resistenzen bedeuten nicht zwangsläufig eine höhere Virulenz des Erregers. Die Behandlung einer Infektion ist jedoch oftmals schwieriger. Die notwendige Wirksamkeit bei der Desinfektion unterscheidet sich nicht zum sensiblen *S. aureus*.

Panton-Valentine-Leukozidin (PVL)

Bei PVL handelt es sich um einen Virulenzfaktor, ein Exotoxin in Form eines Clumping-Faktors), der von *S. aureus* gebildet werden kann. Betroffene Patienten sind häufig in der Gruppe des ca-MRSA zu finden, wobei PVL nicht selten auch bei *S. aureus* ohne Resistenzmerkmale vorkommt.
Das Exotoxin ist stark pathogen und verursacht **schlecht heilende**, oder wiederkehrende **Haut-** und **Weichteilinfektionen.** Die Wahrscheinlichkeit, dass eine Wunde chirurgisch versorgt werden muss, ist bei Vorkommen von PVL erhöht, ebenso die Gefahr von Hautnekrosen. Die Weiterverbreitung von PVL ist auf gleiche Weise einzudämmen, wie die von MRSA.

Merke

Bei ansonsten gesunden, oft gerade jüngeren Patienten ohne sonstiges Risikoprofil für eine Besiedelung mit MRSA, mit häufigen oder wiederkehrenden abszedierenden Infektionen, sollte ein Wundabstrich oder infiziertes Gewebe auf PVL getestet werden.

Exkurs

Clumping-Faktoren

Proteine an der Zellwand, die als genetisch kodierte Virulenzfaktoren insbesondere bei *S. aureus* ausgebildet werden, werden als Clumping-Faktoren bezeichnet. Sie fungieren als Spezialwaffe. Man unterscheidet zwei Clumping-Faktoren:

- Clumping-Faktor A – ein Fibrinogenrezeptor
- Clumping-Faktor B = Panton-Valentin-Leukozidin (PVL), ein porenbildendes Protein bestimmter *S. aureus*-Stämme

3.3.2 Streptokokken

Definition

Streptokokken: grampositive Kugelbakterien, die sich oftmals kettenförmig aneinander reihen „Kettenkokken"). Häufige Erreger eitriger Infektionen beim Menschen mit oft flächenhafter Ausbreitung.

Streptokokken (▸ Tab. 3.2) treten wegen ihrer höheren Ansprüche seltener in der Umwelt auf, sind aber wie Staphylokokken, meist bei Menschen und Tieren zu finden. Sie können einige Zeit auf Oberflächen überleben, gehören aber nicht zu den typischen krankenhaushygienischen Problemerregern. Aufgrund ihrer vielfältigen Eigenschaften werden Streptokokken in verschiedene Gruppen unterteilt. Die verschiedenen Stämme werden anhand ihrer Fähigkeit, rote Blutkörperchen zu zerstören (Hämolyse), bzw. ihrer Oberflächenstruktur (Antigene) unterschieden.
Einteilung anhand der **Hämolyse** auf Blutagar:

- **α-Hämolyse** = partielle Zerstörung der Erythrozyten → grüner Hof auf Blutagar; α-hämoloysierende „vergrünende" Streptokokken gehören in aller Regel zur physiologischen Schleimhautflora können aber bei Immunschwachen zu schweren Endokarditiden führen, Ausnahme ist S. pneumoniae als obligat pathogener Erreger. Beispiel: *S. mutans* – Karieserreger)
- **β-Hämolyse** = vollständige Zerstörung durch Enzyme → klarer Hof auf Blutagar; weitere Einteilung nach Serogruppen, (s. u.); Beispiele: *S. pyogenes, S. agalactiae,* meist obligat pathogen
- **γ-Hämolyse** = keine Zerstörung, heißt keine Hämolyse → Erreger nicht eindeutig physiologischer oder pathogener Bedeutung zuzuordnen

Einteilung nach Antigenen (nach Lancefield) **in Serogruppen:** Antigene sind bestimmte Oberflächenstrukturen, außen auf der Zellwand der Bakterien. Sie dienen als Erkennungsmerkmal und sind das „Schloss" für den „Schlüssel"- Antikörper (Schlüssel-Schloss-Prinzip). Der Antikörper wird vom Körper des Wirtes gebildet und macht die Erreger für das Immunsystem sichtbar.

- Klinisch relevant sind in der Hauptsache die **Serogruppen A und B.**
- Die **Serogruppe D** entspricht den Enterokokken (▸ 3.3.3), die früher den Streptokokken zugeteilt waren.
- Die **Serogruppen C, G und F** werden sehr selten bei Eiterungen oder septischen Geschehen nachgewiesen. A-Streptokokken können eine Antigen-Antikörper-Reaktion auslösen und damit vermehrt zu Folgeerkrankungen führen.

Merke

- Bei den Streptokokken gibt es viele verschiedene Hämolyse- und Serogruppen und viele Krankheitsbilder.
- Die häufigste Streptokokken-Erkrankung ist die eitrige Mandelentzündung.
- Streptokokken sind sehr potente Infektionserreger.
- Sie können oftmals schwerwiegende Folgeerkrankungen auslösen.

Tab. 3.2 Steckbrief Streptokokken. Erreger: *Streptococcus pneumoniae, Streptococcus pyogenes, Streptococcus agalactiae* und andere

Kategorien	Merkmale
Gestalt	Paarweise (diplo-) oder kettenförmig (strepto-) angeordnete Kugelbakterien
Beweglichkeit	Unbeweglich
Gramfärbung	Grampositiv
Vorkommen	Weltweit, ubiquitär
Sporenbildung	Nein
Stoffwechsel	Fakultativ anaerob
Beziehung zum Menschen	• Physiologischer Schleimhautbewohner, fakultativ pathogen • Kommensalische oder parasitäre Wirtsbeziehung
Inkubationszeit	Je nach *Streptococcus*-Art und Erkrankung: • Scharlach: 2–7 Tage • Erysipel 1–3 Tage
Besonderheiten	• Unterteilung nach Hämolyse-Art (Hämoglobin wird aufgelöst) • Fakultative Kapsel • Säureliebende Bakterien • Keine Vermehrung in 6,5 % NaCl
Übertragungsweg	• Atemwege: Aerogen, endogen, zoonotisch • Haut: Kontakt, zoonotisch • Aspiration von Fruchtwasser beim Fötus (peripartal)
Diagnostik	Mikrobiologisch: nach Lokalisation: Abstrich, Blutkulturen, Trachealsekret
Behandlung	• Meist sehr penicillinsensibel (Antibiotika nach Resistogramm) • Lokal, ggf. chirurgisch bei schweren Haut-/Weichteilinfektionen
Meldepflicht, gesetzliche Bestimmungen	• § 6 IfSG: Ausbruchsgeschehen • § 34 IfSG, z. B. bei Scharlach

Streptococcus pneumoniae – α-hämolysierende Streptokokken

S. pneumoniae, auch **Pneumokokken**, sind schnell wachsende, kurzkettige oder paarweise angeordnete Bakterien, häufig mit einer Kapsel ausgestattet. Je dicker die Kapsel, desto virulenter das Bakterium. Infektionen mit S. pneumoniae gehören zu den häufigsten Todesursachen in Entwicklungsländern. Pneumokokken bilden verschiedene Proteine, Exotoxine und Säuren, die eine Gewebeschädigung durch induzierte Entzündungsreaktionen auslösen. *S. pneumoniae* ist sehr empfindlich in Bezug auf die Umgebungsbedingungen (hohe Temperatur, Säure).

Übertragung, Inkubationszeit Sie können zoonotisch auch von Tieren (Affe, Ratte, Meerschweinchen) auf den Menschen übertragen werden. Eine Übertragung von Mensch zu Mensch ist selten, meist erfolgt die Übertragung aerogen über die oberen Luftwege, wo die Bakterien bei bis zu 50 % der Menschen als Bestandteil der Mund-Rachen-Flora vorkommen und erst bei Kontakt zu tieferen Regionen (Lunge) oder schweren Begleiterkrankungen, endogen Infektionen auslösen. Zur Inkubationszeit ▸ Tab. 3.2.

Krankheitsbild Pneumokokken sind die häufigsten Erreger der **nicht-nosokomialen Pneumonie** und verursachen, als zweithäufigster Auslöser, bakterielle **Meningitiden** im Kindesalter. Die Krankheitsbilder sind immer pyogen (*Eiter verursachend*) und werden in **bakteriämische** (Lobärpneumonie, Meningitis, Sepsis, Peritonitis) und **fortgeleitete Infektionen** (Sinusitis, Otitis, Konjunktivitis) unterteilt.

Dauer der Ansteckungsfähigkeit Durch eine meist vorhergehende Kolonisation schwer zu ermitteln. Man geht bei florierenden Infektionen von einem Ansteckungspotenzial aus, nach einer wirksamen Behandlung über 24 Stunden sinkt die Infektiosität deutlich. Unbehandelt ist während einer Infektion auch nach drei Wochen noch von einer Ansteckungsfähigkeit auszugehen.

Diagnostik ▸ Tab. 3.2.

Therapie Penicillin ist Mittel der Wahl zur Behandlung, allerdings nehmen auch bei *S. pneumoniae* die Resistenzen weiter zu (Penicillin-resistente Pneumokokken).

Meldepflicht ▸ Tab. 3.2.

Prävention Die STIKO empfiehlt eine Impfung gegen Pneumokokken bei Kindern im zweiten Lebensjahr, sowie für Erwachsene ▸ 60 Jahre und Immungeschwächte (z. B. vor geplanter Milzentfernung, Organtransplantationen). Zu Schutzimpfungen ▸ 4.5.

Streptococcus pyogenes – β-hämolysierende Streptokokken, Gruppe A

Die A-Streptokokken sind häufigsten Infektionserreger unter den Streptokokken, sie unterscheiden sich nochmals in ca. 150 Serotypen und verursachen diverse, für den Menschen gefährliche Erkrankungen.

Übertragung, Inkubationszeit Die Inkubationszeit beträgt in der Regel ein bis drei Tage, selten länger.

Krankheitsbilder Dazu zählen **Infektionen** der oberen und unteren **Atemwege** (die typische eitrige Angina), **Mittelohrentzündung,** Augeninfektionen. Häufig tritt als **Folgeerkrankung** eine akute Glomerulonephritis, Myo-/Endokarditis, Streptokokken-Schock-Syndrom (SSS) oder rheumatisches Fieber auf.

Komplikationen Durch die möglichen, schwerwiegenden Komplikationen gelten Infektionen durch A-Streptokokken als ernstzunehmend. Die Bakterien haben meist eine Kapsel, vermehren sich schnell und verfügen über zahlreiche „Spezialwaffen". Durch Bakteriophagen (Viren, die Bakterien angreifen) werden ebenfalls Toxine gebildet. Durch die Bildung des Enzyms Hyaluronidase kommt es zu flächigen Entzündungen, wie z. B. der **Phlegmone** oder dem **Erysipel.** Letzteres wird stets durch A-Streptokokken verursacht. Die Erreger dringen durch kleine Verletzungen in den Körper ein oder besiedeln bereits chronisch infizierte Wunden. Folgen können eine nekrotisierende Fasziitis, rezidivierende Entzündungen, sowie Lymphstau sein. In der Regel werden zur Therapie systemische Antibiotikagaben verordnet. Erythrogene Toxine gelten als fiebererzeugend und sind für das Exanthem und den Krankheitsverlauf bei Scharlach verantwortlich. Scharlach gilt als klassische Kinderkrankheit, wird meist über Tröpfchen übertragen und sorgt immer wieder für Ausbruchsgeschehen in Kindergärten, Schulen oder anderen Gemeinschaftseinrichtungen. Auch Erwachsenen können betroffen sein. Zu Beginn der Erkrankung stehen meist die eitrige Entzündung der Rachenmandeln sowie nach ca. drei Tagen die „Himbeerzunge" und das typische feinfleckige Scharlachexanthem im Vordergrund, welches sich am ganzen Körper, mit Ausnahme der Mundpartie, ausbreiten kann. Das Toxin kann auch auf die Hautzellen einwirken und nach Abklingen des Exanthems zur Abschälung der Haut an Hand- und Fußsohlen führen. Eine frühzeitige Therapie mit Penicillin, unter Umständen auch für nahe Kontaktpersonen, verhindert eine endemische Ausbreitung und schützt vor Komplikationen. Es ist von einer serotypspezifischen (Infektion mit anderen Serotypen möglich!) Dauerimmunität nach ca. drei Scharlacherkrankungen auszugehen. Nach § 34 IfSG besteht Informationspflicht seitens Leitern von Gemeinschaftseinrichtungen gegenüber dem Gesundheitsamt.

Merke

Im Gegensatz zu den, vorwiegend abszedierenden, Infektionen durch Staphylokokken, neigen Streptokokken der Gruppe A zu phlegmonösen Entzündungen und neigen zu Komplikationen/Folgeerkrankungen.

Streptococcus agalactiae – β-hämolysierende Streptokokken, Gruppe B

S. agalactiae (synonym: B-Streptokokken), sind ebenfalls schnell wachsend, mit einer Kapsel ausgestattet und haben besonders im Umgang mit Neugeborenen, Wöchnerinnen und Immunschwachen eine Bedeutung. Weitere Serogruppen haben beim Rind eine veterinärmedizinische Relevanz. B-Streptokokken können auf der (insbesondere weiblichen urogenitalen oder rektalen) Schleimhaut von Mensch und Warmblütern vorkommen.

Übertragung, Inkubationszeit Eine Übertragung kann über Kontakt sowohl vor, während oder nach der Geburt (Aspiration von Fruchtwasser, infizierter

Geburtskanal), aber auch zwischen Erwachsenen stattfinden.

Krankheitsbilder **Neugeboreneninfektionen** (Sepsis, Meningitis, Pneumonie) weisen sehr oft einen schweren oder letalen Verlauf auf. Bei **immungeschwächten Erwachsenen** können durch Toxine und enzymatische Reaktionen ebenfalls schwere Krankheitsbilder entstehen: z.B. Endometritis, Sepsis, Osteomyelitis, Pneumonie, Meningitis, Konjunktivitis. Seltener sind Wund- oder Mandelinfektionen, diese werden meist durch A-Streptokokken (s. o.) ausgelöst.

Dauer der Ansteckungsfähigkeit ► 3.2.3.

Diagnostik ► Tab. 3.2.

Therapie Die Therapie erfolgt antibiotisch, ggf. prophylaktisch bei Neugeborenen.

Meldepflicht ► Tab. 3.2.

3.3.3 Enterokokken

Definition

Enterokokken (früher: *Fäkal-Streptokokken*): mit den Streptokokken der Gruppe D verwandte Bakterien, die heute eine eigene Gattung darstellen. Es gibt zwei klinisch, insbesondere als nosokomialer Infektionserreger, bedeutsame Spezies: *Enterococcus faecium* und *Enterococcus faecalis.*

Enterokokken (► Tab. 3.3, ► 7.9.4) besitzen, im Gegensatz zu den übrigen Streptokokken, ausgeprägte **natürliche (Antibiotika-)Resistenzen.** In den letzten Jahren mehren sich die Resistenzen gegen weitere Antibiotika (VRE ► 7.9.4). Durch ihre Verwandtschaft zu den Streptokokken, kann man auch Enterokokken nach der Art der Hämolyse einteilen. Sie sind schnell wachsend und verfügen über sehr hohe Umweltresistenzen. Enterokokken sind oft physiologische Darmbewohner. Sie haben verschiedene Virulenzfaktoren, allerdings wirkt

Tab. 3.3 Steckbrief Enterokokken. Erreger: *Enterococcus* faecium (α-Hämolyse, „grünlicher Hof") *Enterococcus* faecalis (i. d. R. keine Hämolyse)

Kategorien	Merkmale
Gestalt	Kurzkettige oder paarige Kugelbakterien
Beweglichkeit	Meist unbeweglich
Gramfärbung	Grampositiv
Vorkommen	Weltweit, bei Menschen, Tieren, Vögeln
Sporenbildung	Nein
Stoffwechsel	Fakultativ anaerob
Beziehung zum Menschen	• Lebt physiologisch in der Darmflora, fakultativ pathogen • Kommensalische oder parasitäre Wirtsbeziehung
Inkubationszeit	Je nach Lokalisation und Disposition des Wirtes
Besonderheiten	• Fakultative Kapsel • Umweltresistenzen: resistent gegen hohe pH-Werte/Galle, hitzeresistent bis 60 °C, Vermehrung bei 6,5 % NaCl
Übertragungsweg	• Häufig endogen, z. B. vom Darm in die Blase • Kontakt, z. B. über kontaminierte Handkontaktflächen
Diagnostik	Mikrobiologisch: Abstriche, Urin, anderes Material nach Lokalisation
Behandlung	Falls notwendig, Antibiotika nach Resistogramm
Meldepflicht, gesetzliche Bestimmungen s. auch ► 7.9.4	§ 6 und § 23 IfSG (7.9.4)

keiner von ihnen sehr stark, sodass von ihnen insgesamt eine eher geringe Infektionsgefahr ausgeht. Ausnahme sind immungeschwächte Menschen. Die Spezies *Enterococcus faecium* zeigt sich etwas umweltresistenter und erworbene Resistenzen gegen Antibiotika kommen deutlich häufiger vor als bei *Enterococcus faecalis.*

Übertragung, Inkubationszeit Die meisten Infektionen erfolgen endogen. Gerade in medizinischen Einrichtungen kann es aber, gerade durch die hohe Umweltresistenz, zu Kontaktübertragungen kommen. Zur Inkubationszeit ▶ Tab. 3.3.

Krankheitsbilder Gelangen Enterokokken in Bereiche des Körpers, in denen sie nicht physiologisch vorkommen oder liegt ein geschwächter Immunstatus vor, verursachen sie v.a. **Harnwegsinfektionen,** aber auch **Wundinfektionen** (z. B. Dekubitalulzera), intraabdominelle Infektionen (z. B. nach Darmperforation: Peritonitis), Gefäßkatheter-assoziierte Infektionen, Endokarditiden und Septikämien.

Diagnostik, Therapie, Meldepflicht ▶ Tab. 3.3, ▶ 7.9.4.

Vancomycin-resistente-Enterokokken (VRE)

Die Resistenzmerkmale des VRE (▶ 7.9.4) zeigen sich in der Regel bei *E. faecium,* aber auch Isolate (*angezüchtete Bakterienkolonien im Labor*) von multiresistenten *E. faecalis* werden gefunden. Vermutlich durch Tiermast und der damit verbundenen Gabe eines mit Vancomycin verwandten Antibiotikums sind (häufig multiresistente) VRE selektiert worden. Bislang geht man davon aus, dass diese, ähnlich wie sensible Enterokokken eher kolonisieren, als infizieren. Die Nachweishäufigkeit nimmt aber weiterhin zu und im Falle einer Infektion sind die Behandlungsoptionen deutlich eingeschränkter. Die erworbene Antibiotikaresistenz wird durch eine veränderte Oberflächenstruktur ausgeprägt und verhindert so den Angriff des Antibiotikums auf die Bakterienzelle.

Die erworbenen Resistenzen sind **plasmidkodiert,** d.h., sie sind in der extrachromosomalen DNA des Bakteriums gespeichert und werden über die Sexpili auf andere Bakterien übertragen. Auch Bakterien anderer Spezies, z. B. Staphylokokken, können die Resistenzmerkmale übernehmen. Dies bedeutet im schlimmsten Fall, dass ein bereits Methicillin-resistenter *S. aureus* (MRSA), zusätzlich eine Resistenz gegen Vancomycin (eines der Mittel der Wahl bei der Behandlung von MRSA) erlangen könnte. Da sich immer neue Resistenzen gegen unterschiedliche Antibiotika, sowie Kreuzresistenzen entwickeln, unterteilt man VRE nach ihren **Resistenzgenen** in verschiedene Typen. Von klinischer Bedeutung sind die Typen:

- **Van A:** Kreuzresistenz zum Antibiotikum Teicoplanin
- **Van B:** plasmidkodierte, horizontale Übertragung z. B. auf MRSA
- **Van C:** Chromosomale Weitergabe an die nächste Bakteriengeneration (Vertikale Übertragung)
- **Van D:** Gehört zu den natürlichen Resistenzen und hat derzeit keine humanmedizinische Bedeutung

Die Verbreitung von VRE findet v.a. im stationären Bereich statt (hospitalassoziiert) und ist durch die steigende Rate an unerkannt kolonisierten VRE-Trägern ohne Krankheitszeichen von krankenhaushygienischer Bedeutung. Es sind unter Umständen gesonderte Maßnahmen bei Patienten mit bekannter Kolonisation oder Infektion durchzuführen.

Seit ca. 2010 nehmen nachgewiesene, weitere Resistenzen von Enterokokken stetig zu. Insbesondere Resistenzen gegen das Reserveantibiotikum Linezolid (LRE – Linezolid-resistente Enterokokken ▶ 7.9.4), sowie gegen Tigecyclin werden vermehrt nachgewiesen. Bei der Mehrheit der Enterokokken mit diesem Nachweis handelt es sich um VRE. Eine Resistenz gegen Daptomycin wird bislang in Deutschland sehr selten festgestellt.

Merke

Enterokokken sind wenig virulent. Sie spielen aber eine Rolle als Infektionserreger, insbesondere von Harnwegsinfektion, sowie von weiteren nosokomialer Infektionen (Wundinfektionen, Peritonitis, Sepsis). Die zunehmende Verbreitung resistenter E.-faecium-Stämme schränkt die, durch natürliche Resistenzen schon limitierten Behandlungsoptionen, weiter ein. Eine Übertragung einer erworbenen Resistenz auf andere Bakterienspezies ist möglich.

3.3.4 Enterobacteriaceae

Definition

Enterobakterien *(Enterobacteriaceae):* umfassen ca. 50 verschieden Gattungen und gehören zu den Darmbewohnern von Mensch und Tier. Sie sind sie als Erreger nosokomialer Infektionen von Bedeutung. Verursachen auch Infektionen an verschiedenen Organsystemen.

Escherichia coli ist der häufigste Erreger nosokomialer Infektionen. Die weltweite Zunahme resistenter, gramnegativer Erreger (▸ 3.2.6), die viele Gattungen der Enterobakterien betreffen, wird in medizinischen Einrichtungen immer häufiger relevant. Wie alle gramnegativen Erreger können Enterobakterien nach ihrem Absterben durch Zerfall Endotoxine freisetzen.
Da sich Enterobakterien (▸ Tab. 3.4) in ihren zahlreichen Arten teilweise stark unterscheiden, dient der Erregersteckbrief nur als grobe Orientierung. Auf die einzelnen Merkmale wird in der differenzierten Beschreibung näher eingegangen, sofern relevant.

Enterobacter species

E. cloacae und *E. aerogenes* als häufigste Nachweise dieser Spezies (▸ 7.9.3) haben keine oder eine nur leicht ausgeprägte Kapsel. Sie sind sehr anspruchslos an ihre Umwelt, hitzeresistent und bilden oftmals Enzyme, wie Betalaktamasen (β-), die entsprechende β-Laktam-Antibiotika abbauen können. Dieses Merkmal wird ESBL (**E**xtended **s**pectrum **B**eta**l**actamase) genannt. Seltener liegen

Tab. 3.4 Enterobakterien. Erreger: ***Enterobacter cloacae*** **(u. w.),** ***Klebsiella pneumoniae*** **(u. w.),** ***Proteus mirabilis*** **(u. w.),** ***Citrobacter (freudii*** **(u. w.),** ***Serratia marcescens, Escherichia coli***

Kategorien	Merkmale
Gestalt	Stäbchenbakterien
Beweglichkeit	Die meisten Gattungen sind beweglich und rundherum begeißelt (Geißeln fungieren auch als Antigen („Erkennungsmerkmal")
Gramfärbung	Gramnegativ
Vorkommen	Weltweit, ubiquitär
Sporenbildung	Nein
Stoffwechsel	Fakultativ anaerob
Beziehung zum Menschen	• Physiologischer Darmkeim, fakultativ pathogen (*Escherichia coli, Klebsiellea-, Citrobacter-, Serratia-, Proteus-, Enterobacter species* u. a.) oder • Obligat pathogen, direkte Schädigung im Darm (bestimmte Arten von *E. coli*) • Kommensalische oder parasitäre Wirtsbeziehung
Inkubationszeit	Je nach Lokalisation und Disposition des Wirtes
Besonderheiten	• Fakultative Kapsel • Besonders verbindungsfreudig mit anderen Bakterienspezies (Plasmid-Weitergabe über Sexpili = Konjugation) • Einteilung unter anderem nach der Art des anaeroben Stoffwechsels (Voges-Proskauer-Test) • Hohe Umweltresistenz • Obligat pathogene Enterobakterien können auch nach Abklingen der Krankheitssymptome nachgewiesen werden, da sie häufig noch einige Zeit im Darm verbleiben
Übertragungsweg	• Endogen • Kontakt • Alimentär
Diagnostik	Mikrobiologisch: Abstriche, Urin, anderes Material nach Lokalisation, Nachweis in Stuhl oder tiefen Rektalabstrichen
Behandlung	Falls notwendig Antibiotika nach Resistogramm. Achtung! Freisetzung von Endotoxinen bei Zerfall der Bakterien!
Meldepflicht, gesetzliche Bestimmungen	Nach § 6 und § 23 IfSG ▸ 7.9.3

Resistenzen gegen weitere Antiobiotikagruppen vor (3/4 MRGN).

Übertragung, Inkubationszeit Infektionen mit Enterobacter entstehen häufig endogen. Eine Übertragung entsteht durch direkten oder indirekten Kontakt. Risikopatienten für Infektionen mit Enterobacter sind Immunschwache. Das Bakterium ist in der Lage, verschieden Exotoxine zu bilden und kann dem Wirt z.B. Eisen entziehen. Zur Inkubationszeit ► Tab. 3.4.

Krankheitsbilder Enterobacter kann **Erkrankungen** unterschiedlicher Schwere und Ausbreitung auslösen, darunter: katheterassoziierte Infektionen (Harnwegs-/Gefäßkatheter), Bakteriämie, Sepsis, Pneumonie, Wundinfektionen, Gastroenteritis, Meningitis, sowie die nekrotisierende Enterokolitis bei Neugeboren.

Diagnostik, Therapie, Meldepflicht ► Tab. 3.4.

Klebsiella species

Die klinisch bedeutsamen Spezies *Klebsiella pneumoniae* und *Klebsiella oxytoca* besitzen im Gegensatz zu anderen Enterobakterien keine Geißeln, jedoch eine meist stark ausgeprägt Kapsel. Sie sind anspruchslos an ihre Umwelt und wirken pyogen (*Eiterbildend*). Zunehmend findet man ESBL, Carbapenemasen (Enzyme, die Carbapenem-Antibiotika schwächen/unwirksam machen und MRGN-klassifizierte Resistenzen (► 3.2.6, ► 7.9.3).

Übertragung, Inkubationszeit Die Übertragungswege entsprechen denen von Enterobacter (► Tab. 3.4). Zur Inkubationszeit ► Tab. 3.4.

Krankheitsbilder *Klebsiella species* verursachen folgende **Erkrankungen:** schwere Weichteilinfektionen, Pneumonien, Harnwegsinfektionen, Wundinfektionen, sowie Septikämien. Risikopatienten sind auch hier Immunschwache.

Diagnostik, Therapie, Meldepflicht ► Tab. 3.4.

Serratia, Citrobacter und Proteus species

Häufigste klinische Vertreter dieser Arten sind *Serratia marcescens, Citrobacter freudii, Proteus mirabilis* und *Proteus vulgaris*. Alle sind rundherum begeißelt, mit Fimbrien ausgerüstet und können Resistenzen (ESBL, MRGN) mitbringen. *Proteus spp.* besitzen keine schützende Kapsel, sind aber ebenso anspruchslos, Hitze- und Trockenheitsresistent wie die Vertreter mit Kapsel. *Proteus spp.* fallen in der mikrobiologischen Diagnostik durch schwärmendes, fließendes Wachstum auf, wogegen *Serratia spp.* bei Lichtausschluss oder Temperaturen < 30 °C ein rotes Pigment bilden. Beide Bakterienspezies produzieren eine große Zahl an schädigenden Enzymen und Stoffen. So fördert die von *Proteus spp.* produzierte Urease die Entstehung von Nierensteinen durch eine Anhebung des pH-Wertes in Urin und Gewebe.

Übertragung, Inkubationszeit *Serratia spp.* und *Proteus spp.* kommen in der Umwelt in der Erde, an/in Pflanzen und im Wasser vor. *Proteus spp.* gelten auch als Fäulnis–Keime (z.B. „glitschiger" Belag in Blumenvasen) bei der Zersetzung von Tierkadavern oder Lebensmitteln. Sie können ebenfalls im Darm vorkommen und von Wirbeltieren auf den Menschen übertragen werden. Zur Inkubationszeit ► Tab. 3.4.

Krankheitsbilder Zu typischen Krankheitsbildern, insbesondere nosokomialen Infektionen mit *Serratia spp.* gehören: Atemwegs-, Harnwegs- und Wundinfektionen, Osteomyelitis, Sepsis, septische Arthritis, Endokarditis. *Proteus spp.* verursachen zusätzlich: Pneumonie, Mediastinitis, Peritonitis und Prostatitis. *Citrobacter spp.* spielt als Krankheitserreger kaum eine Rolle, nur bei Immunschwachen können v.a. intraabdominelle Infektionen ausgelöst werden. Seltener findet man sie als Erreger von (nosokomialen) Harnwegs-, Atemwegs- oder Wundinfektionen. Gelegentlich kann auch *Citrobacter spp.* 3/4 MRGN Resistenzmerkmale mitbringen.

Diagnostik, Therapie, Meldepflicht ► Tab. 3.4.

Escherichia coli

Escherichia coli wurde erstmals 1894 beschrieben und beinhaltet diverse Serotypen. *E. coli* gehört mit einem Anteil von ca. 1 % unseres Darminhalts, zu den physiologischen Darmbewohnern und unterstützt unseren Körper mit der Bildung von Vitamin K. Gleichzeitig ist er der häufigste Erreger nosokomialer Infektionen und kann die für gramnegative Bakterien typischen **Resistenzmerkmale ESBL** und/oder **3/4 MRGN** aufweisen (► 7.9.3). E. coli zeichnet sich durch eine sehr schnelle Vermehrung unter optimalen Bedingungen aus (20 min. Teilungszeit). Er besitzt eine fakultative Kapsel und rundherum angeordnet zahlreiche Geißeln. Die Eigenschaft der auf chemischer Basis ablaufenden Kommunikation zwischen Bakterien (Quorum sensing) ist sehr ausgeprägt, wogegen bereits mäßig hohe Temperaturen (schon ab ca. 46 °C) schädigend wirken. Die Übertragung erfolgt alimentär und über direkten oder indirekten Kontakt. E. coli gilt als Indikatorkeim für fäkale Kontamination von z. B. Trinkwasser oder Lebensmitteln.

Merke

- *E. coli* geht eine Symbiose mit seinem Wirt ein. Er produziert das lebenswichtige Vitamin K.
- *E. coli* ist der häufigste Erreger nosokomialer Infektionen.
- *E. coli* vermehrt sich unter optimalen Bedingungen sehr schnell.

Unter den vielen Serogruppen finden sich einige **Pathovare** (krankmachende Typen), die sich die unterschiedlichsten Virulenzfaktoren von E. coli zu Nutzen machen. Diese verursachen folgende **Erkrankungen:**

- EPEC – **E**ntero**p**athogene **E. c**oli → Säuglingsenteritis, wässrige Diarrhöen bei Kindern < 2 Jahre
- ETEC – **E**ntero**t**oxinbildende **E.c**oli → klassische, reiswasserartige Reisediarrhö, choleraänhnlich
- EAEC – **E**ntero**a**ggretative **E. c**oli → akute, langanhaltende Diarrhöen ▸ 14 Tage, teilweise blutig, teilweise mit Erbrechen, v. a. bei Kindern
- EIEC – **E**ntero**i**nvasive **E. c**oli → schleimig – blutige Diarrhöen, ruhrähnlich
- ExPEC – **Ex**traperitoneal **p**athogene **E. c**oli (z. B. Harnwegsinfektionen)
- EHEC – **E**ntero**h**ämorraghische **E. c**oli

Enterohämorrhagische *Escherichia coli* (EHEC)

Bei EHEC handelt es sich um einen Mutanten des E. coli, der zu schweren **intestinalen Erkrankungen** führen kann. EHEC ist noch umweltstabiler, insbesondere säuretoleranter als E. coli. Aufgrund dieser Eigenschaft reicht eine geringe Erregerdosis zur Überwindung des sauren Milieus im Magen zur Infektion aus. EHEC bildet Exotoxine. Gelegentlich findet man statt EHEC die Abkürzungen STEC (**S**higa**t**oxinbildende **E. c**oli) oder VTEC (**V**ero**t**oxinbildende **E. c**oli) nach den gebildeten Toxinen. Shigatoxin ist für die Ausbildung des Hämolytisch-urämischen Syndroms (HUS) verantwortlich und damit für die schwerste Komplikation in Zusammenhang mit EHEC.

Exkurs

In der Vergangenheit wurden bereits einige schwerwiegende Ausbrüche durch EHEC beschrieben. Zuletzt hat EHEC 2011 in Deutschland für Schlagzeilen gesorgt, da der damals ursächliche Stamm sogar zwei verschiedene Shigatoxine bildete. Dies sorgte in der Folge für viele schwer Erkrankte und besonders viele Verläufe mit HUS (Hämolytisch-urämisches Syndrom), als unter Umständen tödliche Komplikation.

Shigatoxin wirkt toxisch auf alle Zellen und im Besonderen auf die Darmzellen. Das Toxin muss über die Nieren abgebaut werden. Wird nun eine EHEC-Infektion mittels Antibiotika behandelt, werden in der Folge viele weitere gramnegative Erreger abgetötet und geben bei ihrem Zerfall Endotoxine frei. Diese Endotoxine werden ebenfalls über die Nieren abgebaut, was zur Folge hat, dass die Nieren regelrecht von Giftstoffen überschwemmt werden. Weitere Virulenzfaktoren verursachen eine Blockade von Zellen und die Herabsetzung der Blutgerinnung, Hämoglobin wird aufgelöst (Hämolyse). Es kann sich das HUS ausprägen. Der Giftcocktail macht EHEC so gefährlich und eine Behandlung kann in aller Regel nur symptomatisch erfolgen, um die Freisetzung weiterer Toxine zu vermeiden.

Übertragung Die Übertragung findet v.a. alimentär, d. h. über kontaminierte Lebensmittel statt. Quelle kann aber auch ein Wirbeltier sein, daher misst man der Landwirtschaft eine große Rolle bei der Verbreitung bei, indem EHEC über Kot der Tiere (Dünger) auf Lebensmittel übertragen wird. Auch über Kontakt kann EHEC übertragen werden, z. B. beim Streicheln von Tieren im Streichelzoo und anschließenden Hand-Mund-Kontakt. Dies legt nahe, dass Schälen und gründliches Waschen, bestenfalls das Durcherhitzen von Lebensmitteln, sowie eine sorgfältige Händehygiene, gerade bei Kleinkindern, vor einer Infektion mit EHEC schützt.

Merke

Ein alter Merksatz ist noch gültig (gerade auch auf Reisen in andere Länder): „Peel it, cook it, or forget it!"

Gefährdet sind v.a. Kinder < 3 Jahren, Familienmitglieder mit direktem Kontakt zu Erkrankten, Personen mit direktem Kontakt zu Tieren und Menschen nach Verzehr von kritischen Lebensmitteln (z.B. Rohmilch, streichfähige Rohwurst, Rinderhackfleisch (Hamburger), Salami, nicht pasteurisierter Apfelsaft, rohes grünes Blattgemüse (Sprossen, Spinat).

Inkubationszeit Die Inkubationszeit beträgt für EHEC zwischen zwei und 10 Tagen (Durchschnitt 3–4 Tage) und für HUS ca. sieben Tage (5–12 Tage nach Ausbruch der EHEC-Erkrankung).

Krankheitsbilder Symptome sind meist unblutige, wässrige Diarrhöen, mit zunehmenden Abdominalschmerzen, Übelkeit und Erbrechen.

Die Komplikationen beginnen mit einer blutigen Kolitis und können das HUS (Nierenversagen mit intravasaler Hämolyse und Thrombopenie) bis hin zu Störungen des zentralen Nervensystems (ZNS) in Form von Sehstörungen und Lähmungen führen.

Dauer der Ansteckungsfähigkeit Eine Mensch-zu Mensch-Übertragung ist theoretisch möglich, solange EHEC mit dem Stuhl ausgeschieden werden. Diese Ausscheidung kann noch Tage bis Wochen nach Infektion erfolgen.

Diagnostik, Therapie Bei HUS ist zusätzlich zur mikrobiologischen Stuhldiagnostik eine Serumuntersuchung obligat. Zur Therapie ▸ Tab. 3.4.

Meldepflicht EHEC ist bei Personen mit Tätigkeit nach § 42 IfSG, sowie bei Ausbruchsgeschehen, HUS bei Verdacht, Erkrankung und Tod nach § 6 IfSG meldepflichtig. Nach § 34 IfSG besteht Informationspflicht.

Hygienemaßnahmen Im Krankenhaus sind Patienten mit EHEC zu isolieren.

3.3.5 Nonfermenter Acinetobacter und Pseudomonas

Nonfermenter (▸ Tab. 3.5) bezeichnen eine Gruppe gramnegativer Stäbchenbakterien, die strikt aerob leben, und keine Fermentation von Glukose zur Energiegewinnung ausführen können. Zu dieser Gruppe gehören die beiden, als Erreger insbesondere nosokomialer Infektionen bedeutsamen Spezies *Pseudomonas* und *Acinetobacter*. Die zwei klinisch relevantesten Spezies sind hier weiter beschrieben. Natürlich kommen, wie bei allen in diesem Buch beschriebenen Erreger auch weitere Bakterien dieser Gruppe als Infektionserreger vor. Nonfermenter sind typische Feuchtkeime.

Pseudomonas aeruginosa

Definition

Pseudomonaden: Gruppe gramnegativer, beweglicher Stäbchen; wichtigster Vertreter: *Pseudomonas aeruginosa*.

Pseudomonaden sind typische Nasskeime mit sehr hoher Umweltresistenz, die überall dort zu finden sind, wo es feucht ist. Sie sind in medizinischen Einrichtungen besonders gefürchtet, da sie Wasserleitungen, Klimaanlagen, Medizingeräte oder sogar Desinfektionsmittelbehälter durch hartnäckige Besiedelung kontaminieren und somit für Ausfall dieser Systeme sorgen kann.

Besonderheiten des Erregers ▸ Tab. 3.5.

- Eines der besonderen Merkmale ist die **Mutationsfreude** des Bakteriums. Es liegt eine hohe natürliche Antibiotikaresistenz mit dem Auftreten multiresistenter Stämme vor. An der Zelloberfläche verfügt P. aeruginosa über Pili und weitere Eigenschaften, die dazu führen, dass er besonders gut auf verschiedensten Strukturen anheften und Kolonien oder Biofilme (*Spezialwaffen* ▸ 3.2.7) bilden kann. Viele weitere Virulenzfaktoren, wie Exotoxine fördern das Auslösen von Infektionen.
- Die Produktion charakteristischer grünlich, fluoreszierender Pigmente hat zellschädigende Eigenschaften und erzeugt bei einer Infektion mit *P. aeruginosa* eine ebenfalls typische, grünliche Färbung des entstehenden Eiters.
- Ein geringer Teil der Bevölkerung ist physiologisch im Nasen-Rachen-Bereich oder gastrointestinal besiedelt. Bei Auftreten einer Infektion, ist die Abwehr des Wirts meist schon geschwächt. Besonders chronisch Kranke, z. B. Patienten mit zystischer Fibrose sind gefährdet und neigen zur chronischen Infektion mit *P. aeruginosa*.

Übertragung, Inkubationszeit Eine Infektion kann endogen nach vorhergehender Kolonisation entstehen, aber auch durch Übertragung der Erreger bei Kontakt. Häufig genügt eine geringe Erregerdosis. Nonfermenter überleben mehrere Wochen auf unbelebten Oberflächen, in Biofilmen wesentlich länger.

Krankheitsbilder *P. aeruginosa* gehört weltweit zu den häufigsten Infektionserregern der nosokomialen, **beatmungsassoziierten Pneumonie**. **Harnwegsinfektionen** treten meist in Zusammenhang mit Manipulation am Urogenitaltrakt oder Kathetern auf. **Verbrennungswunden** tragen ein hohes Risiko für eine Infektion mit *P. aeruginosa*, aber auch jegliche anderen Wunden oder Eintrittspforten in den Körper können betroffen sein. Selbst lokale Hautinfektionen mit *P. aeruginosa* können eine Sepsis bedingen. Die Pneumonie oder Sepsis mit P. sind mit einer hohen Letalität assoziiert und es kann nach einer Sepsis zu nekrotischen Hautläsionen kommen *(Ecthyma gangraenosum)*. Im **ambulanten Bereich** treten **Kontaktinfektionen,** wie Haut- und Nagelbettinfektionen, insbe-

Tab. 3.5 Steckbrief Nonfermenter

Merkmale	Pseudomonas (P.) aeruginosa	Acinetobacter (A.) baumannii
Gestalt	Stäbchenbakterien	Eher kugelförmige Stäbchenbakterium
Beweglichkeit	Beweglich durch einzelne oder mehrere Geißeln	Unbeweglich
Gramfärbung	Gramnegativ	Gramnegativ
Vorkommen	• Ubiquitär, weltweit, typischer Nass- und Pfützenkeim, Erdboden, Gewässer, Pflanzen • Kontaminationen häufig in feuchten Systemen, Kosmetika, Desinfektions- und Pflegemitteln	Ubiquitär, weltweit
Sporenbildung	Nein	Nein
Stoffwechsel	Aerob, in Gegenwart von Nitrat auch anaerob	Aerob
Beziehung zum Menschen	• Selten kommensalische Beziehung bei Kolonisation von Nasen- Rachenraum, Gastrointestinaltrakt von Mensch und Wirbeltier • Opportunistischer (unter günstigen Bedingungen) Infektionserreger	• Kommensalische Beziehung zum Wirt, Hautflora, transiente Besiedelung von Schleimhäuten, Gastrointestinaltrakt, Urogenitaltrakt möglich • Opportunistischer Infektionserreger
Inkubationszeit	Je nach Lokalisation und Disposition des Wirtes	Je nach Lokalisation und Disposition des Wirtes
Besonderheiten	• Kapsel • Biofilmbildner (typisch grünliche Farbe) • Resistenzen (natürlich + erworben) • Sehr mutationsfreudig • Anspruchslos • Quorum sensing • Besonderes Infektionsrisiko für Patienten mit zystischer Fibrose (Mukoviszidose)	• Kapsel • Biofilmbildner • Resistenzen (natürlich + erworben) • Anspruchslos, v. a. gegenüber Feuchtigkeit • Häufig vorkommende Resistenz gegen Carbapenem-Antibiotika, die an folgende Generationen, aber auch über Plasmide horizontal an andere Bakterien weitergegeben werden
Übertragungsweg	• Kontakt, von Umwelt zu Mensch • Im Krankenhaus auch Mensch zu Mensch • Selten endogen	• Endogen • Kontakt, von Umwelt zu Mensch, im Krankenhaus auch Mensch zu Mensch, aerogene Übertragung nicht sicher ausgeschlossen • Zoonoseerreger
Diagnostik	Mikrobiologisch: Abstriche, Urin, anderes Material nach Lokalisation, Wasser	Mikrobiologisch: (Haut-) Abstriche, Urin, anderes Material nach Lokalisation
Behandlung	• Je nach Lokalisation der Infektion, Antibiose nach Antibiogramm • Chirurgisch	• Je nach Lokalisation der Infektion, Antibiose nach Antibiogramm • Chirurgisch
Meldepflicht, gesetzliche Bestimmungen	Nach § 6 und § 23 IfSG (▸ 7.9.3)	Nach § 6 und § 23 IfSG (▸ 7.9.3)

sondere durch Nutzung von z.B. Schwimmbädern, Pools auf. Auch „swimmers ear“, die Otitis externa hat ihre Ursache in der Regel durch Kontakt mit kontaminierten (Bade-) Wasser. Kontaktlinsenträger können bei kontaminierter Reinigungslösung von einer ulzerativen Keratitis betroffen sein. Durch verunreinigte Spritzen oder Infusionslösungen (i. v.-Drogenabhängige, Kontaminationen bei

Hygienemängeln) kann es zu lokalen Infektionen, aber auch zur Endokarditis kommen.
Diagnostik, Therapie, Meldepflicht ▸ Tab. 3.5.

Acinetobacter baumannii

Definition

Acinetobacter: Gruppe gramnegativer, fast kugelförmiger, nicht begeißelter Stäbchen; wichtigster Vertreter: *Acinetobacter baumannii.*

Acinetobacter baumannii (▸ 7.9.3) gehört zu den Stäbchenbakterien, hat aber beinahe die rundliche Form von Kokken. *Acinetobacter spp.* kommen ebenso wie Pseudomonaden überall, auch auf Nahrungsmitteln vor, speziell aber in feuchten Habitaten. Zusätzlich findet man sie auf der menschlichen Haut, aber auch gastrointestinal oder urogenital.
Besonderheiten des Erregers ▸ Tab. 3.5.

- Die hohe Umweltresistenz macht es *A. spp.* möglich, auch auf trockenen Oberflächen lange zu überleben. Spezifische Virulenzfaktoren sind bislang wenig erforscht. Erstmals beschrieben wurden diese Gattung 1954, ihre Unterteilung in verschieden Spezies erfolgte erst 1986.
- Zu den Risikofaktoren für nosokomiale Infektionen zählen lange Hospitalisierung, einliegende Katheter, maschinelle Beatmung oder vorausgegangene Antibiotikatherapien.
- Acinetobacter baumannii bringt eine sehr hohe natürliche Antibiotikaresistenz mit, weltweit breiten sich zunehmend Stämme von multiresistenten A. baumannii (4 MRGN, Carbapenemresistenz) aus.

Übertragung, Inkubationszeit Pseudomonas aeruginosa.
Krankheitsbilder *A. baumannii* ist ein häufiger Erreger der **nosokomialen, Beatmungsassoziierten Pneumonie.** Weiterhin treten nosokomiale Bakteriämien, Harnwegsinfektionen, Zellulitiden und Wundinfektionen auf. Im **ambulanten Bereich** wird Acinetobacter bei Pneumonien oder Tracheobrochitiden nachgewiesen.
Diagnostik, Therapie ▸ Tab. 3.5, ▸ 7.9.3.
Meldepflichten, Hygienemaßnahmen ▸ Tab. 3.5, ▸ 7.9.3.

Andere Nonfermenter

Andere Nonfermenter gleichen sich in ihren Eigenschaften und Krankheitsbildern:

- Burholderia spp. → Atemwegs-, Harn-, Wundinfektion, Sepsis, Melioidose, Rotz
- Stenotrophomonas spp. → Pneumonie, Bakteriämie, Harnwegsinfektion, Phlegmone, Keratitis

Merke

In medizinischen Einrichtungen kommt der Beachtung von Umweltreservoiren (z.B. Waschbecken, Abflüsse, Medizingeräte wie Inhalatoren) in Bezug auf die Kontamination der Umgebung mit Nonfermentern eine große Bedeutung zu. So sollten z.B. Waschplätze immer getrennt von Flächen zur Durchführung aseptischer Tätigkeiten liegen (Spritzschutzwand).

3.3.6 Multiresistente gramnegative Bakterien – 3/4MRGN

Definition

Multiresistente gramnegative Bakterien (MRGN): Sammelbezeichnung für eine große Gruppe unterschiedlicher, gramnegativer Bakterien, die sich durch spezielle Resistenzen auszeichnen. Je nachdem, wie viele Antibiotikagruppen resistent sind, handelt es sich um 3MRGN oder 4MRGN. Die MRGN-Erreger finden sich physiologisch häufig im Magen-Darm-Trakt von Mensch und Tier. Die Nomenklatur MRGN wird ausschließlich im deutschen Sprachraum genutzt.

MRGN (Informationen zur Hygienemaßnahmen und Meldepflicht ▸ 7.9.3) sind keine eigenen Bakteriengattung, da aber die Bedeutung dieser multiresistenten Erreger in den letzten Jahren immer weiter zugenommen hat, wird hier auf diese, schon oben erwähnte, Antibiotikaresistenz näher eingegangen. Eine weitere Zunahme der resistenten Erreger ist wahrscheinlich und die Vermeidung der Weiterverbreitung von hoher klinischer und praktischer Bedeutung.
Seit den 1990er-Jahren ist eine Verschiebung der Problematik bei den antibiotikaresistenten Bakterien von den vormals v.a. grampositiven, hin zu den gramnegativen zu beobachten. Eine Ursache liegt in dem **Transfer** von **Resistenzgenen** zwischen den verschiedenen, v.a. gramnegativen Arten begründet. Die Folge der zunehmenden Antibiotikaresistenzen sind limitierte Therapiemöglichkeiten und damit verbunden eine höhere Mortalität.

Gentransfer

Der Gentransfer findet in erster Linie über **Plasmide** (plasmidkodiert) statt (► 3.2.7), die über Sexpili zwischen unterschiedlichen Bakterien ausgetauscht werden (► 3.2.7). Dies führt zu einer deutlich schnelleren Resistenzentwicklung, als bei der chromosomalen Weitergabe an nachfolgende Generationen. Zu den dadurch übertragen Resistenzen zählen neben Antibiotikaresistenzen auch solche gegen (im menschlichen Körper vorkommende/notwendig) Metalle oder Bakteriozine (Toxine, die von Bakterienstämmen produziert werden, um sich gegen andere Arten durchzusetzen/zu schützen).

Für die Therapie mit Antibiotika ist u. a. der Aufbau der Zellwand entscheidend und ein häufiger Angriffspunkt. Die Resistenzmechanismen der Bakterien sind sehr mannigfaltig, bei gramnegativen Bakterien handelt es sich neben den Effluxpumpen und Zellwandveränderungen um die Produktion verschiedener Enzyme.

Merke

Die Kommission für Krankenhaushygiene und Infektionsprävention (KRINKO) am Robert Koch-Institut empfiehlt zur Behandlung von gramnegativen Bakterien die vier Antibiotikaklassen:

- Acylureidopenicilline (Leitsubstanz Piperacillin)
- Cephalosporine der 3. und 4. Generation (Leitsubstanz Ceftazidim und/oder Ceftriaxon)
- Carbapeneme (Leitsubstanz Meropenem und/oder Imipenem)
- Fluorchinolone (Leitsubstanz Ciprofloxacin)

- Eine sehr verbreitete, erworbene und früh entdeckte Antibiotikaresistenz der gramnegativen Bakterien ist die Produktion des Enzyms **Extended-Spektrum-Beta-Lactamase (ESBL).** Die Bakterien verhindern mit der Bildung von ESBL die Wirkung der β-Laktam-Antibiotika, wobei nicht alle Stoffe von der Resistenz betroffen sind. ESBL kann in Zusammenhang mit 3/4 MRGN, aber auch als einzelne Resistenz vorkommen.
- Eine weitere Resistenz ist die Bildung von **Metallo-Beta-Laktamase (MBL),** die wiederum verschieden Untergruppen (z. B. NDM: Neu-Delhi-Metallo-Beta-Laktamase) enthält. Hiermit ausgestattete Erreger sind u. a. Pseudomonas aeruginosa und Acinetobacter baumanii. Ebenfalls sind diese Erreger häufig in der Lage Carbapenemasen zu bilden (Enzym, um Carbapenem-Antibiotika unwirksam zu machen).

Klassifizierung

Zu den multiresistenten gramnegativen Bakterien (MRGN) zählen, diejenigen, die Resistenzen gegen drei **(3MRGN)** oder vier **(4MRGN)** der zur Therapie von Infektionen mit gramnegativen Bakterien empfohlenen **Antibiotikagruppen** aufweisen. Die Einteilung bezieht sich ausschließlich auf das **Resistenzverhalten** gegenüber den **„Leitantibiotika"** der klinisch relevanten Antibiotikaklassen (► Tab. 3.6). Sie beachtet nicht die Virulenzeigenschaft der unterschiedlichen Erreger, diese können aber zusätzliche Schutzmaßnahmen erfordern.

Zu den MRGN können Bakterien der Gruppen *E. coli, Klebsiella spp., Enterobacter spp.,* weiterer Enterobakterien, *Pseudomonas aeruginosa* und *Acinetobacter baumanii* gehören. Wann eine Resistenz gegen drei oder vier Gruppen vorliegt wird im mikrobiologischen Labor anhand der Testung der vier Leitsubstanzen untersucht und nach ► Tab. 3.6 eingeteilt. Bei *Enterobacter spp.* mit Nachweis einer Carbapenemase ist immer die Klassifizierung 4 MRGN zu wählen.

Risikofaktoren, Prävalenzgebiete

Eine Besiedelung mit MRGN kommt häufig bei Menschen mit entsprechendem **Risikoprofil** (hohes Alter, Frühgeborene, Immunschwache, Multimorbide, häufige/langandauernde Antibiotikatherapie, lange Hospitalisierung) vor. Es gibt allerdings weltweit zunehmende Prävalenzgebiete (v. a. Asien, bes. Indien, Afrika, Südeuropa, bes. Griechenland, Spanien, Italien) mit einer hohen Rate an MRGN kolonisierten Menschen in der Bevölkerung. Ursache hierfür ist der häufig **fahrlässige Umgang** mit **Antibiotika** in Therapie, Tiermast und Produktion. Schon jetzt weiß man, dass Reisende, die sich über einen längeren Zeitraum in diesen Gebieten aufgehalten haben (z. B. Rucksackreisende mit regem Kontakt zu Einheimischen und dort erworbenen Nahrungsmitteln) nach ihrer Rückkehr, meist temporär, mit MRGN besiedelt sind. Daraus ergibt sich, dass ein Screening von Patienten aus Prävalenzgebieten, insbesondere nach Kontakt zum dortigen Gesundheitswesen, sinnvoll ist.

Frühgeborene

Neonaten (Frühgeborene < 1500 g) haben ein besonders hohes Risiko mit MRGN kolonisiert zu werden, dazu kommt, dass eine empirische The-

Tab. 3.6 Neue Klassifizierung multiresistenter gramnegativer Stäbchen auf Basis ihrer phänotypischen Resistenzeigenschaften bei Anwendung des EUCAST-Systems (nach RKI: Epidemiolog. Bulletin 2019)

Antibiotikagruppe	Leitsubstanz	Enterobakterien		Pseudomonas aeruginosa		Acinetobacter baumannii	
		3MRGN[1]	4MRGN[2]	3MRGN[1]	4MRGN[2]	3MRGN[1]	4MRGN[2]
Acylureidopenicilline	Piperacillin	R	R	Nur eine der 4 Antibiotikagruppen wirksam (S oder I)	R	R	R
3./4. Generations-Cephalosporine	Cefotaxim und/ oder Ceftazidim	R	R		R	R	R
Carbapeneme	Imipenem und/ oder Meropenem	S	R		R	S	R
Fluorchinolone	Ciprofloxacin	R	R oder Nachweis einer Carbapenemase[3]		R oder Nachweis einer Carbapenemase[3]	R	R oder Nachweis einer Carbapenemase[3]

(R = resistent, I = sensibel bei erhöhter (Increased) Dosierung/Exposition, S = sensibel bei normaler Dosierung)

[1] 3 MRGN (Multiresistente gramnegative Stäbchen mit Resistenz gegen3 der 4 Antibiotikagruppen)

[2] 4 MRGN (Multiresistente gramnegative Stäbchen mit Resistenz gegen 4 der 4 Antibiotikagruppen)

[3] Unabhängig vom Ergebnis der phänotypischen Resistenzbestimmung für Carbapeneme sowie der anderen drei Substanzklassen

rapie mit Fluorchinolonen nicht in Frage kommt und die Anwendbarkeit der KRINKO-Definition von MRGN für Erwachsene nicht geeignet ist. Daher gibt es die Kategorie „**2MRGN NeoPäd**" als Ergänzung (▸ Tab. 3.7, ▸ Tab. 3.8).

Diagnostik

Entsprechend ihrem Habitat sind MRGN im Stuhl oder Rektalabstrich nachzuweisen, weiterhin an möglicherweise infizierten Lokalisationen (z. B. Wundinfektion). Im Falle von *Acinetobacter baumanii* ist immer auch an einen Haut- und Rachenabstrich zu denken (▸ 7.7).

Therapie

Der Nachweis von multiresistenten Bakterien allein ist kein Grund für eine Behandlung. Ansonsten gesunde Kolonisierte können ein normales Alltagsleben führen und durch die körpereigene Flora von Immunstarken ist es möglich, dass die resistenten Erreger nach und nach zurückgedrängt werden und nach einigen Monaten keine MRGN mehr nachweisbar sind.

Da durch die Multiresistenz das Behandlungsspektrum stark bis vollkommen eingeschränkt ist, sind in medizinischen Einrichtungen im Umgang mit 3/4 MRGN besiedelten oder infizierten Patienten und Bewohnern ggf. spezielle Maßnahmen zur Vermeidung der Ausbreitung der Erreger zu ergreifen. Eine **Sanierungsbehandlung** von besiedelten Menschen, wie man sie vom MRSA kennt, ist nach bisherigen Erkenntnissen nicht möglich, da es sich in der Regel um eine Besiedelung des Darmes handelt, wo sich Erreger physiologisch befinden.

- Lediglich bei *Acinetobacter baumanii* kann davon ausgegangen werden, dass die Erregerzahl durch antiseptische Waschungen zumindest reduziert werden kann, da er im Gegensatz zu den restlichen gramnegativen Bakterien häufig auf der Haut zu finden ist.
- *Pseudomonas aeruginosa* kommt durch seine natürliche Mutationsfreude eine Sonderstellung zu. Hier spielt es keine Rolle, welche der Antibiotikagruppen resistent sind, nur wie viele. Das Resistogramm von *P. aeruginosa* kann sich, bei mehreren Untersuchungen innerhalb weniger Tage verändern.

Tab. 3.7 Klassifizierung von *Enterobacteriaceae* und *Acinetobacter baumannii* auf Basis ihrer phänotypischen Resistenzeigenschaften für neonatologische und pädiatrische Patienten

Antibiotikagruppe	Leitsubstanz	2MRGN NeoPäd	3MRGN	4MRGN
Acylureidopenicilline	Piperacillin	R[c]	R	R
3./4. Generations Cephalosporine	Cefotaxim oder Ceftazidim	R	R	R
Carbapeneme	Imipenem oder Meropenem	S	S	R
Fluorchinolone	Ciprofloxacin	S	R	R

[c] Die auch als „intermediär" sensibel ausgewiesene Isolate sind wie resistente Isolate („R") zu bewerten.

Tab. 3.8 Klassifizierung von *Pseudomonas aeruginosa* auf Basis ihrer phänotypischen Resistenzeigenschaften für neonatologische und pädiatrische Patienten

Antibiotikagruppe	Leitsubstanz	2MRGN NeoPäd	3MRGN	4MRGN
Acylureidopenicilline	Piperacillin	R[c]	Nur eine der 4 Antibiotikagruppen sensibel	R
3./4. Generations-Cephalosporine	Cefotaxim oder Ceftazidim	R		R
Carbapeneme	Imipenem oder Meropenem	S		R
Fluorchinolone	Ciprofloxacin	S		R

[c] Die auch als „intermediär" sensibel ausgewiesene Isolate sind wie resistente Isolate („R") zu bewerten.

Meldepflicht, Hygienemaßnahmen

Die Information über nachgewiesene Resistenzen und Multiresistenzen sollte im Krankenhausinformationssystem gekennzeichnet sein und muss immer an nachfolgende Behandler und Einrichtungen weitergegeben werden (§ 23 IfSG). Meldepflicht nach § 6 IfSG besteht bei gehäuftem Auftreten nosokomialer Infektionen mit MRGN bei vermutetem oder wahrscheinlichem epidemischem Zusammenhang.

3.3.7 Andere gramnegative Stäbchen

Salmonellen

Definition

Salmonellen: gramnegative Stäbchen aus der Familie der Enterobakterien. Kommen überall vor, v. a. aber im Magen-Darm-Trakt von Menschen und Tieren. Als Erreger lokaler oder generalisierter Durchfallerkrankungen weltweit bedeutsam.

Zu den, ebenfalls zu den Enterobakterien zählenden, **Salmonellen (S.)** gehören über 2000 Arten. Sie leben fakultativ anaerob, sind obligat pathogen und durch ihre Begeißelung, bis auf wenige Ausnahmen, beweglich. Vor allem die Erreger der Typhus-Gruppe (s. u.) verfügen über eine Kapsel. Die Vermehrung findet intrazellulär in Makrophagen statt. Salmonellen kommen weltweit vor, sie vermehren sich bei 5–45 °C, einzelne Stämme auch bei bis zu 54 °C. Sie können in Schlamm, Erdboden oder Wasser Wochen bis mehrere Monate überleben und gelten als Zoonose-Erreger über verschiedene Tiere (Säugetiere, aber auch Reptilien, Vögel, Insekten).

Einteilung Die Einteilung der Salmonellen erfolgt nach ihren Oberflächen-Antigenen und Begeißelung nach dem White-Kaufmann-Le-Minor-Schema. Unterschieden werden:

- Die wesentlich größere **Enteritis-Gruppe,** mit *S. enterica* und mehreren verschiedenen Serotypen.
- Die weniger verbreitete **Typhus-Gruppe** mit *S. bongori* und den Serotypen *S. typhi* und *S. paratyphi.*

Übertragung, Inkubationszeit Die Übertragung erfolgt über Kontakt fäkal – oral, v. a. alimentär, über kontaminierte Lebensmittel. Selten kommt es zu einer Übertragung von Mensch zu Mensch (nosokomial) oder Tier zu Tier. Risikoempfänger sind immunschwache Menschen und Kleinkinder. Die enteritische Salmonellose bricht meist zwischen sechs und 72 Stunden nach Ansteckung aus und benötigt eine hohe Infektionsdosis (große Anzahl an Erregern muss übertragen werden).

Krankheitsbilder Erreger der Enteritis-Gruppe verursachen primär Durchfallerkrankungen. *S. bongori* und die Serotypen *S. typhi* und *S. paratyphi* rufen die septischen Allgemeinerkrankungen Typhus und Paratyphus hervor.

Dauer der Ansteckungsfähigkeit Auch nach dem Abklingen der Symptome können Betroffene noch längere Zeit Erreger ausscheiden, mind. einen Monat, Kinder häufig auch länger. Werden noch zehn Wochen nach Infektion Erreger im Stuhl nachgewiesen, spricht man von Dauerausscheidern. Dies ist bei 2–5% der Infizierten der Fall. (Wichtig: IfSG § 42 IfSG ▸ Kap. 10)

Diagnostik Die Diagnostik erfolgt über Kulturanzüchtung, einschließlich serologischer Tests aus Stuhl oder Erbrochenem, bei schweren systemischen Verläufen aus Blutkulturen. Bei typhösen Salmonellosen kommen zusätzliche Proben aus Knochenmark, Urin, sowie ein Antikörpertest in Frage.

Therapie, Meldepflicht Meldepflicht nach § 6 IfSG besteht bei Verdacht, Erkrankung und Tod durch Typhus und Parathyphus sowie bei der enteritischen Salmonellose für Erkrankte und Ausscheider, im beruflichen Kontakt zu Lebensmitteln (nach § 42 IfSG) und Personen mit Kontakt zu Gemeinschaftseinrichtungen.

Hygienemaßnahmen Die Infektionsprophylaxe besteht in der Einhaltung einer guten Küchen- und Händehygiene, auch im Umgang mit Haustieren. Verdächtige und erkrankte Patienten sind zu isolieren.

Enteritische Salmonellose (z. B. S. *enterica - salamae, - arizonae*)

Enteritis-Salmonellosen zählen zu den **häufigsten gastrointestinalen Infektionskrankheiten** und können endemisch auftreten, besonders betroffen sind Kinder bis zum 6. Lebensjahr. Salmonellen werden in der Regel vom Tier auf den Menschen übertragen. Die Verbreitung erfolgt v.a. über nicht vollständig durch erhitztes Fleisch, Geflügel, Eier und Eiprodukte. Im Körper infizierter Tiere vermehren sich die Erreger, ohne dass die Tiere erkranken. Die Erreger werden an die Nachkommen der infizierten Tiere (z. B. Küken) weitergegeben. Die Generationszeit von Salmonellen liegt zwischen 15–20 Minuten.

> **Merke**
>
> Salmonellen können sich bei nicht durchgehender Kühlung und unsachgerechter Verarbeitung in einem infizierten Ei innerhalb kürzester Zeit explosionsartig vermehren.

Salmonellen der Enteritis-Gruppe verfügen zwar nicht über echte Exotoxine, schädigen aber das Gewebe der Darmschleimhaut und sorgen somit für Störungen im Wasser- und Elektrolythaushalt. Wie alle gramnegativen Bakterien produzieren sie Endotoxine. Sie verursachen, bei Aufnahme einer ausreichenden Erregermenge, nach einer Inkubationszeit zwischen 12 und 36 Stunden infektiöse Gastroenteritiden mit Fieber, Diarrhö und Brechreiz.

> **Merke**
>
> Eine zur Infektion notwendig Erregermenge von mind. 10^6 KBE bei Erwachsenen macht eine direkte Übertragung bei Gesunden schwieriger, bei Kleinkindern oder Abwehrgeschwächten reicht u. U. auch die Aufnahme von < 100 Salmonellen.

Besonders bei Immunschwachen kann eine Streuung in andere Organe (extraintestinale Form) und dadurch entstehende Entzündungen, zu schweren Komplikationen und Generalisierung der Infektion führen.

Unkomplizierte Verläufe sollten lediglich mit einem Ausgleich des Wasser- Elektrolyt – Verlustes behandelt werden. Nur sehr schwere Verläufe werden unter Umständen antibiotisch therapiert.

Salmonellen werden häufig noch mehrere Wochen nach der Genesung ausgeschieden, ein geringer Teil der Patienten wird zum Dauerausscheider.

Typhöse Salmonellose (v. a. *S. typhus, S. parathyphus*)

Typhöse Salmonellen können sehr lange im Wasser überleben und sind extrem resistent gegen Gallensäure. Die Hitze beim Kochen oder Pasteurisieren kann sie sicher zerstören. Diese Salmonellen kommen fast ausschließlich beim Menschen vor.

S. paratyphus ist seltener auch bei Rindern nachweisbar. Reservoir sind Dauerausscheider, bei denen sich Erreger in der Gallenblase und Leber manifestieren, sowie Infizierte mit subklinischen Verläufen. Die Virulenzfaktoren gleichen denen der Salmonellen aus der Enteritis-Gruppe. **Typhus** tritt überwiegend in **Entwicklungsländern** auf, wo hauptsächlich Kinder und junge Erwachsene erkranken. Bei den in Deutschland auftretenden Infektionen, handelt es sich meist um durch Reisende importierte Infektionen.

Übertragung, Inkubationszeit Die Übertragung erfolgt, mittels deutlich kleinerer Infektionsdosis als bei den Enteritis-Salmonellen, über fäkal kontaminiertes Wasser und Nahrungsmittel. Auch über den Urin der Infizierten werden Erreger ausgeschieden. Die Inkubationszeit beträgt ein bis drei Wochen.

Krankheitsbilder **Typhus abdominalis** ist eine zyklisch verlaufende Allgemeinerkrankung mit Darmbeteiligung.

- Das erste Stadium (= Inkubation) beinhaltet die Invasion der Erreger über den Dünndarm in die menschlichen Zellen. Nach der Vermehrung folgt der Übergang in die Lymphbahnen. Dies führt zu ansteigendem Fieber. Nach 10–21 Tagen endet die Inkubation mit einer leichten Bakteriämie.
- Im zweiten Stadium (= Generalisation) kommt es über die Dauer ca. einer Woche zu einer starken Erregervermehrung und einer sekundären Bakteriämie mit zunehmendem Organbefall.
- Das dritte Stadium entspricht der Organmanifestation/Gewebeschädigung mit der Bildung von Typhomen (Granulome) und Rückgang der Bakteriämie. Es kommt zu verschiedenen Ausprägungen von Krankheitsbildern: interstitielle Pneumonie, Myokarditis, Leber- und Milzschwellung, Diarrhoe oder einem rotfleckigen Hautausschlag (Roseolen). Gegen Ende des dritten Stadiums fällt die Fieberkurve ab und der Patient erholt sich langsam. In dieser Phase können die Typhome einschmelzen, was zu lebensgefährlichen Komplikationen führt (Perforation, Peritonitis, Darmblutung).

Parathypus verursacht Erkrankungen ähnlich denen des Typhus, jedoch mit schwächerem Verlauf. Nach fieberfreien Intervallen können Rezidive auftreten. Insbesondere unbehandelte Patienten scheiden noch über mehrere Monate Erreger über Stuhl und Urin aus, ca. 5 % werden zu Dauerausscheidern. Durch Ansiedelung in den Gallensystemen haben Dauerausscheider ein höheres Risiko für Gallengangskarzinome.

Dauer der Ansteckungsfähigkeit Wie bei der enteritischen Salmonellose kann die Ausscheidung bei *S. typhus* ebenfalls noch einen Monat nach Infektion erfolgen, bei Kindern oft deutlich länger.

Diagnostik Der Nachweis erfolgt als kultureller Erregernachweis aus Blut, Knochenmark, Harn, Stuhl und Duodenalsekret. Stuhlkulturen werden häufig erst nach 2–3 Wochen positiv.

Therapie Eine frühzeitige Antibiotikatherapie kann den Verlauf deutlich abschwächen oder gar für einen asymptomatischen Verlauf sorgen. Die Häufigkeit von Resistenzen hat in den letzten Jahren deutlich zugenommen.

Meldepflicht ► Tab. 3.5.

Hygienemaßnahmen, Prävention Zusätzlich zu einer guten Küchen- und Händehygiene-Praxis muss im Rahmen der Prävention eine fachgerechte Ableitung von Abwässern beachtet werden. Typhus hinterlässt eine, auf ca. ein Jahr begrenzte Immunität. Es existieren Schutzimpfungen gegen Typhus, welche die Erkrankung zwar nicht verhindern, aber deutlich abmildern können.

Vibrionen

Definition

Vibrionen: kommaförmig gekrümmte, gramnegative und sehr bewegliche Stäbchenbakterien (Kommabakterien, Vibrio comma). Bilden ein Enterotoxin, reagieren empfindlich auf Magensäure und finden im alkalischen Milieu des Dünndarms optimale Bedingungen zur Vermehrung.

Die bekannteste und wichtigste Erkrankung, die durch Vibrionen ausgelöst wird ist die **Cholera** (*Vibrio cholarae*). Sie ist noch immer eine der weltweit schwersten Infektionskrankheiten.

Übertragung, Inkubationszeit Durch verunreinigtes Trinkwasser oder Nahrungsmittel. Bei Ohr- oder Wundinfekten durch Kontakt zu belastetem Meer-, See-, Trinkwasser. Die Inkubationszeit beträgt zwischen vier und 96 Stunden.

Krankheitsbilder Innerhalb weniger Stunden bis Tage kommt es, durch die von den Bakterien abgegebenen Exotoxine, zu einer **Infektion des Darms** und zu massiven Durchfällen. Es folgt eine sehr rasche Entwässerung des Körpers. Unbehandelt führt die Cholera in ca. 60 % der Fälle innerhalb von 24 Stunden zum Tode. Insbesondere Regionen mit schlechten die hygienischen Bedingungen (fehlende Abwasserkanäle, unzureichende Trinkwasserversorgung) leiden immer wieder unter großen Choleraepidemien mit vielen Krankheits- und Todesfällen.

Diagnostik, Therapie Klinisch anhand der typischen Symptome, mikroskopischer Nachweis in Stuhl, Erbrochenem möglich, kulturelle Anzucht. Therapie durch massive Flüssigkeits-/Elektrolytsubstitution, in schweren Fällen antibiotisch.

Meldepflicht Es besteht **Meldepflicht** (§ 6 IfSG) bei Verdacht, Erkrankung und Tod an Cholera, sowie für Erkrankte und Ausscheider, im beruflichen Kontakt zu Lebensmitteln (z.B. Gaststätten, Küchen, Gemeinschaftsverpflegung).

Hygienemaßnehmen Die Infektionsprophylaxe besteht in der Einhaltung einer guten Lebensmittel- und Händehygiene, gerade in endemischen Gebieten (Asien, Afrika, Südamerika). Erkrankte sollten in speziellen Isolier-Einrichtungen untergebracht werden.

Legionellen

Definition

Legionellen: gramnegative Stäbchen, die überall in der Umwelt vorkommen; v. a. im Süßwasser, sie vermehren sich intrazellulär in Protozoen (z. B. Amöben). Sie gehören zu den verbreitetsten Pneumonieerregern.

Legionellen (L.) wurden erstmals 1974 beschrieben. Traurige Berühmtheit erlangten sie, als 1976 bei einer Jahrestagung amerikanischer Veteranen 221 ehemalige Soldaten erkrankten und 29 Menschen an der **Legionärskrankheit** starben.

Erreger Legionellen gehören zu den gramnegativen, aeroben Stäbchen und kommen in Oberflächengewässern, aber auch in nahezu allen wasserführenden technischen Systemen der Menschen vor. Sie überleben eine Temperaturspanne zwischen 10 °C und 62 °C, vermehren können sie sich bei 25 °C bis 55 °C.

Legionellen schwimmen häufig nicht frei im Wasser, sondern in verschiedensten Einzellern (Amöben), welche sich normalerweise von Bakterien ernähren. Legionellen haben Eigenschaften, die es ihnen ermöglichen dem intrazellulären Abbau durch die Amöben zu entkommen und diese nach Zerstörung, zur Nährstoffversorgung zu nutzen. Dies hilft ihnen gerade auch in nährstoffarmen Gewässern (Leitungssystemen). Durch den intrazellulären Lebenszyklus sind Legionellen besser vor schädlichen Umwelteinflüssen geschützt, als andere, sich extrazellulär vermehrende Bakterien. Dazu zählen auch Desinfektionsmaßnahmen. Zur Desinfektion von Leitungssystemen ist daher eine hohe Temperatur besser geeignet als Chlor.

Übertragung, Inkubationszeit Eine Übertragung oder Infektion mit Legionellen findet in aller Regel über die Aufnahme eines Aerosols in die Lunge, z. B. durch Inhalation beim Duschen mit Wasser aus kontaminierten Systemen, statt. Es findet keine Übertragung von Mensch zu Mensch statt. Das Pontiac-Fieber (s.u.) tritt meist innerhalb von ein bis drei Tagen, die Legionärskrankheit nach zwei bis zehn Tagen Inkubationszeit auf.

Krankheitsbilder L. können bei allen Menschen zu Infektionen führen, allerdings sind Immunschwache eher betroffen. Die durch Legionellen hervorgerufene **Legionellose** kann in zwei Formen auftreten:

- **Legionärskrankheit (Legionellen-Pneumonie):** schwere Pneumonie, häufig tödliche Verläufe, Inkubationszeit 2–7 Tage
- **Pontiac-Fieber:** apneumonische Verlaufsform mit grippeähnlichen Symptomen, wenige Tagen Inkubationszeit

Diagnostik Im Labor sind Spezialnährmedien zur Anzucht notwendig, das Wachstum erfolgt insgesamt langsam (10 Tage). *L. pneumophila*-Antigen kann im Urin von Betroffenen nachgewiesen werden.

Therapie Während das Pontiac Fieber meist ohne Therapie ausheilt, muss bei der Legionärskrankheit eine Behandlung mittels Antibiotikum, bei Immunsupprimierten bis zu drei Wochen lang, erfolgen. Resistente Legionellen wurden bislang nicht in Patientenmaterial nachgewiesen.

Meldepflicht Durch die **Labormeldepflicht** nach § 7 IfSG bei Legionellosen kann eine Untersuchung des Gesundheitsamtes zur Infektionsquellensuche ausgelöst werden.

Prävention Ältere Wasserleitungen mit ausgeprägtem Biofilm, besonders Warmwasserleitungen mit stagnierendem Wasser (z. B. wenig genutzte Leitungen, Warmwasserbehälter), werden von Legionellen bevorzugt besiedelt. Aus diesem Grund sollten Warmwasserleitungen zumindest zeitweise auf 70 °C geheizt werden und für einen stetigen Durchfluss gesorgt sein. Abgesehen von regelmäßigen Wasserproben in medizinischen und öffentlichen Einrichtungen können in Risikobereichen spezielle Wasserfilter sinnvoll sein. Klinisch bedeutsam ist v.a. die Spezies *Legionella pneumophila.*

Yersinien

Definition

Yersinien: gramnegative Stäbchen, verursachen 1% aller Durchfallerkrankungen in Mitteleuropa; in Deutschland werden jährlich ca. 2.750 Erkrankungen gemeldet, am häufigsten bei über 5-jährigen Kindern.

Die drei wichtigsten, weil obligat pathogenen Vertreter der eher kokkoiden, gramnegativen Stäbchenbakterien-Gattung Yersinia (Y.) sind folgende Spezies: *Y. enterocolitica, Y. pestis* und *Y. pseudotuberkulosis.*

Enteritis, Enterokolitis

Y. enterocolitica (häufiger beim Menschen) und *Y. pseudotuberkulosis* (primär bei Tieren) haben verschiedene Altersgipfel für eine Manifestation.

Übertragung, Inkubationszeit Yersinien werden durch die Aufnahme **kontaminierten Wassers** oder durch den Verzehr von **Nahrungsmitteln** (z. B. nicht durchgegartes Fleisch), aber auch durch **Tierkontakt** übertragen. Eine Weitergabe von Mensch zu Mensch ist selten, aber möglich. Yersinien bilden je nach Umgebungstemperatur eine Vielzahl an Virulenzfaktoren, sind sehr resistent gegen äußere Einflüsse. Die Inkubationszeit beträgt drei bis sieben Tage.

Krankheitsbilder Yersinien verursachen eine akute Enteritis oder Enterokolitis mit dünnbreiigen Diarrhöen, Fieber, abdominellen Schmerzen und seltener Erbrechen. Die Beschwerden dauern zwischen wenigen Tagen bis zu zwei Wochen an. Sie verursachen insbesondere bei Kleinkindern Gastroenteritiden, bei Erwachsenen eine Enterokolitis, bei der die Bakterien die Darmwand durchwandern und die Lymphwege befallen, was zu Entzündungen und Schmerzen führt. Weiterhin kann eine Pseudoappendizitis besonders bei älteren Kindern und Jugendlichen vorkommen. Insbesondere Immunsupprimierte tragen ein erhöhtes Risiko für Komplikationen wie Sepsis, Leberabszesse oder reaktive Arthritis.

Diagnostik, Therapie Bakterienkultur aus Stuhl, Blut, Lymphe. Symptomatische Therapie mittels Rehydration, bei schweren Verläufen antibiotisch.

Meldepflicht Meldepflicht nach **§ 6 IfSG** besteht bei Verdacht, Erkrankung und Tod von Personen, welche beruflichen Umgang mit Lebensmitteln haben (Gaststätten, Küchen, Gemeinschaftsverpflegung, beachte auch § 42 IfSG), oder wenn zwei oder mehr gleichartige Erkrankungen auftreten, bei denen ein endemische Zusammenhang wahrscheinlich ist. Unter Umständen (Erkrankte < 6 Jahren) besteht für Leiter von Gemeinschaftseinrichtungen Benachrichtigungspflicht an das Gesundheitsamt **(§ 34 IfSG).**

Hygienemaßnahmen Die Infektionsprophylaxe besteht in der Einhaltung einer guten Küchen- und Händehygiene, auch im Umgang mit Haustieren. Erkrankte sind auf jeden Fall von Gemeinschaftseinrichtungen oder der Lebensmittelproduktion auszuschließen.

Y. pestis – Pesterreger – Der schwarze Tod

Die Pest ist allen aus den Geschichtsbüchern durch die großen Seuchen im Mittelalter bekannt, heute sollte sie durch die Möglichkeit einer Behandlung mit kostengünstigen Antibiotika eigentlich kein Problem mehr darstellen. Und doch treten immer wieder, in der Regel einzelne Fälle der Pest, auch in hochzivilisierten Ländern wie der USA auf. In Entwicklungsländern oder in Ländern mit politischer Instabilität haben nicht alle Menschen Zugang zu schneller medizinscher Behandlung. Der Klimawandel führt zu Verschiebungen der Lebensräume der Reservoir-Tiere und die Gefahr einer endemischen Ausbreitung von *Y. pestis* ist aktueller denn je. *Y. pestis* besitzt eine stabile Kapsel, sowie mehrere Plasmide als Virulenzfaktoren, es ist resistent gegen äußere Einflüsse und kann in eingetrocknetem Sputum, Fäkalien von infizierten Flöhen oder in Nagerbauten lange Zeit überleben.

Übertragung, Inkubationszeit Als typischer Zoonose-Erreger sind über 200 Tierarten für den Erreger empfänglich, die Übertragung erfolgt aber in erster Linie über Flöhe. Endemiegebiete sind v. a. Afrika, Südamerika und Zentralasien. In Südafrika nehmen resistente Stämme rasant zu. Die Inkubationszeit für *Y. pestis* beträgt 2–6 Tage.

Krankheitsbilder Durch z. B. den Biss eines Flohs wird *Y. pestis* auf den Menschen übertragen, eine aerogene Übertragung von Mensch zu Mensch ist im Falle einer **Manifestation** in der **Lunge** (Lungenpest) möglich. An der Bissstelle entsteht zunächst der Pest-Primärkomplex, in den Bläschen vermehren sich die Erreger rasant. Über die Lymphbahnen gelangen sie in die Lymphknoten und die typischen Pest-Beulen in Leiste oder Achsel entstehen. In der Folge kommt es zu einer Generalisierung, bei der Milz, Lunge, Meningen und Haut befallen werden. Es kommt zum septischen Schock. Bei der sekundären Pneumonie tritt der Tod 3–5 Tage nach Auftreten der ersten Symptome ein. Die primäre Lungenpest führt unbehandelt innerhalb von vier Tagen zum Tod.

Dauer der Ansteckungsfähigkeit *Y. pestis* kann monatelang, auch eingetrocknet überleben und somit bei Übertragung auch Infektionen auslösen.

Diagnostik Der Erreger wird aus Blut, Sputum oder aus Beulen isoliert, unter dem Mikroskop betrachtet oder kulturell angezüchtet.

Therapie Eine prompte antibiotische Therapie innerhalb von 15 Stunden nach Fieberbeginn ist essentiell für die Überlebenschance des Infizierten. Verdächtige Personen sind umgehend zu isolieren und unter Schutzmaßnahmen in spezielle Quarantänestationen zu bringen.

Meldepflicht, Hygienemaßnahmen Pest ist bei Verdacht, Erkrankung und Tod nach § 6 IfSG meldepflichtig. Eine Impfung ist möglich, aber kein absoluter Schutz, der Krankheitsverlauf kann dadurch abgemildert werden. Es stehen Impfstoffe zur Verfügung, diese sind jedoch nur unter bestimmten Umständen empfehlenswert, da allgemein wenig wirksam.

Shigellen

Definition

Shigellen: Zur Familie Enterobacteriaceae gehörende Gattung gramnegativer Stäbchenbakterien, die mit Escherichia verwandt sind. Shigella sind unbewegliche Aerobier, die in 4 Gruppen eingeteilt werden und Shigellose verursachen.

Shigellen sind E. coli genetisch sehr ähnlich, stellen aber auf Grund ihrer hohen Pathogenität und Infektiösiät eine eigene Gattung dar. Sie besiedeln fast ausschließlich den menschlichen Darm (einzelne Nachweise bei Primaten), sind obligat pathogen und verursachen die Ruhr, eine Kolitis durch einen Befall der Dickdarmschleimhaut. Shigellen bilden **Shigatoxin** (EHEC ▸ 3.3.4), welches eine zyto und enterotoxische Wirkung hat.

Übertragung, Inkubationszeit Sie werden über direkten und indirekten Kontakt oder über kontaminierte Lebensmittel und Wasser übertragen. Es kommt zu asymptomatischen Verläufen. Vormals Erkrankte können zu Ausscheidern werden (meist wenige Wochen lang). Die Infektionsdosis ist, mit 10–100 zur Infektion nötigen aufgenommenen Erregern, sehr niedrig. Inkubationszeit: 1–4 Tage.

Krankheitsbilder Beginn mit plötzlich einsetzenden, heftigen abdominellen Krämpfen, Fieber und zunächst wässerigen, später blutig-schleimigen Diarrhöen. Die Dauer der Erkrankung ist mit einem Tag bis zu einem Monat sehr variabel, dauert im Durchschnitt jedoch ca. 7 Tage. Als Komplikation kann es zu einer Kolonperforation und nachfolgender Peritonitis kommen. Verursacht durch die Shigatoxine ist auch die Entstehung eines HUS möglich.

Dauer der Ansteckungsfähigkeit Besteht während der Infektion und solange der Erreger ausgeschieden wird (meist 1–4 Wochen, selten länger).

Diagnostik, Therapie Erregernachweis aus Stuhlkulturen.

Meldepflicht Meldepflicht nach § 6 IfSG besteht bei Verdacht auf und Erkrankung an einer mikrobiell bedingten Lebensmittelvergiftung oder akut infektiöser Gastroenteritis, sofern die Person beruflichen Kontakt zu Lebensmitteln hat (Gaststätten, Küchen, Gemeinschaftsverpflegung) oder wenn zwei oder mehr gleichartige Erkrankungen auftreten, bei denen ein endemische Zusammenhang wahrscheinlich ist.

Prävention, Hygienemaßnahmen Präventivmaßnahmen beinhalten einen hygienischen Umgang mit Wasser und Lebensmitteln, sowie eine gute Händehygiene. Erkrankte sind zu isolieren.

Campylobacter

Definition

Campylobacter: Zur Familie Campylobacteriaceae gehörende Gattung gramnegativer Stäbchenbakterien, von denen *hauptsächlich Campylobacter jejuni, Campylo acter coli* und *Campylobacter fetus* humanpathogen sind.

Campylobacter (C.) unterscheidet sich durch seine schraubenförmige Gestalt von den deutlich größeren Enterobakterien. Campylobacter ist in Deutschland, neben den Salmonellen häufigster, gemeldeter Erreger von **lebensmittelbedingten Infektionen.**

Übertragung, Inkubationszeit Insbesondere Geflügelfleisch gilt als Quelle, aber auch rohe Milch, Hackfleisch oder kontaminiertes Wasser sowie der innige Umgang mit infizierten Haustieren kommen als Überträger in Frage. Campylobacter ist relativ umweltsensibel und kann sich nur innerhalb des Wirtsorganismus vermehren. Ohne Vermehrung kann C. mehrere Monate in der Umwelt persistieren. Die klinisch bedeutsamsten Spezies sind *C. jejuni* und *C. coli.* Die Inkubationszeit beträgt 2–7 Tage.

Krankheitsbilder Diese Spezies verursachen typische **Enteritiden** und **Kolitiden** mit Fieber und grippeähnlichen Symptomen vor Beginn der Diarrhöen. Diarrhöen können ein breites Spektrum von flüssigen, über wässerige bis hin zu blutigen Stühlen aufweisen. Es kann zu Rezidiven sowie Komplikationen wie Gelenkschmerzen und -entzündungen sowie Polyneuritis (Guillain-Barré–Syndrom) kommen. Die Spezies *C. fetus subspezies fetus* verursacht neben den enteritischen Symptomen auch extraintestinale Symptome, wie z.B. Sepsis, septischer Abort, Endo- oder Perikarditis und Meningitis.

Dauer der Ansteckungsfähigkeit Diese besteht während der Infektion und solange der Erreger ausgeschieden wird (meist 2-4 Wochen, bei Kleinkindern und Immungeschwächten länger, bzw. Dauerausscheidung möglich).

Diagnostik, Therapie Erregernachweis aus Stuhlkulturen. Die Erkrankung selbst dauert ca. eine Woche und ist meist nicht antibiotisch behandlungsbedürftig.

Meldepflicht Meldepflicht nach § 6 IfSG besteht bei Verdacht auf und Erkrankung an einer mikrobiell bedingten Lebensmittelvergiftung oder akut infektiöser Gastroenteritis, sofern die Person beruflichen Kontakt zu Lebensmitteln hat (z. B. Gaststätten, Küchen, Gemeinschaftsverpflegung) oder wenn zwei oder mehr gleichartige Erkrankungen auftreten, bei denen ein endemische Zusammenhang wahrscheinlich ist.

Prävention, Hygienemaßnahmen Wie bei allen Enteritis-Erregern bedeuten Präventivmaßnahmen einen hygienischen Umgang mit Wasser und Lebensmitteln, sowie eine gute Händehygiene. Erkrankte sind zu isolieren.

Andere schraubenförmige Bakterien

Weitere Vertreter der schraubenförmigen Bakterien sind die **Borrelien,** bekannt als Erreger der Lyme-Borreliose (*B. burgdorferi*), der durch Zeckenbisse übertragenen Infektionskrankheit mit zunächst grippeähnlichen Symptomen und Hauterscheinungen, die jedoch noch nach Monaten zu schweren Gelenkbeschwerden und neurologischen Symptomen führen kann.

Treponema palladium verursachen das schwere Krankheitsbild der Lues oder Syphilis, einer sexuell und intrapartal übertragbaren Erkrankung, die weltweit verbreitet ist und unbehandelt über Jahre tödlich verläuft. Die Syphilis ist seit dem 15. Jahrhundert als „Lustseuche“ bekannt und die Zahl der Spätmanifestationen und fortgeschrittenen Krankheitsbildern ist seit der Entdeckung des Penicillins stark gesunken.

3.3.8 Grampositive Stäbchenbakterien Clostridioides und Bacillus

Zu den grampositiven Stäbchenbakterien gehören die aeroben, nichtsporenbildenden **Corynebakterien** als Erreger der **Diphterie** und die **Listerien** als häufig in Nahrungsmitteln wie Weichkäse, Wurst, Salaten vorkommende Erreger von meist asymptomatisch oder grippeähnlich verlaufenden Erkrankungen. Die **Listeriose** kann sich bei abwehrgeschwächten Menschen in ernst zu nehmenden Erkrankungen (Sepsis, Meningitis, Enzephalitis) mit hohen Todesraten manifestieren. Zu den anaeroben nicht - sporenbildenden Vertretern der grampositiven Stäbchenbakterien – gehört das **Proprionibakterium**, das entweder physiologisch auf der Haut zu finden ist oder an **Hauterkrankungen** beteiligt sein kann.

Klinisch und humanpathogen von größerer Bedeutung sind die beiden *Spezies Bacillus* (aerob, sporenbildend) und *Clostridioides* anaerob, sporenbildend.

Sporenbildende Bakterien (► Tab. 3.9) sind Bakterien, die unter ungünstigen Umweltbedingungen nicht vegetative Dauerformen (**Endosporen**) bilden. Diese ermöglichen es ihnen, sich unter günstigen Bedingungen zu reaktivieren und sich erneut zu vermehren. Bakteriensporen stellen durch ihre hohe Umweltresistenz besondere Anforderungen an die Desinfektion.

Clostridioides difficile

Definition

Clostridioides difficile: grampositiver sporenbildender Anaerobier – ist der häufigste Erreger einer nosokomialen Diarrhö (95% der pseudomembranösen Kolitiden). In den letzten Jahren haben sich neue C.-difficile-Subtypen mit erhöhter Virulenz und veränderten Resistenzeigenschaften entwickelt.

Clostridioides (früher: *Clostridium*) difficile stellt im klinischen Alltag ein zunehmendes Problem dar. Durch die Endosporen (Spezialwaffen ▸ 3.2.7) kann der Erreger auch außerhalb anaeroben Milieus überdauern. Obwohl, in geringerer Anzahl, Bestandteil der physiologischen Darmflora, können *C. difficile* insbesondere während oder nach einer Antibiotikagabe, **antibiotikaassoziierte Diarrhöen (CDI)** auslösen.

Übertragung, Inkubationszeit Der Erreger kann fäkal-oral übertragen werden und führte in der Vergangenheit häufiger zu Ausbruchssituationen in Krankenhäusern, seltener in Altenheimen (▸ 7.8.2). Zur Inkubationszeit ▸ Tab. 3.9.

Auslöser Die Antibiotikatherapie ist hier häufig Voraussetzung für Infektionsgeschehen. Sie sorgt dabei, durch Abtöten der überwiegend gramnegativen Darmbakterien, für eine Selektion der *C. difficile.* Diese können sich dadurch ausbreiten und ihre Toxine produzieren.

Krankheitsbild Die Toxine greifen die Schleimhaut des Dickdarms an und verursachen so Diarrhöen. In der Folge kann sich eine pseudomembranöse Kolitis bis hin zum toxischen Megakolon entwickeln.

Diagnostik ▸ 7.8.2.

Therapie Die Therapie besteht nach Möglichkeit in erster Linie im Absetzen der Antibiotikatherapie, häufig, besonders bei Risikopatienten, muss zusätzlich eine neue Antibiotikatherapie etabliert werden. Auch nach Behandlung kommt es häufig zu Rezidiven. Diese werden teilweise mittels Stuhltransplantationen behandelt.

Meldepflicht, Hygienemaßnahmen ▸ 7.8.2.

Tab. 3.9 Steckbrief sporenbildende Bakterien Clostridioides: *Clostridioides (C.) difficile, C. perfringens, C. botulinum, C. tetani*

Kategorien	Merkmale
Gestalt	Stäbchenförmig
Beweglichkeit	Ja, außer C. perfringens
Gramfärbung	Grampositiv
Vorkommen	Ubiquitär, weltweit v. a. im Boden, Wasser, Staub und Verdauungstrakt von Säugetieren und Menschen
Sporenbildung	Ja, Endosporen
Stoffwechsel	Obligat anaerob
Beziehung zum Menschen	Kommensalische Beziehung zum Wirt, physiologische Darmflora
Inkubationszeit	• Bei Infektion mit C. difficile schwierig zu bestimmen, sehr variabel, wenige Tage bis Wochen und Monate nach Antibiotika-Therapie möglich • C. perfringens/botumlinum: ca. 7 35 Std nach Verzehr des kontaminierten Lebensmittelels oder Kontakt einer Wunde mit dem Erreger auch längere I. möglich • C. tetani: 3 Tage – 3 Wochen, bis mehrere Monate
Besonderheiten	• Fakultative Kapsel • Starke Exotoxinbildner: Toxin A → Entero- und zytotoxisch; Toxin B → zytotoxisch; binäres Toxin → bislang ungeklärte Wirkung • Hypervirulenter Ribotyp R- 027
Übertragungsweg	• Kontakt (zu vegetativen Bakterien oder Sporen) • Zoonose
Diagnostik	Mikrobiologische Stuhluntersuchung, molekularbiologisch PCR, Nachweise verschiedener Toxine
Behandlung	• Symptomatisch, ggf. Antibiotikatherapie • Chirurgisch bei schweren Verläufen
Meldepflicht, gesetzliche Bestimmungen	Nach § 6 IfSG (▸ 7.8.2)

Clostridium perfringens

Definition

Clostridium perfringens: grampositives, sporenbildendes Bakterium, das sich nur in anaeroben Verhältnissen entwickelt. Die Toxine wirken hämolysierend, nekrotisierend und zytotoxisch.

Übertragung, Inkubationszeit Durch das ubiquitäre Vorkommen der Erreger sind v.a. Wunden infektionsgefährdet, die mit der Umwelt (großflächig) in Kontakt kommen und nicht ausreichend schnell chirurgisch gereinigt und versorgt werden. Die Bakterien dringen tief in das Gewebe ein, um anaerobe Verhältnisse zu schaffen und zerstören dabei mit ihren Toxinen und Enzymen gesundes Muskelgewebe. Unterhalb der Haut schreitet die Infektion Richtung Körperstamm fort. Zur Inkubationszeit ▸ Tab. 3.9.

Krankheitsbilder Der Gasbranderreger, in den meisten Fällen C. perfringens, verfügt über verschiedene Toxine und Enzyme und verursacht schwere Wundinfektionen. Seltener sind intestinale Infektionen (z. B. durch Austritt von physiologisch im Darm vorkommenden Erregern bei Operationen oder Perforationen) und Lebensmittelintoxikationen. Die Namensgebung „Gasbrand" bezeichnet das typische Erscheinungsbild der Erkrankung: An der betroffenen Region kommt es zu einer sehr schmerzhaften Infektion, die Haut erscheint gräulich und beim Überstreichen der Hautpartie kann die Gasbildung durch ein leises Knistern nachgewiesen werden.

Diagnostik ▸ Tab. 3.9.

Therapie Die Therapie der Wahl ist die chirurgische Wundversorgung zur Schaffung aerober Verhältnisse, um eine weitere Vermehrung der Bakterien zu verhindern. Ggf. kann eine Amputation nötig sein. Eine Antibiotika-Therapie wird unterstützend verordnet. Die Patienten werden bei großflächigen Wunden, zur Verbesserung der lokalen Sauerstoffversorgung in Druckkammern mit Überdrucktherapie behandelt. Trotz dieser Maßnahmen ist die Letalität mit ca. 50 % sehr hoch.

Meldepflicht ▸ Tab. 3.9, ▸ 7.8.2.

Clostridium botulinum

C. botulinum kommt ebenfalls ubiquitär, v. a. im Boden und als Kommensale bei Säugetieren und Vögeln vor und ist Erreger des Botulismus. C. botulinum produziert sieben verschieden Exotoxine, von denen vier als humanpathogene, hitzelabile Neurotoxine (Nervengifte) gelten. Das Botulinumtoxin („Botox") gehört zu den giftigsten, bakteriell produzierten, bekannten Substanzen: Es wird z.B. in der Schönheitschirurgie eingesetzt, aber auch zur Behandlung von Blasenentleerungsstörungen.

Übertragung, Inkubationszeit Der Übertragungsweg ist in der Hauptsache alimentär. Die Inkubationszeit beträgt wenige Stunden bis Tage (je nach aufgenommener Giftmenge).

Krankheitsbilder Bei Botulismus handelt es sich um eine Lebensmittelvergiftung mit neurologischer Symptomatik (Sehstörungen, Mundtrockenheit, Schluck- und Sprechschwierigkeiten, schließlich Tod durch Atemlähmung). Verursacht durch die freigesetzten Toxine des Bakteriums. Selten kommt es zu klassischen Infektionen wie dem Wundbotulismus oder dem Säuglingsbotulismus.

Diagnostik ▸ Tab. 3.9.

Therapie Eine Behandlung im Sinne einer Antitoxingabe muss unmittelbar erfolgen. Wenn der Verzehr der vergifteten Speisen noch nicht zu lange zurück liegt, kann eine Magenspülung sinnvoll sein.

Meldepflicht Meldepflicht § 6 IfSG besteht für Verdacht, Erkrankung und Tod an Botulismus und nach § 42, § 34 IfSG.

Merke

„Bombarde": Bei nach außen gewölbten Konservendosen oder Glaskonserven mit gelöstem Gummiring als Zeichen eines hohen Gasinnendrucks besteht Vergiftungsgefahr.

Clostridium tetani

Hierbei handelt es sich um den Erreger der Tetanus (Wundstarrkrampf), welcher uns regelmäßig, wegen der häufig in Notfallambulanzen durchgeführten Impfung, begegnet.

Übertragung Zur Übertragung reicht es aus, wenn die überall vorkommenden C. tetani über kleinste Bagatellverletzungen (Splitter, Kratz-/Schürfwunden) in den Körper eindringen können. Da kaum lokale Entzündungsreaktionen stattfinden, bleiben die Bakterien häufig unbemerkt, vermehren sich und beginnen mit der Toxinproduktion. Das Neurotoxin (Tetanustoxin) gelangt hämatogen bis ins Rückenmark und verursacht dort, durch Blockierung bestimmter Neurone, unkoordinierte Krämpfe. Es ist keine Mensch-zu-Mensch Übertragung bekannt.

Inkubationszeit Die Inkubationszeit beträgt 2 Tage bis 2 Wochen (je nach produzierter Toxinmenge).

Krankheitsbilder Zu den Frühsymptomen zählen Ermüdung der Kaumuskulatur und allgemeine Schwäche. Die Krämpfe beginnen meist an Kopf und Gesicht („Teufelslächeln") und setzen sich über den ganzen Körper fort. Durch Verkrampfung der Atemmuskulatur besteht Erstickungsgefahr.
Therapie Eine Behandlung setzt immer eine großzügige Wundexzision voraus. Durch Gabe eines Antitoxins lässt sich der Verlauf aufhalten, sofern sich noch kein Toxin in den Nervenzellen befindet. Selbst unter modernen intensivmedizinischen Bedingungen liegt die Letalität nach Eindringen in die Nervenzellen noch bei 10–20 %. Sämtliche äußeren Reize (Licht, Berührung) sollten weitest möglich ausgeschaltet werden, um die Krampfneigung herabzusetzen.
Prävention Eine Impfung ist wegen der schlechten Behandlungseigenschaften unerlässlich! Bei unklarer Grundimmunisierung sollte nach Verletzungen eine Simultanimpfung erfolgen.

Bacillus species

Bei *Bacillus spp.* handelt es sich im Gegensatz zu Clostridioides um aerobe, sporenbildende Stäbchenbakterien. Zwei wichtige Spezies werden hier behandelt.

- *Bacillus anthracis: B. anthracis* ist Erreger des Milzbrandes, der aufgrund seiner Sporenform schon bei terroristischen Anschlägen eingesetzt und daher als Biowaffe diskutiert wurde. Das produzierte Toxin (Anthraxtoxin) verursacht schwere Zellnekrosen.
  - Menschen mit engem Tierkontakt sind gefährdet an einer Infektion mit B. anthracis zu erkranken.
  - Die häufigste vorkommende Erkrankung durch B. anthracis ist der Hautmilzbrand (Pustula maligna) mit auffallend schwarzem, nekrotischen Wundbelag. Bei Aufnahme kontaminierten Fleisches kann ein Darmmilzbrand entstehen, während der Lungenmilzbrand durch Einatmen und nachfolgendes Auskeimen von Sporen verursacht wird.
  - Vor allem bei Darm- und Lungenmilzbrand ist immer eine Krankenhaus- und Antibiotikabehandlung induziert.
  - Verdacht, Erkrankung und Tod an Milzbrand sind nach § 6 IfSG meldepflichtig.
- *Bacillus cereus: B. cereus* kommt ebenfalls ubiquitär vor und tritt selten bei Wundinfektionen, etwas häufiger als Verursacher für Lebensmittelintoxikationen auf.
  - Nach Aufnahme kontaminierter Lebensmittel kommt es durch Toxine zu Erbrechen (1–6 Stunden nach Aufnahme) und Diarrhöen (10–12 Stunden nach Nahrungsaufnahme), die etwa 24 Stunden anhalten. Lokalinfektionen können entstehen, wenn die Erreger in Wunden oder in die Augen gelangen und dort gasbrandähnliche Myonekrosen und fulminante Endophthalmitiden verursachen.
  - Diese Infektionen bleiben in der Regel oberflächiger als beim Gasbrand durch *B. anthracis.*

Andere *Bacillus spp.* werden nur selten bei Mischinfektionen gefunden, aber z.B. als sog. Bioindikator zur Überprüfung von Sterilisationsprozessen eingesetzt (*Bacillus subtilis, Bacillus stearothermophilus*).

3.3.9 Mykobakterien

Definition

Mykobakterien: grampositive, säurefeste Stäbchenbakterien (d.h. sie lassen sich nach der Färbung weder durch Säure noch durch Alkohol entfärben).

Mykobakterien (*M. tuberculosis, M.bovis, M. africanum)* zählen zu den grampositiven, aeroben Stäbchen, stellen eine aber eine eigene Bakterienfamilie (▸ Tab. 3.10) dar, da sie zwar keine Kapsel, wohl aber eine besonders dicke, feste Zellwand besitzen. Diese Kapsel macht sie sehr widerstandsfähig gegen Umwelteinflüsse, insbesondere gegen Säure. Bakterien dieser Familie werden als säurefeste Stäbchen bezeichnet. Die feste Zellwand lässt sich im Labor nicht auf übliche Weise nach Gram anfärben. Es ist eine spezielle Färbemethode (Ziehl-Neelsen-Färbung) notwendig. Die Zellwand hat einen sehr hohen Fettgehalt. Mykobakterien wachsen als Kultur auf Spezialnährmedien nur sehr langsam (Negativergebnis erst nach 6 Wochen bei einer Generationszeit von 18–24 Stunden).
Die säurefesten Stäbchen lassen sich mikroskopisch bestimmen. Mittels PCR kann nach ca. 24 Stunden ein Nachweis von Mykobakterien-Erbgut erfolgen. Zu beachten ist, dass eine Unterscheidung zwischen den beiden Gruppen Mykobakterium Tuberkulosis Komplex (mit den Spezies *M. tuberculosis, M. bovis* – vorwiegend bei Rindern, *M. africanum*) und den nichttuberkulösen Mykobakterien (NTM, auch MOTT (*Mycobacteria other than tubercle bacilli*), in den Schnellverfahren PCR/Mikroskopie nicht möglich ist. Ein weiterer Erreger dieser Gattung ist

Tab. 3.10 Steckbrief Mykobakterien – *M. tuberculosis, M. bovis, M. africanum*

Kategorien	Merkmale
Gestalt	Schlanke Stäbchenbakterien
Beweglichkeit	Unbeweglich
Gramfärbung	Nicht möglich, Spezialfärbung nach Ziehl-Neelsen
Vorkommen	Weltweit, einziges natürliches Reservoir ist der Mensch (*M. bovis* – Rind, selten Wild)
Sporenbildung	Nein
Stoffwechsel	Obligat aerob
Beziehung zum Menschen	Obligat pathogen
Inkubationszeit	6–8 Wochen
Besonderheiten	• Zellwand mit hohem Lipidanteil, dadurch hohe Umweltresistenz, säure- und basenfest • Hohe Resistenz gegen Trockenheit und Kälte (überleben -70 °C über Jahre) • Koinfektionen mit HIV sehr häufig (10-faches Infektionsrisiko bei HIV-Pat.)
Übertragungsweg	Mensch zu Mensch, bei der offenen Tuberkulose: am häufigsten (95 %) – aerogen (Lunge), Urin (Urogenital), Stuhl (Darm-TB), selten Kontakt möglich
Diagnostik	• Gekühlter Probentransport • Mikrobiologisch (dauert Wochen), mikroskopisch (dauert Stunden), molekularbiologisch (PCR): Sputum bronchoalveoläre Lavage, Magensaft (Kinder), Urin, Biopsien, Punktate • Röntgen/CT (Thorax, weitere nach Verdacht) • Tuberkulinhauttest – nur Aussage über stattgehabten Kontakt zu M., weist auch NTM nach • Quantiferon–Gold–Test → immunologische Blutuntersuchung, weist Kontakt zu *M. tuberculosis* nach, nicht ob latent oder aktiv
Behandlung	• 3–4 verschiedene Antibiotika (Tuberkulostatika) über ca. 8 Wochen, danach noch mind. zwei Antibiotika über 6–8 Monate, bei resistenten Formen deutlich länger (bis zu 24 Monate) • Eine gute Mitarbeit des Patienten bei der Therapie ist unerlässlich und wird durch Gesundheitsbehörden kontrolliert
Meldepflicht	§ 6 IfSG: Erkrankung und Tod an Behandlungsbedürftiger Tuberkulose (auch ohne Erregernachweis!), sowie der Abbruch/Verweigerung einer Behandlung

M. leprae, der Lepra-Erreger, welcher in vitro (im Reagenzglas) nicht kultivierbar ist. Mykobakterien vermehren sich fakultativ intrazellulär, was sie für unsere Abwehr zusätzlich schwerer erkennbar macht. Mykobakterien lösen durch ihre Antigene eine ausgeprägte Immunantwort aus. Es werden keine Toxine gebildet.

Merke

- Mykobakterien unterscheiden sich von anderen Bakterien durch ihre fetthaltige, säurefeste Zellwand.
- Der Wortteil „Myko" (griech. Mykes = Pilz) leitet sich von ihrem, den Schimmelpilzen ähnlichen, Wachstum ab.

Mykobakterium-Tuberkulosis-Komplex: Tuberkulose

Definition

Mycobacterium-tuberculosis-Komplex: verschiedene pathogene Mykobakterien, die beim Menschen und beziehungsweise beim Tier eine Tuberkulose auslösen und sich dadurch von den atypischen Mykobakterien (NTM, MOTT) und *Mycobacterium leprae* abgrenzen lassen.

Die **Tuberkulose (TB)** ist eine chronisch verlaufende, zyklische Allgemeininfektion mit einer langen Geschichte und vielen Namen. Noch heute zählt sie weltweit, neben den infektiösen Gastroenteritiden zu den Infektionskrankheiten mit den meisten Todesfällen. In Deutschland und Mitteleuropa war die Tuberkulose lange Zeit auf dem Rückzug, in den letzten Jahren tritt sie jedoch durch AIDS-Erkrankungen, Einwanderung von Menschen aus Osteuropa sowie aus Kriegs- und Krisengebieten mit schlechten hygienischen und medizinischen Bedingungen und Unterbringung in Gemeinschaftsunterkünften auch hier wieder häufiger auf. Ein zusätzliches Problem stellen die zunehmenden Resistenzen dar. In **Entwicklungsländern** sowie in **Kriegs-** und **Krisengebieten** gilt die Tuberkulose weiterhin als großes, aktuelles, medizinisches Problem.

Merke

Die WHO hat 22 Hochprävalenzländer für Tuberkulose definiert, dazu zählen neben Entwicklungsländern auch Russland und Länder Zentralasiens. Es gibt, insbesondere in den Staaten der ehemaligen Sowjetunion und Afrika, bereits Stämme mit Antibiotikaresistenz gegen die Medikamente der ersten Wahl (Ordnung) (MDR – **m**ulti**d**rug **r**esistent) und extremer Antibiotikaresistenz (XDR – e**x**tensively **d**rug **r**esistent) zusätzlich gegen die Mittel der zweiten Ordnung und den Chinolonen.

Risikogruppen Risikogruppen für TB-Infektionen sind: enge Kontaktpersonen von an offener TB erkrankten Personen, Personen mit anbehandelter oder abgebrochener TB-Behandlung, HIV-Infizierte, andere Immungeschwächte, Asylbewerber, Menschen aus osteuropäischen Gefängnissen, Drogenabhängige.

Übertragung Diese erfolgt in der Regel durch Menschen, die an offener Lungen-TB erkrankt sind. Die Ansteckung erfolgt über ausgehustete oder ausgeatmete Aerosole, in denen sich die Erreger in winzigen Tröpfchenkernen befinden, lange im Raum schweben und wiederum von anderen Personen über die Luft aufgenommen werden. Die TB ist nicht so hoch infektiös, wie andere aerogen übertragene Erkrankungen (Masern, Windpocken). Ob es zu einer Ansteckung kommt, hängt maßgeblich von der Anzahl der aufgenommenen Erreger (Konzentration in der Luft, Menge der Erregerausscheidung) und der Häufigkeit, Enge und Dauer der Exposition, sowie der Empfänglichkeit des Wirts ab. Besonders ansteckend sind Patienten, bei denen im Auswurf eine hohe Erregeranzahl mikroskopisch nachweisbar ist.

Inkubationszeit Nach erfolgter Infektion und Ablauf der Inkubationszeit (= messbare Immunantwort ▸ Tab. 3.12) erkranken nur ein Teil der Infizierten (ca. 5–10 %) an einer behandlungsbedürftigen TB.

Krankheitsverlauf – Primärtuberkulose

- **Primärkomplex:** Die TB präsentiert sich im **Initialstadium** (Tag 10–14 nach Infektion) mit einem lokalen Entzündungsherd (bei der Lungen-TB, in der Lunge) – dem **Primäraffekt.** Daraufhin erfolgt eine Streuung über die Lymphbahnen und es kommt zu Lymphknotenschwellung und typischer **Granulombildung**, Tuberkel genannt (Primärkomplex). Dieser Primärkomplex kann verkalken und dadurch im Röntgenbild sichtbar werden. Alle Infizierten machen diesen Teil der Erkrankung durch, je nach Immunstatus sistiert die Krankheit in 90 % der Fälle in diesem Stadium. Es handelt sich dann, durch die bestehende Immunität und ausbleibende Vermehrung der M., nicht um eine Krankheit im eigentlichen Sinne. Die abgekapselten und vernarbten Herde (Kavernen) können jedoch lebenslang vermehrungsfähige Mykobakterien enthalten, die zu einer Reaktivierung führen können.
  - Der Tuberkulintest der Infizierten ist positiv.
  - Uncharakteristische Symptome sind Husten, Inappetenz, Gewichtsverlust, Nachtschweiß, leicht erhöhte Temperatur, Abgeschlagenheit, Hämoptysis (selten), Lymphknotenschwellungen.
- **Organtuberkulose:** Kommt es durch die Kavernen zum Einbrechen in die Blutbahn, werden die Mykobakterien hämatogen in andere Organe gestreut und es entsteht eine Organ-TB. Diese tritt v.a. in der Pleura, den Lymphknoten, dem Urogenitaltrakt (häufige Blasenentzündungen, lange symptomlos, nur eine Niere betroffen → Achtung Urin ist infektiös!), dem Skelettsystem (häufig: Wirbelsäule), dem ZNS (Wochen andauernde Meningitis, häufigste extrapulmonale Form der TB), dem Darm (→ Achtung Stuhl infektiös!), sowie auch postprimär die Miliartuberkulose (betrifft v. a. Lunge und ZNS, kann schweren Schock auslösen, Letalität 90 %).
- **Anschließender Krankheitsverlauf:**
  - **Latent tuberkulöse Infektion (LTBI):** Bei 90–95% gelingt es dem eigenen Organismus, die TB-Bakterien zu bekämpfen oder sie abzukapseln und damit dauerhaft einzugrenzen.

Es zeigen sich keine Symptome. Es handelt sich um eine latent tuberkulöse Infektion.
In den ersten beiden Jahren nach der Infektion ist das Risiko für eine Erkrankung am höchsten. Umso disponierter der Infizierte (Kleinkinder, HIV-Patienten), umso höher das Risiko zeitnah eine aktive Tuberkulose zu entwickeln (ca. 20–40 %). Es kann z.B. durch eine Schwächung des Immunsystems auch noch nach Jahrzehnten zu einem Ausbruch der Erkrankung kommen (**Reaktivierung, Postprimär-Komplex).**

- **Manifeste Primärtuberkulose** (meist: offene Lungentuberkulose ▶ 7.8.7): Bei **schlechter Abwehrlage** kann sich die TB weiterentwickeln, in 80 % der Fälle in der Lunge. Über hämato- und lymphogene Streuung können jedoch auch alle anderen Organe des Körpers betroffen sein, daher kann sich die Krankheit sehr vielseitig präsentieren.
  - 6–14 Wochen nach Infektion entwickeln sich im Rahmen der Primär-TB uncharakteristische Symptome, bevor sich durch die Streuung **Simon-Spitzenherde** (häufig in apikalen Lungenabschnitten, Niere, Milz, Knochenepiphysen) mit wenigen, größeren Entzündungsherden bilden. Hierin können die Erreger jahrelang überleben.
  - Bei sehr geschwächter Abwehrlage und durch diffuse Infiltration mehrerer Organe, kann das schwere, unbehandelt tödlich verlaufende Krankheitsbild der **Miliartuberkulose** („galoppierende Schwindsucht") ausbrechen. Weitere schwere und unmittelbare Verläufe können sich bei Abwehrgeschwächten an die Primär-TB anschließen: progressive Primär-TB der Lunge, Sepsis-artige Verlaufsformen, primäre tuberkulöse Meningitis – v. a. bei Kleinkindern.

Krankheitsverlauf – postprimäre Tuberkulose Diese wird auch als Reaktivierungskrankheit bezeichnet. Sie bildet sich bei ca. 10 % der Infizierten aus. Das Gleichgewicht zwischen Abwehr und Erreger bricht zusammen. Meist bildet sich die Postprimär-TB von einem Simon-Spitzenherd aus, seltener von einem Primärkomplex. Hier kommt es dann, durch so genannte käsige Nekrotisierung der Granulome, die dabei im Inneren einschmelzen und zu der typischen **Kavernenbildung** führen, die im Röntgen der Lunge im Rahmen der Diagnostik häufig auf eine Lungentuberkulose hinweisen. Durch das Aufbrechen der Kavernen werden massiv Erreger freigesetzt und bei einer Verbindung der Kavernen zu offenen Systemen, wie den Bronchien, spricht man von einer **offenen TB.** Die betroffenen Erkrankten geben Bakterien über Ihre Ausatemluft, sowie Sputum ab. Sind Blutgefäße durch den tuberkulösen Prozess betroffen kommt es zu Hämoptysis („Bluthusten").

Diagnostik Bei mikroskopischem Nachweis (▶ Tab. 3.10, ▶ 7.8.7) säurefester Stäbchen und klinischem Verdacht wird unmittelbar mit der Initialtherapie begonnen.

Therapie Die Therapie ist somit nicht vom kulturellen Erregernachweis abhängig. Der Therapieerfolg muss durch drei hintereinander gewonnene mikroskopisch negative Sputumproben bestätigt werden. Erst danach kann eine Isolation des Patienten aufgehoben werden (frühestens nach ca. dreiwöchiger Behandlung). Der Erfolg wird nachfolgend über ca. zwei Jahre durch monatliche bakteriologische Kontrollen gesichert.

Meldepflicht ▶ 7.8.7, Tab. 3.10.

Hygienemaßnahmen Patienten mit Verdacht auf offene (Lungen-) Tuberkulose (▶ 7.8.7) sind sofort, am besten auf speziellen Isolierstationen, zu isolieren. Behandelndes Personal muss Schutzkleidung, insbesondere eine aerosolfiltrierende Atemschutzmaske (FFP-2/3-Maske) tragen, um sich vor erregerhaltigen Aerosolen zu schützen. Da Mykobakterien besonders widerstandsfähig sind, gilt der Wirksamkeit von Desinfektionsmitteln besondere Aufmerksamkeit. Häufig sind höhere Konzentrationen und Einwirkzeiten notwendig.

Prävention Die in der Vergangenheit häufig durchgeführte BCG-Impfung sorgt lediglich für einen abgeschwächten Krankheitsverlauf und wird derzeit in Deutschland nicht empfohlen. Lediglich bei Kleinkindern ist eine Schutzwirkung, insbesondere vor Miliartuberkulose und tuberkulöser Meningitis zuverlässig bewiesen, daher werden Kleinkinder in vielen Risikoländern geimpft.

Exkurs

Historisches zur Tuberkulose

Hippokrates (ca. 460–374 v. Chr.) prägt den Begriff Phthisis – Schwindsucht für eine Erkrankung mit allgemeinem Verfall. 1689 bezeichnete der englische Arzt T. G. Morton charakteristische Läsionen der Lungenschwindsucht als „Tuberkel", woraus im Jahr 1873 der Begriff „Tuberkulose" (J. L. Schönlein) wurde. Ein Viertel aller Todesfälle bei Erwachsenen in Europa ging im 16./17. Jahrhundert auf die Tuberkulose zurück. Die „Weiße Pest" wurde im Rahmen des Zuzugs in die

Städte während der Industrialisierung und damit zunehmend beengten Wohnverhältnissen und schlechten hygienischen Bedingungen/medizinischer Versorgung im 19. Jahrhundert zur häufigsten Todesursache in Europa. 65 % aller Patienten mit offener Lungentuberkulose verstarben innerhalb weniger Jahre.
1882 entdeckte der deutsche Arzt Robert Koch den Erreger *M. tuberculosis.* Bis zur Entdeckung der tuberkulosewirksamen Antibiotika (1946, 1952) wurden die Menschen nach Möglichkeit in speziellen Lungensanatorien behandelt. Bei diesen Sanatorien handelte es sich in der Regel um naturgelegene Häuser mit guter Luftqualität, ausgestattet mit großen Balkonen und Terrassen, auf die die Kranken mitsamt ihren Betten geschoben wurden. Zusammen mit ausreichender Lebensmittelversorgung und Ruhe sollten die Kranken die Möglichkeit haben, sich zu erholen und gegen die Mykobakterien anzukämpfen.
Weitere Bezeichnungen der Tuberkulose: Morbus Koch/ Kochkrankheit (nach dem Entdecker Robert Koch), die „Motten"; auch die Kunst machte die TB zum Thema z. B. Verdi in „La Traviata".

Nichttuberkulöse Mykobakterien (NTM)

Definition

Nichttuberkulöse Mykobakterien (NTM): Umweltmykobakterien, ubiquitäre Mykobakterien. Umfassen 160 Spezies mit geringer Virulenz – die meisten verursachen klinisch manifeste Infektionen bei Immungeschwächten.

Nichttuberkulöse Mykobakterien kommen überall in der Umwelt vor, sind weniger ansteckend und fakultativ pathogen. Sie verursachen (bei Gesunden sehr selten) Erkrankungen des Respirationstraktes, der Haut, lokale Lymphadenitiden, oder systemische Erkrankungen bei Immungeschwächten (bes. HIV). Die Therapie von NTM ist häufig schwierig, da sie häufig hochresistent gegen Tuberkulostatika sind. Eine chirurgische Sanierung kann sinnvoll sein.

Mykobacterium leprae

Wie die Tuberkulose, ist auch die Lepra ist seit dem Altertum bekannt. Die frühesten Herde gab es in Ägypten, Ostasien und Indien. Im Laufe der Zeit wurde sie durch Kreuzzüge und Völkerwanderung nach Europa eingeschleppt. Der Erreger wurde 1968 entdeckt. Heute finden sich immer noch viele Länder (v. a. mit niedrigem Lebensstandard) mit hoher Prävalenz, darunter insbesondere Indien, Nepal, Zentralafrika, Mosambik, Angola, Kongo oder Brasilien.

Übertragung, Inkubationszeit Erregerreservoir ist der unbehandelte Mensch, einzig das Gürteltier ist ein bekannter, nichtmenschlicher Wirt. Der Erreger wird durch engen Hautkontakt (Erregerhaltiges Nasensekret) übertragen. Ein weiterer Übertragungsweg ist die Muttermilch leprakranker Frauen. Infektion und Weiterverbreitung setzen länger andauernden Kontakt/Zusammenleben voraus. Die Inkubationszeit liegt zwischen neun Monaten und 20 Jahren.

Krankheitsbilder Man unterscheidet zwei Erscheinungsbilder der Lepra:

- **Lepromatöse Lepra** (maligne Lepra): keine Möglichkeit zur Selbstheilung, lässt sich vom Verlauf mit Miliartuberkulose vergleichen, Ausprägung von Lepromen, knotigen Infiltraten an Ellenbogen, Knien, Gesicht und Ohren
- **Tuberkuloide Lepra** (benigne Lepra): lässt sich mit der Primär-TB vergleichen, Selbstheilungstendenz bis zu 90 %, verläuft langsamer, ohne systemische Beteiligung, fast ausschließlich Haut und periphere Nerven betroffen – bessere Prognose als lepromatöse Lepra

Dauer der Ansteckungsfähigkeit Mit Beginn der Therapie kann sich die Krankheit nicht weiter verbreiten.

Diagnostik und Therapie *M. leprae* kann nicht auf künstlichen Nährmedien oder in Zellkultur angezüchtet werden und auch mikroskopisch nicht von anderen Mykobakterien unterschieden werden. Es kann mittels speziellen Anfärbeverfahren in Gewebeschnitten dargestellt werden. Die Therapie der Lepra ist ähnlich standardisiert, wie die der TB. Patienten beider Formen müssen nach erfolgreichem Therapiebeginn (Antibiotika) nicht isoliert werden.

3.3.10 Zellwandlose Bakterien

Mykoplasmen

Definition

Mykoplasmen: die kleinsten bekannten Bakterien; haben keine feste Zellwand, eine variable Form, und lassen sich nur schlecht für die mikroskopische Untersuchung anfärben; leben auf den Schleimhäuten des Menschen.

Mykoplasmen werden auch die „Weichhäutigen" genannt. Der Verzicht auf eine Zellwand ist genetisch fixiert und somit ein Merkmal zur Einteilung. Sie sind nicht nach Gram anfärbbar und primär resistent gegen Beta-Laktam-Antibiotika, da sie dem Mittel keinen Angriffspunkt (Zellwand) bieten. Mykoplasmen kommen ausschließlich beim Menschen vor. Sie vermehren sich extrazellulär und können sich, auf Grund der fehlenden Zellwand, der Oberfläche ihres Wirtes (insbesondere den Epithelien von Respirations- und Harntrakt) anpassen.

Übertragung, Inkubationszeit Die Übertragung findet durch Tröpfchen (*M. pneumoniae*) oder über Geschlechtsverkehr/intrapartal (*M. hominis*) statt. Die Inkubationszeit beträgt 1–3 Wochen.

Krankheitsbilder Zu den wichtigsten Erkrankungen zählen atypische Pneumonien (M. pneumoniae) v.a. bei Kindern und Jugendlichen und Harnwegsinfektionen (M. hominis). Im Falle der Pneumonie manifestiert sich die Erkrankung nach einer Inkubationszeit von 2–3 Wochen durch Fieber, Husten und Kopfschmerzen.

Diagnostik und Therapie Der Nachweis von Mykoplasmen gelingt nur serologisch über Antikörpertests. Da sie sehr empfindlich gegen Austrocknung und osmotische Druckschwankungen sind, müssen vom Labor spezielle Transportmedien bereitgestellt werden. Eine Behandlung erfolgt mit Antibiotika nach Antibiogramm.

Chlamydien

Definition

Chlamydien: obligat intrazelluläre Prokaryonten, die sich nur in Wirtszellen vermehren.

Chlamydien gehören zwar nicht zu den zellwandlosen Bakterien, unterscheiden sich jedoch von anderen dadurch, dass sie nicht anfärbbar, besonders klein sind, einen unvollständigen Stoffwechsel haben und sich nur innerhalb von Wirtszellen (intrazellulär) vermehren. Ihre Anzucht gelingt aus diesem Grund auch nur in Zellkulturen.

Übertragung, Inkubationszeit Übertragungen erfolgen über Kontakt (Schmierinfektion durch z.B. gemeinsam genutzte Handtücher, Sexualkontakt, Kontakt zu infizierten Vögeln, oder Aufnahme der Erreger über Inhalation und Tröpfchen. Die Inkubationszeit beträgt 1–3 Wochen.

Krankheitsbilder Die drei wichtigsten, weil humanpathogenen Arten, sind Chlamydien der Serotypen A–K:

- *C. trachomatis* als Verursacher des Trachoms (schwere Keratokonjunktivitis mit Erblindung, v.a. in Regionen ohne ausreichende Gesundheitsversorgung), sowie aufsteigender Infektionen des Urogenitaltraktes mit Entzündungen des kleinen Beckens (einer der häufigsten sexuell übertragenen Erreger, Risiko der Infertilität und ektopen Schwangerschaft!), Neugeborenen-Pneumonie und reaktive Arthritis.
- Und der Serotypen L1–L3:
  - *C. psittaci* als Erreger der lebensbedrohlichen systemischen Infektion Psittakose (Papageienkrankheit), die bei verschiedenen Vogelarten auftritt und
  - *C. pneumoniae,* Erreger von Atemwegsinfektionen und Pneumonie. Insbesondere alte Menschen und chronisch Kranke erkranken schwer, bei ansonsten Gesunden gibt es asymptomatische Verläufe. Nicht erkannte Chlamydienpneumonien können zu Herzbeteiligung (Myokarditis, Endokarditis) und dadurch zum Tod führen.

Dauer der Ansteckungsfähigkeit Diese ist aufgrund asymptomatischer Verlaufsformen nicht zu bestimmen.

Diagnostik Zur Diagnostik verwendet man Antikörper-Tests.

Therapie Zur Therapie werden Antibiotika eingesetzt. Präventiv bieten persönliche Hygiene und Kondome Schutz vor der Übertragung von *C. trachomatis,* sowie die Vermeidung von Kontakt zu - und Ausrottung von infizierten Vögeln.

Meldepflicht Es liegt lediglich eine **Labormeldepflicht** nach §7 IfSG für *C. psittaci* bei Hinweis auf eine akute Infektion vor.

Wiederholungsfragen

- Hat man mehr Körperzellen oder mehr Bakterien an/auf dem menschlichen Körper?
- Machen alle Bakterien automatisch krank?
- Müssen Krankheiten, die durch Bakterien verursacht werden, immer mit Antibiotika behandelt werden?
- Warum gibt es bei resistenten Bakterien weniger Therapiemöglichkeiten? Ist dies bei allen resistenten Erregern gleich schlecht?
- Nennen Sie den Hauptübertragungsweg für Bakterien und wodurch sich die Übertragung gut vermeiden lässt!
- Welche Arten von Staphylokokken sind für den klinischen Alltag relevant und warum?
- Welche schwerwiegenden Folgeerkrankungen können Streptokokken auslösen?
- Stellen Sie die Besonderheiten der Vancomycin-resistenten-Enterokokken dar.

- Wie heißt der häufigste Erreger nosokomialer Infektionen?
- Wodurch sind Pseudomonade charakterisiert?
- Was wissen Sie über multiresistente gramnegative Bakterien?

3.4 Viren: Charakteristika

Definition

Viren: Besonders kleine Krankheitserreger (0,02–0,4 µm), die nicht aus Zellen, sondern lediglich aus Erbinformation, Enzymen und einer Eiweißhülle bestehen. Derart aufgebaut können sie sich nur innerhalb lebender Wirtszellen vermehren, wobei verschiedene Viren unterschiedliche Wirtszellen haben. Sie nutzen den Stoffwechsel von Wirtszellen zur Replikation und entfalten dabei häufig eine pathogene Wirkung.

Viren sind unbelebte, **vermehrungsunfähige** Komplexe aus Nukleinsäuren, welche zur Vermehrung auf Wirtszellen angewiesen sind. Sie zeigen ein parasitäres Verhalten, indem sie mit Hilfe spezifischer Rezeptoren in eine Wirtszelle eindringen und deren Stoffwechselapparat zur eigenen Replikation verwenden.

Dieses Vorgehen ist erforderlich, da Viren weder über ein Zytoplasma (als Medium für Stoffwechsel) noch über Ribosomen und Mitochondrien verfügen. Weiterhin fehlt ihnen die Möglichkeit Proteine herzustellen. Da sie nicht als Lebewesen, sondern als unbelebt angesehen werden, lautet die korrekte Bezeichnung: „das Virus".

Während die Bedeutung von Viren in Medizin und Pflege als Krankheitserreger im Vordergrund steht, sollte bewusst sein, dass Viren einen wesentlichen Anteil am ökologischen Gleichgewicht haben. Dies z.B. durch die Begrenzung des ungehemmten Wachstums von Bakterien. Dieser Effekt wurde bereits in marinen Ökosystemen nachgewiesen und wird in weiteren Ökosystemen vermutet.

Viroide/Virusoide erzeugen Erkrankungen bei Pflanzen, Bakteriophagen befallen Bakterien (▸ 3.2.1).

Viren sind, selbst im Vergleich zu Bakterien, winzige Mikroorganismen. Sie sind unter einem Lichtmikroskop nicht sichtbar. Um sie darzustellen, wird ein Elektronenmikroskop (▸ Abb. 3.7) benötigt, das in einem üblichen mikrobiologischen Labor jedoch nicht zur Verfügung steht. Um die Größenverhältnisse etwas plastischer darzustellen, kann man einen Fußball (Bakterie) mit einem Tischtennisball (Virus) vergleichen.

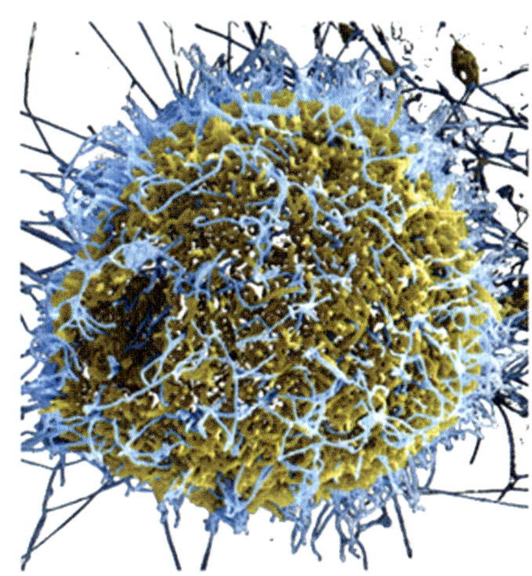

Abb. 3.7 Ebola-Virus unter Elektronenmikroskop sichtbar [G1253]

3.4.1 Virusreplikation

Die Virusreplikation verläuft in **verschiedenen Zyklen,** mit komplexen und vielfältigen Abläufen:

- Adsorption, Anhaften an Wirtzelle: Das Virus ist noch an der Zelloberfläche und kann durch Antikörper neutralisiert werden.
- Penetration: Eindringen in Wirtzelle.
- Eklipse: Die Viruspartikel verlieren ihre Infektiosität. Die Wirtzelle enthält nur die „nackte" Nukleinsäure des Virus. Dies wird auch als „uncoating" bezeichnet.
- Montage (Replikation) der Virusbausteine: Die Wirtzelle produziert neue Viren.
  - Dies geschieht bei RNA-Viren im Zytoplasma, Ausnahme sind Retroviren.
  - DNA-Viren werden im Zellkern der Wirtszelle kopiert.
- Proteinbiosynthese: Die zelleigenen Proteinfabriken produzieren neue Virusbestandteile.
- Assembly, Zusammenbau der Viren: Wie in einem Baukasten werden die neuen Viren zusammengesetzt.
- Ausschleusung, in großer Zahl (bis zu ≥10.000) werden Viren freigesetzt. Die Wirtszelle geht hierbei oft, aber nicht zwingend, unter. Unbehüllte Viren verlassen die Wirtszelle durch Lyse –

hierbei geht die Zelle zugrunde, oder durch Exozystose – wobei die Zelle überlebt. Die Freisetzung Behüllter Viren erfolgt durch Sprossung (Budding, Knospung), die Wirtszelle überlebt diesen Prozess.

Anders als bei Bakterien, gibt es keine exponentielle Vermehrung durch Verdopplung. Stattdessen ist das schlagartige Freisetzung unzähliger Viren möglich, was zu plötzlich auftretenden und heftigen Krankheitssymptomen führen kann.

3.4.2 Aufbau

Der Aufbau von Viren ist im Vergleich zu Körperzellen des Menschen und zu anderen Mikroorganismen recht simpel. Von den drei „Bausteinen" des Virus sind zwei immer vorhanden.

- **Genom,** bestehend aus RNA- oder DNA- Nukleinsäure, welches als Träger der genetischen Information stets vorhanden ist.
  - DNA ringförmig oder linear, meist doppelsträngig, Einzelstrang ist möglich.
  - RNA linear und einzelsträngig, doppelsträngig ist möglich.
- **Kapsid,** ist der Proteinmantel, der das Genom umhüllt.
  - Liegt keine weitere Lipidhülle vor, werden diese Viren unbehüllt genannt.
  - Lipidhülle (envelope), kommt bei wenigen Viren vor. Umhüllt von außen das Kapsid. Diese Viren werden als umhüllte Viren bezeichnet.

Weitere Merkmale sind:

- **Spikes** sind rezeptorbindende Proteine und kommen auf/in der Oberfläche von behüllten sowie unbehüllten Viren vor. Spikes sind für die Adhäsion an die Wirtszelle erforderlich.
- **Enzyme** (DNA- oder RNA- Polymerasen) bei bestimmten Viren.

3.4.3 Klassifikation

Die Klassifikation von Viren ist auf vielerlei Wegen möglich. Diese Vielzahl an Möglichkeiten ist mikrobiolohgisch begründet, für den Lernenden jedoch sicherlich schwer nachvollziehbar und unübersichtlich. Unter dem Gesichtspunkt der Hygiene ist die Unterscheidung in behüllte und unbehüllte Viren entscheidend.

Bereits 1962 wurde von Paul Tournier, Robert W. Horne und André Lwoff eine Taxonomie (Benennung) entwickelt, die Viren anhand der Nukleinsäure (DNA- oder RNA-Viren), der Symmetrie des Kapsids, dem Vorhandensein einer Lipidhülle und der Größe unterscheiden. Dieses System entsprach der von Carl von Linné begründeten binären Klassifikation der Lebewesen. Auf Grundlage des Wissens um die Molekularbiologie der Viren hatte sich ab 1971 eine weitere Klassifikation etabliert, welche auf einen Vorschlag des Nobelpreisträgers David Baltimore zurückgeht. Hier werden Viren anhand ihrer DNA bzw. RNA in sieben Klassen eingruppiert. Die Fachwelt orientiert sich an der international verbindlichen Benennung von Viren, Virusfamilien und -gattungen, die von einem internationalen Gremium, dem **International Committee on Taxonomy of Viruses (ICTV)** vorgenommen wird. Diese Taxonomie wird z.B. anhand der Symmetrie des Nukleinsäure-Kapsid-Komplexes, einer Empfindlichkeit auf Äther oder serologischen Eigenschaften (das bedeutet Antigen-Antikörperreaktion in vitro) getroffen.

Serologisch unterscheidbare Variationen von Viren werden als **Serotypen** (Subspezies) bezeichnet. Dies sind Variationen innerhalb der Subspezies (Untergruppen), welche anhand serologischer Tests definiert werden.

Gemeinsamkeiten in Aufbau, Genom oder Art der Vermehrung führen zu einer Klassifizierung vergleichbarer Viren in sog. **Virusfamilien.** So werden unter anderem die Familie der Orthomyxoviren (Influenza) von Paramyxoviren (Mumps-Virus, Masen-Virus und weitere) unterschieden.

Eine übersichtlichere Form der Unterscheidung geschieht anhand der Nukleinsäure (DNA oder RNA), durch das Kapsid und das Vorhandensein einer Hülle (► Tab. 3.11).

In Zusammenhang mit Desinfektionsmaßnahmen ist eine Unterscheidung von **„behüllten"/„umhüllten"** und **„unbehüllten"/„nicht umhüllten"/„nackten" Viren** der wesentliche Faktor.

Viren lassen sich anhand der Struktur der Virushülle (Lipidhülle) wie folgt unterscheiden (► Tab. 3.12):

- **Behüllte Viren** (► Abb. 3.8) können ohne Lyse der Wirtszelle freigesetzt werden (Knospung). Sie sind in der Lage, die Immunabwehr leichter zu unterlaufen und können sich leichter an einen neuen Wirt anpassen. Sie überdauern in der unbelebten Umwelt weniger lange als Unbehüllte.
- **Unbehüllte Viren** (► Abb. 3.9) hingegen verlassen die Wirtszelle meist durch Zerstörung

Tab. 3.11 Anhand ihrer Nukleinsäure, dem Kapsidaufbau und dem Vorhandensein einer Hülle werden Viren in Gruppen unterteilt

Gruppe	Beispiel
Doppelstrang-DNA-Viren mit Lipidhülle	• Hepatitis-B-Virus • Herpesviren • Variolavirus
Doppelstrang-DNA-Viren ohne Lipidhülle: unbehüllte, umweltstabile Viren	• Adenoviren • Papillomaviren
Einzelstrang-DNA-Viren ohne Lipidhülle	Parvovirus
RNA-Viren mit Lipidhülle	• Lassa-Virus • Flavivirus • Hepatitis-C-Virus • Humanes Immundefizienz Virus (HIV) • Rötelnvirus • Coronavirus (SARS) • Orthomyxo Viren (Influenza) • Masernvirus
RNA-Viren ohne Lipidhülle: unbehüllt, umweltstabil, meist fäkal oraler Übertragungsweg, verursachen oftmals Gastroenteritiden	• Astroviren • Hepatitis-A- und E-Virus • Enteroviren • Norovirus • Rhinoviren
Doppelstrang-RNA-Viren ohne Lipidhülle: fäkal-orale Übertragung	Rotavirus

Tab. 3.12 Weitere Unterscheidungsmerkmale von umhüllten und unbehüllten Viren

Art des Virus	Genom?	Kapsid?	Lipidhülle
Umhülltes/ behülltes Virus	Ja	Ja	Ja
Unbehülltes/ nicht umhülltes/ nacktes Virus	Ja	Ja	Nein

dieser. Sie werden häufig über Kontakt mit Körperflüssigkeiten übertragen.

Die **Lipidhülle** entscheidet somit weitgehend über die Stabilität gegenüber äußeren Einflüssen wie

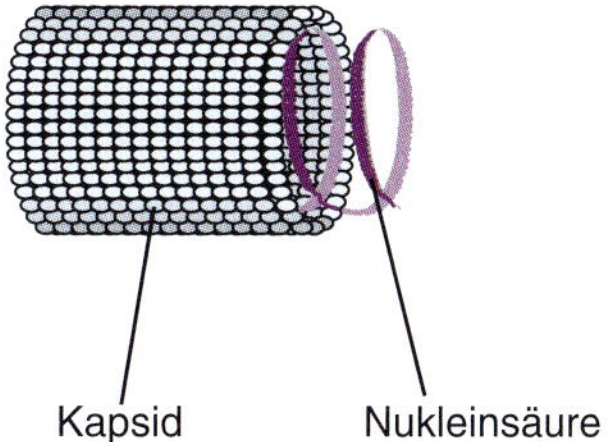

Abb. 3.8 Behülltes Virus [E1213]

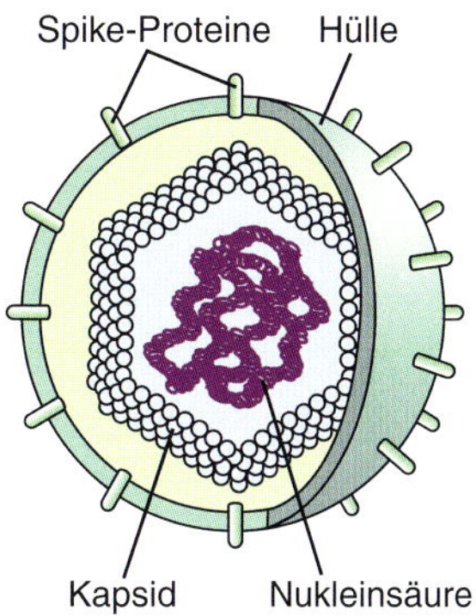

Abb. 3.9 Unbehülltes Virus [E1213]

z. B. Desinfektion: Je lipophiler das Virus ist, desto geringer ist seine Stabilität gegenüber chemischen Noxen.

- Behüllte Viren = lipophil = keine erhöhte Anforderung an die Desinfektion.
- Unbehüllte Viren = hydrophil = erhöhte Anforderungen an die Desinfektion.

Merke

Die Eigenschaft „behüllt"/„unbehüllt" gibt keine Auskunft über die Virulenz des Erregers (krankmachende Eigenschaften) oder den Krankheitsverlauf, sondern nur über die Stabilität gegenüber äußeren Einflüssen, wie z.B. Desinfektionsmitteln.

Merke

- Bei behüllten Viren sind routinemäßig eingesetzte Desinfektionsmittel in aller Regel gut wirksam. Die Lipidhülle bewirkt einen Angriffspunkt alkoholischer (Hände-)Desinfektionsmittel. Auch Tenside (Seife) zeigen einen gewissen Effekt.
- Bei unbehüllten Viren müssen ggf. spezielle Desinfektionsmittel verwendet werden.

Die entsprechenden Vorgaben finden sich im Hygieneplan.

In der **Desinfektion** werden **drei Wirkbereiche** unterschieden (► Tab. 3.13):

- Begrenzt viruzid
- Begrenzt viruzid PLUS (beinhaltet die Wirkung von Begrenzt viruzid)
- Viruzid (beinhaltet die Wirkung von Begrenzt viruzid und begrenzt viruzid PLUS)

Tab. 3.13 Übersicht von Viren mit der erforderlichen Desinfektionsleistung

Virus	Erforderliches Wirkspektrum
Adenovirus	Begrenzt viruzid PLUS, viruzid
Astrovirus	Viruzid
Coronavirus (SARS-CoV, Sars CoV-2, MERS)	Begrenzt viruzid, begrenzt viruzid PLUS, viruzid
Coxsackievirus	Viruzid
Cytomegalie-Virus (CMV)	Begrenzt viruzid, begrenzt viruzid PLUS, viruzid
Ebola-Virus	
FSME-Virus	
Hepatitis-A-Virus (HAV)	Viruzid
Hepatitis-B-Virus (HBV)	Begrenzt viruzid, begrenzt viruzid PLUS, viruzid
Hepatitis-C-Virus (HCV)	
Hepatitis-D-Virus	
Hepatitis-E-Virus	Viruzid
Herpes-simplex-Virus (HSV)	Begrenzt viruzid, begrenzt viruzid PLUS, viruzid
Humanes Immundefizienz-Virus (HIV)	
Humanes Enterovirus	
Humanes Herpesvirus (HHV) 6, 7, 8	
Humanes Metapneumovirus	
Humanes Papillomavirus (HPV)	Viruzid
Influenzavirus	Begrenzt viruzid, begrenzt viruzid PLUS, viruzid
Lassavirus	
Marburgvirus	
Masernvirus	
Mumpsvirus	
Norovirus	Begrenzt viruzid PLUS, viruzid
Parainfluenzavirus	Begrenzt viruzid, begrenzt viruzid PLUS, viruzid
Parvovirus	Viruzid
Poliovirus	Viruzid
Poliomavirus	Viruzid, oder „wirksam gegen Poliomavirus"
Respiratorisches Synzytial-Virus (RSV)	Begrenzt viruzid, begrenzt viruzid PLUS, viruzid
Rhinovirus	Viruzid
Rötelnvirus	Begrenzt viruzid, begrenzt viruzid PLUS, viruzid
Rotavirus	Begrenzt viruzid PLUS, Viruzid
Vacciniavirus	Begrenzt viruzid, begrenzt viruzid PLUS, viruzid
Variolavirus	
Varizella-Zoster-Virus	
Zikavirus	

Unter: https://www.bode-science-center.de/center/erreger-suche-a-z.html findet sich eine sehr schöne Übersicht vieler Viren (sowie Bakterien und Pilze) mit erforderlicher Desinfektionsleistung, sowie weitergehenden Informationen.

Begrenzt viruzid ist demzufolge die „schwächste" Wirkung, während viruzid das größte Wirkspektrum deklariert. Dieser Wirkbereich ist auf der Verpackung der Präparate angegeben.

Merke

Nicht nur der ausgelobte Wirkbereich, sondern auch Desinfektionsmittel-Konzentration und Einwirkzeit sind für den Desinfektionserfolg von entscheidender Bedeutung. Weitere Details ► 6.3.

Die **Infektionswege** der Viren gleichen denen anderer Mikroorganismen (► Tab. 3.14).

Tab. 3.14 Infektionswege der Viren. Es ist zu beachten, dass für eine Vielzahl der Viren (wie auch bei anderen Mikroorganismen) mehrere Übertragungswege möglich sind.

Infektionsweg	Medium	Viren (Beispiele)
Kontakt	Hände, Oberflächen	Hepatitis-A-Virus (HAV), Polio-Virus, Adenoviren, Noro- und Rotavirus, Herpes simples Virus 1 und 2, Coronaviren
	Konjunktival (von der Hand ins Auge)	Adenoviren, Herpesviren
Tröpfchen	Tröpfchen getragen	Coronaviren, Enteroviren, Norovirus, Zytomegalievirus
Aerogen	Luft, auch an Staubpartikel gebunden	Masernvirus, Varizella-zoster-Virus, Coronaviren evtl.
Parenteral	Blutkontakt, Geschlechtsverkehr	z. B. Human Immundefizienz Virus (HIV), Hepatitis B- (HBV) und C- (HCV) Virus, Herpesviren (Geschlechtsverkehr), Zytomegalievirus
	Plazenta	z. B. HIV, Röteln-Virus, Zytomegalie-Virus
Vektor- assoziiert	z.B. Mücken	z. B. FSME-Virus

3.4.4 Wirt und Wirtszellen

Im Gegensatz zu Bakterien oder Pilzen sind viele Viren auf einen **definierten Wirt** angewiesen. Dies gilt z.B. für das Norovirus, das als Humanpathogene Form, aber auch als Mäuse- (murines) oder Katzen (felines) Norovirus in Erscheinung tritt. Ist der Katzenbesitzer am Norovirus erkrankt, besteht für die Katze keine Ansteckungsgefahr – und umgekehrt. Das Tollwut-Virus hingegen hat ein breites und übergreifendes Wirtspektrum und infiziert praktisch alle Warmblüter.

Exkurs

Wirtswechsel von Viren

Eine Anzahl an Viren schafft den Sprung von einem auf einen neuen Wirt. So wurde 2005 belegt, dass der Ursprung des Human Immundefizienz-Virus (HIV) beim Affen liegt. Dieses Virus hat es zweimal geschafft auf einen neuen Wirt zu wechseln: Vom Affen zum Menschenaffen und von dort zum Menschen. Es besteht die Vermutung, dass es durch das Verspeisen von infiziertem Affenfleisch bzw. über kleine Wunden zu Erstübertragungen gekommen ist.

Da das HI-Virus von Mensch zu Mensch übertragbar ist, kann von einem kompletten Wirtswechsel gesprochen werden.

Es gibt Hinweise, dass Flughunde und Fledermäuse als Hauptwirt des Ebola-Virus fungieren. Von hier scheint der Sprung auf Schimpansen und Gorillas und – durch den Verzehr rohen Fleisches(?) – auf den Menschen gelungen zu sein. Bemerkenswert ist, dass der Hauptwirt nicht zwingend erkrankt.

Humanpathogenen Influenzaviren stammen ursprünglich vom Vogel, auch wenn sie möglicherweise von anderen Tieren auf den Menschen überspringen: 2004 machte die „Vogelgrippe" (H5N1) Schlagzeilen. Hintergrund der Befürchtung einer weltweiten Epidemie war die Tatsache, dass eine Variante dieses Virus in den Jahren 1918/1920 als „Spanische Grippe" 20 Millionen Opfer (geringste Schätzung) forderte. Zum Vergleich: Die Anzahl der im Ersten Weltkrieg Gefallenen (Soldaten) wird auf 9,2 Millionen geschätzt. Die Letalität des 2004 aufgetretenen Virustyps liegt mit ca. 60 % jedoch um ein Vielfaches höher, als es bei der „Spanischen Grippe" der Fall war. Erschwerend kommt in diesem Fall der Übertragungsweg über (Zug-)Vögel hinzu, welcher naturgemäß schwer zu beherrschen ist.

Der Erreger der „Schweinegrippe" (H1N1) ist ein Virus, welches bei Schweinen eine akute Infektion der Lunge auslöst und für den Menschen zunächst von geringer Gefahr war.

Auch das Coronavirus SARS-CoV-2 ist, nach derzeitigen Erkenntnissen, von Fledermäusen auf den Menschen übergesprungen.

Viren sind absolute Spezialisten. Das bedeutet, sie benötigen neben einem spezifischen Wirt auch definierte **Wirtszellen.** Beispielsweise wird das Norovirus als Auslöser von Gastroenteritiden weder eine Wundinfektion noch eine Pneumonie oder Harnwegsinfektion auslösen. Dieser Effekt wird als Organtrophismus bezeichnet.

3.4.5 Präanalytik

Zu diagnostischen Zwecken gewonnenes Untersuchungsmaterial wird in aller Regel durch einen Abstrich oder eine Punktion gewonnen. Das Material soll möglichst zügig in das untersuchende Labor versendet werden. Ist dies nicht möglich, wird eine Lagerung bei 4 °C empfohlen. Die Frage, ob ein Virustransportmedium im Transportgefäß erforderlich ist, wird vom untersuchenden Labor beantwortet. Wichtig ist jedoch immer, dass das Material für die Virusdiagnostik nicht austrocknet. Eine komplette Beschriftung von Transportmedium und Laborauftrag mit sämtlichen geforderten Angaben ist Voraussetzung für eine erfolgreiche Diagnostik.

Merke

Die sorgfältige Präanalytik (► 3.10), das bedeutet gewissenhafte und kontaminationsfreie Probenentnahme, korrekte Untersuchungsgefäße und Entnahmemedien (z. B. Tupfer), genaue und vollständige Angaben auf Laboranforderung bis hin zum Probentransport in das untersuchende Labor sind Grundvoraussetzung einer erfolgreichen Diagnostik!
Grundsätzlich ist den Vorgaben des Labors nachzukommen.

3.4.6 Krankheitsverlauf und Therapie

Der Verlauf einer Virusinfektion kann unterschiedlich ablaufen. Dies ist u.a. abhängig von der aufgenommen Virusmenge, Immunlage des Infizierten und Pathogenität des Virus. **Mögliche Infektionsverläufe** sind:

- Inapparente Infektion: Virus-Latenz oder -Vermehrung, ohne Krankheitssymptome
- Klinisch manifeste Infektion: Erkrankung des Wirtes
- Persistierende (latente) Infektion: Virus befindet sich im Körper des Wirts und vermehrt sich ständig (HIV) oder periodisch (Herpes-Viren)
- Onkogene Potentiale: Kanzerogen, d.h. krebserzeugend oder -fördernd, z.B. chronische Infektion mit Hepatitis-B-Virus führt zu einem höheren Risiko, an einem Lebezellkarzinom zu erkranken
- Immunpathologische Folgeerkrankungen: z. B. bei chron. Hepatitis B
- Slow-Virus-Erkrankungen: mit langer Inkubation und chronisch progredientem (fortschreitendem) Verlauf

Als Reaktion auf die Infektion werden Antikörper aufgebaut, welche eine – bis zu lebenslang anhaltende – Immunität bewirken können. Dies ist bei den sog. „Kinderkrankheiten" (z. B. Windpocken) der Fall.

Merke

Viren können durch Antikörper neutralisiert werden.

Eine **antivirale Therapie** besteht zum einen darin, durch „uncoating" (Freisetzung der Erbinformationen eines Virus) zu verhindern, dass Viren innerhalb der Wirtszelle vermehrt werden. Ein anderer Ansatz ist, die Freisetzung von Viren aus der besetzten Zelle zu verhindern. Bei vielen Viruserkrankungen steht ausschließlich eine symptomatische Therapie, z.B. durch Flüssigkeits- und/oder Elektrolyt-Substitution (Ersatz), zur Verfügung. Als vorbeugende Maßnahme sind Schutzimpfungen (► 4.4) zu empfehlen.

Merke

Antibiotika waren, sind und werden auch künftig bei Viruserkrankungen **unwirksam sein**!

Der Versuch Virusinfektionen antibiotisch zu therapieren, fördert hingegen die Ausbildung von antibiotikaresistenten Bakterien. Im Einzelfall kann eine antibiotische Prophylaxe zur Verhinderung einer bakteriellen Mischinfektion sinnvoll sein. Dies sollte allerdings nur nach sorgfältiger Prüfung erfolgen.

Wiederholungsfragen

- Sind Viren kleiner oder größer als Bakterien?
- Beschreiben Sie den Aufbau von Viren?
- Warum ist die Verwendung von Antibiotika bei einer Viruserkrankung sinnlos?
- Beschreiben Sie, wie sich Viren vermehren.
- Welch Klassifikation der Viren ist aus hygienischer Sicht relevant?
- Nennen Sie die verschiedenen Wirkspektren der Desinfektionsmittel bei Viren
- Welche Infektionsverläufe gibt es bei Virusinfektionen?

3.5 Viren: Wichtigste humanpathogene Viren

Im Folgenden werden die wichtigsten humanpathogenen Viren in alphabetischer Reihenfolge vorgestellt. Zu den Isolationsmaßnahmen ▸ 7.7, zu den Angaben zur Meldepflicht ▸ 1.6.

3.5.1 Adenoviren

Definition

Adenoviren: Mehr als 50 Serotypen, Übertragung durch kontaminiertes Wasser oder fäkal-oral. Die verschiedenen Serotypen befallen unterschiedliche Zellen und können nach Primärinfektion persistieren. Verursachen v.a. respiratorische und gastrointestinale Infekte

Es handelt sich um unbehüllte Doppelstrang-DNA-Viren mit weltweiter Verbreitung. Diese Viren sind sehr umweltstabil und bei Raumtemperatur Wochen bis zu fünf Monaten infektiös. Eine Übertragung erfolgt durch direkten Kontakt, kontaminierte Gegenstände wie Tropfflaschen -Pipetten, Instrumente, Handtücher, ggf. als Tröpfcheninfektion oder über Augensekrete.

Inkubationszeit Fünf bis zwölf Tage.

Krankheitsbilder

- Keratoconjunctivitis epidemica (Typen 8, 19, 37), mit hoher Bedeutung als „Nosokomialer Erreger". Konjunktivitis (des Auges)
- Akute respiratorische Erkrankungen (Typen 1–3, 4, 6, 7, 14, 21)
- Pharyngokonjunktivalfieber (Typen 3, 7, 14)
- Follikuläre Konjunktivitis (Typen 3, 4, 7)
- Gastroenteritiden (Typen 40, 41, 31)
- Gastroenteritiden mit mesenterialer Lymphadenopathie (Typen 1, 2, 5, 6)
- Pneumonien (Typen 1–4, 7)
- Pharyngitis, akut, febril (Typen 1–3, 5–7)

Dauer der Ansteckungsfähigkeit Regelhaft in den ersten zwei (bis drei) Wochen der Erkrankung.

Diagnostik Abstrich mit angefeuchtetem Wattetupfer, serologischer Nachweis mittels Blutprobe.

Therapie Symptomatisch.

Hygienemaßnahmen Basishygiene, ggf. Schutzhandschuhe.

Erkranktes medizinisches Personal: ist infektiös und während bestehender klinischer Symptome im Umgang mit Patienten nicht arbeitsfähig.

Meldepflicht Labormeldepflicht nach § 7 IfSG.

3.5.2 Coronaviren

Definition

Coronaviren: Behüllte RNA-Viren. Von einer Vielzahl von Coronaviren sind nur sieben humanpathogen. Meist rufen sie typische Erkältungssymptome hervor; die Subtypen MERS-CoV (MERS = „middle east respiratory syndrome"), SARS-CoV (SARS = „severe acute respiratory syndrome") und SARS-CoV-2 können jedoch auch zu einer Pneumonie mit akutem Lungenversagen führen.

Die Familie der Coronaviridae beinhaltet eine Vielzahl unterschiedlicher Viren, die Säugetiere, Nager und Vögel infizieren, aber nur wenige Coronaviren haben sich an den Menschen angepasst. Dies jedoch mit großem Erfolg. Mitte der 1960er-Jahre wurde mit HCoV-B814 erstmalig ein humanes Coronavirus identifiziert, das Erkältungssymptome verursacht. Mit SARS-CoV-2 sind derzeit sieben humanpathogene Coronaviren bekannt. Diese Viren gehören zur Unterfamilie der Orthocoronaviridae.

Ca. 30 % der typischen **Erkältungen,** aber auch **Durchfallerkrankungen** sind auf Coronaviren zurückzuführen. Es handelt sich offensichtlich um eine klassische Zoonose (Zooanthroponose = Übertragung vom Tier auf den Menschen). Humane Coronaviren sind mit „begrenzt viruzid" wirksamen Desinfektionsmitteln effektiv zu eliminieren.

Vorsicht

Desinfektionsmittel für den privaten Bereich werden möglicherweise damit beworben, dass sie 99,9 % bestimmter Bakterien abtöten. Dies ist keine qualifizierte Aussage zur Desinfektionsleistung.

Coronaviren halten sich, Untersuchungen zufolge, durchschnittlich vier bis fünf Tage auf unbelebten Oberflächen. Diese Eigenschaft ist jedoch stark von den äußeren Rahmenbedingungen abhängig und variiert mit einer maximalen Spannbreite von einer Stunde bis zu neun Tagen. Diese Angaben sind somit nur mit äußerster Vorsicht in den Arbeitsalltag zu übertragen.

Fallbeispiel

Nach der Entlassung eines Patienten mit SARS-CoV-2 aus der stationären Behandlung wird das freigewordenen Patientenzimmer für eine Neuaufnahme benötigt. Die Pflegefachkraft, Frau Meller, weist darauf hin, dass das Zimmer noch nicht desinfizierend aufbereitet wurde – und somit noch nicht belegt werden kann. Die Ärztin der Notaufnahme, Frau Dr. Schneider, hingegen weist auf eine „überlaufende" Aufnahmeambulanz hin. Sie sagt, das Patientenzimmer benötige keine Desinfektion, da der entlassene Patient seit drei Tagen keine Symptome habe und die Viren sich nicht so lange in der unbelebten Umwelt halten. Somit bestehe für einen neu aufgenommenen Patienten keinerlei Infektionsgefahr. Die Neuaufnahme sei unverzüglich zu übernehmen.

Frau Meller ist verunsichert und informiert die Hygienefachkraft. Diese verweist auf den Hygieneplan, welcher eine Schlussdesinfektion vorsieht. Nach Rücksprache mit Dr. Schneider wird eine zeitnahe Schlussdesinfektion organisiert und das Patientenzimmer nach Ablauf der Einwirkzeit wieder belegt.

SARS-CoV, MERS

- 2002 machte die Erkrankung SARS erstmalig in besorgniserregender Form auf Coronaviren aufmerksam. Der Name des Virus: **SARS-CoV** ist zugleich Erklärung: Schweres **A**kutes **R**espiratorisches **S**yndrom **Co**ronavirus. Dieser Erreger forderte weltweit ca.1000 Todesopfer. Seit 2004 ist weltweit kein weiterer SARS-Fall bekannt geworden.
- 2012 folgte **MERS** (**M**iddle **E**ast **R**espiratory **S**yndrome). Im Juni 2012 kam es bei Patienten im Nahen- und Mittleren- Osten zu schweren Infektionen der Atemwege und Nierenversagen. 145 Patienten verstarben im Zeitraum bis Mai 2014 (WHO).

Beide Erreger schafften es jedoch nicht eine Pandemie auszulösen.

SARS-Coronavirus-2

In der chinesischen Großstadt Wuhan traten im Dezember 2019 vermehrt Pneumonien bei Menschen auf. Nachdem die Ursache zunächst unklar war, wurde am 7. Januar 2020 ein neuartiges Coronavirus als Verursacher identifiziert. Dieses Virus wurde, nach vorläufiger Benennung als „Neues Coronavirus-2019", letztlich als **SARS-CoV-2** (**S**chweres **A**kutes **R**espiratorisches **S**yndrom **Co**ronavirus-**2**, bzw. Severe Acute Respiratory Syndrome Corona Virus 2) benannt. Die Erkrankung heißt, nach Festlegung durch die WHO, COVID-19 (Coronavirus Disease 2019 ▸ Tab. 3.15). Am 11.3.2020 wurde der Ausbruch von der WHO zur Pandemie, also zur kontinentübergreifenden Ausbreitung einer Infektionskrankheit erklärt. Ob das Virus direkt von Fledermäusen, oder aus einem benachbarten Biotechnologielabor (in dem u.a. an der Übertragung von Coronaviren von Fledermäusen auf Schweine geforscht wurde) den Weg auf den Tiermarkt in Wuhan gefunden hat, ist aus infektiologischer Sicht nicht von Bedeutung. Zum Stichtag 16.03.2023 verzeichnete das RKI 38.283.817 gemeldete Covid-19 Fälle für Deutschland. 169.460 Menschen sind bis dahin in Deutschland in Zusammenhang mit einer Covid-19 verstorben (RKI). Vergleiche mit anderen Infektionserkrankungen verbieten sich, da aufgrund der durchgeführten Schutzmaßnahmen vor COVID-19, andere Erkrankungen wie Influenza oder Norovirus-Gastroenteritiden erkennbar verhindert wurden.

Tab. 3.15 Steckbrief COVID-19 nach RKI

Hauptübertragungsweg	Tröpfchen und Aerosole, die eingeatmet werden
Häufige Symptome	Husten, Fieber, Schnupfen, Störung von Geschmacks- und/ oder Geruch-Sinn
Risikogruppe	Ältere, Vorerkrankte
Inkubation	Ø vier bis sechs Tage
Hospitalisierungsdauer	Ø acht bis zehn Tage
Impfschutz	Verfügbar

Tabelle aus Epidemiologischer Steckbrief zu SARS-CoV-2 und COVID-19, RKI,RKI - Coronavirus SARS-CoV-2 - Epidemiologischer Steckbrief zu SARS-CoV-2 und COVID-19, Stand 26.11.2021

Der Internetplattform „Statistika" zufolge sind zum Stichtag 6. März 2023 weltweit 6.805.847 Menschen an COVID-19 verstorben.

Zur gezielten Erkennung von Coronainfizierten in Deutschland hat das RKI mehrere, aufeinander aufbauende und verbesserte Ablaufschemata veröffentlicht (▸ Abb. 3.10).

Übertragung Hauptübertragungsweg ist die Tröpfcheninfektion und eine Übertragung über Aerosole, die beim Atmen, Sprechen und Singen aus-

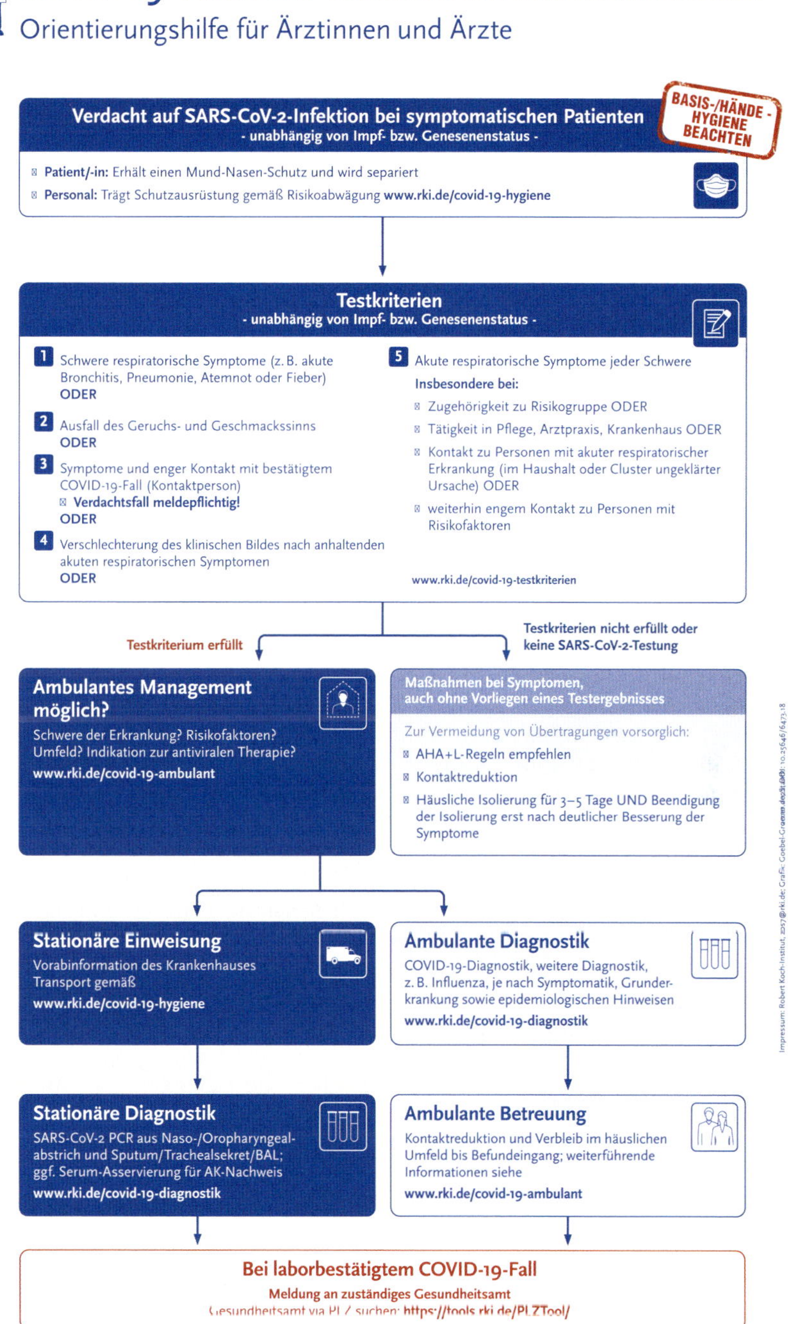

Abb. 3.10 Ablaufschema bei Covid-19 Verdacht [X221]

gestoßen werden. Eine aerogene Übertragung kann unter ungünstigen Umständen, wie z. B. Luftzug oder hohe Raumtemperatur, erfolgen. In Räumen kann sich die Wahrscheinlichkeit einer Übertagung erhöhen. Dies gilt im besonderen Maße für kleine und schlecht belüftete Räume. Längere Aufenthaltszeiten und tiefes, häufiges Einatmen erhöhen die Inhalationsdosis. In solchen und vergleichbaren Situationen ist das Einhalten eines Mindestabstands nicht ausreichend. Ein hohes Übertragungsrisiko besteht bei aerosolproduzierenden Maßnahmen wie z.B. Intubation, Bronchoskopie, endotrachealem Absaugen oder zahnärztlicher Behandlung.

Eine Ansteckung über infizierte, aber asymptomatische Personen ist vermutlich möglich, spielt aber nach derzeitigen Erkenntnissen wohl eine untergeordnete Rolle.

- Infektionen über kontaminierte Oberflächen aus der unmittelbaren Patientenumgebung sind nicht auszuschließen.
- Übertragungen über Konjunktiven (Auge) sind evtl. möglich. Bisherige Untersuchungen belegen jedoch nicht, dass Konjunktiven als Eintrittspforte fungieren. Auch wenn die Viren im Stuhl Infizierter nachweisbar sind, spricht dies nicht für einen entsprechenden Infektionsweg. Eine Übertragung über Nahrungsmittel ist bisher nicht nachgewiesen.

Es hat sich gezeigt, dass bei lokalen Ausbrüchen mehrere Faktoren zusammenkamen: nicht eingehaltener Mindestabstand von 1,5 m, Aufenthalt in geschlossenen Räumen und Gesang oder lebhafte Gespräche. So hat eine Arbeitsgruppe der Universität Tel Aviv bestätigt, dass eine kleine Gruppe von 10 % Infizierter für ca. 80 % der Übertragungen verantwortlich ist. Offensichtlich stecken einige Infizierte viele Personen an, während andere als Überträger keine so große Rolle spielen. Hierbei spielt die „Klinik“, d.h. die Symptome, eine wesentliche Rolle. Die Übertragung von Infizierten, aber nicht Erkrankten „*... spielen vermutlich ... eine untergeordnete Rolle*“ (RKI, Steckbrief neuartiges Coronavirus).

Inkubationszeit Fünf bis sechs Tage, mittlere Inkubationszeit: 5,8 Tage.

Krankheitsbild bei Erwachsenen Durch das RKI (Stand 14.7.21.) erfasste Symptome sind:

- Husten (42 %)
- Schnupfen (31 %)
- Fieber (26 %)
- Störung des Geruchs- und/oder Geschmacksinns (19 %)
- Pneumonie (1 %)
- Weitere Symptome: Halsschmerzen, Atemnot, Kopf- und Gliederschmerzen, Appetitlosigkeit, Gewichtsverlust, Übelkeit, Bauchschmerzen, Erbrechen, Durchfall, Konjunktivitis, Hautausschlag, Lymphknotenschwellung, Apathie, Somnolenz

Krankheitsbild bei Kindern von 0 bis 4 Jahren Fieber (48 %), Husten (40 %), Schnupfen (23 %), allgemeine Krankheitszeichen (18 %), Halsschmerzen (8,5 %).

Krankheitsbild bei Jugendlichen von 5 bis 19 Jahren

- Husten (42 %), Fieber (34 %), Schnupfen (30 %), allgemeine Krankheitszeichen (30 %), Halsschmerzen (8,5 %)
- Weitere Symptome (Kinder und Jugendliche): Dyspnoe, Magen-Darm-Symptome, Pneumonie, ARDS

Krankheitsverlauf Grundsätzlich sind die Krankheitsverläufe unspezifisch und von starken Varianten geprägt. So gibt es von symptomlosen bis hin zu schweren Verläufen mit Lungenversagen und Tod praktisch jede Erkrankungsform. Es werden vier Krankheitsverläufe unterschieden:

- Milder Verlauf: Husten und Fieber
- Moderater Verlauf: Pneumonie, ohne Hospitalisierung
- Schwerer Verlauf: Hospitalisierung erforderlich
- Kritischer Verlauf: Intensivaufenthalt, Tod

Ausbreitung auf andere Organe Bei COVID-19 handelt es sich nicht um eine reine Lungenerkrankung. Das Virus befällt auch weitere Organe:

- Pulmonale Erkrankungen: Meist in der zweiten Krankheitswoche kann sich eine Pneumonie entwickeln, die zu einem beatmungspflichtigem ARDS führen kann
- Neurologische Symptome und Erkrankungen: Kopfschmerz, Schwindel, Verwirrtheit sowie der Verlust des Riech- und Geschmacksinnes
- Gastrointestinale Symptome: Übelkeit, Erbrechen und Durchfall sowie Appetitlosigkeit und abdomineller Schmerz
- Herz-Kreislauf-Symptome und -Erkrankungen: wie Schädigungen und Entzündungen des Myokards, Myokardinfarkt, Herzinsuffizienz und Herzrhythmusstörungen sowie thromboembolische Verschlüsse
- Ein Nierenversagen wird insbesondere bei schwer Erkrankten und beatmungspflichtigen COVID-19-Erkrankten beobachtet.

- Dermatologische Manifestation finden sich in wenigen Fällen. Dies sind Hautausschläge, Papeln, Rötungen sowie Nesselsucht-ähnliche Symptome.

Koinfektionen Eine besondere Gefahr besteht durch Koinfektionen, v.a. mit *Mycoplasma pneumoniae, Candida albicans* und *Aspergillus spp.* Ebenso durch Superinfektionen insbesondere mit MRE wie *Klebsiella pneumoniae* oder *Acinetobacter baumannii* sind weitere schwere Komplikationen. Dies betrifft v.a. schwer erkrankte Patienten.

Langfristige Folgen Seit 2020 gibt es vermehrt Hinweise auf mögliche längerfristige gesundheitliche Folgen einer SARS-CoV-2-Infektion **(Long-Covid),** die auch bei Personen mit einem leichten oder symptomarmen Krankheitsverlauf auftreten. Zu den Symptomen zählen Müdigkeit, Erschöpfung mit eingeschränkter Belastbarkeit, Kurzatmigkeit, Konzentrations- und Gedächtnisstörungen, Schlafstörungen, Muskelschwäche und -schmerzen. Weiterhin werden psychische Probleme wie depressive Symptome und Ängstlichkeit beschrieben. Eine Verschlechterung der Lungenfunktion und andere Organkomplikationen wie Leber- und Nierenfunktionseinschränkungen, Herzmuskelentzündungen und das Neuauftreten eines Diabetes mellitus wurden beobachtet.

Dauer der Ansteckungsfähigkeit Der genaue Zeitpunkt der Ansteckungsmöglichkeit ist derzeit nicht eindeutig definiert. Es gilt als sicher, dass die Gefahr einer Ansteckung mit Beginn der Symptome am höchsten ist und dass bereits vor Symptombeginn eine Vielzahl an Übertragungen (Transmissionen) erfolgt. Derzeit wird davon ausgegangen, dass bei leichtem bis moderaten Krankheitsverlauf die Infektiosität 10 Tage nach Symptombeginn deutlich nachlässt. Schwer Erkrankte und Immunschwache sind länger infektiös.

Verschiedenartige Mutanten, die nach den Buchstaben des griechischen Alphabets benannt werden, zeichnen sich teilweise durch eine höhere Infektiosität aus. Die gilt z.B. für die Delta-Variante, B.1.617.2. und die Omikron-Variante, B.1.1.529.

Merke

Eine höhere Infektiosität ist grundsätzlich nicht mit einem schwereren Krankheitsbild einhergehend. Beide Parameter stehen in keinerlei Zusammenhang und laufen vollkommen unabhängig voneinander ab.

Diagnostik Direkter Erregernachweis mittels Real-Time-PCR. In der Frühphase werden Abstriche aus den oberen Atemwegen (Rachen- oder Nasopharyngealabstrich, gepoolt, d.h. mit einem Tupfer), in späteren Phasen auch aus Sekreten der unteren Atemwege, wie Sputum und Trachealsekret vorgenommen. Antigen-Schnelltests sind als Mosaikstein der Prävention durchaus sinnvoll, entbinden aber nicht von den allgemeingültigen Schutzmaßnahmen. Weiterhin sollte bedacht werden, dass eine gewisse Fehlerquote bei diesem Verfahren vorliegt, welche vom jeweiligen Test und der Durchführung, abhängt.

Merke

Grundsätzlich ist zu beachten, dass jeder Test nur den derzeitigen, aktuellen Status wiedergibt und keinerlei Schutz vor einer künftigen Infektion bietet.

Fallbeispiel

Die Pflegefachkraft, Herr Rösner, befürchtet sich bei einem Patienten mit dem Coronavirus angesteckt zu haben. Er möchte sich umgehend mit einer PCR untersuchen lassen „um Sicherheit zu haben". Er bedenkt nicht, dass die Untersuchung kurz nach einem Kontakt keine verlässliche Auskunft über eine Ansteckung bietet. Der Tag fünf nach Exposition ist ein sinnvoller Zeitpunkt für eine mikrobiologische Diagnostik.

Therapie Nur ein Teil der COVID-19-Erkrankungen zeigt einen schweren Verlauf. Bei leichtem Verlauf stehen eher unterstützende Maßnahmen im Vordergrund. Hierzu gehören Sauerstoffgabe, Flüssigkeitsgabe, Antibiose zur Therapie bakterieller Koinfektionen und die Behandlung relevanter Grunderkrankungen.

Das Medikament Remdesivir (Veklury®) erhielt am 03. Juli 2020 durch die EMA eine bedingte Zulassung zur Anwendung bei Patienten mit einer Pneumonie, die eine zusätzliche Sauerstoffzufuhr erfordert. Monoklonale Antikörper sind ebenfalls direkt antiviral wirksam. Dexamethason erhielt als immunmodulatorisch wirksames Arzneimittel eine positive Bewertung durch die EMA. Dies für die Anwendung bei Patienten mit einer Infektion durch SARS-CoV-2, welche eine zusätzliche Sauerstoffzufuhr bzw. künstliche Beatmung erfordert. Mit Molnupiravir und Paxlovid stehen künftig möglicherweise weitere Medikamente zur Verfügung.

Hygienemaßnahmen und Prävention Angezeigt sind Basismaßnahmen wie Mund-Nasen-Schutz, Händehygiene, Mund-Nasen-Schutz, Abstand und regelmäßiges Stoßlüften von Räumen. Dies gilt für den privaten Bereich, wie auch für den Berufsalltag. Konsequent umgesetzte Basishygienemaßnahmen, inklusive Händehygiene sind Grundvoraussetzungen einer erfolgreichen Prävention. Bei einem Kontakt von < 1,5 m kann durch das korrekte Tragen von MNS oder Atemschutzmasken das Übertragungsrisiko auf Patienten/Bewohner sowie Personal reduziert werden. In Innenräumen ist ein regelmäßiger Luftaustausch eine ebenso einfache wie effektive Schutzmaßnahme.

Merke

Für die Versorgung von COVID-19-Patienten soll geschultes Personal eingesetzt werden. (RKI)

Isolationsmaßnahmen bei COVID-positiven Patienten

- Einzelzimmerisolation, vorzugsweise sind Räume mit Vorraum zu verwenden. Schutzkleidung: dicht sitzender Mund-Nasen-Schutz, bei der direkten Versorgung FFP-2-Atemschutzmaske, bei aerosolbildenden Maßnahmen (Intubation, Bronchoskopie z. B.) ggf. FFP-3-Atemschutzmaske, Augenschutz (z. B. Schutzbrille, Visier), Einmalhandschuhe, Schutzkittel. Hygieneplan beachten. Die Schutzkleidung wird vor Betreten des Patientenzimmers angelegt.
- Diese Schutzmaßnahmen sind auch bei der Versorgung Verstorbener zu berücksichtigen.
- Tägliche Wischdesinfektion aller patientennahen Oberflächen, insbesondere Handkontaktflächen wie z. B. Türklinken. Ordnungsgemäße Aufbereitung von Medizinprodukten gemäß Herstellerangabe.
- Unvermeidbare Transporte Erkrankter müssen im Zielbereich angekündigt werden. Der Patient trägt hierbei, soweit der Gesundheitszustand dies zulässt, einen MNS.
- Geschirr wird in geschlossenen Behältnissen gesammelt und auf übliche Weise maschinell gespült.
- Textilien werden im Zimmer gesammelt, mittels Doppelsackmethode transportiert und den üblichen desinfizierenden Waschverfahren zugeführt.

Während diese Maßnahmen im Krankenhaus recht gut umzusetzen sind, stellen sie Alten- und Pflegeeinrichtungen möglicherweise vor Probleme. Auch hier sind über Basishygiene hinausgehende Regeln unverzichtbar, die von der Einrichtung als Grundsatzkonzept individuell erstellt werden.

Weitergehende Schutzmaßnahmen in Pflegeeinrichtungen sind:

- Penible Umsetzung von Basishygiene-Maßnahmen, vor allem Hände- und Flächenhygiene, desinfizierende Aufbereitung der Wäsche
- Bildung von interdisziplinären Teams mit eindeutiger Zuordnung von Verantwortlichkeiten
- Organisatorische Maßnahmen zur Kontaktreduktion
- Symptommonitoring und frühzeitige Isolation, bereits bei Krankheitsverdacht
- Tragen von MNS (Personal und Bewohner)
- Konzepte zur Abfallentsorgung in Gemeinschaftsräumen, insb. von Taschentüchern
- Schulung von Personal und Bewohnern zu Themen der Infektionsprävention (nicht in Gesicht fassen, Hustenetikette, Händehygiene)
- Ausschließliche Verwendung von Einmaltaschentüchern, die nach Benutzung verworfen werden
- Reduzierung von Kontakten, Einschränkung von Besuchen

Weitergehende Schutzmaßnahmen in der ambulanten Pflege sind laut RKI:

- Unterbringung des Erkrankten in einem gut zu lüftenden Zimmer
- Räumliche Trennung zu weiteren Haushaltsangehörigen (z. B. Bad, Küche)
- Sorgfältige Basishygiene, v. a. Händehygiene
- Tägliche Reinigung oder Desinfektion von Handkontaktflächen sowie Bad und WC
- Bekleidung, Handtücher und Bettwäsche mit mindestens 60 °C waschen
- Während der Pandemie wird aus Gründen des Patientenschutzes auch außerhalb der direkten Versorgung von COVID-19-Patienten das generelle Tragen von MNS durch sämtliches Personal mit direktem Kontakt zu besonders vulnerablen Personengruppen empfohlen
- Soweit es toleriert wird, sollte auch von der zu pflegenden/betreuenden Person bei Kontakt mit dem oder der pflegenden Beschäftigten ein MNS getragen werden
- Bei der Pflege von Erkrankten mit Atemwegserkrankungen bzw. anderen übertragbaren

Erkrankungen sollte eine, den Empfehlungen entsprechende, Schutzausrüstung verwendet werden. Diese sollte dem Pflegepersonal vor Ort zur Verfügung stehen
- Atemwegserkrankungen bzw. fieberhafte Erkrankungen sollten vom Arzt auf SARS-CoV-2 überprüft werden
- Dem Pflegebedürftigem bzw. dessen persönlichem Umfeld sind Hinweise zu geben, dass Besucher den Pflegebedürftigen nicht aufsuchen sollen, wenn sie eine akute Atemwegserkrankung oder eine andere ansteckende Krankheit haben
- Bei Verlegung aus einer anderen medizinischen oder pflegerischen Einrichtung sollte eine Vorabinformation bezüglich Atemwegserkrankung bzw. auf eine COVID-19 verdächtige Erkrankung erfolgen

Immunität Eine Infektion mit dem Coronavirus induziert die Bildung verschiedener Antikörper, welche zumeist zwei Wochen nach Symptombeginn nachweisbar sind. *„Derzeit ist unklar, zu welchem Grad die Antikörper-Titer mit einem Schutz vor einer Reinfektion oder schweren Erkrankung korrelieren."* RKI, Epidemiologischer Steckbrief zu SARS-CoV-2 und COVID-19, Stand 14.7.2021 Eine Schutzimpfung ist seit Dezember 2020 verfügbar.

Das Grundprinzip der Corona-Schutzimpfung mittels mRNA-Impfstoff ist, dass das menschliche Abwehrsystem das Spike-Protein („Stachel-Protein") – ein Eiweiß auf der Oberfläche des SARS-CoV-2-Virus – „kennenlernt" und gezielt Antikörper bildet. Kommt es dann zu einem Kontakt mit dem SARS-CoV-2-Virus, wird dieses anhand dieser Spike-Proteine identifiziert und es wird eine Immunantwort ausgelöst. Am 20.12.2021 wurde in der EU zudem ein proteinbasierter Impfstoff zugelassen. Ab dem 15. März 2022 galt in Deutschland eine Impfpflicht für Personal in Pflege und Medizin. Beschäftigte von z.B. Kliniken, Pflegeheimen, Arztpraxen und Rettungsdiensten müssen ihrem Arbeitgeber einen Nachweis über eine abgeschlossene Impfung, einen Genesenennachweis oder ein ärztliches Attest, dass sie nicht geimpft werden können, vorlegen. Diese Regelung ist zum 1.1.2023 ausgelaufen.

Es besteht weiterhin eine Impfempfehlung der STIKO für pflegerisches und medizinisches Personal. Die Impfempfehlungen der Ständigen Impfkommission (STIKO) werden fortlaufend überarbeitet und an die aktuelle Situation angepasst. Eine Veröffentlichung erfolgt im epidemiologischen Bulletin des Robert-Koch-Institutes (RKI).

Auch bei geimpften Personen kann es zu Infektionen kommen, ebenso wie geimpfte infizierte Personen das Virus prinzipiell auf andere Personen übertragen können, beides jedoch in deutlich geringerem Ausmaß als bei Ungeimpften.

Erkrankte Mitarbeiter sind krank und somit nicht arbeitsfähig!

Entisolierung Aufheben einer Isolation (▸ Abb. 3.11), Entlassung aus dem Krankenhaus, bzw. aus der häuslichen Isolation.
- Bei asymptomatischem Verlauf in der Regel 8 Tage nach Erstnachweis des Erregers
- Für Patienten mit leichtem oder mildem/moderatem Krankheitsverlauf und ungestörter Immunkompetenz kann eine Entisolierung erfolgen, wenn
  - regelhaft 10 Tage seit Auftreten der ersten Symptome verstrichen sind,
  - eine nachhaltige Besserung der akuten COVID-19-Symptomatik gemäß ärztlicher Beurteilung seit ▸ 48 h besteht und
  - ein negativer Antigentest vorliegt.
- Für Patienten mit schwerem und insbesondere Krankheitsverlauf mit Sauerstoffpflichtigkeit wird eine Entisolierung) empfohlen, wenn
  - in der Regel 14 Tage seit Auftreten der ersten Symptome verstrichen sind,
  - eine nachhaltige Besserung der akuten COVID-19-Symptomatik gemäß ärztlicher Beurteilung seit ▸ 48 h vorliegt und
  - ein negatives oder niedrig positives PCR-Untersuchungsergebnis vorliegt.

Schlussdesinfektion Aufbereitung der Räume/Schlussdesinfektion gem. Hygieneplan, mit Mitteln, die mindestens dem Anspruch begrenzt viruzid entsprechen.

Meldepflicht Diese besteht laut § 6 IfSG, Meldung bei Verdacht, Erkrankung und Tod. Meldepflichtig ist jede Hospitalisierung in Bezug auf COVID-19. Das bedeutet, dass der Grund der Aufnahme in Zusammenhang mit der COVID-19-Erkrankung steht, aber ein direkter kausaler Zusammenhang zum Zeitpunkt der Meldung noch nicht hergestellt sein muss. Zudem besteht Labormeldepflicht nach § 7 IfSG: Bei Sars-CoV-2 handelt es sich um ein neu identifiziertes Virus. Aus diesem Grund dürfte es nachvollziehbar sein, dass die Forschung Zeit braucht und Erkenntnisse einer gewissen Entwicklung unterliegen. Folglich

Stand: 13.03.2023

ROBERT KOCH INSTITUT

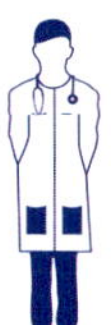

COVID-19: Entisolierung von Patient/-innen im stationären Bereich sowie Bewohner/-innen in Alten- und Pflegeheimen

GILT FÜR ALLE VARIANTEN

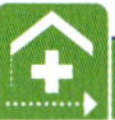

Isolierung		
Bei schwerem COVID-19-Verlauf (mit Sauerstoffbedürftigkeit)	**Bei mildem und moderatem** COVID-19-Verlauf (ohne Sauerstoffbedürftigkeit)	**Bei asymptomatischer** SARS-CoV-2-Infektion
Entisolierung		
Mind. 48 Stunden Symptomfreiheit bzw. nachhaltige Besserung der akuten COVID-19-Symptomatik gemäß ärztlicher Beurteilung **PLUS** In der Regel 14 Tage nach Symptombeginn **PLUS** Negatives oder niedrig positives PCR-Ergebnis (siehe Hinweise unten)	Mind. 48 Stunden Symptomfreiheit bzw. nachhaltige Besserung der akuten COVID-19-Symptomatik gemäß ärztlicher Beurteilung **PLUS** In der Regel 10 Tage nach Symptombeginn **PLUS** Negatives Antigentest-Ergebnis	In der Regel 8 Tage nach Erstnachweis des Erregers

Entlassung aus dem stationären Bereich bzw. Alten-/Pflegeheimen

Bei Entlassung aus der stationären Versorgung oder aus Alten-/Pflegeheimen während der Isolationszeit gelten im häuslichen Kontext die entsprechenden Empfehlungen zur Isolierung (siehe www.rki.de/covid-19-absonderung).

Umgang mit immunsupprimierten Personen

Eine verlängerte Ausscheidung von vermehrungsfähigem Virus kann bei Patienten mit angeborenen oder erworbenen Immundefekten oder unter immunsupprimierender Therapie bestehen. Hier muss eine Einzelfallbeurteilung erfolgen, ggf. mit Hilfe einer Virusanzucht. Es wird empfohlen, bei anhaltend hoher Viruslast in Sekreten des Respirationstraktes über 21 Tage hinaus eine Sequenzierung der SARS-CoV-2-positiven Probe anzustreben.

Hinweise zur PCR-Untersuchung

Zusätzlich zu den zeitlichen und klinischen Kriterien sind folgende Hinweise zur Durchführung einer PCR-Untersuchung als diagnostisches Kriterium zur Entisolierung zu beachten:

Probennahme und -material

- Im Regelfall: Eine Untersuchung bestehend aus 2 zeitgleich durchgeführten Abstrichen des oberen Respirationstraktes, zunächst oropharyngeal, dann nasopharyngeal; möglich ist die Überführung zweier Abstrichtupfer in dasselbe Transportmedium oder die Abnahme beider Abstriche mit demselben Abstrichtupfer.
- Insbesondere bei kritisch Erkrankten (Aufenthalt auf der Intensivstation/ Beatmung): 2 konsekutive Untersuchungen im Abstand von mind. 24 Stunden aus jeweils 2 zeitgleich durchgeführten Probenahmen (z. B. oberer Respirationstrakt plus Trachealsekret, sofern zugänglich).

PCR-Ergebnis

- Im Regelfall: negatives PCR-Ergebnis oder
- Alternativ: positives PCR-Ergebnis nur unterhalb eines definierten Schwellenwertes, der eine Aussage über die Anzuchtwahrscheinlichkeit erlaubt (quantitative Bezugsprobe Zellkulturüberstand < 1.000.000 (10^6) Kopien/ml, Details siehe www.rki.de/covid-19-diagnostik).

Antigentest als Alternative

- Bei fehlender Verfügbarkeit einer PCR-Untersuchung ist die Verwendung eines Antigentests bei Erfüllung der definierten Testanforderungen möglich (siehe www.rki.de/covid-19-diagnostik).

Allgemeine Hinweise: Die Abweichung von diesen Kriterien kann im Einzelfall in enger Absprache zwischen Klinik, Labor und Gesundheitsamt erfolgen. Eine Isolierung sollte nicht zu einer Verschlechterung des Gesundheitszustandes der Betroffenen führen. Länderspezifische Regelungen können abweichen und sind zu beachten. Der ausführliche Erläuterungstext unter www.rki.de/covid-19-entisolierung-stationaer gibt weitere Hinweise zur praktischen Umsetzung der Entisolierungskriterien.

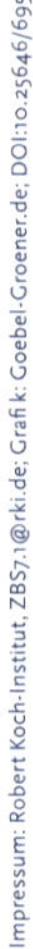

Abb. 3.11 Entlassungskriterien aus der Isolierung (Stand 13.03.2023) [X221]

gilt es, die weitere Entwicklung anhand seriöser Quellen aufmerksam zu verfolgen. Hier kommt v.a. das Robert Koch-Institut in Frage: www.rki.de.

Merke

Der beste Schutz vor einer Übertragung respiratorischer Erkrankungen sind Händehygiene, das Einhalten von Husten- und Nies-Etiketten der Abstand zu den Erkrankten sowie das konsequente Tragen eines dicht sitzenden Mund-Nasen-Schutzes und eine komplette Schutzimpfung (Influenza, COVID-19).

3.5.3 Ebolavirus

Definition

Ebolavirus: gehört zur Familie der Filoviren und wird in fünf Gruppen unterteilt. Das Ebolavirus ist Auslöser einer viralen hämorrhagischen Fiebererkrankung. Besonders gefährdet ist medizinisches Personal über infizierte Bestecke.

In den Jahren 2014/2015 kam es in Westafrika zu einem verheerenden Ebola-Ausbruch mit mehr als 11.000 Todesopfern.

Übertragung Diese erfolgt über direkten Kontakt zu Erkrankten oder an der Erkrankung Verstorbener. Die Übertragungswahrscheinlichkeit korreliert mit den Krankheitssymptomen der Betroffenen, wobei mit zunehmender Symptomatik die Übertragungsgefahr ansteigt. Auch über kontaminierte Gegenstände/Oberflächen und Medizinprodukte ist eine Übertragung möglich. Für eine aerogene Übertragung im Sinne einer Aerosolübertragung gibt es keine Hinweise.

Inkubationszeit Sie beträgt zwischen zwei und 21 Tagen (meist acht bis neun Tage).

Therapie Die Behandlung Erkrankter erfolgt in Deutschland in einer Sonderisolierstation. 2019 gelang es, Medikamente (REGN-EB3, mAb114) zu entwickeln. Diese verringern, laut Berichten im *New England Journal of Medicine*, die Sterblichkeit von 65 auf 33 %, bei frisch Infizierten sogar um 90 %. Im gleichen Jahr wurde ein Impfstoff gegen das Virus zugelassen. Es ist jedoch anzunehmen, dass sich die wenigsten Europäer gegen Ebola impfen lassen. Im Verdachtsfall ist das zuständige Gesundheitsamt (Nacht/Wochenende ggf. über Rettungsleitstelle) zu informieren. Der Patient bleibt vorerst, streng isoliert, vor Ort. Bis der Verdacht abgeklärt ist, sollen keinerlei Transporte, auch nicht zu diagnostischen Zwecken, erfolgen. Zu weitergehenden Informationen über den Umgang mit Ebola-Verdächtigen www.rki.de/DE/Content/InfAZ/E/Ebola/Ebola-Massnahmen-fuer-Fachpersonal_DL.pdf?__blob=publicationFile.

3.5.4 Hepatitis-A-Virus (HAV)

Definition

Hepatitis-A-Virus (HAV): einzelsträngiges RNA-Virus aus Familie der Picornaviridae mit weltweiter Verbreitung; es hat eine starke Stabilität gegen Umwelteinflüsse und Temperaturen (pH 3–10, 60 min. bei 60 °C), zeigt eine hohe Desinfektionsresistenz und überlebt deshalb lange.

Hepatitis-A-Infektionen treten sporadisch, endemisch bzw. in Form von Epidemien auf.

Übertragung Eine Übertragung erfolgt fäkal-oral, durch direkten Kontakt als Schmierinfektion. Kontaminierte Lebensmittel (v. a. Wasser, Meeresfrüchte und mit Fäkalien gedüngtes Gemüse/Salat), Gebrauchsgegenstände, sowie sexuelle Kontakte (v.a. Männer, die Sex mit Männern haben) sind weitere Infektionswege. Etwa 40–50 % der in Deutschland gemeldeten HAV-Fälle waren in den vergangenen Jahren Fälle einer „Reisehepatitis".

Inkubationszeit 25 bis 30 Tage (15 bis 50 Tage).

Krankheitsbild Zu Beginn treten unspezifische, gastrointestinale Symptome auf und es besteht ein allgemeines Krankheitsgefühl. Ikterische Phase (Tage bis Wochen) Lebervergrößerung, bei etwa 25 % der Patienten auch Milzvergrößerung. Zeichen einer Cholestase sind möglich. Häufig Hautjucken, gelegentlich auch flüchtige scarlatiniforme (verstreute, kleine) Exantheme. In der zwei- bis vierwöchigen Genesungsphase kommt es zur Normalisierung des subjektiven Befindens und der labordiagnostischen Befunde. Vor allem bei Kindern entwickeln sich häufig subklinische oder komplett asymptomatische Verläufe. Die Infektion hinterlässt eine lebenslange Immunität.

Dauer der Ansteckungsfähigkeit In den 1–2 Wochen vor sowie in den ersten Tagen nach Auftreten des Ikterus oder der Transaminasenerhöhung ist die Ansteckungsgefahr am höchsten. Eine Woche nach Symptombeginn sind die meisten Erkrankten wahrscheinlich nicht mehr ansteckend.

Diagnostik Erhöhung von Transaminasen, direktes- und indirektes Bilirubin und Urinbilinogen. Serologisch: Nachweis von anti-HAV-IgM.

Therapie Symptomatisch, Behandlung der Allgemeinsymptome. Keine Verabreichung lebertoxischer Medikamente, Verzicht auf Alkohol.

Hygienemaßnahmen und Prävention Impfung für Reisende in Gebiete mit hoher Hepatitis-A-Prävalenz, postexpositionelle Prophylaxe.

- Erkrankte: Einzelzimmerisolation mit eigenem WC in den ersten zwei Wochen nach Beginn der klinischen Symptome/bzw. eine Woche nach Auftreten des Ikterus, im Anschluss: eigenes WC, Basis- v.a. Händehygiene.
- Erkranktes und der Erkrankung verdächtiges medizinisches Personal: Dieses darf in den Gemeinschaftseinrichtungen keine Pflege- oder sonstigen Tätigkeiten ausüben, bei denen sie Kontakt zu den dort Betreuten haben (IfSG §34 Abs. 1 Nr.19).

Meldepflicht Es besteht eine Labormeldepflicht nach § 7 IfSG. Es gibt ebenfalls eine Meldepflicht nach IfSG §7, bei Erkrankung und Verdacht, wenn der Betroffene beruflich mit Lebensmitteln umgeht. Eine Meldepflicht besteht auch bei zwei oder mehr gleichartigen Erkrankungen, bei denen ein epidemiologischer Zusammenhang vermutet wird oder wahrscheinlich ist.

3.5.5 Hepatitis-B-Virus (HBV)/Hepatitis-D-Virus (HDV)

Definition

Hepatitis-B-Virus: behülltes DNA-Virus aus der Familie der Hepadnaviridae. Übertragung durch Körpersekrete und perinatal.

Das Hepatitis-B-Virus (► Abb. 3.12) wurde 1970 entdeckt. Es werden neun Genotypen (A bis I) und acht serologisch unterscheidbare HBsAg-Subtypen differenziert. In Europa sind die Genotypen A2 und D am weitesten verbreitet.

Die Hepatitis B gehört weltweit zu den häufigsten Infektionskrankheiten. Etwa 3 % der Weltbevölkerung (das sind ca. 240 Millionen Menschen) sind chronisch mit HBV infiziert (WHO 2015). In Europa ist die Quote, mit ca. 1 % mit starkem regionalem Gefälle, deutlich geringer (WHO 2015): Nordeuropa 0,1 %, Türkei bis zu 7 % (ECDC 2010). Nach Schätzung der WHO kommt es in jedem Jahr zu rund 780.000 Todesfällen durch HBV.

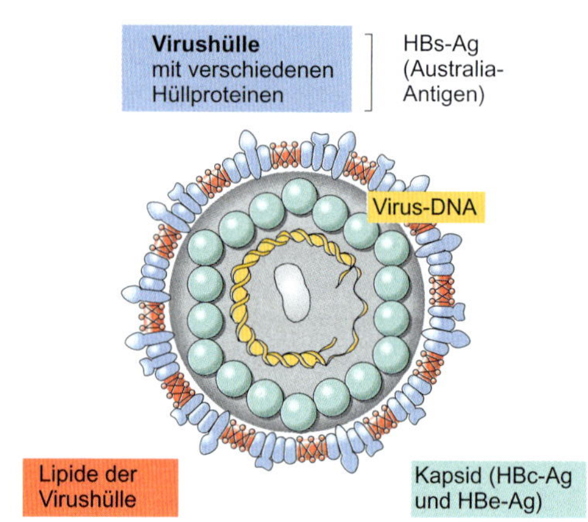

Abb. 3.12 Hepatitis-B-Virus [L143]

Die umweltstabilen Viren überdauern im unbelebten Umfeld bis zu sieben Tage.

Die Übertragung erfolgt durch Blut, sexuelle Kontakte und Perinatal. Weiterhin über injizierenden Drogenmissbrauch (needle sharing) und Tätowieren/Piercen u. ä. unter mangelhafter Hygiene. Insbesondere in der Frühphase der Infektion besteht eine sehr hohe Übertragungsgefahr.

Inkubationszeit 60 bis 120 (45 bis 180) Tage.

Krankheitsbild Das Krankheitsbild ist uneinheitlich, da Symptome v.a. durch das Immunsystem des Erkrankten und nicht durch das Virus selbst verursacht werden. Bei je ca. 30 % der Fälle entwickelt sich ein asymptomatischer, antiikterischer oder akut ikterischer Verlauf. Ein fulminanter Verlauf mit akutem Leberversagen kommt bei ca. 0,5 bis 1 % der Betroffenen vor.

- Die **akute Hepatitis B** beginnt zunächst mit Inappetenz, Übelkeit und Erbrechen sowie Gelenkschmerzen und Fieber. Nach drei bis fünf Tagen zeigt sich die ikterische Phase mit Gelbfärbung der Haut und dunklem Urin. Nach ein bis zwei Wochen ist dieser Höhepunkt überschritten und innerhalb von zwei bis vier Wochen blasst der Ikterus wieder ab. Über 90 % der HBV-Erkrankungen beim Erwachsenen heilen vollständig aus und hinterlassen eine lebenslange Immunität.

Merke

HBeAG, HBsAG und HBV-DNA als serologische „Marker" bieten eine Information über die Infektiosität der Betroffenen. Diese Blutuntersuchungen werden als „Hepatitis-Serologie" bezeichnet.

- Ist das HBsAG länger als sechs Monate im Serum nachweisbar, spricht man von einer **chronischen Hepatitis.** Diese kommt auch bei bis zu 10 % der HBV infizierten Erwachsenen vor, ohne dass diese eine akute Hepatitis-B-Erkrankung bemerkt haben. Immunsupprimierte Menschen und Kinder bis drei Jahre entwickeln in 30–90 % eine chronische Hepatitis B. Kommt es unter der Geburt zu einer Infektion, liegt die Gefahr einer Chronifizierung sogar bei 90 % chronischer Hepatitis B kann sich eine Leberzirrhose bzw. Leberkarzinom entwickeln. Abhängig vom HBeAG liegt die Gefahr einer Zirrhose bei acht bis zehn % (HBeAG positiv) bzw. zwei bis fünf % (HBeAG negativ).

Das Risiko eines Leberkarzinoms ist um den Faktor 100 erhöht, wobei eine vorangegangene Zirrhose die Gefahr deutlich steigert.

Gleichzeitig mit einer akuten oder chronischen Hepatitis B kann es zu einer Simultan- bzw. Superinfektion mit dem **Hepatitis-D-Virus (HDV)** kommen.

Hepatitis D tritt, als Helfervirus abhängiges Virus, stets mit Hepatitis B zusammen auf und führt in 70 bis 90 % der Fälle zu schweren chronischen Verläufen. Weltweit sind über 10 Millionen Menschen mit HDV infiziert, in Deutschland sind HDV-Infektionen hingegen eher selten.

Dauer der Ansteckungsfähigkeit Diese besteht, solange HBV-DNA, HBsAg oder HBeAg als Marker der Virusvermehrung nachweisbar sind. Bereits einige Wochen vor und in der Frühphase der Infektion sind kleinste Mengen Blut infektiös. Liegt bei chronisch Infizierten eine hohe Viruslast vor, kann über Jahrzehnte eine Übertragung erfolgen.

Diagnostik Transaminasen und serologische Methoden.

Therapie Bei der akuten Hepatitis B wird aufgrund hoher Spontanheilungsrate keine antivirale Medikation durchgeführt. Die Infektiosität der chronischen Hepatitis B kann durch eine antivirale Therapie reduziert werden.

Hygienemaßnahmen und Prävention Diese bestehen in der Schutzimpfung und Einhaltung der Basishygiene. Abhängig vom HBV-Status der Beteiligten ist nach entsprechender Exposition (Nadelstichverletzung z. B.) eine postexpositionelle Prophylaxe erforderlich. Dieser immunologische Status wird bei medizinischem Personal vom betriebsärztlichen Dienst überwacht. Bei der Behandlung HBC-Infizierter ist kein eigener Behandlungsraum erforderlich. HBsAg-Träger dürfen unter Beachtung der üblichen Hygienemaßnahmen prinzipiell ihrer Tätigkeit in Gemeinschaftseinrichtungen nachgehen. Solch ein Fall sollte unbedingt mit dem betriebsärztlichen Dienst geklärt werden.

Meldepflicht Es besteht eine Labormeldepflicht (§ 7 IfSG). Zudem muss eine namentliche Meldung bei Verdacht, Erkrankung und Tod erfolgen (§ 6 IfSG).

3.5.6 Hepatitis-C-Virus (HCV)

Definition

Hepatitis-C-Virus (HCV): RNS-Virus. Übertragungswege und Risikogruppen entsprechen denen der Hepatitis B. Weltweit sind die Hauptursache der Hepatitis C nosokomiale Infektionen und i. v.-Injektionen bei Drogenkonsum.

Es handelt sich um ein behülltes RNA-Virus, ein eigenes Genus innerhalb der Familie der Flaviviridae. Das Virus, das 1989 identifiziert wurde (Bezeichnung bis dahin: Hepatitis non A non B), ist vermutlich wesentlich älter, es ist weltweit verbreitet. Nach Schätzungen der WHO sind weltweit ca. 71 Millionen Menschen, davon 14 Millionen in Europa, chronisch infiziert. In Europa gibt es starke regionale Schwankungen. So liegt die Antikörperprävalenz in Irland bei 0,1 %, in Italien bei 5 % und in Usbekistan bei 13 % (WHO Europa). Das Virus kommt in sieben Genotypen mit über 60 Subtypen vor.

Übertragung Diese erfolgt durch Blutkontrakt und injizierenden Drogenmissbrauch (needle sharing). Eine sexuelle Übertragung ist grundsätzlich möglich, das Risiko ist eher bei verletzungsträchtigen Praktiken gegeben. Auch wenn das Virus in Körperflüssigkeiten wie Speichel, Tränenflüssigkeit oder Schweiß nachweisbar ist, sind Übertragungen auf diesem Weg eher unwahrscheinlich.

Bei Tätowierungen unter fragwürdigen hygienischen Bedingungen ist eine Infektion durchaus möglich.
Berufsbedingte Infektionen bei medizinischem Personal hängen in aller Regel mit Stich- oder Schnittverletzungen durch kontaminierte Instrumente zusammen. Die Wahrscheinlichkeit einer Infektion auf diesem Weg hängt wesentlich von Viruslast im But des Indexpatienten, Ausmaß des direkten Blutkontaktes sowie Schwere der Verletzung zusammen.
Inkubationszeit Die HCV-RNA ist bereits wenige Tage nach Infektion messbar. Die Serokonversionszeit (Zeitraum der Antigen-Antikörper-Reaktion) liegt bei 2 Wochen bis 6 Monaten. Antikörper sind der Regel 7 bis 8 Wochen nach Infektion messbar.
Krankheitsbild In 75 % der Fälle besteht ein asymptomatischer Verlauf, der mit grippeähnlicher Symptomatik einhergeht. Bei etwa 25 % der Fälle kommt es zu einer Hepatitis mit Transaminasenerhöhung und Ikterus, welche wiederum bei 15–40 % der Erkrankten ohne Chronifizierung spontan ausheilt. Bei 60–85 % dieser Infektionen kommt es zur **chronischen Hepatitis** (▸ sechs Monate bestehende Infektion) mit zunächst uncharakteristischen Beschwerden (Abgeschlagenheit, Oberbauch- und Gelenkbeschwerden, Juckreiz). Nach ca. 20 Jahren kommt es bei 16–20 % dieser Patienten zu einer Zirrhose der Leber. Eine weitere Folge dieses Krankheitsverlaufs ist das hohe Risiko eines Leberzellkarzinoms.
Dauer der Ansteckungsfähigkeit So lange HCV-RNA im Blut nachweisbar ist.
Diagnostik Nachweis spezifischer HCV- Antikörper im Blut.
Therapie Antiviral wirksame Medikamente.
Hygienemaßnahmen und Prävention Angezeigt sind Basishygiene, Arbeitsschutzmaßnahmen wie doppelte Handschuhe bei Operationen, Maßnahmen zur Verhinderung von Nadelstichverletzungen und MNS/Augenschutz als Schutz vor Tröpfchen- Übertragung. Es steht weder eine Schutzimpfung noch eine Expositionsprophylaxe zur Verfügung. Eine durchgemachte Infektion bewirkt keine Immunität! Für HCV-positive Beschäftigte im medizinischen Bereich gibt es keinen Grund für ein komplettes Verbot verletzungsträchtiger Tätigkeiten. Diese sollten jedoch, unter Beachtung erhöhter Sicherheitsauflagen, auf ein notwendiges Minimum beschränkt werden.
Meldepflicht „Es besteht Labormeldepflicht (§ 7 IfSG) sowie Namentliche Meldung bei Verdacht, Erkrankung und Tod (§ 7 IfSG).

3.5.7 Hepatitis-E-Virus (HEV)

Definition

Hepatitis-E-Virus (HEV): einzelsträngiges)RNA-Virus, das in vier Genotypen mit weiteren Subtypen unterschieden wird. Übertragung fäkal-oral. In Europa und westlichen Industrieländern spielt die Übertragung über tierische Lebensmittel (z. B. Schwein, Wildschwein) die größte Rolle.

In Deutschland kommt die durch HEV- Genotyp 3 (HEV-3) verursachte Hepatitis E endemisch vor. Es hat den Anschein, als käme es zu einer Vielzahl asymptomatischer oder subklinischen Verläufe.
Übertragung Eine Übertragung in Industrieländern erfolgt überwiegend über den Verzehr von nicht ausreichend gegartem Schweine- oder auch Wildfleisch. Weiterhin kommen Muscheln als Virusquelle in Frage. In Ländern mit geringeren Hygienestandards wird das Virus (Genotyp 1 und 2) in aller Regel über fäkal verunreinigtes Wasser und Lebensmittel übertragen.
Krankheitsverlauf Infektionen mit HEV-3 verlaufen überwiegend asymptomatisch. Symptomatische Infektionen sind regelhaft akut, selbstlimitierend, ohne Ikterus mit leichten allgemein- bzw. gastrointestinalen Symptomen. Bei Vorerkrankung der Leber oder Immunsuppression sind jedoch auch fulminante Krankheitsverläufe möglich. Chronische Verläufe, welche zum Teil ebenfalls asymptomatisch ablaufen, können zur Leberzirrhose führen. Hier sind in erster Linie Immunsupprimierte (Patienten mit HIV/AIDS, Transplantierte, Chemotherapie) gefährdet.
Inkubationszeit Das Virus wird bis zu vier Wochen nach Beginn des Ikterus im Stuhl nachgewiesen. Die Dauer der Ansteckung ist jedoch derzeit ungeklärt.
Hygienemaßnahmen und Prävention Hygienemaßnahmen in Deutschland und anderen Ländern mit HEV-3 und -4: Lebensmittel vom Schwein und Wild sollen nur durchgegart verspeist werden. Grundlagen der Lebensmittelhygiene (▸ Kap. 10) beachten. In Ländern mit Verbreitung von Genotyp 1 und 2 sollte Leitungswasser immer abgekocht

werden. Rohe und nicht ausreichend erhitzte Speisen dürfen nicht verzehrt werden.

Vorsicht

In Reiseländern mit geringeren Hygienestandards gilt immer: Peel it – cook it – or forget it (schäle es – koche es – oder vergiss es).

- Bei der Versorgung Erkrankter werden neben den Maßnahmen der Basishygiene eine Einzelzimmerisolation sowie Schutzkleidung bestehend aus Handschuhen und Schutzkittel empfohlen.
- Aufgrund der hohen Umweltstabilität sind Desinfektionsmittel mit dem Wirkspektrum „viruzid" zu verwenden.
- Erkrankte oder Krankheitsverdächtige dürfen nicht in Gemeinschaftseinrichtungen (Kontakt zu den hier Betreuten) oder in der Gastronomie/Lebensmittelverarbeitung tätig sein (IfSG § 34, § 42).

Meldepflicht Meldepflicht besteht bei Verdacht, Erkrankung, Tod an akuter HDV (§ 6 IfSG) sowie, wenn der Betreffende gewerblich mit Lebensmitteln umgeht (§ 34 IfSG).

Die Unterscheidung von Hepatitisviren führt schnell zur Irritation: Ähnlicher Name, aber unterschiedliche Erreger, Übertragungswege und Erkrankungen. Aus diesem Grund folgt eine orientierende Übersicht (▸ Tab. 3.16).

Tab. 3.16 Steckbrief Hepatitisviren

Hepatitis	A (HAV)	B (HBV)	C (HCV)	D (HDV)*	E (HEV)	„G"**
Virusfamilie	Picornaviridae	Hepadnaviridae	Flaviviridae	Virusoid	Herpeviridae, früher Caliciviridae	Flaviviridae
Behüllt/ unbehüllt	Unbehüllt	Behüllt	Behüllt	Behüllt	Unbehüllt	Behüllt
Stabilität gegenüber äußeren Einflüssen	Hohe Stabilität gegenüber Umwelteinflüssen, Temperatur und Desinfektionsmitteln Z. B. 60 °C: 1h stabil	Überdauert bis zu 7 Tage außerhalb von Wirt; stabil gegenüber Äther 60 °C: 72h stabil Zur Inaktivierung feuchte Hitze ≥ 5 min. erforderlich	Umweltstabil, auch auf Flächen Empfindlich gegen Formalin und Lipid-Lösungsmitteln	K. A.	Bei ≥ 70 °C über mind. 20 min. wird Virus inaktiviert Kann unter günstigen Bedingungen außerhalb eines Wirtes über Monate infektlös bleiben	K. A.
Infektiöses Material	Stuhl	Blut-Produkte, Speichel, Sperma, Exsudate	Blut	Blut-Produkte, Speichel, Sperma, Exsudate	In Deutschland: rohes Schweinefleisch Verunreinigtes Trinkwasser, Lebensmittel, Epidemie- Gefahr nach Überflutungen	K. A.
Übertragung	Fäkal-oral, Wasser, Lebensmittel, Mollusken v.a. Muscheln, Sexualkontakte	Blutkontakt, sexuell, perinatal	Needle-Sharing, Blutkontakt, sexuell möglich, aber geringer als Hep. B	Blutkontakt, sexuell. Perinatal selten	Verzehr von nicht ausreichend gegartem Schweine-/ Wildfleisch Fäkal-Oral (Schmierinfektion) bei reiseassoziierter HEV- Erkrankung	Vermutlich parenteral, v.a. unter Drogenabhängigen verbreitet

Tab. 3.16 Steckbrief Hepatitisviren *(Forts.)*

Hepatitis	A (HAV)	B (HBV)	C (HCV)	D (HDV)*	E (HEV)	„G"**
Inkubation Ø	25–30 Tage	60–120 Tage	20 Tage –6 Monate	2–6 Monate	15–64 Tage	K. A.
Chronifizierung	Nein, im Gegenteil: Infektion bewirkt lebenslange Immunität	5–10 %	60–85 %	≥ 90 %	Nein, bei Immunsupprimierten in Ausnahmen möglich	K. A.; es gibt Hinweise, dass HIV-Infektion durch gleichzeitige GB-Virus-C-Infektion milder verläuft
Folgeerkrankung	Keine	Ist für ca. 80 % aller Leberkarzinome verantwortlich	Leberzirrhose bei ca. 16–20 %, mit Risiko eines darauffolgenden Karzinoms	Leberzirrhose mit schnellem und fulminantem Verlauf. Früheres Auftreten eines Leberzellkarzinoms	Ca. 20–25 % der erkrankten Schwangeren versterben an Infektion. Beim Leberversagen aufgrund einer fulminanten HEV-Infektion ist die Transplantation derzeit die einzige Option.	K. A.
Impfung möglich?	Ja	Ja	Nein	Hep. B wirkt auch gegen Hep. D	Nicht in EU Seit 2012 Impfstoff in China zugelassen	Nein
Immunität nach Erkrankung	Ja	Ja (akute Hepatitis B)	Nein	K. A.	AK sind z. T. Jahre nach Infektion nachweisbar, mögliche Immunitätswirkung?	

* Hepatitis D: Nur bei bestehender Hepatitis B möglich.
**Hepatitis „G": Menschliche Variante: GB-Virus-C (GBV C),kommt als Koinfektion mit HCV und HIV vor.

3.5.8 Herpes-simplex-Virus (HSV)

Definition

Herpes-simplex-Virus (HSV): Doppelstrang-RNA-Virus, das in zwei Varianten)vorkommt, als HSV1 (oral, „Lippenherpes") und HSV2 (Genitalherpes). Das HSV1 erreicht eine Durchseuchung von annähernd 90 bis 100 % der Bevölkerung, während die des HSV2 deutlich darunter liegt.

Übertragung Die Übertragung der hoch ansteckenden Viren erfolgt durch enge körperliche Kontakte wie Küssen oder Geschlechtsverkehr, aber auch durch Kontakt zu virushaltiger Flüssigkeit aus den charakteristischen Bläschen. Eine Übertragung ist möglich solange die Bläschen Flüssigkeit abgeben.

Krankheitsverlauf Nach oraler oder genitaler Primärinfektion, wandern die Viren zu sensorischen Spinalganglien wo sie symptomlos überdauern (persistierende Infektion). Unter Stress, wie Erkrankung, Immunsupprimierung, Prüfungsstress, UV-Belastung durch Sonnenstrahlung u. ä. kommt es zur Reaktivierung der Viren mit Schmerz und Bläschenbildung an der betroffenen Region.

Als Komplikation kann es zu einem Befall der gesamten Haut (Eczema herpeticum), einer Infektion der Hornhaut des Auges oder zu einer Herpes- Enzephalitis kommen. Eine selbstlimitierende Ausheilung erfolgt in der Regel, nach zehn bis 20 Tagen, bei Rezidiven nach fünf bis zehn Tagen.

Therapie Therapeutisch wird v.a. Aciclovir angewendet.

Merke

Die Elimination des Virus beim infizierten Menschen ist nicht möglich, das bedeutet: einmal „Virusträger" – immer „Virusträger".

Hygienemaßnahmen und Prävention Eine Schutzimpfung steht nicht zur Verfügung. Akut Erkrankte sollten grundsätzlich nicht mit immunsupprimierten oder frisch operierten Patienten zusammen in einem Zimmer untergebracht werden. Ob eine Isolation erforderlich ist, wird einrichtungsintern entschieden. Dies dürfte jedoch eine Ausnahme, z. B. bei stark nässendem großflächigen Herpesbefall, darstellen. Auf sorgfältige Basishygiene ist zu achten. Wie mit betroffenen Patienten/ Klienten verfahren wird, muss im Hygieneplan der Einrichtung hinterlegt sein.

Erkranktes Personal sollte zumindest keine immunsupprimierten Patienten versorgen.

3.5.9 Humanes Immundefizienz-Virus (HIV)

Definition

HI-Viren: weltweit verbreitetes Retrovirus, mit je zwei RNA- Strängen. Wird in HIV-1 und HIV-2 unterschieden, die jeweils weiter in verschiedene Subtypen unterteilt werden. Sie überdauern im unbelebten Umfeld bis zu sieben Tage

Übertragung Blut, Körperflüssigkeiten wie Sperma, Vaginalsekret. Häufigster Übertragungsweg: sexueller Kontakt. Eine Übertragung ist ebenfalls möglich von schwangerer Frau auf das Kind kurz vor- und unter Geburt. Kontaminierte Medizinprodukte wie z. B. Injektionsnadeln sind ein weiterer Infektionsweg. 2020 gab es nach Angaben des RKI ca. 2000 Neuinfektionen in Deutschland und bei Deutschen, die sich im Ausland infiziert haben. Hierunter fallen überwiegend Infektionen bei Männern, die Sex mit Männern haben. Weitere häufige Infektionswege sind Infektionen beim Gebrauch intravenöser Drogen und Infektionen durch heterosexuellen Kontakt.

Inkubation und Symptome Der AK-Nachweis im Blut gelingt zwei bis zehn Wochen nach der Infektion. Nach sechs Tagen bis sechs Wochen – in der Regel zwei bis drei Wochen – kommt es zu Symptomen eines unspezifischen viralen Infektes, mit anschließendem symptomfreiem Intervall von Monaten bis zu Jahren. Dann entwickelt sich die AIDS-Erkrankung mit vielgestaltiger Symptomatik.

Dauer der Ansteckungsfähigkeit Grundsätzlich ist jeder Infizierte potenziell lebenslang ansteckungsfähig. Unter adäquater antiviraler Therapie ist die Ansteckungsgefahr jedoch deutlich reduziert.

Diagnostik Die Diagnosestellung erfolgt durch den Antikörper-Nachweis, oftmals kombiniert mit Nachweis von Virus- Antigen oder viralen Nukleinsäuren.

Therapie Prävention vor Therapie, z. B. geschützter Geschlechtsverkehr. Zur antiretroviralen Therapie stehen derzeit fünf Substanzgruppen mit unterschiedlichen Wirkansätzen zur Verfügung. Weitere Wirkstoffe befinden sich in der Entwicklung.

Hygienemaßnahmen Basishygiene, ggf. Schutzhandschuhe. Bei perforationsträchtigen Tätigkeiten mit möglichem Blutkontakt, doppelte- oder Indikatorhandschuhe verwenden.

Meldepflicht Es besteht Labormeldepflicht (§ 7 IfSG).

Exkurs

HIV

In der allgemeinen Wahrnehmung ist HIV ein Virus, das „in den 1980ern" plötzlich auftrat. Allerdings stammen die ältesten HIV-Proben aus den 1950/'60er-Jahren. Erst 10 Jahre später wurde Aids als Krankheit wahrgenommen. Der Evolutionsvirologe Michael Worobey kam bei der Untersuchung eines Virus aus dem Lymphknoten einer Frau aus Leopoldsville (damals Kongo) zu dem Schluss, dass sich das Virus schon vor 1930 von seiner Stammlinie abgespalten hat. Bereits zum Zeitpunkt der Infektion (1959) wies es eine bedeutende genetischen Vielfalt auf. Dies ist ein deutlicher Hinweis darauf, dass die Epidemie schon zu dieser Zeit in Zentralafrika etabliert war.

3.5.10 Humane Papillomaviren (HPV)

Definition

Humane Papillomaviren (HPV): unbehüllte Viren mit doppelsträngigem DNA-Genom, es gibt 200 Genotypen. HPV gehören zu den häufigsten sexuell übertragbaren Infektionen.

Inkubation Von der Ansteckung bis zum Beginn der Erkrankung vergehen zwei bis drei Monate (zwei Wochen bis acht Monate).
Symptome Ausbildung von Genitalwarzen (Condyloma acuminata). Gefahr der Dysplasie mit invasivem Karzinom nach 10 bis 30 Jahren.
Dauer der Ansteckungsfähigkeit (Vermutlich) während akuter bzw. persistierender Phase.
Diagnostik Labordiagnostik, kein serologischer Nachweis.
Therapie Es erfolgt eine lokale Therapie mit Cremes, Salben oder Lösungen. Eventuelle erfolgt eine operative Entfernung z. B. Konisation der Zervix in der Tumorchirurgie.

Vorsicht

- Bei chirurgischer Abtragung mittels Laser: Die entstehenden Rauchgase sind hochinfektiös. Aus Personalschutzgründen einen geeigneten Mund-Nasen-Schutz (FFP3) und/oder geeignete Rauchgas-Absaugung verwenden.
- Ein herkömmlicher Absauger, für Blut und Sekrete, ist ungeeignet, da die Virus-Partikel nicht gefiltert und somit wieder in die Raumluft abgegeben werden.

Hygienemaßnahmen Basishygiene. Effektivste Präventionsmaßnahme ist die Schutzimpfung.
Meldepflicht Keine.

3.5.11 Influenzavirus (saisonale Influenza, „echte" Grippe)

Definition

Influenzavirus (► Abb. 3.13): Orthomyxoviren, die in die Typen A, B und C unterteilt werden. Für den Menschen sind die saisonal auftretenden Influenza A- und B-Viren besonders relevant. Diese Influenzaviren sind charakterisiert durch spikeartige Oberflächenstrukturen.

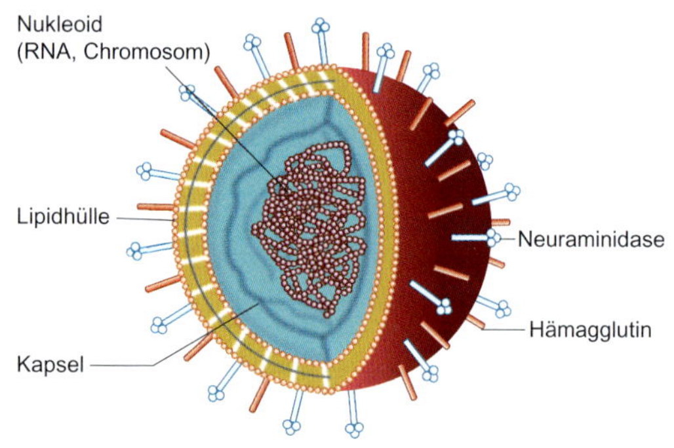

Abb. 3.13 Influenzavirus [E1211]

Influenzavirus-Infektionen sind weltweit verbreitet, in Deutschland zumeist in den Wintermonaten, nach dem Jahreswechsel.
Übertragung Tröpfcheninfektion, kontaminierte Oberflächen, Hände (► 7.8.3).
Inkubation Ein bis zwei (bis zu vier) Tage.
Krankheitsbild Plötzlicher Erkrankungsbeginn mit Fieber, Husten, Kopf- und Muskelschmerz, starkem Schwitzen, ausgeprägter körperlicher Schwäche, allgemeinem Krankheitsgefühl. Seltener kommt es zu Übelkeit, Erbrechen, Durchfall. Bei ca. 30 % der Infizierten besteht ein asymptomatischer Verlauf, weitere 30 % durchlaufen eine leichte, symptomarme Erkrankung. Bei Kindern ist die Mittelohrentzündung eine häufige Komplikation.
Dauer der Ansteckungsfähigkeit In der Regel vier bis fünf Tage nach Symptombeginn, bei Kindern ggf. länger (► 7.8.3).
Diagnostik Influenza-Schnelltest mittels tiefem Rachenabstrich (► 7.8.3).
Therapie Symptomatische Therapie, bei schwerem Verlauf/Vorerkrankten antivirale Therapie.
Hygienemaßnahmen und Prävention Schutzimpfung (auch für medizinisches Personal). Basishygiene, Hustenetikette (nicht in Hand husten) und Händehygiene sind einfache und effektive Schutzmaßnahmen. Stationär untergebrachte Erkrankte werden einzelzimmerisoliert. Vor dem Betreten wird Schutzkleidung angelegt: **Dicht sitzender** Mund-Nasen-Schutz – die KRINKO fordert laut der Richtlinie „Infektionsprävention bei übertragbaren Krankheiten" keine FFP-Atemschutzmaske, legt aber Wert auf einen dichten Sitz des MNS – Schutzbrille, Einmalhandschuhe, Schutzkittel. Erkrankte Beschäftigte: sind krank!

Meldepflicht, Hygienemaßnahmen Es besteht nach § 7 IfSG „Labormeldepflicht". Nach IfSG § 6 gibt es eine Meldepflicht beim Auftreten von zwei oder mehr gleichartigen Erkrankungen, wenn ein epidemiologischer Zusammenhang vermutet wird oder wahrscheinlich ist (▸ 7.8.3). Den Effekt einer Impfung (▸ 4.4) machte man sich schon vor rund einhundert Jahren, bei der Spanischen Grippe, zunutze: Von Genesenen wurde Blut (mit Antikörpern) entnommen und das Serum wurde Erkrankten appliziert. Dies entspricht dem Prinzip einer passiven Immunisierung.

3.5.12 Masernvirus

Definition

Masernvirus: Zur Familie der Paramyxoviren gehörendes RNA-Virus des Genus Morbillivirus. Das Masernvirus kommt weltweit vor, ist hochkontagiös und verursacht Masern.

Das Virus hat eine hohe Empfindlichkeit gegenüber äußeren Einflüssen wie erhöhten Temperaturen, Licht, UV-Strahlen, fettlösenden Substanzen und Desinfektionsmitteln. Weltweite Verbreitung, Masern gehören in sog. Entwicklungsländern zu den zehn häufigsten Infektionserkrankungen. Nach Schätzung der WHO verstarben 2020 weltweit rund 207.500 Menschen an den Masern.

Exkurs

Masernausbruch, November 2019 in Samoa

Im November/Dezember 2019 kam es im Pazifikstaat Samoa zu einem Masern-Ausbruch. Alleine am 3. Dezember wurden 171 Masernfälle innerhalb von 24 Stunden bekannt, zu 90 % waren Kinder unter vier Jahren erkrankt. Die Impfquote lag vor dem Ausbruch bei rund 30 %, was ausgesprochen niedrig ist. Ursache dieser schlechten Quote war auch, dass der Impfstoff im Vorfeld unsachgemäß mit einem Muskelentspannungsmittel kombiniert wurde. An den Folgen starben zwei Kinder. Diese Situation wurde auch von Impfgegnern genutzt, die u.a. über soziale Medien, eine „Anti-Impf-Kampagne" starteten.

Um nun eine möglichst hohe Impfquote zu erreichen, wurden im Rahmen eines ausgerufenen „Gesundheitlichen Notstands" für zwei Tage sämtliche Geschäfte und öffentliche Einrichtungen geschlossen. Alle Bewohner mussten zu Hause bleiben und an ihren Häusern eine rote Fahne aushängen, wenn im Haushalt nicht alle Familienmitglieder über einen Impfschutz verfügten. Nach ca. zwei Wochen war eine Impfquote von ca. 55 % erreicht. Für einen ausreichenden „Herdenschutz" ist jedoch eine Impfquote von ≥ 93 % erforderlich. Sechs Wochen nach der Verhängung des Ausnahmezustandes konnte dieser wieder aufgehoben werden. Unter Berufung auf das Gesundheitsministerium Samoa berichteten australische Medien, dass bei den 200.000 Einwohnern eine Impfquote von ca. 95 % erreicht wurde.

Seit Beginn des Masern-Ausbruchs Mitte November 2019 wurden 5.667 Masernfälle gemeldet. 81 Menschen, überwiegend Kleinkinder und Säuglinge, verstarben an der Infektionskrankheit.

Übertragung Die hochinfektiösen Viren werden aerogen und über Kontakt mit infektiösen Sekreten übertragen (▸ 7.8.5).

Inkubation Etwa zwei Wochen (sieben bis 21 Tage).

Krankheitsbild Zweiphasiger Krankheitsverlauf:
- Fieber, Husten und Schnupfen, Konjunktivitis, Koplik-Flecken am Mund
- Nach drei bis sieben Tagen, Auftreten des typischen Masernexanthems

Durch das Virus kommt es zu einer transitorischen Immunschwäche, die eine erhöhte Empfänglichkeit für bakterielle Superinfektionen bewirkt. Bei 0,1 % der Erkrankten kommt es zu einer postinfektiösen Enzephalitis. 10–20 % der hiervon Betroffenen verstirbt, bei 20–30 % bleiben Residualschäden am ZNS zurück.

Dauer der Ansteckungsfähigkeit Drei bis fünf Tage **vor**, bis vier Tage nach Auftreten des Exanthems (▸ 7.8.5).

Diagnostik Antikörper-Nachweis, Virusnachweis.

Therapie Körperliche Ruhe, keine spezifische antivirale Therapie vorhanden.

Hygienemaßnahmen und Prävention Schutzimpfung! Erkrankte werden im Einzelzimmer mit Vorraum isoliert. Schutzkleidung: FFP-2-Schutzmaske, Augenschutz, Einmalhandschuhe, Schutzkittel. Erkrankte Beschäftigte sind krank!

Meldepflicht Es besteht eine Labormeldepflicht (§ 7 IfSG). Zudem muss nach § 6 IfSG eine namentliche Meldung bei Verdacht, Erkrankung und Tod erfolgen und wenn *„zwei oder mehr gleichartige Erkrankungen, bei denen ein epidemiologischer Zu-*

sammenhang vermutet wird oder wahrscheinlich ist.“ Zu Hygienemaßnahmen ► 7.8.5.

Gesetz

Masernimpfpflicht

Am 14. November 2019 wurde im Bundestag das Masernschutzgesetz beschlossen und am 20. Dezember 2019 gebilligt. Hintergrund sind 544 gemeldeten Masernfälle im Jahr 2018 und 501 Fälle bis Mitte 2019 in Deutschland. Laut dem damals amtierenden Gesundheitsminister Spahn ging es bei der Impfpflicht darum, eine „unnötige Gefährdung" abzuwenden. Demnach müssen seit dem 1. März 2020 alle Kinder mit vollendetem erstem Lebensjahr, beim Eintritt in den Kindergarten oder die Schule, einen Nachweis über eine Masernschutzimpfung aufweisen. Dies gilt auch für, nach 1970 geborene, Personen, die in medizinischen- oder Gemeinschaftseinrichtungen tätig sind. Für die betroffenen Mitarbeiter gilt eine Übergangspflicht bis 31.Juli 2021.
Wer der Impfpflicht nicht nachkommt, muss mit einem Bußgeld von bis zu 2.500 Euro rechnen.

3.5.13 Mumps

Definition

Mumpsvirus: Zur Familie der Paramyxoviridae gehörendes RNA-Virus des Genus Rubulavirus. Das Mumpsvirus kommt weltweit vor, wird durch Tröpfcheninfektion übertragen.

Es besteht eine hohe Empfindlichkeit gegen Hitze, Licht, UV-Strahlung, fettlösende Substanzen und Desinfektionsmittel. Auf Oberflächen ist das Virus nur wenige Stunden infektiös. Weltweite Verbreitung mit ganzjährigem Auftreten.
Übertragung Tröpfcheninfektion und direkter Kontakt mit Speichel.
Inkubation 16–18 Tage (12 bis 25).
Krankheitsbild: Mumps (Parotitis epidemica). Mit zunehmendem Alter der Erkrankten steigt die Rate der Komplikationen, z.B. eine ZNS-Beteiligung: Eine Mumps- Enzephalitis hat eine Letalität von 1,5 %.
Dauer der Ansteckungsfähigkeit Zwei Tage vor bis vier Tage nach Erkrankungsbeginn. Nach durchgemachter Erkrankung besteht in der Regel eine lebenslange Immunität.
Diagnostik Die Diagnosestellung erfolgt meist aufgrund der Symptome. Labor: Antikörper- oder Virusnachweis.
Therapie Symptomatische Therapie.
Hygienemaßnahmen und Prävention Wirksamste Maßnahme ist die Schutzimpfung. Erkrankte werden ab Beginn der Symptome für ca. neun Tage einzelzimmerisoliert. Persönliche Schutzausrüstung, bestehend aus Einmalhandschuhen, Schutzkittel, MNS. Erkrankte Beschäftigte: sind krank.
Meldepflicht Es bestehen Labormeldepflicht (§ 7 IfSG) sowie namentliche Meldung bei Verdacht, Erkrankung und Tod (§ 6).

3.5.14 Noroviren

Definition

Noroviren: Zu den Caliciviridae gehörende Gattung unbehüllter RNA-Viren, die weltweit vorkommen. Die Noroviren-Infektion ist hochansteckend. Es besteht Meldepflicht.

Diese Viren gehören für den Klinik- und Heimbereich zu den problematischsten Krankheitserregern. Insbesondere in der „kalten Jahreszeit“ gehören Ausbrüche, mit diesem Erreger, fast schon zum Jahreszyklus. Es darf nicht übersehen werden, dass Erkrankungen ganzjährig vorkommen.

Merke

Noroviren sind für ca. die Hälfte der nicht- bakteriellen Durchfallerkrankungen beim Erwachsenen verantwortlich.

Noroviren (alte Bezeichnung Norwalk-like-Viren) gehören zur Familie der Caliciviridae und werden in die Gruppen „Norovirus“ und „Sapovirus“ unterteilt. Das Norovirus wird aufgrund von genetischen Unterschieden weiterhin in fünf Genogruppen (GG I bis V) unterschieden, die ihrerseits in diversen Genotypen vorkommen. Von großer Bedeutung ist die Tatsache, dass es sich bei diesen Viren um sog. „unbehüllte Viren“ handelt. Dies bedeutet eine höhere Stabilität gegenüber äußeren Einflüssen, zu denen auch Desinfektionsmaßnahmen der Hände, Flächen und Medizinprodukte gehören. In der unbelebten Umgebung können

Noroviren bis zu sieben Tage überdauern. Noroviren sind hoch infektiös: eine sehr geringe Menge an Viruspartikeln reicht für eine Übertragung.

Übertragung Der Infektionsweg von Mensch zu Mensch ist die Hauptursache für Erkrankungen. Als Übertragungsweg kommt weiterhin die klassische „Schmutz- und Schmierinfektion" (fäkal-oral) in Frage. Da die Virusausscheidung, neben dem Stuhl, auch über Erbrochenes erfolgt, ist die Aufnahme virushaltiger Tröpfchen, z.B. beim Erbrechen, ein weiterer – häufig unterschätzter – Übertragungsweg (▸ 7.8.1).

Allerdings können Infektionen auch von verunreinigten Speisen wie z.B. Salaten, Krabben, Muscheln oder Getränken und kontaminiertem Wasser ausgehen.

Inkubationszeit Die Inkubationszeit ist mit sechs (d.h. innerhalb einer Dienstschicht!) bis zu 50 Std. recht kurz, was einer Ausbreitung dieser Erreger entgegenkommt.

Krankheitsbild Akut auftretende Gastroenteritis mit schwallartigem Erbrechen und heftigen Durchfällen. Die Symptome können auch unabhängig voneinander auftreten, z.B. „nur" Erbrechen ohne Durchfall. Es besteht ein ausgeprägtes Krankheitsgefühl mit körperlicher Schwäche.

Dauer der Ansteckungsfähigkeit Erkrankte sind bis zum Ende der Symptomatik hoch infektiös. Die Viren sind über ein bis zwei Wochen, in Einzelfällen auch darüberhinausgehend, nach durchgemachter Erkrankung im Stuhl nachweisbar (▸ 7.8.1).

Diagnostik Labortechnische Untersuchung von Stuhl oder Erbrochenem auf virale Nukleinsäuren (RT-PCR), virale Proteine (Antigen-EIA) oder elektronenmikroskopischer Nachweis von Viruspartikeln.

Therapie Symptomatisch, insbesondere Flüssigkeitsersatz.

Hygienemaßnahmen und Prävention Strenge Einzelzimmerisolation bereits bei Verdacht, um konsequent einer Ausbreitung entgegenzuwirken. Schutzkleidung, bestehend aus Handschuhen, flüssigkeitsdichtem Kittel und dichtsitzendem Mund-Nasen-Schutz (MNS). Sorgfältige Hände- und Umgebungshygiene, insbesondere von WC, patientennahen Flächen und Handkontaktflächen mit wirksamen Desinfektionsmitteln (begrenzt viruzid PLUS, viruzid). Eine Schutzimpfung gibt es nicht. Erkrankte Beschäftigte: Sind krank! Eine Wiederaufnahme der Beschäftigung sollte frühestens zwei Tage nach abklingen der Symptome erfolgen. Händehygiene streng beachten.

Merke

MNS unbedingt vor Betreten des Zimmers anziehen – man weiß nie, was einen im Zimmer erwartet.

Meldepflicht Es besteht eine Labormeldepflicht (§ 7 IfSG). Meldepflichtig sind auch der der Verdacht auf und die Erkrankung an einer akuten infektiösen Gastroenteritis bei Beschäftigten mit Lebensmittelumgang (§ 6 IfSG). Zwei oder mehr gleichartige Erkrankungen, bei denen ein epidemiologischer Zusammenhang vermutet wird oder wahrscheinlich ist (▸ 7.8.1).

3.5.15 Rotaviren

Definition

Rotaviren: unbehüllte, doppelsträngige RNA-Viren aus der Familie Reoviridae. Sind weltweit verbreitet und werden fäkal-oral übertragen. Die Rotaviren-Infektion ist die häufigste Ursache einer viralen Gastroenteritis, insbesondere bei Säuglingen und Kleinkindern.

Die aus der Familie Reoviridae stammenden Rotaviren werden in sieben Serogruppen (A–G) unterschieden und sind äußerst umweltstabil.

Merke

Rotaviren sind die häufigste Ursache viraler Darminfektionen beim Kind. Ursache ist eine fehlende Immunität der Kinder, die erst mit der Zeit aufgebaut wird.

Übertragung Sie erfolgt fäkal-oral, ist aber auch über Lebensmittel und kontaminiertes Wasser möglich.

Inkubationszeit 1–3 Tage.

Krankheitsbild Gastroenteritis mit Durchfall, klinisch von anderen Gastroenteritiden nicht zu unterscheiden.

Dauer der Ansteckungsfähigkeit Während akuter Erkrankung, bis zu acht Tage.

Diagnostik Stuhluntersuchungen auf Rota mittels PCR oder „Enzym-Immun-Test" (EIA).

Therapie Symptomatisch, insbesondere Flüssigkeits- und Elektrolytersatz.

Hygienemaßnahmen und Prävention Eine Schutzimpfung für Säuglinge unter sechs Monaten wird seit Juli 2013 von der STIKO empfohlen. Erkrankte Patienten oder Bewohner werden strikt einzelzimmerisoliert. Schutzkleidung, bestehend aus Handschuhen und Schutzkittel, für betreuende Personen. Zu beachten ist eine sorgfältige Hände- und Flächenhygiene. Insbesondere Flächen mit häufigem Handkontakt sowie patientennahe Flächen und WC-Bereiche müssen regelmäßig und sorgfältig desinfiziert werden. Wirkbereich der Desinfektionsmittel: begrenzt viruzid PLUS, Viruzid. Erkrankte Beschäftigte dürfen ihre Tätigkeit in der Regel zwei Tage nach Abklingen der Symptome wieder aufnehmen.

Meldepflicht, Hygienemaßnahmen Es bestehen eine Labormeldepflicht (§ 7 IfSG) und eine Meldepflicht bei Verdacht und Erkrankung an einer akuten infektiösen Gastroenteritis bei Beschäftigten mit Lebensmittelumgang, weiterhin, wenn zwei oder mehr gleichartige Erkrankungen mit (vermutlichem) epidemiologischen Zusammenhang auftreten. Zu Hygienemaßnahmen ▸ 7.8.1.

3.5.16 Varizella-zoster-Virus (VZV)/ Herpes-zoster-Virus

Definition

Varizella zoster Virus: Zur Familie der Herpesviridae gehörendes DNA-Virus des Genus Varicellovirus, welches bei einer Erstinfektion Varizellen und bei einer Reaktivierung Zoster auslöst.

Das Varizella-zoster-Virus aus der Familie der Herpesviridae ist nicht zu verwechseln mit dem Herpes-simplex-Virus (**Herpes labialis, genitalis**). Weltweite Verbreitungg. Gilt als Infektionskrankheit, die am häufigsten durch Impfung vermeidbar wäre. Diese Viren überdauern v.a. in feuchtem Milieu einige Tage.

Übertragung

- Varizellen: Aerogen, Kontakt mit virushaltigem Material (Bläscheninhalt, Speichel und Konjunktivalflüssigkeit). Niedrige Infektionsdosis
- Herpes zoster: Kontakt mit virushaltigem Material (Bläscheninhalt). Die Übertragungsgefahr kann durch Abdecken der Bläschen deutlich vermindert werden

Inkubationszeit 14 bis 16 (8 bis 21) Tage.

Krankheitsbild ▸ 7.8.4.

- Erstinfektion: Windpocken (Varizellen)
- Folgeinfektion: Herpes zoster (Gürtelrose)

Dauer der Ansteckungsfähigkeit Beginn der Ansteckungsfähigkeit ein bis zwei Tage **vor** Exanthem-Bildung bis nach Abheilung der Herpes-Bläschen, fünf bis sieben Tage nach Symptomauftritt (▸ 7.8.4).

Diagnostik Abstrichuntersuchung (PCR), Antikörpernachweis (▸ 7.8.4).

Therapie

- Varizellen: symptomatisch, ggf. ist es sinnvoll einer bakteriellen Superinfektion vorbeugen oder diese gezielt zu therapieren
- Herpes zoster: antivirale Therapie (Aciclovir) oral
- Immungeschwächte mit Varizellen oder Herpes zoster, Aciclovir parenteral

Die beste Prävention ist die Impfung.

Hygienemaßnahmen

- Varizellen: Im stationären Umfeld ist eine Unterbringung in Einzelzimmer mit Vorraum erforderlich. Vor Betreten und bis zum Verlassen des Zimmers ist Schutzkleidung zu tragen: FFP-2-Schutzmaske, Schutzkittel, Handschuhe. Postexpositionsprophylaxe bei Indikation.
  Bedenke, es besteht eine aerogene Übertragung!
- Herpes zoster: Einzelzimmerisolation, Schutzkleidung, bestehend aus Handschuhen und Schutzkittel. Aufgrund der Kontaktübertragung ist es sinnvoll, betroffene Hautareale abdecken.
- Erkrankte Beschäftigte: § 34 Abs. 1 IfSG: Personen die an Windpocken erkrankt oder dessen verdächtig sind, dürfen in Gemeinschaftseinrichtungen keine Tätigkeiten ausüben, bei denen sie Kontakt zu den dort Betreuten haben.

Meldepflicht Es besteht eine Labormeldepflicht (§ 7 IfSG) sowie eine Meldepflicht zur namentlichen Meldung bei Verdacht, Erkrankung und Tod (§ 6 IfSG). Zu Hygiene- und Isolationsmaßnahmen (▸ 7.8.4).

Wiederholungsfragen

- Beschreiben Sie den klassischen Übertragungsweg von Adenoviren.
- Welche anderen Organe außer der Lunge können bei einer Corona-infektion betroffen sein?
- Beschreiben Sie die Symptome einer akuten/ chronischen Hepatitis B.
- Wie wird Hepatitis C übertragen?

- Welche Formen des Herpes simplex virus gibt es?
- Erklären Sie den Begriff transistorische Immunschwäche im Zusammenhang mit Masern.
- Wie ist die Inkubationszeit bei Noroviren?
- Welche Erkrankungen kann das Varizella-Zoster-Virus auslösen?

3.6 Phagen – die Viren der Bakterien

Definition

Bakteriophagen: hoch spezialisierte Viren, die an einen definierten Wirt – in diesem Fall Bakterien – gebunden sind. Phagen sind die „Viren der Bakterien".

Wie bereits aufgezeigt (▸ 3.4), sind Viren auf spezielle Wirte und Wirtszellen angewiesen: „Bakteriophagen" (Kurzform „Phagen") sind Viren, die auf Bakterien spezialisiert sind.

3.6.1 Entwicklung

Bereits 1917 hat der Kanadier Fèlix Hubert d'Hèrelle Phagen als sog. „Bakterienfresser" (Bakteriophagen) beschrieben. Allerdings unterschied sich seine Vorstellung noch deutlich vom heutigen Wissen. Derzeit finden Phagen in der Agrarwissenschaft, Gentechnologie, Biologie und der Medizin Anwendung. In der Medizin finden sich zwei Anwendungsbereiche:

- Bestimmung von Bakterien (Lysotypie)
- Therapie bakterieller Infektionen: Auf krankmachende Bakterien spezialisierte Phagen werden gezielt gegen diese Bakterien eingesetzt. Die Phagen eliminierten die Bakterien und gehen im Anschluss, da ihr Wirt nicht mehr existiert, ihrerseits zugrunde.

Bereits seit den 1920er-Jahren kommt das Prinzip der Phagentherapie bei bakteriellen Infektionen zur Anwendung. Insbesondere in Ländern der ehemaligen Sowjetunion, aber auch in den USA wurde auf diesem Gebiet geforscht. Als Antibiotika in großem Maße erfolgreich und kostengünstig produziert und angewendet wurden, verlor dieser Bereich jedoch an Interesse. Ganz aufgegeben wurde die Forschung aber nie, sodass insbesondere am „Eliava-Institut" (Tiflis, Georgien) bis heute Phagen zu Therapiezwecken entwickelt werden. In Zeiten zunehmender Antibiotikaresistenzen gelangt der therapeutische Ansatz international wieder in den Fokus der Wissenschaft.

3.6.2 Stellenwert

In Deutschland gehört die Phagentherapie derzeit zu den medizinischen Maßnahmen, deren Wirkung nicht erwiesen ist. Somit ist eine Therapie nur in Notsituationen und mit Zustimmung des Patienten gestattet. Ob Phagen künftig in Deutschland/ Europa zur Therapie am Menschen angewendet werden, lässt sich derzeit nicht seriös beantworten. Die Wirksamkeit einer gezielten Phagenterapie, bei definierten Bakterien gilt als belegt. Voraussetzung ist immer eine Bakterienkultur, für die ein spezifischer „Phagencocktail" bestehend aus mehreren Phagen hergestellt werden muss. Das „Eliava-Institut" vermeldet Erfolgsquoten von 67 % bei Infektionen der Lunge, bis 100 % bei Infektionen des Knochenmarks.

Trotz dieser und weiterer Erfolgsmeldungen u. a. aus England oder den USA bleiben offene Fragen:

- Phagen werden, mehr oder weniger, individuell produziert. Therapeutisch eingesetzt sind sie Arzneimittel, die einer Zulassung unterliegen. Somit müsste jede Charge den Prozess einer Arzneimittelzulassung durchlaufen.
- Eine rechtliche Frage betrifft das Patentrecht auf individuell produzierte Phagen. Wie bei anderen Arzneimitteln wird erwartungsgemäß jeder neu entwickelte Phagen-Typus mit einem Patent versehen. Es stellt sich die Frage, ob dies wirtschaftlich und in einem angemessenen Zeitraum möglich ist?
- Phagen sind Viren, die einer genetischen Veränderung unterliegen können. Diese Veränderung muss kontrolliert werden können.
- Es gibt Berichte, wonach Phagen Resistenz-Gene von Bakterie zu Bakterie übertragen können.
- Bakterien könnten, wie bereits gegen Antibiotika, auch gegen Phagen Resistenzen entwickeln.
- Phagen werden von unserem Immunsystem als „Eindringling" erkannt und mittels Immunantwort bekämpft.

Es bleibt folglich abzuwarten, ob Phagen in Zukunft Antibiotika ablösen – oder nicht. Möglicherweise sind aber Kombipräparate aus Phagen und Antibiose die Zukunft?

3.6.3 Einsatz von Phagen

In der Lebensmittelindustrie werden Phagen erfolgreich eingesetzt. So wird in den USA mit Präparaten wie ListShield©, Listex©, Salmonelex© oder Salmofresh© bestehend aus verschiedenen Phagen Fleisch gegen Verderbniserreger behandelt.
Die niederländische Firma Micreos/Gladskin (Hersteller von Listex© und Salmonelex©) hat unter anderem mit dem Produkt Staphefekt© ein Mittel gegen Akne auf den Markt gebracht. Im Bereich der Antiseptik und Desinfektion, aber auch der Tiermast ist es denkbar, dass Phagen als „Wirkstoff" verwendet werden. Teilweise geschieht dies bereits zu diesem Zeitpunkt, wie mit dem Produkt BacWash©, welches als Waschlotion vor der Schlachtung auf die Tiere gesprüht wird, um die Anzahl an Salmonellen und Escherichia coli zu verringern. Das Präparat AgroPhage© hingegen wird zum Schutz von Paprika und Tomaten eingesetzt.

Wiederholungsfragen

- Ist eine Phagentherapie gegen bakterielle Infektionen des Menschen in der EU derzeit zugelassen?
- In welchem Industriebereich werden Phagen bereits gegen Bakterien verwendet.

3.7 Prionen

Definition

Prionen (engl. „proteinaceous infectious particles" = infektiöse Eiweißpartikel): Infektiöse, fehlgefaltete Formen eines zellulären, hochkonservierten Proteins. Im Gegensatz zu Viren und Viroiden enthalten Prionen nach heutigem Kenntnisstand keine Nukleinsäuren. Es handelt sich bei Prionen nicht um Lebewesen.

Prionen bestehen im Wesentlichen aus einer fehlgefalteten und pathologisch aggregierten Form eines körpereigenen Prionproteins (PrP). Diese infektiösen Eiweißpartikel können sich im Zentralnervensystem (ZNS) oder anderen befallen Strukturen vermehren und neuronal oder lymphatisch ausbreiten. Die Vermehrung erfolgt nicht im wörtlichen Sinne, vielmehr wandeln sie weitere körpereigene Proteine zu Prionen um. Prionen gelten als extrem hitzeresistent, Strahlung und fast alle Desinfektionsmittel können Prionen nicht inaktivieren. Dies stellt sehr hohe Anforderung an die Aufbereitung von mehrfach verwendbaren Medizinprodukten.
Bei bisherigen, untersuchten Fällen wurden Prionen zoonotisch oder iatrogen (über kontaminierte Medizinprodukte) übertagen. Ebenfalls kann eine sporadische Form, durch spontane Mutationen oder Konformationsänderungen der Prionen verursacht, auftreten. Insgesamt handelt es sich um eine weltweite, beim Menschen sehr seltene, schwer zu diagnostizierende Erkrankunge.
Da durch Prionen schwere Erkrankungen (neurodegenerative ZNS-/Gehirnerkrankungen bei Tieren und Menschen mit Ablagerung von Prion-Protein) hervorgerufen werden, die auch von krankenhaushygienischer Bedeutung sind, erfolgt hier ein kurzer Überblick.

3.7.1 Erkrankungen durch Prionen

Prionenerkrankungen verlaufen immer tödlich, bislang gibt es keine sicher wirksame Behandlungsmethode, möglicherweise kann die Inkubationszeit (wird auf mehrere Monate bis hin zu Jahrzehnten geschätzt) durch Medikamente verlängert werden. Die Nebenwirkungen der Therapie sind enorm. Ob es symptomlose Träger gibt, die zu Lebzeiten nicht erkranken, ist nicht bekannt.
Allgemein handelt es sich um Krankheitsbilder und Erreger, die noch längst nicht hinlänglich erforscht sind. Möglicherweise können sie auch über Speziesgrenzen hinweg getragen werden. Daher und aufgrund der spezifischen pathologischen Veränderungen im Gehirn werden sie auch als **transmissible spongioforme Enzephalopathien (TSE)** bezeichnet.

- **Scrapie:** Erkrankung durch Prionen beim Schaf, bislang keine Übertragung auf den Menschen festgestellt
- **Bovine spongioforme Enzephalopathie (BSE):** Erkrankungen durch Prionen bei Rindern, zoonotische Übertragungen auf den Menschen möglich
- **Variante Creutzfeld-Jakob-Krankheit (vCJK):** Sie wurde erstmals 1996 in England beschrieben und hat gesundheitspolitische Bedeutung erlangt, da sie auf die Übertragung des Erregers über Nahrungsmittel zurückgeführt wurde, welche aus Rindern hergestellt wurden, die an BSE erkrankt, bzw. mit BSE infiziert waren. Bislang konnte in Deutschland kein Fall einer vCJK nachgewiesen werden, allerdings muss mit möglichen Erkrankungen gerechnet werden. Verdacht, Erkrankung und Tod sind meldepflichtig. Krankheitssymp-

tome der vCJK treten mit einer Latenz von mehreren Jahren oder Jahrzehnten auf.

- **Creutzfeld-Jakob-Krankheit (CJK)**: Diese tritt sporadisch in erblich bedingter Form auf. Es kommt zur Degeneration von Nervenzellen im ZNS. Der Erreger ist extrem resistent und die Berichte über iatrogene Übertragungen haben das RKI dazu veranlasst, eine Empfehlung in Hinblick auf die Desinfektion und Sterilisation von Instrumenten bei Verdacht auf CJK zu verfassen. Bislang gab es Fälle in Frankreich und Großbritannien, auch hier kam es vermutlich durch BSE-infizierte Rinder zur Übertragung. Ob es in Deutschland zu Fällen von CJK kommen kann und wird, ist unklar, hier wurden nur fünf Fälle von importierten, BSE-infizierten Rindern nachgewiesen und kaum Rinderprodukte aus Großbritannien importiert. Iatrogene Übertragungsfälle (durch Applikation von Hypophysen-Hormonen von Verstorbenen, Dura-mater-Transplantationen, Cornea-Transplantate) sind aus Großbritannien, den USA, Japan und Australien bekannt. Auch in Deutschland werden vier Fälle mit Dura-mater-Transplantationen in Zusammenhang gebracht.

Prionenerkrankungen (CJK, vCJK) sind nicht im Rahmen der normalen Krankenversorgung übertragbar, es besteht keine Ansteckungsgefahr für Kontaktpersonen. Patienten müssen nicht isoliert werden. Bei operativen Eingriffen am ZNS oder am Auge besteht für das beteiligte Personal aufgrund der Verletzungsgefahr ein Übertragungsrisiko. Gewebe wird in Risikoklassen eingeteilt, die genaue Infektionsmenge in Gewebe ist noch nicht geklärt. Die Klassifizierung erfolgte durch an Tieren erhobenen Daten. Es ist davon auszugehen, dass bei der vCJK mit einer höheren Infektiösität, gerade des peripheren lymphatischen Gewebes zu rechnen ist.

Merke

Risikostatus von Gewebe

- Hohe Infektiosität: Gehirn, Rückenmark, Auge
- Mittlere Infektiosität: Milz, Tonsillen, Lymphknoten, Ileum, Colon, Liquor, Hypophyse, Nebenniere, Dura mater, Zirbeldrüse, Plazenta, peripheres Nervensystem
- Geringe Infektiosität: Nasenschleimhaut, Thymus, Knochenmark, Leber, Lunge, Pankreas
- Keine Infektiosität nachweisbar: Skelettmuskulatur, Herz, Brustdrüse, Milch, Blut, Serum, Kot, Niere, Schilddrüse, Speicheldrüse, Ovarien, Uterus, Hoden, fetales Gewebe, Galle, Knochen, Haut, Haare, Urin

Bei Eingriffen mit erhöhtem Risiko sollten zusätzliche Vorsichtsmaßnahmen getroffen werden. Generell sollte ihr Wert immer sehr genau abgewogen werden.

Der Nachweis von Erregern gelingt bei der sporadischen CJK nur in Nervengewebe. Bei der vCJK wurde das Protein in Einzelfällen bereits vor Auftreten von Krankheitssymptomen, auch in lymphatischen Geweben (z. B. Appendix), nachgewiesen. Die Bestimmung bestimmter Proteine kann die Diagnose stützen. Als Probenmaterial kommen Liquor, Probeexzisionen und Punktionen innerer Organe und Hohlräume in Frage. Eine sichere Diagnose gelingt oft erst im Rahmen einer Obduktion nach dem Tod des Erkrankten.

3.7.2 Medizinprodukte und Prionen

Flächen, die mit größeren Mengen Liquor (oder anderem infektiösen Material s. o.) kontaminiert sind, müssen speziell desinfiziert werden. Generell sollten Eingriffen an verdächtigen oder erkrankten Patienten möglichst nur mit **Einmalmaterialien** vorgenommen werden. Auch Instrumente die außerhalb von ZNS und Auge zum Einsatz kommen, müssten durch besondere Maßnahmen desinfiziert werden. Diese Verfahren sind für Material und durchführendes Personal sehr belastend und nicht überall durchführbar. Sie bestehen aus mehreren Desinfektionsschritten mit stark konzentriertem Natriumchlorid über mehr als 24 h, sowie einer einstündigen Dampfsterilisation bei 134 °C. Alle bei verdächtigen Patienten eingesetzten, mehrfach verwendbaren Medizinprodukte, die nicht dampf sterilisierbar sind, müssen verworfen werden (z. B. flexible Endoskope). E gibt kein sicheres Aufbereitungsverfahren, das Risiko einer möglichen Übertragung nicht einschätzbar.

3.8 Pilze – Mykologie

Definition

Pilze: artenreiche Organismengruppe (etwa 100 000 Arten), sind in Bau und Größe sehr mannigfaltig. Zu den Pilzen gehören z. B. Hutpilze, Schimmelpilze und Hefepilze.

Der Mensch ist in ständigem Kontakt zu Pilzen, sie machen immerhin ca. 25 % der Biomasse unserer Erde aus. Pilze bilden neben Pflanzen und Tieren ein weiteres, eigenständiges Reich als Lebewesen. Es gibt sie in verschiedenen Arten und Formen, manche sind uns nützlich (Käseherstellung, Antibiotikaherstellung), andere leben einfach mit uns und nur wenige können uns krank machen. Pilze kommen weltweit überall vor, selbst da wo man kaum Leben vermutet (Antarktis, Wüste). Sie sind extrem widerstandsfähig und nach großen Umweltkatastrophen sind sie häufig die ersten, die das Gebiet wieder besiedeln. Im Gegensatz zu Bakterien sind sie höher organisiert und wesentlich komplexer aufgebaut (z. B. haben sie einen echten Zellkern). Auch Pilzerkrankungen treffen vor allem immunschwache Menschen und der Kontakt zu Pilzsporen ist möglichst gering zu halten. Einer Vermeidung von Pilzen kommt baubiologisch sowie im Zusammenhang mit Lebensmittelkontaminationen Bedeutung zu.

3.8.1 Grundformen

Pilze bilden zwei **Grundformen** aus, wobei manche Arten je nach Vermehrungsstadium auch von einer in die andere Form wechseln können:

- **Sporen:** Die Spore ist eine rundlich Pilzzelle und ist entweder die Tochterzelle, die sich bei Hefepilzen aus der Mutterzelle entwickelt (**Sprossung**) oder eine Dauerform, die auch bei ungünstigen Umweltbedingungen überleben (**Konidien**). Diese Sporen sind nicht mit den extrem umweltresistenten, bakteriellen Sporen zu vergleichen. Sie sterben bereits durch Hitze < 100 °C ab.
- **Hyphen:** Eine Hyphe ist ein einzelner Pilzfaden, vereinigen sich viele Hyphen zu einem Geflecht, spricht man von **Myzel**.

Pilzzellen produzieren viele Enzyme und Stoffwechselprodukte, die abgegeben werden und mit denen der Pilz seine Umwelt angreift und sich selbst mit Nährstoffen versorgt.

3.8.2 Mykopathien

Durch Pilze hervorgerufene Erkrankungsformen (Mykopathien) sind:

- **Mykoallergosen:** allergische Reaktionen auf inhalierte oder enteral aufgenommene Pilzbestandteile
- **Mykotoxikosen:** chronische Schädigung durch Kontakt zu Lebensmitteln oder Stoffen mit Kontamination durch toxinbildende Pilze
- **Myzetismus:** akute Vergiftung durch den Verzehr von Pilzen
- **Mykosen:** Lokal begrenzte Bildung von Pilzmyzel in luftgefüllten Hohlräumen ohne invasives Wachstum und ohne größere Schädigung des Wirtes (Mykotisation), mukokutane (Haut und Schleimhaut betreffende) Besiedelung (Soor) und davon ausgehende invasive Mykosen mit Wachstum in inneren Organen und Übergang ins Blutgefäßsystem. Meist handelt es sich um „Erkrankungen von Kranken".

Gerade bei sehr abwehrgeschwächten Patienten kann es zu einer weiteren Aussaat der Pilze in nahezu alle inneren Organe kommen. Bevorzugt befallen werden Lunge, Nieren, Hirn und Herz, wobei es zu schweren, hochfiebrigen Krankheitsbildern kommt.

Während Hautmykosen häufig ambulant behandelt werden, werden systemische oder Organmykosen häufig sehr spät erkannt und stellen ein schweres, unter Umständen intensivmedizinisches, Krankheitsbild dar.

3.8.3 Einteilung und humanmedizinisch wichtige Pilze

Hautpilze – Dermatophyten

Dermathophyten sind, wie schon ihr Name vermuten lässt, in der Lage Hornsubstanzen aufzulösen und zu befallen (Haut, Haare und Nägel). Die Entstehung solcher Erkrankungen gründet meist im Zusammenhang mit feucht-warmem Hautklima (z. B. übermäßiges Schwitzen oder mangelhaftes Abtrocknen, bes. in Hautfalten, Schuhe).

Häufigster Hautpilz ist Trichophyton, die Erkrankung je nach betroffener Körperregion benannt:

- *Tinea pedum* – Fußpilz
- *Tinea capitis* – Erkrankung der behaarten Kopfhaut (führte schon zu schweren Ausbrüchen in Gemeinschaftseinrichtungen)
- *Tinea unguium* (Onchomykose) – Nagelpilz
- *Tinea corporis* – Hautpilz kann z.B. im Genitalbereich auftreten

Hautpilze sind durch Hautärzte meist auf einen Blick zu erkennen und sollten mit antimykotischen, lokal angewendeten Substanzen behandelt werden.

Sprosspilze – Hefen

Spross- oder häufiger verwendet Hefepilze, vermehren sich durch Sporen (Sprossung).

- **Kryptokokkus:**
  - *Cryptococcus neoformans,* weltweit durch Taubenkot übertragen, verursacht bei abwehrgeschwächten Menschen entweder die Lungen-Kryptokokkose oder die ZNS-Kryptokokkose mit septischem Krankheitsbild. Die Infektion erfolgt über Inhalation der Erreger und kann spontan ausheilen oder eine schwere Pneumonie verursachen. Über eine hämatogene Streuung kann das ZNS befallen werden, was zu Meningismus und Ausfall der Hirnnerven führt.
  - Die Diagnostik besteht aus Erregernachweisen im Bronchialsekret oder Liquor. Die Therapie erfolgt durch Antimykotika. Die ZNS-Kryptokokkose verläuft sehr häufig letal.
- **Candida:**
  - Bei *Candida albicans* (seltener *C. glabrata* u. a.), als Hauptvertreter dieser Gruppe, handelt es sich um einen physiologisch in geringer Zahl im Darm, Respirations- oder Harntrakt vorkommenden Pilz. Eine Kolonisation mit Candida muss nicht zwangsläufig behandelt werden. Bei lokaler oder systemischer Immunschwäche kann er zu in der Klinik häufig vorkommenden Krankheitsbildern führen. Die Erkrankung wird meist endogen, seltener über Kontakt übertragen und ausgelöst. Auslöser kann z.B. eine Antibiotikatherapie sein, bei der die bakterielle Konkurrenz der Pilze reduziert wird. Die Pilze können sich massiv vermehren und über Defekte in Haut oder Schleimhaut (z. B. feuchte Kammern) in den Körper eindringen und lokale Entzündungen auslösen (Soor, z. B. Mundsoor, Vaginalmykose – Fluor vaginalis, in Zusammenhang mit Bakterien, Windeldermatitis, Candida-bedingte Nagelmykose). Solche Erkrankungen werden auch als **Candidosen** bezeichnet.
  - Eine Pilz-Diagnostik wird meist erst nach erfolglosem Therapieversuch mittels Antibiotika durchgeführt. Der Pilz wird dann in entsprechendem Material (Blutkultur, Sputum, Liquor) oder durch Antigen-Bestimmung nachgewiesen.
  - Die Therapie der Candidose wird durch die Lokalisation bestimmt. Es stehen antimykotische Salben, Tinkturen und Tabletten sowie Infusionen zur Verfügung.
  - Seit 2009 tritt, in Deutschland noch selten, eine neue Candida Spezies, *Candida auris,* auf. Die Art verbreitet sich weltweit und im Gegensatz zu den beiden o. g. Spezies, die meist endogene Infektionen verursachen, wird C. auris vorwiegend über Kontakt übertragen, ist häufig resistent gegen eine zunehmende Anzahl Antimykotika und führte schon mehrfach zu Ausbrüchen in medizinischen Einrichtungen.

Schimmelpilze

Von den Schimmelpilzen, die in der Regel abgestorbene pflanzliche und tierische Stoffe besiedeln, ist **Aspergillus** von größter medizinischer Bedeutung. Er ist in der Umwelt weit verbreitet, unter anderem in der Erde von Topfblumen und im Mauerwerk. Insbesondere *Aspergillus fumigatus* verursacht bei Abwehrgeschwächten immer wieder schwere Mykosen, die **Aspergillose.**

Gefährdet sind besonders Menschen mit chronischen Lungenerkrankungen, Tuberkulose oder nach immunsuppressiver Therapie. Häufigste Manifestation liegt in der Lunge, wo *A. fumigatus* eine tumorähnliche Struktur (**Aspergillom**) bildet oder Pneumonien verursachen kann. Pilze haben einen natürlichen Hang zu Blutgefäßen, wo sie sich gut versorgen können. Sie verursachen dadurch einen Verschluss der Gefäße und nachfolgende Gewebeschäden und Blutungen. Ein Patient mit diesen Symptomen hat eine sehr schlechte Prognose.

Zur Diagnostik dienen Röntgen des Thorax (häufige Verwechslung mit Karzinomen) und Material aus betroffenen Regionen. Ein spezieller immunologischer Test (Galaktomannan-Test) kann eine invasive Aspergillose nachweisen. Die Therapie besteht aus intravenösen und inhalativen Gaben von Antimykotika.

Eine Übertragung ist auch über Kontakt möglich, so können Sporen z.B. über invasive Katheter ins Innere des Körpers gelangen und dort Erkrankungen hervorrufen. Dies ist immer dann besonders zu beachten, wenn Baustaub verursacht wird (Baumaßnahmen im laufenden Betrieb einer medizinischen Einrichtung). Aspergillus-Sporen können beim Einatmen Überempfindlichkeitsreaktionen auslösen (exogene allergische Alveolitis). Einige Arten können Toxine produzieren, die leberschädigende und bei chronischer Zufuhr, krebsverursachende Wirkung haben.

Wiederholungsfragen

- Wo überall gibt es Pilze?
- Kennen Sie unterschiedliche Arten von Pilzen, wenn ja, welche?
- Sind Pilze für den Menschen immer gefährlich, oder wann spielen sie eine Rolle in Bezug auf Erkrankungen?
- Welche Mykopathien gibt es?

3.9 Parasiten

Definition

Parasiten: Schmarotzer, die dem Körper Nahrung entziehen und ihm damit Schaden zufügen. Ektoparasiten leben auf der Körperoberfläche ihres Wirtes. Endoparasiten leben im Wirtskörper, wie Bandwürmer und die Erreger der Malaria (Plasmodien). Der Befall mit einem Parasiten wird auch als Parasitose bezeichnet.

Als Parasiten (griechisch „parasitos“: *Mitesser, Schmarotzer*) bezeichnet man Lebewesen, die auf unterschiedliche Art, Dauer und Weise, auf Kosten anderer, in der Regel größeren Wirtsorganismen leben. Sie ziehen ihren Nutzen in Form von Unterkunft und/oder Nahrung aus dem Wirt.
Infektionen durch Parasiten, Parasitosen, sind weltweit häufige Infektionskrankheiten und nehmen, entsprechend ihrer Verbreitung von Norden nach Süden zu. Gründe hierfür sind zum einen die Ansprüche der Parasiten an Temperatur und andere Umweltbedingungen, zum anderen soziale und ökonomische Faktoren, die in Entwicklungsländern vorzufinden sind und mangelnde Hygiene- und Gesundheitsstandards zur Folge haben.

3.9.1 Einteilung und Vorkommen

Parasiten lassen sich einteilen in solche, die äußerlich Haut und Schleimhaut des Wirtes befallen, **Ektoparasiten** (Insekten, Spinnentiere) und **Endoparasiten**, die im Gewebe, Blut oder Darm vorkommen (Protozoen, Helminthen).
Parasitosen sind besonders in Entwicklungsländern von großer Bedeutung, mit zum Teil hoher Mortalität (z. B. Malaria, durch Plasmodien) oder bei chronisch, nicht-letalen Infektionen (z. B. Hakenwurm) als Verursacher von Wachstums- und Entwicklungsstörungen. In Industrienationen spielen sie durch Fernreisende oder über Nahrungsmittelimporte eingeführte Erreger eine Rolle, verbreiten sich aber in der Regel nicht weiter. Einige Parasiten kommen auch in gemäßigtem Klima (z. B. Echinokokken, Toxoplasmen, Lamblien) vor und können insbesondere bei Immunsupprimierten zu Infektionen führen. Durch Verbesserung der Lebensbedingungen, insbesondere der Abwassertechnik, kommen viele Wurmparasitosen in Industrieländern heute nur noch sehr selten vor.

3.9.2 Übertragung und Vermehrung

Die Übertragung von Parasiten erfolgt häufig nicht direkt von Mensch zu Mensch, sondern indirekt durch Überträger wie Insekten, kontaminierte Nahrung oder kontaminiertes Wasser. Die Übertragung auf den Menschen erfolgt häufig oral oder über Vektoren, sexuell oder diaplazentar. Parasitosen können sehr unterschiedlich verlaufen, die körpereigene Abwehr verläuft sehr komplex und einige Parasiten entwickeln Mechanismen, der Wirtsabwehr zu entkommen. Es kann zu schweren Fremdkörperreaktionen, oder Verschluss von Hohlorganen kommen. Im Gegensatz zu Bakterien wirken Parasiten weniger toxisch auf den menschlichen Organismus.
Parasiten vermehren sich sexuell oder asexuell. Wirte, in denen geschlechtsreife Parasiten vorkommen und eine sexuelle Vermehrung stattfindet, werden **Endwirte** bezeichnet. In **Zwischenwirten** erfolgt die asexuelle Vermehrung von Protozoen oder die Entwicklung der Larvenstadien bei Würmern. Im Menschen machen Parasiten häufig komplizierte Entwicklungszyklen durch, in die weitere Lebewesen eingeschaltet sein können. Man spricht dann von einem **Wirtswechsel**. **Hauptwirte** sind die bevorzugten Endwirte der Parasiten, **Nebenwirte** werden nur ausnahmsweise befallen.

3.9.3 Helminthen – Würmer

Helminthen sind mehrzellige Rund- oder Plattwürmer. Plattwürmer unterteilen sich weiter in Egel und Bandwürmer. Sie vermehren sich meist sexuell durch die Produktion von Eiern und lebenden Larven. Bei allen parasitären Würmern handelt es sich um Vielzeller, die sekundär in den Wirtsorganismus (Mensch) gelangen und dort Infektionen (Helminthosen) verursachen können. Während ausgewachsene Würmer in der Regel Anaerobier sind und vorwiegend im Darm leben, sind ihre Eier und Larven darauf angewiesen, ein sauerstoffreiches Milieu vorzufinden. Der erwachsene Wurm ist somit im Endwirt, die Eier und Larven in Zwischenwirten nachzuweisen. Die Vermehrung findet also im Gegensatz zu den Protozoen (▸ 3.9.4) nicht im befallenen Wirt statt, was dazu führt, dass es Wurminfektionen gibt, die aufgrund geringer Anzahl an aufgenommenen Würmern keine Symptome zeigen. Erkrankungen entstehen dann entweder durch massive, einmalige Infektion oder durch mehrmalige, dauerhafte Aufnahme weniger Würmer. Es gibt eine große Anzahl unterschiedlicher Wurmparasiten, von denen die meisten in den Subtropen und Tropen vorkommen.

Bandwürmer (Cestoden)

Bandwürmer gehören zu den Plattwürmern und bestehen aus einem Kopf, der sich in der Darmschleimhaut des Wirtes verankern kann. Der Körper des Wurmes teilt sich in unterschiedlich viele Unterglieder. Die einzelnen Glieder enthalten aufgrund der Zwittereigenschaft des Bandwurmes männliche und weibliche Geschlechtsmerkmale. Die befruchteten Eier reifen in den einzelnen Untergliedern heran und werden mit dem Stuhl ausgeschieden. Wurmeier oder Unterglieder können im Labor mikroskopisch im Stuhl nachgewiesen werden.

Echinokokken

Echinokokken treten in zwei Formen auf: die großzystische Echinokokkose (**Hundebandwurm**) und die kleinzystische Echinokokkose (**Fuchsbandwurm**).

Der **Hundebandwurm** hat, wie der Name schon sagt, im Dünndarm des Hundes seinen Endwirt gefunden. Über den Stuhl gelangen Wurmeier ins Freie, wo sie über die Nahrung von Zwischenwirten wie Pferden, Kühen, Schafen aufgenommen werden. Über die orale Aufnahme von Bandwurmeiern (z. B. über das Streicheln von Hunden und anschließenden Hand-Gesichtskontakt) kann sich der Mensch infizieren.

Die Larven können die Darmschleimhaut durchstoßen und über das Blut Leber und Lunge befallen, wo sich mehrere Zentimeter große Zysten bilden, in denen sich die Finnen (ein Larvenstadium) entwickeln können. Die Zysten können platzen und erneut Erreger freisetzen, daher sollten sie nach bildgebender Diagnostik im Ganzen entfernt werden.

Der **Fuchsbandwurm** kommt seltener vor, als der Hundebandwurm, ist in Europa jedoch endemisch. Die Übertragung der Eier erfolgt ebenfalls über den Tierkot. Insbesondere beim Verzehr wildgesammelter Früchte in Bodennähe ist erhöhte Vorsicht geboten.

Nach einer Infektion beim Menschen kommt es zu vielen kleinen Herden in der Leber und Lunge des Infizierten. Die Herde bilden keine feste Wand, was zu einem infiltrierenden Wachstum führt. Durch die metastasenähnliche Ausbreitung ist eine operative Entfernung nicht möglich und die Letalität sehr hoch. Eine antibiotische Therapie kann erfolgreich sein.

Taenia saginata – Rinderbandwurm Ungenügend erhitztes Rindfleisch kann zu einer Infektion mit dem bis zu zehn Zentimeter lang werdenden Rinderbandwurm führen. Das Rind stellt dabei den Zwischenwirt dar und nimmt die Eier auf. Die Larven durchwandern die Darmwand des Rindes und gelangen über das Blut in die Muskulatur, wo sie sich in Finnen umwandeln. Über den Fleischverzehr gelangen die Finnen in den menschlichen Darm, reifen dort aus und können jahrzehntelang lebens- und vermehrungsfähig bleiben. Eindeutige Beschwerden bleiben meistens aus, eine medikamentöse Therapie ist wirksam.

Taenia solium – Schweinebandwurm Dieser tritt wesentlich seltener auf, die Entwicklung der Würmer entspricht der der Rinderbandwürmer. Durch die Ablagerung von Bandwurm-Finnen in multiplen Organen (Hirn, Leber, Muskeln) können Verkalkungen entstehen, die bei Beschwerden operativ entfernt werden müssen. Eine medikamentöse Therapie kann zum Erfolg führen.

Diphyllobothrium latum – Fischbandwurm Über mehrere Zwischenwirte kann es durch den Genuss von rohem Fisch zu einer Infektion mit dem bis zu zwei Meter langen, weltweit vorkommenden Fischbandwurm kommen. Da die Bandwürmer für ihren Stoffwechsel sehr hohe Mengen an Vitamin B_{12} benötigen, kann bei Infizierten eine perniziöse Anämie entstehen. Eine medikamentöse Behandlung wird empfohlen, ggf. erfolgt eine Substitution von Vitamin B_{12}.

Saugwürmer (Trematoden)

Auch Saugwürmer gehören zu den Plattwürmern. Zu ihnen zählen die Egel. Im Gegensatz zu den Bandwürmern sind sie nicht in mehrere Glieder unterteilt. Sie bestehen aus einem Mund- und einem Bauchsaugnapf. Die meisten von ihnen sind Zwitter, lediglich **Schistosomen** sind getrennt geschlechtlich. Trematoden benötigen Zwischenwirte wie Schnecken, Anthropoden (▶ 3.9.5) oder Fische. Eine direkte Übertragung von Mensch zu Mensch ist nicht möglich. Schistosomen sind die medizinische bedeutsamste Art, jedoch können zahlreiche andere Egelgattungen den Menschen befallen, meist entstehen die Erkrankungen durch die erwachsenen Parasiten. ▶ Tab. 3.17 gibt nach der Hauptlokalisation im Körper wichtige Erreger wieder.

Schistosomen Durch die Schistosomen (*Pärchenegel*) wird die Bilharziose verursacht. Sie ist in Afrika, Asien und Südamerika weit verbreitet und gehört mit schätzungsweise 300 Millionen Infizierten und mindestens doppelt so vielen gefährdeten Menschen, v. a. der ärmeren Bevölkerung, zu den wichtigsten Infektionskrankheiten. Bei uns kann sich die Bilharziose selbst bei Verunreinigung von Binnengewässern nicht ausbreiten, da der Zwischenwirt, eine tropische Schneckenart, fehlt. Schistosomen-Eier werden mit dem Stuhl ausgeschieden. Aus ihnen schlüpfen Merazidien, die im Zwischenwirt (Schnecke) zu **Zerkarien** reifen. Die infektionserregenden Zerkarien dringen durch Kontakt mit kontaminierten Gewässern in die Haut ein (Zerkariendermatitis). In der Pfortader und den Mesenterialvenen entwickeln sich geschlechtsreife Schistosomen. Je nachdem, welches Zielorgan befallen wird, entwickelt sich eine **Darmbilharziose** mit blutig-schleimigen Durchfällen, oder eine **Blasenbilharziose** mit Harndrang und Hämaturie. Die Darmbilharziose kann eine Hepatosplenomegalie zur Folge haben, bei der Manifestation in der Blase ist ein erhöhtes Risiko für bösartige Blasentumoren statistisch belegt. Nach Erregerdiagnostik aus Stuhl oder Urin erfolgt eine medikamentöse Behandlung.

Tab. 3.17 Überblick über Trematoden nach Hauptlokalisation im menschlichen Körper

Lokalisation	Erreger
Leber, Gallengänge	Großer Leberegel (*Fasciola hepatica*) Riesenleberegel (*Fasciolo gigantica*) Katzenleberegel (*Opisthorchis felineus, O. viverrini*)
Lunge	Lungenegel (*Paragonimus spp.*)
Darm	Großer Darmegel (*Fasciolopsis buski*)

Fasciola hepatica Der Mensch wird nur als Nebenwirt und nur in Ausnahmefällen vom Leberegel (Fasciola hapatica) befallen. Hauptwirt der weltweit vorkommenden Egel sind pflanzenfressende Tiere. Der Leberegel lebt in den Gallenwegen des Hauptwirtes und seine Eier werden über Gallensekret und Stuhl ausgeschieden. Über zwei Zwischenwirte (Land- und Wasserschnecken, an Pflanzen anhaftend als Wurm-Zerkarie) wird er über den Verzehr der Pflanzen durch den Hauptwirt, erneut aufgenommen. Bei Aufnahme durch den Menschen (Verzehr von kontaminiertem Salat, Gewürzkräutern) kommt es zu schweren Leberschäden, bis hin zur Leberzirrhose. Die medikamentöse Therapie erfolgt nach dem Nachweis von Wurmeiern in Stuhl oder Duodenalsekret. Bei symptomlosem Befall kann ein Spontanabgang abgewartet werden. Meist verlassen die Egel den Menschen als „Wirt der zweiten Wahl" innerhalb eines Jahres unbemerkt über den Darm.

Fadenwürmer – Nemathoden

Filarien Es handelt sich um Würmer, die durch blutsaugende Insekten, ausschließlich in tropischen Gebieten, übertragen werden. Sie leben nicht im Darm, sondern in den Lymphgefäßen, im Bindegewebe oder unter der Haut, manchmal auch in anderen Körpergeweben. Sie verursachen, je nach Art: bei Lymphbefall Elephantiasis, Hautschwellungen, sichtbare Wurmwanderung in der Augenbindehaut, oder führen durch Augenentzündungen zu Erblindung. Die Erkrankungen durch Filarien haben einen sehr schleichenden, chronischen Verlauf und werden, selbst bei längeren Aufenthalten in Endemiegebieten, bei Reiserückkehrern in Deutschland kaum beobachtet. Die Diagnostik erfolgt durch serologischen Nachweis, in Kapillarblut und Blutausstrichen, wobei je nach Art die Tageszeit der Blutabnahme entscheidend ist.

Trichinella spiralis Durch Verzehr von rohem, oder unzureichend erhitztem, kontaminiertem Fleisch kann es zu einer Trichinose kommen. Dabei bohren sich die aufgenommenen Würmer durch die Darmwand. Sie bleiben nach hämatogener Streuung in nahezu alle Organe, bevorzugt in der quergestreiften Muskulatur über Jahre lebensfähig. Zu den Symptomen zählen Eosinophilie, Muskelschwellungen und -schmerzen. Die Trichinose wird medikamentös behandelt, nach Antikörpernachweis oder Muskelbiopsie. Nach mehreren großen Epidemien wurde die Trichinenschau (Kontrolle des Fleisches auf Trichinen bei/nach der Schlachtung) bereits 1866 im Königreich Preußen eingeführt. Infektionen mit Trichinen sind durch die gesetzlichen Vorschriften in Deutschland sehr selten geworden.

Enterobius vermicularis Der Madenwurmbefall – Oxyuriasis, ist die häufigste Wurmerkrankung bei Kindern in unseren Breitengraden. Besonders betroffen von Ausbrüchen sind Gemeinschaftseinrichtungen. Es handelt sich um eine der wenigen Parasitenarten, die direkt von Mensch zu Mensch übertragen werden. Vermutlich gibt es eine größere Anzahl klinisch symptomloser Wurmträger. Die winzigen, weiblichen Würmer (ca. 10 mm groß) leben im vorwiegend im Blinddarm. Nachts wandern sie zum After, wo sie Eier ablegen, die schon nach kurzer Zeit infektiös sind und Juckreiz verursachen. Bei Mädchen kann auch der Vulvabereich befallen sein. Hauptsächlich durch nächtliches, unbewusstes Kratzen, aber auch über die Wäsche kommt es zur Kontaktübertragung, insbesondere bei kleineren Kindern und zur erneuten Selbstinfektion. Die Würmer haben eine Lebensdauer von 100 Tagen, der Befall kann in dieser Zeit auch ohne medikamentöse Behandlung zurückgehen. Seltener gibt es chronisch-rezidivierende Verläufe, häufig bei Erwachsenen. Die Diagnostik erfolgt mikroskopisch über einen Klebefilm-Streifen, der morgens sorgfältig auf die Afterregion aufgebracht und wieder abgezogen wird. Zur Vermeidung von Reinfektionen sind ein sorgfältiger hygienischer Umgang mit Wäsche und Händen notwendig sowie die Behandlung von engen Kontaktpersonen.

Ascaris lumbricoides Spulwürmer (Ascaris lumbricoides) sind weltweit am meisten verbreitet. Erwachsene, weibliche Spulwürmer können bis zu 40 cm lang werden. Ihr Lebensraum ist der Darm. Über den Stuhl gibt der befallene Mensch die Eier der Weibchen ab. Die Eier reifen zu Larven heran, welche über kontaminierte Nahrung oder Schmierinfektion wieder vom Menschen aufgenommen werden. Im Darm können sie die Schleimhaut durchdringen und in die Lunge gelangen. Über die oberen Atemwege werden sie erneut geschluckt und entwickeln sich im Darm zu geschlechtsreifen Würmern. Ein Entwicklungszyklus dauert ca. zwei Monate. Durch Fernreisrückkehrer treten Spulwürmer immer wieder auch hierzulande auf. Ihre Entdeckung erfolgt häufig zufällig, durch Spontanabgänge aus dem Anus oder durch erbrochene Würmer. Spulwürmer haben eine Lebensdauer von einem Jahr.

Oft verläuft der mäßige Befall mit Spulwürmern asymptomatisch. Bei massivem Befall oder durch Wurmwanderung können schwere Krankheitsbilder entstehen. Durch den Larvenbefall treten Symptome wie Fieber, Eosinophilie, Husten und Atemnot auf. Der Darmbefall ist gekennzeichnet durch massiven Durchfall, Erbrechen und Krämpfe. Es kommt zu Komplikationen durch den Verschluss von Darm, Pankreas- oder Gallenwegen. Eier oder Würmer können im Stuhl nachgewiesen, der Befall medikamentös, in schweren Fällen chirurgisch, behandelt werden.

Ancylostoma, Necator Ebenso wie die Spulwürmer zeichnen sich auch diese beiden Hakenwürmer durch weltweite Verbreitung und einen hohen Anteil an Wurmträgern in der barfußlaufenden Weltbevölkerung in tropischen Gebieten aus. Hakenwürmer werden max. 15 mm groß und leben als erwachsene Würmer bis zu zehn Jahre im Dünndarm des befallenen Menschen. Sie saugen Blut aus der Darmschleimhaut, wo sie sich festbeißen. Mit dem Stuhl werden Eier ausgeschieden, welche nach Reifung zur Larve die Haut (häufig am Fuß) durchdringen. Auf dem gleichen Weg wie die Spulwürmer gelangen sie in die oberen Atemwege und werden erneut geschluckt. An der Eindringstelle der Larve entsteht ein juckendes Erythem, nur bei schwerem Befall kommt es zu Symptomen wie Anämie und kardialen Erkrankungen. Wurmeier können im Stuhl nachgewiesen werden, es erfolgt eine medikamentöse Behandlung.

Exkurs

Geschichte

Früher kamen Hakenwürmer auch in europäischen Bergwerken vor. Die Wurmlarven lebten im angesammelten Wasser auf dem Boden der Stollen, in dem die Arbeiter standen. So z. B. auch beim Bau des St.-Gotthard-Tunnels.

3.9.4 Protozoen – einzellige Tiere

Die einzelligen Protozoen sind einfache Organismen und kommen als vegetative Form und als Dauerform vor. Sie ähneln in ihrem Aufbau der

Wirtszelle, verfügen aber über zusätzliche, spezielle Zellorganellen. Auf Grund derer lassen sich die wenigen humanpathogenen Protozoen in fünf Gruppen unterscheiden. Protozoen vermehren sich je nach Spezies sexuell, durch Verschmelzung oder asexuell, durch Zwei- oder Mehrfachteilung. Beim Menschen (► Tab. 3.18) unterscheidet man intestinale Protozoen (z. B. Amöben, Lamblien), Blut- (z. B. Trypanosomen – Erreger der Schlafkrankheit) und Gewebeprotozoen (z. B. Toxoplasmen, Leishmanien). Sie verursachen eine hohe Morbidität und Mortalität.

Tab. 3.18 Humanmedizinisch wichtige Protozoen

Erreger	Übertragung (Vorkommen)	Erkrankung
Plasmodien	Anophelesmücke (Tropen, Subtropen)	Malaria
Leishmania	Mücken (Tropen, Subtropen, einige Mittelmeerländer)	Leishmaniose (kutan, viszeral)
Giardia lamblia	Oral (v. a. Tropen, Subtropen)	Dünndarminfektion, Diarrhöen
Entamoeba histolytica	Oral (v. a. Tropen, Subtropen)	Amöbiase (Darm, Leber)
Toxoplasma gondii	Oral, über die Plazenta, v. a. Katzenkot (weit verbreitet, bes. Mitteleuropa)	Toxoplamose
Pneumocystis jirovecii	Aerogen	Pneumonie
Trichomonas vaginalis	Direkter Kontakt (weltweit)	Genitalinfektion
Trypanosomen	• Kot der Raubwanze (Südamerika) • Tse-Tse-Fliege (subsaharisches Afrika)	• Changas-Krankheit • Schlafkrankheit
Kryptosporidien	Oral, Mensch zu Mensch oder Tier (-kot, v. a. von Rindern, Schafen) zu Mensch	Wässrige Diarrhöen, bei Immunschwachen auch extraintestinale Manifestation
Mikrosporidien	Oral, inhalativ, von Mensch zu Mensch	Bei Immunschwachen: chron. Diarrhoen, disseminierte Infektionen

Plasmodien

Plasmodien sind die Erreger der Malaria und werden durch die weltweit vorkommenden, weiblichen Anopheles-Mücken übertragen. Das Verbreitungsgebiet der Plasmodien beschränkt sich heute auf die Tropen und Subtropen. Durch Fernreisende werden immer wieder Fälle importiert, die häufig erst spät diagnostiziert werden. Man schätzt jährlich über 500 Mio. klinische Erkrankungen mit 1 Mio. Todesfällen. Man unterscheidet vier bekannte Malariaformen, eine fünfte humanpathogene Spezies wurde kürzlich identifiziert. Plasmodien kommen in Erythrozyten und Leberparenchymzellen vor.

Nach der Infektion mit Plasmodien vergeht ca. eine Woche, bis sie im Blut auftreten und klassische Malariasymptome auslösen: kurz anhaltendes, heftiges Fieber bis 41 °C, Schüttelfrost, Kopf- und Gliederschmerzen, Anämie, Hepatosplenomegalie mit Ikterus. Die Fieberschübe unterscheiden sich von Erreger zu Erreger und sind Symptom für das gleichzeitige Absterben vieler Erythrozyten:

- **Malaria tertiana:** Malaria an jedem dritten Tag = Fieber alle 48 Std. = ein Tag fieberfreies Intervall
- **Malaria quartana:** Malaria an jedem vierten Tag = Fieber alle 72 Std. = zwei Tage fieberfreies Intervall
- **Malaria tropica:** Wechselfieber = unregelmäßiges Fieber, fulminanter und häufiger tödlicher Verlauf: Todesursachen sind Pneumonie, Schock oder Hirnschädigungen.

Malaria wird anhand von mehrfachen Blutproben während eines Fieberschubs mikroskopisch nachgewiesen. Schnelltests auf parasitenspezifische Antigene sind weniger sensitiv und können falsch negativ ausfallen. Die Wahl des Medikamentes richtet sich nach dem Erregertyp und dem bekannten oder vermuteten Resistenzspektrum, wobei gerade der Erreger der Malaria tropica, *Plasmodium falciparum,* zunehmend Resistenzen aufzeigt. Prophylaktisch sollte Mückenstichen vorgebeugt werden und bei Reisen in Malariagebieten eine medikamentöse Prophylaxe eingenommen werden. Der direkte und indirekte Nachweis von Plasmodien ist nach § 7 IfSG nicht namentlich meldepflichtig.

Pneumocystis (Schlauchpilze)

Pneumocystis jiroveci, früher unter dem Namen *Pneumostycis carinii* bekannt, ist weit verbreitet und bei Gesunden ein harmloser Bewohner der Atemwege. Meist hört man von einer Infektion in Zusammenhang mit AIDS-Patienten, welche nach US-amerikanischen Untersuchungen zu 60–90 % eine *Pneumocystis-jiroveci*-Pneumonie durchmachen.
Infolge einer Tröpfcheninfektion entwickelt sich nach 10–30 Tagen eine schwere interstitielle Pneumonie mit zunehmender Luftnot, Fieber und unproduktivem Husten. Die Behandlung erfolgt mittels Antibiotika.

Trichomonaden

Trichomonas vaginalis besiedelt die Schleimhäute des Urogenitaltraktes und kommt weltweit ausschließlich beim Menschen vor. Trichomonaden bilden keine Zysten (Dauerformen) und sterben in trockener Umgebung ab. Sie werden sexuell übertragen, wobei asymptomatisch Infizierten (meist Männern) eine große Bedeutung zukommt. Das Infektionsrisiko steigt mit mangelnder Hygiene und Zahl der Sexualpartner. Infizierte Schwangere können die Infektion perinatal auf ihre Neugeborenen übertragen. Nach einer Inkubationszeit von fünf bis 20 Tagen entwickelt sich eine Kolpitis (Frau) oder eine Urethritis (Mann) mit übelriechendem Ausfluss. Asymptomatische Verläufe sind bei Männern deutlich häufiger (90 %), als bei Frauen (20–40 %). Die Diagnostik erfolgt aus Vaginalsekret oder Harnröhrenabstrich durch mikroskopischen Nachweis. Eine Behandlung erfolgt mittels oraler, bei der Frau, zusätzlich lokaler Antibiotikatherapie. Sexualpartner müssen ebenfalls therapiert werden.

Topxoplasmen

Beim *Toxoplasma gondii* handelt es sich um einen weltweit verbreiteten Einzeller, dessen Durchseuchungsgrad innerhalb der Bevölkerung sehr hoch ist. In manchen Gegenden können Antigene bei bis zu 80 % der Bevölkerung nachgewiesen werden. Toxoplasmen kommen als Zysten (Dauerform) oder Trophozoiten (bewegliches Stadium) im Gewebe von Menschen, Warmblütern und insbesondere in Katzen (Oozysten, als Dauerform in Katzenkot) vor. Der Erreger kann von Tieren auf den Menschen oral übertragen werden. Eine Infektion verläuft primär meist symptomlos, kann aber als Reaktivierungskrankheit bei Immunsuppression eine Enzephalitis verursachen. Seltener bricht eine Erkrankung in Form eine Toxoplasmose aus. Bei Schwangeren können Toxoplasmen über das Blut der Plazenta übertragen werden, wobei Neugeborene oft asymptomatische Infektionen aufweisen.
Nach der oralen Erregeraufnahme gelangen die Parasiten über die Darmwand, die Blut- und Lymphwege in den gesamten Körper und durch Abwehrreaktionen des Wirtes entstehen Zysten, v.a. im Gehirn, der Skelett- und Herzmuskulatur und der Retina. Die Inkubationszeit beträgt zwei bis drei Wochen. Eine postnatal erworbene Toxoplasmose führt in seltenen Fällen zu Fieber, Mattigkeit, Muskel- und Gelenkbeschwerden, Chorioretinitis (*Netz- und Aderhautentzündung*), sowie Lymphknotenschwellungen. Bei Immungeschwächten verläuft die akute Infektion oft schwer, mit Pneumonie und Beteiligung weiterer Organe. Bei der pränatal erworbenen Toxoplasmose kommt es durch Infektion der Schwangeren, je nach Stadium der Schwangerschaft, in etwa der Hälfte der Fälle zu einem Übertritt der Toxoplasmen auf den Fetus. Es können Fetopathien, insbesondere Hydrozephalus, intrazerebrale Verkalkungen oder Aborte und Totgeburten auftreten. Eine Immunschwäche kann nach primärer Infektion, ein Aufbrechen der Gewebezysten und eine Reaktivierung der latenten Toxoplasmose bewirken.
Nach Erstinfektion besteht vermutlich lebenslange Immunität gegen symptomatische Zweitinfektionen. Ein direkter und indirekter Erregernachweis aus Gewebeproben, Liquor oder Fruchtwasser sowie Antigentests im Serum sind labordiagnostisch möglich. Die Behandlung einer Toxoplasmose erfolgt mit einer Antibiotika-Kombinationstherapie. Die Prävention beinhaltet, insbesondere bei nichtimmunen Schwangeren, den Verzicht auf den Verzehr von rohem Fleisch, der hygienische Umgang mit Katzen, sowie Antikörpertests zur Erkennung einer Erstinfektion bei Immungeschwächten.
Die konnatale (*angeborene*) Toxoplasmose ist nach § 7 IfSG nicht namentlich meldepflichtig.

Amöbenarten (Entamoeba)

Weltweit sind im Darm des Menschen apathogene **Amöbenarten** zu finden. In der Natur kommen Amöbenarten in Süßwasser und dem Boden vor und verursachen Menigitiden, Enzephalitiden oder Keratiden. Die pathogene Art *Entamoeba (E.) histolytica* kommt ebenfalls weltweit, besonders aber in tropischen Regionen vor. Hauptwirt ist neben

einigen Affenarten der Mensch. *E. histolytica* verursacht akute Dickdarmerkrankungen sowie extraintestinale Abszesse. Dieser Parasit ist relativ umweltstabil und überlebt in feuchter Umgebung mehrere Monate.
Die Aufnahme von Erregerzysten erfolgt oral, über verunreinigte Nahrungsmittel oder Trinkwasser. Im Darm wandeln sich die Zysten in Tochterzellen um, vermehren sich und dringen in das Darmgewebe ein. Mit dem Stuhl werden erneut Zysten ausgeschieden und freigesetzt.
Die Infektion kann zu schweren Bauchschmerzen, Fieber und blutig-schleimige Durchfällen (invasiv intestinale Form) führen, der **Amöbenruhr**. Es gibt aber auch asymptomatische Ausscheider. Die Inkubationszeit kann Wochen bis Monate betragen. Es kann zu Komplikationen wie Fisteln, Stenosen, Verwachsungen, sowie Abszessen an Leber und anderen Organen kommen. Der Immunstatus des Wirtes ist entscheidend für die Schwere der Erkrankung. Die invasiv extraintestinale Form tritt meist Monate oder Jahre nach Infektion, häufig als Amöbenleberabszess, auf. Durch hämatogene Streuung können weitere Organe betroffen sein.
Der Erregernachweis erfolgt durch mikroskopische Stuhluntersuchungen oder Antikörpernachweis im Serum. Abszesse können je nach Größe computertomografisch nachgewiesen werden. Die Therapie erfolgt bei akuten Infektionen und chronischen, asymptomatischen Ausscheidern mittels Antibiotika. Präventiv sollten fäkale Kontaminationen von Lebensmitteln und Trinkwasser vermieden werden.

Giardia

Die *Giardia lamblia* kommt weltweit beim Menschen (= Haupterregerreservoir, Tiere von geringerer Bedeutung) als Trophozoit oder Zyste vor und verursacht eine häufig vorkommende Enteritis, die Lambliasis. Giardia gehört zu den häufigsten intestinalen Parasiten, Entwicklungsländer haben eine höhere Prävalenz als Industrieländer. Eine Infektion tritt v.a. in den Sommermonaten auf. Die Übertragung erfolgt über verunreinigte Nahrung oder kontaminiertes Trinkwasser, was immer wieder zu Ausbruchsgeschehen führt. Eine Übertragung von Mensch zu Mensch ist möglich.
Nach der oralen Aufnahme besiedeln die Erreger den Darm und verursachen nach einer Inkubationszeit von zwei bis zehn Tagen plötzlich einsetzende wässrige Durchfälle mit starken abdominellen Krämpfen. Möglich sind asymptomatische Verläufe (Ausscheider), sowie selbstlimitierende und chronische Verläufe. Symptome können bei chronischer Lambliasis verschwinden und nach Tagen oder Wochen rezidivieren.
Die Labordiagnostik erfolgt mikroskopisch aus Stuhlproben, zur Behandlung werden Antibiotika eingesetzt. Die Prävention beinhaltet eine sorgfältige Lebensmittelhygiene und insbesondere auf Reisen in den Tropen den Verzicht auf unbehandeltes Trinkwasser.
Bei Hinweis auf eine akute Infektion ist der direkte und indirekte Erregernachweis nach § 7 IfSG namentlich meldepflichtig.

3.9.5 Arthropoden – Gliederfüßler

Die Gliederfüßler sind Ektoparasiten (s.o.), zu ihnen zählen Insekten (Wanzen, Mücken, Läuse, Flöhe) und Spinnentiere, wie Milben und Zecken. Sie verursachen selbst Erkrankungen oder dienen als Vektoren zur Übertragung von Krankheitserregern. Bei einigen Arten (z.B. Läuse, Krätze) kommt der direkten Übertragung von Mensch zu Mensch eine Bedeutung zu. Durch einen hohen Lebensstandard und Bekämpfungsmaßnahmen ist die Verbreitungsgefahr eher gering, Ausbrüche kommen aber gerade in Gemeinschaftseinrichtungen immer wieder vor. Andere Ektoparasiten sind häufig in der Dermatologie zu beachten, da sie juckende Stiche verursachen. Manche Stiche bleiben unbemerkt, z.B. die von Zecken. Da es eine Vielzahl von Arthropoden gibt (► Tab. 3.19), werden hier tabellarisch einige aufgeführt, näher beschrieben werden nur einige hierzulande verbreitete Arten.

Läuse

Läuse sind mit dem bloßen Auge erkennbar (ca. 1–4 mm groß) und unterscheiden sich in Kopflaus (*Pediculus capitis* ► Abb. 3.14), Kleiderlaus (*Pediculus humanus*) und Scham- oder Filzlaus (*Phtiris pubis*).
Kopfläuse treten ausschließlich beim Menschen und, entgegen der landläufigen Meinung, durchaus auf gepflegten Köpfen auf. Häufig sind Gemeinschaftseinrichtungen (z.B. Kindergärten) von Ausbrüchen mit Kopfläusen betroffen. Die Kopfläuse befallen die Kopfhaut und verursachen einen starken Juckreiz. Die Läuse selbst befinden sich oberhalb der Kopfhaut an den Haarschäften und können bei intensivem Suchen, insbesondere

Tab. 3.19 Bekannte Infektionserreger übertragende Anthropoden – Vektoren

Anthropoden (Bsp.)	Infektionserreger (Bsp.)	Krankheit (Bsp.)
Insekten		
Stechmücken (Anopheles, Culex, Aedes, Mansonia)	*Plsamodium, Flaviviren, Bunyaviren*	Malaria, Gelbfieber, Dengue-Fieber, Hantavirus-Infektion
Kriebelmücken (Simulium)	*Onchocera volvulus*	Onchozerkose
Sandmücken (Phlebotomus, Lutzomyia)	*Leishmania, Bunyaviren,*	Leishmaniase, Pappataci-Fieber
Tsetsefliege (Glossina)	*Trympanosoma brucei*	Schlafkrankheit
Bremsen (Chrysops)	*Loa loa, francisella tularensis*	Loiasis, Tularämie
Raubwanzen (Triatoma)	*Trympanosoma cruzi*	Chagas-Krankheit
Rattenfloh (Xenoüsylla)	*Yersinia pestis, Rickettsia typhi*	Pest, epidemisches (murines) Fleckfieber
Körperlaus (Pediculus)	*Rickettsia prowazekii, Bartonella quintana, Borrelia recurrentis*	Epidemisches Fleckfieber, Wolhynisches Fieber, epidemisches Rückfallfieber
Spinnentiere		
Schildzecken (Ixodes, Dermacentor, Amblyomma, Hyalomma)	*FSME-Virus, Bunyaviren, Borrelia burgdorferi, s. u.), Rickettsia conori,Babesia*	Frühsommermeningoenzephalitis, Krim-Kongo-hämorrhagisches Fieber, Borreliose, Mittelmeerfleckfieber, Babesiose
Lederzecken (Ornithodoros)	*Borrelia*	Endemisches Rückfallfieber
Milben	*Rickettsia akari*	Rickettsienpocken

Quelle: Tabelle 86.1 Seite 689 aus Suerbaum, Hahn et. al.: *Medizinische Mikrobiologie und Infektiologie* 7. Auflage

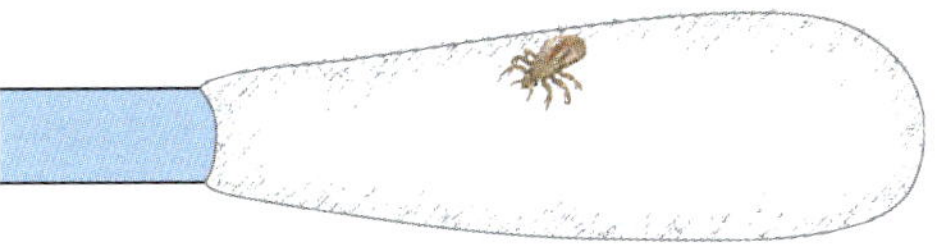

Abb. 3.14 Kopflaus im Größenvergleich mit einem Wattestäbchen [L143]

hinter den Ohren und im Nackenbereich entdeckt werden. Gut erkennbar ist ein Befall an den Eiern (**Nissen**) der Läuse. Diese haften sehr fest an den Haaren und sind dadurch gut von Schuppen zu unterschieden. Sie wandern mit dem Haarwuchs von der Kopfhaut weg, sind weiß-gelblich und ca. 0,8 mm groß. Nissen sind sehr robust und durch die normale Haarwäsche nicht zu entfernen. Die Übertragung erfolgt über engen Kopfkontakt oder gemeinsame Nutzung von z. B. Mützen, Haarbürsten oder Kopfkissen. Eine Ansteckungsgefahr besteht, solange geschlechtsreife Läuse vorhanden sind und keine Therapie begonnen wurde. Ohne Therapie und bei vernachlässigter Hygiene kann ein Konglomerat aus Haaren, Sekreten und Eiter entstehen, in dem die Läuse in Massen nisten.

Die Behandlung erfolgt lokal durch Waschen der Haare mit einem pedikulozid wirksamen Insektizid, das Larven und Läuse abtötet. Alternativ ist eine Dimeticonlösung wirksam, welche die Parasiten ersticken lässt. Nach der Einwirkzeit und dem Ausspülen müssen die Nissen mittels speziellem, engzinkigen Nissenkamm ausgekämmt werden, da sie sich sonst nicht entfernen lassen. Eine erneute Behandlung nach ca. 8 Tagen ist notwendig, um Larven, die möglicherweise aus verbliebenen Nissen geschlüpft sind abzutöten. Neben der Kopfbehandlung ist es notwendig, Wasche, Bettwäsche und bei Kindern unter Umständen Kuscheltiere bei mind. 60 °C zu waschen oder die Läuse durch Evakuierung im luftdichten Plastiksack über vier Wochen auszuhungern.

Die Prävention beinhaltet die Identifizierung von Erkrankten und deren sofortige Behandlung sowie die genannten Umgebungsbehandlungen.

Nach § 34 IfSG sind Eltern verpflichtet, Gemeinschaftseinrichtungen, die das betroffene Kind besucht, umgehend über den Befall zu informieren. Leiter von Gemeinschaftseinrichtungen müssen das Gesundheitsamt unterrichten. Ein Besuch der Einrichtung ist erst nach erfolgreicher Behandlung angezeigt.

Exkurs

Kopfläuse haben einen Stechsaugrüssel und stechen alle 2–3 Stunden, um Blut aufzunehmen. Ihr Lebenszyklus (Ei, Larve, Laus) dauert etwa drei Wochen vom Ei bis zur ersten Eiablage. Eine Laus lebt meist nur 4–5 Wochen, in dieser Zeit legen die Weibchen 100–150 Eier ab. Der typische Juckreiz wird durch ein Toxin aus dem Speichel der Läuse verursacht, welches in den Stichkanal gelangt.

Kleiderläuse hatten während des Zweiten Weltkriegs eine weite Verbreitung und wurden als Überträger des Fleckfiebers gefürchtet. Heute sind sie in Mitteleuropa selten. Die Kleiderlaus legt ihre Nissen in den Fasern der Bekleidung ab und ernährt sich von Blut. Befall tritt meist bei mangelnder Hygiene (z. B. Menschen ohne festen Wohnsitz) auf. Die Hauptgefahr geht von der Kleiderlaus als Vektor für bakterielle Erkrankungen aus.

Filzläuse treten vorwiegend in der Schamregion auf. Sie sind weltweit verbreitet, werden aber fast ausschließlich über engen Körperkontakt übertragen. Sie sind kleiner als die Kopflaus und ein Befall wird meist durch Juckreiz bemerkt.

Bei allen Läusearten kommt zur Therapie ein Insektizid zum Einsatz.

Krätzmilbe

Die Krätzmilbe gehört zur Klasse der Spinnentiere. Sie ist der Erreger der **Skabies** („Krätze“, Sarcoptes scabiei) und ist weltweit verbreitet. Die Übertragung erfolgt durch direkten Kontakt von Mensch zu Mensch, seltener durch kontaminierte Wäsche. Ausbrüche in Gemeinschaftseinrichtungen sind möglich. Erste Symptome treten sechs bis acht Wochen nach dem Milbenbefall, als Reaktion auf die Erreger und deren Zerfalls- und Ausscheidungsprodukte auf. An den Milbengängen in der Haut bilden sich stark juckende Hautveränderungen, besonders an Handrücken und Interdigitalräumen. In der Folge bilden sich Exantheme, die nahezu am ganzen Körper auftreten können. Hinzu kommen Verletzungen durch Kratzen. Komplikationen sind sekundäre bakterielle Infektionen und bei immunschwachen Menschen ein ausgeprägter Befall mit entsprechend ausgeprägten Hautveränderungen, wie Verkrustungen („Skabies crustosa“). Es wird vermutet, dass bestimmte Krätzmilbenarten besonders häufig diese schwerwiegenden Krankheitsbilder auslösen.

Exkurs

Weibliche Krätzmilben leben mehrere Wochen. Im Gegensatz zu anderen Ektoparasiten verbleiben sie in der Haut. Nach der Befruchtung bohren sie sich kurze, flache Gänge in die Haut, wo sie ja ca. 40–50 Eier ablegen. Nach 3–4 Tage schlüpfen die Larven, welche weitere Taschen in die Haut graben und sich weiterentwickeln. Nach der Geschlechtsreife bohren die befruchteten Weibchen aus den Taschen weitere Gänge in die Haut. Der für die Skabies typische Juckreiz verstärkt sich unter Bettwärme.

Krätzmilben können in eröffneten Gängen mit einer Lupe entdeckt oder in Hautgeschabsel im Labor mikroskopisch nachgewiesen werden. Die Behandlung erfolgt mit insektizid wirksamen Salben, bei schweren Fällen auch systemisch. § 34 IfSG ist zu beachten (► 3.1.3).

Flöhe

Diese kommen weltweit vor. Neben dem Menschenfloh (*Pulex irritanz*) gibt es zahlreiche Arten, die von Tieren (Haustieren) auf den Menschen übertragen werden können. Flohbefall wird klinisch durch Bissreaktionen auf der Haut charakterisiert. Flöhe sind zwei bis fünf Millimeter lang und haben Sprungbeine, mit denen sie weite Distanzen zurücklegen können. Die Eier entwickeln sich nach Ablage am Wirt innerhalb von einem bis drei Monaten zum erwachsenen Floh. Flöhe ernähren sich von Blut und ihnen kommt als Vektoren zur Übertragung schwerwiegender bakterieller Krankheitserreger (z. B. *Yersinia pestis*) eine große Bedeutung zu. Nach klinischer Diagnose (meist am Tier) erfolgt eine Behandlung mit Insektiziden. Beim Menschen steht die Behandlung des Juckreizes im Vordergrund.

Exkurs

Ein weiblicher Floh legt bis zu 500 Eier. Flöhe sind lichtscheu und verschwinden durch rasche Bewegungen unter Teppichen und in Bodenritzen. Stiche finden sich meist an von Kleidung bedeckten Körperstellen. Der in warmen Ländern vorkommende Sandfloh (*Tungu penetrans*) wird durch Barfußlaufen erworben. Die weiblichen Sandflöhe graben sich in die Haut der Füße ein und sterben nach der Eiablage.

Zecken

Sie kommen weltweit bei Mensch und Tier vor. Sie leben in der Natur auf Gräsern und Büschen, insbesondere in Waldgebieten mit dichter Bodenvegetation und warten geduldig darauf, dass ein Wirt vorbei kommt und sie sich einfach von ihnen abstreifen lassen können. Einmal angekommen wandern sie bevorzugt in warme, geschützte Regionen des Körpers, wie Hautfalten, Kopf, Kniekehlen oder Leisten, um sich dort in die intakte Haut zu beißen und Blut zu saugen. Der Körper der Zecke bleibt dabei außerhalb der Haut und vergrößert sich mit der Nahrungsaufnahme zusehends. Zeckenbisse sind schmerzlos und bleiben meist unbemerkt. Da es zu keiner Reaktion kommt, können die Zecken in aller Ruhe Blut saugen und sich dann gesättigt wieder von ihrem Wirt fallen lassen. Gerade nach Aufenthalten im Freien und durchstreifen von Feldern und Wäldern sollten insbesondere unbedeckte Körperstellen auf Zecken untersucht werden. Bei Auffinden von Zecken sollten diese schnellstmöglich entfernt werden, da sich die Gefahr der Übertragung von Krankheiten erhöht, je länger der Saugakt der Zecke dauert. Die Übertragung erfolgt bei infizierten Zecken über ein Sekret im Speichel oder Bakterien, die beim Saugen in den Bisskanal abgegeben werden. Die Übertragung der beiden, bei uns vorkommenden Krankheiten erfolgt durch den **Gemeinen Holzbock** (Ixodes ricinus).

- **Lyme-Borreliose**: Wird durch schraubenförmige Spiralbakterien (Häufigster Erreger: *Borrelia burgdorferi*) verursacht. Innerhalb weniger Tage bildet sich um die Einstichstelle herum eine Hautrötung, die mehrere Wochen bestehen bleibt und ringförmig wandern kann („Wanderröte"). Hinzu können unspezifische Symptome wie Fieber, Muskel- und Kopfschmerzen kommen. Häufig klingt das Erythem auch ohne Behandlung innerhalb einiger Wochen ab. Eine festgestellte Borreliose sollte dennoch frühzeitig antibiotisch behandelt werden, da sich bei etwa der Hälfte der unbehandelten Patienten nach einer Latenzzeit von Monaten bis Jahren die Lyme-Arthritis ausbildet. Sie befällt insbesondere die großen Gelenke und kann chronische Gelenkveränderungen nach sich ziehen. Weitere schwere Krankheitsbilder sind die frühe Neuroborreliose mit Nervenschmerzen, -lähmungen oder Meningitis oder die späte Neuroborreliose mit Polyneuropathie oder Enzephalopathie. In den „neuen Bundesländern" besteht seit Einführung des IfSG-Meldepflicht für die Lyme-Borreliose. Ein Impfstoff steht bislang in Europa nicht zur Verfügung. Die Bakterien befinden sich im Darm der Zecke und werden erst nach einiger Zeit (1–2 Stunden) übertragen. Die frühzeitige Zeckenentfernung (s. u.) ist somit eine sichere Prophylaxe.
- **Frühsommer-Menigoenzephalitis** (FSME): verursacht durch das *FSME-Virus*, kommt wesentlich seltener vor als die Borreliose, befindet sich jedoch in den Speicheldrüsen der Zecke und wird so unmittelbar nach dem Stich auf den Wirt übertragen. Es existiert eine aktive und passive Schutzimpfung gegen FSME.

Exkurs

Lyme-Borreliose

Der Erreger der Lyme-Borreliose wurde erst 1982 von dem Bakteriologen Burgdorfer entdeckt. Ende der 1970er-Jahre vermutete man im Bundesstaat Connecticut in den USA erstmals ein infektiöses Geschehen, nachdem bei vielen Kindern nach einem Zeckenbiss Gelenkentzündungen auftraten. Eine genaue Erklärung für manche Symptome gibt es bis heute nicht, allerdings sind sie antibiotisch inzwischen gut behandelbar. Man vermutet, dass in ganz Deutschland bis zu ⅓ der Zecken mit *Borrelia burgdorferi* durchseucht ist. Das Verbreitungsgebiet für FSME nimmt weiter zu, vorrangig kommen virustragende Zecken südlich der Donau, in den Alpen, im Bayrischen Wald und Schwarzwald sowie in den neuen Bundesländern vor.

Bei der Entfernung von Zecken ist auf Folgendes zu achten:

- Schnellstmöglich
- Mechanisch mittels spezieller Zeckenzange/-pinzette: Mundwerkzeuge der Zecke hautnah erfassen und nach hinten/oben, entgegen der Stichrichtung herausziehen
- Komplette Entfernung, ohne den Zeckenleib zu quetschen, zu drehen oder die Luftzufuhr abzuschneiden (alte Methoden wie Öl oder Klebstoff auftragen führen eher zu einer vermehrten Abgabe von Erregern)

Einstichstelle auf evtl. Rückstände bei nicht kompletter Entfernung kontrollieren und ggf. desinfizieren. Einstichstelle noch einige Tage auf Hautveränderungen hin beobachten und ggf. Arzt konsultieren.

Stechmücken

Die häufigsten, bei uns vorkommenden Mückenstiche der Culex-Mücken sind harmlos. Einige Arten verursachen einen langanhaltenden Juckreiz. Besonders in wärmeren Ländern können sich Mückenstiche bakteriell infizieren und zu Hautabszessen führen. Durch Mücken werden, besonders dort, eine Vielzahl schwerer Erkrankungen übertragen (► Tab. 3.18).

Wanzen

Die bei uns inzwischen selten vorkommenden Bettwanzen (*Cimex lectularius*) werden gelegentlich noch von Urlaubern unbemerkt im Reisegepäck mitgebracht. Die Betroffenen werden noch über Wochen immer wieder gestochen. Die Tiere nehmen, vorwiegend nachts und an unbedeckten Körperstellen, ungefähr wöchentlich eine Blutmahlzeit zu sich. Die Bisse bleiben meist unbemerkt, manchmal kommt es jedoch zu Entzündungsreaktionen und Juckreiz an den Einstichstellen. Tagsüber verstecken sich die lichtscheuen Wanzen in engen Ritzen, z. B. im Mauerwerk, sowie in Matratzen. Ein rasches Einschalten eines Schädlingsbekämpfers, sowie die Verhinderung von Infektionen der Einstichstellen sind zur Bekämpfung unabdingbar.

Fliegen

Fliegen kommen als Parasiten fast ausschließlich in warmen Ländern eine Bedeutung zu. Ein Problem stellt z.B. der Fliegenmadenbefall (Myiasis) durch die Tumbu-Fliegen in Afrika oder die Dassel-Fliege in Südamerika dar. Die aus Eiern geschlüpften Fliegenlarven dringen durch die intakte Haut des Menschen ein oder leben in Schleimhäuten und Körperhöhlen. Andere Larven reifen in subkutanem Hautgewebe heran und gleichen Hautabszessen. Häufig ist zur Bekämpfung eine chirurgische Inzision erforderlich.

Exkurs

- Die Dassel-Fliege nutzt Stechmücken als Überträger der Eier auf den Menschen, da sie selbst nicht stechen kann.
- Wandernde Fliegenlarven, wie sie häufig auf Hautgeschwüren angetroffen werden, ernähren sich von abgestorbenem Gewebe. Manche dieser Larven (Seidengoldfliege – Lucilia sericata) werden in Laboren speziell zur Behandlung chronischer Wunden gezüchtet und in der Wundbehandlung eingesetzt.

Wiederholungsfragen

- Was zeichnet Parasiten in ihrer Beziehung zum Wirt aus?
- In welchen Regionen kommen besonders häufig Erkrankungen durch Parasiten vor und warum?
- Kennen Sie unterschiedliche Parasiten? Welche?

3.10 Präanalytik oder sag' dem Labor, wonach du suchst

Definition

Präanalytik: diagnostischer Prozess, der vor der Erstellung des Messergebnisses liegt und mehrere Schritte umfasst.

Der Laborbefund kommt auf die Station und es ist nicht die gewünschte Untersuchung durchgeführt worden? Die Wunde ist augenscheinlich infiziert, aber der Wundabstrich bringt kein Ergebnis? All dies kann wertvolle Zeit zur Behandlung des Patienten kosten und ist in vielen Fällen vermeidbar, wenn einige Punkte zur Präanalytik beachtet werden.

3.10.1 Präanalytische Einflussfaktoren

- Fragestellung, Auswahl der Parameter → Zielsetzung
- Patientenidentifikation
- Patientenvorbereitung
- Zeitpunkt der Probenentnahme
- Probengewinnung
- Probenlagerung
- Probentransport
- Probenvorbereitung

Bei vielen Erkrankungen ist eine Diagnostik im Labor unumgänglich und häufig ein Schlüssel zum Erfolg der Behandlung. Entsprechend wichtig sind ein korrekter Umgang mit Proben bei Abnahme und Transport, sowie das vollständige und zielführende Ausfüllen des Labor-Anforderungsscheins/Probenversandscheins.

Einer fehlerhaften Präanalytik fällt der Großteil der „Laborfehler" zu. Fehler bei der Abnahme, Lagerung, Versand oder beim Ausfüllen des Begleitscheins können den **Befund** stark **verfälschen** oder sogar einen **Erregernachweis unmöglich** machen. Die Bestimmung von Routineparametern ist häufig allen Beteiligten bekannt. Sobald Zweifel über Abnahmezeitpunk, Probenmaterial oder -gefäß, Transport oder Begleitschein bestehen oder auch bei explizierten Fragestellungen, sollte das Labor kontaktiert werden. Der Labormediziner kann auch darüber beraten, wann eine zweite Probe zur Verlaufskontrolle sinnvoll ist.

Der Begleitschein muss sorgfältig und vollständig ausgefüllt werden, so sind neben den Daten zur Patientenidentifikation auch Angaben zu klinischen Symptomen, Therapien und genaue Fragestellung mit Untersuchungsanforderung notwendig. Auch Kontaktdaten für Rückfragen sollten verzeichnet sein und beschleunigt durch kurze Kommunikationswege die Diagnostik.

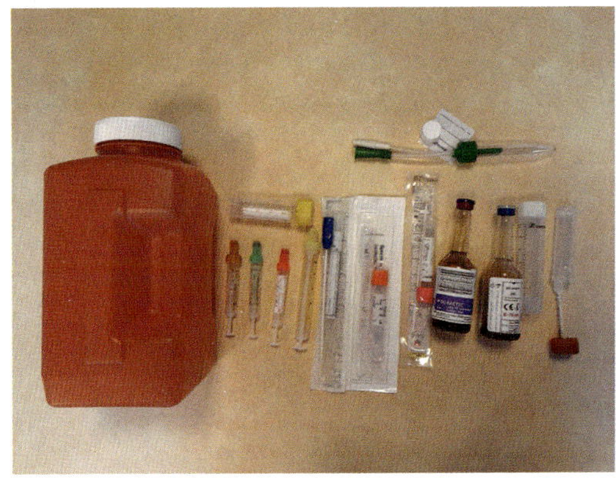

Abb. 3.15 Mikrobiologische Probengefäße und Nährmedien Beispieldarstellung – je nach Hersteller und Labor können die Form und Anwendung der Probengefäße variieren. [M1225, P1332]

3.10.2 Grundsätze der Probenentnahmen

Proben werden meist durch geschultes medizinisches Personal gewonnen. Wenn Patienten selbst Proben entnehmen sollen (z. B. Mittelstrahlurin), gilt es, diese gut über die Durchführung zu informieren und mit den benötigten Materialen auszustatten. Bei vielen Proben ist der Entnahmezeitpunkt zu beachten.

Merke

Generell müssen Kontaminationen vermieden und Proben in geeigneten Transportgefäßen (▸ Abb. 3.15) und mit dem angegebenen Materialvolumen versandt werden. Ist die Sensitivität niedrig oder eine Kontamination nicht ausgeschlossen, kann die mehrfache Abnahme zeitgleich oder in Abständen sinnvoll sein. Der vollständig ausgefüllte Begleitschein ermöglicht dem Laborarzt eine genauere Auswertung der Probe. Je zügiger eine Probe im Labor eintrifft, umso besser, angegebene Transportzeiten und Temperaturen beachten.

- Zum Nachweis von **Viren** oder für **PCR-Tests** (*Polymerase-chain-reaction*) dürfen nur spezielle oder gar keine Transportmedien verwendet werden.
- **Blutkulturen** müssen zum sicheren Nachweis einer Besiedelung des Blutes aus peripheren Einzelpunktionen abgenommen werden. Als Mindestabnahmemenge sind zur höheren Sensitivität mindestens zwei Paar Blutkultur-Flaschen abzunehmen. Ein Paar besteht aus einer Flasche zur aeroben und einer Flasche zur anaeroben Erregerdiagnostik. Bei einer Gewinnung über einen (Zentralvenösen-)Katheter besteht die Gefahr, lediglich die Kolonisation des Kathetermaterials nachzuweisen. Eine Ausnahme stellt der Nachweis einer Katheter-assoziierten Blutstrominfektion dar. Hier werden Kulturen aus zentralvenösem Katheter und peripherer Venenpunktion entnommen. Das Labor vermerkt die zeitliche Differenz, mit der die Kulturen während der Bebrütung positiv auf Erreger reagieren („Differential time to positivity" – Abk.: TTP). Liegt dieser Zeitpunkt bei einer Probe aus dem Katheter ≥ zwei Stunden vor dem positiven Nachweis der peripheren Probe, spricht der Befund für eine Katheter-assoziierte Infektion.
- **(Wund-)Abstriche** sollten nach einer groben Reinigung der Wunde ohne Antiseptika und möglichst nicht vom Wundrand entnommen werden. So wird der Nachweis von gewöhnlicher Hautflora vermieden. Abstriche werden aber auch von Haut- oder Schleimhaut gewonnen, um Erreger nachzuweisen.
- Eine **Biopsie** aus dem Wund- oder Infektionsgebiet ist zum Erregernachweis gut geeignet. Das geeignete Transportgefäß kann beim Labor erfragt werden.
- Bei Proben aus dem **Sekret der tiefen Atemwege**, kann durch eine **bronchoalveoläre Lavage** (BAL– Bronchialspülflüssigkeit) die Verunreinigung durch die Flora der oberen Atemwege besser vermieden werden, als durch provoziertes, aktiv abgehustetes **Sputum.** Weitere Probenmöglichkeiten sind Trachealsekret bei beatme-

ten Patienten oder im Rahmen der Bronchoskopie gewonnenes natives Bronchialsekret.

- Häufig bitten Labore um die bevorzugte Einsendung von **Nativurinproben**, gegenüber solchen auf speziellen Kulturträgern (z. B. Uricult®). Sie erlaubt neben der qualitativen auch eine quantitative Bestimmung der Erreger. Die kontaminationsarme Abnahme, insbesondere von Mittelstrahlurin-Proben, verlangt eine gute Patienteninformation oder Unterstützung durch Fachpersonal.

Merke

Soll eine Antibiotikatherapie durchgeführt werden, muss eine Probenentnahme, wie z. B. Urinprobe, oder Blutkulturen, unbedingt vor Beginn der Therapie erfolgen. Bei versäumter Abnahme oder klinischer Verschlechterung sollte die Probenentnahme wiederholt werden, die begonnene Therapie mit Substanzangabe und mögliche klinische Zeischen auf dem Begleitschein dokumentiert werden. Der Laborarzt kann so gezielt nach Erregern und Substanzen suchen, welche von dem verwendeten Mittel nicht beeinflusst werden und die klinischen Ärzte bei der Diagnosestellung und Behandlung konkret beraten.

- **Stuhlproben** stellen für die Labore häufig die „Suche nach der Nadel im Heuhaufen" dar. Wegen der natürlicherweise hohen Erregerdichte ist eine konkrete Fragestellung mit Beschreibung des Stuhls sowie eine ausreichende Probenmenge unerlässlich.
- Für den Nachweis von **Pilz- oder Parasiten** auf oder in der Haut sind Abstriche oft nicht ausreichend. Zielführend sind mit sterilem Skalpell vorsichtig abgetragene Hautschuppen (Hautgeschabsel).
- Bei **Sekreten** und **Punktaten,** z. B. Liquor kann auch eine Probe in Blutkulturflaschen nach Absprache mit dem Labor praktikabel sein.
- Bei allen Proben aus **liegenden Fremdkörpern**, wie Drainagen und Kathetern ist immer die Wahrscheinlichkeit der Kontamination durch die Besiedelung der Fremdmaterialien zu berücksichtigen.

3.10.3 Weg der Probe im Labor

Nach der Ankunft im Labor, werden die Patientendaten, die Art der Probe und die Labornummer in den Computer eingegeben und Probenröhrchen und Begleitschein mit den automatisch erstellten Etiketten beklebt. Von der Annahme aus werden die Proben auf die entsprechenden Laborplätze verteilt. Der zuständige Mitarbeiter stellt anhand des Auftrags die benötigten Nährböden und -lösungen zusammen und kennzeichnet auch diese mit Etiketten. Anschließend wird die Probe, z. B. Urin, mittels steriler Öse auf festgelegte Weise aufgebracht oder in Flüssignährmedien eingerührt. Durch die spezielle Streichtechnik werden Erreger in einem Bereich des Nährbodens möglichst vereinzelt. Flüssignährmedien ermöglichen häufig auch dann noch einen Erregernachweis, wenn im Abstrichtupfer nur eine geringe Erregermenge vorhanden ist. Nährböden und Flüssignährböden werden in den Brutschrank bei 36 °C gelegt. Medien zur Anaerobierdiagnostik werden zusätzlich in Gefäßen unter Vakuum verschlossen. Nach einem Tag erfolgt ein erstes Ablesen. Viele Erreger haben sich zu diesem Zeitpunkt schon gut vermehrt und sind mit bloßem Auge sichtbar. Nun steht eine erste Differenzierung an. Die Medizinisch-Technischen-Assistenten (MTA) können mit einiger Erfahrung Kontaminationen durch Standortflora von Infektionserregern unterscheiden und durch die Menge der jeweiligen Erreger denjenigen zu selektieren, der für eine Infektion wahrscheinlich ursächlich ist. Je nach Art des Erregers kann jedoch auch eine niedrige Anzahl für eine Infektion sprechen. Den Labormedizinern stehen nun viele weitere Tests zur Differenzierung von Erregern zur Verfügung. Dazu zählt die Gramfärbung, wie auch die Testung auf verschieden Stoffwechselfunktionen. Nach der Keimdifferenzierung wird eine Antibiotika-Resistenztestung durchgeführt. Dies geschieht vollautomatisch oder durch Aufbringen von antibiotikagetränkten Papierplättchen auf einen Nährboden, welcher zuvor mit einer Bakteriensuspension aus der Probe beimpft wurde. Bei diesem **Agardiffusionstest** (► Abb. 3.16) wird der Nährboden für weitere 24 Stunden bebrütet und die verschiedenen Antibiotika werden durch die Feuchtigkeit des Nährbodens aus den Papierblättchen herausgelöst und diffundieren nun in den Nährboden. Sind Bakterien resistent gegen ein Antibiotikum, wachsen sie bis an das Plättchen heran. Sensible oder eingeschränkt sensible (sensibel bei erhöhter Dosierung) Bakterien können nur mit einem bestimmten Abstand an die Plättchen heranwachsen. Es entsteht ein Hemmhof. Durch

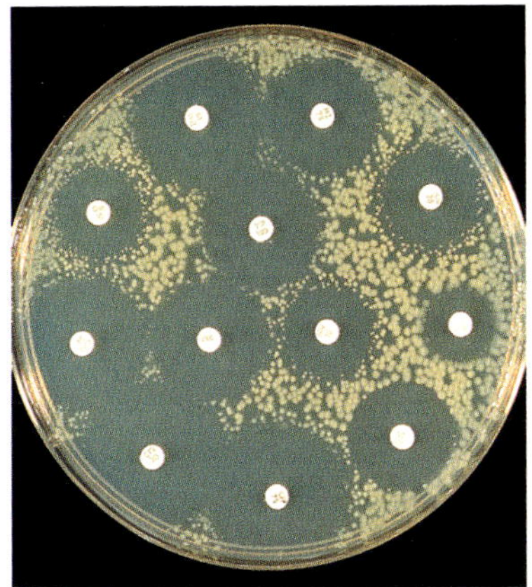

Abb. 3.16 Agardiffusionstest mittels Antibiotika-Plättchen nach Bebrütung, mit unterschiedlich großen Hemmhöfen [E479]

ihn wird die Sensibilität bestimmt. Nachdem alle Befunde durch den Mikrobiologen erhoben und dokumentiert sind, geht der Befund an den Einsender. Im schnellsten Fall dauert dies 48 Stunden bei festen Nährmedien, 72 Stunden bei Flüssignährmedien. Je nach Bakterienspezies kann die Differenzierung und Testung aber auch deutlich mehr Zeit in Anspruch nehmen.

Wiederholungsfragen

- Worauf müssen Sie bei der Entnahme von Blutkulturen achten?
- Was ist bei Wundabstrichen zu beachten?
- Was ist der Vorteil einer bronchoalveolären Lavage?
- Was kennzeichnet den Agardiffusionstest?

Stefan Drees

4 Immunologie

Übersicht

Das Immunsystem ist hochkomplex und besteht aus einer Vielzahl von Eiweißen, Zellen und Organen. Seine Hauptfunktion besteht darin, Krankheitserreger und Fremdstoffe abzuwehren, die von außen in den Organismus eingedrungen sind: Dazu zählen Bakterien, Viren, Pilze, Parasiten und Giftstoffe (Toxine). Darüber hinaus kann das Immunsystem krankhaft veränderte körpereigene Zellen erkennen und beseitigen. In der Folge von Immunreaktionen entstehen Entzündungen, die zur Beseitigung der schädigenden Zellen oder Fremdkörper führen. Das Immunsystem vermittelt jedoch nicht nur Immunität gegen Erreger oder tötet Tumorzellen ab, sondern kann auch auf unerwünschte Weise wirken: Eine Allergie ist z.B. die Folge einer überschießenden Immunreaktion.

4.1 Immunologie und Körperabwehr

Definition

Immunologie: Lehre von den Abwehrmechanismen des Immunsystems und den damit einhergehenden Erkrankungen. Dringen krankmachende (pathogene) Erreger in den menschlichen Körper ein, reagiert dieser mit einer Immunantwort. Ziel dieser Reaktion ist das Verhindern einer manifesten Erkrankung.

Der menschliche Körper ist permanent potenziell krankmachenden Mikroorganismen ausgesetzt. Eine Vielzahl ineinandergreifender und aufeinander aufbauender Schutzmechanismen verhindert beim gesunden und immunkompetenten Menschen die meisten Infektionen überaus effektiv. Bei Säuglingen, alten und kranken Menschen sind diese Schutzbarrieren noch nicht, bzw. nicht mehr optimal vorhanden.

Im Rahmen medizinischer oder pflegerischer Maßnahmen werden Barrierefunktionen außer Kraft gesetzt. Dies geschieht z.B. bei der Anlage eines intravenösen Gefäßkatheters, bei der die intakte Haut durchstoßen wird oder wenn ein Harnwegskatheter in die Harnblase eingeführt wird. Aus diesem Grund müssen weitergehende Präventionsmaßnahmen durchgeführt werden. Dies geschieht bereits vor bestimmten Tätigkeiten, aber auch währenddessen.

4.1.1 Äußere Schutzbarrieren

Anatomische und physiologische Strukturen bilden die erste Abwehrreihe vor unerwünschten Eindringlingen in den menschlichen Körper. Hierzu gehören:

- **Anatomische Strukturen:** Am Beispiel der Nase lässt sich gut erkennen, wie durch physiologische Strukturen ein effektiver Schutz erreicht wird: Die nach unten gerichtete Nasenöffnung und die vorhandenen Haare verhindern das Eindringen größerer Objekte.
- **Abtransport potenziell schädlicher Stoffe:** In den Körper eingedrungene Erreger werden durch exokrine Drüsen oder ableitende „nach außen" gerichtete Sekretionswege abtransportiert, bzw. ausgeschwemmt. Dieser Effekt findet sich z.B. an Auge, Lunge, Ohren, Harnwegen und Darm.
  - Gelangen Fremdkörper z.B. in die Nase, sorgt der Niesreflex für einen nur kurzen „Aufenthalt".
  - Einen vergleichbaren Effekt hat der Hustenreflex zum Schutz der Lunge. Hier sorgen Flimmerepithelien dafür, dass angekommene Fremdstoffe wieder abtransportiert werden.
  - Im Darm ist bei einer Infektion eine erhöhte Peristaltik für den beschleunigten Abtransport krankmachender Erreger verantwortlich.
  - Das Gleiche gilt für Sekretbildung bei Schnupfen, tränende Augen oder Sekretion an anderen Stellen wie z. B. dem Ohr.
- **Intakte Haut und Schleimhaut:** Haut und Schleimhäute verhindern bzw. erschweren, als mechanische Barriere das Eindringen von Mikroorganismen in den Körper. Bei einer Haut-

verletzung sorgt die auftretende Blutung für einen Spüleffekt. Eine schnell einsetzende Gerinnung und ein zügiger Wundverschluss bewirken, dass diese Barriere wieder intakt ist.

- **Normalflora (Standortflora):** Der Körper ist physiologisch mit einer Bakterienpopulation besiedelt, die beim gesunden Menschen keine Erkrankung hervorruft. Diese Erreger verhindern schon durch ihre Präsenz eine Ansiedlung von „fremden" Mikroorganismen. Das System erinnert an einen vollbesetzten Reisezug: Wenn alle Sitzplätze besetzt sind, ist kein Platz mehr frei. Neben dieser Funktion hat die Körper- oder Standortflora weitere symbiotische Eigenschaften wie z. B. die Produktion von Vitamin K durch *E. coli.*

Vorsicht

Eine antibiotische Therapie kann das vorhandene mikrobiologische Gleichgewicht empfindlich stören. Dies geschieht, wenn durch eine Antibiose die physiologische Standortflora teilweise oder komplett eliminiert wird, was z.B. die Entwicklung multiresistenter Erreger oder Clostridioides difficile bedingter Durchfälle (CDI) bewirken kann.

Merke

Die physiologische Körperflora, d.h. die „normale" mikrobielle Besiedlung des Körpers schützt vor einer Besiedlung mit pathogenen (krankmachenden) Erregern. Keimfreie (sterile) Bereiche des menschlichen Körpers sind hingegen:

- Alle geschlossenen Körperhöhlen und -bereiche
- Gehirn und Liquor-Raum
- Nieren, Harnleiter und Harnblase

- **pH-Wert der Haut:** entsteht durch die hier lebenden Bakterien, die Fette zu Fettsäuren abbauen. Dies erschwert das Ansiedeln von fremden, sog. transienten Erregern. Das weibliche Genitale ist durch Milchsäurebakterien (Döderlein-Bakterien) geschützt. Die von diesen Bakterien hergestellte Milchsäure bewirkt einen sauren pH-Wert von 4, der wiederum eine Ansiedlung von transienten Erregern verhindert.
- **Schmerz:** Warnhinweis auf eine Verletzung oder Infektion ebenfalls als Schutzmechanismus.

Vorsicht

Bei medizinisch-pflegerischen Maßnahmen werden natürliche Schutzbarrieren durch Sonden, Drainagen und Zugänge umgangen bzw. durchbrochen. Deshalb sind in diesen Situationen hygienische Präventionsmaßnahmen von überragender Bedeutung.

Die Immunlage des Menschen ist nicht nur von intakten Strukturen abhängig. Schlechte Lebensbedingungen, höheres Alter, chronische Erkrankungen und Stress wirken sich negativ auf die Immunlage aus.

Fallbeispiel

Die Auszubildende, Frau Baumgart, steht vor ihrer Abschlussprüfung. Obwohl sie sich gut vorbereitet hat, ist sie aufgeregt und stark angespannt. Am Tag der praktischen Prüfung bemerkt sie morgens einen Lippenherpes. Stresshormone unterdrücken antivirale Immunfunktionen, was bei Frau Baumgart zu einer Aktivierung von latent vorhandenen Viren geführt hat.

Merke

Jeder Mensch, der aus Krankheitsgründen stationär in einem Krankenhaus aufgenommen wird, steht nachvollziehbarerweise unter erheblichem Stress. Somit muss allein aus diesem Grund eine gewisse Immunschwäche unterstellt werden. Dies ist auch bei Menschen anzunehmen, die aus gesundheitlichen Gründen in eine Pflegeeinrichtung umziehen (müssen).

Mikroorganismen (▸ 7.1) werden in aller Regel als Krankheitserreger wahrgenommen. Tatsächlich ist die überwiegende Anzahl an Spezies für den Menschen jedoch nicht krankmachend (apathogen). Verschiedene Mikroorganismen sind, im Sinne einer Symbiose, sogar nützlich.

4.1.2 Vier Teilsysteme der Abwehr

Definition

Immunsystem: Komplexes funktionelles System eines Organismus zur Abwehr schädlicher oder körperfremder Organismen zum Erhalt von Körperfunktionen. Mit angeborenen und erworbenen Anteilen beteiligt sind das lymphatische System sowie im gesamten Organismus vorkommende mobile Zellen und Moleküle (Immunglobuline, Zytokine).

Antigen (AG): Moleküle, die sich an der Oberfläche von Mikroorganismen befinden. Durch diese wird die Immunantwort des Körpers ausgelöst. Antigene sind die Angreifer.
Antikörper (AK): Immunglobuline, die als Reaktion des Körpers auf Antigene gebildet werden. Antikörper sind die Verteidiger.
Antigen-Antikörper Reaktion: Bezeichnet die Immunreaktion (Abwehr) des Körpers.

Unser Immunsystem ist hochkomplex, bestehend aus einer Vielzahl von Eiweißen, Zellen und Organen. Prinzipiell werden vier Teilsysteme der Abwehr unterschieden (▸ Tab. 4.1), die jedoch eng miteinander vernetzt sind:

- Zum einen die **unspezifische Abwehr,** die antigenunabhängig und von Geburt an zur Verfügung steht sowie die spezifische Abwehr, die gegen ein spezielles Antigen gerichtet ist.
- Zum anderen gibt es die **zelluläre Abwehr.** Das sind einmal die zahlreichen Abwehrzellen, die direkt an der Beseitigung von Stoffen beteiligt sind und weiterhin die humorale Abwehr, bei der in Körperflüssigkeiten gelöste Substanzen wie die Antikörper und Enzymsysteme die Abwehrfunktion übernehmen.

Erst die Zusammenarbeit aller Bestandteile, sowohl humoral als auch zellulär, bewirken eine optimale Zerstörung oder Inaktivierung des in den Körper eingedrungenen Krankheits-Erregers. Diese Prozesse können mit einem gut laufenden Getriebe verglichen werden, bei dem ein Zahnrad in das nächste greift, um einen definierten Effekt zu erreichen. Weiterhin ist zu bemerken, dass viele Abwehrzellen mehrere Aufgaben wahrnehmen. In einfacher Form lässt sich die Immunabwehr wie folgt darstellen (▸ Tab. 4.1).

Unspezifische humorale Abwehr

Definition

Humoral: eine Körperflüssigkeit betreffend, durch Körperflüssigkeit und ihren Inhalt (Antikörper) vermittelt. Antikörper werden von Zellen gebildet.

Zu den unspezifischen, angeborenen, humoralen Abwehrfaktoren zählt ein System aus miteinander reagierenden Proteinen, das **Komplementsystem.** Es stellt eine Ergänzung der Antikörperfunktion dar und bewirkt eine Entzündungsreaktion. Durch die Aktivierung des Komplementsystems werden Phagozytose, das Abtöten von Bakterien und die Beseitigung von Immunkomplexen gefördert.
Lysozym in Speichel, Tränenflüssigkeit, Schweiß und Ohrenschmalz sowie der Schleimhaut von Nase und Darm zerstören die Hülle grampositiver Bakterien.

Exkurs

Alexander Flemings Schnupfennase

1922 forschte Alexander Fleming während einer Erkältung auch mit seinem Nasensekret. Einige Tage, nachdem er einer Bakterienkultur sein Nasensekret zugesetzt hatte, bemerkte er, dass die Bakterien an dieser Stelle abgetötet wurden. In der Annahme im Nasensekret sei ein Enzym, das die Bakterien zersetzt (lysiert), benannte er diesen Stoff Lysozym. Im Rahmen seiner weiteren Forschung wies er diesen Effekt auch in anderen Sekreten des Körpers, z. B. in der Tränenflüssigkeit, nach.

Tab. 4.1 Die vier Faktoren der Immunabwehr

Unspezifisch, angeboren		Spezifisch, erworben	
Humoral	**Zellulär**	**Humoral**	**Zellulär**
Komplementsystem	Leukozyten • Neutrophile Granulozyten • Basophile Granulozyten • Eosinophile Granulozyten • Monozyten • Makrophagen • Mastzellen	B-Lymphozyten Plasmazellen	T-Lymphozyten • T-Helferzellen • T-Killerzellen (zytotoxische T-Zellen) • T-Gedächtniszellen • Regulatorische T-Zellen
Lysozym/Muramidase	Natürliche Killerzellen (NK)	Gedächtniszellen • B-Gedächtniszellen • T-Gedächtniszellen	

Unspezifische zelluläre Immunabwehr

Definition

Zellulär: die Zellen betreffend, durch Zellen vermittelt. Hier steht die Wirkung von Zellen, wie Killer- oder Fresszellen in Vordergrund.

Die unspezifische, angeborene, zelluläre Immunabwehr beruht auf einer unspezifischen Reaktion auf „fremde" Strukturen, die auf Mikroben, aber nicht beim Menschen vorkommen. Diese Muster werden als **Pathogen Associated Molecular Pattern (PAMP)** bezeichnet. Hierzu gehören z.B. Bestandteile einer Zellwand oder Zellmembran, Hitzestressproteine oder virale Nukleinsäuren. Werden diese PAMP identifiziert, setzt die unspezifische Abwehrreaktion ein. Sie beruht auf den **natürlichen Killerzellen (NK).** NK bilden bei einer Virusinfektion die erste Verteidigungslinie. Sie erkennen auch von Viren infizierte Zellen ebenso wie Tumorzellen und töten diese ab.

Makrophagen (Fresszellen, Phagozyten) gehören auch zur unspezifischen zellulären Abwehr. Makrophagen stellen die „Müllabfuhr" dar, indem sie Bakterien, abgestorbene Zellen und deren Überreste aufnehmen und „entsorgen". Zudem geben sie den T-Zellen Hinweise auf eingedrungene Krankheitserreger. Während Makrophagen alles „Fremde" fressen, phagozytieren Granulozyten ausschließlich Bakterien.

Merke

Zellen der unspezifischen, angeborenen Immunität bekämpfen Erreger in erster Linie durch Phagozytose und intrazelluläre Verdauung.

Spezifische humorale Abwehr

Ziel der spezifischen humoralen Abwehr ist die Bildung großer Mengen von **Antikörpern.** Diese Aufgabe übernehmen die B-Lymphozyten. B-Lymphozyten bilden, nach Stimulation durch ein Antigen, Immunglobuline (Antikörper). Sie kommen in Blut, Körperflüssigkeiten und Schleimhäuten vor. Die Reifung von B-Lymphozyten erfolgt im Knochenmark.

Antikörper werden im Knochenmark geprägt. Das bedeutet, dass sie dort auf das Finden eines bestimmten Antigens (Fremdkörper, Krankheitserreger) trainiert werden.

Spezifische zelluläre Abwehr

Die spezifische Abwehrreaktion wird durch die verschiedenen **T-Zellen** durchgeführt. Nach dem Andockmanöver fängt der T-Lymphozyt an, sich zu teilen und spezielle T-Zellen auszubilden. Es handelt sich um „Wächter", die im menschlichen Körper ständig „auf Streife" sind. Hierbei achten sie auf Veränderungen der Zelloberfläche von Körperzellen, wie sie bei Infektionen oder Mutationen vorkommen. Dies geschieht mit Hilfe von Rezeptoren zur AG-Erkennung, die auf der Zelloberfläche der T-Zellen sitzen. Es handelt sich somit um Spezialisten für spezifische Antigene. Auch hier liegt das Schlüssel-Schloss-Prinzip zugrunde.

- **Gedächtniszellen** sind somit der Grund, weshalb der Mensch an einigen Krankheiten, wie Masern oder Röteln, nur einmal erkrankt und anschließend eine lebenslange Immunität aufweist. Dies ist auch das Prinzip der aktiven Immunisierung (Impfung ▸ 4.4). Die Gedächtniszellen „leben" im Knochenmark, sie werden von eosinophilen Granulozyten davor bewahrt, den programmierten Zelltod zu erleiden.
- **Zytotoxische T-Zellen** führen, wie die natürlichen Killerzellen (NK), den Tod der Zielzelle herbei. Sie sind hierbei spezifischer als NK.
- **Fresszellen (Phagozyten)** nehmen feste Partikel, z. B. Gewebetrümmer, Fremdkörper oder Mikroorganismen in das Zellinnere auf (Phagozytose) und präsentieren anschließend Antigene für das adaptive Immunsystem. Sie können auch proinflammatorische Zytokine, Chemokine sowie weitere Faktoren freisetzen. Phaygozyten werden wie folgt eingeteilt:
  - Neutrophile Granulozyten: fressen Erreger, keine AG-Präsentation
  - Makrophagen: fressen Erreger und Zelltrümmer, AG-Präsentation an T-Zellen
  - Dendritische Zellen: fressen Erreger, AG-Präsentation an T-Zellen, Spezialisten der AG-Präsentation

4.1.3 Immunglobuline

Definition

Immunglobuline (Ig): auch Antikörper (AK) genannt, sind hochselektiv auf bestimmte Antigene passende Proteine, die von den Plasmazellen sezerniert werden. Sie stellen die humorale Abwehr des spezifischen Systems dar. Immunglobuline werden aufgrund der Y-Form der Immunglobuline auch als Gammaglobuline oder γ-Immunglobuline bezeichnet.

Die Immunglobuline erkennen Oberflächenstrukturen von Krankheitserregern (Schlüssel-Schloss-Prinzip ▸ Abb. 4.1). Für dieses Erkennen ist ein Erstkontakt erforderlich, der häufig mit dem Preis einer Erkrankung bezahlt wird. Bei diesem Erstkontakt findet die Programmierung der Immunglobuline statt, sodass bei Zweit- und den folgenden Kontakten zum Antigen eine **effektive Immunantwort** erfolgt. In diesem Fall können Gedächtniszellen umgehend reagieren, sodass ein Krankheitserreger sehr schnell und effizient bekämpft werden kann. Dies führt dazu, dass eine Erkrankung milde oder sogar asymptomatisch verläuft.

Merke

Immunglobuline können labortechnisch untersucht werden. Dies kann helfen, einen Krankheitsverlauf einzuschätzen oder durch sogenannte Titer-Bestimmungen einen vorhandenen Immun-Schutz, z.B. nach einer Schutzimpfung, nachzuweisen. Dies geschieht z.B. bei der Titer-Bestimmung von Hepatitis-B Antikörpern. Ist der Titer zu gering, muss erneut geimpft werden.

Es werden fünf Klassen an Immunglobulinen unterschieden (▸ Tab. 4.2): IgG (Immunglobulin G), IgM (Immunglobulin M), IgA (Immunglobulin A), IgD (Immunglobulin D) und Immunglobulin E (Immunglobulin E).

T-Helferzellen sind Unterstützer, z.B. von B-Zellen, während regulatorische T-Zellen das Ausmaß einer Immunantwort begrenzen und somit eine unnötige oder überschießende Immunantwort verhindern.

Merke

Die spezifische, erworbene Abwehr basiert auf der Erkennung von Antigenen anhand spezifischer Merkmale. Es wird ein „immunologisches Gedächtnis" aufgebaut, was beim Zweitkontakt mit dem Antigen eine schnelle Immunreaktion bewirkt.

Das Knochenmark produziert neben den Zellen der unspezifischen Abwehr auch die Zellen der spezifischen Abwehr (sogenannte lymphoide Stammzellen). Die weitere Differenzierung dieser Stammzellen erfolgt in Thymus (= T-Zellen) und Knochenmark (= B-Zellen, Bone Marrow). Diese T- und B- Lymphozyten bilden die spezifische, erworbene, zelluläre und humorale Abwehr.
Die Eigenschaft von T- und B- Lymphozyten, jahrelang im Körper zu existieren und bei einer Infektion schnell und effektiv zu reagieren, bezeichnet man als Langzeitimmunität. Besonders stark ausgeprägt ist diese Eigenschaft bei den sogenannten „Kinderkrankheiten". Hier führen die Erkrankung oder eine Schutzimpfung in aller Regel zu einer le-

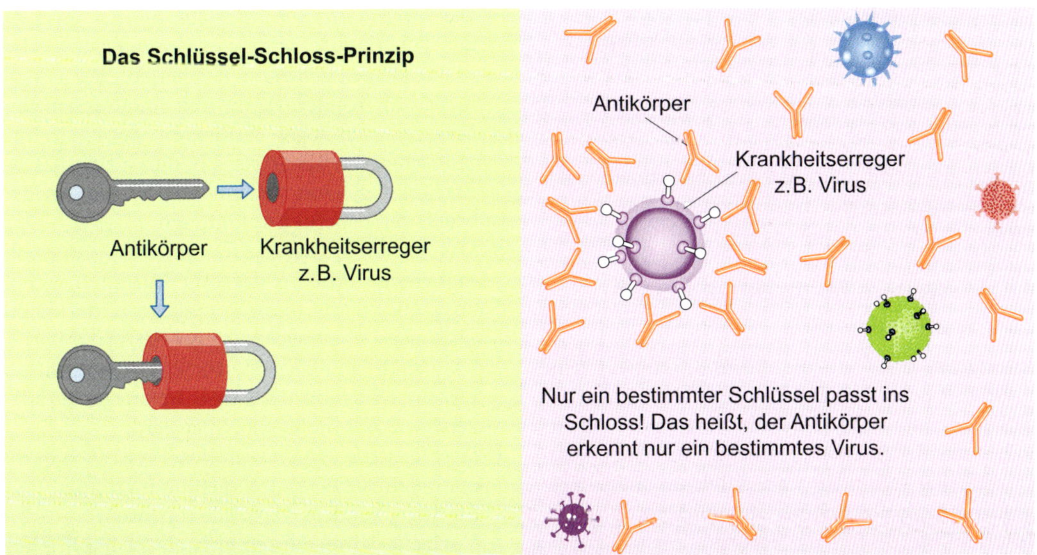

Abb. 4.1 Das Schlüssel-Schloss-Prinzip der Immunabwehr [L143]

Tab. 4.2 Die fünf Klassen der Immunglobuline

Klasse	Merkmale und Aufgaben
IgG 1–4	• Sekundärantwort (Reaktion auf Zweitkontakt zum Antigen) und bereits nach 24 bis 48h nachweisbar • Kommt in Schleimhäuten und im Serum vor, macht ca. 80 % der Immunglobuline beim Menschen aus • Ist bei akuten und chronischen Infektionen erhöht, plazentagängig
IgM	• Frühzeitiges Auftreten als primäre Immunantwort bei Infektion • Bei Beginn einer Infektion erhöht
IgA	• „Schleimhautantikörper", Vorkommen in Speichel, Nasensekret, Tränenflüssigkeit, Lungensekreten, Magen- Darmtrakt (mukosale Immunität), daher auch die Bezeichnung „sekretorisches IgA". Findet sich auch im Blut • Macht ca. 15 % der menschlichen Immunglobuline aus • Ist bei chronischen Infektionen (wie HIV), aber auch bei chronischen Lebererkrankungen erhöht
IgD	Teil der B-Lymphozytenmembran. Wird produziert, wenn die B- Zelle das Knochenmark verlässt. Genaue Funktion bisher nicht bekannt
IgE	• Antiparasitär und Ursache von Allergien des Soforttyp • Erhöht bei z. B. Wurmbefall, allergischen Erkrankungen aber auch bei Tumorerkrankungen

benslangen Immunität. Aus den Mechanismen der „spezifischen Abwehr" ist es gelungen, eine weitere „Schutzstufe", die Impfung (▶ 4.4), zu entwickeln.

4.1.4 Weitere Faktoren der Immunabwehr

Interferone sind Zytokine, die als Reaktion auf eine bakterielle oder virale Infektion gebildet werden. Sie aktivieren natürliche Killerzellen, erzeugen in nichtinfizierten Zellen eine „Resistenz", die eine Virusvermehrung verhindert und aktivieren antigenpräsentierende dendritische Zellen und Makrophagen.
Interleukine dienen der Informationsweitergabe zwischen Leukozyten. So regt das, von Makrophagen gebildete, Interleukin1 die T-Helferzellen zur Zellteilung an, um eine möglichst große „Streitmacht" aufzustellen. Interleukin2 hingegen bewirkt diesen Effekt bei zytotoxischen T-Zellen.

Merke

Es gibt folgende antigenpräsentierenden Zellen:
- Dendritische Zellen
- Makrophagen
- B-Lymphozyten

Dendritische Zellen sind Immunzellen, die auf die Antigenpräsentation spezialisiert sind. Das bedeutet, sie „melden" eliminierte Erreger den T-Zellen. Zu ihnen gehören unter anderem die Langerhans-Zellen. Sie wandern nach der Erregeraufnahme in periphere lymphatische Gewebe (Lymphknoten, Milz) ein und reifen hier zu einer antigenpräsentierenden Zelle heran.
In den Lymphknoten kommen die T-Zellen mit Antigenen in Kontakt. Hier werden weiterhin B-Zellen aktiviert.

4.1.5 Die Gegenwehr der Mikroorganismen

Einige Mikroorganismen haben überaus effektive Schutzmaßnahmen entwickelt, um sich gegen die Immunantwort zu behaupten – sie täuschen, tarnen und verstecken sich. Einige Beispiele sind:
- Das *Mycobacterium tuberculosis*, der Erreger der Tuberkulose, wird von Granulozyten oder Makrophagen gefressen. Es überlebt dies jedoch nicht nur, sondern kann sich im Inneren von Makrophagen sogar vermehren. Bei einer Immunschwäche des Wirts, z.B. durch eine AIDS-Erkrankung, kann es dann zum Krankheitsausbruch der Tuberkulose kommen.
- Das Bakterium *Haemophilus influenzae* tarnt sich mithilfe eines Enzyms, das es für das Immunsystem unsichtbar macht. *Borrelia burgdorferi*, der durch Zeckenbiss übertragene Erreger der Lyme-Borreliose, bindet an seiner Oberfläche ein menschliches Protein. Dies führt dazu, dass der Erreger als körpereigene Zelle wahrgenommen wird.
- *Streptococcus pyogenes* greifen Fresszellen aktiv an, indem sie deren Zellmembran eröffnen und die Mitochondrien der Zelle zerstören.
- **Varizella-Viren** tarnen sich als Zellmüll. Dies stimuliert bei den Zielzellen die Ausbildung von

Membranausstülpungen, über diese das Virus in die Zelle eindringen kann.

- Das **Vaccinia-Virus** macht Fresszellen auf sich aufmerksam, indem es vorgibt, eine abgestorbene Körperzelle zu sein. In der Fresszelle kommt es dann zur Virusvermehrung. Andere Mikroorganismen, wie Trypanosomen der Erreger der Schlafkrankheit, wechseln permanent das Antigen ihrer Hülle. Auch dies führt dazu, dass sie vor dem Immunsystem verborgen bleiben.
- Der Erreger der Malaria, **Plasmodium**, versteckt sich erfolgreich in den roten Blutkörperchen. Diese Strategie des Versteckens wird auch von Listerien, in den Epithelzellen des Darms, angewendet.

Wiederholungsfragen

- Die Abwehr des menschlichen Körpers beruht auf welchen beiden großen Säulen?
- Welche Funktion erfüllen Immunglobuline?
- Worauf basiert das „immunologische Gedächtnis"?

4.2 Allergie als fehlgeleitete Immunreaktion

Definition

Allergie: Erworbene, spezifische Überempfindlichkeit gegenüber bestimmten körperfremden, an sich ungefährlichen Antigenen. Extremform ist der lebensbedrohliche anaphylaktische Schock. In den letzten Jahrzehnten Häufigkeitszunahme auf gut 25% der Kinder und Jugendlichen und ca. 30% der Erwachsenen.

Der Begriff Allergie setzt sich aus den griechischen Worten „Allos" (anders) und „Ergos" (Tätigkeit) zusammen. Bei der veränderten, überschießenden Reaktion des Immunsystems auf körperfremde Substanzen erkennt das Immunsystem harmlose Stoffe fälschlicherweise als fremde Antigene und reagiert mit der Bildung von IgE-Antikörpern (Immunglobuline). Dies ist der Auslöser einer allergischen Reaktion.

Merke

Allergieauslösende Substanzen werden als Allergene bezeichnet. Kennzeichen vieler Allergien ist, dass allergische Reaktionen durch kleinste Mengen des Allergens ausgelöst werden können.

Tab. 4.3 Definitionen und Charakteristika: Allergie, Intoleranz, Pseudoallergie

Begriff	Definition
Allergie	Verstärkte, spezifische immunologische Abwehrreaktion gegen Substanzen, die über das normale Maß hinausgeht, im Sinne einer krankmachenden Überempfindlichkeit.
Intoleranz/Sensibilisierung	Erhöhte Empfindlichkeit nach vorausgegangenem wiederholtem Kontakt im Sinne einer Allergiebereitschaft.
Pseudoallergie	Überempfindlichkeit, die über nicht-immunologische Mechanismen ausgelöst wird, jedoch mit klinischen Erscheinungsbildern (Symptomen) einhergeht, die allergischen Erkrankungen entsprechen oder ähneln.

Oftmals wird der Begriff „Allergie" fälschlicherweise für verschiedene Reaktionen des Körpers verwendet. Die Allergie muss jedoch von einer Intoleranz oder Pseudoallergie unterschieden werden (▸ Tab. 4.3). Bei einer allergischen Reaktion kommt es zwingend zu einer **Antigen-Antikörper-Reaktion**, die bereits beim Kontakt zu geringen Mengen des Allergens ausgelöst wird. In diesem Fall ist das Allergen mit dem Antigen gleichzusetzen. Dieser Prozess tritt bei einer Überempfindlichkeit nicht auf. Hierbei handelt es sich vielmehr um die unspezifische Reaktion eines gereizten Organs.

Exkurs

Laktoseintoleranz vs. Milchallergie

- Bei einer **Laktoseintoleranz** ist es möglich, dass Betroffene eine bestimmte Menge an Milchprodukten verzehren können, ohne das negative Wirkungen auftreten. Beim Konsum größerer Mengen kann es zu Bauchschmerzen, Blähungen, Durchfall und Erbrechen kommen. Ursache ist eine Unverträglichkeit von Laktose (Milchzucker).
- Bei der **Milchallergie** hingegen besteht eine Allergie gegen Proteine (Eiweiße wie Kasein) in der Milch. Das Immunsystem reagiert auf diese Proteine mit einer Immunantwort. Symptome sind z.B. Kribbeln im Mund, Juckreiz sowie Schwellung von den Lippen bis zum Anus, Ekzeme der Haut, Atemnot oder das Auftreten eines allergischen Schocks.

Während der Erstkontakt zum Allergen keine Symptome auslöst, da beim Erstkontakt zunächst die Sensibilisierung erfolgt, ist der wiederholte Kontakt (Zweitkontakt) mit einer „Erinnerung" des Immunsystems verbunden. Folge ist eine Immunantwort, die – abhängig vom betroffenen Organ – zu lokalen Symptomen wie Niesen, Anschwellen von Schleimhäuten, Hautausschlag führt. Es sind jedoch auch systemische Reaktionen im Sinne eines allergischen Schocks, mit lebensbedrohlichen Kreislaufreaktionen, möglich.

Fallbeispiel

Frau Hut hat eine Antibiose verordnet bekommen. Die erst Gabe hat sie ohne Nebenwirkung gut vertragen. Als am Abend die zweite Dosis verabreicht wird, bemerkt sie nach kurzer Zeit ein Exanthem der Haut sowie ein Anschwellen der Zunge. Die herbeigerufene Pflegefachkraft, Herr Erus, stellt umgehend die laufende Infusion ab und ruft das Notfallteam. Als Sofortmaßnahme werden Antihistaminika verabreicht und Frau Hut wird zwecks Monitorings auf die Überwachungsstation übernommen.

4.2.1 Typen allergischer Reaktionen

Es gibt vier verschiedene allergische Reaktionen (► Tab. 4.4), die sich im Mechanismus der Immunantwort und der Zeitspanne zwischen (erneutem) Allergenkontakt und Symptomausbildung unterscheiden.

4.2.2 Allergene

Beispiele für allergieauslösende Faktoren (Allergene) sind.

- **Medikamente** können Allergien auslösen. Symptome sind zumeist Reaktionen der Haut, von Ödemen bis hin zu -möglicherweise sogar lebensbedrohlichen – anaphylaktischen Reaktionen.
- **Lebensmittel,** insbesondere Nüsse und Schalentiere sind die häufigste Ursache allergischer Reaktionen.
- **Insektenstiche** können zu einer allergischen Reaktion führen, die lokal als Schwellung und/oder systemisch als anaphylaktische Reaktion auftreten kann.
- **Schadstoffe** von Möbeln, Farben, Inneneinrichtung sowie in Waschmitteln, können allergieauslösend wirken. Dies gilt auch für verschiedene Duftstoffe.
- **Stoffe** in Schmuck und Kleidung wie z. B. Nickel, Chrom IV, Tattoo-Farbe und weitere haben ebenfalls ein allergieauslösendes Potenzial.
- **Schimmelpilze,** Hausstaubmilben in Wohnungen können Allergien begünstigen und bestehende Atemwegserkrankungen verschlimmern.
- **Umweltfaktoren:**
  - Gräser und Pollen, bekannt unter dem Begriff „Heuschnupfen".
  - Weitere Umweltfaktoren wären eine Belastung der Atemluft mit Ozon, Stickstoff oder Feinstaub. Diese Stoffe verstärken die allergieauslösende Wirkung von Allergenen der Luft, bzw. schädigen die Atemwege, sodass Allergene leichter in den Körper eindringen können.
  - Der Klimawandel bewirkt durch einen Anstieg der Temperaturen eine verlängerte Pollenflugzeit. Studien weisen darauf hin, dass künftig mit einer Zunahme schwerer Allergien zu rechnen ist. Die Kombination aus erhöhter Durchschnittstemperatur und Co_2 auf der einen und der Anstieg von Luftschadstoffen auf der anderen Seite scheint diesen Effekt zu verstärken.
- Der **Darm** des Menschen mit seinen Immun- und Entzündungszellen hat regelmäßigen Kontakt zu oral aufgenommenen Allergenen. Somit ist dieser geradezu prädestiniert, Allergien auszubilden. Der regelmäßige Verzehr von Fast-Food-Produkten z. B. steht, wie die die Auswertung einer chinesischen Forschergruppe von 16 Studien mit über 600.000 Teilnehmern zeigt, mit der Ausbildung von Asthma bronchiale, allergischem Schnupfen und Neurodermitis in erkennbarem Zusammenhang. Es ist weiterhin möglich, dass verwendete Zusatzstoffe, wie Konservierungsstoffe hierfür verantwortlich sind.
- Der Einfluss bestimmter **Lebensmittel,** z.B. in Bezug auf eine Neurodermitis, wird hingegen häufig überschätzt. Ein Zusammenhang besteht nur bei nachweislicher Unverträglichkeit. Folglich sind vorbeugende Ernährungseinschränkungen, ohne nachweislichen Zusammenhang, nicht hilfreich.
- **Stress** löst bei vielen, von Allergien Betroffenen, akute Allergieschübe aus. Insbesondere für asthmatische Erkrankungen sind entsprechende Zusammenhänge belegt.

Tab. 4.4 Allergische Reaktionen

Art und Ablauf der Reaktion	Reaktionszeit	Beispiele/Symptome
Allergische Reaktionen vom Typ I (Soforttyp)		
• Nach Kontakt mit Stoffen aus der Luft (z. B. Pollen, Pilze, Staub), aber auch durch Lebensmittel oder Arzneimittel mit bestimmten Antigenen wird viel IgE gebildet, das sich an Mastzellen und basophile Granulozyten heftet. Bei erneutem Allergenkontakt kommt es zu einer Antigen-Antikörper-Reaktion mit der Freisetzung von Botenstoffen aus Mastzellen (Histamin z. B.) • Neu gebildete Mediatoren (z. B. Leukotriene, Prostaglandine und plättchenaktivierender Faktor) • Zytokine	Sekunden bis wenige Min., evtl. zweite Reaktion nach 6–8 Std.	• Hautrötung, -ödem, Juckreiz, Augenbrennen, Niesen, Blutdruckabfall (Gefäßerweiterung) und Luftnot (Atemwegsverengung) • Rhinitis, Konjunktivitis, allerg. Asthma, Urtikaria, anaphylaktische Reaktion (z. B. Insektengifte)
Allergische Reaktionen vom Typ II (zytotoxischer Typ)		
• Bildung von Antigen-Antikörper-Komplexen, Zerstörung körpereigener Zellen • Zytotoxische Wirkung resultiert aus Aktivierung von Komplement, Bindung an Fc-Rezeptoren von Killerzellen und/oder Förderung der Immunphagozytose • Auslöser unerwünschter Arzneimittelwirkungen, z. B. Agranulozytose	6–12 Std.	Bestimmte hämolytische Anämien, allergisch bedingter Abfall der weißen Blutkörperchen (allergische Agranulozytose) oder der Thrombozyten, z. B. nach Arzneimitteln
Allergische Reaktionen vom Typ III (Immunkomplextyp)		
• Bildung von Antigen – Antikörper Komplexen • Freisetzung von gewebeschädigenden Substanzen • Gebildete AK aktivieren Komplementsystem	6–8 Std.	Exogen-allergische Alveolitis (Farmerlunge), einige Arzneimittelallergien, Immunkomplexglomerulonephritis, allergische Vaskulitis
Allergische Reaktionen vom Typ IV (Spättyp)		
Durch Allergenkontakt werden T-Zellen sensibilisiert. Bei erneutem Kontakt setzen die T-Zellen Zytokine frei, die Makrophagen aktivieren, sodass es zur entzündlichen Gewebeschädigung kommt	12–72 Std.	• Kontaktekzem • Arzneimittelreaktion • Abstoßung von Transplantat

- **Rauchen** ist das größte, vermeidbare Gesundheitsrisiko. Bei Kindern, die in Raucherhaushalten aufwachsen, ist das Risiko einer Allergie deutlich erhöht.

Merke

Der Alkohol von Händedesinfektionsmitteln ist, entgegen vieler Vorurteile, nicht der Auslöser von Allergien. Bei weiteren Inhaltsstoffen von Händedesinfektionsmitteln (z. B. Pflegestoffe) ist dies möglich, wenn auch selten. Hautschäden durch Händedesinfektion werden überwiegend durch eine fehlerhafte Anwendung, v. a. durch „trockenwedeln" und nicht komplettes Einreiben des Präparats verursacht!

4.2.3 Hygienehypothese

In den letzten Jahrzehnten wurde die Beobachtung gemacht, dass Allergien in Industrieländern und hier v.a. in Stadtgebieten erkennbar zunehmen. Studien zeigen, dass Kinder, die auf einem Bauernhof aufwachsen, signifikant weniger Allergien als andere Kinder aufweisen. Der Kontakt zu Mikroorganismen hat offensichtlich einen „allergievorbeugenden" Effekt. Untersuchungen weisen darauf hin, dass Bakterien, Pilze und sogar Würmer vor einer Allergisierung schützen können.

Die Hygienehypothese wird auch durch die Beobachtung gestützt, dass Einzelkinder mehr Allergien

aufweisen als Geschwisterkinder. Hier profitieren die Jüngeren vom Mikrobiom der Älteren.
Die Auseinandersetzung des Immunsystems mit Mikroorganismen scheint für dessen Entwicklung eine Grundvoraussetzung zu sein. Nach dieser These ist ein Übermaß an „Hygiene“ nicht nur nutzlos, sondern sogar schädlich, da sich ein „unterbeschäftigtes“ Immunsystem in der Folge auf die „falschen Gegner“ stürzt.

Merke

Die ständige Auseinandersetzung mit Mikroorganismen scheint für das Immunsystem einen „Trainingseffekt" zu bewirken, der vor Infektionen schützt.

4.2.4 Therapie und Prophylaxe

Grundsätzlich ist es sinnvoll und effektiv, bekannte Allergene zu meiden. Für Pflegende bedeutet dies, z.B. möglichst auf Latex-Handschuhe zu verzichten, da die Proteine des Latex allergen wirken können. Alternative Materialien sind Vinyl oder Nitrilkautschuk.
Antihistaminika mildern die Symptome einer Allergie, indem der Mastzell-Botenstoff „Histamin“ daran gehindert wird, eine Entzündung auszulösen. Ein Forschungsansatz liegt z.B. bei den regulatorischen T-Zellen, die eine allergische Reaktion dämpfen könnten.

Wiederholungsfragen

- Was ist eine Allergie?
- Besteht die Gefahr einer Allergie gegenüber dem Alkohol von Händedesinfektionsmitteln?

4.3 Das Immunsystem gegen Krebserkrankungen

Die immunologische Überwachung registriert Tumorzellen als Fremdkörper: Tumorzellen sind zwar körpereienge Zellen, allerdings ist deren Verhalten – vorsichtig formuliert – untypisch. Häufig produzieren Tumorzellen defekte oder neuartige Proteine (tumorassoziierte Proteine/Krebs-Antigene). Diese werden vom Immunsystem erkannt und im Rahmen einer Immunreaktion „angegriffen“.

- Dendritische Zellen nehmen Tumorantigene auf und geben die erlangten Informationen an B- und T-Zellen weiter.
- Die T-Zellen entwickeln sich zu T-Killer- und T-Helferzellen.
- Während die T-Killerzellen eine direkte Zerstörung der Tumorzelle zum Auftrag haben, aktivieren die T-Helferzellen wiederum antikörperproduzierende B-Zellen. Diese Antikörper binden sich an die Tumorzelle und ermöglichen die Zerstörung. Als weiterer Abwehrspieler kommen die natürlichen Killerzellen hinzu. Sie nutzen die defekten Proteine der Tumorzellen als Marker, um diese zu zerstören.

Bekanntermaßen ist dieser Schutz nicht 100-prozentig und funktioniert nur im Frühstadium. Derzeit wird an verschiedenen Therapieoptionen geforscht. Einer dieser Ansätze liegt darin, nicht das Immunsystem zu unterstützen, sondern vielmehr spezielle Antikörper (Checkpoint-Inhibitoren) zu entwickeln. Hierbei werden die Krebszellen für das Immunsystem sichtbar gemacht und die Dämpfung des Immunsystems wird ausgeschaltet, sodass auch körpereigene Tumorzellen aggressiver angegriffen werden können.
Einige Tumorzellen verfügen über Schutzmechanismen gegenüber der körpereigegen Abwehr: Beim **Antigen-Shedding** (Antigenabwerfen) wirft die Tumorzelle Antigene von der Zellmembran ab. Somit ist die Zelle für das Immunsystem nicht mehr zu identifizieren. Diese freien Antigene können im Rahmen der Tumordiagnostik als Tumormarker nachgewiesen werden. Interleukin 10 oder andere immunsuppressive Zytokine werden von anderen Tumorzellen freigesetzt. Dies bewirkt eine Einschränkung der dendritischen Zellen und blockiert eine Aktivierung der T-Zellen.
Mechanische Barrieren aus Kollagen oder Fibrin verhindern bei einigen Tumoren einen Zugriff des Immunsystems. Andere Tumoren aktivieren regulatorische T-Zellen und greifen damit direkt in den Ablauf der Immunabwehr ein.

4.4 Schutzimpfung

Exkurs

Edward Jenner und die Entdeckung der Schutzimpfung

Im Mai 1749 legte der englische Arzt Edward Jenner den Grundstein der heutigen Schutzimpfung. Ausgang seiner Überlegung war die Erkenntnis, dass Menschen, die an den Kuhpocken erkrankt waren, nicht auch an den Blattern (Menschenpocken) erkrankten.
Er infizierte den Sohn seines Gärtners (James Philipps, acht Jahre alt) mit Kuhpocken. Hierzu entnahm er einer Melkerin, die an den Kuhpocken litt, eine geringe Menge infizierten Materials aus einer Pustel. Diese Flüssigkeit übertrug er, mit einem kleinen Hautschnitt, auf den Jungen. Erwartungsgemäß erkrankte James an den harmlosen Kuhpocken. Nach der Genesung folgte der zweite Teil dieses Experimentes, das heutzutage, vollkommen zu Recht als überaus unethisch angesehen würde. Er infizierte James nun mit dem Erreger der (Menschen-) Pocken (Blattern oder Variola). James hatte erfreulicherweise einen Immunschutz gegen die Erkrankung aufgebaut und blieb gesund.
Dieser Erfolg führte zur ersten Schutzimpfung, die daraufhin in ganz Europa angewendet wurde. Das Verfahren mittels kleinem Hautschnitt erhielt den Namen „Vaczination" (lat. „von der Kuh stammend"). Am 8. Mai 1980 erklärte die WHO die Welt für pockenfrei.

Impfungen (► Tab. 4.5) gehören zu den wichtigsten und wirksamsten präventiven Maßnahmen der Medizin. Moderne Impfstoffe sind gut verträglich und unerwünschte Arzneimittelwirkungen werden nur in seltenen Fallen beobachtet. Das primäre Ziel einer Impfung ist es, die geimpfte Einzelperson vor einer ansteckenden Krankheit zu schützen. Bei Erreichen hoher Impfquoten ist es zudem möglich, einzelne Krankheitserreger regional zu eliminieren oder sogar weltweit auszurotten. Bei Impfungen werden aktive und passive Immunisierungen unterschieden.

Tab. 4.5 Aktive und passive Immunisierungen

Art der Immunisierung	Merkmale
Aktive Immunisierung	Vorbeugende Impfung, mit dem Ziel eine Erkrankung zu verhindern. Es werden Antigene verwendet, die eine Immunreaktion des Körpers auslösen. Das „Immunologische Gedächtnis" speichert diese Information in Form von Gedächtniszellen und kann beim folgenden Kontakten mit dem jeweiligen Erreger schnell und wirkungsvoll reagieren.
Passive Immunisierung	Nach einer Exposition werden dem Körper Antikörper zugeführt. Diese bekämpfen den eingedrungenen Erreger und sollen so eine Infektion verhindern. Da keine körpereigene Immunantwort ausgelöst wurde, ist dies kein dauerhafter Schutz.

4.4.1 Impfstoffe

Impfstoffe werden entweder aus vermehrungsfähigen oder inaktivierten Krankheitserregern (Viren oder Bakterien), aus Bestandteilen der Erreger bzw. unschädlich gemachten Toxinen (Giften) hergestellt.

- **Lebendimpfstoffe** dienen der Erzeugung einer Immunantwort durch Verwendung eines abgeschwächten, vermehrungsfähigen Virus oder eines lebenden Mikroorganismus. Ein Einsatz bei Immungeschwächten (z. B. an einer Infektion Erkrankten) und in vielen Fällen bei Schwangeren ist kontraindiziert.
- **Totimpfstoffe**, werden aus inaktivierten Krankheitserregern hergestellt. Der Begriff „Totimpfstoff" ist leicht irreführend, da Viren ja per se nicht leben. Als besondere Form gelten **Spaltimpfstoffe**. Hier werden die Viren zerstört, aber alle Viruspartikel sind vorhanden.
- **Toxoidimpfstoffe** werden aus inaktivierten Toxinen von Bakterien hergestellt.
- **m-RNA-Impfstoffe** wurden erstmalig 2020 zur Corona-Schutzimpfung verwendet.

Bei m-RNA-Impfstoffen werden den Körperzellen Teile der Erbinformation des Virus geliefert, die in der mRNA (messenger Ribonucleic Acid) gespeichert sind. Die gelieferten Informationen stellen eine Art Bauplan dar. Bei der Impfung wird der Bauplan für das Spike-Protein des SARS-CoV-2-Virus in den Körper transportiert. Nun produzieren Ribosomen („Protein-Fabriken") der menschlichen Zellen das Protein aus der Virushülle. Das menschliche Immunsystem reagiert auf diese Proteine und produziert seinerseits Antikörper. Es bleibt festzuhalten, dass die Proteine der Virushülle keine Krankheit auslösen können. Hierzu bedarf es des kompletten Virus.

Merke

Das Prinzip der mRNA-Impfstoffe besteht darin, dem Körper den Bauplan eines Virusfragmentes zu präsentieren. Die Zellen stellen bei der Impfung einen Teil des Virus her und „zeigen" es dem Immunsystem, dass somit in die Lage versetzt wird, die entsprechenden Viren zu erkennen und zu bekämpfen. Der Impfstoff besteht aus einem Bauplan und nicht aus Virus-Genen.

Aktuell wird an weiteren Verwendungen von mRNA-Impfstoffen, z.B. im Rahmen einer AIDS-Impfung, geforscht.

- **Vektorimpfstoffe:** Harmlose Viren werden als Transportmittel (Vektoren) für den Bauplan des Spike-Proteins genutzt. Nach der Impfung dringt das Vektorvirus in die Körperzellen ein und gibt den Bauplan frei. Somit ist der Körper in der Lage, Antikörper zu bilden.
- **Mehrfachimpfstoffe:** Kombinationen gegen mehrere Krankheitserreger (z.B. Mumps/Masern/Röteln).

Merke

Nur gesunde Personen werden geimpft. Bei geschwächter Immunlage kann der Körper keine Immunantwort aufbauen oder erkrankt, da das Immunsystem durch die Impfung zusätzlich belastet wird.

4.4.2 Ziele

Die Ziele einer Schutzimpfung sind:

- Schutz vor einer Infektion
- Schutz vor einem symptomatischen Krankheitsverlauf
- Schutz vor einer Hospitalisierung
- Reduktion der Infektiosität von Personen, sich trotz Impfung zu infizieren

Wenn nach einer Impfung hin und wieder leichte Krankheitssymptome auftreten, ist dies darauf zurückzuführen, dass sich der Körper mit dem „Eindringling" auseinandersetzt. Manche Stimmen sagen, dies sei sogar ein gutes Zeichen, da die AG/AK-Reaktion wie gewünscht abläuft.

Einen 100-prozentigen Schutz bietet keine Impfung, trotzdem ist der positive Effekt einer Impfung nachweisbar. Es sollte zudem bedacht werden, dass die Krankheitsverläufe geimpfter Personen in aller Regel deutlich milder sind als bei ungeimpften Personen.

4.4.3 Grenzen

Eine erwartete Immunantwort kann erst dann eintreten, wenn ein Erreger (AG) bereits in den Körper eingedrungen ist. Die Impfung kann dieses Eindringen nicht verhindern. Auch dies ist ein Grund, weshalb Geimpfte erkranken können.

Exkurs

Ständige Impfkommission (STIKO) beim RKI

Die STIKO ist ein unabhängiges Gremium von Experten. Die Tätigkeit wird von der Geschäftsstelle im Fachgebiet Impfprävention des Robert Koch-Instituts koordiniert und u. a. durch systematische Analysen der Fachliteratur unterstützt. Ziel ist es, die Impfempfehlungen an neue Impfstoffentwicklungen und Erkenntnisse aus der Forschung optimal anpassen zu können. Die STIKO entwickelt Impfempfehlungen für Deutschland. Dabei berücksichtigt sie nicht nur deren Nutzen für das geimpfte Individuum, sondern auch für die gesamte Bevölkerung. Hierbei orientiert sie sich an den Kriterien evidenzbasierter Medizin. Weiterhin entwickelt die STIKO Kriterien zur Abgrenzung einer üblichen Impfreaktion von einer über das übliche Ausmaß einer Impfreaktion hinausgehenden gesundheitlichen Schädigung.

Im epidemiologischen Bulletin des RKI und auf den Internetseiten des RKI werden die Impfempfehlungen der STIKO sowie deren Begründung jährlich veröffentlicht. Im Impfkalender finden sich die empfohlenen Standardimpfungen für Säuglinge, Kinder, Jugendliche und Erwachsene.

4.4.4 Impfungen für medizinisches Personal

Ziel von Impfungen bei medizinischem Personal ist zum einen der Mitarbeiterschutz, aber auch der Patientenschutz vor Infektionskrankheiten. Ein unterschätztes Problem sind subklinisch erkrankte Mitarbeiter, welche die Erreger auf ihre, häufig immunsupprimierten, Patienten und Pflegeempfänger übertragen.

Grundlage für die Impfungen des medizinischen Personals ist die **Biostoff-Verordnung** § 15.

Gesetz

Biostoff-Verordnung § 15

„... Beschäftigten, die biologischen Arbeitsstoffen ausgesetzt sein können, ist eine Impfung anzubieten, wenn ein wirksamer Impfstoff zur Verfügung steht. Der Arzt hat die Beschäftigten über die zu verhütenden Krankheiten, über den Nutzen der Impfung und über mögliche Nebenwirkungen aufzuklären."

Die Impfung erfolgt über den Arbeitsmedizinischen Dienst. Als sinnvoll wird, neben den „Standardimpfungen", beim medizinischen Personal ein Impfschutz gegen folgende Viren angesehen:

- Hepatitis A Virus (HAV)
- Hepatitis B Virus (HBV)
- Influenza (jährliche Auffrischung)
- Mumps
- Masern (Impfpflicht seit März 2020)
- Pertussis
- Poliomyelitis (ggf.)
- Röteln (bestimmte Berufsgruppen)
- Varizellen (Windpocken)
- Coronavirus

Die STIKO empfiehlt Corona-Auffrischimpfungen nach einer COVID-19 Grundimmunisierung für: *„Personal in medizinischen Einrichtungen und Pflegeeinrichtungen, insbesondere solche mit direktem PatientInnen- bzw. Bewohnerkontakt."* Die Corona-Impfpflicht für med. Personal ist zum 1.1.2023 ausgelaufen.

Überaus wichtig ist es, daran zu denken, dass nicht jeder Impfschutz nach einmaliger Applikation aufgebaut ist. Bei manchen ist eine Zweit- oder gar Mehrfachdosis (Diphterie, COVID-19 z. B.) erforderlich. In vielen Fällen ist der Impfschutz zeitlich begrenzt, so bei der Influenzaschutzimpfung (jährliche Auffrischung) oder der Tetanus- Schutzimpfung (Auffrischung alle 10 Jahre). Dies hat auch damit zu tun, dass Viren ihre Oberfläche verändern. In diesem Fall passt der „Schlüssel" (Antikörper) nicht mehr ins „Schloss" (Antigen). Zu Erläuterung: Das Immunsystem agiert wie ein Blinder. Krankmachende Mikroorganismen werden nicht gesehen, sondern ertastet. Folglich wird eine veränderte Oberfläche nicht mehr als bekannter Feind erkannt. Vor diesem Hintergrund wird verständlich, weshalb jedes Jahr neue Impfstoffe gegen Influenza entwickelt werden müssen. Andere Erreger unterliegen dieser rasanten Veränderung nicht. Das Immunsystem erkennt und bekämpft folglich den bekannten Gegner.

4.4.5 Impfungen: Pro und Kontra

Folgt man den, häufig überaus unsachlich geführten, Diskussionen über Sinn und Unsinn von Impfungen, erhält man den Eindruck, ein Impferfolg sei „Glaubenssache" oder von vorneherein ausgeschlossen. Der Erfolg von Schutzimpfungen wird tragischerweise zum Argument gegen diese, da viele Infektionskrankheiten ihren Schrecken verloren haben.

Eine offensichtlich ungewohnte Tatsache ist, dass Impfungen an Gesunden vorgenommen werden. Bei diesem Gedanken wird der präventive Effekt nicht bedacht. Die Impfung soll vor einer (schweren) Erkrankung schützen und nicht von der Erkrankung heilen.

Impfgegner argumentieren, Impfungen seinen unwirksam oder gefährlich. Hier wird übersehen, dass Impfstoffe Arzneimittel sind. Arzneimittel aber werden nur zugelassen, wenn ein Nachweis über Wirkung und Verträglichkeit erbracht wird. Diese Nachweise werden auf europäischer Ebene unter Regie der europäischen Arzneimittelagentut (European Medicines Agency) geprüft.

Auch die Argumentation, dass Impfkampagnen v.a. der pharmazeutischen Industrie dienen – und diese hiermit hohe Einnahmen generieren – ist weit hergeholt. Tatsächlich ist das Entwickeln von Impfstoffen aus wirtschaftlicher Sicht eher uninteressant. Ein Beleg hierfür kann sein, dass es weltweit immer weniger Hersteller von Impfstoffen gibt.

Aussagen, denen zufolge Erkrankungen gegen die geimpft wird, überhaupt nicht existieren oder dass durch beigemischte Chemikalien wissentlich Vergiftungen in Kauf genommen werden, sind vollkommen absurd.

Naheliegender ist der Eindruck, dass Geimpfte nach der Impfung erkranken. Diese Einschätzung beruht auf der Tatsache, dass Impfstoffe auf Basis abgeschwächter oder inaktivierter Krankheitserreger, bzw. aus deren Bestandteilen bestehen. Sinn der Impfung ist, eine Immunreaktion des Körpers zu bewirken. Dies kann sich in Krankheitssymptomen äußern, die allerdings in aller Regel deutlich schwacher ausgeprägt sind als die der Erkrankung, werden aber im Zusammenhang mit der Impfung jedoch oftmals als schwerwiegend wahrgenom-

men. Es stellt sich die Frage, wir schwer in solchen Fällen eine reale Infektion ablaufen würde.
Es ist nicht vollkommen ausgeschlossen, trotz Impfung zu erkranken. Die Erkrankung verläuft in diesen Fällen aber zumeist deutlich schwächer.
Die Folgen von Impfmüdigkeit zeigten sich z. B. 2018 in Köln, an einem Masern-Ausbruch bei nicht Geimpften. Diese Beispiele belegen aber auch den schützenden Effekt einer „Herdenimmunisierung“. Wenn zu Viele aus dem Impfschutz aussteigen, kippt die gesamte Vorsorge.

Wiederholungsfragen

- Was ist das Ziel einer Schutzimpfung?
- Kann eine Impfung eine Infektion verhindern?
- Wer erstellt in Deutschland Empfehlungen zu Schutzimpfungen?

Stefan Drees

5

Kleidung macht Leute: Dienst-, Berufs-, und Schutzkleidung

Überblick

Für bestimmte Berufe ist schützende und einheitliche Kleidung unerlässlich, so auch für Angestellte in Medizin und Pflege. Über die Kleidung und ein einheitliches Erscheinungsbild wird nicht nur Zugehörigkeit zu einer Station oder Praxis sowie Professionalität vermittelt. Sie soll ebenso dem Infektionsschutz dienen und daher möglichst hygienisch und gut waschbar sein. Doch Arbeitskleidung ist nicht gleich Arbeitskleidung. Ergänzend zur Berufs-, Arbeits- oder Dienstkleidung wird Schutzkleidung getragen. Eine Besonderheit gilt für Kleidung von OP-Personal. Im OP-Saal ist die dominante Farbe von Kittel, Kopfbedeckung und Co. standardmäßig grün oder blau.

5.1 Stellenwert von Schutzkleidung

Dienst- und Berufskleidung erfüllt eine, über Bekleidung hinausgehende, Funktion. Neben einem einheitlichen Erscheinungsbild und einer optischen Zuordnung zu Arbeitsplatz und Arbeitsbereich, erfüllt Berufskleidung auch hygienische Zwecke. In bestimmten Bereichen, z.B. der Altenpflege, wird zum Teil bewusst auf eine besondere Dienstkleidung verzichtet. Dies geschieht in aller Regel, um den Wohncharakter der Einrichtung zu stärken.
Die Dienstkleidung im Arbeitsumfeld der stationären Versorgung wird üblicherweise vom Arbeitgeber zur Verfügung gestellt und aufbereitet. Im ambulanten und niedergelassenen Bereich ist es, abhängig von den hier durchgeführten Maßnahmen, durchaus möglich, private Kleidung zu tragen.

5.1.1 Desinfizierende Aufbereitung

Definition

Desinfizierende Aufbereitung: Einsatz von nachgewiesen wirksamen, desinfizierenden Waschverfahren. Dies geschieht in einer zertifizierten Wäscherei.

Jede Kleidung im medizinischen Bereich wird vor Kontamination geschützt (Schürze, Kittel). Ist dies nicht sichergestellt, wird sie desinfizierend aufbereitet. Kontaminierte Kleidung wird zeitnah gegen saubere gewechselt.

Merke

- Empfehlungen zur Dienst- und Schutzkleidung gibt es u.a. von der Deutschen Gesellschaft für Krankenhaushygiene (DGKH). In der Vorgabe aus dem Jahr 2016 wird auf alle Aspekte bezüglich Arbeitskleidung eingegangen.
- Rechtliche Hintergründe kommen von der KRINKO, der Berufsgenossenschaft, und finden sich in der TRBA 250 (Arbeitsschutz).

5.1.2 Aufbewahrung

Saubere Berufskleidung muss vor Verschmutzung (Kontamination) geschützt transportiert, gelagert und angeboten (z.B. Schrank, Regal) werden, damit sie nicht bereits vor dem Anziehen verunreinigt oder sogar mit, potenziell krankmachenden, Erregern kontaminiert ist.
Wird Berufskleidung über mehrere Tage getragen, muss sie ohne direkten Kontakt zu Privatkleidung aufbewahrt werden. Das bedeutet, ohne direkte Berührung: nicht zusammen auf dem gleichen Kleiderständer, oder eng nebeneinander im Spind. Empfehlenswert sind beispielsweise Garderoben nur für Privat- und eine weitere, nur für Dienstkleidung. Eine entsprechende Beschriftung „Dienstkleidung" und „private Kleidung" ist hilfreich (► Abb. 5.1).
Vor dem Anlegen von Dienstkleidung sind die Hände zu waschen, um Schmutz und bakterielle Sporen zu entfernen. Anschließend erfolgt eine hygienische Händedesinfektion.
Langarm-Shirts oder Pullover unter der Dienstkleidung sind nicht gestattet, da sie eine adäquate Händehygiene verhindern. Kurzärmelige Shirts sind gestattet.

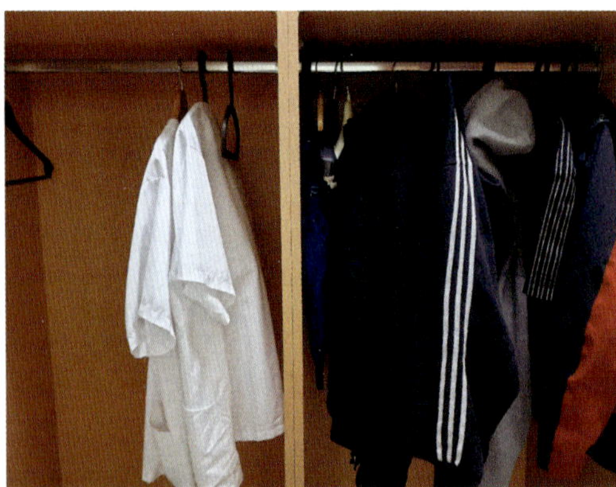

Abb. 5.1 Umkleide mit Trennung von Dienst- und Privatkleidung [M1225]

Zum Schutz vor Kälte ► 5.3.

Aufgabe

- Prüfen Sie Ihre Umkleiden. Wie wird Berufskleidung aufbewahrt? Auf einer Fensterbank, fußbodennah (man stößt mit den Schuhen dagegen), in staubigen Regalen bzw. da, „wo eben Platz ist"?
- Besteht die Gefahr, dass Ihre Kleidung bereits vor dem ersten Anziehen verschmutzt?
- Verfügen Sie über ausreichend Berufskleidung oder müssen Sie diese mehrmals tragen, da der Bestand zu gering ist?
- Ist es möglich, Dienst- und Privatkleidung getrennt voneinander aufzubewahren?
- Besprechen Sie diese Dinge mit Ihrer Abteilungsleitung und Ihrem Hygieneteam.

5.2 Private Arbeitskleidung

Diese darf in Arbeitsbereichen ohne besondere Hygieneanforderung getragen werden. Voraussetzung ist eine Gefährdungsanalyse des Arbeitsbereiches. Die Kleidung besteht aus Baumwolle oder Baumwollmischgewebe und wird nur während der Arbeit getragen. Sie darf privat gewaschen werden. Im Falle einer Kontamination ist der Arbeitgeber verpflichtet, sie mit desinfizierenden Verfahren (siehe oben) aufbereiten zu lassen. Aus diesem Grund wird, insbesondere in großen Unternehmen, Dienstkleidung auch für diese Bereiche häufig vom Arbeitgeber gestellt und aufbereitet.
Sinnvoll ist es, die Arbeitskleidung vor Kontamination zu schützen, indem eine Schürze oder ein Kittel übergezogen wird. Diese Schutzkleidung wird vom Arbeitgeber zur Verfügung gestellt und nach Verwendung verworfen.
Private Arbeitskleidung wird, abhängig von den jeweiligen Gegebenheiten, alle zwei Tage (ggf. auch häufiger) gewechselt. Es wird empfohlen, diese Kleidung bei mindestens 60 °C zu waschen.

5.3 Arbeits-, Dienst- oder Berufskleidung

Diese wird vom Arbeitgeber gestellt. Sie besteht aus einem Kurzarmkleid oder Kasak sowie einer Hose und ist aus Baumwolle oder Baumwollmischgewebe gefertigt.
Der Wechsel erfolgt bestenfalls täglich. In Abhängigkeit von den jeweiligen Gegebenheiten ist ein Wechsel alle zwei Tage möglich. Eine desinfizierende Aufbereitung durch eine zertifizierte Wäscherei ist erforderlich.

5.4 Überjacken, Sweat-Jacken

Überjacken werden bei der Patientenversorgung grundsätzlich nicht getragen! Es ist jedoch möglich, solche Jacken bei patienten/klientenfernen Tätigkeiten wie beispielsweise der Dokumentation oder in Pausen zu tragen.
Diese Jacken dürfen bis zu einer Woche getragen werden, bevor sie möglichst desinfizierend, zumindest aber mit einer Waschtemperatur von mindestens 60 °C, gewaschen werden. Grundsätzlich ist es begrüßenswert, wenn solche Jacken vom Arbeitgeber angeboten und aufbereitet werden.
Einmaljacken werden z. B. im OP-Bereich, aber auch zunehmend im stationären sowie in Funktionsbereichen verwendet. Wie der Name schon sagt, findet keine Aufbereitung statt. Diese Jacken werden nach Benutzung verworfen.
Ausgemusterte OP-Kittel aus Stoff werden evtl. als Jackenersatz verwendet. Eine korrekte Aufbereitung ist in aller Regel gewährleistet. Es sollte jedoch bedacht werden, dass diese Kittel, sofern sie offen getragen werden, großflächig hinter dem Träger „her-wehen" und aufgrund ihrer Größe viele Berührungen haben. Somit ist diese Vorgehensweise kritisch zu sehen, da die Kittel schnell kontaminiert sind.
Details sind im Hygieneplan einer Einrichtung festgelegt.

Fallbeispiel

Wir befinden uns in einem OP. Der „Springer", Herr Meder, trägt einen offenen, fast bodenlangen OP-Kittel, um sich zu wärmen. Aus dem Sterilgutlager beschafft er ein OP-Sieb, das im Regal an unterster Stelle liegt. Folglich geht er in die Knie – und der Kittel liegt großflächig auf dem Boden. Anschließend begibt er sich, mit wehendem Kittel, in den OP-Raum, in dem die Operation bereits begonnen hat. Durch dieses Vorgehen werden Erreger vom Fußboden des Sterilgutlagers im OP-Raum verbreitet. Hätte Herr Meder eine kurze Jacke getragen, wäre es nicht zu der potenziellen Gefährdung des Patienten gekommen.

5.5 Bereichskleidung

Definition

Bereichskleidung: Besonders (meist farblich) gekennzeichnete Berufs- und Arbeitskleidung, die in Funktionsbereichen mit einer erhöhten Anforderung an Keimarmut getragen wird, z. B. im Operationsbereich oder in der Intensivpflege.

Bereichskleidung wird vom Arbeitgeber gestellt. Sie wird täglich gewechselt und desinfizierend aufbereitet. Meistens ist sie nicht weiß, sondern farblich abgesetzt.

Auf der unreinen Seite der Umkleide legen die Mitarbeiter sämtliche Oberbekleidung inkl. Schuhe ab. Um die saubere Kleidung nicht zu kontaminieren, erfolgt eine hygienische Händedesinfektion. Anschließend wird auf der reinen Seite bzw. im reinen Bereich der Umkleide keimarme Bereichskleidung angelegt.

Zum Schutz vor Kälte können Kälteschutzkragen und geeignete Jacken (s. o.) getragen werden. Achtung: kurzer Arm bei hygienischer Händedesinfektion – Hygieneplan beachten.

Je nach Bereich ist es nicht gestattet, diesen mit der Bereichskleidung zu verlassen (z. B. im Hygieneplan definierte Funktionsabteilungen). Hier gibt es Regeln wie Überziehen eines, geschlossen zu tragenden, Kittels oder das Anlegen alternativer Dienstkleidung, die außerhalb des Arbeitsplatzes getragen werden darf. Sollte der OP-Bereich mit Bereichskleidung verlassen werden, ist beim erneuten Betreten frische Bereichskleidung anzulegen. Ziel dieser Maßnahme ist es, ein Verschleppen von Erregern in und aus dem jeweiligen Bereich zu verhindern.

Aufgabe

- Prüfen Sie, unter welchen Bedingungen OP-Bereiche und andere Funktionsbereiche verlassen werden dürfen. Diese Information finden Sie im Hygieneplan. Werden diese Vorgaben eingehalten?
- Diskutieren Sie die Beobachtung mit Ihrem Hygieneteam.

5.6 Schutzkleidung: Hygienebekleidung vs. Persönliche Schutzausrüstung (PSA)

Definition

Hygienebekleidung: Spezielle Bekleidung (z. B. Schutzkittel, Schürzen), die über der Privat- oder Arbeitskleidung (Dienstkleidung, Berufsbekleidung, Hygienekleidung) als Barrieremaßnahme zwischen dem Träger und seiner Umgebung getragen wird.

Persönliche Schutzausrüstung (PSA): Sammelbezeichnung für Ausrüstungsgegenstände, die dem persönlichen Schutz des Beschäftigten dienen (z. B. Mund-Nasen-Schutz, Atemschutzmasken, Schutzhandschuhe). Der Arbeitgeber muss sie bei entsprechender Gefährdung kostenlos bereitstellen und der Arbeitnehmer ist verpflichtet, sie zu nutzen (Arbeitsschutzgesetz).

Wer mit kranken Menschen arbeitet, kommt unweigerlich auch mit potenziell infektiösem Material in Kontakt. Um das Risiko von Infektionen und Keimverschleppung zu minimieren, ist die passende Schutzkleidung nötig.

- **Hygienebekleidung:** Hierbei handelt es sich beispielsweise um medizinischen Mund-Nasen-schutz (MNS), sterile OP-Handschuhe und -Mäntel, welche den Patienten vor Erregern der Mitarbeiter schützt. Sie wird beispielsweise während operativer Eingriffe oder bestimmter invasiver Maßnahmen getragen. Diese Kleidung ist in der Regel Einmalmaterial und wird nach Verwendung verworfen.
- **Persönliche Schutzausrüstung (PSA):** Hierbei handelt es sich um Haarschutz, Augenschutz, Atemschutzmasken verschiedener Qualitäten (vom OP-MNS bis FFP3-Atemschutzmasken), Schutzhandschuhe und Schutzkleidung mit unterschiedlicher Qualität, von der Schürze bis zum Ganzkörperanzug. PSA wird in angemessener Qualität und Anzahl vom Arbeitgeber ge-

stellt. In aller Regel handelt es sich, bis auf den Augenschutz, um Einmalartikel.

Um zu definieren, wann welche PSA getragen wird, ist eine arbeitsplatzbezogene Risikoanalyse durch den Arbeitgeber erforderlich. Das Resultat wird als Maßnahme in den Hygieneplan aufgenommen. Mitarbeiter müssen vor Aufnahme der Tätigkeit in diese Maßnahmen unterwiesen werden. Die Mitarbeiter wiederum sind verpflichtet, die zur Verfügung gestellte PSA bestimmungsgemäß zu verwenden!

Vorsicht

Falsch oder nachlässig angelegte PSA führt zu einem trügerischen Schutz, der schlimmstenfalls dazu führt, wirklich sinnvolle Maßnahmen zu unterlassen oder zu vernachlässigen: So entbindet das Tragen von Handschuhen nicht von einer Händedesinfektion nach dem Ablegen der Handschuhe. Das häufigste Beispiel sind schlecht angelegte, d.h. nicht dicht sitzende Mund-Nasen-Bedeckungen (MNS). Der Träger fühlt sich trügerischerweise geschützt und ist sich dieser Fehleinschätzung nicht bewusst.

Aufgabe

Prüfen Sie Ihr eigenes Verhalten beim Umgang mit- und der Verwendung von Schutzkleidung.

- Tragen Sie diese indikationsgerecht, welches Ziel hat die Schutzkleidung?
- Legen Sie diese sorgfältig an und ab?
- Vernachlässigen Sie die Basishygiene (z. B. Händedesinfektion), weil Sie Schutzkleidung tragen?

5.7 Kopf- und Haarschutz

Haarabdeckungen (meist OP-Hauben) kommen im Arbeitsumfeld OP sowie bei definierten invasiven Tätigkeiten (z. B. bei bestimmten Punktionen) zum Einsatz. Sie dienen dem Schutz des OP- bzw. Punktionsfeldes vor einer Kontamination durch Mikroorganismen, aber auch dem Schutz der Mitarbeiter vor einer Kontamination mit potenziell infektiösen Erregern. Kopf- und Haarschutz ist so zu tragen, dass alle **Kopfhaare komplett abgedeckt** sind (► Abb. 5.2). Haarabdeckungen sind üblicherweise Einmalmaterial. Werden wiederverwendbare Hauben eingesetzt, müssen diese mit desinfizierenden Verfahren aufbereitet werden.

- OP-Hauben werden vor Betreten des OP-Bereiches angelegt und bei Kontamination oder dem Verlassen des OP-Bereiches abgelegt.

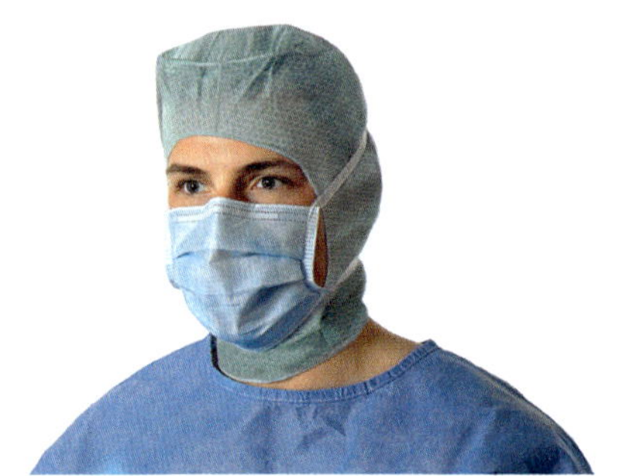

Abb. 5.2 Sämtliche Haare des Kopfes sowie alle Barthaare sind bei korrektem Sitz komplett abgedeckt. [V220]

- Vor Betreten des OPs ist der korrekte Sitz zu überprüfen. Eine Selbstkontrolle mittels Spiegel ist dringend zu empfehlen.
- Barthaare (► Abb. 5.2) müssen komplett abgedeckt sein. Hier empfehlen sich sogenannte Astronautenhauben, welche unter dem Kinn zusammengebunden werden.

5.8 Augenschutz

Im Verlauf eines Arbeitstages kommt es unter anderem durch Fasern der Bettwäsche, schwebende Partikel oder Mikroorganismen zu einer erheblichen Belastung der Augen. Brillenträger kennen den Effekt: Auch ohne erkennbare Einflüsse sind Brillengläser nach einem Arbeitstag stark verschmutzt. Dies bedeutet für das gesunde Auge zunächst keine Gefahr, da körpereigene Schutzmechanismen effektiv funktionieren. Gelangen jedoch andere Fremdkörper in das Auge, ist eine Schädigung nicht ausgeschlossen.

Merke

Immer wenn mit dem Verspritzen oder Versprühen von Flüssigkeiten in Richtung des eigenen Gesichts zu rechnen ist, sind auch die Augen zu schützen.

Das Auge wird zunehmend als Eintrittspforte für Erreger wahrgenommen. Dies gilt nicht nur für Endoskopie-Einheiten bei der Broncho- und Gastroskopie, in der Anästhesie und Intensivpflege bei Intubation oder beim Zahnarzt, sondern auch beim endotrachealen Absaugen oder bei der Mundpflege. Der Schutz der Augen (► Abb. 5.3)

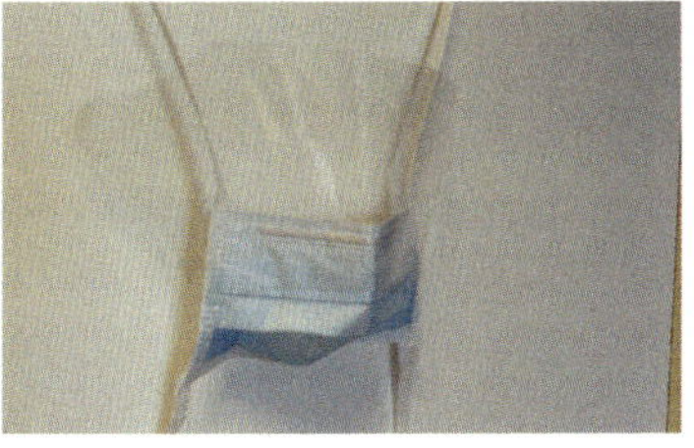
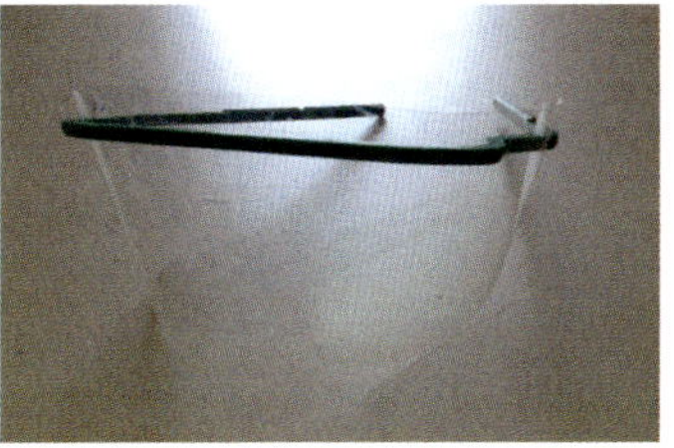
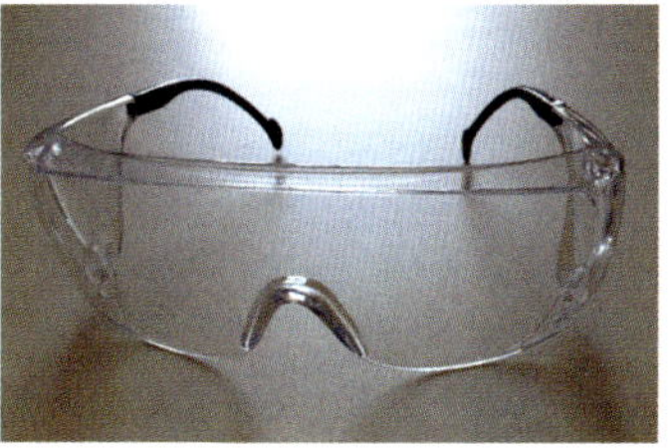

Abb. 5.3 Beispiele für verschiedene Arten von Augenschutz. a) Mund-Nasen-Schutz mit integriertem Visier zum Gesichtsschutz. b) Visier zum Augenschutz. c) Schutzbrille. [M1225]

ist weiterhin bei der Versorgung bestimmter infektiöser Patienten, im OP, aber auch beim Umgang mit Desinfektionsmittelkonzentraten erforderlich. Geeignet sind Brillen mit Seitenschutz, Überzieh-Brillen, Gesichtsschutzschilde und Mund-Visier-Kombinationen, immer in Kombination mit einem geeignetem Mund-Nasen-Schutz!

Vorsicht

Ein Visier allein bietet keinen ausreichenden Schutz vor durch Tröpfchen übertragenen Erregern.

- Wenn Laser zu medizinischen Zwecken verwendet werden, müssen gemäß DIN EN 207 alle im OP-Raum Anwesenden eine Laserschutzbrille tragen. Dies gilt auch für Brillenträger.
- Die Schutzschicht der Laserschutzbrillen darf nicht beschädigt werden, da diese so ihre Funktion verlieren. Auch aus diesem Grund sind nur vom Hersteller der Brille vorgesehene Desinfektionsmittel zu verwenden.

Vorsicht

Schädigungen der Augen durch Strahlen, ätzende Flüssigkeiten oder Mikroorganismen können lebenslange Beeinträchtigungen, schlimmstenfalls sogar den kompletten Verlust, der Sehkraft verursachen.

5.9 Mund-Nasen-Schutz (MNS), Atemschutz

Definition

Mund-Nasen-Schutz: Mund und Nase bedeckender Bestandteil der persönlichen Schutzausrüstung, meist aus mehrlagiger Baumwolle mit Nasensteg und Gummiband zur Anpassung und Befestigung. Er verhindert v. a. die Emission von Tröpfchen aus dem Mund-Nasen-Rachen-Raum des Trägers (Fremdschutz größer als Eigenschutz) und schützt vor Krankheitsübertragung durch Blutspritzer, Sekrete und Ausscheidungen.

Atemschutzmaske: Maske zum Schutz vor gesundheitsschädlichen Schwebepartikeln einschließlich aerogen übertragener Krankheitserreger. Atemschutzmasken sind in verschiedenen Schutzklassen verfügbar und bedecken Mund und Nase (Halbmaske) oder das komplette Gesicht (Vollmaske). Gemäß der Technischen Regeln für Biologische Arbeitsstoffe (TRBA 250) sind Atemschutzmasken Teil des Arbeitsschutzes.

Ein medizinischer Mund-Nasen-Schutz ist ein Medizinprodukt mit denzufolge verbindlichen Herstellerangaben. In der Regel wird eine maximale Tragedauer von zwei Stunden angegeben. Jeder MNS und jede Atemschutzmaske sind grundsätzlich ein Einmalprodukt!

Der medizinische Mund-Nasen-Schutz dient dem Schutz von Träger und/oder Patient. Insbesondere im OP-Bereich kommt es zu der Situation, dass ein MNS einen ganzen Arbeitstag über verwendet wird.

Fallbeispiel

Der OP-Pfleger, Herr Klein, hat die erste OP des Tages beendet. Nach dem Ablegen der sterilen OP-Bekleidung zieht er im Aufenthaltsraum, mit einer nicht desinfizierten Hand, seinen getragenen MNS herunter. Nach der Frühstückspause hat er die Aufgabe, eine weitere Operation vorzubereiten. Der getragenen MNS, in den unbemerkt einige Brotkrümel gefallen sind, wird wieder angelegt. Hierbei fasst Herr Klein auch in die Innenseite. Auf diesem Weg werden Erreger der Hand auf den MNS und die hier befindlichen Erreger auf die Hand übertragen. Ein klassischer Ping-Pong Effekt. Da dieser Vorgang im Tagesverlauf mehrfach wiederholt wird, kommt es zu einer erheblichen Kontamination von Innen- sowie Außenflächen des MNS.

Erschwerend kommt hinzu, dass der MNS feucht wird. Dies bedeutet zum einen, ein gutes Milieu zum Bakterienwachstum, zum anderen aber auch eine Undichtigkeit des MNS.

Merke

Der MNS muss vor jeder OP und bei erkennbarer Durchfeuchtung sowie Kontamination gewechselt werden.

Vorsicht

Die, während der Corona-Pandemie 2020 aufgeweichten Vorgaben zum Umgang mit und Tragezeit von MNS und Atemschutzmasken waren der besonderen Situation geschuldet und können nicht in den normalen Berufsalltag übertragen werden.

5.9.1 Anlegen eines Mund-Nasen-Schutzes

Der Mund-Nasen-Schutz (MNS) muss ausreichend groß sein und dicht anliegen. Zur Anpassung haben die meisten Modelle einen formbaren Nasenbügel, welcher an die Nase individuell angelegt wird. **Anleitung** zum Anlegen eines Mund-Nasen-Schutzes:

- Hygienische Händedesinfektion durchführen.
- Vorder- und Rückseite (dem Gesicht zugewandte Seite) definieren und MNS entsprechend anlegen. In der Regel ist die Außenseite farbig abgesetzt und an einer leichten, feuchtigkeitsabweisenden „Gummierung" zu erkennen.
- Nasenbügel vorformen, Maske auf Gesicht platzieren.
- Haltebänder am Hinterkopf und Nacken verknoten, bzw. Gummiband hinter Ohren fixieren.
- MNS so positionieren, dass Mund und Nase dicht abgedeckt sind.

Chirurgische Masken erfüllen die Anforderungen und Prüfverfahren der europäischen Norm DIN EN 14683. Hierbei handelt es sich um Qualitätskriterien zu Filterwirksamkeit für Bakterien, Atemwiderstand und Spritzer-Festigkeitsdruck.

Mehrlagige MNS, die den oben angegebenen Prüfkriterien entsprechen, bieten einen wirksamen Schutz vor respiratorischen Sekreten, die beim Husten und Niesen entstehen. Weiterhin schützen sie vor Spritzern von Blut oder Spülflüssigkeiten während einer Operation. Mehrlagige MNS werden nicht nur im OP, sondern aus Gründen des Personalschutzes, auch bei definierten übertragbaren Erkrankungen getragen. Diese sind beispielsweise saisonale Influenza, Meningokokken-Meningitis, Mumps, Röteln oder auch MRSA. In diesem Fall gelten die gleichen Regeln zu Umgang und Tragedauer.

Vorsicht

Während Mund und Nase des Personals während einer Operation in aller Regel gut abgedeckt sind, ist das Auge allzu oft ungeschützt!

5.9.2 Atemschutzmasken

Atemschutzmasken (FFP) werden in den Filterklassen FFP 1 bis 3 (EN 149:2017) angeboten. FFP steht für „Filtering Face Piece". Diese Masken werden aus Gründen des Arbeitsschutzes nur indikationsgerecht verwendet, diese Indikationen sind im Hygieneplan hinterlegt. Die Bezeichnung FFP1 bis FFP3 bezeichnet zum einen den Filterdurchlass, d. h. mit steigender Ziffer werden die Masken dichter. Parallel steigt aber auch der Atemwiderstand, anders ausgerückt mit zunehmender Dichtigkeit wird die Atmung erschwert. Aus diesem Grund sind die Trage- und Erholungsphasen (Pausen) zu beachten. Diese Angaben werden vom Arbeitgeber erstellt. FFP-Masken haben in anderen Ländern andere Bezeichnungen (▸ Tab. 5.1).

Masken mit Exspirationsventil (Ausatemventil) ermöglichen eine erleichterte Ausatmung, da der Atemwiderstand durch das Ventil herabgesetzt wird. Dies bedeutet jedoch, dass nur die Inspirationsluft (eingeatmete Luft), nicht jedoch die ausgeatmete Luft gefiltert wird. Diese Masken (▸ Abb. 5.4) schützen somit den Träger, aber nicht die Umgebung. Solche Masken können beispielsweise vom Personal bei der Versorgung von Patienten mit bestimmten respiratorischen Erkrankungen, wie z. B. COVID-19, getragen werden.

Vorsicht

Bei Bartträgern ist der dichte Sitz nicht gewährleistet! Je üppiger der Bart, umso größer die Leckage.

Merke

Atemschutzmasken gehören in qualifizierte Hände!

Tab. 5.1 Vergleichbare Deklaration von Atemschutzmasken

Deutschland FFP-2	Australien	P2
	Brasilien	FFP-2
	China	KN95, KP95
	Japan	DS2, DL2
	Indien	Bis P2
	Korea	1. Klasse
	USA	N95

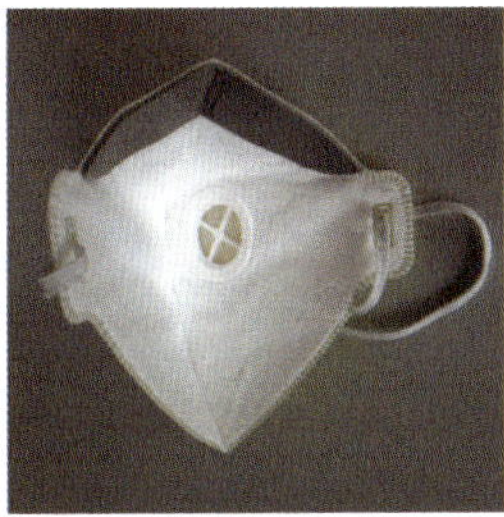

Abb. 5.4 FFP2-Atemschutzmaske mit Exspirationsfilter. Bei der Ausatmung wird ungefilterte Luft freigesetzt. [M1225]

5.9.3 Anlegen einer FFP-Atemschutzmaske

FFP-Masken haben ein Verfallsdatum und sind nach Ablauf nicht mehr zu verwenden. Anleitung zum Anlegen einer FFP-Atemschutzmaske (► Abb. 5.5):

- Maske auswählen: Bei Masken mit Ventil: Ist diese Maske für die geplante Verwendung geeignet?
- Hygienische Händedesinfektionsmaske aus Verpackung nehmen und auf Mindesthaltbarkeit, Beschädigung und optische Mängel prüfen.
- Gefaltete Maske mittig auseinanderziehen.
- Nasenclip um Finger biegen, um Nasenanpassung vorzuformen.
- Maske über Mund und Nase ziehen.
- Befestigungsbänder, -gummis um den Kopf legen: obere Schlaufe oberhalb der Ohren, untere Schlaufe in Nacken, Gummibänder hinter den Ohren positionieren
- Wird eine OP-Haube getragen, sollen die Bänder (um einen dichten Sitz zu gewährleisten) unter der Haube getragen werden.
- Hinweis: Für den OP-Bereich ist diese Empfehlung problematisch: Üblicherweise wird der OP-Bereich mit Haube betreten. Der MNS wird erst bei Betreten des eigentlichen OP-Raumes angelegt. Das bedeutet, bei der beschriebenen Vorgehensweise müsste die OP-Haube im OP abgenommen werden.

Aufgabe

Fragen Sie Ihr Hygieneteam nach einer Lösung.

- Nasenclip mit beiden Händen fest andrücken, um Dichtigkeit herzustellen.
- Leckage-Prüfung: Maske mit beiden Händen fest umfassen, tief ein- und ausatmen. Entweicht jetzt seitlich Luft, ist die Maske nicht dicht und muss erneut angepasst werden.

Die häufigsten Fehler beim Anlegen der Atemschutzmaske und der MNS-Schutzbrille sind in ► Abb. 5.6 wiedergegeben.

Vorsicht

Fällt die eigene Atmung schwer, tritt Schwindel/Erschöpfung auf oder bei beschädigter Maske ist der Arbeitsbereich umgehend zu verlassen und die Maske abzulegen.

5.10 Handschuhe

Handschuhe stellen einen sinnvollen und wirksamen Baustein der Händehygiene dar. Das Tragen von Handschuhen stellt allerdings niemals eine Einzelmaßnahme dar, sondern muss immer im Zusammenhang mit der hygienischen Händedesinfektion wahrgenommen werden.

- Eine hygienische Händedesinfektion vor Entnahme aus der Spenderbox verhindert eine Kontamination des Handschuhs bereits vor dem Anlegen.
- Eine hygienische Händedesinfektion nach dem Ablegen schützt bei einer möglichen Undichtigkeit des Handschuhs und verhindert ein mikrobiologisches Wachstum auf der Hand.

Die, im Pflegealltag, üblicherweise verwendeten Handschuhe werden in Pappkartons mit Entnahme-Öffnung präsentiert und so verpackt, dass eine Entnahme in der Regel ohne Kontamination der verbleibenden Handschuhe möglich ist. Eine

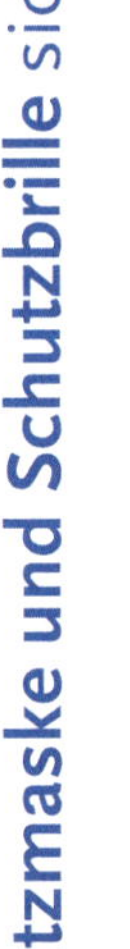

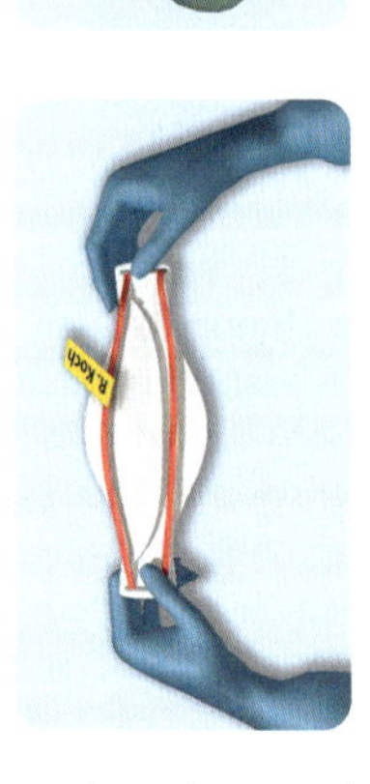

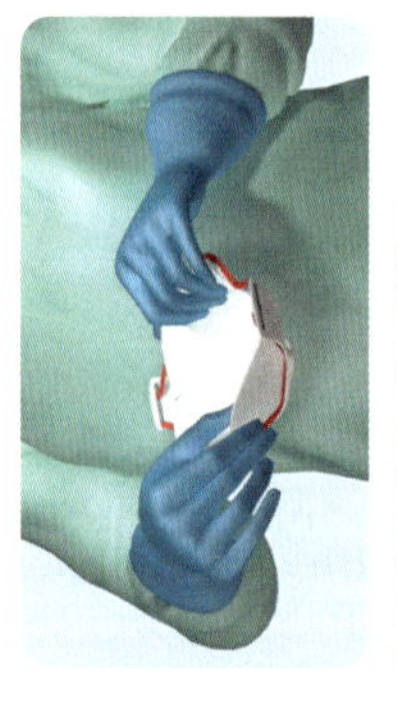

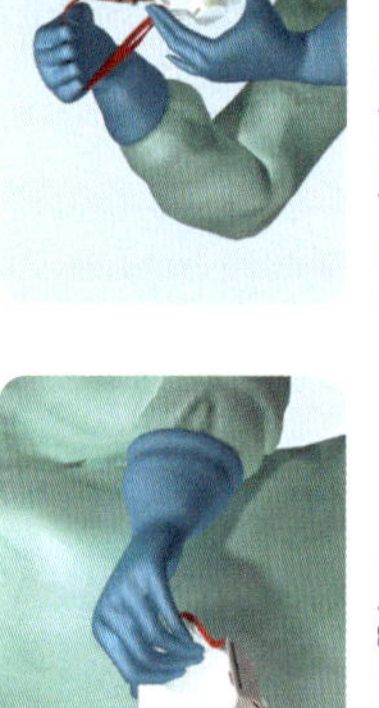

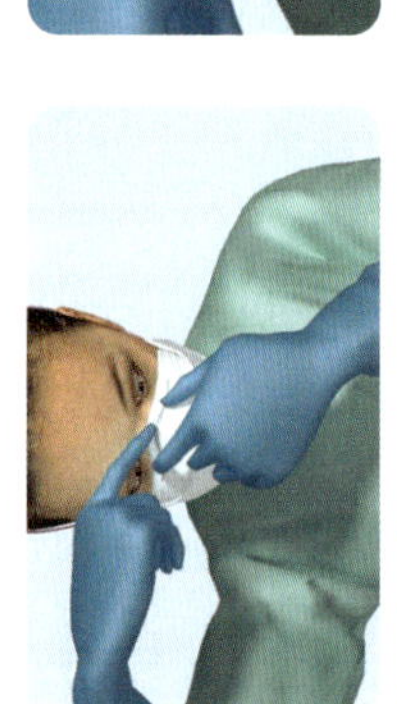
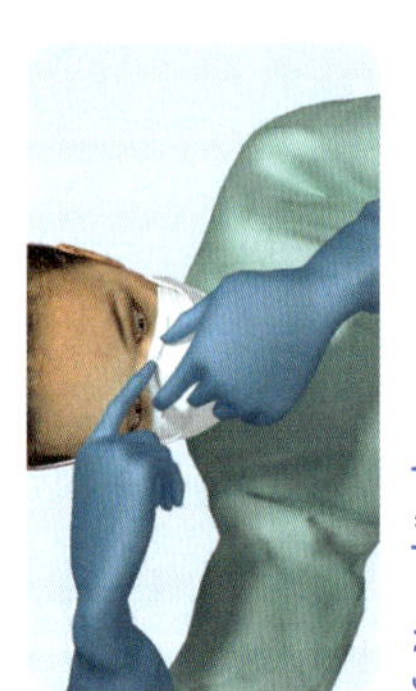

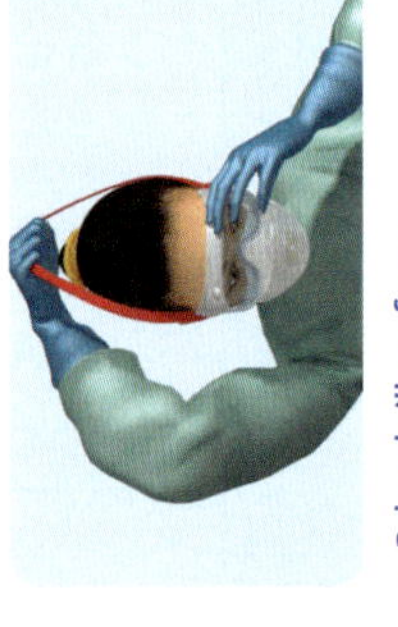

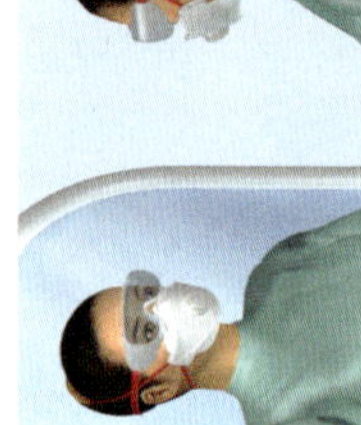

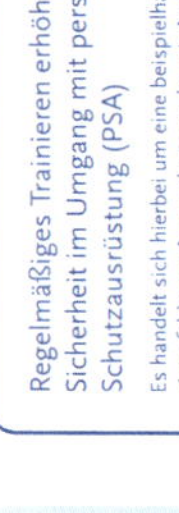

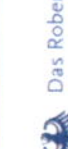

Abb. 5.5 Richtiges Anlegen der MNS-Schutzbrille und der Atemschutzmaske (nach RKI) [X221]

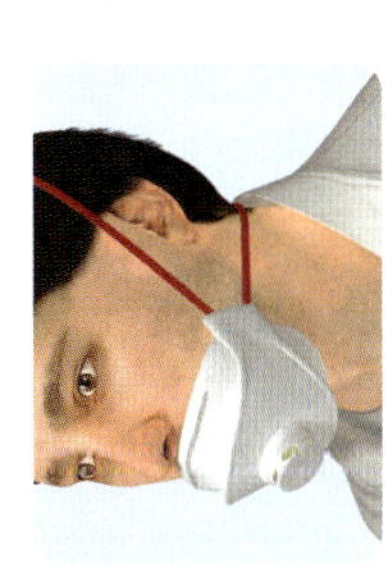
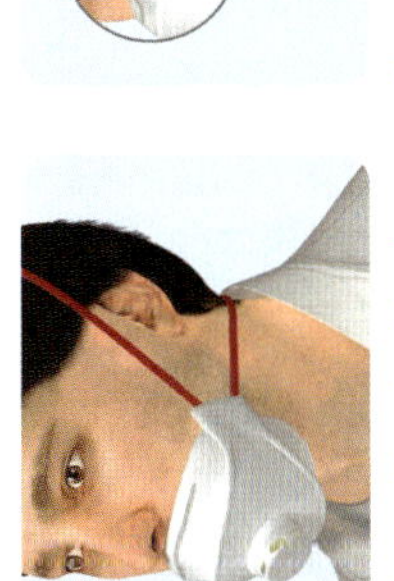
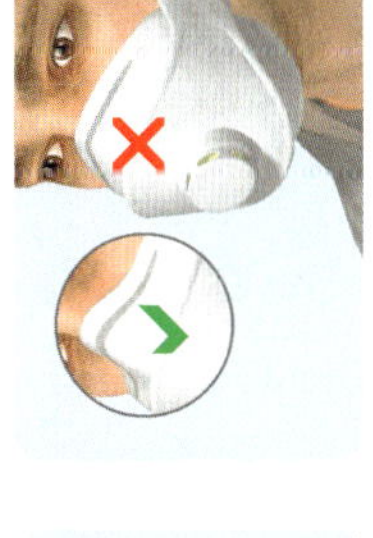
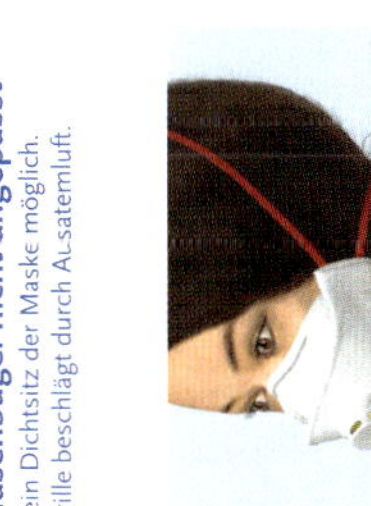
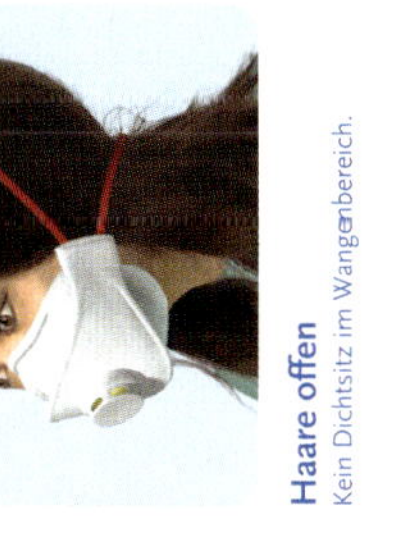
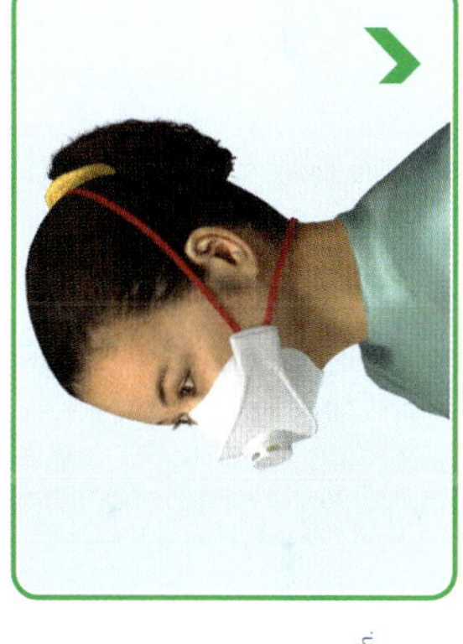
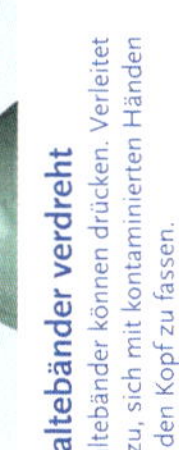
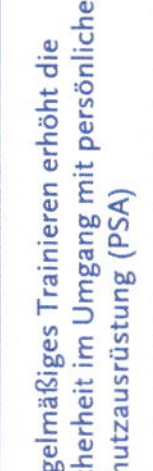
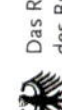
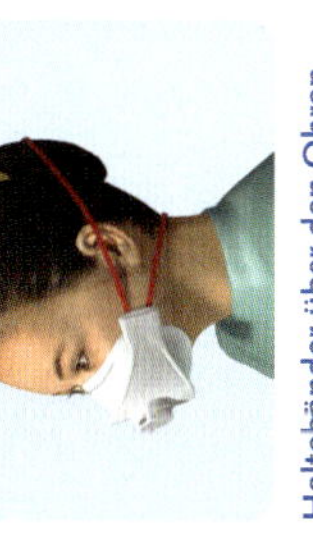
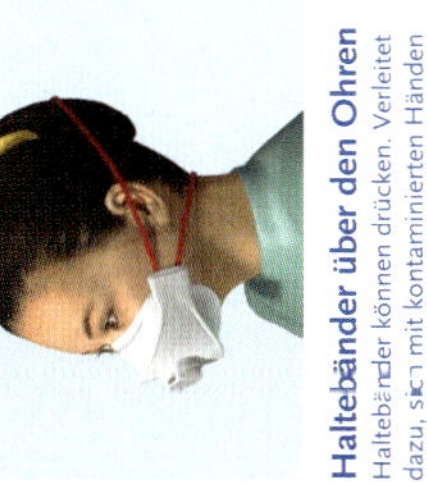

Abb. 5.6 Anwendungsfehler beim Anlegen der Atemschutzmaske und der MNS-Schutzbrille (nach RKI) [X221]

Bevorratung von Handschuhen in der Kitteltasche ist aufgrund der hohen Kontaminations-Wahrscheinlichkeit nicht zulässig.
Grundsätze zum Tragen von Handschuhen:

- Handschuhe sind kein 100-prozentiger Schutz vor einer Kontamination der Hände.
- Handschuhe ersetzen nicht die Händedesinfektion.
- Handschuhe werden nicht möglichst oft und lange, sondern indikationsgerecht getragen.

Fallbeispiel

Frau Noller hält nach dem Frühdienst an ihrer Lieblingsbäckerei an, um Backwaren einzukaufen. Die Verkäuferin ist dabei, einem Kunden ein Brötchen zu belegen, wobei der Belag mit Handschuhen aufgelegt wird.
Nach Übergabe der Ware an den Kunden, wird – mit den Handschuhen – abkassiert. Anschließend wendet sich die Verkäuferin freundlich an Frau Noller und holt – weiterhin mit denselben Handschuhen – das gewünschte Brot aus dem Regal. Als Frau Noller die Bäckerei verlässt, wird ein weiterer Kunde bedient. Nach wie vor werden dieselben Handschuhe getragen.
In diesem Beispiel erfüllen die Handschuhe keine erkennbare Funktion, vermitteln jedoch eine falsche Sicherheit. Folglich kommt es durch die Handschuhe zu Übertragungen.
Eine einfache Lösung dieser Situation wäre die Verwendung einer Zange zum Entnehmen der Ware.

5.10.1 Handschuhe nach Arbeitsbereichen

Handschuhe werden für drei Einsatzbereiche unterschieden:

1. Pflegehandschuh
2. Schutzhandschuh
3. Steriler Handschuh (OP-Handschuh)

Bei diesen Bezeichnungen handelt es sich nicht um offizielle Klassifizierungen, sondern sie dienen einer praxisgerechten Unterscheidung.

Gesetz

Die Normen für Schutzhandschuhe sind in der europäischen Norm EN ISO 374:2016 zusammengefasst: Sie regelt die erforderlichen Anforderungen an Handschuhe, welche vor Belastung durch Mikroorganismen und Chemikalien schützen.

Tab. 5.2 Übersicht über die EN-Normen für medizinische Handschuhe

Norm	Merkmale
EN 455-1	Anforderung und Prüfung auf Dichtigkeit
EN 455-2	Anforderung und Prüfung der physikalischen Eigenschaften, z. B. Reißkraft
EN 455-3	Anforderung und Prüfung für die biologische Bewertung
EN 455-4	Anforderung und Prüfung zur Bestimmung der Mindesthaltbarkeit

Tab. 5.3 In der EU-Richtlinie über persönliche Schutzausrüstung werden drei Schutzkategorien unterschieden.

Schutzkategorie	Anwendung
Kategorie 1: Schutz vor geringen Risiken	• Verdünnte Reinigungsmittel • Verdünnte Desinfektionslösungen • Verdünnte Chemikalien
Kategorie 2: Schutz vor Risiken, die nicht unter Kategorie 1 oder 3 fallen	• Schutz des Anwenders gegen Bakterien und Keime (beim Umgang mit Untersuchungsmaterial z. B. Urinproben) • Flächendesinfektion
Kategorie 3: Schutz vor tödlichen, hohen, irreversiblen Risiken	• Als Spritzschutz beim Umgang mit konzentrierten Desinfektionsmitteln, Chemikalien und Zytostatika • Ansetzen von verdünnten Lösungen

5.10.2 Medizinische Handschuhe

Medizinische Handschuhe gelten als Medizinprodukt und unterliegen der EU-Richtlinie 93/42 EWG. Hiervon wurde die Norm EN 455 abgeleitet (▸ Tab. 5.2). Diese legt Anforderungen und Prüfmethoden zur physikalischen Eigenschaft medizinischer Handschuhe zum einmaligen Gebrauch fest.

5.10.3 Handschuhe als persönliche Schutzausrüstung (PSA)

Handschuhe, die als Personalschutzmaßnahme verwendet werden, unterliegen der EU-Verordnung 2016/425 für persönliche Schutzausrüstung

vom 09.03.2016, die seit dem 21.04 2018 verbindlich anzuwenden ist. Sie legt Anforderungen gegen Mikroorganismen und Chemikalien fest.
Handschuhe als PSA werden zum Schutz des Anwenders vor Reinigungs- und Desinfektionsmitteln, bei der Zubereitung – Transport und Verabreichung von Zytostatika – oder beim Umgang mit Labor-Chemikalien getragen.

5.10.4 Europäische und weitere Normen

Die **europäische** Gesetzgebung regelt die Anforderungen, die von persönlicher Schutzausrüstung erfüllt werden müssen, um die CE-Kennzeichnung zu erhalten. In jedem Land gibt es eine Behörde für Arbeitsschutz. Im April 2019 wurde die PSA-Verordnung (EU) 2016/425 in Kraft gesetzt. Das Ziel ist, die Gesundheit des Benutzers von PSA besser zu schützen und seine Sicherheit mehr zu fördern und einen fairen Wettbewerb zwischen Unternehmen zu gewährleisten.
Für **Handschuhe** gibt es **europaweit** einheitliche Normen.

- Die DIN EN ISO 374 ist die Grundlage einer Prüfung von Schutzhandschuhen gegen Chemikalien und Mikroorganismen. Handschuhe zum Schutz vor Mikroorganismen werden in „Schutzhandschuhe gegen Bakterien und Pilze" und „Schutzhandschuhe gegen Bakterien, Pilze und Viren" unterschieden.
- In der Norm DIN EN ISO 374-1 sind die Anforderungen an Schutzhandschuhe gegen gefährliche Chemikalien festgelegt. Sie gilt in Verbindung mit der Grundnorm DIN EN 420 (allgemeine Anforderungen). Diese wird künftig durch die DIN EN ISO 21420 ersetzt.
- In der DIN EN ISO 374-5 sind die Anforderungen an Schutzhandschuhe gegen Mikroorganismen festgelegt. Sie gilt ebenfalls in Verbindung mit DIN EN 420.
- Die EN 420 legt alle für Schutzhandschuhe anzuwendenden Prüfverfahren und allgemeine Anforderungen fest.
- Die EN 388 gilt für alle Arten von Handschuhen zum Schutz vor physischen oder mechanischen Verletzungen durch Abrieb, Klingen, Stiche oder Risse.

Handschuhe als persönliche Schutzausrüstung werden in den unterschiedlichsten Branchen benötigt und verwendet. Welche Handschuhe in welchem Arbeitsbereich am sinnvollsten sind, hängt von einer Reihe Faktoren ab. Im medizinischen Bereich können Untersuchungshandschuhe sowohl zum Schutz der Bewohner, Patienten und Unfallopfer als auch zum Schutz aller Mitarbeiter bei der Arbeit mit kontaminiertem Material und Chemikalien dienen. Eine Übersicht über die verwendeten Materialien gibt ▸ Tab. 5.4.

5.10.5 Hygienische Händedesinfektion

Vor dem Anlegen und nach dem Ablegen von Handschuhen (▸ 5.13.2) muss eine hygienische Händedesinfektion vorgenommen werden.

- **Vor dem Anlegen:** Vor Tätigkeiten am Patienten besteht eine Indikation zur Händedesinfektion, auch wenn Handschuhe getragen werden (▸ 6.4.4). Wenn Handschuhe für Reinigung- und Desinfektionstätigkeiten angelegt werden, müssen die Hände zwar nicht desinfiziert werden, aber um eine Kontamination des entnommenen und der weiteren Handschuhe in der Verpackung durch die Hand zu verhindern, ist eine Händedesinfektion erforderlich.
- **Nach dem Ablegen:**
  - Pflege-Handschuhe sind, abhängig von der Tätigkeit und damit der mechanischen Belastung, nicht zu 100 % mikrobiologisch dicht.
  - Beim Ablegen kann es zu Kontaminationen von Hand und Handgelenk (▸ Abb. 5.7) kommen.
  - Die Schweißbildung im Handschuh (Handschuhsaft) ruft ein feucht-warmes Milieu hervor, das einen günstigen Nährboden zum Wachstum von Mikroorganismen, insbesondere Bakterien, darstellt.
  - Dieser Effekt endet nicht mit dem Ablegen der Handschuhe, da das Milieu noch auf der Hand vorhanden ist.

Merke

Der Wechsel von Handschuhen korreliert mit den Indikationen der hygienischen Händedesinfektion.

Tab. 5.4 Materialien für Handschuhe

Material	Eigenschaften
Latex	• Gute Trageeigenschaft, hohe Passgenauigkeit und Reißfestigkeit. Sehr widerstandsfähig gegen Säuren, Laugen und Salzlösungen, gilt nicht so sehr gegen Lösungsmittel und Öle. Bei Durchstechen, bis zu einem gewissen Grad, selbstabdichtend • Für Allergien sind nicht nur Latexproteine (welche über Luft in Lunge und Wunde transportiert werden), sondern v.a. Handschuhpuder verantwortlich. Seit 1997 ist gesetzlich geregelt (TRGS 540), dass gepuderte, durch ungepuderte und allergiearme Latexhandschuhe ersetzt werden
Neopren/ Polychloropren	• Grundstoff für latexfreie Handschuhe. Bieten hohe Passgenauigkeit und Chemikalienbeständigkeit, sind (im Vergleich zu Latex) aber weniger dehnbar und reißfest • Einsatz v.a. im OP (sterile Handschuhe) und als wieder verwendbare Handschuhe zum Schutz vor Chemikalien
Nitril	• Hochwertige Alternative zu Latex mit hoher Elastizität, Passgenauigkeit und Reißfestigkeit. Beständig gegen viele Chemikalien • Nitril-Handschuhe eignen sich gut zur Behandlungspflege und Tätigkeiten, die eine feines Tastgefühl erfordern • Zum Einsatz im Lebensmittelbereich geeignet
Polyethylen (PE)	• Aufgrund einer Schweißnaht (Rissbildung) nicht für klinische Tätigkeiten mit höherer Belastung geeignet. Weitgehend undurchlässig für übliche Lösungsmittel
Polyvinylchlorid (PVC)	• Für einfache Pflegetätigkeiten geeignet, geringe Reißfestigkeit. Schützen vor Seifen, Cremes und Mittel zur Einreibung. Für Lösungsmittel weitgehend undurchlässig. Kostengünstig • Allergien gegen PVC sind selten

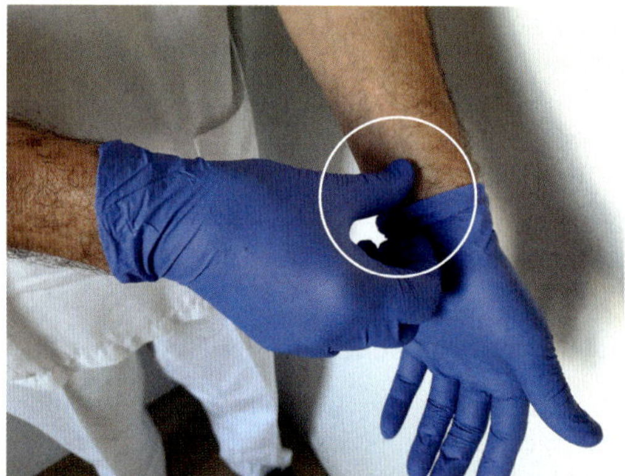

Abb. 5.7 Berührung des Handgelenks mit kontaminierten Handschuhen. [M1225]

5.10.6 Doppelte Handschuhe – eine sinnvolle Alternative?

Fallbeispiel

Der Pflegefachmann, Herr Richter, bereitet sich auf einen Verbandwechsel vor. Da ihm bewusst ist, dass er nach der unreinen Phase der Tätigkeit einen Handschuhwechsel vornehmen muss, beschließt er von vorneherein, zwei Paar Handschuhe übereinander anzulegen. Sei Plan ist, das äußere Paar nach der unreinen Phase abzulegen, um die reine Phase des Verbandwechsels mit sauberen Handschuhen durchzuführen. Er bemerkt nicht, dass ein Handschuh beim Entfernen des Verbands leicht beschädigt wird und kaum sichtbar einreißt. Die Tätigkeit beendet er somit wie geplant, eine Händedesinfektion nach dem Ablegen der äußeren Handschuhe findet nicht statt.
Aufgrund dieses Vorgehens kommt es zu einer Gefährdung des Patienten, obwohl sich Herr Richter – zumindest oberflächlich betrachtet – nachvollziehbare Gedanken über die anstehende Aufgabe gemacht hat.

Das Anziehen von zwei Paar Handschuhen ist also keine sinnvolle Option. Eine bessere Möglichkeit stellt die Desinfektion der behandschuhten Hand dar. *„Behandschuhte Hände sollen nur in Ausnahmefällen desinfiziert werden, z.B. in Situationen, in denen ein häufiger Handschuhwechsel erforderlich ist, aber erfahrungsgemäß schwer realisierbar ist bzw. der Wechsel zu einer Unterbrechung des Arbeitsflusses führt.“* (KRINKO).

Eine solche Situation wäre beispielsweise der Wechsel eines einfachen Pflasterverbands. Nach dem Entfernen des alten Verbands und vor der Wundversorgung mit einer frischen, sterilen Wundauflage ist grundsätzlich ein Handschuhwechsel erforderlich. Ist die Desinfektion der behandschuhten Hand im Hygieneplan hinterlegt und sind die getragenen Handschuhe sauber und intakt, ist eine Desinfektion denkbar.
Die Hersteller von Handschuhen verweisen darauf, dass sie ein Einmalprodukt anbieten, dessen Aufbereitung nicht zulässig ist. Somit stehen sie dieser Aussage überaus kritisch gegenüber und geben in aller Regel keine Gewährleistung über den Desinfektionserfolg (▸ 6.1.4). Dies ist ihnen auch nicht möglich, da die mechanische Belastung des Handschuhs beim Thema „Dichtigkeit" eine wesentliche Rolle spielt.

Merke

Grundsätzlich sollte immer eine Vermeidung der Händekontamination im Vordergrund stellen. Dies gilt auch für die behandschuhte Hand.

5.10.7 Hautschäden durch Handschuhe

Beim längeren Tragen von Handschuhen kommt es zwangsläufig zur Schweißbildung der Hände. Da die Hände nicht abtrocknen können, bildet sich in den Handschuhen eine feuchte Kammer. Nach dem Ablegen der Handschuhe sind aufgequollene und angegriffene Hände (sogenannte „Waschfrauenhände") sichtbar. Die schützende Hornschicht der Hände ist aufgequollen und die Zellstruktur ist gelockert. Somit ist die Widerstandfähigkeit der Haut gegen äußere Einflüsse deutlich herabgesetzt. Nur bei guter und regelmäßiger Pflege (▸ 6.4.6) erholt sich die Haut schnell. Um diese Schädigung zu vermeiden, ist auf Folgendes zu achten:

- Handschuhe auf trockene Hände anziehen.
- Tragezeit soweit wie möglich beschränken, d. h. indikationsgerechte Verwendung von Handschuhen.
- Bei längerer Tragezeit (≥ 15 min.) möglichst Baumwollhandschuhe unterziehen. Baumwollhandschuhe werden personenbezogen verwendet und mit desinfizierenden Verfahren aufbereitet.
- Hände nach dem Ablegen ggf. mit Einmaltuch trocknen.
- Handpflege mit Handcreme durchführen.

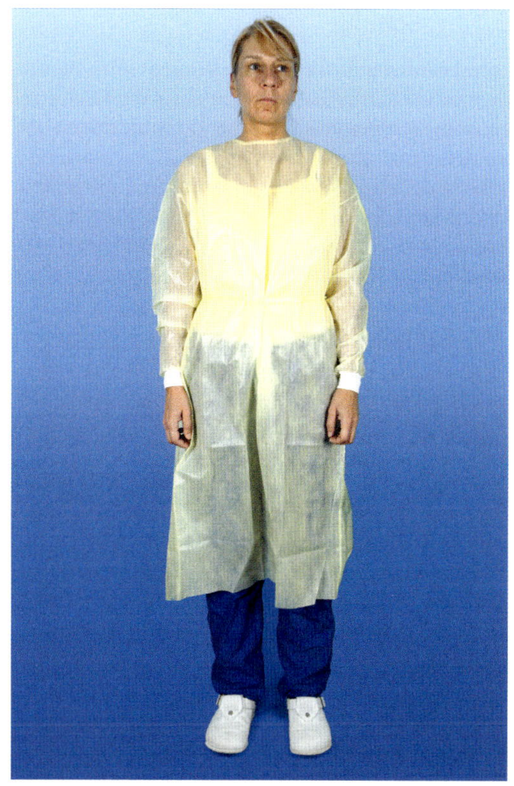

Abb. 5.8 Pflegekittel [U400]

Merke

Hautpflege ist eine prophylaktische Maßnahme. Sie muss durchgeführt werden, bevor es zu Hautschäden kommt!

5.11 Schürzen und Kittel

Schürzen und Kittel (▸ Abb. 5.8) werden über der jeweiligen Kleidung getragen, um eine Kontamination der Berufskleidung zu verhindern. Je nach Indikation ist es ausreichend, die Kleidung mit einer feuchtigkeitsdichten Schürze zu schützen. Es kann aber auch erforderlich sein, einen feuchtigkeitsdichten Langarmkittel zu tragen. Schürze oder Kittel werden nach Beendigung der Tätigkeit bzw. vor Patientenwechsel abgelegt und verworfen.
Bei der Versorgung von isolierten Patienten/Bewohnern wird die Dienstkleidung üblicherweise ebenfalls durch das Tragen eines Kittels geschützt.

5.12 Schuhe

Schuhe müssen insbesondere bequem sein (Berufsgenossenschaft). Aus Gründen des Arbeitsschutzes müssen sie eine rutschhemmende Sohle haben und an der Ferse geschlossen (bzw. mit Fersenriemen versehen) sein. Zudem müssen sie abwischbar und desinfizierbar sein. Schuhe sind, wie auch der Fußboden, grundsätzlich als „kontaminiert" anzusehen!

Fallbeispiel

Die Pflegefachfrau, Frau Schnell, geht in die Frühstückspause. Für eine bequemen Sitzhaltung stellt sie ihre Füße – mit Schuhen – auf die Sitzfläche eines freien Stuhls. Als ihr Kollege, Herr Allgs, einen Stuhl benötigt macht sie bereitwillig Platz. Herr Allgs greift an die Sitzfläche, um den Stuhl zu platzieren. Anschließend nimmt er Platz und greift zu seinem Pausenbrot. Unbemerkt hat er Erreger von Frau Schnells Schuhen auf seine Hände und sein Brot übertragen. Weiterhin finden sich diese Erreger an seiner Dienstkleidung.

Merke

Der Fußboden (Faustregel: Bereich unterhalb des Knies) ist immer als kontaminiert anzusehen.

5.12.1 Arten von Schuhen

Vergleichbar zum privaten Bereich, in dem Sportschuhe von Hausschuhen oder Stiefeln unterschieden werden, gibt es im Pflegebereich unterschiedliche Schuhe:

- **Schutzschuhe** sind Bereichs-Schuhe, die beispielsweise im OP getragen werden. Diese werden (wie möglicherweise auch Schuhe der Intensivstation) maschinell aufbereitet. Auch Gummistiefel können bei definierten Tätigkeiten (z. B. transurethrale Eingriffe in der Urologie) zur Anwendung kommen.
- Für **OP-Schuhe** gelten folgende formale Anforderungen: flüssigkeitsdicht, rutschhemmend, desinfizierbar und antistatisch. Da im OP lange gestanden wird ist weiterhin darauf zu achten, dass die Schuhe passgenau und möglicherweise mit individuellen Einlegesohlen ausgestattet sind. Hochgezogene Fersen oder Fersenriemen bieten zusätzlichen Halt. Für einen zusätzlichen Tragekomfort empfehlen sich Socken. Nach Gebrauch erfolgt eine desinfizierende, bevorzugt maschinelle, Aufbereitung der Schuhe.
- **Überschuhe** werden bei Kontaminationsgefahr über die Schuhe gezogen und im Anschluss abgezogen und verworfen. Überschuhe mit rutschfester Sohle schützen bei Rutschgefahr.

5.12.2 OP-Schuhe: Pro und Kontra

Das Thema OP-Schuhe rückt vermehrt in den Fokus von OP-Mitarbeitern, die über Fuß- und Rückenbeschwerden klagen. Zunehmend wird gefordert, die Gesundheitsfürsorge vermehrt in den Vordergrund zu stellen und somit Problemen bei Mitarbeitern vorzubeugen.

Aus hygienischer Sicht sind Schuhe und Fußboden eindeutig bewertet, da dieser Bereich immer als kontaminiert anzusehen ist. Zum Schutz der Patienten sind spezielle OP-Schuhe hingegen nicht erforderlich. Eine vermeintlich einfache Lösung wäre, jedem Mitarbeiter freizustellen, welche Schuhe er tragen möchte. Eine eigenverantwortliche Aufbereitung wäre selbstständig durchzuführen. Dieser pragmatische Ansatz bringt jedoch Probleme mit sich:

- Was ist, wenn der Schuh mit Blut oder Geweberesten verschmutzt wird. Wie und unter welchen Rahmenbedingungen erfolgt eine Aufbereitung?
- Was, wenn die Schuhe so stark verschmutzt sind, dass sie nicht zeitnah zu reinigen und desinfizieren sind? Ein zweites Paar im Vorrat?
- Was, wenn ein scharfer Gegenstand auf den Fuß fällt und zu einer Verletzung führt?
- Darf mit diesen Schuhen der OP verlassen (und wieder betreten) werden?
- Wer finanziert die Schuhe (Dienstkleidung)?

Diese und weitere Fragen sollten geklärt werden, bevor eine Regelung eingeführt wird.

Fallbeispiel

Der Pflegefachmann, Herr Scheider, verlässt einen Isolationsbereich. Die Überzieher von seinen Schuhen zieht er aus praktischen Gründen zuletzt aus. Er bemerkt nicht, dass er hierbei seine Hände kontaminiert. Da er die Hände nach dem Ablegen der Handschuhe desinfiziert hat, führt er keine erneute Desinfektion durch. Die nächste Oberfläche die er berührt, wird mit Erregern vom Boden des Isolationsbereiches kontaminiert.

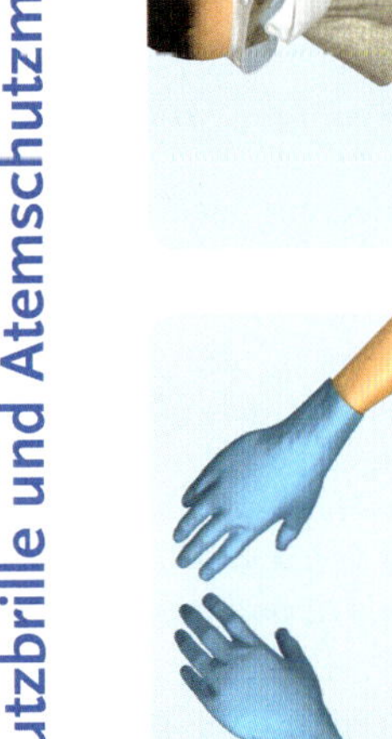
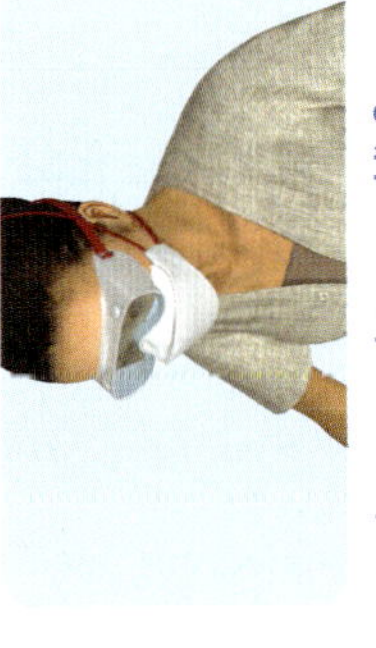
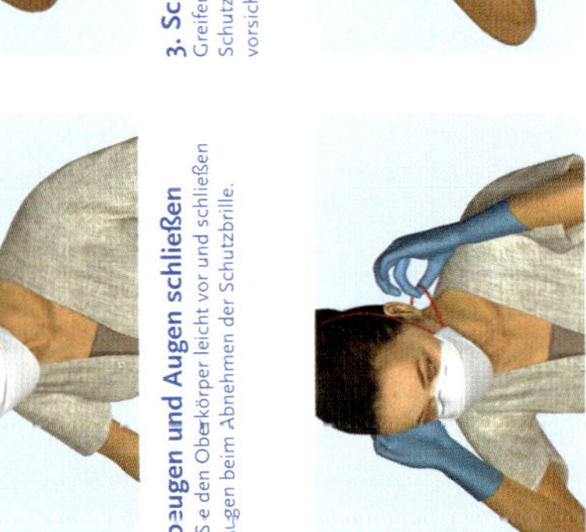
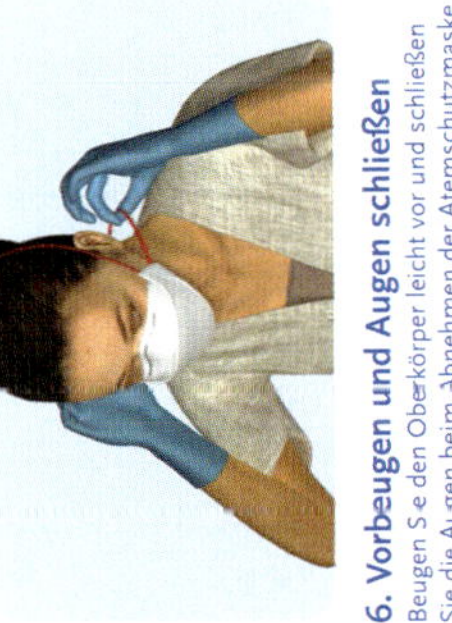
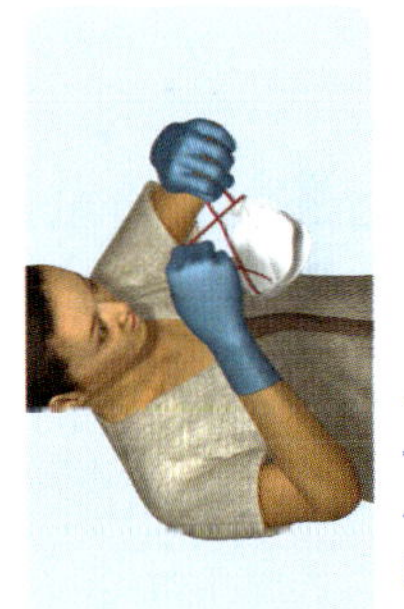
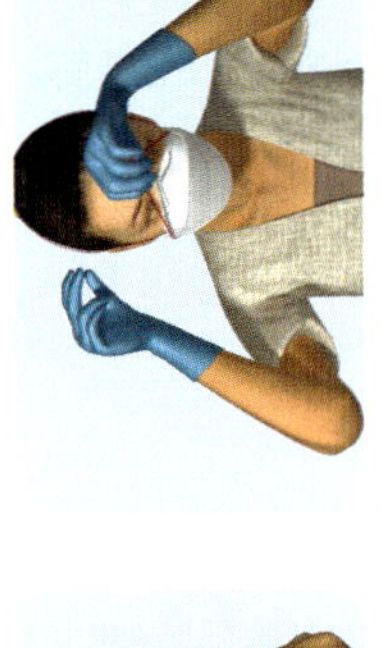
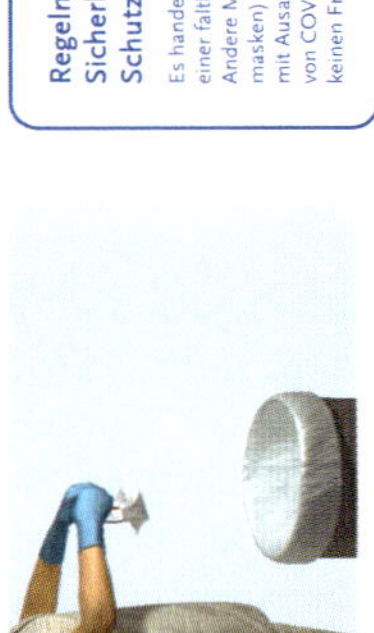
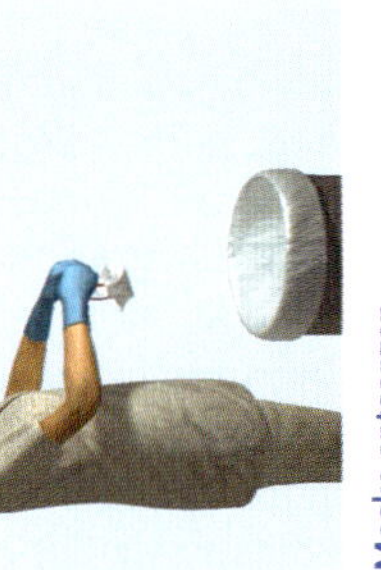
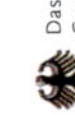

Abb. 5.9 So kann beim Ablegen der Schutzbrille und/oder des MNS eine Kontamination des eigenen Gesichts durch die Hände oder die Schutzbrille/MNS verhindert werden. [X221]

5.13 An- und Ablegen der persönlichen Schutzkleidung (PSA)

Merke

Die PSA wird mit frisch desinfizierten Händen angezogen. Nach dem Ablegen der PSA ist eine abschließende hygienische Händedesinfektion durchzuführen.

Während das Anlegen von Persönlicher Schutzausrüstung (PSA) in aller Regel kein nennenswertes Problem darstellt, ist das Ablegen eine Situation, bei der häufig unbemerkte Kontaminationen stattfinden. Dies hängt wesentlich vom Kontaminationsgrad der PSA sowie vom jeweiligen Erreger ab. Die höchste Kontamination findet sich regelhaft an den **Handschuhen.** Zum Ablegen von Handschuhen empfehlen sich zwei Vorgehensweisen:

- Handschuhe ausziehen und anschließend Hände desinfizieren oder
- zunächst die behandschuhte Hand desinfizieren, Handschuhe ablegen und Hygienische Händedesinfektion durchführen.

Wichtig ist, dass Schutzkleidung bewusst, konzentriert und nicht „im Vorbeigehen" abgelegt wird. Der Pflegeprozess ist erst abgeschlossen, wenn die Schutzkleidung kontaminationsfrei abgelegt und eine Händedesinfektion durchgeführt wurde.

5.13.1 Grundsätze zum Ablegen der PSA

- Zeit lassen, konzentrieren und bewusst vorgehen
- Kleidung an weniger stark kontaminierten Stellen anfassen. Stark kontaminiert sind überwiegend Hände, Arme und Bauchbereich.
- Kittel und Schürzen nach dem Ausziehen vom eigenen Körper weghalten und mit der Außenseite nach innen zusammenlegen.
- Abwurf mit Fußbedienung öffnen.
- PSA umgehend in Abwurf entsorgen. Nicht an anderer Stelle zwischenlagern.
- Wurde die Dienstkleidung kontaminiert, ist auch diese zu wechseln.
- Beim Ablegen von Schutzbrille und/oder des MNS ist aufgrund der gesichtsnahen Aktion ein besonderes Augenmerk auf Händehygiene zu legen.
- Die Tätigkeit wird immer mit einer hygienischen Händedesinfektion abgeschlossen.

5.13.2 Ablegen der Handschuhe

Beim Ablegen von Handschuhen (► Abb. 5.10) sind folgende Schritte zu beachten:

1. Eine Hand fasst in die Innenfläche der anderen Hand und hebt den Handschuh an.
2. Der angehobene Handschuh wird ausgezogen und festgehalten.
3. Die nicht behandschuhte Hand fasst jetzt unter die Stulpe der behandschuhten Hand und zieht den zweiten Handschuh ab.
4. Nun ist der Handschuh umgekrempelt und umhüllt den ersten Handschuh.
5. Entsorgung in Abfallbehälter.
6. Hygienische Händedesinfektion.

Aufgabe

- Üben Sie das An- und Ablegen von PSA. Eine gegenseitige Beobachtung hilft, Kontaminationen zu erkennen. Hilfreich ist es, wenn ein Mitarbeiter die PSA ablegt und Kollegen den Ablauf beobachten und kommentieren. Sichtbar werden die Übertragungen, wenn die Handschuhe vorher mit Farbe benetzt werden.
- Erarbeiten Sie aufgrund der gemachten Erfahrung eine Vorgehensweise.

Wiederholungsfragen

- Welche Funktion erfüllt Schutzkleidung?
- Nennen Sie die wichtigste Grundregel beim Ablegen von PSA.
- Wie wird Dienstkleidung medizinischer Einrichtungen aufbereitet?
- Wann ist ein Augenschutz zu tragen?
- Was ist beim Anlegen des Mund-Nasen-Schutzes (MNS) zu beachten.
- Entbindet das Tragen von Handschuhen von einer hygienischen Händedesinfektion?
- Stellt das Anlegen von zwei Paar Handschuhen eine sinnvolle Hygienemaßnahme dar?

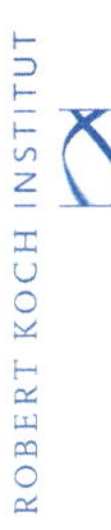
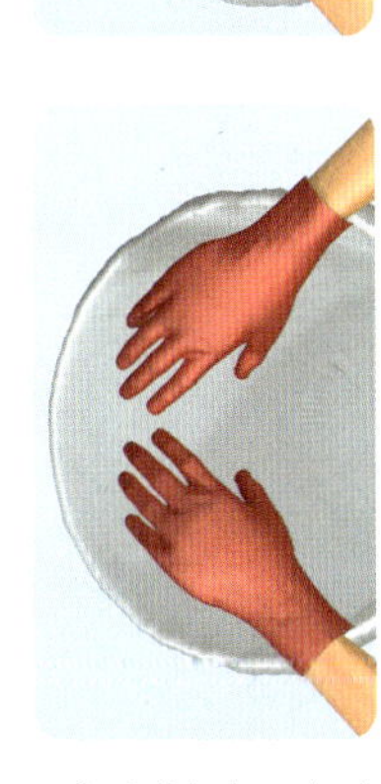
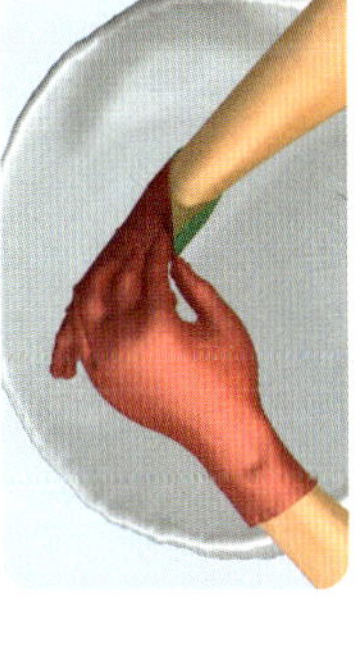
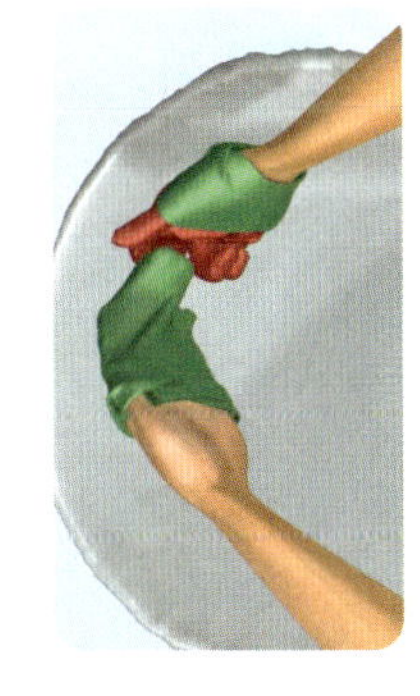
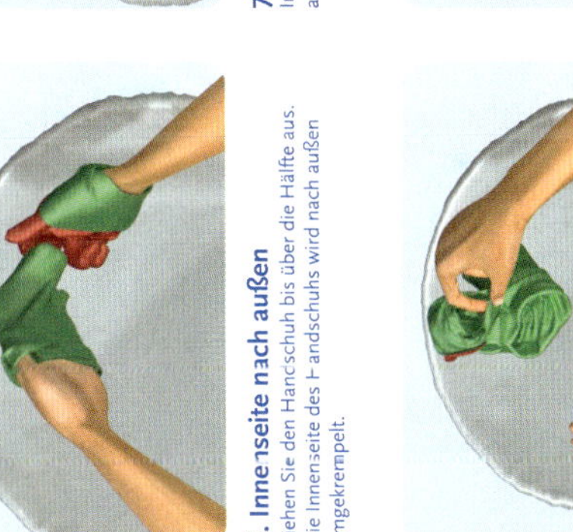
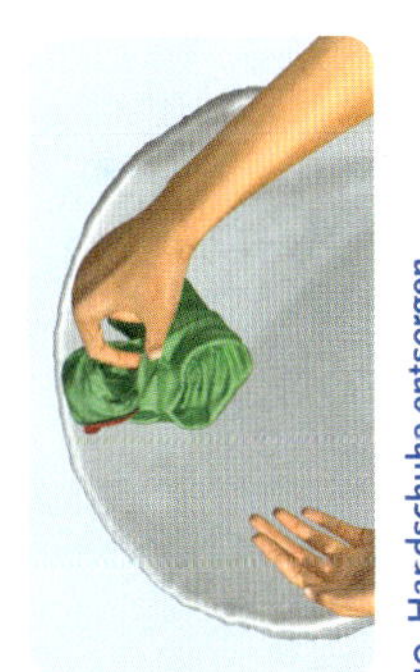
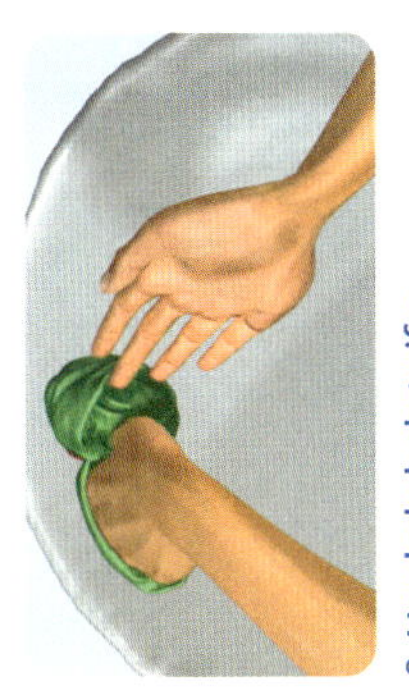
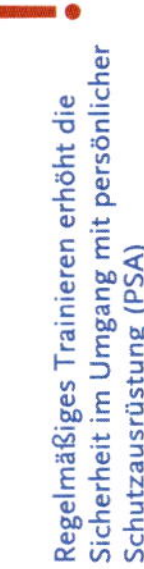
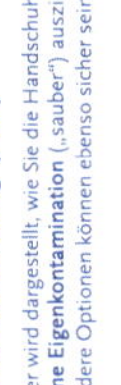
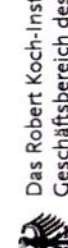

Abb. 5.10 Eine große Gefahr besteht darin, sich beim Ablegen von Handschuhen zu kontaminieren. [X221]

Stefan Drees

6 Reinigung, Desinfektion und Sterilisation

Überblick

Sauberkeit ist die Grundlage jeder Hygienemaßnahme. Eine einfache Reinigung, wie das Waschen der Hände, bewirkt neben der Entfernung von Verschmutzungen bereits eine Reduktion von Mikroorganismen. Während diese Reinigung im privaten Umfeld als ausreichend angesehen werden kann, ist im beruflichen Kontext eine Desinfektion, das bedeutet eine deutliche Reduzierung vorhandener Erreger, unbedingt erforderlich. Für bestimmte Maßnahmen am und im menschlichen Körper (Punktionen, Operationen, u. Ä.) ist eine absolute Keimfreiheit (Sterilität) notwendig, um Infektionen zu verhindern.

6.1 Grundsätze von Reinigung und Desinfektion

Merke

Es gibt keinen „sauberen Dreck"!

„Steril bleibt steril – auch wenn es auf den Boden fiel." Dieser, sicher nicht ernst gemeinte, Spruch zeigt das Dilemma hygienischen Handelns deutlich auf: Es ist in aller Regel nicht sichtbar, ob ein Gegenstand, eine Hand oder eine Arbeitsfläche in einem hygienisch einwandfreien Zustand ist. Aus diesem Grund werden auch scheinbar saubere Gegenstände desinfiziert. Nach durchgeführter Desinfektion muss dem Anwender bewusst sein, dass die sorgfältigste Desinfektionsmaßnahme – im wahrsten Sinne des Wortes – mit einem Handgriff zunichte gemacht werden kann. Hieraus ergibt sich, dass Desinfektionsmaßnahmen routinemäßig (z. B. arbeitstäglich) sowie indikationsgerecht und bei Bedarf durchgeführt werden müssen.

Merke

- Grundlage für eine erfolgreiche Desinfektion ist eine (Vor-) Reinigung, da sich Schmutz nicht desinfizieren lässt.
- Grundlage für eine Sterilisation ist eine vorhergehende Desinfektion.

Dieser **Aufbereitungsprozess** lässt sich mit dem Ablauf in einer Autowaschanlage vergleichen, der aus folgenden **Schritten** besteht:

- Vorreinigung
- Reinigung
- Desinfektion
- Pflege und Wartung
- Sterilisation (ggf.)

Der Prozess ist bei jeder Durchführung identisch. Vom Entfernen grober Verschmutzungen bis zur gewünschten Sauberkeitsstufe, was im pflegerisch/medizinischem Bereich die Desinfektion bzw. die Sterilisation bedeutet.

6.1.1 Sprühen oder Wischen?

Reiniger und Desinfektionsmittel werden häufig in Sprühflaschen angeboten. Neben der Tatsache, dass durch alleiniges Aufsprühen keine ausreichende Reinigungswirkung erreicht wird (wischen statt sprühen), gibt es noch zwei weitere potenzielle Probleme:

- **Sprühschatten:** Beim Aufsprühen werden Tröpfchen erzeugt, die auf die Fläche getragen werden. Zwischen den Tröpfchen gibt es Benetzungslücken, in denen keine Wirkung erzielt wird (► Abb. 6.1).
- **Aerosole:** Die Tröpfchen werden mit Druck aus der Sprühflasche heraus vernebelt. Der Anwender atmet diese gesundheitsschädlichen Aerosole ein.

Eine sinnvolle Lösung ist das Sprühen aus der Sprühflasche auf ein Tuch (ausreichende Menge verwenden). Mit diesem getränkten Tuch wird die Reinigung oder Desinfektion dann durchgeführt. Durch das Wischen wird ein Sprühschatten verhindert und es wird ein höherer, weil mechanischer, Effekt erzielt. Der geringe Abstand von Sprühflasche zum Tuch verhindert eine Vernebelung von Wirkstoff in der Raumluft.

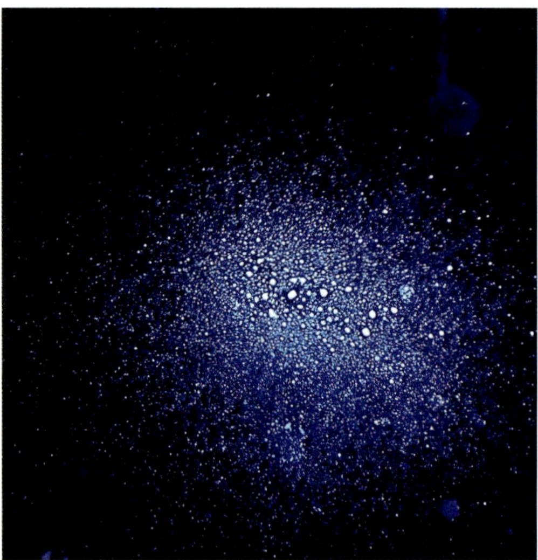

Abb. 6.1 Deutlich zu erkennen: Die aufgesprühte Flüssigkeit (im Bild hell) ist ungleichmäßig verteilt, selbst im Zentrum wird keine durchgängige Benetzung erreicht. [M1225]

Merke

Wischen statt sprühen, gilt für alle Reinigungs- und Desinfektionsmaßnahmen, von der Flächenhygiene bis hin zur präoperativen Hautantiseptik. Falls gesprüht wird, ist auf eine komplette Benetzung der Oberfläche zu achten.

Grundsätzlich werden beim Wirkspektrum der Desinfektion zwei Begriffe unterschieden.

- Der **Begriffsanhang „… izid“** (z. B. viruzid) bedeutet, dass es sich um ein Präparat oder Verfahren handelt, das Mikroorganismen abtötet (im Beispiel Viren, inaktiviert). So bedeutet „bakterizid“ folglich: Bakterien werden abgetötet und „fungizid“, dass Pilze abgetötet werden.
- Die **Begriffsendung „… statisch“** hingegen sagt aus, dass die Mikroorganismen an ihrer Vermehrung gehindert, aber nicht abgetötet/inaktiviert werden. Beispiele sind: bakteriostatisch für Bakterien oder virustatisch (Viren).

Exkurs

Entdeckung der Antisepsis

Joseph Lister war am Londoner King's College Professor für Chirurgie. Arbeiten über die Geruchsbekämpfung von Abwässern mit Phenol (Karbolsäure) brachten ihn 1865 auf den Gedanken Karbol auch in der Chirurgie zu verwenden. Am 12.8.1865 führte er an einem elfjährigen Jungen die erste Operation unter Verwendung einer Phenol-Antiseptik durch. Phenol wurde vor und während des Eingriffs vernebelt, sodass (so die Theorie) das gesamte Umfeld benetzt war. Durch diese Maßnahme konnte die Infektionsrate operativer Eingriffe von 50% auf 15 % gesenkt werden.

Lister verfolgte das Thema der Antisepsis konsequent weiter und begann ab 1867 zunächst Wunden mit Phenol getränkten Verbänden zu versorgen (Lister-Verband). Im weiteren Verlauf entwickelte er krankenhaushygienische Maßnahmen, die heute noch sinngemäß durchgeführt werden: So bewirkten Händewaschungen mit Phenol, Verwendung von Gummihandschuhen, Desinfektion von Instrumenten und Verbänden eine erkennbare Verbesserung im Sinne der Patientensterblichkeit. Zudem führte er in der Chirurgie Catgut-Fäden ein, da er die Nachteile der (bis dahin verwendete Seide) erkannte. Ein Erfolg sollte ihm jedoch verwehrt bleiben: Obwohl er 1884 eine erste erfolgreiche Therapie mit Penicillin durchführte, wurde und wird Alexander Fleming als dessen Entdecker angesehen. Doch Joseph Lister gilt zurecht als Begründer der Antisepsis.

6.1.2 Wirkstoffe

Zur Reinigung und Desinfektion werden verschiedene Wirkstoffe eingesetzt, die zum besseren Verständnis kurz erläutert werden:

- **Tenside** (Seifen), setzen die Oberflächenspannung von Wasser herab und ermöglichen so eine bessere, reinigende Wirkung von Wasser. Dieser Prozess ist vom Spülen einer fettigen Bratpfanne bekannt. Wenn dem Spülwasser einige Tropfen Spülmittel hinzugefügt werden, lässt sich das Fett gut abwaschen.
- **Enzyme** (Fermente) sind Eiweißmoleküle, die wasserfeste Stoffe wie Zellulose und Proteine in wasserlösliche Stoffe aufspalten. Somit können diese entfernt werden. Dieser Prozess funktioniert allerdings nur unter bestimmten äußeren Bedingungen: Temperatur zwischen 30–50 °C und alkalischer bis neutraler pH-Wert.
- **Alkalien** sind wasserlösliche Stoffe, welche sich mit Fetten, Seifen und Glycerin binden (Verseifung). Effekt ist, dass diese Stoffe entfernt werden können.
- **Säuren** wiederum lösen hartnäckige Rückstände wie Kalk und Rost. Auch dieser Effekt ist aus dem Haushalt bekannt, wenn Kaffeemaschinen oder Strahlregler (Wasserhahn) mit Essig- oder Zitronensäure entkalkt werden.

- Spezielle Lösungsmittel werden zielgerichtet und Herstellerkonform verwendet.

6.1.3 Desinfektionsverfahren

Bei den Verfahren zur Desinfektion werden physikalische und chemische Verfahren unterschieden:

- **Physikalische Verfahren** beruhen auf der Anwendung von Hitze oder UV-Strahlung.
- **Chemische Verfahren** bewirken eine Denaturierung von Proteinen, stören und beeinträchtigen den Stoffwechsel oder wirken aufgrund von Oxidation (Zerstörung von Proteinstrukturen).

Thermische bzw. physikalische Verfahren sind grundsätzlich wirksamer als chemische, lassen sich im Pflegealltag (aufgrund der hohen Temperaturen) jedoch nicht umsetztem. Bei maschinellen Prozessen werden die Vorteile beider Verfahren kombiniert. Dies wird als chemothermische Desinfektion bezeichnet. Die entsprechenden Maschinen heißen „Reinigungs- und Desinfektionsgerät" (RDG, bzw. RDG-E für die Aufbereitung von Endoskopen). Bei der Aufbereitung von Medizinprodukten sind maschinelle Verfahren einer manuellen Aufbereitung möglichst vorzuziehen.

Physikalische Desinfektionsverfahren

Physikalische Desinfektionsverfahren sind:

- Abkochen, Dampf und gespannter Dampf (d.h. Dampf 100 °C, in Unterdruck mit höherer Temperatur) sind vergleichsweise einfache, aber effektive Möglichkeit der Desinfektion bzw. Sterilisation. Der Nachteil dieser Verfahren ist, dass die so behandelten Produkte die hohen Temperaturen und Feuchtigkeit unbeschadet überstehen müssen, ohne zerstört zu werden. Das durchführende Personal muss vor der Hitze geschützt werden. Diese Prozesse finden allesamt maschinell statt.
- UV-Strahlen werden zumeist in der Wasseraufbereitung eingesetzt.
- Das Abflammen von Instrumenten wird im Laborbereich durchgeführt, indem beispielsweise Ausstrich-Ösen vor der Verwendung in eine offene Flamme gehalten werden.

Physikalische Desinfektionsverfahren werden ausschließlich an unbelebten Objekten durchgeführt.

Chemische Desinfektionsverfahren

Chemische Verfahren (► Tab. 6.1) werden – streng nach Herstellerangabe – auch am Menschen eingesetzt. Sie dienen weiterhin der Aufbereitung von Flächen und Medizinprodukten (MP).

- **Aldehyde (Formaldehyd, Glutaraldehyd):** Sie verfügen über ein sehr breites Wirkspektrum und eine hohe Materialverträglichkeit. Aldehyde werden in der Flächen- und Instrumentendesinfektion verwendet. Sie sind mit Alkylaminen (s.u.) inkompatibel – es kommt zu Verfärbungen. Im Rahmen der Biozidprodukte-Verordnung (► 6.1.4) werden Aldehyde aufgrund einer potenziellen Gesundheitsgefährdung, ihre Zulassung möglicherweise ganz oder teilweise verlieren.
- **Alkohol (Ethanol, Propanol, Isopropanol):** Findet v.a. bei der Händedesinfektion Anwendung. Das Wirkspektrum ist breit und der Wirkeintritt erfolgt schnell. Die Wirkung beruht auf einer Denaturierung von Eiweißen (Proteinen). Es können ggf. auch (kleine) Flächen oder

Tab. 6.1 Übersicht über die wichtigsten Desinfektionswirkstoffe und deren Wirkspektrum

Wirkstoff	Bakterien	Bakterielle Sporen	Behüllte Viren	Unbehüllte Viren	Pilze
Alkohol	Ja	Nein	Ja	Teilweise	Ja
Aldehyd	Ja	Teilweise	Ja	Ja	Ja
Amine	Ja	–	Ja	–	Ja
Biguanide	Ja	–	Teilweise	–	Ja
Halogene (Iod)	Ja	Ja	Ja	Ja	Ja
Peressigsäure	Ja	Ja	Ja	Ja	Ja
Phenole	Ja	–	Ja	–	Ja
QAV/Quats	Ja	–	Teilweise	–	Ja
Sauerstoffabspalter	Ja	Ja	Ja	Ja	Ja

Medizinprodukte desinfiziert werden, allerdings muss berücksichtigt werden, dass empfindliche Oberflächen (Gummi, Kunststoff) vom Alkohol möglicherweise angegriffen und beschädigt werden.

- **Alkylamin:** Die Flächendesinfektionsmittel mit breitem Wirkspektrum, guter Reinigungswirkung und hoher Materialverträglichkeit werden bei der Flächen- und Instrumentendesinfektion verwendet. Vorsicht: Sie sind inkompatibel mit Aldehyden - es kommt zu Verfärbungen.
- **Chlorhexidin** (CHX), ein sog. **Guanidin, Octenidin, Polyhexanid, PVP-Jod** werden als Antiseptikum in der Hautantiseptik und Wundbehandlung verwendet. Indikationen und Kontraindikationen sind immer streng zu beachten!
- **Oberflächenaktive Substanzen:** Quartäre Ammoniumverbindungen (QAV/Quats) bieten für die Flächendesinfektion ein breites Wirkspektrum, eine hohe Reinigungsleistung und hohe Materialverträglichkeit. Zudem sind sie mit Aldehyden oder Alkylaminen kombinierbar. Achtung: Unbedingt Herstellerangaben beachten!
- **Peressigsäure:** Dieses sporizid wirkendes Mittel für die Instrumenten- und Flächendesinfektion verfügt über ein sehr breites Wirkspektrum und ist für die meisten Materialien geeignet. Als unangenehm wird möglicherweise der ausgeprägte Essiggeruch wahrgenommen.
- **Phenole:** Sie haben ein breites Wirkspektrum und gutes Reinigungsverhalten. Sie sind für thermostabile Instrumente geeignet.
- **Sauerstoffabspalter:** Sammelbegriff für Karoat (Kaliumperpxymonosulfat), Wasserstoffperoxyd oder Peressigsäure (welche Umgangssprachlich zumeist getrennt aufgeführt wird, s. o.). Es handelt sich um hoch wirksame (sporizide) Präparate zur Flächendesinfektion. Problem kann eine kurze Standzeit bei Flächendesinfektionsmitteln (z. B. acht Std.) sein, da sich der Wirkstoff an der Luft verflüchtigt. Sauerstoffabspalter sind sehr reaktiv, ein direkter Hautkontakt sollte unbedingt vermieden werden.

6.1.4 Grundsätze bei der Anwendung

Beim Umgang mit und der Verwendung von **Desinfektionsmitteln** und **Antiseptika** gelten folgende Grundsätze:

- Auf indikationsgerechte Anwendung achten, teilweise ist eine ärztliche Anordnung erforderlich (z.B. Antiseptika, da es sich um Arzneimittel handelt).
- Herstellerangaben beachten, insbesondere:
  - Indikation und Kontraindikation
  - Konzentration und
  - Einwirkzeit
- Keine Zusätze wie Duftstoffe, Seifen, ätherische Öle o. A. eigenmächtig hinzugeben. Sollten Zusatzstoffe den Lösungen hinzugefügt werden dürfen, findet sich die entsprechende Information in den Herstellerangaben.
- Standzeit und Ablauf von (angebrochenen) Gebinden berücksichtigen, auf diesen dokumentieren – und einhalten.
- Insbesondere bei invasiven Medizinprodukten muss bedacht werden, dass vor der Anwendung, mögliche Rückstände von Chemikalien (Desinfektionsmittelrückstände) komplett entfernt sein müssen.
- Arbeitsschutzmaßnahmen beachten (Lagerung von Konzentraten, Schutzkleidung, Handschuhe, Augenschutz beim Umgang über Kopfhöhe – z. B. beim Auswechseln von Konzentrat-Kanistern bei Dosiergeräten für Flächendesinfektionsmittel).

Fallbeispiel

Der in Ausbildung befindlichen Pflegefachfrau Frau Lesche fällt bei der routinemäßigen Flächendesinfektion immer wieder der unangenehme Geruch der Lösung auf. Auch ihre Patienten teilen dieses Empfinden. Um dem unangenehmen Geruch entgegenzuwirken, kauft sie eine Flasche ätherisches Zitronenöl. Sie fügt den Desinfektionslösungen jeweils einige Tropfen hinzu und erreicht die gewünschte Wirkung, da die Lösung fortan angenehm nach Zitrone riecht. Frau Lesche hat nicht bedacht, dass das hinzugefügte Öl mit der Desinfektionslösung eine chemische Verbindung eingeht, die den Desinfektionserfolg zunichtemacht.
So lobenswert eine selbstständige Initiative auch sein mag, Frau Lesche hätte mit Fachleuten, z. B. der Hygienefachkraft oder ihrer Vorgesetzten, Rücksprache halten müssen, um die Problematik des Geruchs zu diskutieren.

Derzeit sind viele Antiseptika und Desinfektionsmittel in Deutschland als Medizinprodukt und/ oder Arzneimittel deklariert. Sie unterliegen somit den entsprechenden rechtlichen Bedingungen. Innerhalb der Europäischen Union wurde dies von

Land zu Land unterschiedlich geregelt. Im Rahmen einer sinnvollen, europaweiten Vereinheitlichung wurde die Biozidprodukte-Verordnung entwickelt.

Biozidprodukte-Verordnung (BPV), EU-Verordnung über Biozidprodukte

Seit dem 1.9.2013 werden Biozidprodukte in der Europäischen Union (EU) einheitlich reguliert. Biozidprodukte dürfen nur vertrieben oder verwendet werden, wenn sie eine Wirkstoffgenehmigung und eine Biozidprodukte-Zulassung nachweisen können. Ziel ist, neben der Vereinheitlichung, ein möglichst hoher Schutzgrad für Mensch und Umwelt. Für Desinfektionsmittel in der Humanmedizin erfolgt seit September 2013, schrittweise eine EU-weite Zulassung. Für die Zulassung sind zwei Schritte erforderlich:

- Die enthaltenen Wirkstoffe müssen für den jeweiligen Produkttyp genehmigt werden.
- Ein Biozidprodukt, welches die genehmigten Wirkstoffe enthält oder erzeugt, muss für den jeweiligen Produkttyp auf Branchenebene zugelassen werden.

Der Schritt zwei soll sicherstellen, dass z.B. Präparate für die Händedesinfektion nicht auch zur Flächendesinfektion oder Hautantiseptik verwendet werden.

Biozidprodukte sind Stoffe, die dazu bestimmt sind, auf nicht physikalische oder mechanische (also chemische) Weise Mikroorganismen zu bekämpfen. Somit ergibt sich eine enorme Spannbreite erfasster Präparate, vom Sanitärreiniger über Mückenabwehr-Kerzen bis zu Holzschutzmitteln. Eine Einteilung erfolgt zunächst in vier Hauptgruppen:

- Desinfektionsmittel
- Schutzmittel
- Schädlingsbekämpfungsmittel
- Sonstige Biozid-Produkte

Desinfektionsmittel (Gruppe 1) werden wiederum in fünf Produktartgruppen erfasst.

- Produktart 1: Produkte für die menschliche Hygiene
- Produktart 2: Desinfektionsmittel und Algizide, die nicht zur direkten Anwendung an Menschen und Tieren vorgesehen sind
- Produktart 3: Produkte für die Anwendung im Veterinärbereich
- Produktart 4: Lebens- und Futtermittel
- Produktart 5. Desinfektionsmittel für Trinkwasser

Antimikrobiell ausgestattete Textilien unterliegen ebenfalls der BPV. Nicht erfasst sind Arzneimittel, Medizinprodukte, Kosmetika, Tierarzneimittel und Pflanzenschutzmittel.

Klassifizierung der Händedesinfektionsmittel

In der Vergangenheit bestand eine jahrelange Diskussion über den Status von Händedesinfektionsmitteln als Arzneimittel oder Biozid.

- Ein abschließendes Urteil des Verwaltungsgerichts Köln aus dem Jahr 2020 bestätigt, dass es sich bei **Händedesinfektionsmitteln** um **Biozidprodukte** im Sinne der Biozidverordnung (BiozidVO) handelt. (Urteil vom 28.7.202, 7 K 16046/17; Verwaltungsgericht Köln)
- Desinfektionsmittel zur **Desinfektion** von **Medizinprodukten** werden als **Medizinprodukt** deklariert!

Diese Klassifizierung ist Aufgabe der Hersteller. Die verschiedenen Einsatzbereiche von Desinfektionsmitteln führen dazu, dass manche Mittel z. B. als Biozid und als Medizinprodukt ausgewiesen werden. Beispiel wäre ein Desinfektionsmittel mit dem Flächen und Böden (hier ist es ein Biozid) und medizinische Geräte (und hier ist es ein MP) desinfiziert werden können.

Vorsicht

- Für Anwender mag die Zulassung und Deklaration der Desinfektionsmittel und Antiseptika zunächst uninteressant erscheinen. Es ist jedoch wichtig zu wissen, dass diese Präparate unterschiedlich wirken und – aus gutem Grund – nur für definierte Desinfektionsmaßnahmen zugelassen sind.
- Sicherlich würde niemand auf die Idee kommen, mit einem Flächendesinfektionsmittel eine Hautantiseptik durchzuführen, aber andere Einsatzbereiche (beispielsweise Haut vs. Schleimhaut) nicht so offensichtlich voneinander abzugrenzen. Hier hilft im Zweifelsfall ein Blick in die Gebrauchsinformation, auf dem Behälter.

6.2 Reinigung, Desinfektion, Sterilisation

Reinigung, Desinfektion und Sterilisation dienen zur Entfernung und Inaktivierung von Keimen. Die jeweiligen Verfahren werden je nach Art und Stärke der Kontamination angewendet: So sind z.B. wachsende Zellen (vegetative Formen) empfindlicher als generative Formen (Überdauerungsstadien, z.B. Sporen). Das Robert Koch-Institut (RKI) unterscheidet vier Wirkungsbereiche (▸ 6.3).

6.2.1 Reinigung

Definition

Reinigung: nach Definition des RKI „... *ein Prozess zur Entfernung von Verunreinigungen (z.B. Staub, chemische Substanzen, Mikroorganismen, organische Substanzen) unter Verwendung von Wasser mit reinigungsverstärkenden Zusätzen*" (Anmerkung: beispielsweise Seife oder enzymatische Reiniger).

Bei jeder Aufbereitung ist die Reinigung immer der erste Schritt. Für viele Anforderungen ist sie bereits ausreichend (z.B. Fußböden in Treppenhäusern und Fluren). Bestimmungsgemäß ist eine Abtötung/Inaktivierung von Mikroorganismen nicht beabsichtigt. Die Reinigungswirkung ist nicht definiert oder in anderer Weise quantifiziert. Beispiel für Reinigungstätigkeiten sind Putzarbeiten oder das Waschen der Hände.
Durch Reinigung kann die Keimzahl z.B. auf Instrumenten auf 1/1000 (3 log10-Stufen) der ursprünglichen Keimzahl oder um 50–80 % der vorhandenen Mikroorganismen reduziert werden.

6.2.2 Desinfektion

Definition

Desinfektion: Prozess, durch den die Anzahl vermehrungsfähiger Mikroorganismen infolge Abtötung (Bakterien, Pilze) / Inaktivierung (Viren) reduziert wird, dass keine Infektionsgefährdung mehr besteht (nach RKI).

Ziel der Desinfektion ist eine Reduzierung der Anzahl pathogener oder fakultativ-pathogener Mikroorganismen, nicht aber die Eliminierung von nicht krankmachenden (infektionsrelevanten) Umweltkeimen.
Bei der Desinfektion werden 99.999 % (10^{-5}) der vorhandenen Mikroorganismen eliminiert. Die Geschwindigkeit der Vermehrung von Mikroorganismen erklären den Sinn einer routinemäßigen Desinfektion. Der Fäkalkeim Escherichia coli verdoppelt sich unter optimalen Bedingungen alle 20 min. Somit wird aus einem Erreger innerhalb von nur drei Std. eine stattliche Population von 512 Erregern, die sich innerhalb von 20min erneut verdoppelt.
Auf diese Weise entstehen innerhalb eines Tages 72-Bakterien-Generationen. Würde im dargestellten Beispiel nach acht Stunden eine Desinfektion mit einer Elimination von 99,9 % der E. coli durchgeführt, würden rund 16.760 Erreger überleben. Es muss bedacht werden, dass diese erneut ein exponentielles Wachstum (► Tab. 6.2) zeigen. Ein „Desinfektionserfolg" von 99,9 % ist somit ein, aus krankenhaushygienischer Sicht, mangelhaftes Ergebnis.

Tab. 6.2 Diese exponentielle Vermehrung sieht (rein rechnerisch) folgendermaßen aus:

Zeit	Anzahl E. coli
	1
20 min.	2
40 min.	4
60 min.	8
120 min.	64
240 min./4h.	4.096
300 min./5h.	32.768
360 min./6h.	262.144
480 min./8h. (eine Dienstschicht)	16.777.216

Eine exponentielle Vermehrung lässt sich an einem Gegenbeispiel veranschaulichen: Ein Badesee ist mit einer Alge kontaminiert, die sich stündlich exponentiell vermehrt: Es kommt alle 60 min. zu einer Verdopplung der Algen-Belastung.

- Stunde „Null". Die gesamte Oberfläche des Sees ist mit Algen bedeckt.
- Eine Stunde zuvor war die Hälfte des Sees bedeckt.
- Zwei Stunden vorher war nur ein Viertel der Oberfläche voller Algen und drei Stunden vor der „Stunde Null" war erst ein Achtel der Oberfläche bedeckt.

Auch die Corona-Pandemie zeigte, dass sich der Mensch offensichtlich schwer damit tut, exponentielle Prozesse zu verstehen. Das folgende Bild (► Abb. 6.2) versucht diesen Prozess zu visualisieren. Die umrandeten Kästchen stellen die Algenausbreitung dar.

6.2.3 Sterilisation

Definition

Sterilisation: Abtötung bzw. Inaktivierung aller Mikroorganismen bzw. Viren. Dies erfolgt in den meisten Fällen mit „gespanntem Dampf" unter hoher Temperatur von 134 °C.

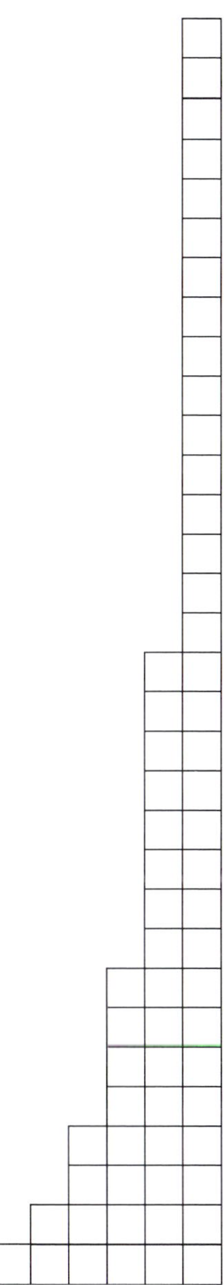

Abb. 6.2 Darstellung exponentieller Prozesse mit „Käsekästchen" [M1225, L143]

Ein sterilisiertes Produkt ist keimfrei, „steril", bezeichnet. Vorgaben, Voraussetzungen Rahmenbedingungen zur Sterilisation von Medizinprodukten (▸ 6.7) finden sich in der DIN EN 556. Medizinprodukte werden in einer Aufbereitungseinheit für Medizinprodukte (AEMP), durch fach- und sachkundiges Personal aufbereitet und sterilisiert. Hier erfolgt der gesamte Prozess von der Vorreinigung bis zur Freigabe der sterilisierten Produkte.
Bei der Sterilisation werden 99,9999 % (10^{-6}) der vorhandenen Mikroorganismen (▸ Tab. 6.3) eliminiert.

Wiederholungsfragen

- Worin besteht der Unterschied zwischen Reinigung und Desinfektion?
- Welche Herstellerangaben sind bei der Verwendung von Desinfektionsmitteln immer zu beachten?
- In welcher europäischen Verordnung werden Desinfektionsmittel klassifiziert?
- Ist es zulässig, Desinfektionsmitteln Duftstoffen oder Seife hinzuzufügen, um einen besseren Geruch oder eine bessere Reinigungsleistung zu erzielen?
- Was ist das typische Merkmal einer exponentiellen Vermehrung?
- Wie unterscheidet sich eine Desinfektion von der Sterilisation?

6.3 Desinfektionsmittel in medizinischen Bereich – wenn es wirken soll

Desinfektionsmittel im humanmedizinischen Bereich unterliegen hohen Qualitätsansprüchen, der europäische Standard zur Bewertung von Desinfektionsmitteln findet sich in europäischen Normen (EN). Die Prüfung gemäß DGHM (und somit die VAH-Listung) stellt in Deutschland höhere Anforderungen als europäische Prüfverfahren, sodass Desinfektionsmittel, die die Prüfung nach den DGHM-Richtlinien bestehen, auch die EN-Norm erfüllen.

6.3.1 Desinfektionsmittellisten

Die Listung von Desinfektionsmitteln erfolgt v.a., um dem Anwender eine Hilfestellung bei der Auswahl geeigneter Produkte zu geben. Es gibt in Europa genau definierte Prüfverfahren zum Nachweis der Wirksamkeit von Desinfektionsmitteln.

- **VAH-Liste** (VAH = Verbund für angewandte Hygiene e. V.): Nur Produkte, die nach Bewertung durch die Desinfektionsmittelkommission der VAH in diese Liste aufgenommen wurden, dürfen im medizinischen Bereich verwendet

Tab. 6.3 Tabelle zur Übersicht von LOG-Stufen

Reduktion in LOG	Reduktion in %	Reduzierung von ursprünglich 100.000.000 Mikroorganismen auf …
1	90	10.000.000
2	99	1.000.000
3	99,9	100.000
4	99,99	10.000
5	99,999	1.000
6	99,9999	100
7	99,99999	10
8	99,999999	1

werden. Die VAH-Liste ist die Standardreferenz für die Desinfektion im Routinebetrieb in pflegerischen und medizinischen Einrichtungen. Sie ist eine einzigartige herstellerunabhängige Zusammenstellung von zertifizierten Produkten. Weitergehende Informationen finden sich unter www.vah-online.de. Hier ist die aktuelle Liste kostenfrei erhältlich (Log-In erforderlich).

- **RKI-Liste (RKI = Robert-Koch-Institut):** Der Bereich Desinfektion des Fachgebietes angewandte Infektions- und Krankenhaushygiene erarbeitet die Liste der geprüften und anerkannten Desinfektionsmittel und -verfahren für den Seuchenfall. Sie kommt ausschließlich bei behördlich angeordneten Desinfektions- und Entseuchungsmaßnahmen gemäß § 18 IfSG zum Einsatz. In der RKI-Liste (► Tab. 6.4) werden sämtliche Verfahren zur Desinfektion, angefangen mit Verbrennung und Abkochen bis zur Desinfektion von Abfällen, aufgeführt. Sie kann unter folgendem Link kostenfrei abgerufen werden: www.rki.de/DE/Content/Infekt/Krankenhaushygiene/Desinfektionsmittel/des_inf_inhalt.html
- **IHO-Liste (IHO =**Industrieverband Hygiene & Oberflächenschutz**):** Um die Anwender von Desinfektionsmitteln in Krankenhäusern, Arztpraxen, Schulen, Kindergärten und Pflegeeinrichtungen bei ihrer Arbeit zu unterstützen, hat der IHO die IHO-Desinfektionsmittelliste entwickelt. Hier können die Hersteller eigenverantwortlich die Wirksamkeitsergebnisse ihrer Produkte eintragen.

Tab. 6.4 Das Robert Koch Institut unterscheidet vier Wirkbereiche der Desinfektion.

Wirkbereich	Merkmale
Wirkbereich A	Zur Abtötung von vegetativen Bakterien einschließlich Mykobakterien sowie von Pilzen einschließlich Pilzsporen geeignet
Wirkbereich B	Zur Inaktivierung von Viren geeignet, entspricht der Definition „viruzid"-wirksam gegen behüllte und unbehüllte Viren, weitere Wirkungsbereiche zur Virusinaktivierung: „begrenzt viruzid" – wirksam gegen behüllte Viren, „begrenzt viruzid PLUS" – wirksam gegen behüllte Viren sowie zusätzlich gegen Adeno-, Noro- und Rotaviren.
Wirkbereich C	Zur Abtötung von Sporen des Erregers des Milzbrandes geeignet
Wirkbereich D	Zur Abtötung von Sporen der Erreger von Gasödem und Wundstarrkrampf geeignet
Um die Wirkbereiche C und D zu erreichen, sind Desinfektionsverfahren nicht ausreichend. Es müssen entsprechende Sterilisationsverfahren angewendet werden	

- **DVG-Liste** (DVG = Deutsche Veterinärmedizinische Gesellschaft): Desinfektionsmittel für den Lebensmittelbereich (und der Tierhaltung) https://gesundheitswesen.desinfektionsmittelliste.de/Home/Produktbereich.
- **DVV-Liste:** (DVV = Deutsche Vereinigung zur Bekämpfung der Viruskrankheiten e. V.): Übersicht über Wirksamkeit gegen behüllte und unbehüllte Viren (gemäß der Leitlinie „Prüfung und Deklaration der Wirksamkeit von Desinfektionsmitteln gegen Viren"). Veröffentlicht wird diese Liste von der DVV und dem RKI (www.desinfektion-dvg.de).

6.3.2 Desinfektionsmittel zur Inaktivierung von Viren

Der Arbeitskreis Viruzidie beim RKI hat 2016 in seiner „Empfehlung zur Auswahl viruzider Desinfektionsmittel" eine Deklarierung in begrenzt viruzid/begrenzt viruzid PLUS und viruzid veröffentlicht. Diese Klassifizierung (► Tab. 6.5) hilft, wirksame Desinfektionsmittel zur Inaktivierung

Tab. 6.5 Viruzide Desinfektionsmittel nach RKI

	Begrenzt viruzid		Begrenzt viruzid PLUS		Viruzid	
Wirkbereich						
	Behüllte Viren (HBV, HCV, Influenza z. B.)		Behüllte Viren (Adenoviren, Norovirus, Rotavirus)		Behüllte und unbehüllte Viren (Enteroviren, Coxackievieren, Polyomaviren z. B.)	
Suspensionsversuche (Phase2, Stufe 1). Der Suspensionsversuch ermöglicht eine Aussage zu virusinaktivierenden Eigenschaften von Desinfektionsmitteln.						
Prüfmethode	DVV (2015)	DIN EN 14476	DVV (2015)	DIN EN 14476	DVV (2015)	DIN EN 14476
Deklaration	Begrenzt viruzid	Active against enveloped viruses	Begrenzt viruzid PLUS	Limited spectrum of virucidal activity	Viruzid	Viruzid
Praxisnahe Tests/Flächendesinfektion (Phase 2, Stufe 2)						
Prüfmethode	DVV-Carrier-test (2012)	Pr EN 16777 *(in Planung)*	DVV-Carrier-test (2012)	Pr EN 16777 *(in Planung)*	DVV-Carrier-test (2012)	Pr EN 16777
Deklaration	Begrenzt viruzid	*Active against enveloped viruses*	Viruzid/low level	*Limited spectrum of virucidal activity*	Viruzid/high level	Viruzid

definierter Viren zu erkennen. Diese Information ist zur effektiven Desinfektion unbehüllter Viren von großer Bedeutung.

Diese Angaben erscheinen für den Anwender zunächst von nachgeordneter Bedeutung und sollen an dieser Stelle die Komplexität der Materie darstellen: Die Prüfung und Zulassung von Desinfektionsmitteln wird ernsthaft und mit großem Aufwand betrieben. Umso wichtiger ist, dass die Anwender den gewünschten Desinfektionserfolg durch eine fachgerechte Anwendung dieser Produkte sicherstellen. Das Ziel dieser Darstellung ist somit der bewusste und verantwortungsvolle Umgang mit Desinfektionsmitteln und nicht die Einstellung „wird schon funktionieren".

Die Angaben zum Wirkprofil (► 3.2) finden sich in den Herstellerangaben der jeweiligen Präparate und gelten für den medizinischen Bereich als verbindlich.

Merke

Für die Auswahl geeigneter Desinfektionsmittel ist Hygienefachpersonal verantwortlich. Dem Anwender muss jedoch klar sein, dass es spezielle Einsatz- und Wirkbereiche bei diesen Produkten gibt. Welches Produkt, wie und wo verwendet wird, ist im Hygieneplan bzw. im Desinfektionsplan verbindlich festgelegt.

6.3.3 Desinfektionserfolg sichern

Für eine erfolgreiche Desinfektionsmaßnahme sind grundsätzlich vier Parameter wichtig. Diese werden im sogenannten „Formenkreis nach Herbert Sinner" (ehem. Leiter der Waschmittel-Anwendungstechnik, Fa. Henkel, ±1988) dargestellt. In dieser Form werden Wirkungsmechanismen in der gewerblichen Reinigung und Desinfektion grafisch dargestellt. Sinner zufolge kann nur durch eine optimale Abstimmung der vier Faktoren Mechanik, Zeit, Temperatur und Chemie eine Reinigung sinnvoll erfolgen (► Abb. 6.3).

Die vier Parameter stehen in Wechselwirkung zueinander. Wird ein Faktor verringert, muss dafür ein anderer Faktor vergrößert werden. Erhöht man z.B. beispielsweise den Faktor Temperatur (► Abb. 6.4), kann die Reinigungs- oder Einwirkzeit reduziert werden. Es können auch zwei Faktoren gesenkt werden, beispielsweise Temperatur und Chemie. In diesem Fall (► Abb. 6.5) muss man mehr Mechanik für eine längere Zeit aufwenden, um das gleiche Reinigungsergebnis zu erzielen.

Vorsicht

Die jeweiligen Parameter sind nur im Rahmen der Herstellerangaben veränderbar. Eigenmächtige Veränderungen sind nicht erlaubt, da dies die erforderliche Wirkung verhindern kann!

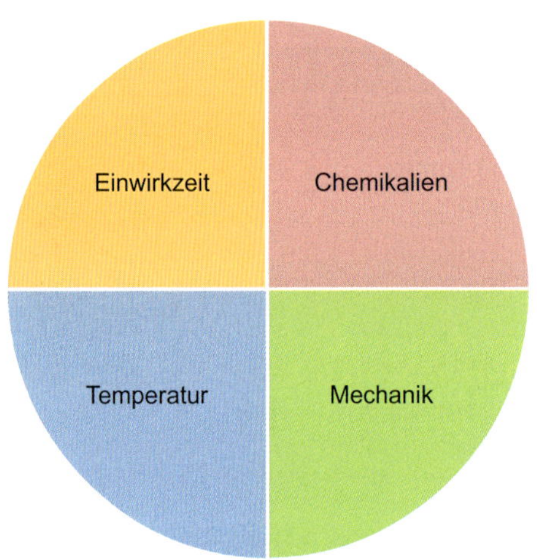

Abb. 6.3 Formenkreis nach Sinner 1 [M1225, L143]

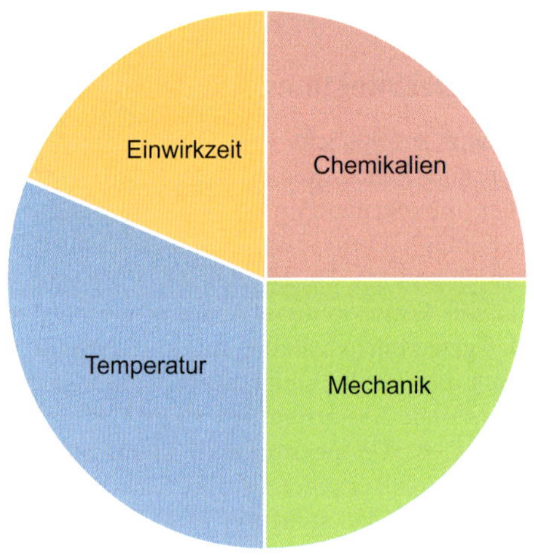

Abb. 6.4 Formenkreis nach Sinner 2: Durch Erhöhen der Temperatur kann die Einwirkzeit verkürzt werden. [M1225, L143]

So liegt die Einwirkzeit eines Flächendesinfektionsmittels beispielsweise mit 0,5-prozentiger Konzentration bei 60 min. Wird die Konzentration auf 1 % erhöht, verkürzt sich die Einwirkzeit. Diese Angaben finden sich in den Herstellerangaben. Für den Anwender sich diese Angaben im Hygieneplan/Desinfektionsplan der jeweiligen Einrichtung festgelegt.

Merke

Die Einwirkzeit von gebrauchsfertigen Desinfektionsmitteln kann und darf nicht verändert werden!

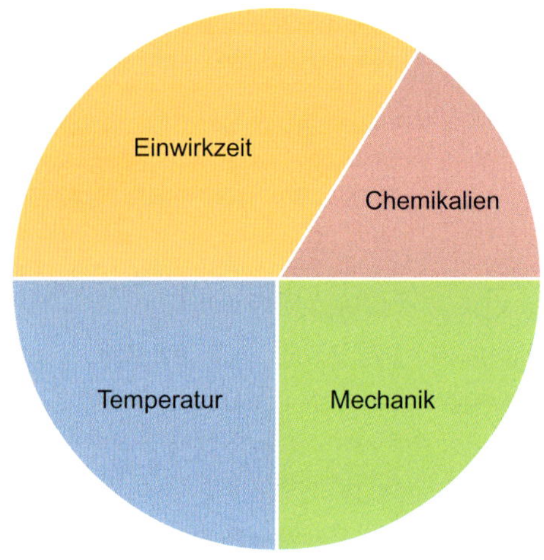

Abb. 6.5 Formenkreis nach Sinner 3: Durch eine verlängerte Einwirkzeit kann die Konzentration der verwendeten Desinfektionslösung verringert werden – dies ist auch in die gegenteilige Richtung möglich: Höhere Desinfektionsmittel-Konzentration bewirkt eine Verkürzung der Einwirkzeit. [M1225, L143]

6.3.4 Eiweiß- und Seifenfehler

Beim Mischen von Desinfektionsmitteln mit Seife (Tensiden) kann es zu einer Verminderung bzw. zum totalen Verlust der Desinfektions-Wirkung kommen. Diesen Effekt nennt man **Seifenfehler**. Aus diesem Grund müssen Reiniger (Seifen) und Desinfektionsmittel aufeinander abgestimmt sein, wenn sie miteinander oder unmittelbar nacheinander verwendet werden.

Vom **Eiweißfehler** wiederum spricht man, wenn die Wirkung von Desinfektionsmitteln durch eine Bindung an Proteine (Eiweiße) reduziert wird. Dies bedeutet in der Praxis, dass eine sichtbar verschmutzte Fläche zunächst gereinigt und erst dann desinfiziert wird. Dieser Effekt ist auch im Rahmen der Händehygiene (► 6.4) von Bedeutung.

Die **Resistenzbildung von Bakterien** (► 3.2.8) gegen Antibiotika ist seit Jahren ein vielbeachtetes Thema. Die Ausbildung von Toleranzen gegenüber Desinfektionsmitteln wird in der Literatur ebenfalls beschrieben, genießt aber eine deutlich geringere Aufmerksamkeit. Die KRINKO weist in der Richtlinie „Prävention von Infektionen, die von Gefäßkathetern ausgehen, Teil1, 2017" darauf hin, dass Staphylokokken-Isolate mit einer verminderten in-vitro Empfindlichkeit gegen CHX (Chlorhexidin) beschrieben wurden. Andere Studien bringen den

Nachweis von in-vitro CHX-resistenten *Staphylococcus-aureus*-Isolaten bei Patienten mit CHX-imprägnierten ZVK.
Der Berufsverband der Deutschen Chirurgen e. V. berichtet am 27.4.2021 darüber, dass „ … *die Ausbildung von bakteriellen Resistenzen (auch als Toleranz bezeichnet) gegen Triclosan, Chlorhexidin, Silber sowie QAV (quaternäre Ammoniumverbindungen) praktische Bedeutung erlangt hat und seit Jahren beschrieben ist.*“ (www.bdc.de/hygiene-tipp-resistenzentwicklung-von-bakterien-gegen-desinfektionsmittel-und-antiseptika/page/22/?parent_cat=184).
Es bleibt abzuwarten, ob diese Entwicklung einen vergleichbaren Verlauf wie den bei Antibiotikaresistenzen nimmt. Die Konsequenzen wären vermutlich deutlich weitreichender. Diese Erkenntnisse können nur bedeuten, dass Desinfektionsmittel sowie Antiseptika sach- und fachgerecht verwendet werden müssen: Demzufolge ist die Verwendung von Desinfektionsmitteln im privaten/häuslichen Bereich überaus kritisch zu sehen und möglichst zu begrenzen!
Das Bundesamt für Risikobewertung (BfR) äußerte sich diesbezüglich bereits 2002 folgendermaßen: „ … *dass in den Haushalt Reinigungsmittel, aber keine Desinfektionsmittel gehören*“.

Wiederholungsfragen

- Welche vier Faktoren nach „Sinner“ sichern einen Desinfektionserfolg?
- Stellen Seife (Tenside) und Eiweiße (Proteine) ein potenzielles Problem bei der Desinfektion dar?
- Hängt der unsachgemäße Einsatz von Desinfektionsmittel mit einer Antibiotika-Resistenz von Bakterien zusammen?

6.4 Händehygiene

Definition

Händehygiene: besteht aus Händewaschung, hygienischer Händedesinfektion, chirurgische Händedesinfektion und der Pflege von Haut und Händen.

Die Händehygiene ist die wichtigste und effektivste Hygienemaßnahme im medizinisch/pflegerischen Umfeld. Keine andere Maßnahme ist so schnell, einfach und kostengünstig umzusetzen. Händehygiene ist aber auch eine der am häufigsten unterlassenen Hygienemaßnahmen. Als Begründung werden häufig Zeitmangel und „nicht daran denken“ genannt.

Exkurs

Geschichte der Händehygiene

Als Begründer der Händehygiene gilt der Arzt Ignaz Semmelweis (1818–1865, ▸ Abb. 6.6), der an der Klinik für Geburtshilfe in Wien tätig war. Es war bekannt, dass in der Abteilung, in der Ärzte und Studenten tätig waren, die Sterblichkeit durch Kindbettfieber deutlich höher war, als in der Abteilung in der Hebammenschülerinnen ausgebildet wurden.
Semmelweis versuchte die Ursache herauszufinden und untersuchte die Mütter umso gründlicher, was zu einer noch höheren Sterblichkeit in seiner Abteilung führte. Als sein befreundeter Gerichtsmediziner Jakob Kolletschka (1803–1847) während einer Leichensektion mit einem Skalpell verletzt wurde und infolgedessen wenige Tage später verstarb, bemerkte Semmelweis die Ähnlichkeit der Symptome mit denen der verstorbenen Mütter.
Die Medizinstudenten führten täglich Sektionen an den verstorbenen Müttern durch und untersuchten zwischendurch, mit ungewaschenen Händen, die Gebärenden. Heutzutage ist klar, dass es hierbei zu Übertagungen kommen muss – damals wusste man noch nichts über diese Zusammenhänge.
Semmelweis wies nun an, dass nach Sektionen eine Händewaschung mit Chlorkalk durchgeführt werden musste. Mit dieser Hygienemaßnahme konnte die Sterblichkeit von 12,3 % auf 2–3 % gesenkt werden. Als dann 12 Wöchnerinnen auf einmal erkrankten, stelle Semmelweis fest, dass auch von lebenden Personen eine direkte Übertragung ausgehen kann: Als Ursache wurde das jauchige (in Zersetzung befindliche) Uteruskarzinom einer Mitpatientin vermutet. Folglich verschärfte Semmelweis die Regeln, indem er vor jeder Untersuchung eine Chlorkalk-Waschung verlangte, was zu einer weiteren Senkung der Sterblichkeit auf 1,3 % führte.
Bedauerlicherweise endet die Erfolgsgeschichte hier. Ärzte und Studenten hielten es trotz eindeutiger Belege nicht als erwiesen, dass sie die Verursacher der Infektionen sind und lehnten die Maßnahmen als unnötig ab.
Dieselbe, ablehnende, Erfahrung machte der amerikanische Arzt Oliver W. Holmes (1809 bis 1894) im Februar 1843 vor der „Boston Society for Medical Improvement“.

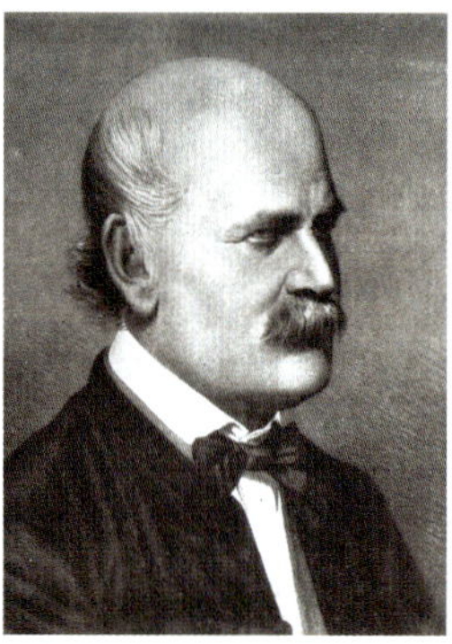

Abb. 6.6 Ignaz Semmelweis [L324]

Fallbeispiel

Hautpflege durch Desinfektion: Nach dem Einreiben des Händedesinfektionsmittels bemerkt die Pflegefachfrau, Frau Unger, einen „Film" auf den Händen. Diese „Schmiere" wird von ihr als unangenehm wahrgenommen und ruft das Bedürfnis hervor, die Hände zu waschen. Tatsächlich handelt es sich aber um rückfettende Substanzen der Desinfektionsmittel. Den gleichen Effekt" erfährt Frau Unger beim Eincremen der Hände, hier wird er von ihr jedoch erwartet und als Pflegeeffekt positiv wahrgenommen.

6.4.1 Fass mich nicht an: Non Touch

Pflegende arbeiten überwiegend mit den Händen. Diese sind niemals steril (keimfrei). Somit ist bei jeder Tätigkeit die Gefahr einer Übertragung von Erregern gegeben. Oberstes Ziel muss aber sein, genau dies zu verhindern. Neben einer sorgfältigen Händehygiene ist es zielführend, eine Kontamination von Devices und Wunden, durch eine Maßnahme oder während einer Maßnahme zu verhindern. Dies wird mit dem Begriff „Non Touch" bezeichnet (► Abb. 6.7): In der Literatur finden sich unter „Non Touch" folgende Vorgehensweisen:

- Arbeiten mit sterilen Instrumenten oder
- Arbeiten mit sterilen Handschuhen

Diese gängige Lehrbuchmeinung ist in der Praxis allerdings oftmals schwer umzusetzen oder wirkt überzogen, z.B. bei einem einfachen Pflasterverband. Das Robert Koch-Institut beschreibt in seiner Richtlinie „Prävention von Infektionen, die von Gefäßkathetern ausgehen – Teil 2" Non Touch wie folgt: „*... ohne Berührung der Eintrittsstelle mit unsterilen Materialien oder mit den Fingern.*"

Merke

Es ist das Ziel der Non-Touch-Arbeitsweise, dass die relevante Körperstelle, z.B. Wunde, Punktionsstelle nicht mit unsterilen Materialien oder Händen in Kontakt kommt.

6.4.2 Das Elend mit dem Schmuckverbot – und was dahintersteckt

Das Bedürfnis nach hübsch lackierten Fingernägeln, Summerjam- oder Wacken-Open-Air-Armbändern bzw. nach der kostspieligen Armbanduhr ist auch bei Mitarbeitern im pflegerisch/medizinischen Arbeitsbereich ungebrochen hoch. Sei es, dass es einfach als schick empfunden wird oder dass es eine Erinnerung ist an ein unvergessliches Festival oder als Statussymbol fungiert. Es scheint kaum Hemmungen zu geben, das eindeutige und unmissverständliche Verbot Schmuck (► 5.1) zu tragen zu umgehen.

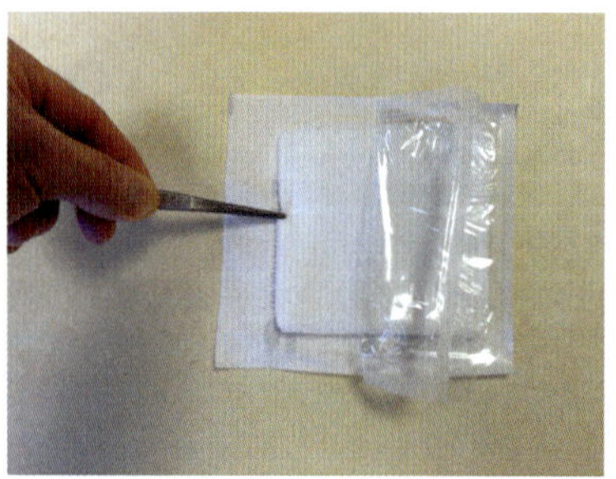

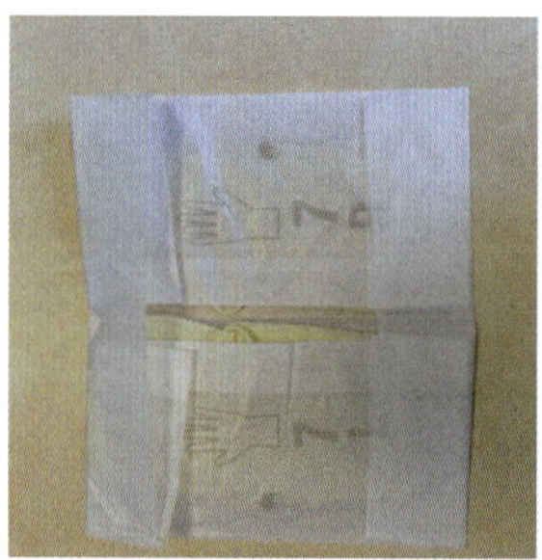

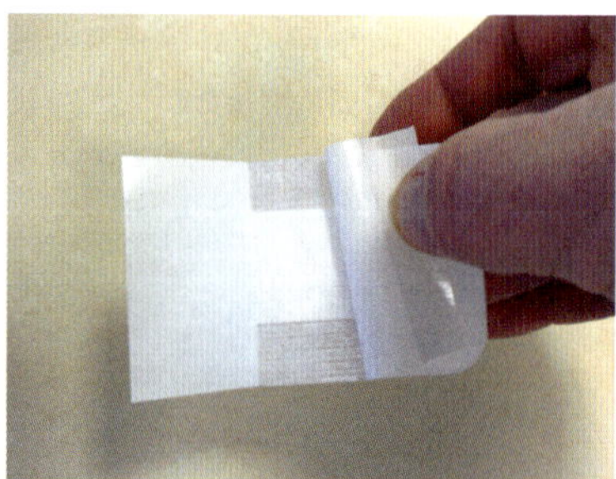

Abb. 6.7 a-c Möglichkeiten der Non-Touch-Arbeitsweise. Für welches Vorgehen man sich entscheidet, hängt von der jeweiligen Situation ab. Ob mit sterilen Instrumenten (a) oder mit sterilen Handschuhen (b) gearbeitet wird, ist weitgehend eine individuelle Entscheidung der durchführenden Person. Einfache und unkomplizierte Maßnahmen (z.B. Pflasterverband) können auch ohne die Verwendung steriler Materialien (c) durchgeführt werden. [M1225]

Merke

Schmuck an Händen und Unterarmen ist aus Gründen der Hygiene und des Arbeitsschutzes nicht gestattet.

Fallbeispiel

Die Pflegefachkraft, Herr Moll, trägt eine Uhr mit Lederarmband am Handgelenk. Bei der hygienischen Händedesinfektion achtet er penibel darauf, das Band nicht zu benetzen, um Schäden am Leder zu vermeiden. Das führt dazu, dass er bei der Desinfektion nur darauf achtet. Folglich wird die Desinfektion unvollständig und ineffektiv durchgeführt. Weiterhin werden weder die Uhr, welche bei der vorangegangenen Tätigkeit mit *S. aureus* kontaminiert wurde, noch der Bereich unter der Uhr, desinfiziert.

Ringe bedeuten eine erhöhte Perforationsgefahr von Schutzhandschuhen und sind verletzungsträchtig, da man Gefahr läuft, mit ihnen, wie auch mit Armbändern oder Uhren, an Gegenständen „hängenzubleiben", was zu erheblichen Verletzungen führen kann.

Gesetz

In allen Bereichen, in denen eine hygienische Händedesinfektion durchgeführt wird, dürfen an Händen und Unterarmen keine Ringe, Armbänder, Armbanduhren oder Piercings (z. B. Dermal Anchor) getragen werden (KRINKO, TRBA 250).

Die Formulierung „in Bereichen" definiert unmissverständlich, dass es sich um eine örtlichkeits- und nicht um eine tätigkeitsgebundene Vorgabe handelt.

6.4.3 Händewaschung

Definition

Händewaschung: Reinigung der Hände mit Wasser und Seife, einfache, aber effektive Hygienemaßnahme, die bei richtiger Durchführung zur einer deutlichen Keimreduktion auf der Haut der Hände führt.

Die Seife (Tensid) fungiert hierbei als Lösungsmittel für Schmutz. Dieser Effekt hat jedoch den Nachteil, dass der Haut beim Waschen schützende Fette (Lipide) entzogen werden, was zu Hautschäden und dem Verlust der natürlichen Barrierefunktion führt.

Die Waschung wird mit reichlich Wasser und Seife durchgeführt. Die Seife wird über ca. 20 sec. aufgeschäumt und anschließend gründlich abgespült. Im Anschluss werden die Hände mit Einmalhandtüchern sorgfältig abgetrocknet. Für eine gute Händewaschung sollten ca. 2 min. Zeit einplant werden. Beim Thema Händewaschung gelten folgende **Grundsätze:**

- Händewaschung auf das Nötigste beschränken, das bedeutet, die Indikationen zur Händewaschung beachten.
- Bevorzugt kaltes Wasser verwenden, da sich die Hautporen weniger stark als bei einer Wäsche mit warmem Wasser öffnen. Das Waschen mit warmem Wasser führt bei einer anschließenden Desinfektion möglicherweise auch zu Hautirritationen, da das Desinfektionsmittel so tiefer in die Haut eindringt.
- Hände vor der Desinfektion sorgfältig trocknen.

Indikationen zur Händewaschung sind beispielsweise:

- Vor Dienstbeginn und nach Dienstende
- Nach WC-Besuch
- Nach der Versorgung von Patienten, die sog. sporenbildende Bakterien ausscheiden (z. B. Clostridioides difficile)

Handtücher für mehrere Verwendungen/Benutzer sind aufgrund einer massiven Verkeimung durch die Verwendung im klinischen Bereich verboten. Sogenannte Air Blades, welche die Hände mit einem Luftstrom trocknen, werden aufgrund der Verwirbelungen – die naturgemäß auch Erreger aufwirbeln – nicht empfohlen. Zur Ausstattung eines Handwaschplatzes ▸ 12.1.2.

Merke

Seifen mit zugesetzten Antiseptika bringen keinen Vorteil, denn

- der mikrobiologische Effekt ist nicht besser,
- sie Einwirkzeit einer Händedesinfektion wird nicht verkürzt,
- Inhaltstoffe sind möglicherweise allergisierend.

Insbesondere für den Lebensmittelbereich sind in der VAH Liste Produkte zur hygienischen Händewaschung (▸ 6.4) ausgewiesen. Diese sind signifikant wirksamer als übliche Handwaschpräparate im Vergleich zur Desinfektion, aber weniger effek-

Tab. 6.6 Vergleich zwischen der hygienischen Händewaschung und der hygienischen Händedesinfektion

Händewaschung vs. Händedesinfektion	Händewaschung	Händedesinfektion
Dauer	• Mind. 20 sec. „Waschzeit" • Kompletter Vorgang ca. 1,5 bis 2 min.	30 sec.
Keimreduktion, log Stufen	3 bis 3,5	≥ 5
Hautschädigung durch Entzug von Lipiden	Sehr stark	Nein
Hautpflege	Keine	Hautschutz durch Pflegesubstanzen

tiv (► Tab. 6.6). Daher stellen auch diese Produkte im Pflegealltag, aber auch im privaten Umfeld keine Alternative dar.

6.4.4 Hygienische Händedesinfektion

Definition

Hygienische Händedesinfektion: Standard-Einreibemethode in sechs Schritten vs. eigenverantwortliche Einreibemethode. Eingesetzt werden alkoholbasierte Präparate, die v.a. Erreger der transienten Hautflora abtöten bzw. inaktivieren sollen – mindestens um 5 log10-Stufen. Das Desinfizieren ist dem Händewaschen klar überlegen.

Weltweit gilt die hygienische Händedesinfektion als effektivste Einzelmaßnahme zur Unterbrechung von Infektionsketten. Das Ziel der hygienischen Händedesinfektion ist es, die sogenannte **transiente Flora** (d.h. Erreger, die nicht zur normalen Hautflora gehören) ausreichend zu eliminieren, sodass von den desinfizierten Händen kein Infektions- oder Übertragungsrisiko ausgeht (► Tab. 6.7). Die **residente Flora** (Standortflora ► Tab. 6.7) der Hände wird bei der Händedesinfektion reduziert. Eine Keimfreiheit (Sterilität) der Hände ist selbstverständlich nicht zu erreichen.

Tab. 6.7 Charakteristika der verschiedenen Arten der Hautflora

Art der Hautflora	Charakteristika
Residente Hautflora	Physiologische Hautflora (Standortflora), diese Erreger sind auf der gesunden Haut nicht pathogen (krankmachend)
Transiente Hautflora	„Anflug-Flora", besteht aus Erregern die sich vorübergehend auf der Haut ansiedeln → Ziel der hygienischen Händedesinfektion
Infektionsflora	Erreger bereits bestehender Infektionen, werden durch Desinfektion nur bedingt abgetötet Offene, infizierte Wunden (auch Bagatellverletzungen) stellen somit immer ein Infektionsrisiko dar

Merke

Der Erfolg einer Händedesinfektion endet mit dem nächsten Handkontakt. Die Desinfektion eliminiert effektiv vorhandene Erreger, schützt aber nicht vor einer erneuten Kontamination!

Von der transienten- und der residenten Hautflora wird die „**Infektionsflora**" unterschieden. Hierbei handelt es sich um kleine entzündliche Prozesse an den Händen, welche im Alltag womöglich nicht beachtet würden. Dies können beispielsweise leichte Nagelbettentzündungen oder kleine Schnittwunden sein.

Im Pflegealltag ist zu berücksichtigen, dass die entzündungsauslösenden Erreger bei der hygienischen Händedesinfektion nicht sicher eliminiert werden, da sie vom Desinfektionsmittel nicht erreicht werden.

Als Maßnahme werden die betroffenen Areale mit einem Pflaster abgedeckt. Ergänzend ist empfehlenswert, für die Zeit der Entzündung, vermehrt Einmalhandschuhe zu tragen. Die Indikationen zur hygienischen Händedesinfektion werden weiterhin uneingeschränkt berücksichtigt. Da sich Pflaster durch die Desinfektion ablösen, ist ein häufiger Wechsel erforderlich. Ist die Desinfektion der behandschuhten Hand (► 5.10) im Hygieneplan freigegeben, stellt diese Maßnahme eine Möglichkeit dar, mit solch einer Situation umzugehen. Eine vorbeugende und regelmäßige, d. h. mehrfach arbeitstägliche, Hautpflege stellt einen effektiven Schutz dar.

Fallbeispiel

Die Pflegefachkraft, Frau Treff, hat sich am Vortag beim Schälen eines Apfels in den Finger geschnitten. Diese Bagatellverletzung würde sie normalerweise nicht weiter beachten, auch wenn es zu einer leichten Entzündung – erkennbar an einer deutlichen Rötung – gekommen ist.
Während ihrer Berufsausübung kommt dieser Verletzung eine größere Bedeutung zu: Im Bereich der Rötung hat sich eine Infektionsflora gebildet. Diese ist durch eine hygienische Händedesinfektion nicht zu eliminieren. Aus diesem Grund verwendet Frau Treff vermehrt Einmalhandschuhe, um eine Übertragung auf ihre Pflegeempfänger zu verhindern. Selbstverständlich führt sie trotz leichter Schmerzen eine indikationsgerechte Händedesinfektionen durch.

Wirkspektrum von Händedesinfektionsmitteln

Es empfiehlt sich, grundsätzlich Produkte mit dem Wirkspektrum „begrenzt viruzid PLUS" zu verwenden (▸ Tab. 6.8). Diese Produkte (▸ 6.3) sind hautfreundlich (-pflegend) und weisen mit einer Wirksamkeit gegen Noroviren ein gutes mikrobiologisches Wirkprofil auf.

Tab. 6.8 Wirkspektrum von Desinfektionsmitteln zur hygienischen Händedesinfektion (nach RKI [Arbeitskreis Viruzidie])

Grad der Viruzidität	Merkmale
Begrenzt viruzid	Wirksam gegen behüllte Viren (z. B. HBV, HCV, Influenzaviren)
Begrenzt viruzid PLU	Wirksam gegen behüllte Viren sowie Adenoviren, Noroviren und Rotaviren
Viruzid	Wirksam gegen behüllte und unbehüllte Viren (z. B. Enteroviren, Coxsackieviren, Polymaviren)

Exkurs

Enterokokken mit Resistenz gegen alkoholische Händedesinfektionsmittel?

Im August 2018 sorgte eine australische Studie für besorgte Aufmerksamkeit. Auf der Suche nach Ursachen für die hohe Prävalenz von VRE-Infektionen (d.h.es traten ungewöhnlich viele Infektionen mit multiresistenten Enterokokken auf) stellen Wissenschaftler die These auf, dass aufgrund der 2002 eingeführten alkoholischen Händedesinfektion eine Art Resistenzverhalten bei Enterokokken gegen Alkohol eingetreten sei. Auch in Deutschland wurden in Fachzeitschriften und Internet, Aussagen wie „Klinikkeim entwickelt Toleranz gegen gängige Desinfektionsmittel" oder „Alkoholtolerante Krankenhauskeime" publiziert. Tatsache ist, dass in der Studie mit sehr geringen und somit bekanntermaßen unwirksamen Alkoholkonzentrationen gearbeitet wurde. Das RKI schreibt im Epidemiologischen Bulletin Nr. 38 vom 20.09.2018 hierzu: „Die vorgelegten Ergebnisse geben keinen Anlass an der Wirksamkeit geprüfter Händedesinfektionsmittel bei korrekter Anwendung zu zweifeln."

Aktion Saubere Hände (ASH)

Am 1. Januar 2008 begründeten das Nationale Referenzzentrum(NRZ) für die Surveillance von nosokomialen Infektionen, das „Aktionsbündnis Patientensicherheit e. V." (APS) und die „Gesellschaft für Qualitätsmanagement in der Gesundheitsversorgung e. V." mit Unterstützung des „Bundesministeriums für Gesundheit" die Kampagne „Aktion Saubere Hände".
Die Aktion basiert auf der WHO Kampagne „Clean care is safer care" (www.who.int/infection-prevention/en/). Ziel ist es, die Händehygiene in der medizinisch/pflegerischen Versorgung von Patienten und Klienten zu verbessern. Die ASH richtet sich primär an Krankenhäuser, Alten- und Pflegeheime, Einrichtungen der ambulanten Medizin, zudem an Patienten und Angehörige. Ein modularer Aufbau bietet den jeweiligen Zielgruppen angepasste Information sowie Fortbildungs- und Arbeitsmaterialien zur Verbesserung der Händehygiene und Vermeidung der Übertragung von Erregern. Der Fokus der Aktion liegt jedoch darauf, durch Beobachtung, Messung und Schulung das Bewusstsein jedes einzelnen Mitarbeiters bezüglich seines persönlichen Verhaltens zu verbessern.
Krankenhäuser und Rehakliniken haben die Möglichkeit, Zertifikate in Bronze, Silber und Gold zu

erhalten. Die erforderlichen Maßnahmen hierfür sind auf der Webseite der ASH hinterlegt. Hiermit ist ein Nachweis definierter Qualitätsstandards in einer Einrichtung möglich. Im Rahmen von Audits und Zertifizierungen gehört die Frage nach einer Teilnahme an ASH inzwischen zum festen Katalog (https://www.aktion-sauberehaende.de/ash/ash/).

Indikationen zur Händedesinfektion

Das RKI nennt als Indikationen zur Händedesinfektion „*Situationen, in denen eine Händedesinfektion die Übertragung von potenziell pathogenen (Anm. krankmachenden) Erregern auf Patienten, Personal und Gegenständen unterbricht.*" (KRINKO)

Da es den Anwendern im Berufsalltag häufig schwerfällt, Indikationen zu erkennen, hat die Weltgesundheitsorganisation (WHO) das **Modell der fünf Indikationen zur Händedesinfektion** (► Abb. 6.8) entwickelt. Darin werden Tätigkeiten und Situationen definiert, vor oder nach denen eine Händedesinfektion erforderlich sind. Dieses WHO-Modell ist der Versuch, eine Vielzahl von Einzelindikationen in 5 Indikationsgruppen zusammenzufassen und diese in einen räumlichen und zeitlichen Zusammenhang zu stellen. Damit wird die Identifikation von Situationen, in denen eine Händedesinfektion erforderlich ist, in der Praxis deutlich vereinfacht. Beobachtungen zeigen immer wieder, dass es insbesondere in komplexen

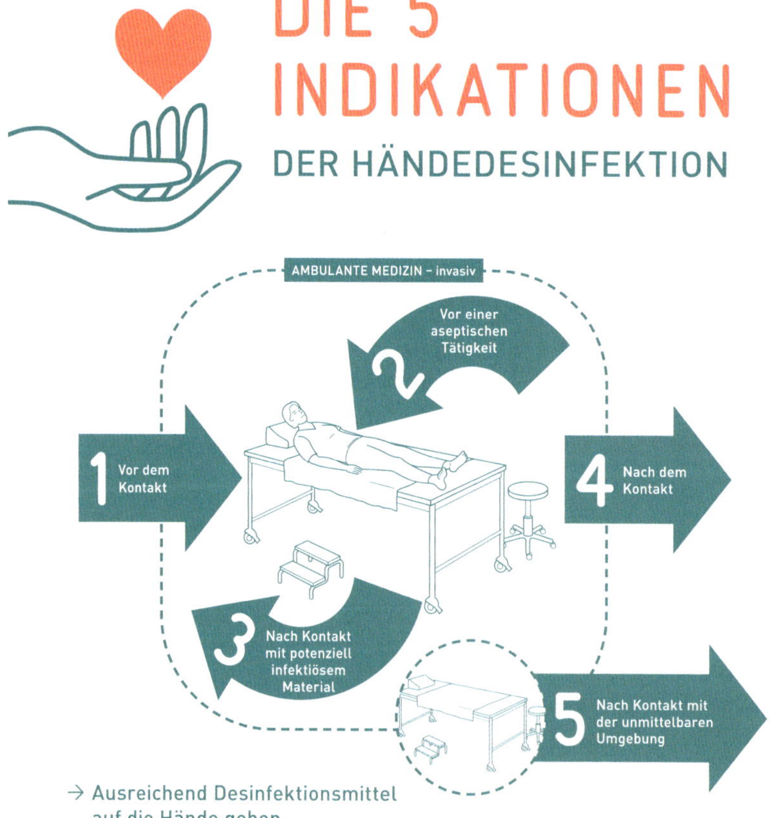

Abb. 6.8 Die fünf Indikationen der Händedesinfektion [W953]

Tab. 6.9 Indikationsgruppen der Aktion Saubere Hände (ASH)

Indikationsgruppe	Warum	WHO-Empfehlung
• Vor Patientenkontakt • Vor Bewohnerkontakt	Schutz des Patienten vor Kolonisation mit Erregern, welche die Hände der Mitarbeiter temporär besiedeln (transiente Flora)	Vor direktem Körperkontakt mit Patient, d. h. Berührung des Patienten
Vor aseptischen Tätigkeiten	Schutz des Patienten vor Eintrag von (potenziell) pathogenen Erregern in sterile, bzw. nicht kolonisierte Körperbereiche	• Vor Manipulation (z. B. Konnektion/Diskonnektion) an invasivem Device (z.B. PVK, HWK) • Wechsel zwischen unreinen und reinen Körperbereichen oder Tätigkeiten bei der Patientenversorgung
Nach Kontakt mit potenziell infektiösem Material	Schutz von Personal, Umgebung Mit- und nachfolgenden Patienten vor (potenziell) pathogenen Erregern	• Nach Kontakt zu Körperflüssigkeiten, Exkreten, Schleimhäuten, nicht intakter Haut oder Wundverbänden • Wechsel zwischen unreinen (kolonisiert, kontaminiert, infiziert) und reinen Körperbereichen während Patientenversorgung • Nach dem Ausziehen von Handschuhen
• Nach Patientenkontakt • Nach Bewohnerkontakt	Schutz von Personal, Umgebung Mit- und nachfolgenden Patienten vor (potenziell) pathogenen Erregern	• Nach direktem Körperkontakt mit Patient • Nach dem Ausziehen von Handschuhen
• Nach Kontakt mit Oberflächen in unmittelbarer Patientenumgebung • Nach Kontakt mit der unmittelbaren Bewohnerumgebung	Schutz von Personal, Umgebung Mit- und nachfolgenden Patienten vor (potenziell) pathogenen Erregern	Nach Kontakt mit Oberflächen und Geräten der unmittelbaren Patientenumgebung (z.B. Bett, Nachtschrank, Bettwäsche, Infusionspumpen)

Situationen schwierig ist, die Vielzahl der Indikationen zu einer Händedesinfektion zu erkennen.
Wie diese Indikationen inhaltlich von der ASH definiert werden, ist in ▸ Tab. 6.9 aufgeführt.
Weitere Indikationen zur Händedesinfektion bestehen beispielsweise vor dem Anziehen von Dienst- oder Bereichskleidung, vor dem Zubereiten von Medikamenten, Vorbereiten von Tabletten, Umgang mit Lebensmitteln oder vor dem Betreten bestimmter Risikobereiche wie OP oder Intensivstation.
Beobachtungen zeigen, dass eine konsequente Umsetzung der „Fünf Momente“ eine Herausforderung für jeden Mitarbeiter bedeutet.

Fallbeispiel

Herr Schetz befolgt die Anordnung, einem Patienten eine subkutane Injektion zu verabreichen. Der folgende Ablauf zeigt die korrekte Händehygiene in diesem Prozess auf.

1. Händedesinfektion vor „aseptischer Tätigkeit" – Aufziehen der Injektion.
2. Händedesinfektion „vor Patientenkontakt" – Entfernen von Bettdecke/Schlafanzug, Hautantiseptik mit einer Sprühflasche. Durch das Anfassen von Bettdecke und Sprühflasche wurden die Hände kontaminiert.
3. Händedesinfektion „vor aseptischer Tätigkeit" – Durchführung der Injektion.
4. Händedesinfektion „nach Patientenkontakt"/„nach Kontakt mit der unmittelbaren Patientenumgebung".

Unter Berücksichtigung der Einwirkzeit von 30 sec. benötigt Herr Schetz in diesem Beispiel 2 min. für die Händedesinfektion (4-mal 30 sec.).

Die Forderung „für Hygiene muss immer Zeit sein“, ist aus infektiologischer Sicht absolut korrekt. Im Arbeitsalltag ist diese Forderung nicht immer umsetzbar. Durch geplantes Vorgehen lassen sich jedoch Indikationen zur Händedesinfektion einsparen. Im Beispiel oben betrifft dies die vierte Händedesinfektion, bei der die Indikationen „nach Patientenkontakt" und „nach Kontakt mit der unmittelbaren Patientenumgebung" zusammengefasst werden können. Das Fallbeispiel zeigt aber auch, dass „automatisierte" Abläufe sinnvoll sind. Viele Kollegen desinfizieren, beispielsweise auf dem Flur „im Vorbeigehen", die Hände. Dies geschieht offensichtlich ohne großes Nachdenken, sondern wird „einfach gemacht". Diese Automatismen können sinnvoll eingeübt werden. So ist es z.B. denkbar, sich anzugewöhnen, immer bei Betreten eines Patientenzimmers die Hände zu desinfizieren (Indikation vor Patientenkontakt).

Merke

- Es ist Bestandteil des Berufsalltags, Hygienemaßnahmen ausreichend Zeit einzuräumen.
- Eine indikationsgerechte Händehygiene kann trainiert und zum „Selbstläufer" gemacht werden.

Hauptsache desinfiziert?

Fallbeispiel

Frau Kreng reist mit dem ÖPNV in ein Krankenhaus, um ihren Ehemann zu besuchen. Sie trägt eine Tasche mit Utensilien für ihren Mann. Diese hatte zuvor im Bus auf dem Boden gestanden. Beim Betreten der Klinik sind ihre Hände leicht verschwitzt und mit Erregern aus dem Bus kontaminiert. Frau Kreng sucht einen Desinfektionsmittelspender auf, entnimmt eine nicht definierte Menge davon und verreibt diese in den Handinnenflächen. Nun geht sie zum Fahrstuhl und betätigt den Etagenwahlknopf. Nach dem Verlassen des Fahrstuhls muss sie mit ihren Händen mehrere Türen öffnen. Bei Betreten des Patientenzimmers führt sie keine Händedesinfektion durch, da sie dies ja bereits bei Betreten der Klinik erledigt hat. Sie begrüßt ihren Mann und stellt die Tasche in das saubere Patientenbett.

Der Effekt der Händedesinfektion in diesem Fallbeispiel wurde wegen der nicht sachgerechten Durchführung und mehrerer Handkontakte zunichte gemacht. Frau Kreng hat durch diese Tätigkeit jedoch ein gefährliches Gefühl der Sicherheit vermittelt bekommen. Zudem stellt sie ihre Tasche, die zuvor auf dem Boden stand, in das Bett ihres Mannes. Ebenso häufig ist die Bedienung von Händedesinfektionsmittelspendern beim Verlassen von Krankenhäusern zu beobachten. Sinnvoller wäre es, direkt beim Verlassen des Patientenzimmers (nach Kontakt mit der unmittelbaren Patientenumgebung) die Hände zu desinfizieren.

Neben den „fünf Indikationen" wird im Modell der „5 Moments" eine direkte und eine erweiterte Patientenumgebung unterschieden.

Direkte Patientenumgebung

Als direkte Patientenumgebung werden im **Krankenhaus** folgende Bereiche definiert:

- Auf **Normalstationen:** Patientenbett mit dazugehörigem Nachttisch und den darin befindlichen persönlichen Gegenständen des Patienten sowie alle dem Patienten zugeordneten Geräte, Devices.
- Auf **Intensivstationen:** Patientenbett mit Infusionspumpen/Perfusoren, Beatmungseinheit, Überwachungsmonitor, zugehöriger Computerarbeitsplatz (wenn direkt am Patientenbett gelegen) sowie alle dem Patienten zugeordneten Geräte.

Im **Alten und Pflegeheim** wird die direkte Bewohnerumgebung folgendermaßen unterschieden:

- Mehrbettzimmer: Bett mit Nachttisch sowie darin befindliche persönliche Gegenstände und zugeordnete Devices.
- Einzelzimmer: das gesamte Zimmer.

Erweiterte Patientenumgebung

Als erweiterte Patientenumgebung im Krankenhaus gilt: Sanitärbereich des Patienten, wie Badewanne, Waschbecken und -umgebung, Armaturen. Ebenso Tische, Stühle, Wickeltische, aber auch Tische auf der Station – also Bereiche des Patientenzimmers, die über die direkte Patientenumgebung hinausgehen.

Die erweiterte **Bewohnerumgebung** sind alle darüberhinausgehenden Bereiche. Dies ist auch jeweils von der Mobilität des Bewohners abhängig (► Abb. 6.9).

Mit **Bewohnerkontakt** ist ein medizinisch-pflegerischer, umfassender intensiver Hautkontakt gemeint, bei dem die Intimsphäre des Bewohners nicht mehr gewahrt ist. Beispiele sind Lagerungsmaßnahmen/Positionswechsel oder Körperpflege.

Ambulante Pflege und Versorgung

In der ambulanten Pflege und Versorgung unterscheidet die „Aktion Saubere Hände" zwischen **sozialen Kontakten** (keine Händedesinfektion) und medizinisch/pflegerischen, **intensiven Kontakten,** die eine hygienische Händedesinfektion erforderlich machen (► Abb. 6.10). Im Rahmen von

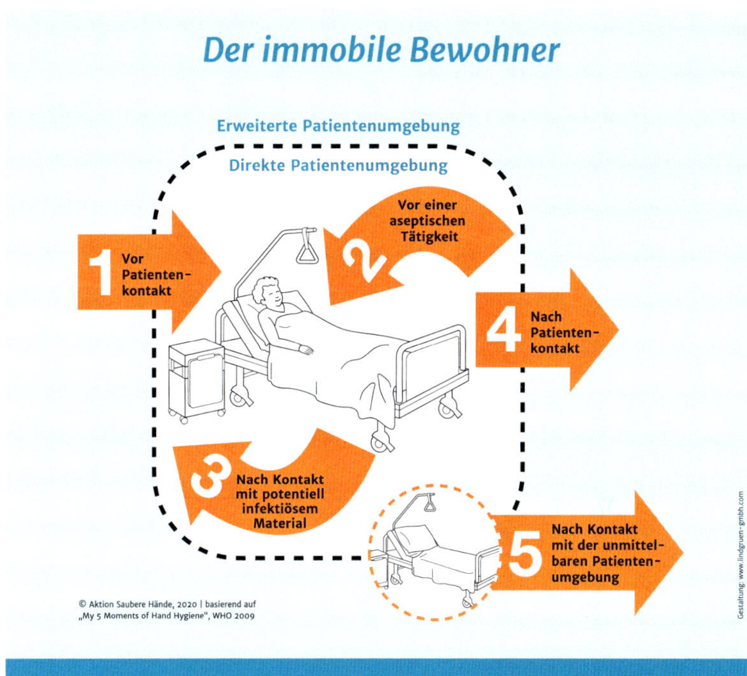

Abb. 6.9 Händedesinfektionen bei immobilen Heimbewohnern [W953]

invasiven Maßnahmen ist das Modell der „fünf Indikationen" sinnvoll, wenn sich der Patient für die Dauer der Maßnahme (wäre z. B. Katheterisierung der Harnblase) an einem definierten Ort aufhält (▸ Abb. 6.11, ▸ Abb. 6.12). Bei einer Katheterisierung der Harnblase im Bett, wären das Bett sowie erforderliche Ablageflächen als patientennah einzustufen.

Weitere Definitionen der direkten Patientenumgebung, gemäß der Aktion Saubere Hände, angepasst an die folgenden Fachbereiche:

- **Ambulante Dialyse:** Patientenbett bzw. Liegestuhl mit Dialysegerät, am Bett verbleibende persönliche Utensilien des Patienten sowie alle weiteren, im Verlauf der Dialysebehandlung direkt am Patienten verbleibenden Materialien oder Geräte.
- **Ambulante Endoskopie:** Untersuchungsliege, Endoskop mit Zubehör, Beistelltische zur Ablage von Materialien, sowie alle weiteren, im Verlauf der Behandlung direkt am Patienten verbleibenden Materialien oder Geräte.
- **Interventionelle Radiologie:** Untersuchungsliege, verwendete Bestelltische zur Ablage von Materialien, sowie alle weiteren, im Verlauf der Behandlung direkt am Patienten verbleibenden Materialien oder Geräte (**nicht** das Röntgengerät, MRT, CT etc.).
- **Andere Bereiche (außer OP), z. B Eingriffsräume:** Untersuchungs-bzw. Behandlungsliege, verwendete Beistelltische zur Ablage von Materialien, sowie alle weiteren, im Verlauf der Behandlung direkt am Patienten verbleibenden Materialien oder Geräte. Alle hierüber hinausgehenden Bereiche gelten als erweitere Patientenumgebung.

Seifen -und Händedesinfektionsmittel-Spender

Seifen sind Kosmetikartikel und werden in Spendern angeboten. Im Bereich der Pflege und Medizin gibt es Seife grundsätzlich als Flüssigseife. Das klassische Stück Seife ist nicht erlaubt, da es bereits nach kurzer Nutzung massiv verkeimt (v. a. mit Pseudomonas aeruginosa). Die Spender für Seife müssen regelmäßig gereinigt werden (▸ Abb. 6.13). Auch wenn es nicht ausdrücklich verboten ist, sollten Flüssigseifen nicht umgefüllt werden. Hierbei kann es zu einer erheblichen Kontamination der Seife mit krankmachenden Keimen kommen. Leere Flaschen werden entsorgt.

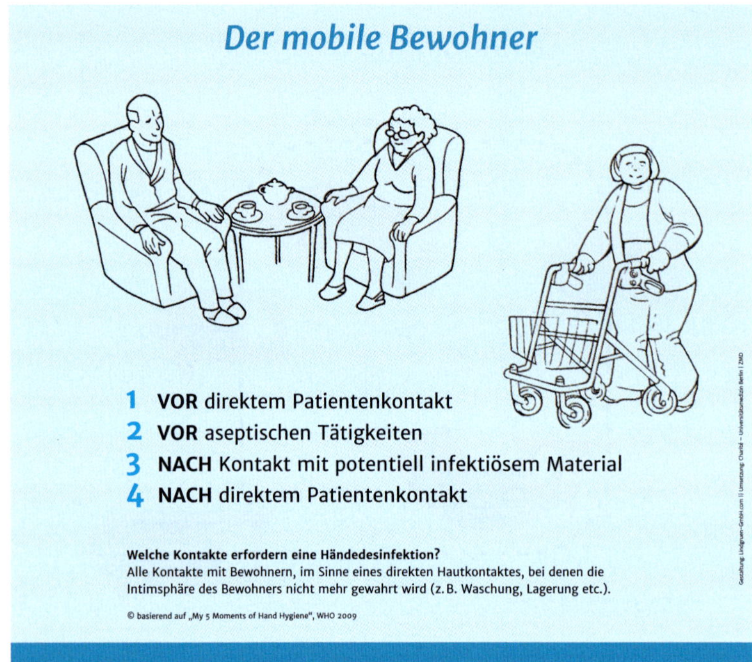

Abb. 6.10 Händedesinfektionen bei mobilen Heimbewohnern [W953]

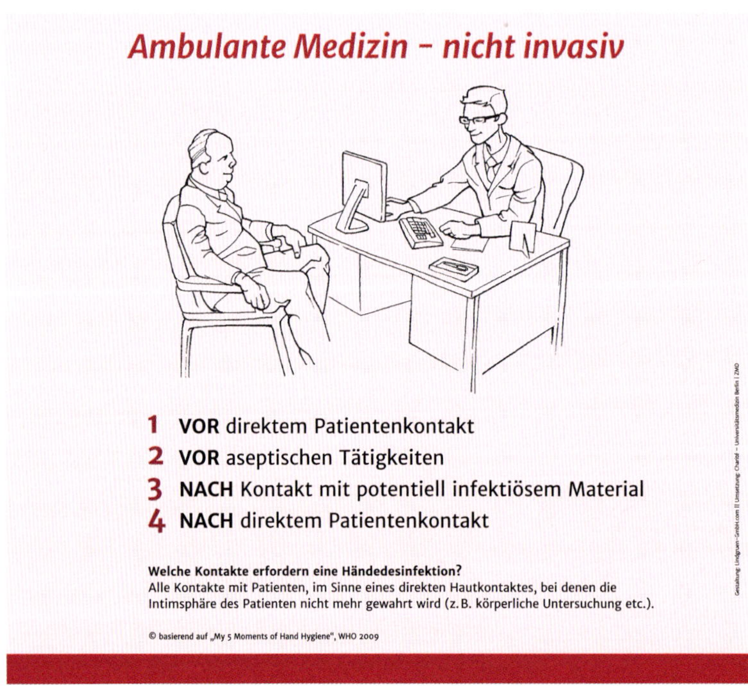

Abb. 6.11 Händedesinfektionen bei nichtinvasiven medizinischen Maßnahmen [W953]

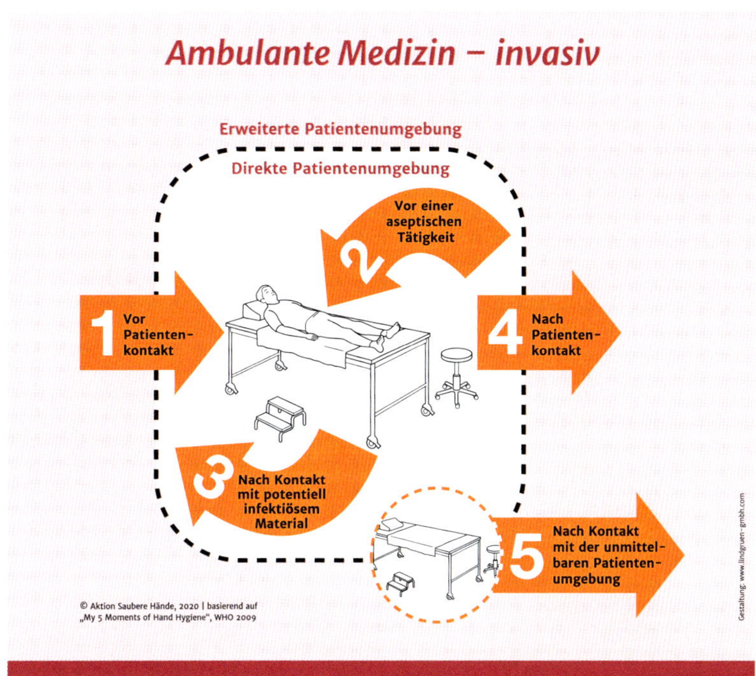

Abb. 6.12 Händedesinfektionen bei invasiven medizinischen Maßnahmen [W953]

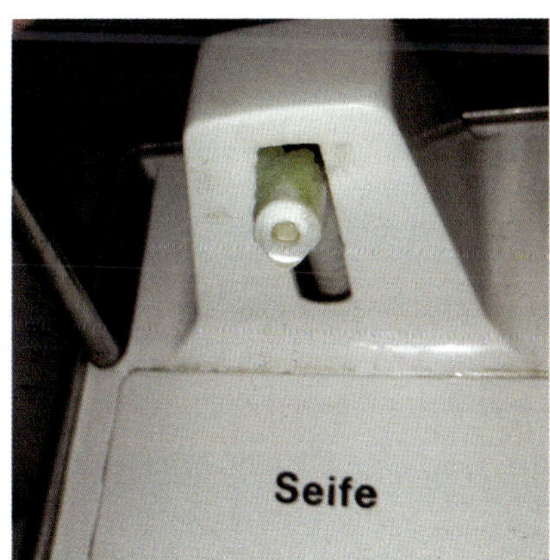

Abb. 6.13 Verschmutzter Seifenspender [M1225]

Händedesinfektionsmittel gibt es in Spendern oder Kitteltaschenflaschen: Zum einen finden sich Flaschen mit einem Volumen von 500 ml bis 1000 ml in einem Spendersystem, zum anderen gibt es kleine „Kitteltaschenflaschen", welche mitgeführt werden. Große Gebinde werden in fest montierten Spendern z.B. an Wänden (wandständig), Pflegewagen angeboten. Diese sollten in angemessener Anzahl an günstigen Orten, d.h. anwendernah, platziert werden. Grundsätzlich ist darauf zu achten, dass die Entnahme immer mittels einer Pumpe erfolgt und nicht eine offenstehende Flasche in die Hand genommen werden muss.

Fallbeispiel

Die Pflegefachfrau Frau Meiers bekommt den Auftrag, einen Patienten ihrer Station zu isolieren. Kurzerhand verwendet sie einen Nachtschrank, um die benötigten Materialien vor dem Zimmer bereitzustellen. Eine Flasche mit 500 ml Händedesinfektion wird ohne Pumpspender ebenfalls vorbereitet. Nach drei Tagen ist der Patient immer noch isoliert und die Desinfektionsmittelflasche ist zur Hälfte geleert. Bei jeder der ca. 70 durchgeführten Händedesinfektionen wurde die Flasche, aufgrund der fehlenden Pumpe, in die Hand genommen. Da sie in den vergangenen drei Tagen nicht desinfizierend abgewischt wurde, ist die Flasche außen massiv verkeimt.

Bei Verwendung eines Pumpspenders wäre die Handkontaktfläche – und somit die kontaminierte Oberfläche – deutlich kleiner gewesen. Dies bedeutet eine geringere Übertragungsgefahr. In jedem Fall muss das Gebinde mindestens täglich von außen desinfiziert werden

Entnahme von Desinfektionsmittel aus einem Spender

In der KRINKO-Empfehlung zur Händehygiene aus dem Jahr 2000 wurde eine **Spenderbedienung mit dem Ellenbogen** als wichtige Maßnahme hervorgehoben. Hintergrund war, dass bei der Bedienung eine Kontamination der Pumpe mit Erregern der Hände vermieden werden sollte. In der aktuellen Richtlinie aus dem Jahr 2016 geht die KRINKO inhaltlich nicht auf die Bedienung von Händedesinfektionsmittelspendern ein.

Der Spender kann wahlweise mit der Hand, die unmittelbar nach der Bedienung desinfiziert wird, mit der Vorder- oder Rückseite des Handgelenks oder mit dem Ellenbogen bedient werden. Spender für Händedesinfektionsmittel sind **Medizinprodukte.** Dies bedeutet, es handelt sich entweder um eine Einmalpumpe oder der Spender muss nach Herstellerangabe aufbereitet werden (► Abb. 6.14).

Merke

Es ist nicht wichtig, wie der Händedesinfektionsmittelspender betätigt wird, sondern dass er genutzt wird, ist von Bedeutung.

Eine tägliche Reinigung und Wischdesinfektion der Außenseite verhindert wirkungsvoll eine Kontamination dieser Oberflächen. Insbesondere die Öffnung der Pumpe (Auslass) muss arbeitstäglich von Verkrustungen und Ablagerungen gereinigt werden. Bei sichtbarer Verschmutzung ist eine umgehende Reinigung und Desinfektion erforderlich.

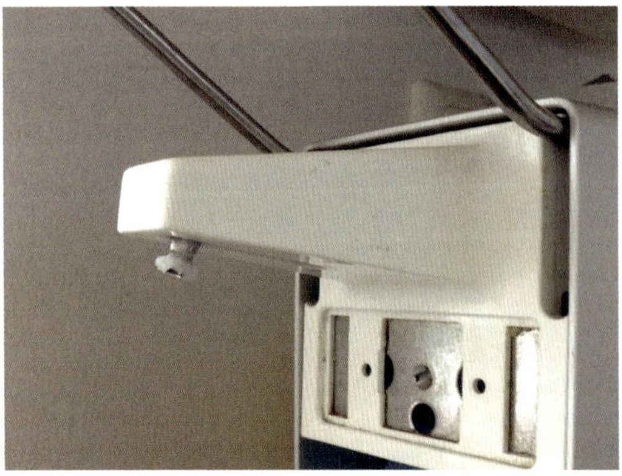

Abb. 6.14 So bitte nicht! Der Spender ist nicht nur verschmutzt, sondern auch defekt. [M1225]

Merke

Das Umfüllen oder Wiederauffüllen von Flaschen mit Händedesinfektionsmitteln ist verboten.

Fallbeispiel

Herr Della fällt auf, dass Flaschen mit Händedesinfektionsmittel nie vollständig geleert werden und beim Flaschenwechsel immer ein kleiner Rest übrigbleibt. Als sparsamer Mensch schüttet er diesen Rest in die neue Flasche. Ebenso hat er sich angewöhnt, seine Kitteltaschenflasche nicht zu verwerfen, sondern an einem Spender aufzufüllen.

Beide Vorgehensweisen sind aus ökologischer und ökonomischer Sicht nachvollziehbar. Trotzdem ist weder das Um- noch das Nachfüllen von Gebinden zur Händedesinfektion erlaubt. Reste werden verworfen oder für eine Händedesinfektion genutzt, leere Flaschen werden nicht aufgefüllt, sondern dem (Wertstoff-)Abfall zugeführt.

Beim Abfüllen von Händedesinfektionsmittel ist eine **sporenfreie Abfüllung** zu gewährleisten. Dies ist nur in Reinraumbereichen und niemals im Pflegealltag möglich. (► 6.3).

Die **Standzeit** des angebrochenen Gebindes im Spender beträgt in der Regel sechs Monate, jedoch nicht länger als das aufgedruckte Haltbarkeitsdatum (Herstellerangabe). Der Anbruch oder der Ablauf ist auf dem Gebinde zu dokumentieren. Ist die Standzeit überschritten, muss das komplette Gebinde mit Restinhalt verworfen werden.

Merke

Wird ein Spender so selten genutzt, dass der Inhalt nach sechs Monaten nicht verwendet wird, ist möglicherweise der Ort ungünstig gewählt und eine Platzierung näher am Ort der Verwendung in Betracht zu ziehen.

Kitteltaschenflaschen

In Bereichen, in denen wandständige Spender aus Platzgründen nicht möglich sind oder sich aus anderen Gründen verbieten (z. B. Psychiatrie, Kinderheilkunde), aber auch in der ambulanten Pflege, werden Kitteltaschenflaschen verwendet. Hierbei handelt es sich aufgrund der Art der Nutzung um Gegenstände mit häufigem **Handkontakt.** Folglich sind diese Flaschen mindestens arbeitstäglich zu desinfizieren.

Das **korrekte Vorgehen** bei der Verwendung einer Kitteltaschenflasche:

- Flasche (aus Kitteltasche) entnehmen und öffnen.
- Hohlhand voll Präparat in Hand geben.
- Flasche schließen und in Tasche zurückgeben.
- Händedesinfektion durchführen.

Dosierung von Händedesinfektionsmitteln

Spenderpumpen geben ca. 3 ml Präparat pro Bedienung ab. Dieser Wert unterliegt allerdings Schwankungen. So ist von Bedeutung, ob die Pumpe komplett gefüllt ist oder ob sich die Einstellung im Verlauf der Zeit möglicherweise verändert hat. Im Arbeitsalltag ist diese Frage nicht von Relevanz, da eine gefüllte Hohlhand (▶ Abb. 6.15) die benötigte Menge individuell definiert.

Merke

Eine „Hohlhand voll", das entspricht der Menge von 3–5 ml, ist die Menge an Desinfektionsmittel, die für eine hygienische Händedesinfektion benötigt wird.

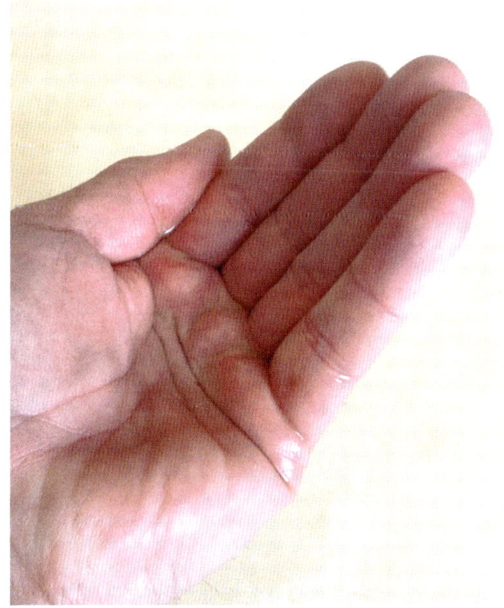

Abb. 6.15 Den „Messbecher" immer dabei. Eine Hohlhandvoll entspricht der individuell benötigten Menge an Händedesinfektionsmittel. [M1225]

Einreibetechnik

Fallbeispiel

Herr Farnschlag ist ein „flotter Flitzer", der sich im Vorbeilaufen schnell am Spender bedient. Die größte Menge an Desinfektionsmittel landet auf dem Boden (was eine erhebliche Rutschgefahr zur Folge hat). Er selbst ist erfreut, wie schnell seine Hände wieder trocken sind. Benetzungslücken und eine erheblich unterschrittene Einwirkzeit werden von ihm ignoriert.
Frau These gehört zur Kategorie „Wedler". Sie versucht, eine möglichst große Menge an Präparat zu verwenden. Allerdings verlässt sie die Motivation schon nach wenigen Sekunden und durch heftiges Herumwedeln der Hände wird nun versucht, diese zu trocknen. Das funktioniert unglücklicherweise auch. Leider übersieht sie, dass der Haut mit dem Verdunsten des Alkohols Lipide (welche ihren Hautschutz darstellen) entzogen werden. Trockene und rissige Hände sind die Folge. Eine erfolgreiche Desinfektion hat, auch aufgrund der nicht eingehaltenen Einwirkzeit, nicht stattgefunden.
Herr Marmann gehört zur Kategorie der „Blender". Er benutzt den Spender nur, wenn er beobachtet wird. Dann aber mit einer möglichst viel Desinfektionsmittel und großer Geste. Er hat den Sinn einer hygienischen Händedesinfektion nicht verstanden.

Merke

Die hygienische Händedesinfektion dient nicht dem Selbstzweck, sondern ist nachweislich die wirksamste Einzelmaßnahme zum Patienten- und Personalschutz.

Durchführung der hygienischen Händedesinfektion

Eine Hohlhand voll (etwa 3–5 ml.) Desinfektionsmittel auf die **trockene** Hand geben. Das Präparat in beide Hände einreiben, sodass die gesamte Oberfläche der Hand (von den Fingerspitzen, alle Finger inkl. Daumen, Fingerzwischenräumen und Innen- wie Außenflächen) benetzt werden (▶ Abb. 6.16). Es empfiehlt sich, auch die Handgelenke in die Desinfektion einzubeziehen.
Zum Erlernen der Einreibetechnik wird die Standard-Einreibemethode gem. EN 1500 empfohlen. Dies kann auch beim Waschen der Hände eingeübt werden.
Im Pflegealltag hat sich diese Methode allerdings nicht flächendeckend bewährt.

Hygienische Händedesinfektion

Standard-Einreibemethode für die hygienische Händedesinfektion gem. EN 1500

Einwirkzeit
30 Sekunden

Handfläche auf Handfläche, zusätzlich gegebenenfalls die Handgelenke

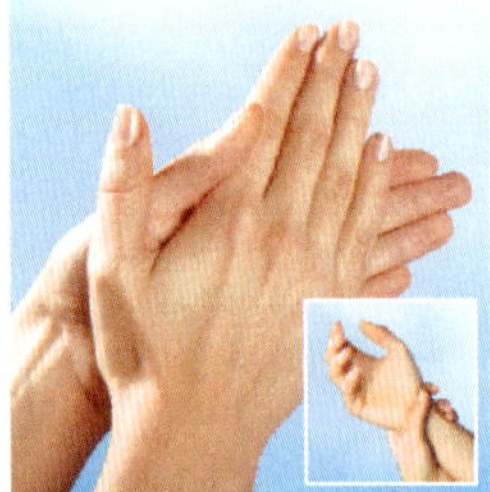

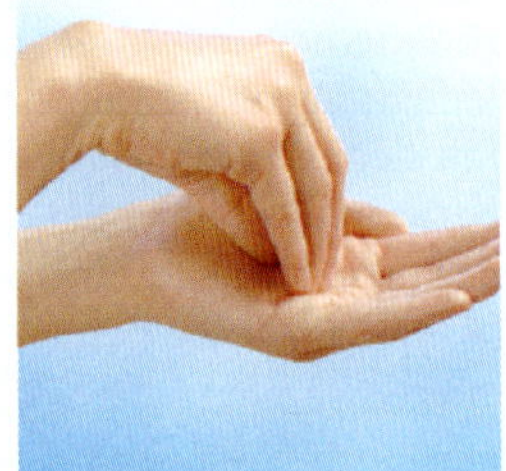

Kreisendes Reiben mit geschlossenen Fingerkuppen der rechten Hand in der linken Handfläche – und umgekehrt

Rechte Handfläche über linkem Handrücken – und umgekehrt

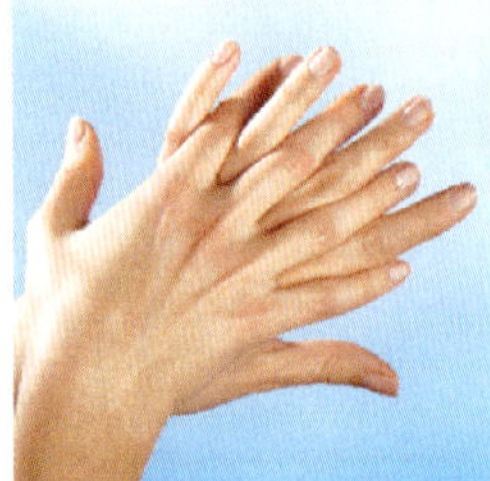

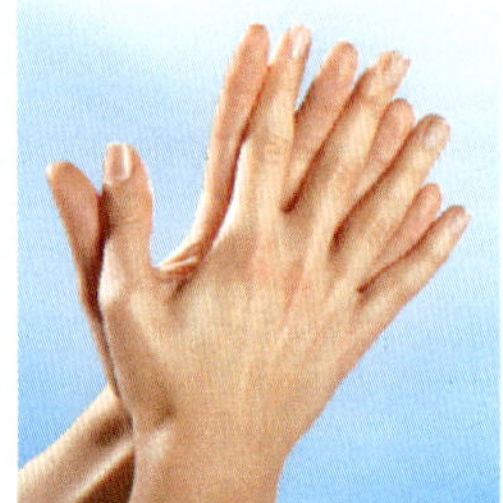

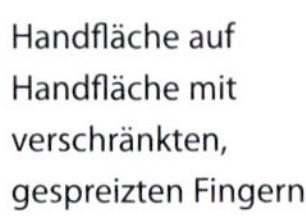

Handfläche auf Handfläche mit verschränkten, gespreizten Fingern

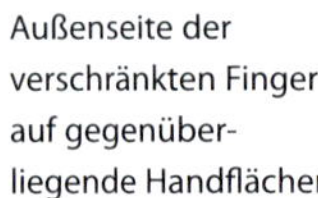

Außenseite der verschränkten Finger auf gegenüberliegende Handflächen

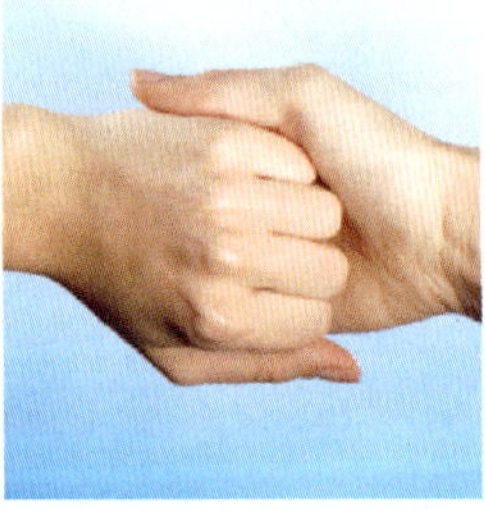

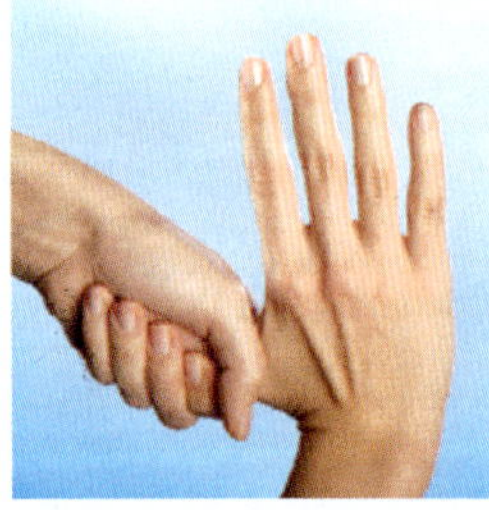

Kreisendes Reiben des rechten Daumens in der geschlossenen linken Handfläche – und umgekehrt

Bei der **hygienischen Händedesinfektion** das Händedesinfektionsmittel in die hohlen, trockenen Hände geben und über **30 Sekunden** einreiben. Bitte achten Sie besonders auf **Fingerkuppen** und **Daumen**.

➨ **Darauf achten, dass die Hände die gesamte Einreibezeit feucht bleiben. Bei Bedarf erneut Händedesinfektionsmittel entnehmen.**

www.schuelke.com

238 / III / 05.11 / C / westwerk

Abb. 6.16 Die sechs Schritte der Händedesinfektion gemäß EN 1500 [V519]

Merke

Als Fachkraft ist es wichtig, die Einreibetechnik fachgerecht und eigenverantwortlich durchzuführen, und Benetzungslücken zu vermeiden.

Vermeidung von Benetzungslücken:

1. Anstelle der Vorstellung „Händedesinfektion" kann es hilfreich sein sich vorzustellen, die Hände werden eingecremt und diese Bewegungsabläufe zu übernehmen. Diese Vorstellung der Handpflege durch Desinfektion ist richtiger, als man zunächst denken mag. Einziger Unterschied: Desinfektionsmittel wird in die Hand, Creme auf den Handrücken gegeben.
2. Es gibt die Möglichkeit, Benetzungslücken mittels einer Schwarzlichtlampe sichtbar zu machen. Hierbei geht es nicht um das beste Ergebnis, sondern um eine Selbstkontrolle! Folglich macht es Sinn, bei dieser Gelegenheit so vorzugehen wie auch im Pflegealltag (▸ 6.11).

Fingerkuppen und Daumen sind besonders stark mikrobiologisch belastet, da es sich hierbei um die primären „Kontaktflächen" handelt. Dementsprechend ist bei diesen Arealen besondere Sorgfalt erforderlich.

Einwirkzeit bei hygienischer Händedesinfektion

Die Einwirkzeit ist eine verbindliche Herstellerangabe und beträgt bei allen Produkten derzeit 30 sec. Sind die Hände bereits vor Erreichen der Einwirkzeit trocken, muss Desinfektionsmittel nachgenommen werden.

Im Sommer 2019 machten Publikationen die Runde, in denen eine **Verkürzung der Einwirkzeit** auf 15 sec. bei der hygienischen Händedesinfektion als **ausreichend** erachtet wird. Hierzu ist zunächst zu bemerken, dass die Einwirkzeit (EWZ) eine verbindliche Herstellerangabe ist und von niemandem eigenmächtig verkürzt werden darf. Neben diesem Ausschlusskriterium gibt es einen weiteren Aspekt: Eine Flüssigkeitsmenge von 3 bis 5 ml in der Zeit von 15 sec. komplett in die Hände einzureiben, ist kaum zu schaffen, d. h. die Hände sind nach dieser Zeit noch feucht.

Irritierend wirken sich möglicherweise Angaben im Beipackzettel aus, wenn eine EWZ bei der hygienischen Händedesinfektion von 30 sec. aufgeführt ist, aber die Einreibungsdauer beispielsweise bei Noroviren in deutlich kürzerer Zeit deklariert ist. Da im Pflegealltag ausschließlich eine hygienische Händedesinfektion durchgeführt wird, ist die deklarierte Einwirkzeit unbedingt einzuhalten. **Entscheidend** ist somit immer die **Herstellerangabe** zur Einwirkzeit bei der hygienischen Händedesinfektion.

Bei der hygienischen Händedesinfektion sind die verbindlichen Herstellerangaben zur Einwirkzeit zu beachten:

- 3–5 ml (Hohlhand voll)
- 30 sec. Einwirkzeit

Merke

Es dauert ca. 30 sec., um den Inhalt einer Hohlhand komplett in die Hände einzureiben.

Desinfektion der behandschuhten Hand

Grundsätzlich werden Handschuhe (▸ 5.10) nicht desinfiziert. Allerdings gibt es im Pflegealltag Situationen, die einen schnellen Wechsel von „unreiner" zu „reiner" Phase beinhalten oder aus anderen Gründen eine Situation darstellen, die ein hygienisches Handeln mit einem erforderlichen Handschuhwechsel ausgesprochen schwer machen. Diesem Problem wird häufig mit dem Übereinanderziehen von zwei Paar Handschuhen begegnet, wobei das obere Paar nach einer Maßnahme abgelegt – und in aller Regel ohne Desinfektion – mit dem zweiten Paar die Tätigkeit beendet wird. Hauptkritikpunkt an diesem Vorgehen ist die unterlassene Desinfektion.

In speziellen Situationen dürfen laut KRINKO **behandschuhte Hände desinfiziert** werden (KRINKO, Händehygiene in Einrichtungen des Gesundheitswesens 2016). Hierunter sind Tätigkeiten zu verstehen, in denen ein häufiger Handschuhwechsel erforderlich, erfahrungsgemäß jedoch schwierig realisierbar ist oder der Wechsel zu einer Unterbrechung des Arbeitsflusses führt. Dies ist der Fall, wenn der jeweilige Arbeitsablauf keine Zeit für die Trocknung der desinfizierten Hände vor dem Anlegen der neuen Handschuhe gewährt. Beispielhaft seien Maßnahmen am selben Patienten mit zwischenzeitlichem Kontakt zu unterschiedlich kontaminierten Körperbereichen, oder auch aufeinanderfolgende Blutentnahmen bei mehreren Patienten genannt.

Die Desinfektion der Handschuhe korreliert mit den Indikationen der hygienischen Händedesinfektion. Voraussetzungen ist, dass der Handschuh:

- intakt und nicht erkennbar kontaminiert ist und
- …

- chemikalienbeständig gem. EN 374 ist und …
- vom Hersteller der Handschuhe sowie des Desinfektionsmittels keine gegenteiligen Angaben gemacht werden.

Vorsicht

Hersteller von Einmalhandschuhen geben ihre Handschuhe möglicherweise – mit Hinweis auf ein Medizinprodukt, welches nicht aufbereitet werden kann – nicht zur Desinfektion frei.

Studien zeigen, dass gute **Einmalhandschuhe** (verschiedene Sorten) auch nach mehrfacher Behandlung mit Desinfektionsmittel eine hohe Dichtigkeit aufweisen. Die Ergebnisse verweisen zudem darauf, dass die Handschuhe durch die Desinfektion nicht geschädigt wurden. Entstandene Perforationen wurden auf die Mechanik bei der Desinfektion zurückgeführt. Die nachgewiesene Perforationsrate lag mit 2,1 % nur gering über der Undichtigkeitsrate von unbenutzten Handschuhen 1,5 %.
Der Effekt einer Desinfektion der behandschuhten Hand ist – im Vergleich zur Desinfektion der Hand – sogar besser.

- Im Gegensatz zur Hand gibt es auf dem Handschuh keine Standortflora.
- Die Oberfläche des Handschuhs ist deutlich glatter als die Haut einer Hand, was mit einer besseren Desinfizierbarkeit gleichzusetzen ist.

Diese, zunächst auf Logik basierenden, Aussagen wurden durch Studien belegt.

Merke

Die Desinfektion der behandschuhten Hand darf nur durchgeführt werden, wenn dies im Hygieneplan hinterlegt ist.

Diese Angaben beziehen sich ausschließlich auf keimarme Einmalhandschuhe und nicht auf sterile Handschuhe, die nicht desinfiziert werden dürfen. Die Handschuhe müssen passgenau und faltenfrei angelegt sein

Maßnahmen bei Kontamination der Hände

Fallbeispiel

Herr Dellwald ärgert sich über sich selbst. Als erfahrene Pflegefachkraft hätte er es besser wissen müssen… „Mal eben" Herrn Schmeld im Bett neu positionieren. Beim Griff unter das Gesäß seines Klienten bemerkt Herr Dellwald eine unangenehme Feuchtigkeit an seinen Händen.
Er unterbricht die Pflegemaßnahme, geht zum Handwaschbecken, dreht das Wasser auf und wäscht mit viel Wasser und Seife seine Hände. Nach dem Trocknen der Hände zieht er Handschuhe an und wendet sich wieder seinem Klienten zu. Herr Dellwald hat nicht bedacht, dass durch die Händewaschung keine sichere Dekontamination der Hände stattgefunden hat. Weiterhin kam es durch die Händewaschung zu einer erheblichen Kontamination von Waschbecken und eigener Kleidung durch Spritzwasser.

Verschmutzte Hände werden gemäß dem Grundsatz „erst Reinigung – dann Desinfektion"", vor der Desinfektion grundsätzlich gewaschen (► 6.2) Bei mit Schmutz und Fett belasteter Haut bleibt die Wirkung alkoholischer Händedesinfektionsmittel weitgehend erhalten und ist immer noch mit der Händewaschung vergleichbar. Diese Aussage belegt die Qualität der korrekt durchgeführten hygienischen Händedesinfektion. Vergleichbare Situationen sind im Pflegealltag jedoch nicht realistisch.

Merke

Verschmutzte Hände werden vor der Desinfektion gewaschen.

- **Vorgehen bei punktueller Verschmutzung der Hände:**
  - Kontamination/Verschmutzung mit einem händedesinfektionsmittelgetränkten Einmaltuch entfernen (sozusagen eine Vor-Reinigung durchführen).
  - Hygienische Händedesinfektion durchführen.
- **Vorgehen bei stark verschmutzten Händen:**
  - Hände unter sanftem Wasserstrahl vorsichtig abspülen.
  - Händewaschung mit Wasser und Seife durchführen. Darauf achten, dass Kleidung und Umfeld, z. B. durch Spritzwasser, nicht übermäßig kontaminiert werden.

- Nach Reinigung und Trocknung der Hände, eine hygienische Händedesinfektion durchführen.
- Abschließende Flächendesinfektion, um die Umgebungskontamination zu desinfizieren (beim Umgang mit Flächendesinfektionsmitteln Handschuhe tragen). Die Einwirkzeit des Flächendesinfektionsmittels ist in diesem Fall komplett einzuhalten (Flächenhygiene ▸ 6.6).

Dieser aufwendige Prozess bei stark verschmutzten Händen gewährleistet die erfolgreiche Reinigung und Desinfektion der stark kontaminierten Hand. Das Tragen von Handschuhen schützt vor einer starken Kontamination.

Grenzen der hygienischen Händedesinfektion

- **Sporenbildende Bakterien (Sporenbildner):** Eine Überlebensstrategie von bestimmten Bakterien ist die Ausbildung von Sporen. Hierbei handelt es sich um eine Überlebensform, die erreicht wird, indem die Bakterie den gesamten Stoffwechsel einstellt. Dies bewirkt eine hohe Stabilität gegenüber äußeren Einflüssen, zu denen auch Desinfektionsmaßnahmen gehören.
  - Die Sporen lassen sich durch eine hygienische Händedesinfektion nicht eliminieren. Aus diesem Grund ist nach der Desinfektion, eine Seifenwaschung der Hände zwingend erforderlich. Dies gilt auch für Helminthen, Protozoen und Oocysten.
  - Sporenbildende Bakterien sind mit den Namenszusätzen **Clostridioides** (anaerobe Bakterien) und **Bazillus** (aerobe Bakterien) versehen.

Merke

Nach der Versorgung von Patienten mit Clostridioides difficile bedingten Durchfällen, ist zusätzlich zur hygienischen Händedesinfektion eine Händewaschung durchzuführen.

- **Feuchte Hände:** Die Konzentration des Händedesinfektionsmittels ist ein entscheidender Faktor für den Erfolg der Desinfektion. Eine Verdünnung durch Restfeuchte oder Schweiß (z. B. nach dem Tragen von Handschuhen) führt, aufgrund von Verdünnungseffekten, zwangsläufig zu einem gewissen Wirkungsverlust. Folglich sollten schweißnasse Hände vor der Desinfektion, mit einem Einmaltuch, getrocknet werden. Alternativ kann die Menge an verwendetem Desinfektionsmittel erhöht werden.
- **Desinfektionstücher für Hände:** Diese sind für den medizinischen Bereich ungeeignet, da z.B. Areale wie die Nagelfalz nicht erreicht werden. Weiterhin ist die vom Tuch abgegebene Menge an Desinfektionslösung für den Desinfektionserfolg nicht ausreichend.
- **Remanent wirkende Zusätze im Händedesinfektionsmittel:** Der Zusatz remanent wirksamer Stoffe im Alkohol bewirkt im Rahmen der Händehygiene keinen verbesserten Effekt, stattdessen steigt jedoch das Risiko von Nebenwirkungen für den Anwender. Anmerkung: In der Hautantiseptik werden remanent wirkende Antiseptika hingegen mit Erfolg verwendet (▸ 6.5.3).

Händehygiene für Patienten und Angehörige

Grundsätzlich ist es sinnvoll, Patienten und Angehörige in die Grundlagen der Händehygiene einzuweisen. Die Vermutung, dass mit solch einer Schulung (!) Transmissionen verhindert werden können, ist naheliegend und nachvollziehbar. Eindeutige Belege für den Erfolg solcher Maßnahmen sind jedoch nicht bekannt, allerdings ist der Erfolg einer solchen Maßnahme auch schwer zu belegen. Für Patienten und Besucher werden von der KRINKO folgende Situationen zur Händedesinfektion empfohlen,

- bei Betreten des Patientenzimmers,
- bei Verlassen des Patientenzimmers,
- vor Esseneinnahme,
- nach Benutzung der Sanitäreinheit (WC),
- vor und nach Kontakt mit der eigenen Wunde, mit Schleimhäuten oder vor dem Betreten von Risikobereichen, wie Intensivstationen.

Merke

Es ist sinnvoll, Patienten, Bewohner und Angehörige in Maßnahmen der Händehygiene einzuweisen. Um einen präventiven Effekt zu erreichen, sollte dies jedoch gezielt und mit Sachverstand geschehen.

Der Vollständigkeit halber sollte darauf hingewiesen werden, dass Patienten und Angehörige zunehmend auf die Einhaltung von Hygieneregeln bei medizinischem Personal achten und ihre Beobachtungen auf verschiedenen Kanälen kommunizieren.

Compliance der hygienischen Händedesinfektion

Händehygiene ist unbestritten die Hygienemaßnahme Nr.1. Dies äußert sich auch darin, dass Patienten und Angehörige in Maßnahmen der

Händehygiene einbezogen werden sollen. Andererseits ist die Compliance von medizinischem Personal immer noch weit vom erforderlichen Standard entfernt. Es stellt sich die Frage, warum es so schwer ist, Fachleute in Pflege und Medizin von dieser einfachen und gut praktikablen Maßnahme zu überzeugen. Als Grund für unterlassene oder falsch durchgeführte Händedesinfektionen werden im Prinzip immer die gleichen Dinge genannt. Eine Übersicht über häufige Erklärungsversuche – ohne Anspruch auf Vollständigkeit – mit Empfehlungen auf diese Erklärungen zu reagieren, gibt die folgende Auflistung:

- **Keine Zeit:**
  - Mit Abstand das häufigste Argument. Im Pflegealltag wird Händehygiene bedauerlicherweise nicht mit der Ressource „Zeit" versehen. Hieraus lässt sich fälschlicherweise ableiten, dass der Händehygiene eine eher geringe Bedeutung zugestanden wird. Ein fatales Signal. Trotzdem ist diese Wahrnehmung keine Entschuldigung. Wenn Händehygiene in den Arbeitsalltag „eingebaut" wird, kann sie zum Selbstläufer werden. Es ist z.B. nicht erforderlich, eine halbe Minute neben dem Händedesinfektionsmittelspender stehen zu bleiben. Natürlich ist es gestattet, während der Desinfektion von A nach B zu gehen.
  - Arbeitsabläufe strukturiert zu planen und zu organisieren, hilft nicht nur Tätigkeiten effektiv durchzuführen, sondern kann (ansonsten doppelt anfallende) Indikationen zur Händedesinfektion einsparen.
- **Angst vor Hautschäden:**
  - In aller Regel unbegründet.
  - Bei richtiger Anwendung, was in diesem Zusammenhang v.a. bedeutet, das Präparat **einzureiben,** findet sogar ein Hautschutz statt. Hautschäden entstehen meistens durch falsche Anwendung, v.a. durch „Trockenwedeln" (► 6.4.6).
  - Auch Fingernägel werden durch alkoholische Händedesinfektion nicht geschädigt.
  - Wenn ein Präparat Hautprobleme verursacht, ist ein Umstieg auf ein anderes Mittel möglicherweise eine sinnvolle Maßnahme. Bei fortbestehenden Problemen der Haut sollte unbedingt der Betriebsarzt konsultiert werden.
- **Schlechte Erreichbarkeit von Spendern:**
  - In vielen Räumen ein nicht lösbares Problem: Die Örtlichkeiten geben den perfekten Anbringungsort für einen Händedesinfektionsmittelspender einfach nicht her. Allerdings ist diese Situation keine akzeptable Entschuldigung für eine unterlassene Desinfektion.
  - Möglicherweise hilft die Verwendung von Kitteltaschen-Flaschen an solch einer Stelle weiter.
- **Zweifel an der Wirksamkeit:** Können einer objektiven Betrachtung nicht standhalten. Tatsächlich ist die Wirksamkeit der hygienischen Händedesinfektion vielfach bewiesen.
- **Die Leitung macht es auch nicht:**
  - Ein ernsthaftes Problem. Führungskräfte sind immer Vorbild. Im Positiven aber leider auch im Negativen.
  - Jeder Mensch kann für sich entscheiden, ob er sich an einem schlechten Vorbild orientieren möchte.
  - Werden Sie zum guten Vorbild!
- **Schutz durch Handschuhe:** Ein Irrglaube, Handschuhe bieten keinen sicheren Schutz vor einer Kontamination der Hand mit Mikroorganismen.
- **Indikationen nicht bekannt:** Das WHO-Modell der fünf Indikationen hilft, Indikationen leicht zu erkennen.
- **Über- oder Unterdosierungen:** Eine Hohlhand voll Desinfektionsmittel ist die korrekte Menge.
- **Einwirkzeit wird unterschritten:**
  - Einer der häufigsten Fehler. Die Einwirkzeit wird sehr häufig, zum Teil sogar massiv unterschritten.
  - Das Einreiben von einer Hohlhand mit Desinfektionsmittel dauert ca. 30 sec.
  - Die Einwirkzeit ist eine verbindliche Herstellervorgabe, welche den Desinfektionserfolg sichert. Sie darf nicht eigenmächtig unterschritten werden.

Aufgabe

- Prüfen Sie Ihren Arbeitsbereich auf sinnvoll platzierte Händedesinfektionsmittelspender". Sind Spender schlecht platziert, veranlassen Sie eine Montage an einer besser erreichbaren Stelle.
- Notieren Sie Ihre Eindrücke und Erfahrungen und besprechen Sie diese mit Kollegen und mit dem Hygieneteam.

Begrüßendes/verabschiedendes Händeschütteln

Bei konsequenter Einhaltung der, von der WHO empfohlenen, 5 Indikationsgruppen zur Händedesinfektion, ist ein Verzicht auf das „Hand geben" nicht begründbar. In diesem Fall „... *liegt weder*

eine epidemiologische Evidenz, noch eine stichhaltige theoretische Rationale vor." (KRINKO). Mit dem Hinweis, dass eine indikationsgerechte Compliance der Händedesinfektion nur schwer erreicht ist, empfiehlt die KRINKO in Risikobereichen auf das begrüßende Händeschütteln zu verzichten.
Im Rahmen der Corona-Pandemie wurde empfohlen, auf das Händeschütteln zu verzichten. Im Pflegeberuf ist jedoch jederzeit eine indikationsgerechte Händedesinfektion möglich. Somit ist die Fragestellung des Handgebens eine Entscheidung der Einrichtung, wobei die soziale Komponente nicht außer Acht gelassen werden sollte. Im besten Fall ist dies im Hygieneplan hinterlegt.

6.4.5 Chirurgische Händedesinfektion

Definition

Chirurgische Händedesinfektion: Standard vor jedem operativen Eingriff. Sie wird nicht im pflegerischen Alltag angewendet, sondern ist Teil der vorbereitenden Maßnahmen im OP.

Die chirurgische Händedesinfektion genießt eine allgemein hohe Akzeptanz und Wertschätzung. Es ist undenkbar, dass an einer Operation beteiligtes Personal ohne chirurgische Händedesinfektion in sterile Handschuhe schlüpft und mit den Worten „trage ja Handschuhe" eine Operation beginnt.
Die chirurgische Händedesinfektion wird **vor jedem operativen Eingriff** standardmäßig durchgeführt. Das Ziel ist es, die transiente Hautflora zu eliminieren und für die Dauer der Operation die residente Hautflora zu reduzieren. Sie ist vor dem Anlegen der sterilen OP-Handschuhe und bei beabsichtigtem direktem Kontakt zum OP-Feld und zu sterilen Medizinprodukten oder Materialien durchzuführen. Ebenso erfolgt sie vor Eingriffen mit gleichen Anforderungen an die Asepsis wie bei einer Operation.

Merke

Das Ziel der chirurgischen Händedesinfektion ist eine Elimination der transienten und eine weitmöglichste Reduktion der residenten Hautflora (▸ 6.4.4).

Im Vergleich zur hygienischen Händedesinfektion ist eine **deutlich längere Einwirkzeit** vorgeschrieben, welche herstellerabhängig, von 90 bis 120 sec. variieren kann. Bei der chirurgischen Händedesinfektion ist es meist erforderlich, Desinfektionsmittel aus dem Spender nachzunehmen, da die Menge an Mittel ansonsten nicht ausreicht. In diesem Fall ist eine Bedienung des Spenders mit dem Ellenbogen sinnvoll.
In den meisten OP-Abteilungen wird die chirurgische Händedesinfektion in speziellen „Waschräumen" durchgeführt, wobei dieser Name etwas irreführend ist: Eine Händewaschung erfolgt nicht vor jedem Eingriff, sondern **vor** der **ersten Operation** des Tages. Damit Restfeuchte von den Händen abgetrocknet ist, erfolgt die Waschung mit einem zeitlichen Abstand von ca. zehn Minuten vor der Händedesinfektion. Ansonsten besteht das Risiko, dass es durch Feuchtigkeit zu einem Verdünnungseffekt des Desinfektionsmittels kommt. Um dieser Forderung der KRINKO nachzukommen, ist es eine Möglichkeit, die Händewaschung bereits bei Betreten des OP-Bereiches, nach dem Anziehen der Bereichskleidung, durchzuführen. Eine erneute präoperative Waschung ist nur bei sichtbarer Verschmutzung erforderlich. Bürsten werden nicht verwendet, da sie die Haut schädigen. Grundsätzlich wird ein OP-Bereich nur mit sauberen Händen betreten. Verschmutzte Hände oder Fingernägel sind bereits vor Betreten der Abteilung zu reinigen.
Ablauf einer chirurgischen Händedesinfektion:

- Seifen- und Händedesinfektionsmittelspender bei der chirurgischen Händedesinfektion mit dem Ellenbogen bedienen.
- Um bakterielle Sporen von den Händen abzuwaschen, Hände und Unterarme mit aufwärts gerichteten Fingerspitzen und tiefer liegendem Ellenbogen ca. 30 bis 60 sec. mit Wasser und einem Handwaschpräparat reinigen.
- Anschließend Hände gründlich abspülen und Hände/Unterarme mit keimarmen Einmalhandtüchern sorgfältig trocknen.
- Bei optisch sauberen Händen kann vor weiteren Eingriffen auf die Waschung der Hände verzichtet werden.
- Händedesinfektionsmittel in die trockene Hand geben.
- Hände und anschließend beide Unterarme mit Desinfektionsmittel vollständig benetzen.
- Hände einreiben, wobei Benetzungslücken vermieden werden müssen
- Die vom Hersteller verbindlich vorgegebene Einwirkzeit ist einzuhalten. Bei Bedarf Mittel aus dem Spender nachnehmen.

- Hände während und nach der Desinfektion über Ellenbogenniveau halten.
- Nach der Desinfektion darf nichts mehr angefasst werden, da der Effekt der Desinfektion somit zunichte gemacht würde!
- Vor dem Anlegen der OP-Handschuhe (► 9.2.2) müssen die Hände aus Gründen des Arbeitsschutzes trocken sein.

Vorsicht

Bei infizierten Verletzungen der Hand ist die Infektionsflora (► 6.4.4) zu beachten. Möglicherweise müssen infizierte Areale saniert werden, bevor der Betroffene wieder direkt an Eingriffen oder Operationen beteiligt werden darf (Betriebsarzt einbeziehen).

6.4.6 Hautschutz und Hautpflege

Erkrankungen der Haut, in aller Regel Ekzeme an den Händen, sind das größte Berufsrisiko für Pflegende. Im Jahr 2022 gingen bei der Berufsgenossenschaft 4904 Meldungen über Hauterkrankungen ein.

Aufbau der Haut

Die menschliche Haut besteht aus mehreren, insgesamt eineinhalb bis vier Millimeter dicken, **Schichten:**

- Die **Oberhaut** bildet den äußeren Teil der Hornschicht und schützt das darunter liegende Gewebe vor schädlichen Einflüssen. Auf der Oberhaut befindet sich ein Schutzfilm aus Wasser und Fett. Dieser Film hat einen pH von ca. 5 und schützt die Haut vor dem Austrocknen.
- Die darunterliegende **Lederhaut** hält, dank ihres Bindegewebes, die Haut elastisch und stabil. Sie ist gut durchblutet und enthält neben den Nerven des Tast- und Temperatursinns auch Schweiß- und Talgdrüsen.
- Das **Unterhautfettgewebe** bietet Schutz vor mechanischem Druck. Weiterhin funktioniert es als Wärme- sowie als Nährstoffspeicher.

Trockene Hände sind häufige Zeichen eines „Abnutzungsekzems", das verstärkt in kalten Jahreszeiten, aber nicht nur dann, auftritt. In dieser Situation hat die Haut ihre Barrierefunktion bereits weitgehend eingebüßt. Vermeintlich harmlose Ursachen wie Wasser und Seife oder auch Schwitzen tragen zu diesem Effekt maßgeblich bei. Als weiterer Belastungsfaktor spielt Stress eine erkennbare Rolle. Tägliche, regelmäßige Hautpflege ist der beste und gut praktikable Hautschutz. Rötungen, Jucken, Brennen der Hände sowie eine raue Haut hingegen sind ernstzunehmende Symptome eines (beginnenden) Hautschadens.

Merke

Die meisten berufsbedingten Hauterkrankungen lassen sich mit einer sorgfältig durchgeführten Hautpflege verhindern.

Aufgabe

Achten Sie, ab sofort und für den Rest ihres Berufslebens, auf folgende Krankheitssymptome der Haut:

- Trocken, gespannt, rissig, schuppig
- Rötung
- Juckreiz
- Bläschenbildung
- Brennen nach Händedesinfektion

Falls Sie diese oder vergleichbare Symptome bemerken, hinterfragen Sie Ihre eigene Hautpflege.

- Werden die Hände regelmäßig eingecremt?
- Haben Sie den Eindruck, die Creme ist für Sie geeignet oder benötigen Sie eine stärker/weniger stark rückfettende Creme?
- Wird das Händedesinfektionsmittel komplett in die Hände eingerieben?
- Werden die Hände häufig gewaschen?

Verbessern Sie Ihre Hautschutzmaßnahmen. Bewirken diese Maßnahme keine Besserung, nehmen Sie mit Ihrem betriebsärztliche Dienst Kontakt auf.

Geschädigte Haut und Händedesinfektion

Eine geschädigte Haut kann die Entwicklung einer **Allergie** begünstigen. Allergene dringen in tiefere Hautschichten ein und führen zu den in ► 4.3 weiter ausgeführten Reaktionen. Im Gegensatz zum Ekzem heilt eine Allergie nicht ab. Allergische Reaktionen auf Händedesinfektionsmittel sind eher selten. Treten Allergien auf Händedesinfektionsmittel auf, liegt die Ursache häufig in Zusätzen wie Duft- und Farbstoffen. In diesem Fall ist es häufig ausreichend, das Mittel zu wechseln.

Die **alkoholische Händedesinfektion** ist bei intakter Haut absolut schmerzfrei! Erst bei geschädigter Haut wird die Anwendung alkoholischer Händedesinfektionsmittel schmerzhaft. Obwohl das entsprechende Vorurteil weit verbreitet ist, führt der Alkohol im Desinfektionsmittel nicht zu Hautschäden! Ein, meist als Brennen empfundener,

Schmerz tritt erst bei geschädigter Haut auf. Anders formuliert, hier werden Ursache und Wirkung verwechselt: Durch die Desinfektion wird ein bestehender Hautschaden symptomatisch. Weiterhin ist bei vorgeschädigter Haut der Effekt eine hygienische Händedesinfektion abgeschwächt, da nicht alle Stellen der Hand vom Mittel erreicht werden. Dies liegt zum einen an veränderten Arealen im Bereich des Hautschadens, an die kein Mittel gelangt. Zum anderen an einem bewussten Aussparen der geschädigten Haut, um Schmerz zu vermeiden.

Merke

Tägliche, routinemäßige Hautpflege muss unbedingt fest in den Arbeitsalltag integriert werden.

Feuchtigkeit trocknet die Haut aus. Somit lassen sich folgende **Risikofaktoren** benennen:
- Häufiger Kontakt mit Wasser
- Häufiges Händewaschen mit Wasser und Seife
- Übermäßig langes Tragen von Handschuhen
- Sowie Kontakt mit hautreizenden Stoffen

Schutzmaßnahmen sind:
- Vermeiden des übermäßig häufigen Waschens der Hände.
- Händewaschung mit lauwarmem und nicht heißem Wasser durchführen.
- Sorgfältige Trocknung der Hände nach dem Waschen.
- Streng indikationsgerechtes und nicht prophylaktisches Tragen von Handschuhen. Begrenzung der Tragezeit auf das Minimum.
- Handschuhe werden nur auf trockene Hände angezogen.
- Beim längeren Tragen empfehlen sich ggf. Unterziehhandschuhe aus Baumwolle.
- Auch bei kurzem Kontakt mit hautschädigenden Substanzen werden immer Handschuhe getragen.
- Akzeptanz der Händedesinfektion und nicht der Händewaschung als primäre Maßnahme.
- Händedesinfektionsmittel werden in die Hände eingerieben. Die gängigen Präparate enthalten Hautpflegestoffe.
- Die Hände werden nach der Desinfektion nicht durch „wedeln" getrocknet.
- Hautschutz und Hautpflege durch Verwendung von Handcreme.

Hautpflege

Hautpflegeprodukte werden vom Arbeitgeber zur Verfügung gestellt. Sie sollen in Sozialräumen angeboten und mehrfach täglich (beispielsweise zu Dienstbeginn, in Pausen, zum Dienstende) angewendet werden. Von Fachfirmen wird eine Öl-in-Wasser-Suspension während der Arbeit- und eine Wasser-in-Öl-Suspension nach Arbeitsende empfohlen. Die Creme wird in Tuben oder Spendern angeboten. Offene Cremedosen zum „Hineinfassen" für ein gesamtes Team sind aus hygienischen Gründen nicht gestattet.

Das **Vorgehen** beim **Eincremen** der Hände:
- Handcreme auf den Handrücken auftragen und von hier, zunächst mit dem Handrücken der anderen Hand, verteilen. Schließlich ist der Handrücken in aller Regel die trockenste Region. Anschließend die Creme von hier über die Handflächen und Finger verteilen.
- Zwischenräume der Finger nicht vergessen.
- Hautschutzplan beachten, dieser gehört gem. §§3,6 Arbeitssicherheitsgesetz und TRGS 401 zur Arbeitgeberpflicht.

Sollte es zu Hautschäden (z. B. trockene, rissige Haut) kommen, die trotz Pflegemaßnahmen nicht verbessert werden, ist die Situation immer ernst zu nehmen. Es empfiehlt sich, frühzeitig den betriebsärztlichen Dienst aufzusuchen. Möglicherweise kann der Wechsel des verwendetet Händedesinfektionsmittels oder der Pflegeprodukte eine Verbesserung bewirken.

Wiederholungsfragen
- Welcher Hygienemaßnahme wird eine alles überragende Bedeutung zugesprochen?
- Welche drei Vorgehensweisen der Non-Touch-Arbeitsweise sind Ihnen bekannt?
- Sind im stationären Pflegealltag Eheringe an den Fingern der Mitarbeitenden erlaubt?
- Welche Maßnahme der Händehygiene ist effektiver und schneller. Das Waschen der Hände oder die Händedesinfektion?
- Bei welchem Krankheitserreger ist zusätzlich zur Desinfektion, das Waschen der Hände erforderlich?
- Benennen Sie die fünf WHO-Indikationen zur Händedesinfektion.
- Sind mit den „fünf Momenten" sämtliche Indikationen zur Händedesinfektion abgedeckt?
- Wie lang ist die Einwirkzeit der hygienischen Händedesinfektion und wer definiert diese Einwirkzeit?
- Wie viel Desinfektionsmittel ist für eine hygienische Händedesinfektion erforderlich?

- Bewirkt eine korrekt durchgeführte Händedesinfektion eine Schädigung der Haut?
- Was ist das Besondere einer chirurgischen Händedesinfektion, wann und wie wird sie durchgeführt?
- Ist es sinnvoll, gesunde Hände mit intakter Haut regelmäßig einzucremen?

6.5 Hautantiseptik

Definition

Hautantiseptik: dient der Verhütung einer Infektionsübertragung auf Haut, Schleimhaut, Wunden und soll sowohl eine Abtötung und Beseitigung der Anflugkeime (transiente Flora) als auch eine Reduktion der Standortflora (residente Flora) bewirken. Insbesondere diese residente Flora ist das Ziel der Hautdesinfektion.

Der Themenbereich Hautantiseptik gehört zu den vielfältigsten Routinemaßnahmen im medizinischen Bereich. Neben einer Antiseptik vor dem Durchstoßen (Punktion) oder Durchtrennen der Haut gibt es antiseptische Maßnahmen für den Mund, das Auge, für Schleimhäute sowie in der Wundversorgung. Hierzu werden eine Vielzahl verschiedener Produkte angeboten, die eine spezielle Anwendung, Körperareale und nicht zuletzt Einwirkzeiten ausloben.

Die Haut des Menschen wird in talgdrüsenreiche und -arme Haut unterschieden. In Bereichen talgdrüsenreicher Haut (▸ Abb. 6.17) ist grundsätzlich eine längere Einwirkzeit als auf anderen Hautarealen erforderlich.

Ein anderer Aspekt, ist die Frage von welcher Intensität bzw. Tiefe die Hautdurchdringung ist und für welchen Zeitraum die Maßnahme angelegt ist. So macht es einen großen Unterschied ob nach einfacher Blutentnahme die Kanüle wieder entfernt wird, ob ein Infusionskatheter für mehrere Tage angelegt oder ob eine große Bauch-OP durchgeführt wird.

Merke

In den Herstellerangaben von Hautantiseptika finden sich immer Angaben zur Einwirkzeit für talgdrüsenreiche und -arme Haut. Diese Einwirkzeit ist unbedingt zu beachten.

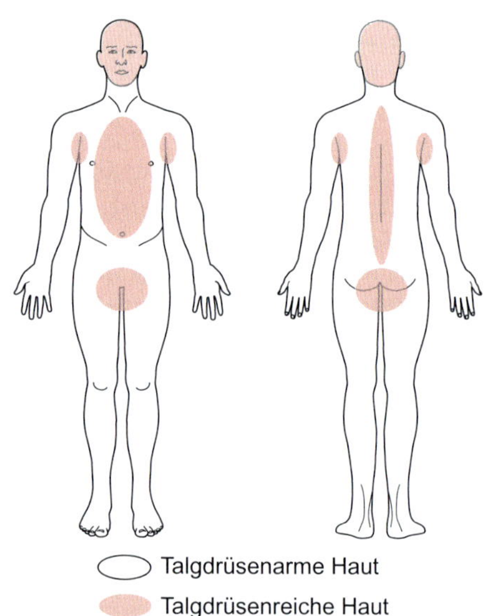

Abb. 6.17 Als talgdrüsenreich gilt die Haut von Gesicht und Axilla, die der vorderen und hinteren Schweißrinne sowie die Anal- und Genitalregion. [L143]

6.5.1 Anwendung von Antiseptika

Antiseptika können grundsätzlich aufgesprüht oder mittels getränkter Tupfer aufgebracht werden. Ziel ist die **lückenlose Benetzung** des betreffenden Hautareals mit dem Präparat. Es gelten folgende Anwendungshinweise:

- Für eine optimale Verteilung des Antiseptikums auf der Haut wird bei der Sprühdesinfektion ein Abstand von 5 cm empfohlen.
- Vorgefertigte Desinfektionstücher sind für die Hautantiseptik, beispielsweise im Rahmen von Venenpunktionen, möglicherweise nicht zugelassen. Die Herstellerangaben sind unbedingt zu beachten.
- Bei der Wischdesinfektion der intakten Haut ist es unerheblich, ob das Antiseptikum vom Rand nach innen oder umgekehrt aufgetragen wird, die lückenlose Benetzung unter Einhalt der Einwirkzeit ist wichtig!
- Bei der Antiseptik in der Wundversorgung ist die Wischrichtung immer aus der Wunde heraus, um einen Erregereintrag zu verhindern. Dies gilt auch für infizierte Wunden.
- Vor Beginn der Tätigkeit muss berücksichtigt werden, mit welchem Aufwand die Maßnahme

verbunden ist. Werden z.B. sterile Materialien abgelegt, muss eine sterile Ablagefläche vorbereitet werden.

Zur Anwendung bei Devices wie des peripheren/zentralen Venenkatheters (PVK/ZVK ▸ 7.3.3, ▸ 7.3.4).

Merke

Vor jeder antiseptischen Maßnahme ist eine hygienische Händedesinfektion des durchführenden Personals zwingend erforderlich.

6.5.2 Antiseptik bei Punktion und Injektion

Punktionen und Injektionen gehören zu den häufigsten durchgeführten Maßnahmen in der Humanmedizin. Gleichzeitig handelt es sich um eine häufig delegierte Tätigkeit, dies auch an unerfahrene und schlecht eingearbeitete Mitarbeiter. Die Hautantiseptik vor **Punktion** (▸ 7.3) zählt zu den wichtigsten Schutzmaßnahmen vor einer katheterassoziierten Infektion.

Vorsicht

Bei jeder, noch so kleinen und unspektakulär erscheinenden Punktion wird die natürliche Schutzbarriere der Haut durchdrungen und Erreger können in tiefe Gewebeareale transportiert werden. Konsequenz sind möglicherweise Abszesse oder Blutstrominfektionen.

- **Auswahl der Präparate:** Für die Hautantiseptik wird von Fachfirmen eine große Auswahl an Präparaten angeboten, v.a. alkoholische Lösungen. Bei der Antiseptik zur Anlage länger liegender Zugänge, empfiehlt die KRINKO ein Präparat mit Remanenz, d. h. mit einer verlängerten Wirkdauer. Dies wird in der Regel durch die Kombination von Alkohol mit einem weiteren Wirkstoff, wie CHX 2 % oder Octenidin 0,1 % erreicht.
- **Durchführung:**
  - Zunächst wird die Punktionsstelle mit Antiseptikum eingesprüht, um sie anschließend mit einem keimarmen Tupfer zu reinigen.
  - In einem zweiten Schritt erfolgt die eigentliche Antiseptik unter Beachtung der Einwirkzeit (Herstellerangabe). Hierbei findet der Grundsatz: „erst Reinigung, dann Desinfektion" praktische Anwendung.
  - Die Punktionsstelle darf im Anschluss an die Desinfektion nicht mehr mit Fingern (Palpation vor Einstich) oder anderen unsterilen Gegenständen, wie Ultraschallköpfen, berührt werden.

6.5.3 Antiseptik von Mund, Schleimhaut, Auge

Bei der Anwendung von Antiseptika in diesen sensiblen Körperbereichen ist in erster Linie auf die Verwendung geeigneter Präparate zu achten. Bei der Angabe, für welche Körperbereiche ein Antiseptikum geeignet und zugelassen ist, handelt es sich um eine verbindliche Herstellerangabe. Die Anwendung und Durchführung der Antiseptik erfolgten streng gemäß den Vorgaben der Hersteller.

Fallbeispiel

Der Patient Herr Folling klagt über einen keinen eitrigen Prozess an seinem Auge, welcher sich eröffnet hat. Seine betreuende Pflegefachfrau, Frau Eggert, beschließt diese Situation mit einem Antiseptikum abschließend zu beheben. Sie verwendet hierzu ein alkoholisches Mittel zur Hautantiseptik, was bei der Anwendung in das Auge ihres Patienten gelangt.

In diesem Fall haben beide Beteiligten Glück, da es „nur" zu heftigen Schmerzen, aber nicht zu dauerhaften Schäden am Auge kommt. Da Frau Eggert ein unzulässiges Mittel verwendet hat, hätte sie für mögliche Konsequenzen die Verantwortung übernehmen müssen.

Merke

Der Anwendungsort (Auge, Mund, Schleimhaut) wird vom Hersteller des Mittels verbindlich angegeben.

Am **Auge** werden Antiseptika verwendet, um einer unerwünschten Kolonisation oder Infektion vorzubeugen, bei der Therapie von Infektionen und im Rahmen der OP-Vorbereitung. Anmerkung: Präparate zur Anwendung am Auge weisen eine lange Einwirkzeit auf, was v.a. im operativen Alltag eine organisatorische Herausforderung bedeutet.

Die Antiseptik der **Mundhöhle** wird aufgrund einer prophylaktischen oder therapeutischen Indikation, aber auch aus Gründen der allgemeinen Mundhygiene durchgeführt. Zudem erfolgt sie im Rahmen einer MRSA-Sanierung (▸ 7.9.2). Prophylaktische Indikationen sind beispielsweise:

- Verhinderung eines entzündlichen Prozesses im Mund von immunsupprimierten Patienten
- Verhinderung einer Mukositis, die durch Chemo- oder Radiatiotherapie verursacht wurde
- Verhinderung einer, in die Lunge absteigenden, Infektion bei Beatmungspatienten
- Verbesserung der Mundhygiene bei behinderten oder hochbetagten Menschen

Die Auswahl des Mittels hängt von der jeweiligen Indikation ab.

Die Schleimhautantiseptik vor intraoraler Anästhesie wird kontrovers diskutiert. Sie wird von der Deutschen Gesellschaft für Krankenhaushygiene befürwortet (DGKH, Leitlinienentwurf: Indikationen und Wirkstoffauswahl zur prophylaktischen und therapeutischen Mundhöhlenantiseptik 2001).

6.5.4 Präoperative Hautantiseptik

Vor einer präoperativen Antiseptik werden mögliche Verschmutzungen der Haut gereinigt. Haare werden bei operationstechnischer Notwendigkeit gekürzt oder chemisch entfernt, aber nicht mittels Rasierklinge rasiert. Diese „scharfe Rasur" führt zu Mikroläsionen der Haut, welche entzündliche Prozesse auslösen können.

Die präoperative Hautantiseptik vor Durchtrennung der Haut nimmt eine Schlüsselstellung bei der **Prävention** von **postoperativen Wundinfektionen** (Surgical Site Infecions, SSI) ein. Ziel ist die Reduktion potenziell pathogener Erreger im Operationsbereich sowie das Verhindern einer Erregerverschleppung, indem die physiologische Hautflora weitestgehend eliminiert wird (▸ 7.6).

- **Auswahl der Präparate:** Im Rahmen der präoperativen Antiseptik werden zunehmend Produkte mit Remanenz verwendet. Da diese nicht eingefärbt sind, ist eine erhöhte Aufmerksamkeit erforderlich, um Benetzungslücken zu vermeiden.
- **Durchführung:** Die Antiseptik vor einem operativen Eingriff wird im OP-Raum/Eingriffsraum von Pflege- oder ärztlichem Personal durchgeführt.
  - Die Lösung wird mittels Wischtechnik unter sterilen Bedingungen (steriles Gefäß, Kornzange und Tupfer/Kompresse sowie sterile Handschuhe) großflächig auf die Haut aufgetragen. Jeder Tupfer/Kompresse wird einmalig verwendet und nicht wieder in die Lösung eingetaucht, um eine Kontamination der Lösung zu verhindern. Die vorgegebene Einwirkzeit muss strikt beachtet werden. Das zu desinfizierende Areal sollte so bemessen sein, dass der Hautschnitt bei Bedarf vergrößert werden kann und dass die Anlage von Wunddrainagen berücksichtigt wird.
  - Überschüssige Flüssigkeit muss unbedingt aufgefangen und/oder getrocknet werden, um Hautschäden (z. B. Verbrennungen durch den Einsatz von Strom) bei den Patienten zu verhindern.
- Am OP-Ende, nach der Hautnaht, ist es üblich, die Haut von Blutresten zu reinigen, bevor der Wundverband aufgebracht wird. Dies wird in aller Regel mit steriler isotonischer Kochsalzlösung durchgeführt. Es sollte bedacht werden, dass hierdurch das zu OP-Beginn aufgebrachte Antiseptikum zumindest verdünnt, wahrscheinlich sogar abgewaschen wird. Somit wird der Remanenz-Effekt des präoperativ aufgebrachten Mittels untergraben. Aus diesem Grund ist es empfehlenswert, das Reinigen der Haut ebenfalls mit einem remanent wirksamen Antiseptikum durchzuführen.

Vorsicht

Verschiedene Antiseptika dürfen nicht miteinander gemischt werden. Ebenso ist es unzulässig, verschiedene Präparate direkt nacheinander aufzutragen. Der, diesem Vorgehen zugrunde liegende Gedanke, Remanenz und optische Kontrolle durch gefärbte Mittel zusammenzubringen, ist nachvollziehbar, aber unzulässig.

Fallbeispiel

Bei einem Patienten wird die präoperative Hautantiseptik mit einem remanent wirksamen und farblosen Hautantiseptikum durchgeführt. Der behandelnde Arzt ist sich nicht sicher, ob er alle erforderlichen Hautareale mit Mittel benetzt hat. Um die desinfizierten Bereiche optisch besser erkennen zu können, fordert er nun ein gefärbtes Präparat an. Dieser Bitte widerspricht die OP-Fachkraft, Frau Berrer. Sie weist darauf hin, dass das Mischen verschiedener Präparate sowie das Auftragen nacheinander, nicht zulässig sind, da die Desinfektionswirkung möglicherweise beeinträchtigt wird. Stattdessen wird die OP-Leuchte so ausgerichtet, dass die Feuchtigkeit der benetzten Hautareale gut zu erkennen ist.

Merke

Bei der präoperativen Hautantiseptik handelt es sich um eine anspruchsvolle Tätigkeit mit hoher Verantwortung, für die ausreichend Zeit eingeplant werden muss!

6.5.5 Antiseptik in der Wundversorgung

Bei der Versorgung primär verheilender Wunden ist grundsätzlich keine Antiseptik erforderlich. Primär verschlossenen **OP-Wunden** gelten bereits nach 48h. als geschlossen. Dies spiegelt sich auch in der Aussage des RKI wider, derzufolge bei komplikationslosem Verlauf – eben nach dieser Zeit – auf einen Wundverband verzichtet werden kann. Beim **Gefäßzugang** hingegen besteht eine dauerhafte Verbindung in das Blutsystem. Dies ist der Grund, dass bei jedem Verbandwechsel eines Gefäßzuganges eine Desinfektion der Einstichstelle durchgeführt wird.

Merke

In der postoperativen Wundversorgung ist eine Antiseptik der Wunde nur bei infizierten oder infektionsgefährdeten Wunden angezeigt.

Bei chronischen und/oder **schlecht heilenden** bzw. infizierten **Wunden** sind, nach ärztlicher Anordnung, geeignete Antiseptika zu verwenden (▸ 7.6). Die Versorgung solcher Wunden fällt häufig in den Aufgabenbereich gut ausgebildeter, sogenannter „Wundmanager/Wundexperten", welche die erforderlichen Kenntnisse aufweisen.

Merke

Die Wischrichtung bei der Reinigung und Antiseptik in der Wundversorgung geschieht immer aus der Wunde heraus! Ziel ist, nicht noch weitere Erreger in die Wunde einzubringen, was zu einer Misch- oder Superinfektion führen könnte. Dieser Grundsatz gilt für unauffällige und infizierte Wunden gleichermaßen.

Vorsicht

- Vor der Verwendung von Antiseptika sind die Nebenwirkungen und Kontraindikationen zu beachten!
- Octenidinhydrochlorid darf beispielsweise nicht unter Druck in Körperhöhlen eingebracht werden, da dies zu Gewebeschädigungen führen kann!

6.5.6 Antiseptische Körperwaschung, Antiseptik bei MRSA-Eradikation (Sanierung)

Die Körperbehandlung mit Antiseptika verfolgt verschiedene Ziele:

- Gezieltes Eliminieren (Eradikation) von Erregern bei bestehender Kolonisation, z. B. MRSA-Sanierung (▸ 7.9.2) oder Prävention vor VRE bzw. gramnegativen Bakterien.
- Verhinderung einer Kolonisation mit (potenziell) krankmachenden Erregern (z. B. routinemäßige antiseptische Waschung auf Intensivstationen).
- Verringerung der Standortflora (beispielsweise durch eine präoperative nasale Eradikation oder Körperwaschung).

Auch hier sind die Herstellerangaben unbedingt zu beachten! Diese Maßnahmen werden häufig vom Patienten/Klienten selbst durchgeführt. Umso bedeutender ist eine ausführliche Information und Aufklärung.

Wiederholungsfragen

- Benennen Sie die entscheidenden Faktoren der Hautantiseptik vor einer Punktion.
- Welche Komplikationen können bei einer nicht fachgerecht durchgeführten antiseptischen Maßnahme vor einer Punktion auftreten?
- Ist es im Rahmen einer Venenpunktion erlaubt, die Vene nach der Antiseptik erneut mit den Fingern zu palpieren?
- Werden spezielle Antiseptika für die Anwendung an Mund, Schleimhaut und Auge eingesetzt?
- Werden Antiseptika ausschließlich zur Therapie oder auch prophylaktisch verwendet?
- Gibt es im Rahmen der Wundversorgung eine vorgegebene „Wischrichtung"?

6.6 Flächenhygiene

Definition

Flächenhygiene: wichtige Maßnahme, um indirekten Kontaktinfektionen vorzubeugen. Sie bildet damit einen elementaren Bestandteil des Patienten-, Bewohner- und Personalschutzes. Die Räume und Flächen im Patientenumfeld müssen in einem ansprechenden Zustand sowie frei von Verunreinigungen und Staub sein.

Ein sauberes Patientenumfeld ist Grundvoraussetzung einer erfolgreichen Infektionsprävention. Allerdings wird das Thema Flächenhygiene oftmals gründlich missverstanden: Fußböden werden täglich gereinigt und desinfiziert, während Arbeitsflächen und Flächen mit häufigem Handkontakt nicht die erforderliche Aufmerksamkeit erhalten. Dabei sollte nicht die gute Praktikabilität, sondern die Sinnhaftigkeit der entscheidende Faktor sein für Art und Häufigkeit einer Flächendesinfektion.

Ziel der Flächenhygiene ist, dass Oberflächen als Erregerreservoire krankmachender Erreger ausgeschaltet werden und während der Behandlung und Pflege von Pflegeempfängern eine Übertragung (▶ Abb. 6.18) verhindert wird.

Grundvoraussetzung für einen Desinfektionserfolg ist, dass die zu desinfizierende Fläche eine ausreichende (Feuchtigkeits-)Stabilität aufweist. Oberflächen aus Edelstahl oder stabilen Kunststoffen sind hierfür gut geeignet. Die zu desinfizierenden Oberflächen müssen glatt und intakt, Ecken und Fugen verschlossen bzw. abgedichtet sein.

Aufgabe

Prüfen Sie, ob in Ihrem Bereich die zu desinfizierenden Oberflächen intakt sind. Falls nicht, veranlassen Sie eine Reparatur.

Aus rechtlicher Sicht handelt es sich bei Flächendesinfektionsmitteln um Biozidprodukte (▶ 6.1.4), welche einem entsprechenden Zulassungsverfahren unterliegen. Ausnahme sind Mittel zur Desinfektion von Medizinprodukten, die unter die rechtlichen Regeln für Medizinprodukte (MP) fallen. Diese Desinfektionsmittel müssen somit, genau wie das eigentliche Medizinprodukt, den Bestimmungen der „Medical Device Regulation" (MDR, Verordnung der EU 2017/745) entsprechen (▶ 1.3).

6.6.1 Desinfektionsmaßnahmen

Bei der Flächenhygiene wird Reinigung, die laufende/routinemäßige Desinfektion und die gezielte Desinfektion unterschieden.

- Bei der **Reinigung** werden Verschmutzungen wie Staub, Schmutz, organische Substanzen (Blut, Sekrete, Exkrete) mit Wasser und reinigungsverstärkenden Zusätzen (Seife, Tenside) entfernt. Hierbei werden auf mechanischem Weg auch Mikroorganismen entfernt, ohne dass dies bestimmungsgemäß beabsichtigt ist.
- Die **desinfizierende Reinigung** soll die Verbreitung von Krankheitserregern bei der Behandlung und Pflege von Patienten unterbinden. Reinigung und Desinfektion erfolgen in einem Arbeitsgang.

Vorsicht

Reinigung- und Desinfektionslösungen dürfen - wenn überhaupt - nur streng nach Herstellervorgabe miteinander gemischt werden. Üblicherweise werden diese Produkte vom Hersteller fertig produziert angeboten.

- Bei der **laufenden, routinemäßigen Desinfektion** werden Oberflächen, von denen anzunehmen ist, sie könnten – ohne dass dies optisch zu erkennen ist – mit Erregern kontaminiert sein, prophylaktisch desinfiziert. Dies wird, abhängig

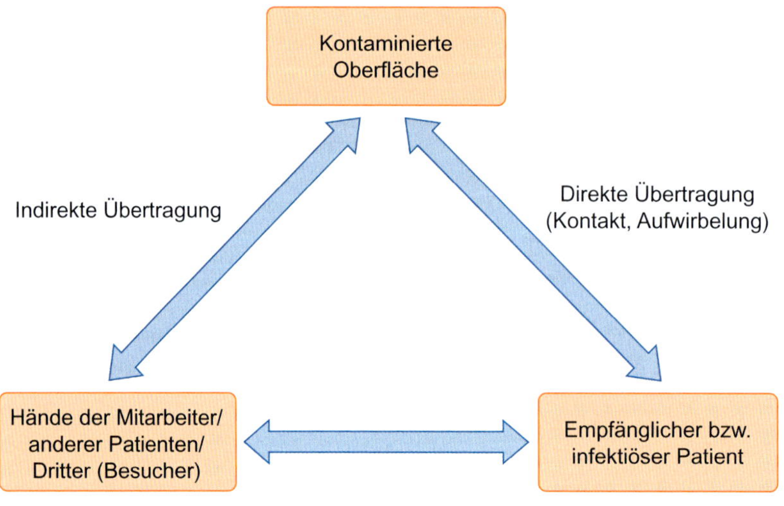

Abb. 6.18 Übertragungswege ausgehend von kontaminierten Oberflächen, nach KRINKO [H228-006, L143]

von der Oberfläche, mindestens täglich durchgeführt. Beim patientennahen Bereich (Bett, Nachtschrank) sowie bei Türklinken ist in aller Regel eine tägliche Desinfektion ausreichend. Flächen zur Vorbereitung von Medikamenten werden vor jeder Benutzung desinfiziert.

- Die **gezielte Desinfektion** wird bei erkennbarer Kontamination, in Ausbruchsituationen, beim Auftreten bestimmter Erreger und im Rahmen einer Schlussdesinfektion durchgeführt. Durch diese zielgerichtete Dekontamination wird ein Bereich während eines Aufenthaltes oder für nachfolgende Patienten in einen hygienisch einwandfreien Zustand versetzt. Der Umfang dieser Maßnahme ist von der jeweiligen Situation und dem Erreger abhängig.

6.6.2 Indikationen zur Flächendesinfektion

Das RKI hat in seiner Richtlinie „*Anforderung an die Hygiene bei der Reinigung und Desinfektion von Flächen, 2022*" Risikobereiche zur Flächendesinfektion beispielhaft definiert: Unterschieden werden Bereiche mit geringerer bzw. größerer Übertragungsgefahr (▸ Tab. 6.10). Anhand dieser Risikoanalyse werden vom RKI angepasste Desinfektionsmaßnahmen definiert. In vielen Bereichen werden Desinfektionsmaßnahmen durchgeführt, in denen nach RKI eine Reinigung ausreichend ist. Die Gründe hierfür sind vielfältig und manches Mal pragmatisch. Hierzu der Hinweis: Über die Vorgaben der KRINKO hinauszugehende Maßnahmen durchzuführen, ist grundsätzlich zulässig. Gemäß Biozidprodukte-Verordnung (EU) besteht hingegen ein Minimierungsgebot, was bedeutet, der Einsatz von Desinfektionsmitteln muss sachlich begründet werden (Umweltschutz).

Die verbindliche Vorgabe ist der einrichtungsinterne Hygieneplan. Zu beachten sind weitere Hinweise:

- Flächen zur Ausführung aseptischer Tätigkeiten z.B. von Medikamenten, die intravenös verabreicht werden: desinfizierende Reinigung vor dem Benutzen, Einwirkzeit abwarten.
- Bei der Herstellung von Arzneimitteln/Aufbereitung von Medizinprodukten: Arzneimittelrecht bzw. Medizinprodukterecht beachten.
- Bei Patientenwechsel, bei denen die Übertragung von Infektionserregern nicht mit anderen Maßnahmen vermieden werden kann, muss immer eine Schlussdesinfektion durchgeführt werden.

Küchen und Milchküchen unterliegen dem Lebensmittelrecht.

Merke

- Flächen mit häufigem Handkontakt und Arbeitsflächen für „reine" Tätigkeiten müssen regelmäßig, z. T. mehrfach täglich, desinfiziert werden.
- Vorgabe für die Umsetzung in der eigenen Einrichtung ist immer der aktuelle Hygieneplan!

Reine Arbeitsflächen, wie Flächen zur Medikamentenvorbereitung oder Verbandwagen dürfen vor aseptischen Tätigkeiten erst nach Ablauf der Einwirkzeit verwendet werden. Folglich empfehlen sich an dieser Stelle Produkte mit einer möglichst kurzen Einwirkzeit.
Dies gilt auch für die Instrumententische für Operationen.

Aufgabe

- Prüfen Sie, wer dafür verantwortlich ist, die Griffleisten von Steckbecken täglich zu desinfizieren. Wird dies durchgeführt?
- Besprechen Sie die gemachten Erkenntnisse mit Ihrer Hygieneabteilung.

6.6.3 Flächendesinfektionsmittel

Flächendesinfektionsmittel werden üblicherweise in **Tuchspendersystemen** angeboten. Diese weisen eine definierte Standzeit auf, welche in aller Regel 28 Tage beträgt. Danach darf das Mittel nicht weiterverwendet werden, Reste müssen entsorgt werden. Die Behälter werden entweder verworfen oder desinfizierend aufbereitet.

Werden Desinfektionslösungen in **offenen Eimern** angesetzt, ist die Lösung mindestens täglich, bei erkennbarer Trübung umgehend, zu wechseln. Nach Verwendung werden die Behälter gereinigt, getrocknet und vor dem erneuten Befüllen desinfiziert. Verwendete Tücher werden nicht erneut in die Lösung eingetaucht, um eine Kontamination der Desinfektionslösung zu verhindern. Diese Maßnahmen verhindern eine Biofilmbildung von Bakterien in Desinfektionsmitteleimern.

Tücher in Vliestuchspendern müssen auf die verwendeten Desinfektionsmittel abgestimmt sein. Hintergrund ist eine mögliche Absorption bestimmter Desinfektionswirkstoffe (quartäre Am-

Tab. 6.10 Anforderung an die Hygiene bei der Reinigung und Desinfektion von Flächen (nach RKI)

Art des Risikos	Beispiele	Art der Desinfektionsmaßnahme
Bereiche ohne erhöhtes Infektionsrisiko	• Treppenhaus, Flur • Büro/Verwaltung • Hörsäle/Unterrichtsräume • Speiseräume • Technische Bereiche • Wartezimmer, wenn Patienten mit Infektions-Verdacht sowie Immunsupprimierte separiert werden	Reinigung
Bereiche mit möglichem Infektionsrisiko	• Allgemeinstation • Ambulanz, Dialyse, Entbindung • Radiologie, Physikalische Therapie • Funktionsdiagnostik, Eingriffsräume • Intensivtherapie-Überwachung • Psychiatrie • Sanitärbereiche • Wartezimmer	Desinfizierende Reinigung von Flächen mit häufigem Hand-Hautkontakt, patientennahen Bereichen, Barfußbereichen Desinfizierende Reinigung der Fußböden Reinigung von sonstigen, selten berührten, Flächen
Bereiche mit erhöhtem Infektionsrisiko	• OP-Abteilung • Einheiten für Intensivtherapie, Intermedical Care (IMC), Schwerstbrand-Verletzte, Transplantation (Knochenmark, Stammzellen), Hämato-Onkologie, Neonatologische Intensivstation	Desinfizierende Flächenreinigung / Desinfektion von häufig berührten / patientennahen Flächen Desinfizierte Flächenreinigung der Fußböden Reinigung selten berührter Flächen
Reine Arbeitsbereiche	• Reine Arbeitsflächen / reine Arbeitsräume • Reine Bereiche von Funktionseinheiten wie AEMP, Wäscherei, Herstellungsbereich von Apotheken, transfusionsmedizinische Einrichtungen, Gewebebanken	Desinfektion der sauberen Arbeitsfläche vor aseptischen Tätigkeiten, Einwirkzeit abwarten. Ggf. sind weitere Vorgaben, wie Arzneimittelgesetz, Transfusionsgesetz, Apothekenbetreiberverordnung, zu beachten
Bereiche mit besonderem Infektionsrisiko	Isolierbereiche, bettseitige Isolierpflege	• Desinfizierende Flächenreinigung / Desinfektion häufig berührter und Patientennaher Flächen • Desinfizierende Flächenreinigung der Fußböden • Reinigung seltenberührter Flächen • Schlussdesinfektion nach Entlassung
Bereiche, in denen nur für das Personal ein Infektionsrisiko besteht	• Mikrobiologische Laboratorien • Pathologie • Entsorgung • Unreine Bereiche von AEMP, Wäscherei	• Da es sich um eine Maßnahme des Arbeitsschutzes handelt, wird auf die TRBA verwiesen. • Das Desinfektionsmaßnahmen hier der Reinigung vorgezogen werden, erklärt sich von selbst.

Original Tabelle: RKI Anforderung an die Hygiene bei der Reinigung und Desinfektion von Flächen 2022

moniumverbindungen, QAV) durch das Tuch. Bei nicht geeigneten Tüchern kommt es in solch einem Fall zu einem Wirkverlust der Desinfektionslösung. Es ist Aufgabe des Hygieneteams, diese Dinge bei der Auswahl von Mittel und Tuch zu berücksichtigen. Für die Anwender bedeutet diese

Information insbesondere: Nicht einfach „irgendein“ Tuch verwenden!

6.6.4 Herstellung und Umgang mit Desinfektionsmitteln

Bei der Herstellung und beim Umgang mit Desinfektionsmitteln sind grundsätzlich folgende Regeln zu beachten.

Grundsätze

- Zu beachten sind die Herstellerangaben bezüglich Haltbarkeit, Herstellung einer Lösung, Konzentration, Einwirkzeit. Dies gilt v.a. beim manuellen Ansetzen von Desinfektionslösungen. Konzentrationstabellen bieten eine hilfreiche Übersicht, z.B.: 1 l Wasser – 5 ml Konzentrat = 0,5-prozentige Lösung
- 1 l Wasser – 10 ml Konzentrat = 1-prozentige Lösung
- Dosierhilfen (Messbecher) verwenden. Niemals per „Augenmaß“ (Schussmethode) dosieren, da es so nicht möglich ist, eine korrekte Menge abzumessen.
- Bei Entnahme von gebrauchsfertiger Lösung aus einem Dosiergerät, unbedingt die Bedienungsanleitung beachten. Es kann sein, dass eine bestimmte Mindestmenge entnommen werden muss.

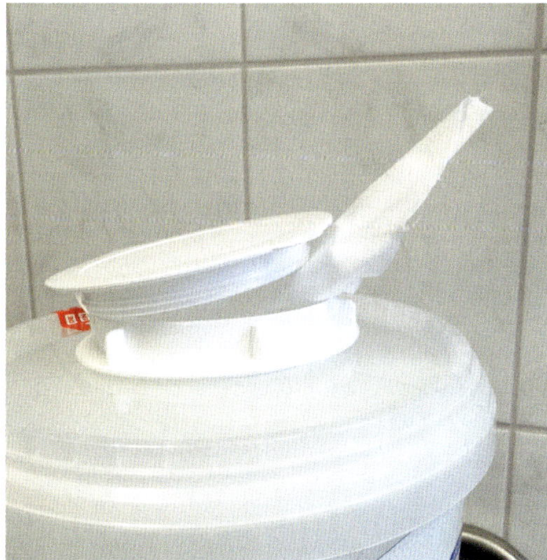

Abb. 6.19 Ein Hauptproblem der laufenden Desinfektion: Offenstehende Eimer und Tuch-Verpackungen. Das Problem besteht darin, dass die außen liegenden Tücher austrocknen und ihre Wirksamkeit verlieren. Im schlimmsten Fall verkeimen die Tücher, sodass Erreger bei der nächsten „Desinfektion“ großflächig übertragen werden. [M1225]

Wird die **Desinfektionslösung manuell angesetzt**, gilt es auf Folgendes zu achten:

- Handschuhe tragen (Arbeitsschutz).
- Gewünschte Menge an kaltem Wasser in einen Eimer geben.
- Erforderliche Menge an Konzentrat, welches in Flüssiger Form oder als Granulat vorliegt, dem Wasser hinzugeben.
- Gefäß beschriften.

Die **Beschriftung** der Desinfektionslösung enthält folgende Angaben:

- Anbruch, und/oder haltbar bis…
- Inhalt: Welche Lösung befindet sich im Gefäß
- Konzentration der Lösung in %
- Handzeichen: Wer hat das Gebinde angebrochen/die Lösung angesetzt?

Bei gebrauchsfertigen Desinfektionstüchern, d. h. vorgetränkten Tüchern als Schnelldesinfektionsmittel mit kurzer Einwirkzeit zum sofortigen Einsatz, entfallen sämtliche vorbeschriebenen Maßnahmen. Diese Tücher werden nach Verwendung verworfen. Die Haltbarkeit des angebrochenen Gebindes geht aus den Herstellerangaben hervor und ist auf der Packung zu dokumentieren.

Dezentrale Desinfektionsmittel-Dosiergeräte (DG)

Es sieht so einfach aus … Eimer unter den Auslasshahn des DG stellen, Knopf drücken und die gebrauchsfertige Lösung kommt aus dem Hahn. Doch Vorsicht – der Prozess ist doch nicht ganz so lapidar: Durch Drücken des „Startknopfs“ werden Wasser und Desinfektionsmittelkonzentrat gemischt, die dann aus dem Entnahmehahn ablaufen. Das Zumischen des Konzentrates in das Wasser geschieht jedoch nicht kontinuierlich, sondern fraktioniert (stoßweise). Das bedeutet, wenn zu wenig Gesamtlösung entnommen wird, ist es möglich, dass der letzte „Schub“ an Konzentrat nicht zugemischt wird. Folglich ist die fertige Lösung zu gering konzentriert und somit nicht wirksam. **Empfehlenswert** ist es, die vorgegebene Menge an Desinfektionsmittellösung mit einem ausreichend großen **Messbecher** zu entnehmen und dann die Lösung in den eigentlichen Behälter umzufüllen.

Weitere Fehlerquellen können sein: Bei zu geringer Flüssigkeitsmenge werden die Tücher möglicherweise nicht ausreichend durchfeuchtet. Wird die Lösung direkt aus dem DG in einen Tuchspendereimer gegeben, ist es möglich, dass in diesem ein starkes Konzentrationsgefälle vorliegt. Aus diesem Grund ist es wichtig, die – vom Hersteller – angegebene Menge an Desinfektionslösung in den zu befüllenden Eimer abzufüllen (z.B. 2 l) und eine Durchtränkungszeit (z.B. 30 min.) abzuwarten, bevor das Präparat verwendet wird.

Die **korrekte Vorgehensweise** beim Befüllen von Desinfektionslösungen aus einem DG:

- Handschuhe tragen.
- Herstellerseitig vorgegebene Menge (z. B. 2 Liter) an Desinfektionslösung wird in einen sauberen Messbecher abgefüllt.
- Diese Lösung komplett in einen mit Tüchern gefüllten Spender-Eimer geben.
- Deckel schließen.
- Eimer mit den erforderlichen Angaben beschriften.
- Durchtränkungszeit (z. B. 30 min) abwarten. Erst jetzt ist der Tuchspendereimer einsatzbereit.

6.6.5 Durchführung einer Flächendesinfektion

- Bei allen Reinigungs- und Desinfektionsmaßnahmen aus Gründen des Personalschutzes geeignete **Schutzhandschuhe** tragen.
- Bei großflächigen Desinfektionsmaßnahmen wegen der Raumluftbelastung auf ausreichende **Lüftung** achten.
- Das **Desinfektionsmittel** mit etwas Druck auf die Fläche aufbringen, damit ausreichend Wirkstoff abgegeben wird.
- Ein **Tuch** darf so lange genutzt werden, wie es erkennbar Feuchtigkeit abgibt. Und dies in einem definierten Umfeld, z.B. im Umfeld eines Patienten/Klienten. Benutzte Tücher dürfen nicht erneut in die Desinfektionslösung eingetaucht werden, da die Lösung durch das benutzte Tuch kontaminiert wird. Die Tücher werden entweder verworfen oder mit desinfizierenden Verfahren gewaschen.
- Flächen **nicht nachwischen, trocknen** oder gar polieren. Bei Oberflächen aus Edelstahl entsteht durch die Desinfektionsmittel möglicherweise ein sichtbarer Film, der unschön aussieht. Die Desinfektion hat trotzdem stattgefunden! **Vorsicht:** Edelstahlpolitur oder vergleichbare Produkte lagern sich auf Oberflächen ab und verhindern eine effektive Desinfektion.
- Bei allen routinemäßig durchgeführten Desinfektionsmaßnahmen darf die Fläche benutzt werden, wenn sie erkennbar abgetrocknet ist. Hintergrund ist die sogenannte **Remanenz.** Dies bedeutet, dass sich das Mittel nach dem Abtrocknen noch auf der Fläche befindet – und wirkt.
- Die **komplette Einwirkzeit** ist abzuwarten bei:
  - Arbeitsflächen vor aseptischen Tätigkeiten, wie Medikamentenvorbereitung, Verbandswechsel
  - Gezielter Desinfektion nach Kontamination mit Blut, Eiter, Ausscheidungen …
  - Schlussdesinfektion
  - Aufbereitung von Medizinprodukten
  - Desinfektion von Badewannen, Waschbecken: Durch Verwendung von Wasser wird das aufgetragene Desinfektionsmittel verdünnt bzw. komplett abgespült
- Bei **erkennbarer Kontamination,** zunächst diese mit einem Desinfektionsmittel (▸ 6.1) getränktem Tuch entfernen (Reinigung), anschließend Prozess mit neuem Tuch wiederholen (Desinfektion).
- Gebinde nach Verwendung wieder verschließen, um ein Austrocknen des Inhaltes zu verhindern.

Fallbeispiel

In der Personalcafeteria ist, während des Frühstücks der Angestellten, ein Mitarbeiter damit beschäftigt, freiwerdende Tische möglichst zügig für neue Personen vorzubereiten. Sobald sich Gäste erheben, wischt er den freigewordenen Tisch sorgfältig ab. Im Anschluss werden mit dem gleichen Tuch auch die Stühle abgewischt. Das benutzte Tuch wird in die Lösung zurückgegeben, bevor der nächste Platz aufgesucht wird.

Dies ist der klassische Fall einer Erregerverschleppung vom Stuhl auf den Esstisch. Da das Tuch erneut in die Lösung eingetaucht und weiterverwendet wird, erstreckt sich diese Verschleppung über die gesamte Personalcafeteria.

Korrekt wäre es, zuerst den Tisch und anschließend die Stühle zu reinigen. Das Tuch wird verworfen/der Wäsche zugeführt und der nächste Platz wird mit einem neuen Tuch versorgt.

6.6.6 Grundsätze

Bei der **Herstellung** und **Anwendung** der **Desinfektionsmittel** sind folgende Regeln zu beachten:

- Konzentrate (geschlossene Gebinde mit ≥5 l. Inhalt) werden in auslaufsicheren Wannen gelagert.
- Werden Konzentrate über Kopfniveau gehoben, z. B. um sie an ein Dosiergerät anzuschließen, ist aus Gründen des Arbeitsschutzes ein Augenschutz zu tragen.
- Beim Befüllen von Tuchspendersystemen die Herstellerangaben, v.a. die Befüllmenge beachten.
- Bei manuellem Ansatz eines Desinfektionsmittels ist unbedingt auf eine korrekte Konzentration des angesetzten Desinfektionsmittels (z.B. 0,5%) zu achten.
- Fertige Lösungen nicht verdünnen.
- Bürsten und Schwämme sind für Desinfektionsmaßnahmen nur bedingt geeignet, da sie nicht aufbereitet werden können. Sie müssen ggf. als Einmalprodukt verwendet werden.
- Der Desinfektionslösung keine Zusätze wie Seife oder Duftstoffe zusetzen – es sei denn, der Hersteller gibt hierfür seine ausdrückliche Genehmigung.
- Standzeit angebrochener Gebinde beachten (Herstellerangabe).
- Leere (bzw. nach Ablauf der Standzeit) Gebinde, Eimer oder Packung verwerfen bzw. Eimer nach Hygieneplan aufbereiten.
- Einmaltücher werden über den Hausmüll entsorgt.
- Wischmopps und Tücher zum mehrmaligen Gebrauch werden maschinell desinfizierend (thermisch oder chemothermisch) aufbereitet und sorgfältig getrocknet, um eine Verbreitung von Feuchtkeimen wie *Pseudomonas aeruginosa* zu verhindern.
- Verdünnte Desinfektionslösungen werden über das Abwasser entsorgt.
- Desinfektionsmittelkonzentrate sind als „besonders überwachungsbedürftiger Abfall" (▸ Kap. 12) deklariert. Sie dürfen nicht ins Abwasser gelangen und müssen separat als Schadstoffe (Fachfirma) entsorgt werden. Reste in Kanistern werden mit dem Kanister entsorgt und nicht ausgeschüttet. Hierzu kann der alte Kanister mit dem Deckel des Neuen verschlossen werden.

Wiederholungsfragen

- Wie und von wem werden Flächen im Rahmen der Flächenhygiene, im Sinne einer Risikoeinstufung, bewertet?
- Wo finden Sie innerhalb Ihrer Einrichtung genaue Vorgaben zur Flächenhygiene?
- Welche Oberflächen werden häufig und regelmäßig desinfiziert?
- Müssen Arbeitsflächen für aseptische Tätigkeiten vor jeder Tätigkeit, unter Berücksichtigung der Einwirkzeit, wischdesinfiziert werden?
- Dürfen andere als die oben angesprochenen Flächen benutzt werden, wenn das Desinfektionsmittel sichtbar abgetrocknet, die Einwirkzeit jedoch noch nicht erreicht ist?
- Welche beiden Parameter sind unerlässlich, um einen Desinfektionserfolg zu erzielen?
- Ein Hauptproblem im Rahmen der Flächendesinfektion ist das Offenlassen von Gebinden und Desinfektionsmittel-Eimern nach der Verwendung, da die Tücher austrocknen. Welche Schlussfolgerung ergibt sich hieraus?
- Wie lange dürfen angebrochene Gebinde mit Desinfektionsmittel verwendet werden und wer gibt dies vor?

6.7 Aufbereitung von Medizinprodukten

Die Hersteller von Medizinprodukten (MP) haben den gesetzlichen Auftrag, umfassende Angaben zu ihren Produkten zu machen. Dies betrifft auch die sachgerechte Aufbereitung. Diese Angaben sind für den Betreiber des MP verbindlich.
Der Hersteller hat die Verpflichtung dem Betreiber eine, in Landessprache verfasste, Aufbereitungsanleitung zur Verfügung zu stellen.

6.7.1 Probleme bei der Aufbereitung

Vorsicht ist bei Medizinprodukten des außereuropäischen Marktes angesagt. Hier kann es erhebliche Probleme bei der Aufbereitung geben. Durch die MDR (▸ 1.3) wird diese Situation jedoch deutlich verbessert.

- **Darf das Medizinprodukte aufbereitet werden?** Diese Angabe findet sich auf der Verpackung oder direkt auf dem Produkt: Eine durchgestrichene Ziffer 2 bedeutet, dass es sich um ein Einmalprodukt handelt. Eine Sterilisation erfolgte bei der Produktion, eine zweite Aufbereitung (deshalb die durchgestrichene 2 ▸ Abb. 6.20) ist nicht zulässig. Nach Gebrauch oder bei Kontamination (hierzu gehört auch

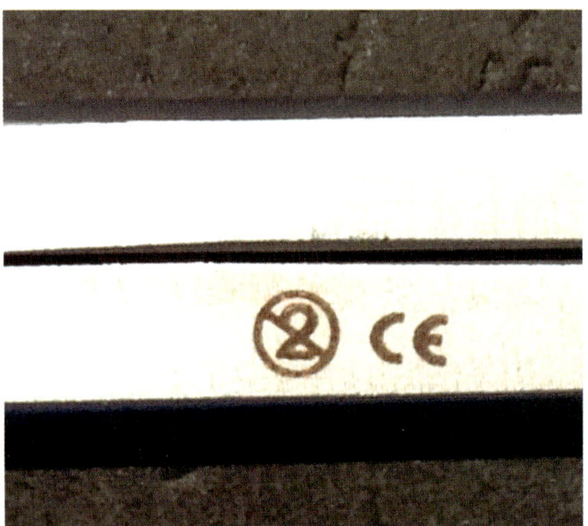

Abb. 6.20 Die durchgestrichene Ziffer 2 zeigt an, dass dieses Medizinprodukt ein Einmalartikel ist und nach Verwendung verworfen wird. [M1225]

eine defekte Sterilverpackung) wird das Produkt verworfen.

- **Wie oft darf das Produkt aufbereitet werden?** Es gibt Medizinprodukte, die nur eine begrenzte Anzahl an Aufbereitungen durchlaufen dürfen. Findet sich beispielsweise eine durchgestrichene Ziffer 10 auf einem Produkt, bedeutet dies, maximal neun Aufbereitungen sind erlaubt. Und es bedeutet auch, dass die Aufbereitungszyklen erfasst und dokumentiert werden müssen. Die überwiegende Anzahl an MP sind Einmalmaterial oder dürfen unbegrenzt häufig aufbereitet werden. Bei letzterem findet sich folglich keine durchgestrichene Zahl auf der Verpackung.

Merke

Bei der Aufbereitung von Medizinprodukten gibt es eine unumstößliche Grundregel: Herstellerangabe beachten!

Bei der überwiegenden Anzahl der Medizinprodukte ist die Aufbereitung jedoch gut möglich und geregelt. Vor der Anschaffung aufbereitbarer MP ist es unumgänglich, mit der Abteilung Hygiene und **der Aufbereitungs-Einheit für Medizinprodukte (AEMP)** abzuklären, ob die herstellerseitig angegebenen Mittel und Verfahren zur Aufbereitung in der jeweiligen Einrichtung auch zur Verfügung stehen. So kann es durchaus vorkommen, dass amerikanische Desinfektionsverfahren vorgegeben sind – diese auf dem europäischen Markt allerdings nicht erhältlich oder zugelassen sind. Ein anderer beliebter Fallstrick ist die Herstellervorgabe einer Plasmasterilisation. Im Gegensatz zur Sterilisation mit gespanntem Dampf unter hoher Temperatur handelt es sich hierbei um ein sog. Niedertemperatur-Verfahren mit Sauerstoff oder Wasserstoffperoxyd als „Wirkstoff", dies in Kombination mit z.B. Unterdruck, UV-Strahlung, Elektronenbeschuss oder anderen aktiven Teilchen. Der Vorteil ist, dass thermolabile Materialien sterilisiert werden können, ohne sie zu schädigen oder gar zu zerstören.
Da nicht jede Einrichtung über die Möglichkeit der Plasmasterilisation verfügt, wird der Auftrag an einen externen Aufbereiter vergeben – mit der Konsequenz hoher Kosten und langer Transportzeiten.

6.7.2 Aufbereitungsprozess

Der Aufbereitungsprozess umfasst folgende Schritte (► Abb. 6.21):

- Vorbehandlung, Sammlung, Vorreinigung (z. B. Spülung von Hohlinstrumenten) ggf. Zerlegen
- Reinigung, ggf. Zwischenspülung, um Reiniger zu entfernen
- Desinfektion, Spülung, um Desinfektionsmittel zu entfernen und
- Trocknung
- Prüfung (sauber, intakt?)
- Pflege und Instandsetzung (Gelenke von Instrumenten werden beispielsweise geölt)
- Funktionsprüfung
- Kennzeichnung
- Verpackung
- Sterilisation
- Dokumentierte Freigabe

Die Prozesse sollten bei semikritischen und kritischen MP möglichst maschinell ablaufen. Falls sie manuell (per Handarbeit) durchgeführt werden, ist der Nachweis zu erbringen, dass das gleiche, einwandfreie Ergebnis wie beim maschinellen Prozess erreicht wird. Dieser Prozess wird als **„validiertes Verfahren"** bezeichnet.

Merke

Validierung bedeutet, dass mit einem einheitlichen und unveränderten Verfahren, nachvollziehbar immer das gleiche, definierte Ergebnis erzielt wird.

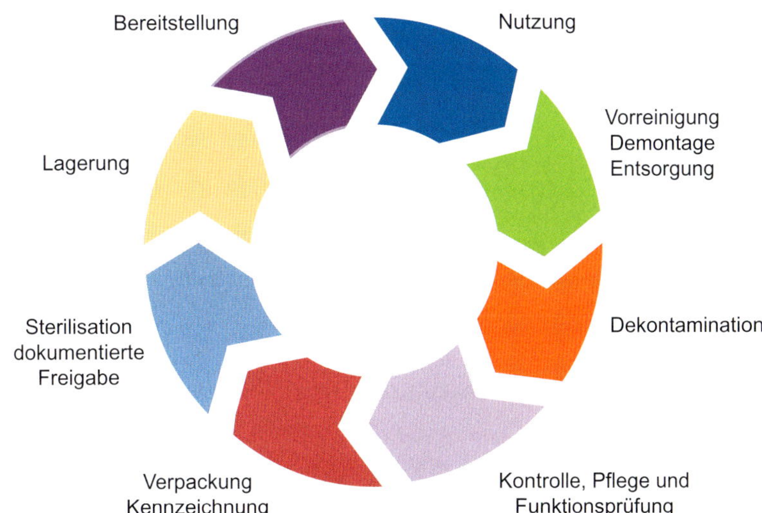

Abb. 6.21 Darstellung der Prozessschritte bei der Aufbereitung von Medizinprodukten [L143]

Da maschinelle Prozesse einer manuellen Aufbereitung möglichst vorzuziehen sind, werden diese bevorzugt in entsprechenden „Reinigungs- und Desinfektionsgeräten" (RDG) durchgeführt. Die Geräte zur Aufbereitung von Endoskopen werden als **RDG-E** („E" für Endoskop) bezeichnet.

Exkurs

Maschinelle Aufbereitung, der A_0-Wert

Für definierte Desinfektionserfolge mit feuchter Hitze sind Temperatur und Einwirkzeit die entscheidenden Faktoren. Diese sind gegeneinander „verschiebbar". So ist es z. B. möglich, durch eine höhere Temperatur die erforderliche Einwirkzeit zu verkürzen, oder umgekehrt. **Über den A_0-Wert ist die Desinfektionsleistung festgelegt.**

- So bedeutet ein A_0-Wert von 600 beispielsweise
  - 10 min. bei 80 °C oder
  - 1 min. bei 90 °C

  um den „RKI-Wirkbereich A" (vegetative Bakterien und Pilze, ▸ 6.3) zu erreichen.
- Ein A_0-Wert von 3000 ist für den „RKI-Wirkbereich B" erforderlich, z. B. 5 min. bei 90 °C.

Der A_0-Wert definiert die auf eine Oberfläche einwirkende Temperatur über eine bestimmte Zeit.

Problem: Proteine

Die Vorreinigung von blutigen MP ist mit großer Sorgfalt durchzuführen, da Proteine (Eiweiße) die einmal festgetrocknet sind, nur mit größter Mühe – oder überhaupt nicht mehr – zu entfernen sind. Eine frühzeitige und sorgfältige Vorreinigung (z. B. Spülen von MIC-Instrumenten) ist ausgesprochen wichtig, um eine Fixierung von Proteinen an den Produkten zu verhindern!
Proteinfixierende Faktoren sind verwendete Temperatur und bestimmte Chemikalien (Desinfektionsmittel).

Fallbeispiel

Frau Kelt gönnt sich vor ihrem Spätdienst ein ausgiebiges Frühstück. Als sie das benutze Besteck in ihre Spülmaschine einräumt, bemerkt sie Reste vom Ei an einem Löffel. Beim Ausräumen der Spülmaschine stellt sie fest, dass diese Reste fest mit dem Löffel verbacken sind. Hierüber wundert sie sich sehr, da sie die Temperatur der Maschine bewusst hoch gewählt hat. Ihr ist nicht bewusst, dass die fehlende Vorreinigung und die hohe Temperatur zu diesem Effekt geführt haben. Dies ist das Paradebeispiel einer Eiweiß-(Protein-) Fixierung.

Medizinprodukte und ihre Aufbereitung

Die Deutsche Gesellschaft für Sterilgutversorgung (DGSV) befasst sich intensiv mit dem Thema Aufbereitung von MP (▸ Tab. 6.11). Empfehlungen der DGSV fließen in die Richtlinien der KRINKO ein. Gemäß DGSV werden Medizinprodukte (MP) anhand ihrer Verwendung und Beschaffenheit in drei Klassen unterteilt:

Tab. 6.11 Schema zur Einstufung von Medizinprodukten nach Abgaben der DGSV

<table>
<tr><td colspan="3">Unkritische MP: Die Aufbereitung darf von „Jedermann" durchgeführt werden, d. h. hierfür ist keine besondere Qualifikation erforderlich.
↓</td></tr>
<tr><td colspan="3">• Werden gereinigt und desinfiziert. Im Anschluss dürfen diese Produkte weiterverwendet werden.</td></tr>
<tr><td colspan="3">• Beispiele: EKG-Elektroden, Stethoskop, Blutdruckmessgerät</td></tr>
<tr><td colspan="3">Semikritische MP: Werden von qualifiziertem Personal* aufbereitet.</td></tr>
<tr><td colspan="3">Finden sich Hohlräume oder andere schwer zugängliche Stellen (z. B. Gelenke), die eine Aufbereitung erschweren?
↓ ↓</td></tr>
<tr><td colspan="2">Nein</td><td>Ja</td></tr>
<tr><td colspan="2">Medizinprodukt semikritisch A, ohne besondere Anforderung an die Aufbereitung</td><td>Medizinprodukt semikritisch B,mit erhöhten Anforderungen an die Aufbereitung</td></tr>
<tr><td colspan="2">Beispiel: Spekulum</td><td>Beispiel: flexibles Endoskop</td></tr>
<tr><td colspan="3">Schritte der Aufbereitung sind:
• Vorreinigung, Reinigung, Desinfektion, Prüfung auf Sauberkeit und Unversehrtheit, Funktionskontrolle, Verpackung und Kennzeichnung.
• Je nach Verwendung erfolgt eine Sterilisation.
• Die Aufbereitung endet mit der Kennzeichnung „Desinfiziert" oder „Sterilisiert" und einer dokumentierten Freigabe des gesamten Prozesses.</td></tr>
<tr><td colspan="3">Kritische MP:
• Werden von qualifiziertem Personal* aufbereitet.
• Diese Produkte durchlaufen den gleichen Prozess wie semikritische MP.
• Sie werden zum Abschluss immer sterilisiert.</td></tr>
<tr><td colspan="3">Finden sich Hohlräume oder andere schwer zugängliche Stellen (z. B. Gelenke), die eine Aufbereitung erschweren?
↓ ↓ ↓</td></tr>
<tr><td>Kritisch A: ohne besondere Anforderung an die Aufbereitung</td><td>Kritisch B: mit erhöhten Anforderungen an die Aufbereitung</td><td>Kritisch C: mit besonders hohen Anforderungen an die Aufbereitung.
Sind MP welche nicht mit Dampf sterilisiert werden können (z. B. da sie durch hohe Temperaturen zerstört würden) Einsatz von Niedertemperatur Sterilisationsverfahren, beispielsweise Plasmasterilisation.</td></tr>
<tr><td>Beispiel: Wundhaken</td><td>Beispiel: MIC-Troikar</td><td>Beispiel: ERCP-Katheter</td></tr>
</table>

- **Unkritische MP:** Berührung mit intakter Haut
- **Semikritische MP:** Berührung mit Schleimhaut oder krankhaft veränderter Haut
- **Kritische MP:** Haut- oder Schleimhautdurchdringung

Anhand dieser Kriterien werden die erforderlichen Verfahren und der Umfang der Aufbereitung festgelegt. Für die korrekte Einstufung und somit für die Festlegung der Art und Durchführung der Aufbereitung ist der Betreiber (z. B. Krankenhausleitung), unter Berücksichtigung der Herstellerangaben, verantwortlich. Im Zweifelsfall ist die höhere (kritischere) Risikostufe zu wählen.

Die Aufbereitung semikritischer und kritischer MP darf nur von sachkundigem Personal durchgeführt werden. Dies geschieht regelhaft in einer „Aufbereitungseinheit für Medizinprodukte" (AEMP). Fachkundiges Personal in der Aufbereitung von MP hat einen Fachkundelehrgang 1, 2 oder 3 gemäß DGSV® absolviert und eine Abschlussprüfung bestanden. 2020 begannen die ersten Ausbildungsgänge zur Fachkraft für Medizinprodukteaufbereitung-FMD-DGSV®. Diese Ausbildung dauert drei Jahre.

Merke

Die Aufbereitung von Medizinprodukten geschieht mit hohem personellem und technischem Aufwand. Dies mit dem Ziel, dem Patienten keinen Schaden zuzufügen und dem Anwender ein Höchstmaß an Sicherheit zu gewährleisten. Die Wertschätzung dieser Prozesse äußert sich in einem verantwortlichen Umgang mit den aufbereiteten Produkten durch den Anwender.

Waschschüsseln, Nierenschalen und Mundpflege-Sets

Solche Produkte werden, nach Hygieneplan, desinfizierend gereinigt, wobei zu beachten ist, dass Desinfektionsmittelreste vor der nächsten Verwendung entfernt werden. Grundsätzlich sind zwei Verfahren möglich: die

- manuelle Aufbereitung vor Ort oder die
- zentrale Aufbereitung in einer Aufbereitungseinheit für Medizinprodukte (AEMP).

Eine manuelle Aufbereitung vor Ort ist möglich, da diese Produkte nicht generell als Medizinprodukte bewertet werden. Da die Aufbereitung nicht unproblematisch in Bezug auf Effektivität und Qualitätsnachweis ist, werden viele dieser Produkte als Einmalmaterial angeboten.

Sonderfall: Bettpfannen

Steckbecken (Bettpfannen) werden in Steckbeckenspülen chemothermisch gereinigt und desinfiziert. Werden Patienten mit krankhaften Veränderungen der Haut mit einem Steckbecken versorgt, ist dieses Medizinprodukt als semikritisch einzustufen. In diesem Fall ist eine vorschriftsmäßige Aufbereitung in einer Steckbeckenspüle nicht gewährleistet. Es ist bislang nicht abschließend geklärt, ob Steckbecken überhaupt Medizinprodukte sind und den entsprechenden Regeln unterliegen.

Eine sporizide Aufbereitung (CDI) ist ein weiteres, zumindest theoretisches, Problem. Der hierfür erforderliche Desinfektionsprozess (bei einer Zieltemperatur von 80 °C) dauert bereits 50 min. Hinzu kommt die Zeit für Reinigung und Trocknung. Folglich gibt es Forderungen, die Reinigung im Steckbeckenspüler und die Desinfektion an geeigneter Stelle, wie einer AEMP, durchzuführen. Solch ein Vorgehen kann jedoch kaum als alltagstauglich beschrieben werden.

In der Praxis des Pflegealltags sind diese Überlegungen von geringer Bedeutung, Übertragungen über Steckbecken sind nicht beschrieben.

Aufgabe

- Prüfen Sie die Aufbereitung von Steckbecken in Ihrer Einrichtung. Werden die Becken sauber? Müssen sie nachgereinigt werden? Gibt es Verkrustungen, die sich nicht lösen lassen?
- Falls die Aufbereitung keine optisch sauberen Ergebnisse liefert, ist eine Wartung der Spüle erforderlich. Möglicherweise kann der Prozesszyklus verbessert werden, was von einem Gerätetechniker durchgeführt wird.
- Kontaktieren Sie Ihre Hygienebeauftragte oder die Hygienefachkraft und formulieren Sie mögliche Probleme.

Es kann nur dringend davon abgeraten werden, nicht sauber gewordene Steckbecken einzuweichen und manuell mit Bürsten zu reinigen. Neben den schlechten Erfolgsaussichten ist dies nur unter maximalen Personalschutzmaßnahmen denkbar. Im Anschluss wäre die Umgebung einer sorgfältigen Flächendesinfektion zu unterziehen.

Als alternatives Angebot sind Steckbecken und Urinflaschen als Einmalprodukte aus stabiler Pappe erhältlich.

Exkurs

Steckbeckenspüle

Bereits in den 1930er-Jahren wurden erste Geräte für die Reinigung von Bettpfannen u. ä. entwickelt. Mit Wasserdruck wurde eine einfache Spülung erreicht. Es erklärt sich von selbst, dass hier anschließend (im wahrsten Sinne des Wortes) Hand angelegt werden musste. In den 1960er-Jahren folgten Geräte mit der Möglichkeit einer chemischen Desinfektion nach der Reinigung und einer Bedienung per Knopf. Erst seit den 1990er-Jahren gab es Geräte mit thermischer Desinfektion. Das Wissen darum, dass zentrale Dosieranlagen zur chemischen Desinfektion verkeimten, beschleunigten diese Entwicklung.

Merke

Mundpflegesets, Nierenschalen und Waschschüsseln gehören nicht in die Steckbeckenspüle! Würden Sie Ihre Trinkgläser in eine Steckbeckenspüle eingeben?

Um eine Rekontamination zu verhindern, gibt es in Pflegearbeitsräumen in eine reine und unreine Zone. In diesen Räumen ist eine laufende Desinfektion von überragender Bedeutung!

6.7.3 Umgang mit Sterilgut

Sterilgut wird in korrekter Form in die Zielabteilung geliefert. Im Pflegealltag ist das Risiko, diese Produkte vor der Anwendung, durch fehlerhafte Lagerung oder falschen Umgang, unsteril zu machen ausgesprochen hoch.
Grundsätze zum Umgang mit Sterilgut:

- Lagerbedingungen beachten (intakte Verpackung, vor Staub und Feuchtigkeit geschützt).
- Eine offene Bevorratung bewirkt eine Verschmutzung der Verpackung z. B. durch Staub und Pollen, deshalb Gegenstände in verschlossenen Behältern lagern.
- Saubere Lagerungsumgebung (Schrank, Schublade innen sauber?) schaffen.
- Nicht mit Gummiband zusammenbinden, da so die Papierseite der Verpackung beschädigt wird.
- Nicht in der Kitteltaschen mittragen, die Verpackung wird geschädigt.
- Nicht mit feuchten Händen anfassen, die Papierseite wird undicht.
- Nur an vorgegebenen Stellen öffnen, nicht durch Papierseite stoßen

Wiederholungsfragen

- Woran erkennen Sie ein Einmalmedizinprodukt, das nicht erneut aufbereitet werden darf?
- Benennen und beschreiben Sie die Schritte einer Aufbereitung von MP.
- Benennen Sie die drei Klassen von MP in Bezug auf deren Aufbereitung.
- Darf der Anwender ein unkritisches oder semikritisches MP selbst aufbereiten z.B. durch eine Wischdesinfektion?
- Bei welchen MP wird die Vorreinigung unmittelbar nach der Anwendung durchgeführt, um eine Fixierung von Proteinen zu verhindern?
- Dürfen Mundpflegeartikel und Waschschüsseln in Steckbeckenspülen aufbereitet werden?
- Welche Grundsätze gelten für die Lagerung von und dem Umgang mit Sterilgut?

6.8 Aufbereitung von Dienstkleidung und Wäsche

Definition

Dienstkleidung: Kleidung, die zur Kenntlichmachung im dienstlichen Interesse, nur während der Arbeitszeit, zu tragen ist.

Saubere Dienstkleidung und Wäsche (▸ Kap. 5, ▸ 7.2.2) wird kontaminationsgeschützt, d.h. abgedeckt oder in einem geschlossenen Schrank bzw. in einem sauberen Regal gelagert. Sie wird mit frisch desinfizierten Händen entnommen, um eine Kontamination – bereits vor dem Anziehen – zu verhindern.

6.8.1 Berufs- und Dienstkleidung

Dienstkleidung (▸ Kap. 5) wird nach Verwendung in Wäschesammlern gesammelt und einer desinfizierenden Aufbereitung zugeführt. Es ist in vielen Arbeitsbereichen nicht zulässig, Berufs- und Dienstkleidung zuhause in der privaten Waschmaschine zu waschen.

6.8.2 Bettwäsche

Jeder Patient hat das Recht auf ein frisch aufbereitetes, desinfiziertes Bett. Dieses ist mit desinfiziertem Inlett (Kopfkissen, Decke) und sauberer Wäsche versehen. Nach einer internen Risikobewertung kann auf die Aufbereitung des Inletts zwischen zwei Patienten ggf. verzichtet werden. Dies ist z. B. in Bereichen mit kurzer Liegedauer möglich. Aufbereitete Wäsche muss frei von Krankheitserregern sein. Hierzu ist ein nachweislich desinfizierendes Verfahren erforderlich. Dies geschieht üblicherweise in einer **zertifizierten Wäscherei.**

- Beim Umgang mit sauberer Wäsche muss beachtet werden, dass sie bei Transport und Lagerung nicht kontaminiert wird. Dies gilt auch für den Pflegealltag. Saubere Bettwäsche darf nur an sauberen Stellen abgelegt werden.
- Ebenso ist eine bodennahe Lagerung sauberer Wäsche genauso ungeeignet wie das Lagern auf einer Fensterbank. Dies sind Bereiche, die nie wirklich sauber sind. Somit ist die Kontamination unvermeidlich.
- Ebenso ist zu beachten, dass benutzte Wäsche, möglichst ohne Zwischenlagerung, sofort in Abwurfbehälter (Wäschesack) eingebracht wird. Esstische, Pflegewagen, Tropfschalen von Händedesinfektions-Spendern oder gar der Fußboden sind als Ablagefläche nicht geeignet. Falls dies doch geschieht, ist eine anschließende Flächendesinfektion durchzuführen.

Während die Aufbereitung von Krankenhauswäsche als geregelt angesehen werden darf, kann die Wäsche im **ambulanten Bereich** zum Problem werden. Insbesondere im Fall einer Infektionskrankheit oder eines aufgetretenen multiresistenten Erregers kommt der Wäscheaufbereitung eine besondere Bedeutung zu. Im Vergleich zur stationären Versorgung gibt es zwei schwerwiegende Unterschiede:

- Eine **desinfizierende Wäscheaufbereitung** ist im häuslichen Bereich aus folgenden Gründen nicht sichergestellt.
  - Die Wäsche infektiöser Klienten sollte bei mindestens 60 °C gewaschen werden. Allerdings benötigen manche Erreger (wie beispielsweise Enterokokken) eine längere Haltezeit bei hohen Temperaturen, um sicher abgetötet zu werden. In den Angaben der Waschmaschinen finden sich Hinweise zur Energieklasse (Energielabel), jedoch keinerlei Hinweise auf die Haltezeit der erreichten Temperatur. Somit ist die thermische Wirkung nicht sichergestellt.

Merke

Bettwäsche, Handtücher und Waschlappen sowie die Wäsche infektiöser Pflegeempfänger sollten mit möglichst hoher Temperatur gewaschen werden.

  - **Hygiene-Waschmittel** versprechen eine „hygienisch reine Wäsche". Zur erfolgreichen Desinfektion sind die Parameter „Konzentration" und „Einwirkzeit" von entscheidender Bedeutung. Diese sind in einer Waschmaschine nicht bekannt.
  - Die Verwendung von **chemischen Desinfektionsmitteln** ist in begründeten Fällen auch unter Umweltaspekten – zu vertreten, da der Patientenschutz im Vordergrund steht.
  - Es empfiehlt sich, jedoch geprüfte und somit nachweislich wirksame Präparate zu verwenden. Diese finden sich in der Desinfektionsmittelliste der **VAH**: https://vah-online.de/de/vah-liste
- **Anzahl benötigter Wäschestücke und Aufwand der Wäsche:** Die Forderung, beispielsweise im Rahmen einer Infektionserkrankung oder MRSA-Sanierung, über mehrere Tage einen täglichen Wechsel von Handtüchern, Bettwäsche etc. durchzuführen ist begründet und sinnvoll. Im ambulanten Bereich ist dies jedoch nicht sicher umsetzbar. Eine begrenzte Anzahl verfügbarer Wäschestücke, Einschränkungen bei der Nutzung einer Waschmaschine und die Frage, wer dies durchführt, sind limitierende Faktoren.

Exkurs

Übertragung multiresistenter Erreger über eine Waschmaschine

In einem Kinderkrankenhaus wurden auf der Neugeborenen Station mehrfach Übertragungen von *Klebsiella oxytoca* festgestellt. Dies wurde im Rahmen eines routinemäßig etablierten Screenings entdeckt. Um einen möglichen Auslöser zu identifizieren, wurde neben wiederholten mikrobiologischen Umgebungsuntersuchungen im Patienten- und Personalbereich, auch eine handelsübliche Haushalt-Waschmaschine im Keller der Einrichtung untersucht. Hier wurden handgestrickte Söckchen und Mützchen für die Neugeborenen gewaschen.

Der, bei den Neugeborenen nachgewiesene, *K.-oxytoca*-Typ wurde eindeutig im Spülfach und am Türgummi der Maschine identifiziert. Von hieraus erfolgte eine Übertragung auf die Wäsche und somit auf die Neugeborenen. Eine Übertragung über Mitarbeiter und Eltern konnte sicher ausgeschlossen werden. Nachdem die Maschine entfernt wurde, kam es zu keinen weiteren Übertragungen. Es wurden keine gefährlichen Infektionen ausgelöst. Dies dürfte auch mit dem Screening und der durchgeführten Surveillance zusammenhängen. Ohne diese vorbeugende Maßnahme wären die Übertragungen vermutlich nicht so schnell festgestellt worden. Dieser Fall zeigt, dass (antibiotikaresistente) Erreger in Waschmaschinen nicht sicher abgetötet werden, sondern sogar übertragen werden können.

Vorsicht

- Wie sieht Ihre eigene Waschmaschine aus?
- Werfen Sie einen Blick in die heimische Waschmaschine. Dosierfach, Gummidichtung, das Innere der Trommel und der Ablauf (Flusenfalle) müssen regelmäßig gereinigt werden, um einer Verkeimung und Schimmelbildung vorzubeugen.
- Auch im privaten Bereich wird empfohlen, regelmäßig Wäschen mit höheren Temperaturen von ≥ 60 °C durchzuführen.

Die Wäscheversorgung über einen zertifizierten Anbieter bietet sich auch für andere Einrichtungen als Krankenhäuser an. Wird die Wäscheversorgung für Patienten oder Bewohner in der eigenen Einrichtung durchgeführt, bedarf dies einen ähnliches Hygienekonzept, dem auch externe Wäscheversorger nachkommen müssen, was mit einem hohen Aufwand verbunden ist. Die Wäscheversorgung durch zertifizierte Wäschereien ist vorzuziehen.

6.9 Aufbereitung von Betten

Jeder Patient hat ein Anrecht auf ein sauberes und desinfiziertes Bett. Dies beinhaltet auch das Bettgestell. Die Bettenaufbereitung erfolgt dezentral (zumeist im entsprechenden Zimmer, bzw. auf dem Flur) oder zentral in Bettenaufbereitungs-Räumen oder einer Bettenzentrale. Ob die Aufbereitung manuell (per Hand) oder maschinell erfolgt, ist nicht entscheidend. Neben dem Desinfektionserfolg ist es wichtig, dass die Raumluftbelastung durch Desinfektionsmittel Mitarbeiter oder Bewohner/Patienten nicht gefährdet.
Diese Gefahr besteht am ehesten, wenn in Patientenzimmern aufbereitet wird, in denen sich Mitpatienten/Bewohner aufhalten. Eine Aufbereitung auf dem Flur ist aufgrund schlechter Arbeitsbedingungen, Gefahr der Re-Kontamination oder Passanten auf dem Flur ebenfalls nicht optimal. Logistisch ist die dezentrale Aufbereitung hingegen deutlich angenehmer. Anstatt die Betten hin und her zu transportieren, gehen die Mitarbeiter zu den anfallenden Betten. Grundsätzlich ist eine Aufbereitung an zentraler Stelle, in einem **deklarierten Aufbereitungsraum,** zu bevorzugen. Dieser Raum muss über eine **reine-** und **unreine Seite** verfügen und mit allen benötigten Materialien ausgestattet sein. Die Trennung von rein und unrein im Arbeitsablauf bedeutet in jedem Fall eine organisatorische Herausforderung:

- Das Bett abziehen, Wäsche abwerfen und das Bettgestell desinfizieren (= unreine Tätigkeit), bei der Schutzkleidung, bestehend aus Vorbinder und Handschuhen getragen wird.
- Anschließend wird die Schutzkleidung abgelegt und es erfolgt eine hygienische Händedesinfektion, bevor das trockene Bett mit sauberer Wäsche bezogen wird (= reine Tätigkeit).

Dies ist eine Situation, die nur in jeder Einrichtung individuell geklärt werden kann und mit einer hohen Verantwortung der durchführenden Mitarbeiter einhergeht.

6.10 Aufbereitung von Geschirr

Geschirr wird, bevorzugt maschinell, unter Berücksichtigung der lebensmittelhygienischen Vorgaben aufbereitet.

Merke

Geschirr für Patienten und Bewohner wird nicht „per Hand" gespült.

Der Anspruch ist, Speisen und Getränke auf sauberem und keimarmem Geschirr anzubieten. Um dies zu gewährleisten, ist weiterhin auf den Umgang und die Lagerung von Essgeschirr zu achten. Das bedeutet: saubere Hände und geschlossene, saubere Schränke.

- Im **stationären Bereich** wird Geschirr zumeist an zentraler Stelle aufbereitet. Dies geschieht üblicherweise in der Bandspülanlage einer „Spülküche", welche vom Hygieneteam mikrobiologisch überwacht wird. Bei dezentralen Spülmaschinen für Patienten/Klienten-Geschirr, beispielsweise auf Station, ist diese Überwachung gem. DIN 10512:2008-06 ebenfalls angezeigt.
- Im **täglichen Gebrauch** ist auf die ordnungsgemäße Verwendung der Spülmaschine zu achten. Dies bezieht sich auf verwendete Reinigungsmittel, Temperatur, freilaufende Spülarme und richtige Beladung (keine „Spülschatten") der Maschine.

Fallbeispiel

Herr Becker hat beim Einräumen der Spülmaschine zwei Müslischalen übereinandergelegt, um Platz in der Maschine zu sparen. Beim Öffnen stellt er fest, dass das Innere der oberen Schale weiterhin verschmutzt ist. Zudem hat ein langer Kochlöffel den Spülarm der Maschine blockiert. Folglich ist der Inhalt der Maschine nicht sauber geworden. Nach Behebung der Situation muss der Spülprozess komplett wiederholt werden.

- Das aufbereitete, **trockene Geschirr** wird mit desinfizierten Händen entnommen und auf sauberen Flächen in geschlossenen Schränken abgestellt.
- Der **Transport** von **sauberem** und **verschmutztem Geschirr** erfolgt, voneinander getrennt, in geschlossenen Behältern. Im stationären Betrieb geschieht dies üblicherweise im Essenswagen. Anmerkung: auch an dieser Stelle findet eine Trennung von rein und unrein statt. Benutzte Essenstabletts werden nicht in Wagen, in denen sich noch frische Speisen befinden, eingeräumt.
- Nach dem Transport von benutztem Geschirr werden die **Wagen** desinfizierend gereinigt.

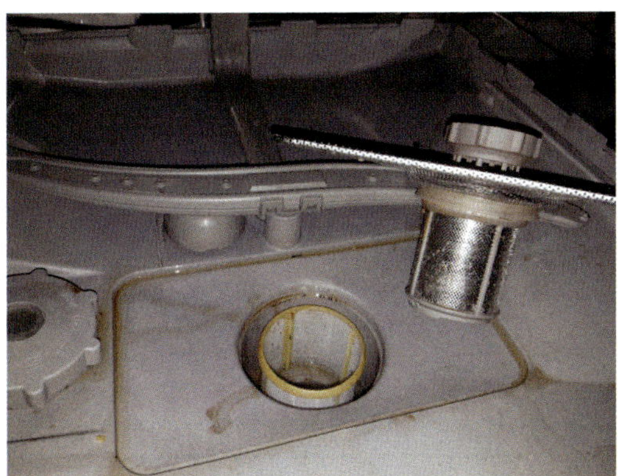

Abb. 6.22 Geöffneter Pumpensumpf eines Geschirrspülers. Deutlich zu erkennen sind erschmutzungen, die manuell gereinigt werden müssen. [M1225]

- Das **Innere** der **Spülmaschine** wird regelmäßig (wöchentlich) auf Verunreinigungen geprüft.
- Der **Pumpensumpf** (▸ Abb. 6.22) muss regelmäßig, z. B. wöchentlich (siehe Hygieneplan) gereinigt werden und das Innere, inkl. Dichtungen auf Verschmutzungen geprüft und ggf. gereinigt werden.

Vorsicht

Es werden keine scharfen oder spitzen Gegenstände wie Kanülen oder Skalpelle auf dem Essenstablett abgelegt. Dies ist fahrlässig und bedeutet eine erhebliche Verletzungsgefahr für das Küchenpersonal!

Vorsicht

Ablagerungen und Verschmutzungen in Geschirrspülern stellen ein Hygienerisiko dar, da sich an diesen Stellen Mikroorganismen stark vermehren.

Sollte es erforderlich sein, in der ambulanten Pflege Geschirr per Hand zu spülen, sind die Gegebenheiten verantwortlich zu nutzen. Saubere Spülschwämme/Bürsten und Trockentücher sind eine Grundvoraussetzung. Da sich die Klienten in ihrem eigenen Umfeld aufhalten, sind die Möglichkeiten eines Pflegedienstes jedoch beschränkt.

Merke

Schwämme, Bürsten und Handtücher stellen einen Nährboden für Mikroorganismen dar und sind regelmäßig zu wechseln bzw. aufzubereiten.

Wiederholungsfragen

- Benennen Sie die Grundsätze beim Umgang mit sauberer Bettwäsche für Patienten-/Klientenbetten.
- Besteht ein Recht des Patienten auf ein sauberes und desinfiziertes Bett?
- Stelle Spülschwämme und Spülbürsten ein potenzielles Hygienerisiko dar?

6.11 Kontrolle von Reinigung, Desinfektion, Sterilisation

Die Kontrolle und Überwachung von Reinigungs- und Desinfektionsprozessen obliegt in aller Regel dem Hygieneteam bzw. den Mitarbeitern einer AEMP.

6.11.1 Kontrolle der Reinigung

Hier findet eine optische Kontrolle statt. Sauber oder erkennbar verschmutzt? Zur Erinnerung: Es gibt keinen „sauberen Dreck". Immer in der Reihenfolge vorgehen – erst reinigen, dann desinfizieren.

Merke

Insbesondere auf Oberflächen aus Edelstahl hinterlassen Reinigungs- und Desinfektionsmittel häufig Schlieren. Dies kommt insbesondere bei QAV-basierten (QAV = Quartäre Ammoniumverbindungen, zeichnen sich durch gute Anhaftung an Oberflächen aus) Mitteln (▸ 6.1) vor. Obwohl durch die Schlierenbildung die Gegenstände nicht schön aussehen, sind die Flächen desinfiziert. Eine Politur ist in solch einem Fall weder sinnvoll noch effektiv. Edelstahl-Polituren bewirken eine Schicht auf der Oberfläche, dass diese nicht mehr erfolgreich desinfiziert werden kann. Dieser Effekt lässt sich überprüfen, indem mit einem weißen Tuch über eine polierte Fläche gewischt wird. Das Tuch weist im Anschluss eine erkennbare Verschmutzung auf.

6.11.2 Kontrolle der Desinfektion

Ob eine Desinfektion regelrecht durchgeführt wurde, wird durch Abdruck- oder Abstrichuntersuchungen kontrolliert. Allerdings gibt es für die wenigsten Abdruckuntersuchungen, welche mit sog. Rodac-Platten oder Tupfer-Abstrichen durchgeführt werden, verbindliche Grenzwerte. Dies gilt v.a. für Umgebungsuntersuchungen von

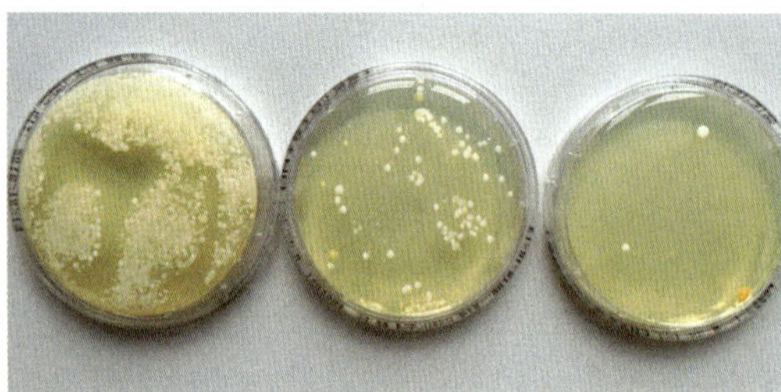

Abb. 6.23 Linker Handabdruck der ungewaschenen Hand, Mitte nach Waschung, rechts nach Desinfektion [O262]

Händen und Flächen. Unabhängig davon besteht allerdings Einigkeit darüber, dass der Nachweis von pathogenen Erregern oder Umweltkeimen in hoher Zahl nicht zu tolerieren ist. Eine Orientierung bietet die Definition von desinfiziert: Zustand, von dem keine Infektionsgefahr ausgeht (▸ 6.2.2).

Ziel dieser und anderer Kontrollmaßnahmen ist immer die mögliche Verbesserung der Situation und nicht das Formulieren von Vorwürfen!

Eine **Kontrolle der Händehygiene** erfolgt vielfach durch eine Hygienefachkraft, die einen **mikrobiologischen Handabdruck** bei Mitarbeitern vornimmt (▸ Abb. 6.23). Hierbei wird die Handfläche mit einem Nährboden (Rodacplatte) „abgeklatscht", d.h. Erreger der Hand werden auf den Nährboden übertragen. Dieser wird im Anschluss bebrütet, um ein Bakterienwachstum festzustellen. Dies macht jedoch nur Sinn, wenn die Situation, in der die Abdruckuntersuchung durchgeführt wird, auch dokumentiert wird. Es macht einen erheblichen Unterschied, ob die Testperson aus einem Patientenzimmer kommt (hier wird eine frisch desinfizierte Hand erwartet), oder ob sie beispielsweise im Treppenhaus angetroffen wird: In dieser Situation ist eine höhere Kontamination zu erwarten.

Hand-KISS

Hand-KISS ist ein Modul des NRZ für Surveillance von nosokomialen Infektionen, das für Stationen und Funktionsbereiche angeboten wird. Anhand der Verbrauchszahlen von Händedesinfektionsmittel und der Patientenzahlen einer Station/Funktionsabteilung werden die Anzahl der durchschnittlichen Händedesinfektionen pro Patient in 24h berechnet. Über mehrere Jahre lassen sich so Entwicklungen einzelner Stationen oder Bereiche gut beobachten und bewerten

Exkurs

Berechnung Hand-KISS

Schritt 1:
Verbrauch an Händedesinfektionsmittel in ml/Kalenderjahr ÷ Patiententage/Kalenderjahr = Verbrauch an Händedesinfektionsmittel pro Patiententag
Schritt 2:
Verbrauch an Händedesinfektionsmittel ÷ drei (ml) = Anzahl durchgeführter Händedesinfektionen pro Patiententag
Ergebnis: statistische Aussage über Anzahl der Händedesinfektionen pro Pflegeempfänger in 24h.

Ziel ist, das Gefühl „wir desinfizieren doch häufig" zu objektivieren und mit einer konkreten Anzahl an tatsächlich stattgefundenen Desinfektionen zu vergleichen. Selbstverständlich handelt es sich um statistisch erhobene Zahlen, die über Jahre erfasst wurden und geeignet sind, eine Tendenz erkennen zu lassen.

Erfahrungsgemäß weichen die erhobenen Zahlen deutlich vom Empfinden der Mitarbeiter ab. So wurde z.B. für chirurgische Normalstationen im Jahr 2021 eine durchschnittliche Anzahl von 11 Händedesinfektionen pro Patient in 24h ermittelt, was ernüchternd wenig ist und viel Verbesserungsbedarf erkennen lässt.

Nicht erfasst wird, wer die Desinfektionen, wie durchgeführt hat, bzw. ob die Desinfektion indikationsgerecht erfolgt. Diese Systematik eignet sich nicht für OP-Bereiche bzw. für die chirurgische Händedesinfektion.

Compliance-Monitoring

Im Rahmen des Compliance-Monitorings werden Arbeitsprozesse von Beobachtern begleitet und anhand der fünf Indikationen der WHO geprüft, ob die Desinfektion auch indikationsgerecht erfolgt. Hierbei werden alle Berufsgruppen erfasst. Direkte und persönliche Rückmeldungen gibt es auf Wunsch, Auswertungen werden anonymisiert. Solch ein kollegiales Vorgehen ist Voraussetzung für eine Akzeptanz durch die Mitarbeiter.

Der Nachteil einer direkten Beobachtung ist, dass die Mitarbeiter für den Zeitraum der Beobachtung mehr Händedesinfektionen durchführen und die Gefahr besteht, anschließend wieder in das gewohnte „Normalverhalten" zurückzufallen (Hawthorne-Effekt). Durch, parallel zu den Beobachtungen durchgeführte, Schulungen und

Informationsveranstaltungen ist es möglich, das erklärte Ziel einer nachhaltigen Verbesserung zu erreichen.

Merke

Die konsequente Umsetzung der Händehygiene ist von jedem Mitarbeiter individuell abhängig. An der Durchführung der Händehygiene lässt sich eine grundsätzliche Einstellung zum ausgeübten Beruf erkennen. Hand-KISS und Compliance-Monitoring laufen konsequenterweise in der „Aktion Saubere Hände" (ASH 6.4.4) zusammen.

Selbstkontrolle der Händehygiene

Bei der Selbstkontrolle mittels **Schwarzlichtlampe** geht es um mögliche Benetzungslücken (▸ Abb. 6.24) der Händedesinfektion. Zunächst wird, mit dem Bewegungsablauf einer Händedesinfektion, eine klare Flüssigkeit auf den Händen verteilt. Im Anschluss werden die Hände unter eine Schwarzlichtlampe gehalten, wo die die verteilte Flüssigkeit fluoreszierend sichtbar wird. Das bedeutet: An Arealen der Hand, die unter der Lampe blau erscheinen ist Lösung aufgetragen worden, an Stellen die diesen fluoreszierenden Effekt nicht zeigen liegen Benetzungslücken vor. Im Fall einer Händedesinfektion hätte an diesen Arealen folglich keine Desinfektion stattgefunden.

Das Ziel ist es, eigene Benetzungslücken zu erkennen und diese bei der Desinfektion künftig zu vermeiden. Dies kann nur gelingen, wenn die Simulation der Händedesinfektion „wie immer" durchgeführt wird. Mit dieser Selbstkontrolle soll die Qualität der eigenen Hygienemaßnahme „Händedesinfektion" dauerhaft verbessert werden. Selbstkontrolle beginnt damit, das eigene Verhalten zu prüfen und zu hinterfragen.

Aufgabe

Führen Sie am kommenden Arbeitstag, die nächsten acht bis zehn Händedesinfektionen ganz bewusst durch und beobachten Sie sich selbst:

- Werden alle Areale der Hand mit Desinfektionsmittel benetzt?
- Wie lange dauert Ihre Händedesinfektion? Wird die Einwirkzeit von 30 sec. annähernd erreicht?
- Trainieren Sie sich eine verbesserte Durchführung an.

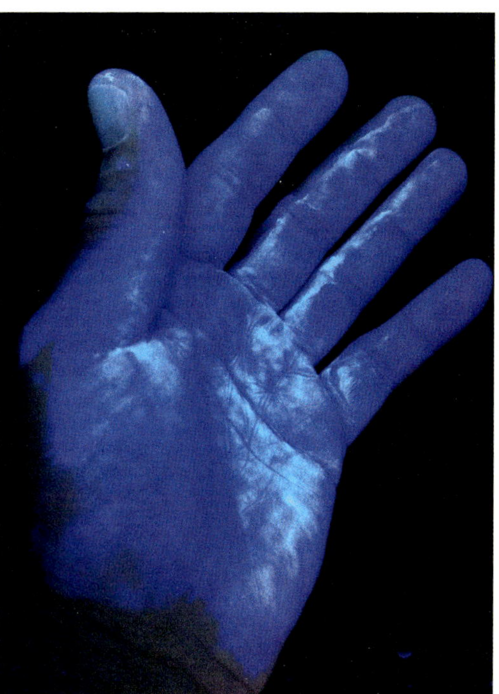

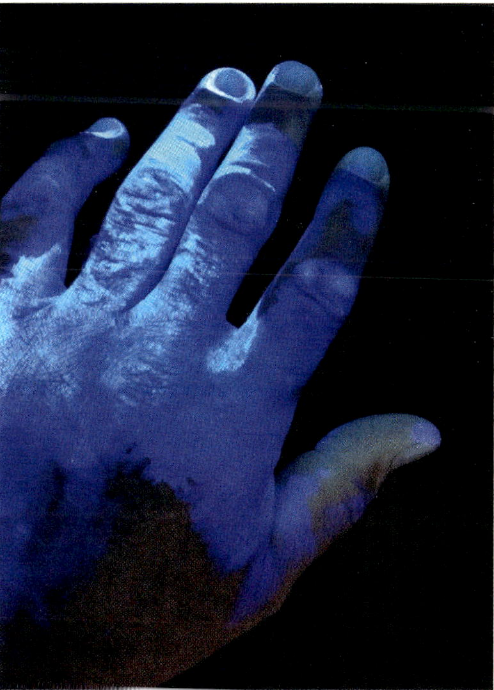

Abb. 6.24 Deutlich zu erkennen: An Stellen ohne fluoreszierenden Effekt kommt es zu Benetzungslücken. [M1225]

Merke

Die hygienische Händedesinfektion ist kein Prozess, der bei jeder Durchführung bewusst und akribisch ausgeführt wird. Im Gegenteil, es handelt sich um eine ausgesprochen häufig umgesetzte Tätigkeit, die „nebenher" durchgeführt wird. Um eingeübte Fehler bei der Händedesinfektion zu verhindern, ist es sinnvoll, automatisierte und effektive Abläufe einzustudieren und somit zu automatisieren.

6.11.3 Kontrolle der Flächenhygiene und Aufbereitung von Medizinprodukten

Bei Flächen und Medizinprodukten steht zunächst die Frage der optischen Sauberkeit im Vordergrund. Mikrobiologische Kontaminationen sind optisch nicht zu erkennen. Eine erkennbar verschmutzte Oberfläche ist immer mikrobiologisch belastet (► Abb. 6.25).

Optisch saubere Oberflächen können erheblich mikrobiell belastet sein z. B. infolge von Handkontakten, kontaminierten Gegenständen, offenen Fenstern, Spritzwasser.

Eine mikrobiologische Kontrolle erfolgt in aller Regel mittels Abdruckuntersuchung (► Abb. 6.26). Wie bei den Abdruckuntersuchungen der Hände, ist es erforderlich, die jeweilige Situation zu dokumentieren, um die Ergebnisse bewerten zu können. Maschinelle Prozesse werden mit Bioindikatoren (► Abb. 6.27) überprüft. Hierbei werden mit einem definierten Testkeim mikrobiologisch belastete Prüfkörper den Desinfektionsprozessen zugefügt.

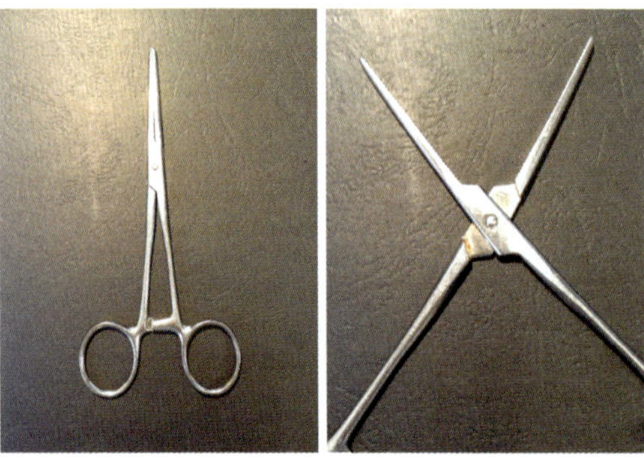

Abb. 6.25 a) Auf den ersten Blick, eine saubere Klemme. b) Erst wenn das Gelenk geöffnet wird, ist die Verschmutzung zu erkennen. [M1225]

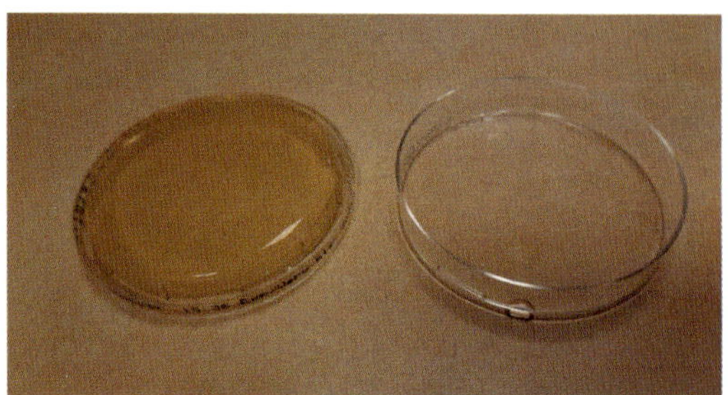

Abb. 6.26 Rodac-Platte für Abdruckuntersuchungen [M1225]

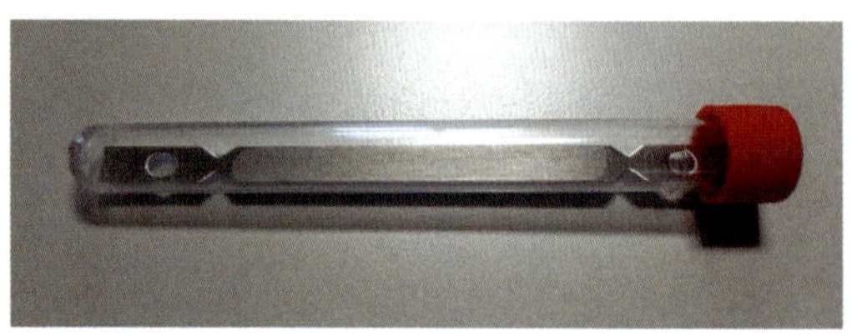

Abb. 6.27 Bioindikator mit *E. faecium* zur Überprüfung von Desinfektionsprozessen [M1225]

Anschließend wird in einem Labor untersucht, ob die gewünschte Desinfektion stattgefunden hat. Die Desinfektion war erfolgreich, wenn der Testkeim nicht mehr nachgewiesen wird.

Aufbereitete Endoskope werden regelmäßig mit Abstrich- und Spülproben mikrobiologisch überprüft. Die Endoskope dürfen unmittelbar nach der Überprüfung für Untersuchungen eingesetzt werden. Ist dies nicht möglich, erfolgt nach der mikrobiologischen Untersuchung eine erneute Aufbereitung.

6.11.4 Kontrolle der Sterilisation

Im Rahmen der Sterilisation (► 6.2) wird der gesamte, vorgegebene und immer identisch ablaufende Prozess engmaschig überwacht und dokumentiert. Dies wird als „validiertes Verfahren" bezeichnet. Am Prozessende erfolgt eine personalisierte Freigabe der, nun sterilen und verpackten, Medizinprodukte.

Um den Erfolg der Sterilisation zu sichern, werden zu Beginn des Arbeitstages und fortlaufend Maßnahmen der Qualitätssicherung durchgeführt. Eine laufende Überprüfung der Sterilisation ist mit mikrobiologischen Verfahren, wie beispielsweise Abdruckuntersuchungen nicht möglich. Dies liegt unter anderem daran, dass die Produkte hierbei zwangsläufig unsteril würden. Einzelne Sterilisati-

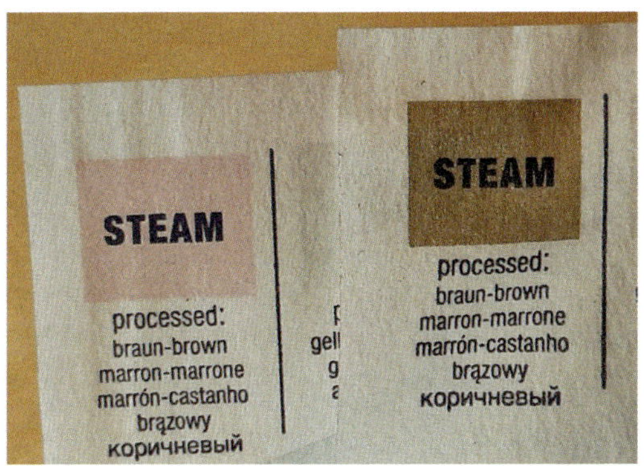

Abb. 6.28 Thermomarkierung vor (links) und nach (rechts) durchlaufenem Prozess mit Hitze. Das Wort „Steam" ist rosa unterlegt, das Produkt wurde nicht sterilisiert, beim braun unterlegten Textfeld „Steam" hat das Produkt den Sterilisationsprozess durchlaufen. [M1225]

ons-Prozesse (Chargen) können mittels **„Sporenpäckchen"** überwacht werden. Hierbei werden einer Sterilisationscharge definierte Mengen an bakteriellen Sporen hinzugefügt und im Anschluss mikrobiologisch ausgewertet. Sind die Sporen inaktiviert, war der Prozess wirksam. Ein optischer Kontrollpunkt ist die Thermomarkierung (▸ Abb. 6.28). Diese Braun-Verfärbung kommt durch die Einwirkung von Hitze auf den „Marker" zustande. Dieser verfärbte Marker lässt erkennen, dass das Produkt Hitze ausgesetzt war. Der Farbumschlag gibt keine Auskunft über den Aufbereitungsprozess.

Merke

Die Sicherheit, dass freigegebene Sterilprodukte auch wirklich keimfrei sind, ist aufgrund validierter Abläufe ausgesprochen hoch. Im Berufsalltag ist eher der sorglose Umgang mit diesen Produkten problematisch.

Verpflichtung des Anwenders: Der Anwender muss Sterilverpackungen immer auf Unversehrtheit prüfen (▸ 7.2.4). Ist die Verpackung beschädigt oder feucht geworden, darf das Produkt nicht verwendet werden, da es unsteril ist. Diese Produkte werden verworfen oder erneut der Aufbereitung zugeführt.

Wiederholungsfragen

- Welches Ziel verfolgt die Selbstkontrolle der Einreibetechnik der Hände mittels Schwarzlichtlampe?
- Was ist das Ziel von Compliance-Beobachtungen der Händehygiene?
- Ist der Anwender verpflichtet, Sterilgut vor der Verwendung auf eine unbeschädigte Verpackung hin zu prüfen?

6.12 Umgang mit Desinfektionsmitteln

Definition

Desinfektionsmittel: Substanzen, die aufgrund ihrer chemischen Eigenschaften mikrobizid wirken, d.h. Mikroorganismen abtöten. Durch ihre Anwendung versetzt man Materialien oder Gewebe in einen keimarmen Zustand.

Desinfektionsmittel sind grundsätzlich als Gefahrstoffe einzustufen. Der rechtliche Rahmen zum Arbeitsschutz wird in der „TRGS 510" (Technische Regeln für Gefahrstoffe ▸ 1.7) abgesteckt. Grundsätzlich gilt beim Umgang mit Desinfektionsmitteln:

- Sicherheitsdatenblatt zu Rate ziehen Herstellerangaben, beachten.
- Geeignete Handschuhe tragen.
- Ggf. Augenschutz anlegen.
- Nicht umfüllen, schon gar nicht in ungeeignete Gefäße, wie z. B. Getränkeflaschen.
- Desinfektionsmittel zwischen 10 °C bis 30 °C lagern, wobei kurzfristige Abweichungen („Faustregel" bis drei Tage) in den meisten Fällen kein Problem darstellen.
- Bei Unfällen unbedingt sofort Arzt konsultieren, Verspritzungen ins Auge gründlich spülen (▸ 1.5).

Beim Umgang mit Konzentraten und gebrauchsfertigen Lösungen gilt es, Folgendes zu beachten.

- **Desinfektionsmittel-Konzentrate:**
  - Wenn Kanister über den Kopf gehoben werden, wegen der Verätzungsgefahr immer einen Gesichts-bzw. Augenschutz tragen. Dosiergeräte sind häufig so montiert, dass der geöffnete Kanister beim Wechsel über Augenhöhe gehoben werden muss.

- Gebinde, die mehr als 5 Liter Flüssigkeit enthalten, in auslaufsicheren Wannen lagern.
- Reste nicht im Abfluss entsorgen.

• **Gebrauchsfertige Lösungen:**
  - Lösung detailliert beschriften: Name des Mittels, Datum/Haltbarkeit, Konzentrationsangabe (z. B. 0,5 %).
  - Standzeit beachten.
  - Deckel geschlossen halten.
  - Reste von Gebrauchslösungen dürfen über das Abwasser (Kanalisation) entsorgt werden.

Sollte es zu Verspritzungen von Desinfektionsmitteln in das Auge kommen, muss das Auge gründlich ausgespült werden. Hierzu gibt es spezielle Augenspülflaschen. Stehen diese nicht zur Verfügung, muss diese Spülung unter fließendem Wasser vorgenommen werden. Anschließend immer den D-Arzt aufsuchen.

Stefan Drees (7.1 bis 7.6), Natalie Commandeur (7.7 bis 7.9)

7 Hygienisch arbeiten

Überblick

Hygiene ist entscheidend, um eine Verbreitung von Krankheitserregern zu vermeiden und um Infektionsrisiken zu senken. Erreger wie Viren, Bakterien oder Pilze werden auf verschiedenen Wegen übertragen: etwa beim Husten und Niesen, über Hände, Gegenstände, Körpersekrete und Lebensmittel. Ältere pflegebedürftige Menschen können Krankheitserreger nicht so gut abwehren wie junge, gesunde, immunkompetente Menschen. Daher sind sie anfällig für Infektionen, etwa der Atemwege, der Harnwege oder von Wunden. Gleichzeitig besteht bei Pflegenden das Risiko, sich selbst anzustecken sowie auch die Gefahr, Krankheitserreger an andere Personen weiterzugeben. Konsequente Hygiene ist eine wirksame Maßnahme, um pflegebedürftige Menschen vor Infektionen zu schützen sowie die Ansteckung von Pflegenden zu vermeiden.

7.1 Verbreitung von Erregern vermeiden

Merke

Alle Maßnahmen in Einrichtungen der Gesundheits- und Altenpflege beinhalten einen Hygieneaspekt. Dieser ist nicht immer präsent und offensichtlich, trotzdem ist er vorhanden!

7.1.1 Übertragungs- (Transmissions-) Wege

Hygienemaßnahmen orientieren sich, neben den Eigenschaften eines Erregers, auch an Art und Umfang der Übertragung auf den Menschen: Es wird unterschieden, ob eine Übertragung durch direkten oder indirekten Kontakt erfolgt.

Bei einer Übertragung durch Berührung spricht man von einer **Kontaktinfektion** (auch als Schmutz- und Schmierinfektion bezeichnet). Die Übertragung über **Tröpfchen** und/oder **Aerosole** erfolgt hingegen ohne direkte Berührung. Als **parenterale Infektionen** werden Infektionen bezeichnet, bei denen der Erreger nicht über den Darm in den menschlichen Körper aufgenommen werden, sondern z.B. über das Blut. Bei der Übertragung über einen **Vektor** erfolgt die Infektion z.B. über eine Mücke.

Die zu ergreifenden Schutz-(Barriere)Maßnahmen lassen sich aus dem Übertragungsweg (▸ Tab. 7.1) ableiten.

Es sollte weiterhin bedacht werden, dass für die überwiegende Anzahl an Erregern mehrere Übertragungswege möglich sind. So sind im Fall einer Infektion mit dem Norovirus der Patient, das Patientenumfeld und beim Erbrechen sogar die Luft mit Viren belastet und somit infektiös. Eine große Gefahr geht vom asymptomatischen Patienten aus welcher, ohne Krankheitssymptome, Infektionserreger überträgt.

Bei der Entstehung von Infektionen werden zwei Übertragungswege unterschieden: die endogene und exogene Übertragung.

- **Endogene Übertragung** bedeutet, Erreger vom Körper des Betroffenen (körpereigene Flora) verursachen eine Infektion. So ist manche Infektione der Harnwege ebenso wie manche Wundinfektion durch die Darmkeime des Erkrankten verursacht.
- **Exogene Übertragungen** erfolgen von Mensch zu Mensch, z. B. vom Personal auf den Patienten/Klienten. Dies geschieht in der Regel über Hände, aber auch über kontaminierte Medizinprodukte, Flächen und möglicherweise über Kleidung. Hier besteht für Pflegende der Auftrag, mögliche Infektionsketten zu unterbinden. Dies geschieht im Pflegealltag durch eine sorgfältige umgesetzte Basishygiene.

Der Begriff **Infektionskette** beschreibt eine Übertragung von Erregern, wie Perlen an einer Kette. Hierbei ist es unerheblich, von wem oder was – auf wen oder was – die Übertragung stattfindet. Ob von der Hand auf eine Oberfläche und auf die nächste Hand, oder über mehrere Hände. Diese Infektionskette sollte möglichst schnell, z.B. durch eine geeignete Desinfektionsmaßnahme **unterbrochen** werden. Dies kann auch durch andere Maß-

Tab. 7.1 Übertragungswege

Kontakt-Übertragung	Wird unterschieden in direkte und indirekte Übertragung: • Direkt = von Mensch zu Mensch • Indirekt = Mensch über weitere Person oder Fläche/Gegenstand auf Mensch
Tröpfchen-Übertragung*	Geschieht über Sekrete/Exkrete des Respirationstraktes Als Faustregel gilt bei der tröpfchengetragenen Übertragung eine „Reichweite" von ca. 2 Metern „Flugstrecke". Bei ungünstigen Bedingungen ist eine Übertragung aber über einen größeren Abstand möglich Achtung: diese Erreger sind in der Regel zusätzlich auch über Kontakt übertragbar!
Aerogene Übertragung**	Erfolgt über die Luft (Aerosole)
Parenterale Übertragung	Der Erreger gelangt über nicht intakte Haut oder Schleimhaut in den Empfänger
Vektorassoziierte Übertragung	Hierbei handelt es sich zumeist um Insekten. Diese tragen den Erreger in sich, ohne selbst erkrankt zu sein
Lebensmittel und Trinkwasser	Die Mikroorganismen gelangen über den Ernährungstrakt in den menschlichen Körper. In diesem Fall können Isolationsmaßnahmen sinnvoll sein, wenn der Betroffene infolge der Erkrankung pathogene Erreger ausscheidet
Unbekannter Übertragungsweg	Bei neu auftretenden Mikroorganismen und Erkrankungen kann es durchaus sein, dass der Übertragungsweg zunächst nicht bekannt ist. Folglich sind hier maximale Schutzmaßnahmen erforderlich

* Tröpfcheninfektion: Es gilt die Annahme, dass sich Tröpfchen aufgrund ihrer Größe von über 5 µm nicht lange in der Luft halten und zügig, innerhalb eines begrenzten Radius von 1,5 bis 2 m absinken.

** Aerogene Infektion: Aerosole, welche unter 5 µm klein sind, halten sich ggf. über Stunden in der Luft und können zu Übertragungen auf dem Luftweg führen. Dieser Annahme ist mit einer gewissen Vorsicht zu begegnen, da Faktoren wie Temperatur, Luftfeuchtigkeit und Luftbewegungen in diesem Modell nicht berücksichtigt sind. Die Aerosol-Forscherin, Linsey Marr, hat bei Untersuchungen festgestellt, dass tröpfchengetragene Infektionserreger (Tröpfcheninfektion) eine deutlich weitere Verbreitung finden als allgemein angenommen wird.
https://www.republik.ch/2021/06/15/wie-ein-60-jahre-altes-missverstaendnis-covid-noch-gefaehrlicher-machte
Die Unterscheidung zwischen Tröpfchen- und Aerogener Übertragung wird üblicherweise an der Größe der Tröpfchen festgemacht.

nahmen geschehen., so z.B. durch Isolations- und Schutzmaßnahmen wie ein Mund-Nasen-Schutz. Auch die Corona-App dient als Medium der schnellen Information dazu bei, Infektionsketten zu unterbinden.

Fallbeispiel

Herr Meller wurde operiert. Als am nächsten Tag sein Enkelkind zu Besuch kommt möchte es unbedingt die Wunde sehen. Wunschgemäß entfernt Herr Meller den Wundverband und präsentiert die OP-Wunde. Beim Wiederauflegen des Wundverbandes berührt es mit seinen Fingern die Wunde und das Innere der Wundauflage. Zwei Tage später klagt er über eine Rötung und Schmerzen im Bereich der Hautnaht. Die hinzugezogene Pflegekraft stellt bei der Begutachtung fest, dass sich etwas Eiter entleert.

Durch das unsachgemäße Öffnen des Verbandes und die Berührung mit unsterilen Materialien, in diesem Fall die Finger, ist es zu einer Übertragung auf die Wunde gekommen, welche sich daraufhin infiziert hat.
Es ist sinnvoll, Patienten und Bewohner über solche Infektionswege aufzuklären und zu informieren. Eine kurze Einweisung in Händehygiene oder in den Umgang mit Wunden kann dazu beitragen Infektionen zu verhindern.

Häufig liegt die Ursache einer endogenen Infektion in der Nähe einer Eintrittspforte, z.B. einer OP-Wunde zu stark besiedelter Körperareale. Hier ist eine Infektions-Prävention deutlich erschwert, teilweise sogar nur sehr bedingt möglich. Dies gilt z.B. für Eingriffe am Darmausgang, wie Hämorrhoiden-OPs.

Fallbeispiel

Die Pflegefachkraft Herr Scheeder führt ein dienstliches Telefonat. Anschließend begibt er sich zur Patientin, Frau Krase. Sie hatte sich gemeldet, da ihre Kurzinfusion eingelaufen ist. Herr Scheeder stöpselt die Infusion ab, ohne eine Händedesinfektion durchzuführen. Hierbei kontaminiert er den Luer-Lock-Anschluss des Gefäßzugangs mit Erregern vom Telefon, welche sich auf seiner Hand befinden. Am Abend desselben Tages entwickelt Frau Krase Fieber, da die von Herrn Scheeder übertragenen Erreger in das Blut der Patientin gelangt sind. Mit einer Händedesinfektion wäre diese Situation verhindert worden.
Anmerkung: Weitere, erforderlichen Hygienemaßnahmen werden in diesem Beispiel nicht berücksichtigt.

Merke

- Während endogene Infektionen nicht sicher zu verhindern sind, gelten exogene Infektionen als beherrschbar und sind somit nicht zu tolerieren.
- Händehygiene ist die beste und einfachste Maßnahme, um exogene Übertragungen zu verhindern.

Exkurs

Überlebensstrategien von Mikroorganismen

Mikroorganismen haben einen entscheidenden Nachteil: Sie können sich (größtenteils) nicht selbst fortbewegen. Bei der Übertragung und Weiterverbreitung liegen andere Mechanismen vor: Sie beeinflussen ihren Wirt, sodass dieser unfreiwilliger „Mittäter" bei der Verbreitung wird:

- Symptome wie Husten und Niesen sorgen für eine großflächige Ausbreitung und eine direkte Übertragung.
- Infektiöse Ausscheidungen werden, insbesondere bei Durchfall und Erbrechen, in der Umwelt verbreitet und gelangen möglicherweise in die Frischwasserversorgung.
- Kontaminierte Hände und Gegenstände bewirken eine fäkal-orale Übertragung.
- Über offene Wunden erfolgt eine direkte Übertragung auf den nächsten Wirt.

Manche Mikroorganismen greifen noch viel tiefer in das „Privatleben" ihres Wirtes ein: *Toxoplasma gondii* kann seinen Zyklus erst vollenden, wenn er seinen Endwirt, die Katze, erreicht. Befallene Nagetiere wie Mäuse entwickeln eine verhängnisvolle Sehnsucht nach der Nähe zu Katzen, wenn sie von diesem Erreger befallen sind. Das Ergebnis: Die Maus wird gefressen und der Wirt ist erreicht. Das Ziel von Mikroorganismen ist eine möglichst starke Ausbreitung. Der Tod des Wirtes kann somit nicht im Interesse eines Erregers sein, da die Übertragung mit dem Versterben, oder kurz darauf, endet.

- Die Ideale Form des Zusammenlebens nennt sich **Symbiose**. Dies bezeichnet eine Vergesellschaftung von Individuen zweier Arten zum gegenseitigen Nutzen. Das Bakterium *Escherichia coli* ist ein Symbiont des Menschen: Der Mensch bietet Schutz, Wärme und Nährstoffe, *E. coli* ist als Vitaminproduzent, insb. von Vitamin K, für den Menschen von Nutzen.
- **Kommensale** sind für eine Lebensform von Vorteil, für die andere hingegen ohne Bedeutung. Haarbalgmilben leben an den Haarfollikeln von Säugetieren und profitieren einseitig von ihrem Wirt, ohne ihn zu schädigen.
- **Parasiten** profitieren einseitig von einem Wirt und schädigen diesen in verschiedener Ausprägung. Ein eher lästiger Parasit ist die Stechmücke, welche vom Blut des Wirtes schmarotzt und deren Stich zu einer allergischen Reaktion mit Juckreiz führt.

7.1.2 Grundsätze des hygienebewussten Arbeitens

Definition

Hygienisches Arbeiten: Um Krankheiten und Infektionen zu verhindern, kommt Hygiene in vielen Arbeitsbereichen zum Tragen. Durch Aufklärung sowie Reinigungs- und Desinfektionsmaßnahmen soll die Verbreitung von Erregern vermieden werden. Die Maßnahmen sind in speziellen Hygienevorschriften und Hygieneplänen vorgegeben.

Hygienebewusstes Arbeiten bringt eine verantwortungsbewusste Einstellung gegenüber der durchgeführten Arbeit zum Ausdruck. Weiterhin bedeutet dies auch eine Wertschätzung von Patienten/Bewohnern sowie Kollegen und der eigenen Person. Hygienisches Arbeiten hat viel mit Strukturierung von Abläufen und Prozessen zu tun. Hygienemaßnahmen müssen dauerhaft in diese Strukturen integriert werden. So macht es z.B. beim routinemäßigen „Durchgang" Sinn, den mitgeführten Pflegewagen in „rein und unrein" zu organisieren. Allzu häufig wird die sterile Spritze neben Kaffeetasse und Spitzabwurf abgelegt (▸ Abb. 7.1). Solch ein unhygienisches Verhalten ist nicht akzeptabel. Struktur und Ordnung jedes Einzelnen sind Voraussetzung für eine effektive Basishygiene. Die Umsetzung solch einfacher Dinge ist eine Sache der Gewöhnung.

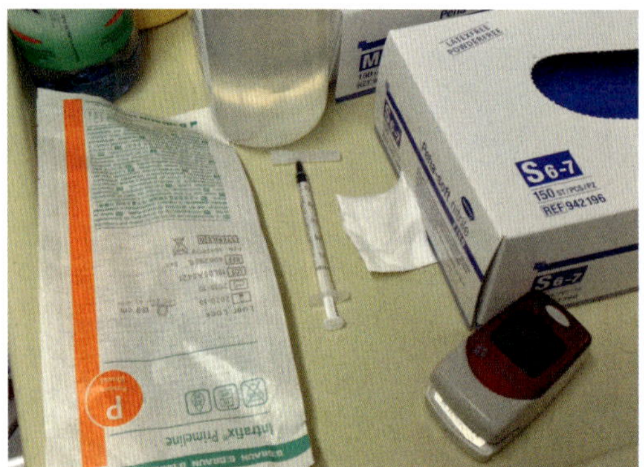

Abb. 7.1 So nicht: Saubere und kontaminierte Materialien liegen durcheinander, eine Trennung von „rein" und „unrein" ist nicht zu erkennen. [M1225]

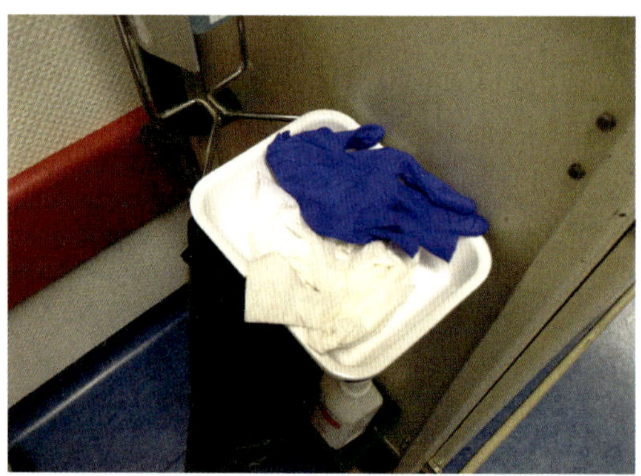

Abb. 7.2 Kontaminierte Gegenstände werden nicht an einer beliebigen Stelle abgelegt, sondern sofort im Müll abgeworfen. [M1225]

Aufgabe

- Gewöhnen Sie sich an, Arbeitsabläufe in „rein" und „unrein" einzuteilen. Durch dieses „Bewusstmachen" lassen sich viele hygienisch-organisatorische „Stolperfallen" vermeiden.
- Im nächsten Schritt unterscheiden Sie Arbeitsflächen oder Arbeitsbereiche in „rein" und „unrein". Nun ist definiert, wo welche Materialien abgelegt werden – oder eben nicht.

Arbeitsroutinen

Es kann hilfreich sein, **reine** und **unreine Arbeitsflächen** optisch zu kennzeichnen oder zu markieren:

- Eine reine Tätigkeit, z.B. die Vorbereitung von Infusionen, wird auf einer „reinen" (desinfizierten) Arbeitsfläche durchgeführt.
- Selbstverständlich werden keine **Materialien im Bett** des **Patienten**/Bewohners abgelegt. Der schlimmste Fall ist, dass Sterilgut in das Bett gelegt, nicht benötigt und dann mit zum nächsten Patienten genommen wird. Dies ist ein Paradebeispiel für eine fahrlässig provozierte Kreuzkontamination (▸ Abb. 7.2).
- **Materialien,** die auf den **Fußboden gefallen** sind, müssen vor der Verwendung erneut desinfiziert werden. Geöffnetes Sterilgut wird verworfen oder der Wiederaufbereitung zugeführt, heruntergefallende Handschuhe werden verworfen.
- Eine gut geplante Pflegesituation beinhaltet auch die **Abfallentsorgung.** Abhängig von der Tätigkeit, fallen erhebliche Mengen kontaminierter Abfälle an. Auch für diesen Fall lässt sich gut vorsorgen, indem Abfallbehälter vorbereitet werden.

Fallbeispiel

Die Pflegefachkraft Frau Schnell möchte bei ihrer Patientin, Frau Jekel, einen Verbandwechsel durchführen. Als sie das Patientenzimmer betritt, ist eine Reinigungskraft dabei, die Oberflächen zu reinigen. Frau Schnell fühlt sich hierdurch nicht gestört. Flächen und Hände werden desinfiziert und sie beginnt mit der Arbeit. Alle Materialien werden vorbereitet und griffbereit zurechtgelegt. Als der alte Verband entfernt ist, kommt die Visite in das Zimmer und bemerkt, wie schlecht die Luft im Zimmer ist. Folglich wird das Fenster geöffnet. Der Nachbarpatient äußert gleichzeitig, dass er schlecht Luft bekommt und wird im Bett oberkörperhoch positioniert. Frau Schnell ist hilfsbereit und packt mit an. Nach einer Händedesinfektion widmet sie sich wieder ihrer eigentlichen Aufgabe – dem Verbandwechsel. Erneut wird die Zimmertür geöffnet, da jemand hereinkommt und die Wünsche zum Mittagessen abfragt. Bei jedem Öffnen der Tür kommt es im Zimmer zu einer Luftaufwirbelung. Die visitierende Ärztin wirft währenddessen einen Blick auf die Wunde von Frau Jekel und palpiert diese auf Schmerzhaftigkeit. Anschließend wird die Wunde durch Frau Schnell sachgerecht versorgt und mit einem sterilen Verband abgedeckt. Zwei Tage später fiebert Frau Jekel auf und gibt Schmerzen im Wundbereich an. Es zeigt sich eine deutliche Rötung und es tritt Eiter aus der Wunde aus.

Eigentlich … hat Frau Schnell alles richtig gemacht. Indikationsgerechte Hände- und Flächenhygiene, sterile Wundauflage, alles korrekt. Allerdings hat sie nicht darauf geachtet, dass die Rahmenbedingungen eines Verbandwechsels eingehalten wurden.

Maßnahmen mit besonderem Infektionsrisiko am Patienten

Dies sind z.B. die Wundversorgung oder die Anlage eines transurethralen Harnwegskatheters.

Vorbereitung:

- Arbeitsabläufe planen, Patient informieren und ggf. unterweisen („hier nicht hin fassen ...").
- Angemessene Rahmenbedingungen schaffen, Fenster und Türen schließen.
- Arbeitsplatz vorbereiten, Flächendesinfektion durchführen, reine und unreine Flächen deklarieren.
- Benötigte Materialien komplett zusammenstellen und vorbereiten.

  Bei geplanten Pflegemaßnahmen hat die Pflegefachkraft eine konkrete Vorstellung, mit welchem Ziel der Patient aufgesucht wird.

  Beispielsweise bei der Anlage eines transurethralen Harnwegskatheters werden immer die gleichen Materialien, in immer der gleichen Reihenfolge, benötigt. Folglich handelt es sich eine gut planbare Situation. Trotzdem kommt es immer wieder vor, dass solche Tätigkeiten unterbrochen werden müssen da benötigtes Material fehlt.

  Maßnahme: Vorher überlegen, welche Materialien benötigt werden und komplett vorbereiten. Dies hilft, Zeit und Nerven zu sparen. Hiervon profitiert auch der Patient, der es sicher zu schätzen weiß, wenn die Pflegekraft nicht aus dem Zimmer geht, um vergessene Materialien zu holen.

Während der Tätigkeit:

- Keine Reinigungsarbeiten im Zimmer vornehmen.
- Mitpatienten im selben Zimmer nicht zeitgleich versorgen.
- Fenster und Türen geschlossen halten.
- Den Ablauf nicht unterbrechen, es sei denn, es handelt sich um einen Notfall.
- Nicht zwischen den Patienten „pendeln".

Geplante Maßnahme sind durchzuführen, wenn erwartungsgemäß keine Störung zu erwarten ist. Dies setzt voraus, dass der Stationsalltag bekannt ist. Sollten Störungen zu befürchten sein, ist es evtl. möglich, ein Schild an die Türe zu hängen. Selbstverständlich macht es immer Sinn, miteinander zu reden und sich abzustimmen. Abgesehen vom Gesichtspunkt der Hygiene, macht es Spaß, eine Aufgabe konzentriert und effektiv zu verrichten.

Merke

Die Planung, Vorbereitung und Struktur von Pflegemaßnahmen sind nicht nur von organisatorischer, sondern auch unter hygienischen Aspekten von Bedeutung.

Pflegende haben oftmals den Anspruch, immer alles alleine zu schaffen. Es ist jedoch kein Zeichen von Schwäche oder Nichtkönnen, wenn Tätigkeiten zu zweit durchgeführt werden. Obwohl es möglich ist, einen Harnwegskatheter allein zu legen, geht es besser und schneller, wenn dies mit einer Assistenz durchgeführt wird. Auch dies bedeutet aktive Infektionsprävention.
Hygiene erscheint manches Mal lästig, aufwändig, teuer, nicht nachvollziehbar oder einfach nur lästig. Trotzdem gehören Hygienemaßnahmen, ebenso wie das Aufstehen zum Frühdienst trotz Müdigkeit, zum unverzichtbaren Berufsalltag.

Fallbeispiel

Im Straßenverkehr erleben Sie, dass Autofahrer bei roter Ampel „mal eben schnell Gas geben" und noch „rüberhuschen". Meistens geht es gut: Es ist keine Polizei in der Nähe, kein Fußgänger steht im Weg und die Zeitersparnis beträgt zwei Minuten.
Im Pflege-Alltag gibt es den gleichen Effekt: Niemand hat bemerkt, dass die Pflegefachkraft Herr Erke die Hände beim Abstöpseln einer Infusion nicht desinfiziert hat. Dass aufgrund des „Rotmanövers" ein anderer Autofahrer bremsen musste und es zu einem Auffahrunfall kam, hat der Rot-Fahrer nicht bemerkt. Genauso wenig bemerkt Herr Erke die Phlebitis am nächsten Tag ....

Merke

Hygienisch arbeiten, ist eine berufliche Verpflichtung, von der Patienten und Kollegen selbstverständlich und zu Recht erwarten, dass sie von allen der an Pflege und Behandlung beteiligten Personen regelkonform und sorgfältig umgesetzt wird.

7.1.3 Nadel- und andere Stichverletzungen

Fast die Hälfte aller Versicherungsfälle sind auf Nadelstichverletzungen zurückzuführen. Die Gefahr ist die Übertragung von

- Hepatitis B (HBV),
- Hepatitis C (HCV),
- Human Immundefizienz Virus (HIV).

Die Übertragungswahrscheinlichkeit hängt von der übertragenen Erregermenge ab und korreliert mit der Menge an übertragenem Blut und der Größe der Verletzung. Sie ist bei der Hepatitis B am höchsten und bei HIV am geringsten. Sie lässt sich in folgender „Faustregel" zusammenfassen.

- HIV: 0,3 %
- HCV: 3 %
- HBV: 30 % (ohne Impfung)

Sollte es zu einer Stich- oder Schnittverletzung durch Instrumente, oder durch andere mit Blut oder Geweberesten kontaminierten Medizinprodukten gekommen sein, muss schnell reagiert werden. Der in ► Tab. 7.2 aufgeführte Ablauf ist einzuhalten.

Wiederholungsfragen

- Was kennzeichnet eine hygienische Arbeitsweise?
- Wie können Sie Ihr Arbeitsumfeld organisieren, um eine hygienische Arbeitsweise sicherzustellen?
- Wie verhalten Sie sich im Fall einer Stich- oder Schnittverletzung durch benutzte Instrumente?

7.2 Basishygiene

Definition

Basishygiene: alltägliche Maßnahmen, die von allen Mitarbeitenden immer, routinemäßig durchgeführt werden.

Durch eine korrekt umgesetzte Basishygiene wird die überwiegende Anzahl an Transmissionen (Übertragungen) effektiv unterbunden. Ziel von Basishygienemaßnahmen ist, durch grundlegende Präventionsmaßnahmen, die Weiterverbreitung von potenziell krankmachenden Erregern zu vermeiden.

7.2.1 Persönliche Hygiene

Der Arbeitsplatz wird mit sauberen Händen und sauberer Arbeitskleidung betreten. Grobe Verschmutzungen der Hände müssen im häuslichen Bereich gereinigt werden.

Tab. 7.2 Maßnahmen bei Nadelstichverletzung mit benutzter Kanüle

Ablauf	Tätigkeiten
Sofortige Erstmaßnahme	Blutfluss anregen, ca. 1 min. leichten Druck auf umliegendes Gewebe ausüben Gewebe aber nicht zusätzlich traumatisieren
	Entstandene Wunde für bis zu 10 min. mit alkoholischem Desinfektionsmittel behandeln, dies ist auch mit satt benetzten Tupfern möglich
Vorstellung beim D-Arzt (► 1.5) oder in Ambulanz bzw. Rettungsstelle mit D-Arzt-Zulassung	Veranlasst alle weiteren Maßnahmen wie Blutentnahmen, Postexpositionsprophylaxe/HBV-Auffrischung und Meldung an Berufsgenossenschaft und ggf. zuständige Behörde (nur bei Biostoffen Risikoklasse drei und vier)
Dokumentation im Verbandsbuch	Eigene, persönliche Daten
	Wo/bei wem ist die Verletzung passiert? Patientenname, Ort (OP, Station)
	Wie ist es zu der Verletzung gekommen? Ablauf beschreiben, z. B. bei intraoperativer Naht, Blutentnahme o. ä.
	Woher stammt der Gegenstand, der zur Verletzung geführt hat? Instrumententisch, Blutentnahmetablett
Wenn möglich Blutentnahme beim Patienten, Akteneinsicht, Anamnese erheben (Versuch, eine Infektionswahrscheinlichkeit abzuklären)***	
Kontrolluntersuchungen, Blut	Nach Vorgabe der Berufsgenossenschaft 6, 12 und 24 Wochen nach Ereignis

Fallbeispiel

Die Pflegefachkraft Frau Klock ist passionierte Motorradfahrerin. Einen Ölwechsel führt sie vor dem Spätdienst selbst durch, wobei es zu einer Verschmutzung ihrer Hände kommt. Diese Verschmutzungen müssen vor Dienstbeginn, bereits zu Hause, entfernt werden.

Es ist auf ein **sauberes** und **gepflegtes Erscheinungsbild** zu achten. Auch wenn eine nach

Schweiß riechendend Pflegekraft mit fettigen Haaren und Mundgeruch erstklassige Arbeit leistet, ist dies weder Patienten/Klienten noch für Kollegen zumutbar. Grundsätzlich gilt:

- Lange Haare sind zusammenzubinden.
- Fingernägel sollten kurzgeschnitten sein, das bedeutet, sie sollen nicht über die Fingerkuppe hinausragen.
- Die Dienstkleidung muss sauber sein, ebenso die desinfizierbaren Schuhe, die den Vorgaben des Arbeitsschutzes entsprechen müssen (vorne geschlossen, rutschfeste Sohle).

In Bereichen, in denen eine hygienische Händedesinfektion erforderlich ist, sind weiterhin künstliche Fingernägel, Nagellack sowie Ringe, Uhren, Armbänder u. ä. **nicht erlaubt.**

Diese Vorgaben haben einen hygienischen sowie einen arbeitsschutzrechtlichen Hintergrund. Vergleichbare Vorgaben gibt es auch für andere Berufsgruppen. Man denke nur an z.B. Bankangestellte, Beschäftigte im Supermarkt oder die Bedienung an der Frischetheke nebenan.

Merke

In der Umsetzung und der Art der Umsetzung der Basishygiene kommt die Arbeitseinstellung zum Ausdruck, die aktiv dem Patienten, aber auch dem Personalschutz dient. Die Umsetzung der Basishygiene ist im Hygieneplan festgelegt: Dieser unterliegt nicht persönlichen Meinungen und er darf nicht frei interpretiert werden.

Fallbeispiel

Der Pflegefachmann Herr Abdam ist ein überaus praxisorientierter Mensch. Um unnötige Wege zu sparen, trägt er grundsätzlich Materiealien zum Abstöpseln von Infusionen in seiner Kitteltasche bei sich. Nach Feierabend werden nicht verwendete Materialien im Spind abgelegt, um sie beim nächsten Dienstbeginn wieder mit sich zu führen. Dieses Vorgehen führt dazu, dass Sterilgutverpackungen beschädigt werden und der Inhalt unsteril wird. Das Mitführen von Sterilgut in der Kitteltasche ist aus diesem Grund nicht gestattet.

Die einfachste, beste, kostengünstigste und bewiesenermaßen wirksamste Maßnahme der Basishygiene ist die Händehygiene (▸ 6.4).

7.2.2 Schutzkleidung

Die Schutzkleidung (▸ 5.1) dient v.a. dem Eigenschutz und wird immer angelegt, wenn die Gefahr einer Exposition mit Erregern oder Chemikalien besteht:

- **Einmalhandschuhe** dienen der Vermeidung einer Kontamination der Hände mit Sekreten, Exkreten oder Blut, werden aber auch bei direktem Kontakt mit nicht intakter- und Schleimhaut getragen. Achtung: lange Fingernägel bedeuten erhöhte Perforationsgefahr.
- **Schutzkittel und Vorbinder/Schürzen** dienen dem Schutz der Berufskleidung vor Kontamination. Alternativ kann nach vermuteter Kontamination die Berufskleidung gewechselt werden – da ist es sicher einfacher, diese von vorneherein zu schützen.
- **Mund-Nasen-Schutz/Augenschutz** dient einerseits als Schutz vor Tröpfchen und Aerosolen, aber auch vor einer Kontamination durch die Hände (MRSA) z.B.). Bei bestimmten Tätigkeiten (invasive Maßnahme wie Anlage ZVK z.B.) oder in bestimmten Situationen (erkältetes Personal) steht der Patientenschutz im Vordergrund.
- **Atemschutz** (FFP 1–3 Maske) ist definitionsgemäß eine reine Personalschutzmaßnahme zum Schutz vor Tröpfchen und Aerogenen. Tatsächlich schützt der Träger auch sein Umfeld.
- **Augenschutz** ist immer dann zu tragen, wenn mit dem Verspritzen von Flüssigkeiten in das eigene Gesicht zu rechnen ist.

7.2.3 Sauberkeit

Ein sauberes Arbeitsumfeld ist Grundvoraussetzung für hygienisches Arbeiten. Hierzu gehört eine routinemäßige Flächenreinigung und -desinfektion. Das Intervall ist im Hygieneplan festgelegt.

Merke

Sauberkeit ist die Grundvoraussetzung für Hygiene.

7.2.4 Umgang mit Medizinprodukten

Basishygiene bedeutet auch, einen **verantwortungsbewussten Umgang** mit Medizin- und Pflegeprodukten. So z.B. auch mit Transportkartons, d.h. mit Kartons, in denen die Waren, z.B. im

LKW, transportiert werden: Diese gehören nicht in Schränke und müssen vor Risikobereichen, wie OP oder Intensivstation, ausgeräumt werden. Der Grund ist eine, häufig nicht sichtbare, Verschmutzung bzw. Kontamination dieser Kartons, z. B. mit Pilzsporen, oder sogar eine Besiedlung mit Insekten. Grundsätzlich werden Transportkartons nicht in Schränke eingeräumt. Die Ware wird mit den Umverpackungen in Schränken gelagert, der Transportkarton wird verworfen.

Der Prozess der Sterilisation ist ein komplexer Ablauf (► 6.2), der höchsten Qualitätskriterien entspricht. Es liegt in der Hand der Anwender, diesen Prozess bis zur Verwendung der Produkte weiterzuführen. Hierzu gehört, dass Medizinprodukte vor jedem Einsatz auf Funktion und Sauberkeit geprüft werden. Sterilgutverpackungen werden vor Verwendung der Materialien auf Unversehrtheit kontrolliert.

Merke

Eine saubere und unbeschädigte Sterilgutverpackung ist Grundvoraussetzung für die Sterilität der verpackten Produkte.

Um die Lagerzeit (► Tab. 7.3) zu verlängern, werden Sterilprodukte doppelt verpackt: Die **Primärverpackung** befindet sich in einer weiteren **Sekundärverpackung**. Dies kann ein geschlossener Karton, aber auch ein geschlossener Schrank oder eine Schublade sein. Geeignete Schränke und Schubladen erkennt man in der Regel an dicht abschließenden Gummilippen. Es ist sogar möglich, einen kompletten Raum als „Primärverpackung" zu deklarieren. Dies kommt z. B. im OP vor. Voraussetzung sind entsprechende raumlufttechnische Bedingungen und geschlossene Türen.

Die **Umstände** der **Lagerung** haben entscheidenden Einfluss auf die Wahrung der Sterilität:

- Schubladen und Schränke müssen innen sauber und staubfrei sein.
- Alte, verschmutzte Verpackungen (Sekundärverpackung), die immer wieder nachgefüllt werden, sind erkennbar ungeeignet.
- Alte Kartons werden entsorgt und nachgelegte Materialien werden in sauberen Kartons bevorratet.
- Wenn Kanülen oder Spritzen vor dem Einräumen an der Perforation getrennt werden, entsteht Papierabrieb, der sich in Form von feinem Staub in dem Behältnis und auf dem Sterilprodukt findet.
- Beim Öffnen gelangt dieser Staub dann auf den Inhalt, welcher zwangsläufig unsteril wird (► Abb. 7.3).

Tab. 7.3 Lagerzeit von Sterilgut. Die angegebene Lagerdauer gilt nur bei sach- und fachgerechter Lagerung und wenn vom Hersteller keine andere Verfallsfrist festgelegt ist.

Art der Verpackung	Lagerzeit nach DIN 58953-8:2003
Primärverpackung, z. B. Verpackung einer Injektionsnadel	Dient der Bereitstellung zum zeitnahen Gebrauch (max. 48h)
• Geschütze Lagerung: doppelte Verpackung • Primärverpackung in – (geschlossenem) Originalkarton = Sekundärverpackung, oder – in geschlossenem Schrank/geschlossener Schublade	Sechs Monate, aufgedrucktes Verfallsdatum beachten
Lagerverpackung: zusätzlicher Staubschutz	Fünf Jahre, das Zurücklegen entnommener Produkte nicht gestattet. Aufgedrucktes Verfallsdatum beachten

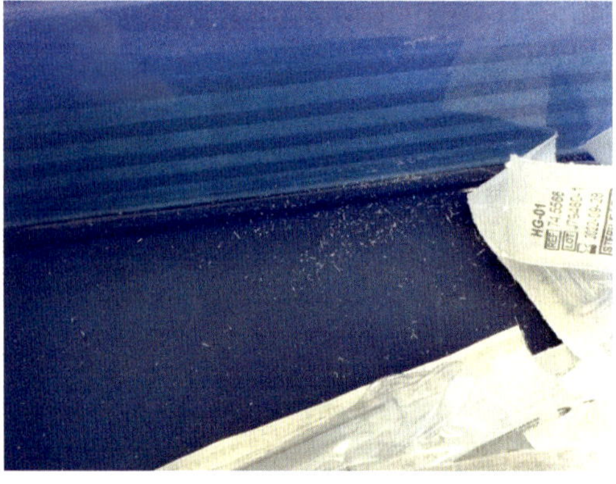

Abb. 7.3 Papierabrieb vom Trennen der Sterilgutverpackungen. Der entstehende Staub setzt sich auf die Packung und kontaminiert beim Öffnen das Produkt. [M1225]

Merke

- Achten Sie darauf, Schubladen innen sauber zu halten. Ist ein Umkarton leer, wird er ausgetauscht. Abrieb von Verpackungen (Staub) muss regelmäßig entfernt werden.
- Die offene Lagerung von Sterilgut dient nur der zeitnahen Bereitstellung. Es empfiehlt sich, nur den Tagesbedarf in dieser Form anzubieten.

Manches Mal bedeutet das Öffnen der Sterilverpackung an der vorgesehenen Stelle eine feinmotorische Herausforderung, aber beim Durchstoßen wird der Inhalt unsteril (▸ Abb. 7.4). Aus diesem Grund ist es zwingend erforderlich, sich die benötigte Zeit zu nehmen.

Vorsicht

Ein häufig gemachter Fehler ist das Öffnen von Sterilgutverpackungen mittels Durchstoßens der Papierseite!

Jede Sterilverpackung ist vor dem Öffnen auf Unversehrtheit und Haltbarkeit zu prüfen. In der Regel genügt ein kurzer Blick, um zu erkennen, ob die Verpackung beschädigt ist oder Anzeichen von, möglicherweise auch schon wieder getrockneter, Feuchtigkeit aufweist. Bestehen Zweifel an der Unversehrtheit, gilt das Produkt als unsteril und darf nicht verwendet werden. Es ist dann zu verwerfen.

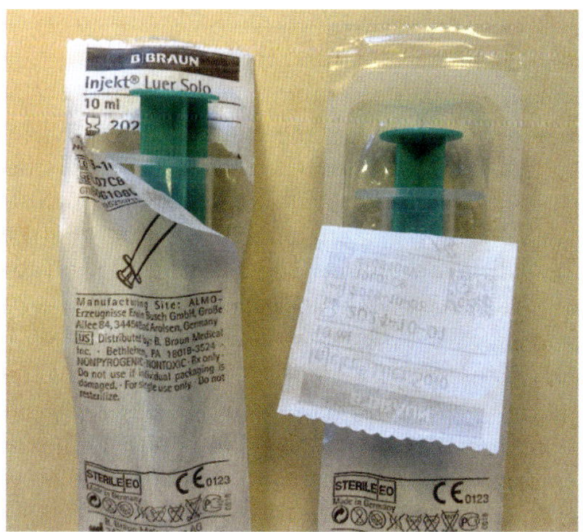

Abb. 7.4 Links: Bei dieser Öffnungstechnik wird der Verpackungsinhalt bereits beim Öffnen unsteril. Rechts: korrekte Öffnungstechnik. Das Produkt kann steril entnommen werden. [M1225]

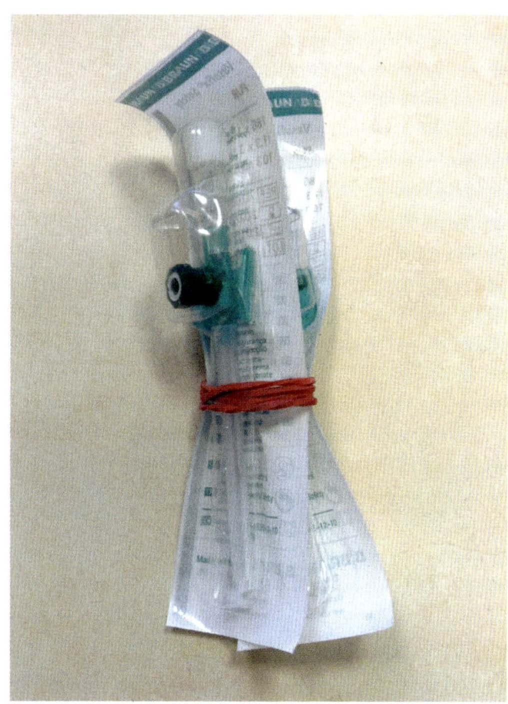

Abb. 7.5 So nicht: Das Sterilgut wurde mit einem Gummiband umwickelt. [M1225]

Weitere Fehler beim Umgang mit Sterilgut sind (▸ Abb. 7.5, ▸ Abb. 7.6):

- Sterilgut mit feuchten Händen anfassen.
  Feuchtigkeit durchdringt die Papierseite der Sterilverpackung, sodass diese für Mikroorganismen durchlässig wird.
- Sterilverpackung vorzeitig öffnen. Sterilgut erst unmittelbar vor Verwendung öffnen.
- Zu eng gepacktes oder mit Gummiband zusammengefasstes Sterilgut.
  Die Papierseite der Sterilverpackung reißt ein, der Inhalt wird unsteril.
- Sterilgut wird in der Primärverpackung, an ungeeigneten Stellen, **offen gelagert.**
  Auch offen gelagertes Sterilgut zum alsbaldigen Verbrauch muss an geschützter Stelle lagern. Fensterbänke sind z.B. ungeeignet. Auch bei geschlossenen Fenstern gibt es immer einen gewissen Eintrag von Staub und Pollen, was zu einer erheblichen Kontamination führt. Ein weiteres Problem ist direkte **Sonneneinstrahlung,** die zu einer Zerstörung der Verpackung führen kann.

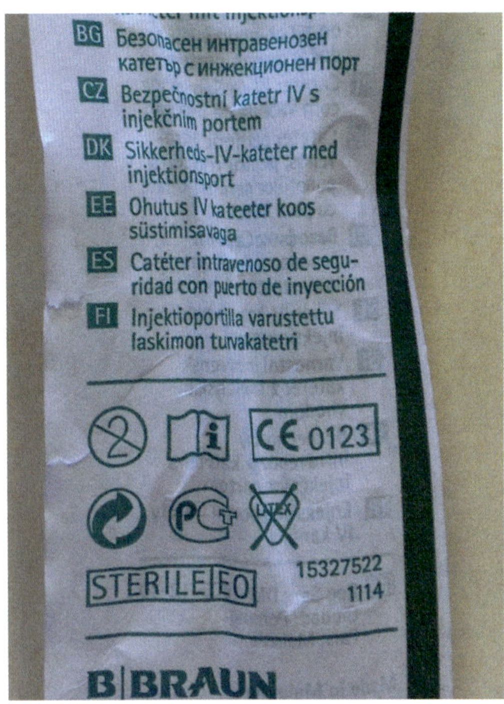

Abb. 7.6 Deutlich zu sehen: Die Papierseite ist beschädigt, der Verpackungsinhalt ist unsteril. [M1225]

- Sterilgut **mit unsterilen Materialien** gemeinsam lagern. Diese Situation findet sich häufig in Schubladen von Pflege oder Visitenwagen. Aus praktischer Sicht ist es nachvollziehbar, Verbandmaterial neben Stiften zu lagern. So entsteht jedoch schnell ein Durcheinander von Bürobedarf und Sterilgut. Kontaminierte und beschädigte Sterilverpackungen sind die Folge.
- Lagerung von **Transportkartons** in **Sterilgutschränken.** Transportkartons sind mit Mikroorganismen, möglicherweise sogar mit Schädlingen, belastet. Auf diesem Weg kann ein gesamter Schrankinhalt kontaminiert werden.

Vorsicht

Das Ausräumen der Kartons geschieht vor- und nicht in Risikobereichen wie OP oder Intensivstation. Hintergrund ist die Vermeidung eines Eintrags von Mikroorganismen/Schädlingen in den jeweiligen Bereich.

- **Falsche Beschriftung** von Sterilgutverpackungen. Lösungsmittelhaltige Stifte (Edding® ► Abb. 7.7) oder ungeeignete Klebeetiketten greifen die Kunststoff-, aber auch die Papierseite von Sterilgutverpackungen an. Dies führt dazu, dass die Verpackung undicht – und der Inhalt folglich unsteril wird. Die Beschriftung kann auf der Öffnungslasche erfolgen (► Abb. 7.8).

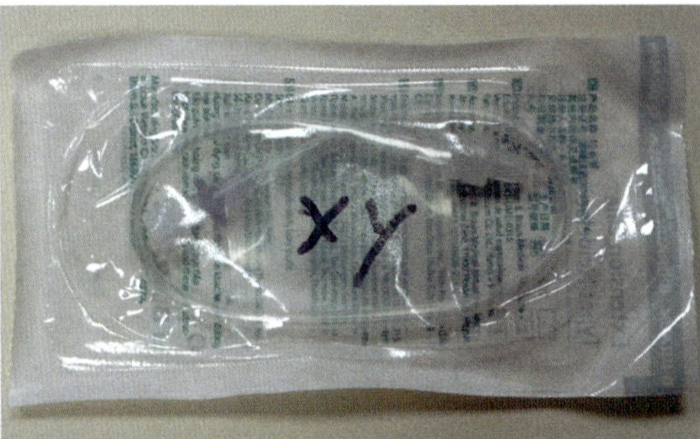

Abb. 7.7 Ein häufiger Fehler: Lösungsmittelhaltige Stifte führen dazu, das die Sterilverpackung undicht wird. [M1225]

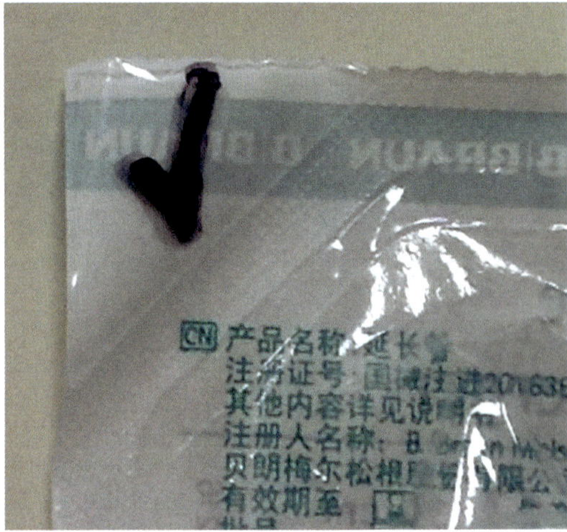

Abb. 7.8 Wenn eine Beschriftung erforderlich ist, kann sie auf der Öffnungslasche erfolgen. [M1225]

Vorsicht

Staub, Sonneneinstrahlung, Feuchtigkeit und mechanische Belastung sind Faktoren, welche die Verpackung, sichtbar und nicht sichtbar, kontaminieren oder zerstören. Dies führt dazu, dass das Sterilgut schon vor der Entnahme unsteril ist, da Mikroorganismen durch die beschädigte Verpackung auf den Inhalt gelangen. Zur Non-Touch-Technik ► 6.4.1.

7.2.5 Umgang mit Wäsche

Wie häufig die Bettwäsche bei einem Patienten/Klienten gewechselt werden muss, ist individuell festzulegen. Im ambulanten Bereich sind hierbei die vorhandenen Ressourcen zu berücksichtigen. Gebrauchte und somit potenziell kontaminierte Wäsche ist so zu sammeln und zu transportieren, dass von ihr keine Infektions- oder Kontaminationsgefahr ausgeht. Dies bedeutet, sie wird direkt im Arbeitsbereich gesammelt und in geeigneten und gekennzeichneten Behältern bis zur Abholung zwischengelagert. Dies funktioniert aber nur, wenn die Abwurfbehälter vor der Tätigkeit vorbereitet und bereitgestellt werden. Hier zahlt sich eine gut vorbereitete Pflegesituation aus.

Grundsätze zum Umgang mit benutzter Bettwäsche (zur Aufbereitung von Wäsche ▸ 6.10):

- Wäsche nicht auf dem Fußboden und schon gar nicht auf sauberen Ablagemöglichkeiten zwischenlagern. Viele Betten verfügen am Fußende über eine geeignete Ablagemöglichkeit.
- Wäsche nicht dicht am Körper tragen, dass es zu einer Kontamination der Arbeitskleidung kommt.
- Starke Luft-Verwirbelungen durch benutzte Wäsche vermeiden.

7.2.6 Umgang mit Ausscheidungen, Sekreten und Exkreten

Am Beispiel einer alltäglichen Pflegesituation zeigt sich, dass ein geplantes und strukturiertes Vorgehen für organisatorische und hygienische Abläufe unerlässlich ist.

Fallbeispiel

Eine bettlägerige Patientin, Frau Salkovac, muss auf die **Bettpfanne**. Nach verrichtetem „Geschäft" wird sie von ihrer Pflegerin Frau Carda zur Seite gedreht, die Bettpfanne wird im Bett neben den Beinen der Patientin abgestellt, um die notwendige Körperhygiene durchzuführen. Mit einer unbedachten Bewegung stößt das Bein von Frau Salkovac an die gefüllte Pfanne. Alles gut gegangen, aber zur Sicherheit wird die Pfanne dem Bett genommen und woanders abgestellt. Das Problem: Die Bettpfanne ist komplett, d. h. von allen Seiten, kontaminiert!

- Innen: da sie benutzt wurde.
- Außen: sie liegt im Bett an der Stelle, an der zuvor das Gesäß der Patientin lag.
- Griff: Frau Carda hatte bereits einen direkten Patientenkontakt mit ihren behandschuhten Händen.

Es macht Sinn, die gefüllte Pfanne an einem „sicheren" Ort abzustellen. Tatsache ist aber auch, dass geeignete, patientennahe, unreine, Arbeitsflächen in aller Regel nicht existieren. Der Nachttisch, Stuhl und Esstisch sind nicht geeignet! Es wird eine unreine, desinfizierbare Arbeitsfläche benötigt. Diese muss erreicht werden können, ohne dass der Patient seitlich liegend ungesichert im Bett liegt. Hier bietet sich ein desinfizierbarer Wagen an.

Nach der Patientenversorgung hat Frau Carda die verwendeten Handschuhe weiterhin angezogen. Nun nimmt sie die Pfanne, öffnet die Tür und geht zum Entsorgungs-/Pflegearbeitsraum. An einen Deckel zum Abdecken des Inhaltes hat sie nicht gedacht.

Vorsicht:

- Sie muss mit den kontaminierten Handschuhen Türen öffnen.
- Die Pfanne ist nicht abgedeckt. Was, wenn sie auf dem Flur angerempelt wird oder stolpert?

Zum **Transport der Bettpfanne** könnte sie einen Wagen gut einsetzen. Die Pfanne ist sicher abgestellt und die Hände sind zur Durchführung einer Desinfektion frei.

Im **Entsorgungsraum** stellt sie die Pfanne auf die unreine Arbeitsfläche, öffnet die Tür der Steckbeckenspüle, legt sie Pfanne ein und betätigt den Betriebsknopf.

- Die unreine Arbeitsfläche wird kontaminiert, ebenso Griff und Bedienknopf der Steckbeckenspüle.
- Nun legt Frau Carda die Handschuhe ab und verlässt den Pflegearbeitsraum.
  - Es muss eine hygienische Händedesinfektion durchgeführt werden.
  - Arbeitsfläche im Arbeitsraum, Türgriff und Bedienkopf der Steckbeckenspüle sind kontaminiert.

Ein **hygienisch korrekter Ablauf** würde wie folgt aussehen:

- Hygienische Händedesinfektion vor Patientenkontakt vornehmen, unsterile Einmalhandschuhe anziehen.
- Benutzte Bettpfanne auf geeigneter, desinfizierbarer Fläche abstellen. Ein Rollwagen ist z.B. gut geeignet.
- Nach Patientenversorgung, Handschuhe ablegen und hygienische Händedesinfektion durchführen.
- Bettpfanne abgedeckt in Arbeitsraum bringen. Wenn ein Wagen verwendet wird, sind keine Handschuhe erforderlich, da die Pfanne nicht angefasst wird. Wird die Bettpfanne getragen, ist zumindest ein Handschuh (für die Hand mit Bettpfanne) erforderlich. Mit der anderen, desinfizierten Hand können Türen geöffnet werden.
- Im Arbeitsraum mit Einmalhandschuh die Steckbeckenspüle öffnen, Pfanne einlegen, Tür schließen und Programm starten.
- Transportwagen/Arbeitsfläche/Griffe und Bedienfelder desinfizieren. Bereits angelegte Handschuhe sind, wenn optisch sauber, ausreichend.
- Handschuhe ablegen, hygienische Händedesinfektion durchführen.

Die Verwendung einer Bettpfanne ist eine kontaminationsträchtige Tätigkeit, die weder „mal eben" noch von nicht unterwiesenen Mitarbeitenden (wie z.B. Praktikanten) übernommen werden soll.

Aufgabe

Im Beispiel wird empfohlen, die Bettpfanne auf einem desinfizierbaren Wagen abzustellen und zu transportieren. Dies ist zunächst ein ungewöhnlicher Gedanke.

- Prüfen Sie in den Zimmern Ihrer Patienten und Klienten, ob und wo geeignete Abstellflächen zur Verfügung stehen.
- Werden diese Flächen nach Benutzung wischdesinfiziert?
- Prüfen und diskutieren Sie alternative Vorgehensweisen unter dem Gesichtspunkt der Hygiene

Aufgabe

- Versuchen Sie herauszubekommen, wer in Ihrer Einrichtung für die Desinfektion der Bedienelemente von Steckbeckenspülen verantwortlich ist.
- Werden diese Handkontaktstellen und vergleichbare überhaupt desinfiziert?

Die meisten **Auffangsysteme** für **Urin, Wundsekrete** o. ä. verfügen über Ablaufmöglichkeiten wie Ablaufhähne. Hier ist der Umgang selbsterklärend. Anspruchsvoller wird es beim Umgang mit **Anus-Praeter-Beuteln,** durch Koagel verstopfte **Drainagen** oder Drainagen, die auf Gummiverbindungen aufgesteckt sind, welche beim Abziehen „losflitschen". Eine Herausforderung ist weiterhin die Versorgung von Patienten mit heftigem Erbrechen oder massiven Durchfällen. Gerade weil Situationen nicht jeden Tag vorkommen, ist es sinnvoll, sich von einer Pflegesituation zunächst ein Bild zu machen und seine Planung entsprechend anzupassen.

Grundsätze im stationären Bereich

Die folgenden Maßnahmen stellen eine Übersicht dar und müssen an die jeweilige Situation angepasst werden:

- Personalschutzmaßnahmen beachten.
- Patientenbezogene Verwendung der Auffanggefäße, z.B. wird mit einem Auffanggefäß nur der Urinbeutel eines Patienten geleert, und nicht von mehreren, im Anschluss werden die Auffanggefäße desinfiziert.
- Flüssigkeiten nur in hierfür vorgesehene Ausgüsse entsorgen, keinesfalls in Waschbecken.
- Materialien zur Reinigung von Patient und patientennahem Umfeld sorgfältig und bedarfsgerecht vorbereiten.
- Alle Materialien auf desinfizierbaren Flächen patientennah vorbereiten, um unnötige Wege zu vermeiden.
- Feuchtigkeitsdichte Abwürfe bereitstellen:
  - Müll ggf. sofort als Doppelsack (zwei Abfallsäcke ineinander) vorbereiten, um Dichtigkeit zu sichern.
  - Wäscheabwürfe aus Stoff ggf. von vorneherein mit (durchsichtigem, damit von Abfall zu unterscheiden) Plastikbeutel umhüllen, um Durchfeuchtung zu verhindern.
- Hilfe einfordern, zu zweit arbeiten.
- Kontaminierte Materialien vom eigenen Körper fernhalten und ohne Zwischenlagerung in Abwürfe entsorgen.
- Flächendesinfektion aller potenziell kontaminierten Oberflächen vornehmen.
- Sorgfältige Händehygiene durchführen, ggf. vor Entsorgung von Wäsche und Abfall Handschuhe wechseln.
- An Übertragungswege, auch außerhalb des Patientenzimmers, denken und eine Wischdesinfektion der betreffenden Oberflächen durchführen.

Merke

Personalschutzmaßnahmen sind neben Schutzhandschuhen, ein Vorbinder bzw. eine Schürze oder ein Schutzkittel, bei Gefahr des Verspritzens in unser Gesicht ein Mund-Nasen-Schutz und ggf. sogar ein Augenschutz!

Bei Durchfall/Erbrechen Ursachen hinterfragen:

- Liegt evtl. ein infektiöser Grund vor?
- Ist eine Isolation sinnvoll?
- Mikrobiologische Diagnostik einleiten?
- Ist die Umstellung von Hände- und Flächendesinfektion (Norovirus, sporizidie/CDI) sinnvoll?
- Umgang mit Mitpatienten?

Grundsätze im häuslichen Bereich

In der häuslichen Pflege sind die individuellen Gegebenheiten zu berücksichtigen. Es kann aufgrund der individuellen Situationen überaus unterschiedliche Rahmenbedingungen und somit Herausforderungen geben. Folgende Grundsätze sollten immer berücksichtigt werden.

- Kontamination möglichst eingrenzen, beschmutzte Materialien nicht in der Wohnung „verteilen".
- Wäsche und Abfall „auslaufsicher" sammeln. Der Abfall kann dem Hausmüll zugeführt werden, Abfallbeutel sorgfältig verschließen, um eine Fremdgefährdung auszuschließen.
- Wäsche bei 60 °C waschen (lassen).
- Sorgfältige Hände- und Flächenhygiene.
- Bei Verdacht auf eine Infektion den Hausarzt hinzuziehen.

Wiederholungsfragen

- Was versteht man unter Basishygiene?
- Welche Funktion hat die Schutzkleidung?
- Was genau beinhaltet das Schmuckverbot für Pflegefachkräfte während ihrer Arbeitszeit?
- Was ist beim Umgang mit Sterilgut zu beachten?
- Warum ist es nicht erlaubt, Sterilgut mit einem Gummiband zusammenzuhalten?
- Wie lange darf Sterilgut maximal offen, in der Primärverpackung, gelagert werden?
- Welche Grundsätze sind in der häuslichen Pflege zu berücksichtigen?

7.3 Hygiene bei Punktion, Injektion und Infusion

Punktionen und Injektionen gehören zum humanmedizinischen Alltag. Keine andere (invasive) Maßnahme wird so oft durchgeführt, wie der „kleine Picks", der manches Mal gar nicht so klein ist. Grundsätzlich macht es einen Unterschied, ob eine subkutane Insulininjektion oder eine tiefe Injektion mit großlumiger Punktionsnadel durchgeführt wird. Ebenso ist von Relevanz, ob die Kanüle im Anschluss umgehend entfernt oder ein Zugang längerfristig in Situ verbleibt.

Jeder Gefäßkatheter bedeutet ein **Infektionsrisiko.** Dies nicht nur aufgrund der Tatsache, dass zur Anlage zwangsläufig die schützende Hautbarriere durchstoßen wird, sondern auch, weil über den liegenden Zugang Erreger in die Blutgefäße eindringen können. Über dieses Risiko sind die Patienten zu informieren. Zum einen im Rahmen der allgemeinen Aufklärungspflicht und zum anderen, um den Patienten das Wissen zu vermitteln, das es ermöglicht, sich bei Auffälligkeiten wie Infektionszeichen frühzeitig zu melden. Die **KRINKO** empfiehlt bei periphervenösen Verweilkanülen: *„Das Anlagedatum einer PVK soll in der Krankenakte (mit Handzeichen) dokumentiert werden (Kat. IV), damit die Liegedauer der PVK unkompliziert überprüft werden kann."* Die **Dokumentationspflicht** durch den „Behandelnden" ist im Bürgerlichen Gesetzbuch § 630f verankert.

Eine der wichtigsten Hygienemaßnahmen im Zusammenhang mit Punktion, Injektion und Infusion ist auch hier die **Händehygiene** (Basishygiene ▸ 7.2).

Fallbeispiel

Dr. Mogg führt eine diagnostische Gelenkpunktion durch. Nach ausführlicher Antiseptik der Haut, zieht sie einen Mund-Nasen-Schutz und sterile Handschuhe an. Die Uhr bleibt am Handgelenk. Ihre Assistenz, Frau Laga, reicht die aufgezogene Injektion an und demonstriert bei dieser Gelegenheit ihre frisch lackierten Fingernägel.

Was zeigt diese wahre Geschichte? Dr. Mogg ist die Bedeutung einer aseptischen Vorgehensweise absolut bewusst. Die Sorgfalt bei der Antiseptik, Verwendung von Mund-Nasen-Schutz und sterilen Handschuhen belegen dies in positiver Weise. Die Grundlagen der Händehygiene sind jedoch weder ihr noch ihrer Mitarbeiterin bewusst.

Frau Blusch, die Patientin, spricht beide auf die unterlassenen Händedesinfektion an. Es wird entgegnet, eine Händedesinfektion sei nicht erforderlich, da sterile Handschuhe getragen würden. Durch das Unterlassen einer erforderlichen Hygienemaßnahme, wurde Frau Blusch einem unnötigem Infektionsrisiko ausgesetzt.

7.3.1 Grundsätze

Bei der Vorbereitung und Durchführung von Punktionen und Injektionen gelten folgende Grundsätze:

- Arbeitsflächen müssen vor Spritzwasser durch Waschbecken geschützt sein. Dies geschieht entweder durch ausreichenden Abstand von 1,80 bis 2 m oder durch einen Spritzschutz, der Wassertropfen abhält (▸ 12.1).
- Grundsätze der Händehygiene beachten (▸ 6.4).
- Grundsätze der Hautantiseptik beachten (▸ 6.5).

Merke

Auch wenn Patienten und Bewohner in ihrem häuslichen Umfeld z. B. Insulininjektionen ohne vorherige Hautantiseptik durchführen, ist durchführendes Fachpersonal immer zur Händehygiene und Antiseptik der Haut verpflichtet.

Vorbereiten der Materialien

- Bei verwendeten Medizinprodukten ist immer auf die Herstellerangabe und bei Sterilprodukten zusätzlich auf eine intakte Verpackung sowie Haltbarkeit zu achten.
- Ordnungsgemäßes Öffnen von Sterilverpackungen erfolgt mittels „Peel-off-Technik (▸ 7.2.4).
- Infusionen und Injektionslösungen auf MHD, intakte Flasche/Ampulle und Trübung oder Ausflockung der Lösung prüfen. In solch einem Fall wird die Lösung der zuständigen Apotheke zugeführt und nicht verwendet!
- Beim mehrmaligen Vor- und Zurückbewegen von Spritzenkolben (z. B. beim Aufziehen von Medikamenten) diesen nur an der Stempelplattform anfassen, da es ansonsten zu einer Kontamination der Innenseite des Spritzenzylinders kommt.
- Einmalprodukte werden auch nur **einmal** verwendet.
- Pen-Geräte werden patientenbezogen verwendet.

Arbeitsflächen

- Wenn die Vorbereitung auf einer Arbeitsfläche durchgeführt wird, diese vor Beginn der Tätigkeit, unter Berücksichtigung der Einwirkzeit, desinfizieren (▸ 6.6, Flächenhygiene).
- Sterile Ablagefläche schaffen, z. B. mit sterilem Tuch, wenn ein zwischenzeitliches Ablegen steriler Materialien erforderlich ist.
- Als Punktionsstelle ist ein Areal mit intakter Haut und ohne Infektionszeichen zu wählen. Dies gilt nicht für diagnostische oder therapeutische Punktionen, bei denen z.B. ein Abszess punktiert wird.
- Schutzkappen werden **niemals** auf verwendete Nadeln zurückgesteckt (Recapping) da dies eine erhebliche Verletzungsgefahr (▸ 7.4) für den Anwender bedeutet.
- Spitze und scharfe Gegenstände werden in durchstichsicheren Behältern entsorgt (▸ Kap. 11). Diese werden bei Erreichen der Füllmarkierung endgültig verschlossen und entsorgt.

Zubereitung von Medikamenten

- Bei der Zubereitung von Medikamenten zur intravenösen Applikation (Injektion und Infusion) ist weiterhin zu beachten, dass die Zubereitung der Medikamente unmittelbar vor der geplanten Verabreichung erfolgt. Hierunter wird im Allgemeinen eine Zeitspanne von max. 60 min. verstanden.
- In der KRINKO-Empfehlung „Anforderung an die Hygiene bei Punktionen und Injektionen" wird kein Zeitrahmen definiert: *„Die Zubereitung von Medikamenten zur Injektion soll unmittelbar vor der geplanten Applikation erfolgen."* Allerdings ist mit dem Begriff „unmittelbar" regelhaft ein Zeitraum von bis zu max. 60 min. gemeint.
- Grundsätzlich sind die Herstellerangaben zu beachten.
- Genaue Angaben finden sich im Hygieneplan.

Applikation

- Gummisepten von Injektions- und Infusionsflaschen werden vor dem Anstechen, unter Berücksichtigung der Einwirkzeit, mit einem alkoholischen Desinfektionsmittel desinfiziert. Dies erübrigt sich, wenn der Hersteller die Sterilität unter der Abdeckung garantiert (▸ Abb. 7.9).
- Bei kleineren Infusionsflaschen ist es erlaubt Raumluft einzuspritzen, um die Entnahme zu erleichtern.
- Bei der Entnahme von Teilmengen aus einem Mehrdosisbehälter (▸ Abb. 7.10), für jede Entnahme eine neue Kanüle und neue Spritze verwenden. Bei Entnahme mit Spike ist für jede Entnahme eine neue Spritze zu verwenden, der Spike verbleibt.
- Kanülen zur Entnahme werden nach Verwendung immer entfernt und verworfen, Spikes dürfen verbleiben.

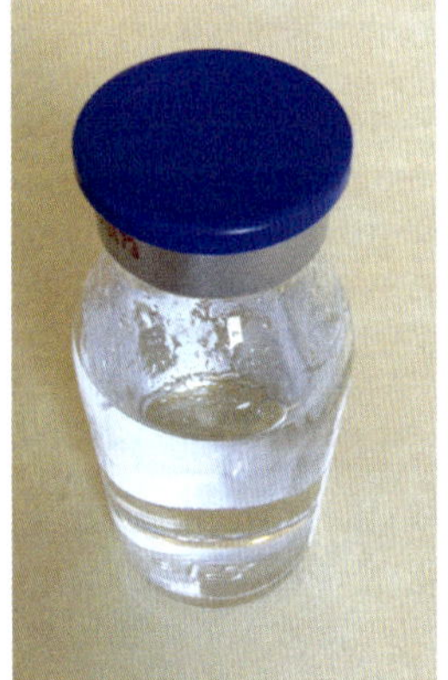

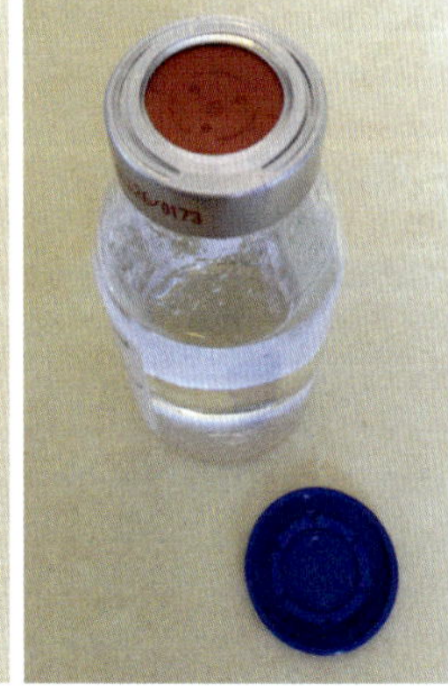

Abb. 7.9 Die Sterilität unter dem Verschlussdeckel wird vom Hersteller nicht gewährleistet (links). Leicht zu erkennen, da das Gummiseptum offensichtlich nicht durch eine Sterilverpackung o. Ä. geschützt ist (rechts). [M1225]

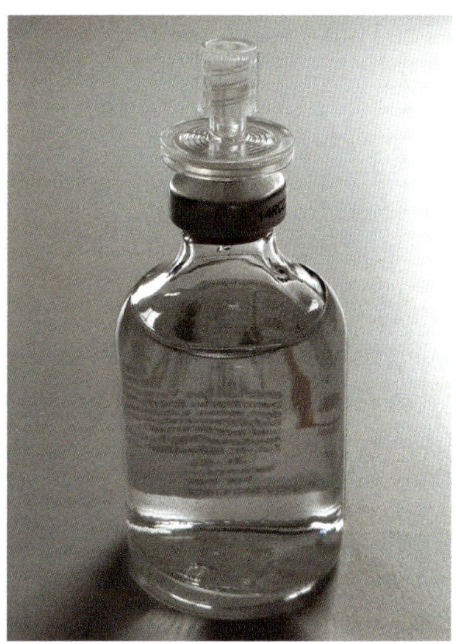

Abb. 7.10 Die Mehrfachentnahme mittels Spike ist nur bei Medikamenten mit Zusatz von Konservierungsstoffen zulässig, Packungsbeilage beachten. [M1225]

- Für die Injektion eine neue, sterile und niemals die „Aufziehkanüle" verwenden.

Umgang mit Mehrdosisbehältern

- Auf angebrochenen Mehrdosisbehältern, Anbruch und Verwendungsdauer dokumentieren (Arzneimittelrecht).
- Der Hersteller eines Medikamentes stellt fest, ob es sich um ein Gebinde zur einmaligen Verwendung oder zur Mehrfachentnahme handelt. Diese Vorgaben sind absolut verbindlich!

Merke

Alle invasiven Maßnahmen, somit auch die Anlage einer PVK, sollen in der Patientenakte mit Handzeichen, dokumentiert werden (KRINKO).

Grundsätzlich sind an Punktionen und Injektionen keine besonderen räumlichen Anforderungen gestellt, d. h. es ist nicht erforderlich, diese in einem besonders ausgestatteten Raum, oder gar im OP durchzuführen. Bestimmte Punktionen werden wegen der benötigten technischen Geräte in Behandlungs- oder Eingriffsräumen durchgeführt. Hierbei handelt es sich nicht um hygienisch begründete, sondern um organisatorische Entscheidungen.

Ziel der Maßnahmen

Ziel der Hygienemaßnahmen ist, eine **gefäßkatheterassoziierte Blutstrominfektion (BSI)** mit der möglichen Folgeerkrankung **Sepsis** zu verhindern. Als Sepsis wird eine lebensbedrohliche, komplexe systemische inflammatorische Wirtsreaktion auf eine Infektion bezeichnet. Die Ursachen einer Sepsis können überaus vielseitig sein und sind nicht nur bei Gefäßkathetern zu finden. So kann sich auch aus einer Pneumonie oder einer Wundinfektion eine Sepsis entwickeln. Als Erreger kommen Bakterien, Viren, Pilze und Parasiten infrage. Da die Sepsis ein komplexes Krankheitsgeschehen ist, wird die Diagnose anhand von Vitalparametern, Laborwerten, Organfunktion und hämodynamischen Daten gestellt.

Exkurs

Sepsis

Eine Sepsis/ein septischer Schock muss als Notfall angesehen und schnellstmöglich behandelt werden.

- **Risikofaktoren** einer Sepsis sind:
  - Devices wie Gefäßkatheter, Harnwegskatheter
  - Operation oder invasive medizinische Maßnahmen
  - Chronische Erkrankung von Lunge, Herz, Leber oder Niere
  - Immunsuppression (medikamentös, HIV, Diabetes mellitus, Asplenie z. B.)
  - Tumorerkrankung
  - Alkoholkrankheit
  - Hohes Lebensalter
- **Symptome** einer Sepsis können sein:
  - Fieber (38,5°), Schüttelfrost, Hypothermie (35,5 °C)
  - Marmorierte, blasse Haut
  - Petechien (nicht wegdrückbarer Ausschlag)
  - Erhöhte oder verringerte Herzfrequenz (120/min. bzw. 50/min.)
  - Erhöhte oder verringerte Atemfrequenz (25/min. bzw. 10/min.)
  - Hypotonie (100 mm/Hg systolisch)
  - Dyspnoe, Husten, $SpO_2 \leq 95$ %
- **Weitere Warnhinweise:**
  - Abdomineller Schmerz, Peritonismus
  - Infizierte Wunden
  - Dysurie, Pollakisurie
  - Bewusstseinsstörungen, neu auftretende Verwirrtheit, Kopfschmerz, Sturz- Anfälligkeit und Nackensteifigkeit
- **Warnhinweise bei Kindern** sind:
  - Tachypnoe
  - Livide, marmorierte, blasse Haut, „fühlt sich kalt an"

- Ausschlag welcher sich nicht wegdrücken lässt
- Schläfrig, lethargisch, schwer erweckbar
- Krampfneigung

• Für **Kinder unter 5 Jahren** weiterhin:
- Keine Nahrungsaufnahme, wiederholtes Erbrechen
- Dysurie, Anurie über 12 Std.

7.3.2 Stellenwert von Punktionen und Injektionen

Punktionen und Injektionen gehören zum Alltagsgeschäft in medizinischen Einrichtungen. Dies bedeutet auch, dass sie als Routine wahrgenommen und durchgeführt werden. Da Infektionen selten vorkommen/wahrgenommen werden, kann dies dazu führen, dass notwendige Hygienemaßnahmen nicht mit erforderlicher Sorgfalt umgesetzt werden. Wenn es zur Infektion kommt, hat diese unmittelbare und zum Teil schwerwiegende Auswirkung auf den betroffenen Menschen.

Einteilung in Risikogruppen

Punktionen werden vom der KRINKO (RKI) in vier Risikogruppen unterteilt: Von der einfachen, bis zur komplexen Punktion mit Assistenz und dem zwischenzeitlichen Ablegen steriler Materialien.

- **Risikogruppe 1:** Einfacher Punktionsablauf, geringes Risiko einer punktionsassoziierten Infektion.
- **Risikogruppe 2:** Einfacher Punktionsablauf, geringe Infektionsgefahr – aber dokumentierte schwerwiegende Infektionsfolgen. Keine zwischenzeitliche Ablage steriler Materialien.
- **Risikogruppe 3:** Punktion von Organen oder Hohlräumen oder komplexer Punktionsverlauf mit zwischenzeitlichem Ablegen von sterilen Materialien. Durchführung mit oder ohne Assistenz.
- **Risikogruppe 4:** Komplexe Punktion, Ablegen steriler Materialien ist erforderlich, Assistenz ist erforderlich und/oder Einbringen von Kathetern oder Fremdmaterialien in Körperhöhlen oder tiefe Gewebsräume Ventrikelkatheter oder Periduralkatheter.

In ► Tab. 7.4 sind, unter Berücksichtigung der Risikogruppen, die Rahmenbedingungen einzelner Punktionen aufgeführt:

- Vor allen aufgeführten Punktionen, ggf. auch bei Zwischenschritten, ist eine hygienische Händedesinfektion erforderlich.
- Bei allen Punktionen kann die Hautantiseptik grundsätzlich auch durch alleiniges Einsprühen erfolgen. Sollen Tupfer verwendet werden, so empfehlen sich die angegebenen Tupferqualitäten (keimarm/steril). Die vom Hersteller angegebene Einwirkzeit des Hautantiseptikums ist bei beiden Verfahrensweisen zu beachten.
- Vor der Punktion muss das Hautantiseptikum abgetrocknet sein.
- Bei Punktionen, bei denen keine spezielle Einkleidung angegeben ist, wird das Tragen kurzärmeliger Kleidung empfohlen.

Blutzuckermessung

Messungen des Blutzuckers (BZ) werden sowohl von professionell Pflegenden als auch von Betroffenen selbst durchgeführt. Auch deshalb kommt es bei der Umsetzung zu unterschiedlichen Vorgehensweisen. Wie und unter welchen Rahmenbedingungen Patienten ihre BZ-Bestimmungen durchführen, liegt in deren Verantwortung.

Für Pflegekräfte gelten immer die folgenden **Grundsätze,** dies auch, wenn Utensilien der Patienten verwendet werden wie z. B. in der ambulanten Pflege:

- Hygienische Händedesinfektion vornehmen.
- Einmalhandschuhe während der Punktion und Messung (Personalschutz) tragen.
- Stichlanzetten sind Einmalprodukte.
- Es ist verboten, Schutzkappen auf benutzte Stichlanzetten (Recapping) zurückzustecken, da sich das Personal verletzen könnte.
- Unmittelbar nach Gebrauch werden die Lanzetten in stichsichere Abwurfbehälter (Spitzabwurf) entsorgt, dies wird auch im ambulanten Bereich empfohlen.
- Verwendete Teststreifen, auch mit Blut, werden in einen flüssigkeitsdichten Restmüllbehälter entsorgt. Hierfür ist der Spitzabwurf geeignet.
- Aufgrund der offenen Blutentnahmetechnik ist eine Kontamination des BZ-Geräts wahrscheinlich. Obwohl dies nicht zwingend optisch erkennbar sein muss, ist bei jedem Patientenwechsel eine Desinfektion des Gerätes erforderlich. Der Wirkbereich des verwendeten Mittels sollte die blutgetragenen Erreger HIV, Hepatitis B und C erfassen.
- Ablageflächen werden im Anschluss wischdesinfiziert.

Tab. 7.4 Anforderungen an die Hygiene bei Punktionen und Injektionen, nach KRINKO. Für Gefäßkatheter gibt es eigene KRINKO-Richtlinien

Punktionsart	Tupfer	Abdeckung	Zusätzliche Schutzkleidung	
			Durchführende Person	Assistenz
Risikogruppe 1				
i. c.-Injektion	Keimarm	Keine	Keine	Nicht erf.
s. c.-Injektion durch med. Personal	Keimarm	Keine	Keine	Nicht erf.
Lanzetten-Blutentnahme	Keimarm	Keine	Keimarme Handschuhe	Nicht erf.
Blutabnahme	Keimarm	Keine	Keimarme Handschuhe	Nicht erf.
i.v.-Injektion (peripher)	Keimarm	Keine	Keimarme Handschuhe	Nicht erf.
i. m. Injektion (Schutzimpfung z. B.)	Keimarm	Keine	Keine	Nicht erf.
Risikogruppe 2				
s. c.-Punktion mit nachfolgender Dauerapplikation	Steril	Keine	Keimarme Handschuhe	Nicht erf.
i. m.-Injektion (Risikopatient, Injektion von Kortikoiden oder gewebstoxischen Substanzen)	Steril	Keine	Keimarme Handschuhe	Nicht erf.
Shunt-Punktion zur Dialyse (autologer Shunt)	Steril	Keine	Keimarme Handschuhe	Nicht erf.
Punktion einer Portkammer	Steril	Keine	Sterile Handschuhe	Nicht erf.
Diagnostische Lumbalpunktion	Steril	Steriles Abdeck- oder Lochtuch	Sterile Handschuhe	Keine bes. Schutzkleidung erf.
Punktion eines Ommaya- oder Rickham-Reservoirs	Steril	Keine	Sterile Handschuhe Mund-Nasen-Schutz (Punktion mit Spritzenwechsel)	Keine bes. Schutzkleidung erf.
Diagnostische Blasenpunktion	Steril	Keine	Sterile Handschuhe	Keine bes. Schutzkleidung erf.
Diagnostische Pleurapunktion, Ascitespunktion	Steril	Keine	Sterile Handschuhe Mund-Nasen-Schutz	Keine bes. Schutzkleidung erf.
Risikogruppe 3				
Beckenkammpunktion	Steril	Steriles Abdeck- oder Lochtuch	Sterile Handschuhe	Keine bes. Schutzkleidung erf.
Amniozentese, Chorionzottenbiopsie	Steril	Steriles Abdeck- oder Lochtuch	Sterile Handschuhe	Keine bes. Schutzkleidung erf.
Transvaginale (schallkopfgesteuerte) Zysten- oder Gewebspunktion	Steril	Steriles Abdeck- oder Lochtuch	Sterile Handschuhe	Keine bes. Schutzkleidung erf.
Organpunktion (z. B. Niere, Leber, Lymphknoten, Milz, Schilddrüse)	Steril	Steriles Abdeck- oder Lochtuch	Sterile Handschuhe	Keine bes. Schutzkleidung erf.
Anlage einer suprapubischen Ableitung	Steril	Steriles Abdeck- oder Lochtuch	Sterile Handschuhe Mund-Nasen-Schutz	Keine bes. Schutzkleidung erf.

Tab. 7.4 Anforderungen an die Hygiene bei Punktionen und Injektionen, nach KRINKO. Für Gefäßkatheter gibt es eigene KRINKO-Richtlinien *(Forts.)*

Punktionsart	Tupfer	Abdeckung	Zusätzliche Schutzkleidung	
			Durchführende Person	Assistenz
Spinalanästhesie (Single shot), intrathekale Medikamentenapplikation	Steril	Steriles Abdeck- oder Lochtuch	Sterile Handschuhe Mund-Nasen-Schutz	Mund-Nasen-Schutz
Gelenkpunktion (diagnostisch bzw. mit Einzelinjektion) *	Steril	Steriles Abdeck- oder Lochtuch	Sterile Handschuhe Mund-Nasen-Schutz (bei Punktion mit Spritzenwechsel)	Mund-Nasen-Schutz (bei Punktion mit Spritzenwechsel)
Vorderkammerpunktion des Auges mit intravitrealer Medikamentengabe	Steril	Steriles Abdeck- oder Lochtuch	Sterile Handschuhe Mund-Nasen-Schutz (bei Punktion mit Spritzenwechsel)	Keine bes. Schutzkleidung erf.
Risikogruppe 4				
Anlage einer Bülau-Drainage, Pleuracath, Monaldi-Drainage	Steril	Steriles Abdeck- oder Lochtuch	Sterile Handschuhe Mund- Nasen-Schutz OP-Haube Steriler langärmeliger Kittel	Mund-Nasen-Schutz
Periduralanästhesie/Spinalanästhesie mit Katheteranlage, Anlage eines Periduralkatheters zur Schmerztherapie	Steril	Steriles Abdeck- oder Lochtuch	Sterile Handschuhe Mund- Nasen-Schutz OP-Haube Steriler langärmeliger Kittel	Mund- Nasen-schutz Keimarme Handschuhe
Perkutane endoskopische Gastrostomie-Anlage (PEG)	Steril	Steriles Abdeck- oder Lochtuch	Sterile Handschuhe Mund- Nasen-Schutz OP-Haube Steriler langärmeliger Kittel	Mund- Nasen-Schutz Keimarme Handschuhe Ggf. Vorbinder, Schürze

* = Deutsche Gesellschaft für Orthopädie und Orthopädische Chirurgie (2008) „Hygienemaßnahmen bei intraartikulären Punktionen und Injektionen", AWMF-Leitlinie Nr. 029/006. www.awmf.de

Merke

- Einmal-Sicherheitslanzetten mit Rückzugmechanismus oder mit Stechhilfe sind dringend zu empfehlen. Aufgrund der Konstruktion sind hiermit Stichverletzungen beim Personal sicher auszuschließen.
- Diese Hinweise zur Punktion gelten auch für periphere Bestimmungen der Blutgase (Blutgasanalyse/BGA).

Selbstanwender in Pflegeeinrichtungen und der ambulanten Pflege sollten ein eigenes Blutzuckergerät verwenden. Dies sollte von der zuständigen Pflegekraft regelmäßig in Augenschein genommen und gereinigt bzw. desinfiziert werden.

Fallbeispiel

Beim ersten Punktionsversuch zur BZ-Diagnostik wurde die Haut von Herrn Maurer nicht tief genug durchdrungen. Es kommt zu wenig Blut. Frau Hetzel verwendet die benutzte Stichlanzette ein zweites Mal. Das Medizinproduktegesetz verbietet jedoch die Wiederverwendung von Einmalprodukten. Die Lanzette ist nach einer Verwendung nicht mehr steril und weniger scharf/spitz, die Verletzungsgefahr des Personals ist durch eine kontaminierte (weil benutzte) Stichlanzette erhöht.

Venenpunktion

Punktionen von Venen werden häufig von Pflegekräften durchgeführt. Es werden folgende **Materialien** benötigt:

- Händedesinfektionsmittel
- Hautantiseptikum
- Unsterile Handschuhe
- Stauschlauch
- Sterile Punktionskanüle
- Keimarme Tupfer
- Wundschnellverband
- **Punktionen unter Ultraschallkontrolle:**
  - Wenn der Schallkopf die Punktionsstelle berührt, ist ein steriler Überzug aufzuziehen. Falls ein Katheter mittel Ultraschallkontrolle gelegt wird, ist auch das Zuleitungskabel mit sterilem Überzug zu versehen.
  - Bei der Verwendung von unsterilem Schallmedium (Ultraschallgel) darf es nicht zur Kontamination der Nadel oder des Punktionsgebietes kommen. Hier bietet sich als Alternative alkoholisches Hautdesinfektionsmittel oder steriles Ultraschallgel an.
- **Antiseptik:** Die Antiseptik der Punktionsstelle (▸ 6.5) wird immer mit geeigneten Mitteln, unter Beachtung der Einwirkzeit durchgeführt.
- **Versorgung der Punktionsstelle:**
  - Risikogruppe 1 und 2: Keimarmer Wundschnellverband (Pflaster), wobei jede Einstichstelle steril abgedeckt werden sollte!
  - Risikogruppe 3 und 4 (Organe, Körperhöhlen): Steriler Verband/sterile Pflaster.

Merke

Verfahrensanweisungen zur Vermeidung von punktionsbedingten Infektionen finden Sie im Hygieneplan Ihrer Einrichtung.

7.3.3 Periphere Venenkatheter (PVK)

PVKs gehören zu den häufigsten invasiven Maßnahmen in der Medizin. Die hohe Anwendungsrate und das seltene Auftreten schwerer Komplikationen führen dazu, dass PVK oftmals als unkritisch angesehen werden.

Vorsicht

Es handelt es sich um ein Device, das direkt in die Blutbahn eingelegt wird.

Anlageort

- Handrücken oder Unterarm sind die bevorzugten Anlagestellen für PVKs, v.a. wenn diese voraussichtlich mehrere Tage benötigt werden. Hintergrund sind Untersuchungen[1], denen zufolge bei PVKs in der Ellenbeuge vermehrt Infektionen auftreten.
- Ein eher praktisches Problem in der Ellenbeuge ist das Abknicken, was „nicht laufende" Infusionen zu Folge hat.
  - Bei Kleinkindern sollen PVKs möglichst an der Hand, Unterarm, Ellenbeuge oder an Fuß angelegt werden.
  - Bei Säuglingen bieten sich die Venen der Kopfhaut an, da diese zumeist gut zu punktieren sind.

Anlage des PVK

Selbstverständlich werden beim Legen einer PVK (▸ Abb. 7.11) die üblichen **basishygienischen Maßnahmen** beachtet. Schließlich wird ein Zugang direkt in die Blutbahn eingeführt. Das bedeutet:

- Hygienische Händedesinfektion vornehmen.
- Fachgerechte Antiseptik (Einwirkzeit) durchführen.
- Wird nach der Hautantiseptik erneut palpiert, ist eine erneute Desinfektion des Punktionsgebietes durchzuführen.
- Sterile Materialien (Kanüle, PVK) verwenden.
- Sterilen Wundschnellverband anlegen.
- Aus Gründen des Arbeitsschutzes sind Einmalhandschuhe zu tragen.

Pflege der PVK

- Abstöpseln einer PVK mit Extension (nadellose Konnektionssysteme ▸ 7.3.6, ▸ Exkurs):
  - Hygienische Händedesinfektion vornehmen.
  - Infusion schließen.
  - Schieberegler der PVK schließen, um Blutrückstrom zu verhindern.
  - Infusion diskonnektieren.
  - Anschluss der Extension (Hub) mit alkoholischem Desinfektionsmittel einsprühen.
  - Spülung der PVK mit steriler, isotonischer Kochsalzlösung. Schieberegler hierzu öffnen und nach Spülung wieder schließen.
  - Sterilen Verschlussstopfen aufbringen.

[1] Pujol M, Hornero A, Saballs M et al 2007; Trinh TT, Chan PA, Edwards O et al 2011; Bruno M, Brennan D, Redpath MB et al 2011.

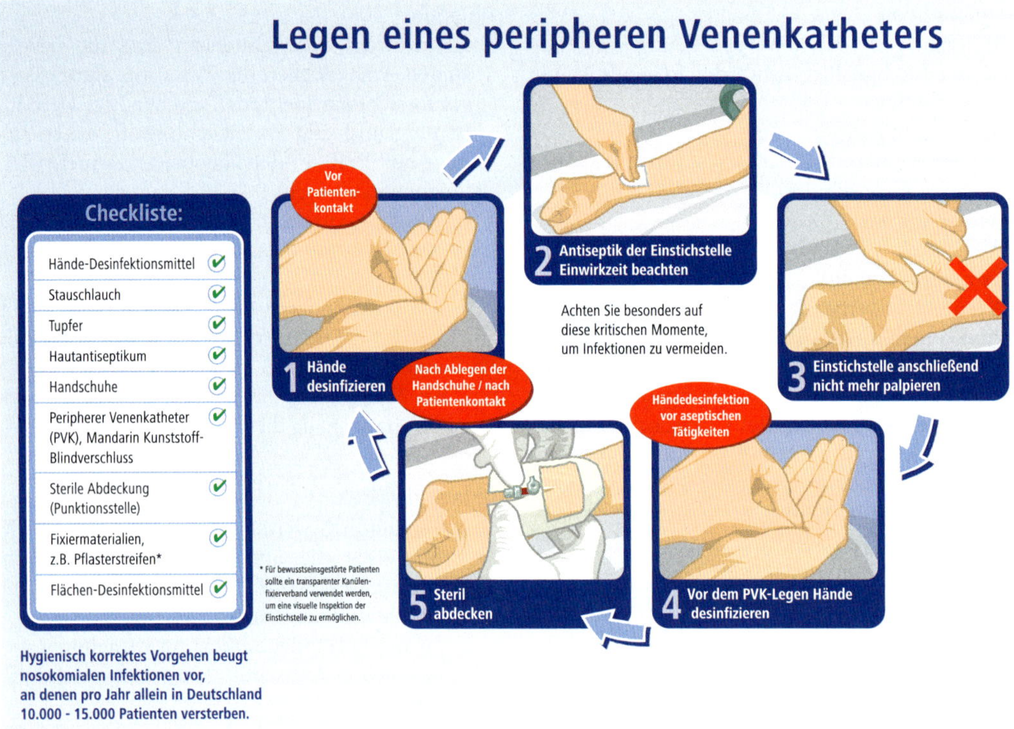

Abb. 7.11 Anlage des peripheren Venenkatheters (PVK) [F1154-001]

- Der PVK ist täglich auf Infektionszeichen zu kontrollieren: Bei Pflasterverbänden bedeutet dies: Palpation durch den Verband (Schmerzen?). Kann der Patient keine Aussagen zu möglichen Beschwerden durch die PVK machen, ist ein täglicher Verbandwechsel erforderlich. Bei klarsichtigen Folienverbänden ist eine Inspektion der Punktionsstelle in der Regel ausreichend.
- Verbandswechsel durchführen (▸ 7.3.6).
- Liegedauer: Im Rahmen von Notfallbehandlungen, ohne ausreichende Beachtung der Hygienemaßnahmen, gelegte PVKs sollen innerhalb von 24h entfernt werden. Ggf. ist eine Neuanlage an anderer Stelle erforderlich.
- Bei erkennbarer Entzündung der Punktionsstelle oder Verdacht auf eine PVK-assoziierte Blutstrominfektion sofortige Entfernung der PVK, ggf. Neuanlage an anderer Stelle.
- Kein routinemäßiger Wechsel der PVK durchführen, aber zeitnahes Entfernen („Ziehen“) nicht benötigter PVK. Ein gut gepflegter PVK kann theoretisch bis zu 29 Tage liegen, dann gilt er als Implantat und muss entfernt werden. In der Praxis sollte bei einer so langen Liegedauer über Alternativen (z. B. ZVK, Port) nachgedacht werden.

Merke

Die einfachste und effektivste Präventionsmaßnahme ist das Entfernen nicht benötigter Gefäßzugänge. Dies setzt eine **tägliche Indikationsprüfung** voraus, die z.B. im Rahmen der Visite durchgeführt werden kann.

Mandrins zum „Abstöpseln" von PVK

Die KRINKO bezeichnet Mandrins zum „Abstöpseln“ von PVKs (▸ Abb. 7.12) aus folgenden Gründen als obsolet:

- Bei der Platzierung des Mandrins wird unmittelbar am Katheterhub manipuliert, ohne dass die Möglichkeit einer effektiven Antisepsis während der Prozedur besteht.
- Es besteht eine hohe Gefahr der Kontamination des Katheterhubs bei Platzierung und Entfernung des Mandrins.
- Bei großlumigen Zugängen kommt es häufig zu einem Rückstrom von Blut in den Gefäßzugang.

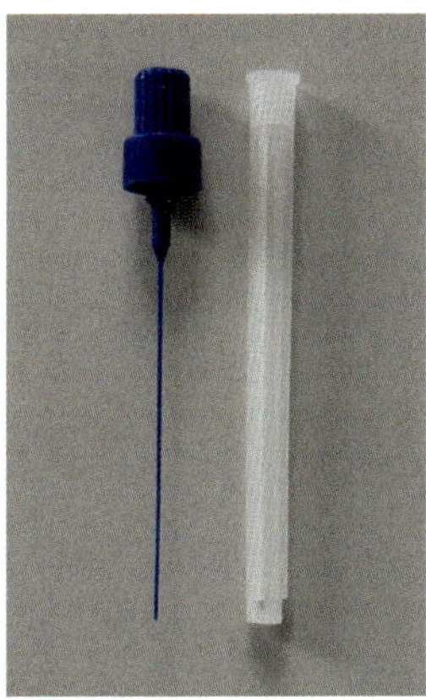

Abb. 7.12 Mandrin zum Abstöpseln von PVK [M1225]

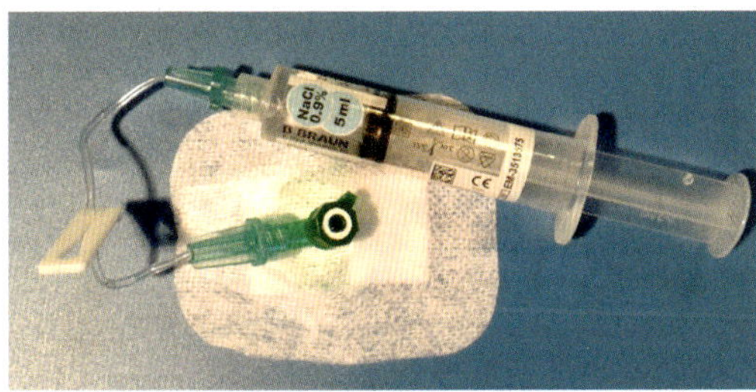

Abb. 7.13 Beispiel einer Extension mit vorgefüllter Spritze zum Spülen der PVK [M1225]

- An der Spitze des Mandrins bilden sich häufig Blutgerinnsel.

Als Lösung dieser Situation werden Schlauchverlängerungen (Extensionen ► Abb. 7.13) empfohlen, welche mit steriler Kochsalzlösung, ohne Heparinzusatz, gespült und geblockt werden.
Anmerkung: Zum Jahresende 2020 wurde von einem großen Hersteller die Produktion von Mandrins eingestellt. Es ist zu erwarten, dass Mandrins mittelfristig nicht mehr erhältlich sind.

7.3.4 Zentralvenöse Venenkatheter (ZVK)

Zentralvenöse Gefäßkatheter werden über eine Vene in das Gefäßsystem eingeführt. Das Katheterende liegt zentralvenös in der oberen oder unteren Hohlvene, vor dem rechten Herzvorhof. Typische Zugangswege sind z.B. die Vena jugularis interna (Hals), die Vena subclavia (über Schlüsselbein), Vena basilica (Arm) oder die Vena femoralis (Leiste).

Anlageort

Aus hygienischer Sicht gibt es keine besonders bevorzugten Anlageorte:

- Bei Patienten mit Tracheostoma empfiehlt es sich, aufgrund der Nähe zum Tracheostoma, die V. jugularis zu vermeiden.
- Ebenso infektionsgefährdet sind im Leistenbereich angelegte Gefäßzugänge.

Viele Kliniken bevorzugen die Anlage in der V. jugularis interna, da die Punktion einfacher und weniger zwischenfallträchtig z. B. (Pneumothorax) als in der V. subclavia ist. Solche Überlegungen müssen bei der Auswahl der Punktionsstelle im Rahmen der Risikoabwägung berücksichtigt werden.

Anlage und Pflege

Anmerkung: In Deutschland ist das Legen eines ZVK eine ärztliche Tätigkeit. Es gelten folgende **Grundsätze:**

- Händehygiene vornehmen.
- Sorgfältige Hautantiseptik mit alkoholischem Mittel mit Remanenz-Wirkung durchführen, Einwirkzeit beachten.
- Für maximale Barrieremaßnahmen Sorge tragen: OP-Haube und Mund-Nasen-Schutz anlegen.
- Langärmeligen sterilen Kittel überziehen.
- Sterile Handschuhe anziehen.
- Steriles Lochtuch in ausreichender Größe bereit legen. Achtung: Der Führungsdraht ragt möglicherweise aus dem geschützten Sterilbereich heraus.
- Bei ultraschallgestützter Anlage ist der Schallkopf nebst Kabel mit einem sterilen Überzug abzudecken. Steriles Schallgel oder alkoholisches Hautdesinfektionsmittel verwenden, um eine Kontamination der Einstichstelle zu verhindern.

Bei hohen Infektionsraten ist die Verwendung von Verbänden sinnvoll, die Chlorhexidin freisetzen oder silberbehaftet sind. Dies kann auch bei besonders Infekt gefährdeten Patienten sinnvoll sein (Risikoanalyse erstellen, Hygieneplan beachten).
Zur **Pflege** siehe PVK (► 7.2.2).

Liegedauer

- Keinen routinemäßigen Wechsel vornehmen, wenn der Befund an der Einstichstelle unauffällig ist und keine Symptome einer Blutstrominfektion vorliegen.
- Wenn ein ZVK-Wechsel erfolgt, Neuanlage an anderer Stelle und nicht über Führungsdraht (Seldinger-Technik) durchführen.

Blutentnahme über ZVK

- Um Infektionen durch Blutrückstände zu verhindern, sollten möglichst keine Blutentnahmen über den ZVK durchgeführt werden.
- Ebenso sollten Blutprodukte nicht über einen ZVK appliziert werden.
- Ist dies so erforderlich, ist der Katheter im Anschluss sorgfältig und gründlich mit steriler Kochsalzlösung zu spülen. Besser ist es für den jeweiligen Zweck, einen Dreiwegehahn einzusetzen, der im Anschluss entfernt und verworfen wird.

Verbandswechsel

► 7.3.6.

Indikationskontrolle

- Täglich, z. B. im Rahmen der Visite
- Nicht benötigten ZVK entfernen

7.3.5 Shunt, Port

Hierbei handelt es sich um **implantierte Gefäßkatheter,** die **unter der Haut** und somit primär gut geschützt liegen. Da diese Katheter für eine länger dauernde Therapie vorgesehen sind, ist hier bei jeder Punktion eine besondere Aufmerksamkeit erforderlich. Ein weiterer Aspekt ist, dass die Patienten mit solchen Zugängen als **Risikopatienten** anzusehen sind. Schließlich handelt es sich um Zugänge, über die eine Nierenersatztherapie oder eine Chemotherapie durchgeführt wird. Die Anlage erfolgt regelhaft unter operativen Rahmenbedingungen.
Für die Punktion liegender Ports/Shunts gelten die bekannten **Voraussetzungen** an die Hygiene der Hände und Instrumente (Punktionsnadel, Handschuhe, Pflaster), zudem ist Folgendes zu beachten:

- Sollte der/die Punktion Durchführende an einem Infekt der oberen Atemwege leiden, ist ein Mund-Nasen-Schutz dringend empfohlen.
- Nach dem Ende der Therapie wird die Kanüle entfernt und die Punktionsstelle mit einem sterilem (Pflaster-)Verband abgedeckt.
- Ob und wie der Port nach einer Infusion/Injektion mit Spüllösung (z. B. NaCl 0,9 %) geblockt wird, ist eine verbindliche Herstellerangabe.

Eine entstandene Infektion macht sich in aller Regel nicht an der Einstichstelle bemerkbar, da die Punktionskanüle nach Gebrauch entfernt wird. Der Patient fällt zumeist mit unklarem Fieber auf, einem unspezifischem Infektionszeichen, welches korrekt interpretiert werden muss (► 7.3).

Infizierte Katheter müssen operativ entfernt werden. Auf gleiche Weise erfolgt eine erforderliche Neuanlage. Bei einer Infektion ist eine antibiotische Therapie zu prüfen.

7.3.6 Periphere arterielle Gefäßkatheter (pAK)

Umgangssprachlich einfach als „Arterie“ bezeichnete Gefäßkatheter werden intraarteriell angelegt. Dies geschieht in der Regel zum Kreislauf- und Blutgasmonitoring.

Anlageort

Seitens der KRINKO gibt es keine Empfehlung für eine bestimmte Anlagestelle. Bei der Anlage in der Leiste besteht jedoch eine erhöhte Kontaminationsgefahr.

Anlage

- Händehygiene durchführen.
- Maximale Barrieremaßnahmen anwenden – OP-Haube und Mund-Nasen-Schutz.
- Sterile Handschuhe sowie steriles Lochtuch in ausreichender Größe verwenden.
- Bei femoralem Zugangsweg zusätzlich OP-Haube und sterilen Kittel herrichten.
- Bei Anlage eines Pulmonalarterien-Katheters, Vorgehen analog ZVK (► 7.3.4).

Pflege

- Maßnahmen der Händehygiene (► 6.4) durchführen.
- Durchstichmembran von geschlossenen Systemen vor jeder Punktion sachgerecht desinfizieren (alkoholisches Hautantiseptikum, Alkoholtuch). Dies ist z.B. bei der Abnahme von Blut zur Blutgasanalyse (BGA) erforderlich.
- Verbandswechsel vornehmen.

Liegedauer

- Bei erkennbarer Entzündung der Punktionsstelle oder pAK-assoziierter Blutstrominfektion pAK zeitnah entfernen, ggf. an anderer Stelle neu anlegen.
- Keinen routinemäßigen Wechsel vornehmen.
- Nicht benötigte pAK entfernen.
- Herstellerangaben beachten.

Achtung: Neben einem hygienischen Risiko besteht die Gefahr einer versehentlichen intraarteriellen Injektion.

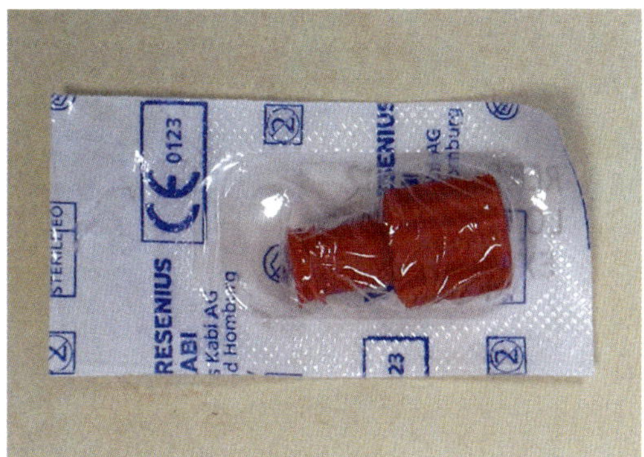

Abb. 7.14 Steriler Verschlussstopfen mit Luer-Lock-Anschluss. Hierbei handelt es sich um ein Einmalprodukt. [M1225]

7.3.7 Pflege liegender Gefäßkatheter

In der KRINKO Richtlinie zur Prävention von Infektionen, die von Gefäßkathetern ausgehen, finden sich detaillierte Aussagen zum Umgang mit **Ansatzstücken** wie z.B. dem Drei-Wege-Hahn, den Hubs und den nadelfreien Konnektionssystemen (Nfc). Diese Vorgaben können inhaltlich auf weitere Gefäßkatheter übertragen werden. Grundsätzlich gilt:

- Vor jeder Manipulation ist eine hygienische Händedesinfektion durchzuführen.
- Verschlussstopfen (▶ Abb. 7.14) sind Einmalprodukte und dürfen nicht erneut verwendet werden.
- Vor jeder Manipulation an einem Katheterhub, Dreiwegehahn oder NFC erfolgt eine Desinfektion des Devices.
- Zur bestmöglichen Benetzung wird eine Sprühdesinfektion (Hautantiseptikum) empfohlen.
- Alle venösen Gefäßzugänge sind vor dem Anschließen einer Infusion und nach dem Entfernen von Injektionsspritze oder Infusion mit steriler, isotonischer Kochsalzlösung, ohne Heparinzusatz, zu spülen. Die Spülung wird intermittierend (d. h. „pulsierend") und nur mit geringem Druck durchgeführt.

Die Spülung vor dem Anschluss dient dazu, Verstopfungen zu erkennen und ggf. zu lösen. Ziel ist, das Koagel in die Spülspritze zu aspirieren.

Vorsicht

Niemals versuchen, Verstopfungen mit Druck frei zu spülen: Es besteht Emboliegefahr! Lässt sich ein Zugang nicht frei anspülen, muss er entfernt werden.

Nach einer Injektion/Infusion wird der Zugang mit isotonischer Kochsalzlösung gespült, um Medikamente- und Blutreste aus diesem zu entfernen und Verstopfungen zu verhindern. Es empfiehlt sich, sterile Fertigspritzen zu verwenden. Ansonsten sind die Spülspritzen jeweils frisch aufzuziehen. Auf keinen Fall dürfen die Spritzen „auf Vorrat" aufgezogen und zu einem späteren Zeitpunkt verwendet werden.

Fallbeispiel

Als vorrausschauende Pflegefachkraft zieht Herr Horn bei Dienstbeginn mehrere Spritzen mit isotonischer Kochsalzlösung auf. Diese steckt er in seine Kasak-Tasche, um sie im Bedarfsfall griffbereit bei sich zu haben. Er bedenkt nicht, dass eine Spritze, die vor ≥60 min. aufgezogen wurde und in der Kitteltasche aufbewahrt wird, nicht mehr steril ist und er somit seine Patienten massiv gefährdet. Spüllösungen werden, wie jede andere Injektion auch, zeitnah vorbereitet und verwendet!

Nadellose Konnektionssysteme (Needle-Free-Connection, NFC ▶ Abb. 7.15) bieten die Möglichkeit, ohne Entfernung eines Verschluss-Stopfens Infusionen anzuschließen und i.v.-Injektionen zu verabreichen. Über eine Gummimembran lässt sich jede Spritze oder Infusion problemlos anschließen. Das häufig mit Blutaustritt einhergehende Diskonnektieren entfällt und eine Standzeit von bis zu sieben Tagen suggeriert eine hohe Sicherheit.
Bei diversen Konnektionssystemen wird propagiert, sie können **ohne Verschlusskappe** (IN-Stop-

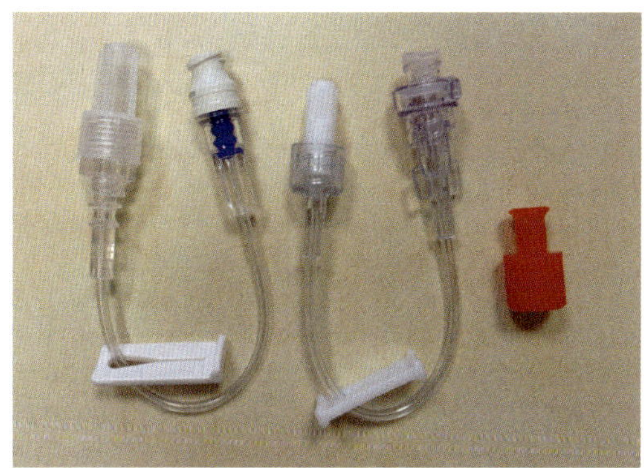

Abb. 7.15 Beispiele für nadelfreie Konnektionssysteme mit „Extension" und Verschlussstopfen [M1225]

fen) verwendet werden. Dies hat zur Folge, dass die Anschlüsse massiv kontaminiert werden, da sie offen liegen. Das bedeutet für den Anwender: Vor der Verwendung ist eine Desinfektion durchzuführen!

Die **Konnektionsmembran** ist aufgrund ihrer Bauweise oftmals schwer zu desinfizieren, da Ränder und Kanten vorliegen. Verschlusskappen mit integriertem Antiseptikum lösen dieses Problem. Auch bei diesen Kappen handelt es sich um Einmalprodukte! Ein weiteres Problem ist ebenfalls technischer Natur: Manche Konnektoren sind mit einem Federmechanismus ausgestattet, der den Anschluss nach Entfernung von Infusion/Spritze dicht verschliesst. Beim Abziehen von Infusion oder Spritze kann jedoch ein Sog entstehen, der Blut in die Kanüle zieht und den Spüleffekt unterläuft.

Merke

Die Frage, ob es sich beim Spülen von Venenzugängen um eine i.v.-Infektion handelt oder nicht, ist keine Frage der Hygiene, sondern eher eine berufspolitische. Eine 0,9-prozentige Kochsalzlösung ist definitionsgemäß kein Medikament, da keine Eigenwirkung vorliegt.

Vorsicht

Der Spruch „geh mal eben die Infusion abstöpseln ...", ist eine gefährliche Fehleinschätzung der Situation, insbesondere, wenn diese Tätigkeit an nicht- oder schlecht eingewiesenen Hilfskräfte delegiert wird.

Verbandswechsel

- Verbände, die keine direkte Inspektion der Punktionsstelle zulassen, werden täglich palpiert und mindestens alle 72h gewechselt. Bei transparenten Verbänden gelten die Vorgaben der Hersteller.
- Verschmutze oder abgelöste Verbände werden umgehend gewechselt.
- Bei eingeschränkt kooperativen Patienten muss der Verband täglich gewechselt werden.
- Bei jedem Verbandswechsel wird die Haut um die Punktionsstelle ggf. mit steriler Kochsalzlösung gereinigt und grundsätzlich mit einem alkoholischen Hautantiseptikum mit remanemt wirkendem Zusatz behandelt.

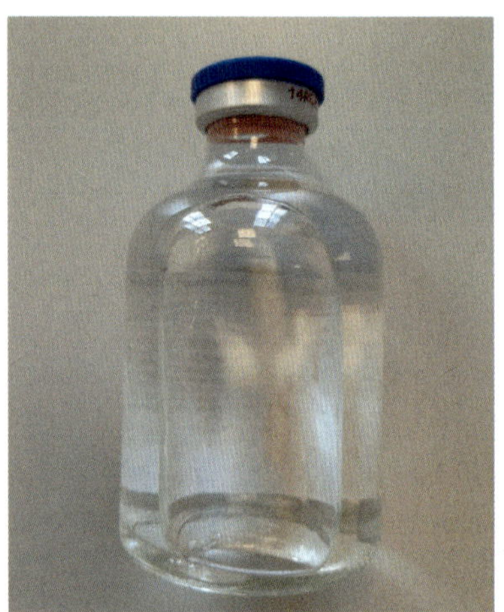

Abb. 7.16 Infusion mit Gummiseptum [M1225]

Tägliche Indikationsprüfung

Fallbeispiel

Frau Yildiz wird aus der stationären Behandlung entlassen. Bei der Verabschiedung bittet sie darum, den peripheren Gefäßkatheter zu entfernen. Dieser Bitte wird selbstverständlich nachgekommen. Bei der Dokumentation in der Patientenakte fällt auf, dass die letzte Nutzung dieses Zugangs bereits vier Tage zurückliegt.

Merke

Eine der einfachsten und wirkungsvollsten Maßnahmen der Infektionsprävention besteht darin, nicht benötigte Devices zu entfernen. Eine gut praktikable Maßnahme ist es, bei der täglichen Visite jeden Patienten kurz auf seine Devices zu prüfen und die nicht benötigten zu entfernen. Erscheint es sinnvoll, einen Zugang „für alle Fälle" liegen zu lassen, erfolgt am kommenden Tag die nächste Prüfung.

7.3.8 Infusionen

Zur Zubereitung einer Infusion (▸ Abb. 7.16) müssen die Grundsätze der Händehygiene (▸ 6.4) beachtet und die Arbeitsfläche desinfiziert (▸ 6.6) worden sein. Die Sterilität des Infusionssystem muss gewährleistet sein. Zudem muss Folgendes gegeben sein:

- Desinfektion des Gummiseptums, wenn vom Hersteller keine Sterilität zugesichert wird. Dies geschieht mit einem alkoholischem Hautantiseptikum unter Beachtung der Einwirkzeit (Herstellerangabe ▸ Abb. 7.17).

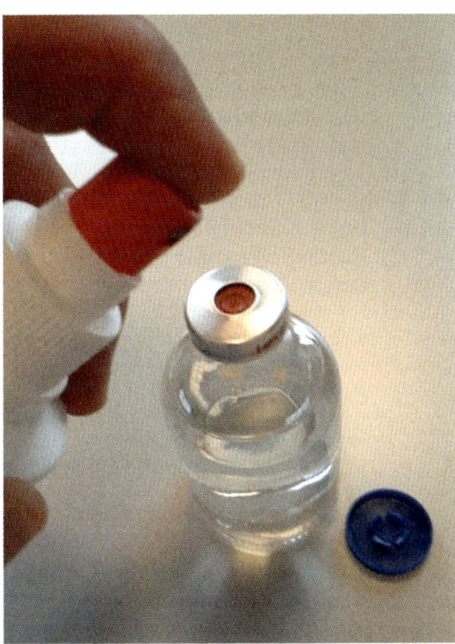

Abb. 7.17 Desinfektion des Gummiseptums mit alkoholischem Desinfektionsmittel [M1225]

- Die Applikation der Infusion wird zeitnah durchgeführt, das bedeutet innerhalb von maximal 60 min.

Vorsicht

- Infusionen und Injektionen müssen mit ausreichendem Abstand zum Waschbecken (mind. 1 m) vorbereitet werden. Ist dies aus Platzgründen nicht möglich, muss eine Spritzschutzwand, die den Arbeitsplatz vor Spritzwasser des Waschbeckens schützt, errichtet werden.
- Infusionen niemals im Waschbecken ablegen!

Fallbeispiel

Beim Entlüften von Infusionssystemen fällt dem Pflegefachmann Herrn Hector immer wieder auf, dass nach dem Entlüften am Luer-Lock des Schlauchsystems Infusionslösung austritt. Um die Tropfen ablaufen zu lassen, legt er das Schlauchende in ein Waschbecken. Er bedenkt nicht, dass Waschbecken immer als kontaminiert anzusehen sind, auch wenn sie optisch sauber sind. Bei dieser Vorgehensweise kommt es zu einer Kontamination des Luer-Lock mit Erregern wie z.B. *Pseudomonas aeruginosa* oder Fäkalkeimen.
Bei der Applikation der Infusion werden diese Erreger direkt in die Blutbahn des Patienten infundiert.

Hat das Infusionssystem **Belüftungsfilter,** so muss dieser nach dem Belüften verschlossen werden, falls die Infusion hingelegt oder abgestellt wird. Ansonsten wird der Filter feucht und verliert seine Funktionstüchtigkeit (▸ Abb. 7.18). Bei **hängender Infusion** kann der Filter wieder geöffnet werden. Um diese Situation zu umgehen, ist es grundsätzlich möglich, Infusionen anzustechen und erst beim Empfänger zu entlüften.

Vorsicht

Pflegende arbeiten in einem Beruf, der durch permanente Störungen der Arbeitsabläufe geprägt ist. Deshalb ist sicherzustellen, dass die Infusion vor der Anlage auch sicher entlüftet wird!

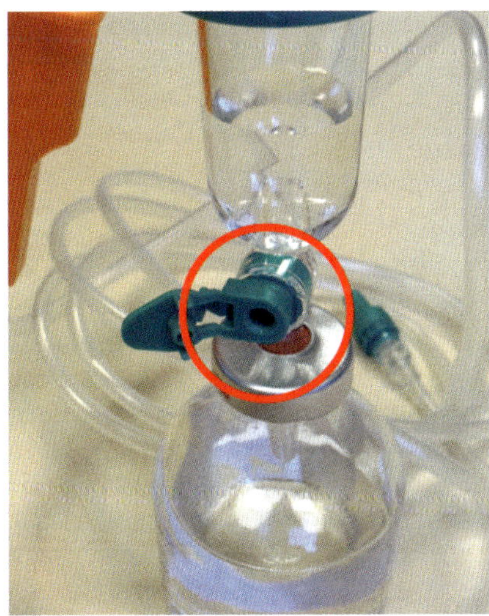

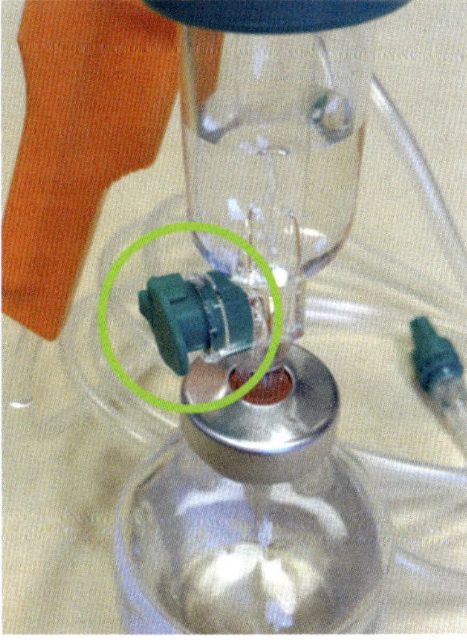

Abb. 7.18 Links: Der geöffnete Filter wird durch feucht und verliert seine Schutzfunktion. Rechts: Korrektes Vorgehen, der Filter ist geschlossen. [M1225]

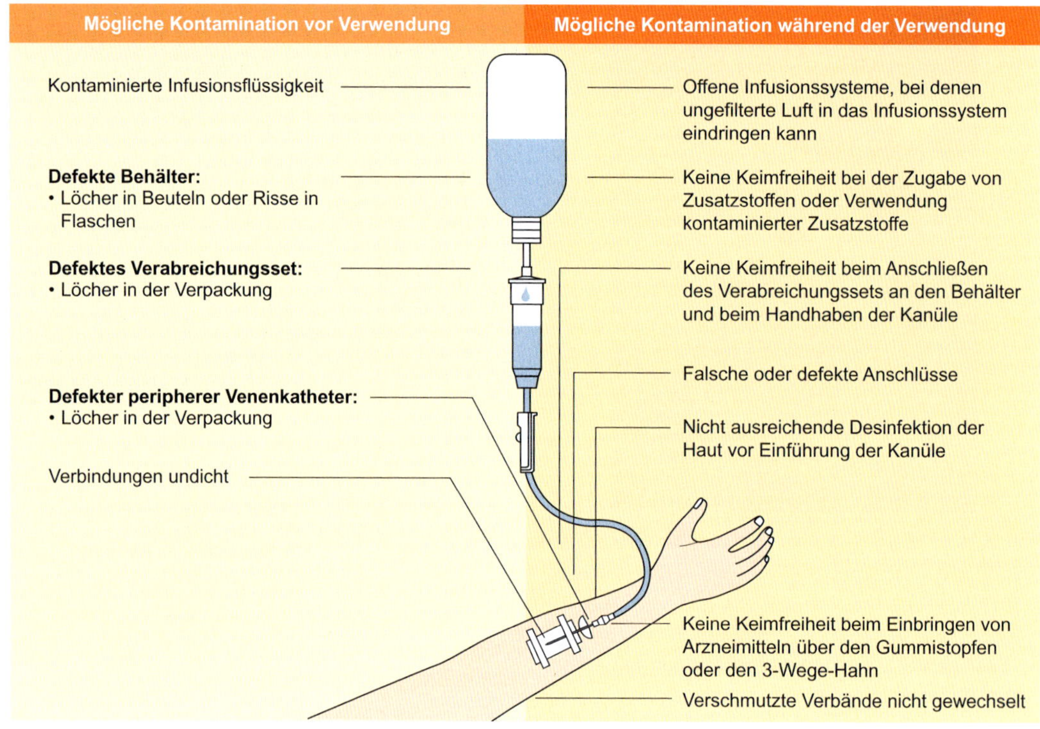

Abb. 7.19 Mögliche Ursachen einer mikrobiellen Kontamination [G135, L143]

Auf „Normalstation" sowie im ambulanten oder Heimbereich ist es üblich, eine Infusion nach dem Einlaufen zu entfernen und mit Infusionssystem zu verwerfen. Auf Intensivstationen und vergleichbaren Abteilungen werden fortlaufend Infusionen verabreicht. Die Systeme bleiben häufig zur weiten Verwendung, hängen. Hierbei sind folgende Dinge zu beachten.

Art der Infusionslösung

Fetthaltige Infusionen und **Blutprodukte** sind kritisch zu betrachten, da sie für eine Verkeimung (► Abb. 7.19), überaus empfindlich sind. Die Laufzeit (► Tab. 7.5) ist auf sechs Stunden begrenzt.

Tab. 7.5 Maximaldauer der Anwendung von Infusionslösungen

Art der Infusion	Laufzeit
Blut und Blutprodukte	Sechs Stunden
Reine Lipide	12 Stunden
Lipidhaltige Lösungen	24 Stunden

Im Anschluss an die Infusion wird das gesamte System entfernt und verworfen (Achtung: Aufbewahrungspflicht von Blutprodukten). Reste von Blut oder Infusion sowie Anästhetika auf Fettbasis im Schlauchsystem werden mit steriler, physiologischer Kochsalzlösung durchgespült. Es empfiehlt sich, einen Drei-Wege-Hahn zu verwenden, der mit dem Infusionssystem entsorgt wird. Die Spülung des Gefäßzugangs wird auch in diesem Fall durchgeführt.

Kristalline und **kolloidale** Infusionslösungen sind weniger empfindlich und dürfen über einen längeren Zeitraum verabreicht werden. Ist dieser Zeitraum begrenzt, findet sich ein Hinweis in den jeweiligen Herstellerangaben.

Im Rahmen der Infusionstherapie sind die Angaben von zwei Herstellern zu beachten:

- Herstellerangaben der Infusionslösung als Medikament finden sich im Beipackzettel.
- Herstellerangaben der Infusionssysteme als Medizinprodukt. Laut KRINKO haben Infusionssysteme eine Standzeit von max. 96h. Diese Empfehlung wurde von vielen Herstellern über-

nommen. Die genauen Informationen finden sich in den jeweiligen Herstellerangaben.

Standzeit von Infusionssystemen

Infusionssysteme sind Einmalartikel, somit ist ein „Umstecken“ auf eine weitere Infusion nicht gestattet, Ausnahmen werden von den Herstellern der Infusionssysteme ausdrücklich benannt. Die Angabe einer Standzeit von 96h bezieht sich auf die laufende Infusion. Bei der Kurzinfusion sieht die Sache in Praxis aber folgendermaßen aus: die Infusion läuft über ca. 30 min. wird „abgedreht“, wobei ein Rest im System verbleibt. Dieser Rest wird jetzt über rund sieben Stunden „bebrütet“, bevor er dann mit der nächsten Kurzinfusion unserem Patienten intravenös verabreicht wird.

Fallbeispiel

Herr Liu bekommt dreimal täglich eine i.v.-Antibiose. Das Infusionssystem wird nach dem Befüllen nicht gewechselt, sondern bleibt über den Tag hängen. Das bedeutet, es wird im Tagesverlauf zwei Mal umgesteckt. Selbst bei größter Sorgfalt ist die Kontaminationsgefahr durch das Umstecken erheblich. In den Standzeiten zwischen den Infusionen kann es zu einem erheblichen mikrobiellen Wachstum kommen.

Die folgende Übersicht (► Tab. 7.6) soll das mikrobielle Wachstum in der Zeit zwischen zwei Infusion deutlich machen. Die kontaminierte Lösung wird mit der nächsten Infusion, als Bolus, verabreicht. Werden Infusion so appliziert, dass sie kontinuierlich laufen, ist es erlaubt das System über 96h zu verwenden, falls die Angaben zur Infusion (Beipackzettel) dem nicht widersprechen.

- Unbedingt zu beachten sind basishygienische Maßnahmen wie Händehygiene, Antisepsis, steriler Verschluss und Spülen der Zugänge!
- Auf Intensivstationen werden sog. „Hahnbänke“ verwendet (► Abb. 7.20). Diese bieten die Möglichkeit, mehrere Infusionen parallel zu verabreichen. Nicht verwendete Infusionssysteme müssen auch hier verworfen werden.

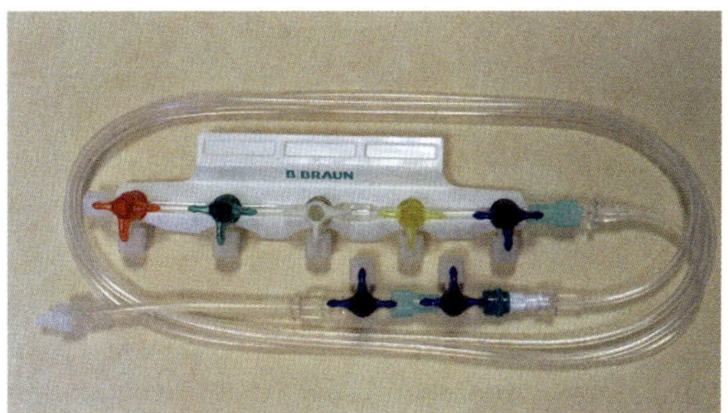

Abb. 7.20 Sogenannte „Hahnbank“ zum Anschluss mehrerer Infusionen, die über einen Gefäßzugang appliziert werden. [M1225]

Merke

Ob und unter welchen Umständen Infusionssysteme umgesteckt werden dürfen, ist eine verbindliche Herstellerangabe (Medizinproduktegesetz). Dies kann sich bei verschiedenen Systemen eines Herstellers durchaus unterscheiden. Wenn umgesteckt werden darf, bezieht sich die Aussagen auf gleiche Lösungen (Mehrfachinfusionen) und nicht auf Kurzinfusionen mit verschiedenen Medikamenten.

Merke

Kontaminierte, beschmutzte oder beschädigte Schlauchsysteme werden unverzüglich ausgetauscht.

7.3.9 Prävention von gefäßkatheter-assoziierten Infektionen bei Frühgeborenen

Intensivmedizinisch behandelte Frühgeborene sind einem besonderen Infektionsrisiko ausgesetzt, das sich aus der Gesamtsituation ergibt. Maßnahmen der Basishygiene sind ein unverzichtbarer Teil der Infektionsprävention.

Basishygiene

- Auf sorgfältige Händehygiene bei jedem Umgang mit Gefäßkathetern achten.
- Die Hautantisepsis bei Frühgeborenen liegt unter 1500 g bei 0,1-prozentigem Octenidin. Die

Tab. 7.6 Wachstumsrate von E. coli unter günstigen Rahmenbedingungen

Zeit	20 min.	40 min.	60 min.	2 Std.	3 Std.	4 Std.	5 Std.	6 Std.
Anzahl E. coli	2	4	8	64	512	4096	32768	262144

Verwendung von alkoholischen Mitteln kann zu schwerwiegenden Lokalreaktionen führen.
- Ab der dritten Lebenswoche ist eine Hautantiseptik mit 0,1-prozentigem Octenidin plus Phenoxyethanol möglich, wenn der Gesamtzustand des Kindes dies erlaubt.

Anlage eines Gefäßzugangs
- Basishygiene durchführen.
- Wenn die Punktionsstelle nach der Desinfektion erneut palpiert werden muss, sind sterile Handschuhe zu tragen.
- Bei Anlage eines peripher eingeführten zentralen Venenkatheters oder eines Nabelvenenkatheters sind sterile Handschuhe, ein steriler Kittel, ein Mund-Nasen-Schutz und eine Kopfhaube zwingend notwendig.
- Die Umgebung der Punktionsstelle ist mit einem sterilen Lochtuch abzudecken.

Katheterpflege
- Die direkte Manipulation an der Kathetereintrittsstelle erfordert das Tragen steriler Handschuhe.
- Die Punktionsstelle muss mit steriler 0,9-prozentiger Kochsalzlösung gereinigt und anschließend unter Beachtung der Einwirkzeit antiseptisch behandelt werden (s. Basishygiene).
- Katheterhubs und Zuspritzstellen, wie Drei-Wege-Hähne, müssen bei jeder Diskonnektion desinfiziert werden.
- Verschlussstopfen sind Einmalmaterial und dürfen nicht wiederverwendet werden.
- Es darf keine systemische Antibiotika-Prophylaxe durchgeführt werden.

Liegedauer von Gefäßzugängen
- Es erfolgen eine strenge Indikationsprüfung und das frühzeitige Entfernen nicht benötigter Zugänge.
- Kein routinemäßiger Wechsel liegender Gefäßkatheter ohne Indikation.

Blutkulturdiagnostik (BK)
- Standard für die Blutkulturdiagnostik ist die Abnahme einer periphervenösen aeroben Blutkultur unter aseptischen Kautelen mittels Einzelpunktion.
- Die Abnahme mehrerer BK erhöht die mikrobiologische Sensitivität.
- Das Mindestvolumen am Blut sollte 1 ml pro BK betragen, d.h. jede BK wird mit mindestens 1ml. Blut beimpft.
- Das benötigte Blut kann aus einem frisch gelegten venösen oder arteriellen Gefäßzugang entnommen werden.
- Die BK-Diagnostik sollte vor Beginn einer antibiotischen Therapie durchgeführt werden.

7.3.10 Der infizierte Gefäßkatheter

Durch eine Punktion verursachte Infektionen bewirken in aller Regel einen lokalen Effekt (Abszess). Infizierte Gefäßkatheter wirken sich systemisch aus und rufen eine Blutstrominfektion hervor.

Eindringen der Erreger
Die Erreger dringen auf verschiedenen Wegen in die Blutbahn ein:
- **Außen, entlang des Zugangs:** Hier ist die Ursache häufig eine Infektion der Einstichstelle, welche sich über den Zugang in die Blutbahn ausbreitet.
- **Erreger gelangen durch das Lumen des Katheters in die Blutbahn:** Dies ist über kontaminierte Injektionen oder Infusionen, aber auch bei jeder Manipulation, v.a. bei der Diskonnektion (▸ Abb. 7.21, ▸ Abb. 7.22) möglich.
- **Kontaminierte Infusionslösungen:** Diese sind so stark kontaminiert, dass sie unmittelbar zu einer Blutstrominfektion führen. Eine mögliche Ursache ist die Kontamination bei der Zubereitung, ggf. in Kombination mit einer langen Standzeit bis zur Applikation.

Bildung des Biofilms
Erreger, die temporär im Blut der Patienten zirkulieren, können sich an das Kunststoffmaterial des Katheters anheften (Biofilm ▸ Abb. 7.23) und auf diesem Weg **Infektionen auslösen.** Für diesem Fall gibt es keine Präventionsstrategie. Umso wichtiger ist eine sorgfältige und engmaschige Krankenbeobachtung auf Infektionszeichen.
Das Problem infizierter Gefäßkatheter ist das Problem der Wanderung der Erreger in die Blutbahn der Patienten. Selbst wenn Erreger der Hautoberfläche durch antiseptische Maßnahmen eliminiert werden, sind Erreger unter der Haut bzw. auf/im Katheter mit solch lokalen Maßnahmen nicht zu erreichen.

Merke

Systemische Blutstrominfektionen sind nicht mit lokalen antiseptischen Maßnahmen an der Einstichstelle zu therapieren.

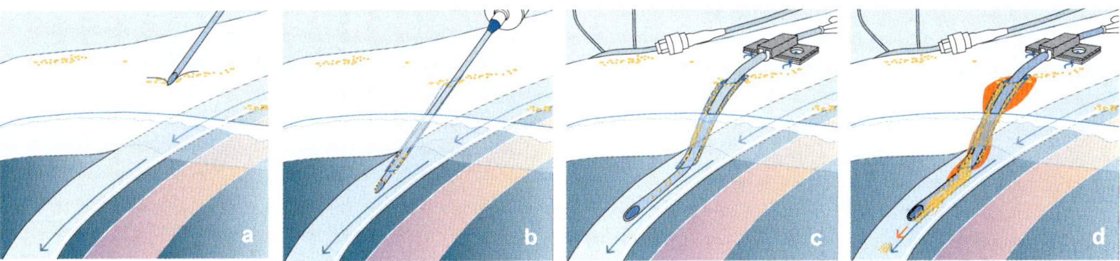

Abb. 7.21 Infektion bei Punktion und/oder Katheteranlage. Die Erreger dringen auf verschiedenen Wegen in die Blutbahn ein: Während der Punktion (a) werden Erreger in die Blutbahn eingetragen (b). Außen, entlang des Zugangs: Hier ist die Ursache häufig eine äußere Kontamination bzw. eine Infektion der Einstichstelle. Erreger dringen entlang der Oberfläche (extraluminal) des Zugangs (c) in die Blutbahn ein (d). [X217, L143]

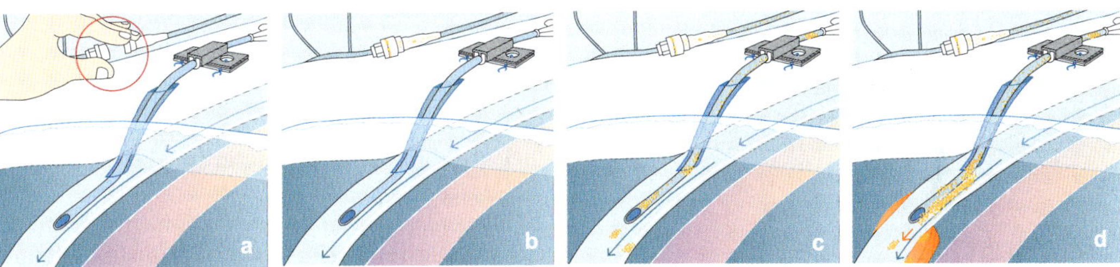

Abb. 7.22 Infektion bei Manipulation, z. B. beim Anschließen einer Infusion. Erreger gelangen außen entlang des Katheters sowie durch das Lumen des Katheters in die Blutbahn: Durch Diskonnektion (a) des Infusionssystems gelangen Erreger über die Luer-Lock Verbindung (b) in das Innere des Katheters (intraluminal) (c) und somit in die Blutbahn (d). Dieser Infektionsweg erfolgt auch bei kontaminierten Infusionen. [X217, L143]

Eine intravenös verabreichte Antibiose wird nicht zum gewünschten Erfolg führen: Erreger, die sich an Kunststoffen anlagern, bilden einen Biofilm. Dieser „Schleimmantel" schützt sie überaus effektiv gegen äußere Einflüsse, zu denen auch die Antibiose gehört.

Merke

Ist ein Zugang infiziert, muss er entfernt werden. Lokale Maßnahmen, wie Antiseptika an der Einstichstelle, Kühlen, Antibiose, mit dem Ziel den Katheter zu erhalten, sind kontraindiziert. Ist weiterhin ein Gefäßzugang erforderlich, empfiehlt sich die Neuanlage an anderer Stelle.

Dies ist auch die Situation für die Frage, ob der Katheter überhaupt noch benötigt wird. Manches Mal wird bei solchen Gelegenheiten festgestellt, dass anstelle eines ZVK auch ein PVK ausreicht oder, dass die Medikation auch oralisiert (d. h. auf Tabletten, Tropfen umgestellt) werden kann.

Merke

Das Entfernen („Ziehen") von Devices, wie Gefäßzugängen, sollte immer in Abstimmung mit den behandelnden Ärzten erfolgen.

7.3.11 Blutkulturdiagnostik: Suche nach dem Erreger

Bei einer Blutkultur handelt es sich um eine mikrobiologische Untersuchung des Blutes. Hierbei werden im Blut befindliche Mikroorganismen kulturell angezüchtet. Blutkulturen werden mittels Venenpunktion und nicht über einen fraglich infizierten Zugang, ein nadelfreies Konnektionssystem oder einen Dreiwegehahn abgenommen.

Indikationen

Indikationen zur Abnahme einer Blutkultur sind:

- Verdacht auf eine schwere systemische Infektion (z. B. Sepsis), deren Fokus primär nicht bekannt ist.
- Verdacht auf eine Infektion, die von einem Gefäßkatheter ausgeht.
- Fieber unklaren Ursprungs, v. a. bei Patienten mit hohem Risiko für einen komplizierten Verlauf im Falle einer Infektion, wie Neugeborene, Immunsupprimierte, Intensivpatienten.
- Anamnese, Untersuchung und/oder Bildgebung legen einen wahrscheinlichen Infektionsfokus nahe und eine Blutkultur kann Hinweise auf den Erreger liefern.

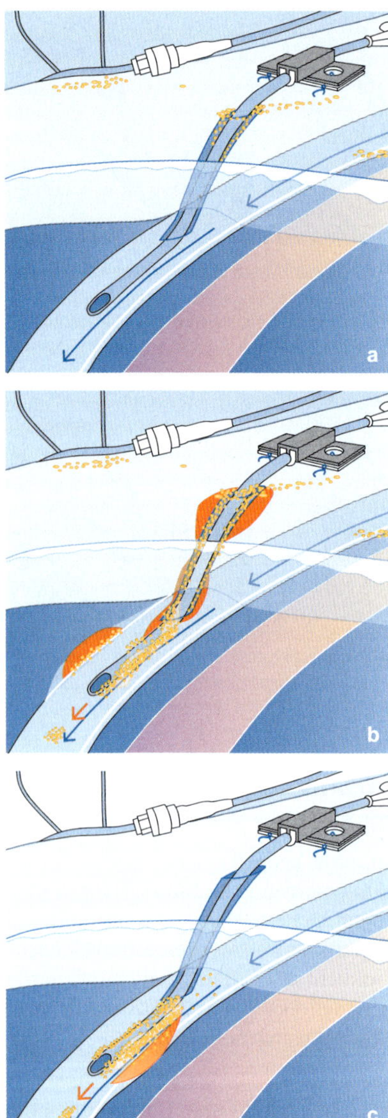

Abb. 7.23 Erreger, die temporär im Blut der Patienten zirkulieren, bzw. extraluminal über den Katheter eingebracht werden (a), können sich an das Kunststoffmaterial des Katheters anheften (b) und auf diesem Weg Blutstrom-Infektionen auslösen (c). Für den erstgenannten Fall gibt es keine wirkliche Präventionsstrategie. Umso wichtiger ist eine sorgfältige und engmaschige Krankenbeobachtung auf Infektionszeichen. [X217, L143]

Merke

Da vom Ergebnis einer Blutkulturdiagnostik eine mögliche antibiotische Therapie abhängt, ist ein sorgfältiges Vorgehen unerlässlich.

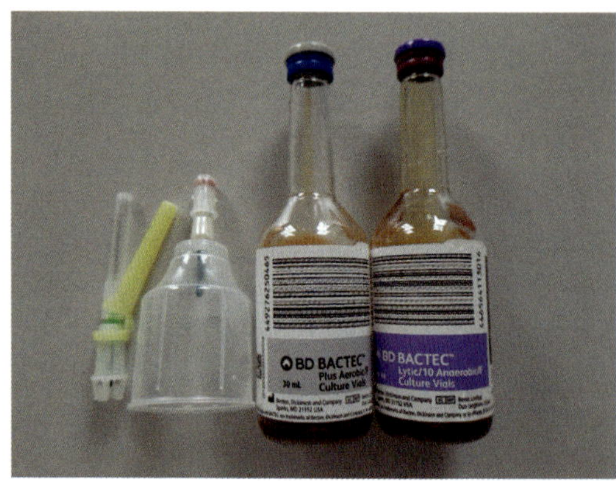

Abb. 7.24 Set zur Entnahme einer Blutkultur [M1225]

Vorgehen

Bei Abnahme einer Blutkultur (► Abb. 7.24) empfiehlt sich folgendes Vorgehen:

- Hygienische Händedesinfektion durchführen, unsterile Handschuhe zum Personalschutz anziehen.
- Die Punktionsstelle muss zweimal antiseptisch behandelt werden, dies unter Berücksichtigung der Einwirkzeit.
- Falls die Vene erneut palpiert werden muss, geschieht dies mit sterilen Handschuhen.
- Zur Punktion müssen sterile Materialien verwendet werden.
- Das Gummiseptum der Kulturflaschen muss mit alkoholischem Desinfektionsmittel desinfiziert werden.
- Um eine Kontamination zu verhindern, wird die blutgefüllte Spritze zwischenzeitlich nicht abgelegt, auch nicht auf einer sterilen Ablage.
- Zum Beimpfen der BK wird die Punktionsnadel verwendet.

Es findet im Gegensatz zum Aufziehen von Medikamenten kein Wechsel der Nadel statt. Achtung: Gefahr der Nadelstichverletzung durch Wiederverwendung einer benutzten Nadel! Eine sinnvolle Alternative sind Entnahmesysteme, die direkt an die Kanüle angeschlossen werden (vergleichbar mit einer Blutentnahme in ein Laborröhrchen). Da das Blut direkt in die Flasche überführt wird, entfällt das Beimpfen der Kulturflasche.

Grundsätzlich wird immer ein Paar, bestehend aus zwei Flaschen (aerob und anaerob) abgenommen, die aerobe Blutkultur wird, wie logischerweise auch die Anaerobe, nicht belüftet. Um die Sensitivität zu erhöhen, ist es sinnvoll zwei, besser drei Sets, abzunehmen. Dies geschieht jeweils mittels separater Punktion.

Merke

Bei der Abnahme von Blutkulturen ist es günstig, zu zweit zu arbeiten, da die Gefahr einer versehentlichen Kontamination der BK so deutlich geringer ist.

Bei **Verdacht** auf eine **gefäßkatheterassoziierte Infektion** ist es vielfach üblich, den Katheter zu ziehen und die Katheterspitze zur Untersuchung in ein Labor zu schicken. Dies ist bestenfalls eine flankierende Maßnahme und muss immer von einer gleichzeitigen Diagnostik mittels Blutkultur begleitet werden. Die Herausforderung besteht darin, einen ZVK ohne Kontamination zu ziehen und die Katheterspitze steril in ein, ebenfalls steriles, Gefäß zu überführen. Dies ist ohne Assistenz fast nicht möglich.

Entnahme einer ZVK-Spitze

Die Entnahme einer ZVK-Spitze zur mikrobiologischen Diagnostik erfolgt in folgenden Schritten:

- Durchführung mit zwei Personen: Eine zieht den ZVK, eine nimmt die Katheterspitze, mit einem sterilen Transportgefäß, steril an.
- Es erfolgt eine hygienische Händedesinfektion.
- Es sind Handschuhe zum Personalschutz anzuziehen, ggf. sterile Handschuhe, um den Katheter zu fassen.
- Vor Entfernung des Katheters erfolgt eine Desinfektion der Punktionsstelle.
- Bei ausgeprägter Infektion der Punktionsstelle, wird ein Abstrich zur Untersuchung der Punktionsstelle (Erregerdiagnostik) abgenommen. Bei einem solchen Befund ist eine Kontamination des Katheters beim Ziehen kaum zu vermeiden.
- Der Katheter wird nur mit sterilen Materialien (Pinzette oder Handschuh) gefasst, um eine Kontamination zu vermeiden.
- Die Katheterspitze wird nicht berührt.
- Der Transport erfolgt in einem sterilen Gefäß, ohne Transportmedium.
- Es erfolgt ein zeitnaher Transport in das Labor, ggf. ist eine Lagerung der Katheterspitze bei 4 °C fur 24h möglich.
- Blutkulturen sind nicht über einen liegenden Zugang, sondern mittels Venenpunktion abzunehmen.

Merke

Die Gefahr, eine bei Entnahme, versehentlich kontaminierte Katheterspitze einzuschicken, ist ausgesprochen hoch.

Wiederholungsfragen

- Welche Grundsätze sind bei der Vorbereitung und Durchführung bei Punktionen und Injektionen zu beachten?
- Welche Risikogruppen gibt es bei Punktionen und wie unterscheiden sich diese?
- In welchem Abstand sind Gefäßkatheter auf Infektionszeichen zu prüfen?
- In welchem Abstand sind bei wachen und orientierten Patienten Verbände von Gefäßkathetern zu wechseln?
- Beschreiben Sie den Ablauf beim Abstöpseln einer Infusion.
- Welche zusätzlichen Maßnahmen müssen bei der Punktion liegender Ports/Shunts beachtet werden?
- Was ist bei der Spülung von venösen Gefäßzugängen oberstes Gebot?
- Was ist das Ziel einer täglichen Indikationsprüfung von Gefäßkathetern?
- In welchem Zeitfenster müssen zubereitete Infusionen und Injektionen angelegt bzw. appliziert werden.
- Was versteht man unter „Hahnbänken"?
- Benennen Sie die Besonderheit der Hautantiseptik bei Frühgeborenen.
- Über welche Wege können Erreger in die Blutbahn eindringen?
- Warum werden zur Diagnostik von Blutstrominfektionen vorzugsweise mehrere Blutkulturen (aerob und anaerob) gewonnen?

7.4 Vermeidung von katheterassoziierten Harnwegsinfektionen (CAUTI)

In Krankenhäusern gehören Harnwegsinfektionen mit einem Anteil von 23,2 % zu den häufigsten nosokomialen Infektionen. Diese Infektionen sind bei 80 % der Fälle mit einem Harnwegskatheter assoziiert. 12–16 % aller Krankenhauspatienten erhalten im Verlauf ihres Krankenhausaufenthaltes einen Harnwegskatheterr (HWK).

Katheterassoziierte Harnwegsinfektionen werden als **CAUTI (Catheter Associated Urinary Tract Infections)** bezeichnet.

Merke

In Krankenhäusern gehören nach der KRINKO Harnwegsinfektionen, mit einem Anteil von 23,2 % zu den häufigsten nosokomialen Infektionen. In 80 % der Fälle stehen diese mit einem Harnwegskatheter in Zusammenhang.

Eine strenge Indikationsprüfung ist die einfachste Präventionsmaßnahme zur Vermeidung von CAUTI. Dies bezieht sich auf die Neuanlage, wie auf die Fragestellung des Bedarfs bei liegendem HWK.

Fallbeispiel

Herr Borbach hat in der Nacht bereits zum zweiten Mal in seine Kontinenzvorlage eingenässt. Sein Betreuer Herr Friemert legt ihm aus diesem Grund einen HWK. Den Rest der Nacht verbringt Herr Borbach in Ruhe und kann schlafen. Da sich die Situation als praktisch erweist, bleibt der HWK auch an den Folgetagen liegen. Nach einer Woche klagt Herr Borbach über Schmerzen in der Blase und fiebert auf. Sein Urin ist erkennbar eingetrübt und flockt aus.
Eine medizinisch begründete Indikation lag zu keinem Zeitpunkt vor. Alternativen zum HWK wurden nicht geprüft. Somit hat Herr Borbach eine vermeidbare nosokomiale Harnwegsinfektion erlitten.

7.4.1 Ätiologie und Risikofaktoren

Die örtliche Nähe der Harnblase zum Darmausgang ist für die Entwicklung von Harnwegsinfektionen ein nicht zu unterschätzender **ätiologischer Faktor.** Dies zeigt sich auch bei den, die Infektion auslösenden Erregern: *E. coli,* Enterobakterien, *Klebsiella spp.* sind „Darmkeime“ (die neben *Pseudomonas aeruginosa* und *Proteus spp.)* den Großteil der CAUTI zu verantworten haben. Da sich der anatomische Zustand nicht verändern lässt, sind basishygienische Maßnahmen bei der Anlage und Pflege von HWK von großer Bedeutung.
Für die Erreger gibt es folgende Infektionswege (► Abb. 7.25):

- Erregereintrag in die Harnblase bei Anlage des HWK.
- Erreger wandern außen, entlang des liegenden HWK in die Harnblase.
- Erreger wandern durch das Lumen des Katheters. Ursache ist z.B. unhygienisches Vorgehen bei Diskonnektion.
- Durch den Rückfluss von nicht mehr sterilem, Urin aus dem Auffangbeutel in die Blase des Patienten, z.B. wenn der gefüllte Urinbeutel über das Blasenniveau angehoben und abgelegt wird. Hierbei fließt Urin aus dem Auffangbeutel zurück in die Harnblase, wodurch die Infektionsgefahr deutlich erhöht wird.

Es gibt folgende **Risikofaktoren** für eine Harnwegsinfektion:

- Dauer der Katheterisierung, mit der Liegedauer steigt die Infektionsgefahr.
- Eingeschränkte Immunlage, bedeutet grundsätzlich eine erhöhte Infektionsgefahr.
- Weibliches Geschlecht, die kurze Harnröhre begünstigt aufsteigende Infektionen.
- Diskonnektion geschlossener Systeme, bei jeder Manipulation besteht die Gefahr eines Erreger-Eintrags.
- Missachtung von Hygieneregeln bei der Katheteranlage und -pflege.
- Diabetes mellitus und Niereninsuffizienz.

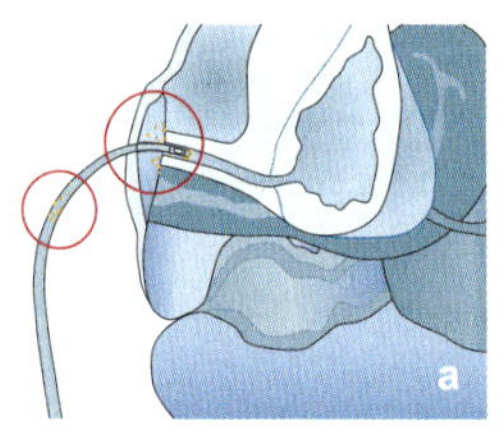

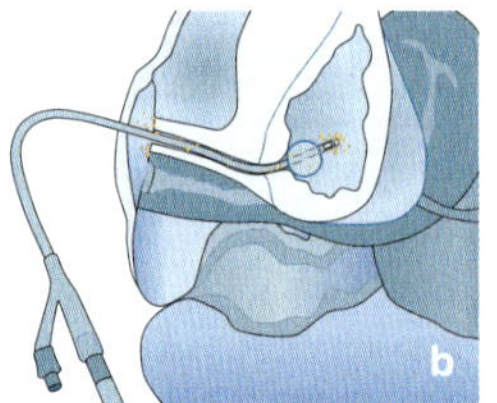

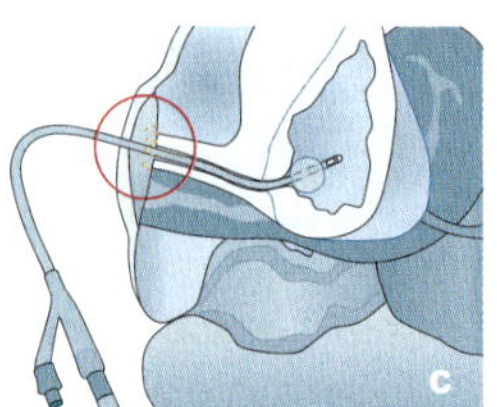

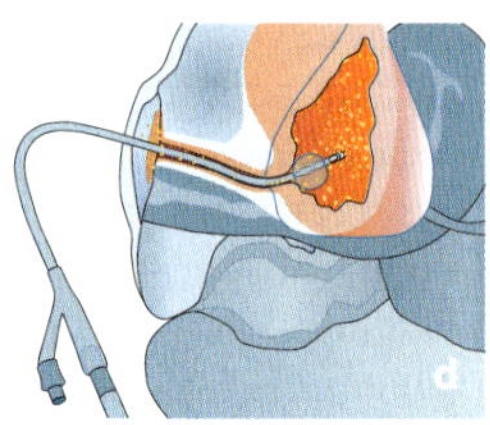

Abb. 7.25 Infektion durch mangelnde Hygiene bei Katheter-Anlage und/oder mangelhafte Pflege. Erreger werden bei der Anlage eines unsterilen Harnwegskatheters (a) außen am Katheter (extraluminal) entlang (b) oder aufgrund mangelnder Pflege eines liegenden Katheters (c) in die Blase eingebracht und führen zur Infektion (d). [X217, L143]

7.4.2 Indikationen

Die Indikation zur Anlage eines HWK muss **streng gestellt** und täglich geprüft werden. Indikationen zur Anlage eines transurethralen Harnwegskatheters sind in der Richtlinie „Prävention und Kontrolle Katheter-assoziierter Harnwegsinfektionen" der KRINKO wie folgt definiert:

- Akuter Harnverhalt
- Flüssigkeitsbilanz bei schwer Erkrankten
- Patienten mit urologischen Operationen
- Wundheilung im Bereich der äußeren Genitale in Zusammenhang mit Harninkontinenz
- Langandauernde Operationen mit hohem Flüssigkeitsumsatz
- Auf Wunsch des Patienten auch palliative Therapie am Lebensende

Als **unnötige Anwendung** gelten hingegen Harninkontinenz, Verlängerung der Liegedauer des HWK über begründete Indikation hinaus. Deswegen erfolgt die Indikationsstellung streng, zudem ist die Liegedauer auf ein erforderliches Minimum zu beschränken (ein Device, das entfernt wird, kann keine Infektion verursachen). Zur täglichen Indikationsprüfung bieten sich Visiten an.

Aus welchem **Material** die HWK beschaffen sein sollten (Silikon vs. Latex), wird vom RKI (KRINKO) nicht beantwortet. Berücksichtigt werden sollte, dass Silikonkatheter in der Regel eine (herstellerseitig vorgegebene) längere Liegedauer aufweisen als Latexkatheter. Auch für die Anwendung antimikrobiell beschichteter Katheter gibt es seitens der KRINKO keine Empfehlung.

Merke

Die strenge Indikationsstellung und tägliche Indikationsprüfung, mit dem Ziel der frühestmöglichen Entfernung, sind die wirksamsten Präventionsmaßnahmen zur Vermeidung einer CAUTI.

7.4.3 Anlage eines transurethralen Harnwegskatheters

Um zu vermeiden, dass bereits bei der Anlage eines Katheters eine Infektion verursacht wird, ist eine hohe **Sorgfalt** bei der **Anlage** erforderlich. Vorausgehen müssen v.a. folgende Arbeitsschritte: Händehygiene, Antiseptik der umgebenden Haut und aseptische Vorgehensweise bei der Katheteranlage.

Merke

Es ist dringend zu empfehlen, eine HWK-Anlage nicht allein, sondern mit einer Hilfsperson durchzuführen. Diese kann benötigte Materialien steril anreichen oder die Beine bzw. die Hand des Patienten halten.

Ein weiterer Punkt ist eine **qualifizierte Anleitung** zum Katheterismus. Geschultes Personal ist sicherer und souveräner. Für die Lernenden bedeutet dies, sich zunächst zeigen zu lassen, dann unter Anleitung selbst zu machen und erst dann selbstständig zu arbeiten.

In der Regel wird der HWK beim liegenden Patienten gelegt. Zunächst wird dieser über den geplanten Ablauf sowie über Verhaltensregeln „nicht in das Sterilfeld fassen …" informiert. Nachdem die Rahmenbedingungen – die Zusammenstellung aller Materialien und keine Störung während des Katheterismus – sichergestellt sind, werden die erforderlichen **Voraussetzungen** geschaffen:

- Die Arbeitsfläche wird, unter Berücksichtigung der Einwirkzeit, desinfiziert.
- Hygienische Händedesinfektion vornehmen.
- Benötigte Materialien werden steril geöffnet und platziert (► Abb. 7.26).

Merke

Je nach Zustand des Patienten kann es erforderlich sein vor der Antiseptik eine Reinigung von Genitalen und Meatus durchzuführen. Hierzu werden Wasser und Seife verwendet.

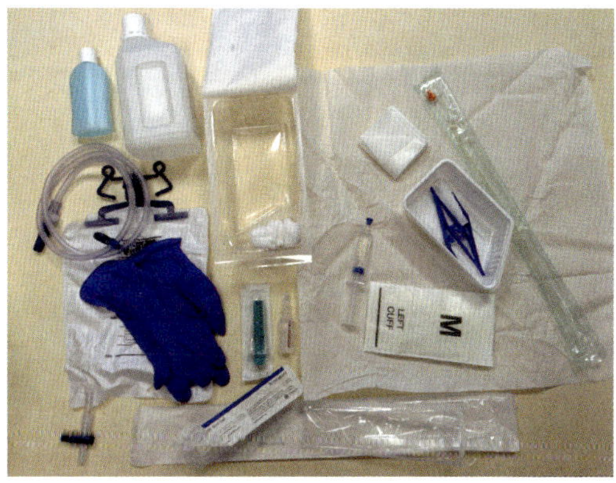

Abb. 7.26 Bereitgelegte Materialien zur Anlage eines transurethralen Harnwegskatheters [M1225]

Materialien

Zur Katheterisierung werden folgende Materialien benötigt:

- Händedesinfektionsmittel
- Schleimhautantiseptikum
- Gefäß für Antiseptikum
- Unsterile Handschuhe
- Sterile Handschuhe
- Sterile Tupfer
- Zwei sterile Pinzetten
- Steriles Abdecktuch
- Steriler Harnwegskatheter
- Ggf. steriles Gleitmittel und Lokalanästhetikum
- Steriles Aqua dest. oder 8- bis 10-prozentige Glycerinwasserlösung
- Urin-Ablaufbeutel mit Aufhängung
- Abwurf für Abfall

Die Industrie bietet Kathetersets an, in denen die sterilen Materialien abgepackt sind.

Vorgehen

- Wischdesinfektion der Arbeitsfläche vornehmen.
- Hygienische Händedesinfektion durchführen und unsterile Handschuhe anlegen.
- Antiseptikum in steriles Gefäß einfüllen.
- Wischdesinfektion der äußeren Genitale bzw. des Meatus vornehmen. Diese erfolgt mit sterilen Tupfern, die mit der sterilen Pinzette gefasst und in das vorbereitete Antiseptikum getränkt werden. Jeder Tupfer wird nur einmal benutzt und anschließend verworfen.
- Unsterile Handschuhe abwerfen und entsorgen.
- Hygienische Händedesinfektion durchführen und sterile Handschuhe anlegen.
- Steriles Abdecktuch kontaminationsfrei auflegen.
- HWK aseptisch anlegen.

Merke

Laut KRINKO darf ein Katheter nur einmal eingebracht werden. Für jeden neuen Versuch muss ein neuer Katheter verwendet werden.

- HWK mit sterilem Aqua dest. oder steriler 8- bis 10-prozentiger Gylcerinwasserlösung blocken, d.h. den in der Harnblase liegenden Ballon vorsichtig befüllen, um ein Herausrutschen zu verhindern.
- Ablaufsystem steril anschließen und unterhalb des Harnblasenniveaus platzieren.
- Nach der Abfallentsorgung und dem Ablegen der Handschuhe wird die Tätigkeit aus hygienischer Sicht mit einer hygienischen Händedesinfektion abgeschlossen.

Das Vorgehen beim Einmalkatheterismus ist aus hygienischer Sicht identisch.

7.4.4 Pflege eines liegenden Harnwegskatheters

Beim Umgang mit einem liegenden HWK gilt es, folgende **Hygienemaßnahmen** zu beachten:

- Vor und nach jeder Manipulation am System wird eine hygienische Händedesinfektion durchgeführt!
- Genitale mit Wasser und Seife reinigen, wobei Verkrustungen mit entsprechender Vorsicht entfernt werden müssen.
- Jede Diskonnektion ist möglichst zu vermeiden. Wenn diskonnektiert wird, sind die Anschlussstellen vor Diskonnektion und vor erneutem Anschluss, mit einem alkoholischen Desinfektionsmittel zu desinfizieren.
- Durchhängende Schlaufen des Ableitsystems, in denen Urin länger „steht", sowie das Abknicken des Ableitungssystems, sind zu vermeiden.
- Ablaufbeutel werden so hoch gehängt, dass der Ablauf nicht mit dem Boden in Berührung kommt.
- Auffangbeutel rechtzeitig leeren, bevor der Urin mit der Rückflusssperre in Berührung kommt.
- Um einen Urin-Reflux zu verhindern, ist vor jeder Umlagerung des Patienten der Auffangbeutel zu leeren.
- Beim Entleeren des Ablaufbeutels ist darauf zu achten, dass der Ablauf nicht mit dem Auffanggefäß in Berührung kommt und nicht nachtropft.
- Auffanggefäß patientenbezogen verwenden und nach Entleerung desinfizierend reinigen.

Fallbeispiel

Herr Uth soll im Bett zu einer Untersuchung in die Radiologie. Der Urinbeutel ist gut zur Hälfte gefüllt. Anstatt ihn zu leeren, beschließt die Pflegefachfrau Frau Müller diesen seitlich am Bett zu belassen. Beim Transport achtet sie penibel darauf, dass das Ablaufsystem nirgendwo hängen bleibt. In der Radiologie muss der Patient vom Bett auf einen Untersuchungstisch umgelagert werden. Erst beim schmerzerfüllten Aufschrei des Patienten wird bemerkt, dass der HWK immer noch seitlich am Bett hängt.
Ab sofort gewöhnt sich Frau Müller an, Urinbeutel immer zu leeren und im Fußbereich des Bettes sichtbar zu platzieren. Die Gefahr beim Transport mit dem Ablaufsystem irgendwo „hängen zu bleiben" ist nicht mehr gegeben und der leere Beutel bedeutet keine Gefahr des Refluxes von Urin.

Weitere Vorgaben zum Umgang mit liegendem HWK:

- HWK oder Ablaufbeutel ohne Verdacht auf eine Infektion nicht regel- oder routinemäßig wechseln, unbedingt Herstellerangaben beachten.
- Urin zur mikrobiologischen Diagnostik vor Beginn einer Antibiotikatherapie entnehmen.
- Wenn der Katheter aufgrund einer Infektion gewechselt wird, sollte der Wechsel möglichst zu Beginn der antibiotischen Therapie erfolgen.
- Beim Wechsel eines HWK immer das gesamte System, inkl. Ablaufbeutel, austauschen.

Keinen Vorteil im Rahmen der Infektionsprävention bringen z. B. antibiotische Prophylaxe, antiseptische Substanzen im Harnableitungssystem oder regelmäßige Spülungen der Harnblase. Bei Spülungen besteht stattdessen eine erhöhte Infektionsgefahr durch einen Eintrag von Mikroorganismen.

Merke

Ein Blasentraining durch Abklemmen des HWK vor dem Entfernen ist grundsätzlich nicht erforderlich, erhöht aber möglicherweise die Rate katheterassoziierter Harnwegsinfektionen.

7.4.5 Mikrobiologische Untersuchung von Harnproben

Die überwiegende Anzahl an Urin-Drainage-Systemen verfügt über patientennahe Entnahmestellen für mikrobiologische Untersuchungen (▸ Abb. 7.27). Die Proben werden, nach hygienischer Händedesinfektion mit Einmalhandschuhen und Wischdesinfektion der Entnahmestelle mit einem alkoholischen Desinfektionsmittel, entnommen.

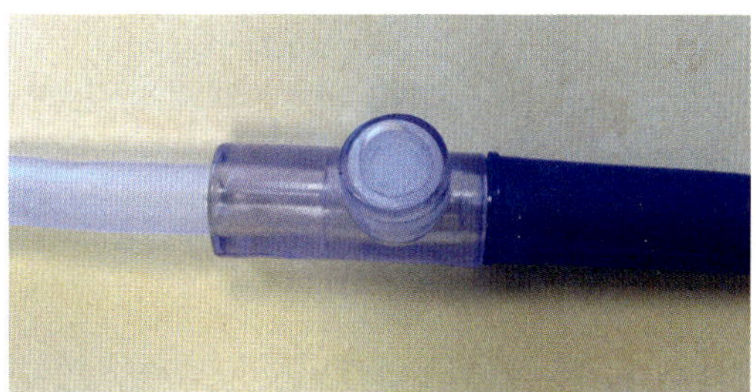

Abb. 7.27 Punktionsstelle zur Entnahme einer Urinprobe. Vor der Punktion ist eine Desinfektion der Punktionsstelle erforderlich. [M1225]

Merke

Grundsätzlich werden Urinproben nicht aus dem Ablaufbeutel entnommen, da der Beutel nicht steril ist.

Gewinnung von Urinproben

- Der Mittelstrahlurin wird drei bis fünf Stunden nach der letzten Miktion entnommen.
- Dauerkatheterurin aus desinfizierter Entnahmestelle – und nicht aus dem Auffangbeutel – entnehmen und steril in ein steriles Gefäß umfüllen.
- Bei Punktionsurin erfolgen die Hautantiseptik der suprapubischen Punktionsstelle sowie die sterile Punktion der gefüllten Harnblase. Der gewonnene Urin wird kontaminationsfrei in ein steriles Gefäß umgefüllt. Diese Proben haben den höchsten Aussagewert, jeder Erregernachweis und jede Keimzahl ist als signifikant anzusehen.

Das Gewinnen von Einmalkatheterurin – drei bis fünf Stunden nach letzter Miktion, Katheter wird unter aseptischen Bedingungen angelegt, die entnommenen 10 bis 20 ml Urin in steriles Gefäß laufen lassen – wird bei Frauen und Männern wie folgt durchgeführt (▸ Tab. 7.7).

Umgang mit Urinproben

- Gefäße müssen sauber, trocken und für mikrobiologische Untersuchungen steril sein. Die Vorgaben des Labors sind zu beachten.
- Probengefäße sind eindeutig und dauerhaft zu beschriften.

Tab. 7.7 Vorgehen bei der Gewinnung von Mittelstrahlurin zur mikrobiologischen Diagnostik

Mann	• Hände, Vorhaut und Eichel waschen (Seife) • Mit Wasser abspülen und sauberem Tuch, Tupfer trocknen • 1. Urindrittel ablaufen lassen, dann ohne Harnstrahl zu unterbrechen 10–20 ml. in Gefäß auffangen
Frau	• Hände, äußere Genitale und Damm gründlich mit Seife waschen • Mit Wasser abspülen und mit sauberem Tuch oder Tupfer trocknen • Labien spreizen, Urethralmündung und Umfeld mit drei sterilen Tupfern reinigen, mit viertem Tupfer trocknen • 1. Urindrittel ablaufen lassen, dann ohne Harnstrahl zu unterbrechen 10–20 ml. in Gefäß auffangen

- Urinprobe geschützt vor direktem Sonnenlicht und Wärme lagern.
- Beginn der Analytik möglichst innerhalb von zwei Std., ansonsten gekühlte (+4 bis +8 °C) Lagerung. Das bedeutet, ein zügiger Transport in das Labor ist erforderlich.
- Information an das Labor, ob es sich um Mittelstrahl-, Einmal- oder Dauerkatheter bzw. Punktionsurin handelt.
- Anforderungsbeleg komplett und sorgfältig ausfüllen.

Merke

Grundsätzlich machen mikrobiologische Harnuntersuchungen dauerkatheterisierter Patienten nur bei klinischen Symptomen, vor Operationen am Harntrakt oder aus epidemiologischen Gründen Sinn.

7.4.6 Harnwegsinfektionen

Die tägliche Inzidenz einer neu erworbenen Bakteriurie bei transurethral liegendem HWK liegt zwischen 3–10%. Das bedeutet, dass bei der Mehrzahl der Patienten nach 30 Tagen eine Bakteriurie auftritt. In der Urindiagnostik wird zwischen der asymptomatischen Bakteriurie und der symptomatischen Harnwegsinfektion unterschieden.

- Ca. 90 % der Patienten entwickelt im Rahmen einer **asymptomatischen Bakteriurie keine** symptomatische Infektion. Das bedeutet, eine antibiotische Therapie ist in diesen Fällen nicht erforderlich.
- Die **symptomatische Harnwegsinfektion** ist grundsätzlich behandlungswürdig. Bei der symptomatischen Harnwegsinfektion kommt es zu folgenden Symptomen und Befunden:
  - Positive Urinkultur
  - Fieber ≥38 °C
  - Suprapubisches Spannungsgefühl (ohne andere Ursache)
  - Schmerz oder Spannungsgefühl im kostovertebralen Winkel (ohne andere Ursache)
  - Harndrang (bei Patienten ohne transurethralen HWK)
  - Dysurie (bei Patienten ohne transurethralen HWK)

Liegt neben einer positiven Urinkultur mit mindestens ≥ 10^5 Bakterienkolonien/ml Urin, mit nicht mehr als zwei Spezies vor, wird der Befund gemäß dem Referenzzentrum (NRZ ► 1.5.2) als Harnwegsinfekt gewertet. Es finden sich möglicherweise Hinweise des untersuchenden Labors wie z. B. „... Befund weist auf eine mögliche Kontamination hin, ... Neueinsendung empfohlen". Diese Hinweise müssen immer ernst genommen werden.

Merke

Die einfachste und effektivste Präventionsmaßnahme besteht darin, nicht benötigte HWK schnellstmöglich zu entfernen. Dies bedeutet:

- Tägliche Indikationsprüfung zur Notwendigkeit eines HWK
- Überlegung, ob HWK sinnvoll ist und benötigt wird
- Zeitnahes Entfernen nicht benötigter Harnwegskatheter

Wiederholungsfragen

- Was ist die Indikation zur Anlage eines Harnwegkatheters?
- Was sind keine Indikationen zur Anlage eines HWK?
- Welche Materialien benötigen Sie zur Anlage eines HWK?
- Warum ist es sinnvoll, HWK mit zwei Personen zu legen?
- Welche Hygienemaßnahmen sind beim Umgang mit einem liegenden HWK zu beachten?

- Was ist bei der Gewinnung von Mittelstrahlurin zu beachten?
- Benennen Sie die Grundsätze beim Umgang mit Urinproben zur mikrobiologischen Diagnostik.
- Was ist das Ziel einer täglichen Indikationskontrolle?

7.5 Vermeiden von Infektionen der Atemwege

Entzündliche Prozesse der Atemwege gehören zu den häufigsten Infektionserkrankungen schlechthin. Insbesondere mit Beginn des Herbstes werden vielfältige Krankheitsbilder von einfachen grippalen Infekten bis zur, im schlimmsten Fall, tödlich verlaufenden Influenza manifest. Abgesehen von diesen, zumeist saisonalen Ereignissen, gibt es von der Bronchitis bis zur Pneumonie eine große Spannbreite von Infektionen der Atemwege die eher wenig „mit dem Wetter zu tun haben". Diese Infektionen, die zumeist auf Übertragungen im privaten und weniger im beruflichen Umfeld zurückgehen, lassen sich schwer beherrschen.
Infektionen durch das Coronavirus treten ganzjährig auf, eine saisonale Kurve ist naheliegend, aber derzeit nicht so eindeutig wie bei anderen pulmonalen Erkrankungen. Eine Besonderheit stellen Erkrankungen der Atemwege dar, die durch Legionellen verursacht werden. Hier ist die Ursache in wasserführenden Systemen wie Wasserleitungen zu suchen.

Merke

Die Coronapandemie hat gezeigt, dass das Tragen einer Mund-Nasen-Bedeckung einen, bis dahin unterschätzen, Präventionseffekt hat. Diese einfach umzusetzende Schutzmaßnahme sollte verstärkt als Maßnahme der Basishygiene verstanden und somit, zum Selbstschutz aber auch zum Schutz der Pflegeempfänger, häufiger zur Anwendung kommen.

7.5.1 Pneumonie

Die pflegerische Pneumonieprophylaxe umfasst in aller Regel folgende Maßnahmen: Mobilisation der Patienten/Klienten und Bewohner, Positionierung Immobiler, aktives Atemtraining (mit und ohne Geräte), Einreibungen, Unterstützung bei der Sekretmobilisation und Analgesie. Bei operativen Patienten ist es sinnvoll, die Maßnahmen der Pneumonieprophylaxe bereits präoperativ einzuüben.
Eine effektive Maßnahme ist pflegerische Basisarbeit – die **Mobilisation aus dem Bett** heraus. Mit pflegerischer Kompetenz und Innovation gelingt es, viele Menschen zu mobilisieren. Konzepte der Kinästhetik helfen, dies für alle Beteiligten stressfrei und sicher umzusetzen.
Ein anderer Aspekt ist die **Nahrungsdarreichung.** In halbliegender Position zu essen oder zu trinken, ist nahezu unmöglich. Die Gefahr des Verschluckens mit nachfolgender Aspirationspneumonie ist die Folge. Aus diesem Grund ist es erforderlich, Patienten und Klienten zur Nahrungsaufnahme in eine sitzende Position zu bringen. Dies kann im Bett, auf der Bettkante oder auf einem Stuhl geschehen.
Eine weitere Kernaufgabe der Pflege ist **Mundpflege** und **Soorprophylaxe.**
Die **Pneumonieprophylaxe** umfasst folgende **hygienischen Aspekte:**

- Die Grundsätze der Basis-, insbesondere der Händehygiene sind zu beachten, v.a. der Patienten- **und** Personalschutz. Häufig sind die einfachsten und vermeintlich simplen Dinge am effektivsten. Dies gilt für den beruflichen, wie auch für den privaten Alltag. Beispielhaft seien an dieser Stelle die Hustenetikette – in die Ellenbeuge hinein – genannt.
- Mundpflegeartikel sauber halten und desinfizierend aufbereiten.
- Lösungen zur Mundpflege regelmäßig austauschen, das bedeutet max. 24h verwenden, dann verwerfen. Gefäße sorgfältig aufbereiten, bevor sie wieder befüllt werden.
- Wasser zur Mundpflege muss mindestens Trinkwasserqualität (► 12.1) haben, bei aspirationsgefährdeten Patienten sind sterile Lösungen dringend empfohlen.
- Teebeutel sind möglicherweise mit Pilzen kontaminiert, ob diese mit kochendem Wasser abgetötet werden, ist nicht unbedingt sichergestellt. Das Vorgehen mit dem Hygieneteam abstimmen, falls es nicht im Hygieneplan beschrieben ist.
- Für die Inhalationstherapie sterile Lösungen verwenden, Standzeit der eingesetzten Produkte beachten, anschließend aufbereiten oder verwerfen, Materialien trocken lagern.
- Die personengebundene Verwendung von Hilfsmitteln zur Atemtherapie gilt für Materialien mit direktem Körperkontakt.

Merke

- Händehygiene vornehmen: Dienst = Desinfektion, Privat = waschen.
- Nicht mit den Händen ins Gesicht fassen.
- Hustenetikette: In Ellenbeuge husten oder niesen, nicht in die Hand.
- Abstand halten: Zwei Meter schützen vor starker Exposition.
- Indikationsgerechte Verwendung von Mund-Nasen-Schutz (▸ 5.8).
- In Räumen regelmäßig (stoß-)lüften.

7.5.2 Beatmungsassoziierte Pneumonie

Die beatmungsassoziierte Pneumonie (Ventilatorassoziierte Pneumonie = VAP) ist die **häufigste** tödlich verlaufende **nosokomiale Infektion** in Krankenhäusern. Die Infektionen führen zu einer Verlängerung des Krankenhausaufenthaltes um ca. sechs bis neun Tage. Zwischen 2008–2012 traten im Mittelwert bei 4,25 Fällen, bezogen auf 1000 Beatmungstage nosokomiale beatmungsassoziierte Pneumonien auf.

Merke

Laut KRINKO muss der Patient muss länger als 48 h beatmet worden sein, damit sich eine beatmungsassoziierte Pneumonie entwickeln kann. Die KRINKO-Richtlinie „Prävention der beatmungsassoziierten Pneumonie" bündelt die Maßnahmen zur Prävention in vier Einzelkapitel:

- Basismaßnahmen
- Apparativ-technische Maßnahmen
- Patientenbezogene Maßnahmen
- Pharmakologische Maßnahmen

Exkurs

Endotracheale Intubation

Die endotracheale Intubation ist eine Maßnahme der Rettungs- und Intensivmedizin sowie der Anästhesie. Zur Intubation unter kontrollierten Bedingungen, wie im Rahmen einer Operation, werden dem Patienten Schmerzmedikamente, Schlafmedikamente und Muskelrelaxanzien verabreicht.

Über einen, in die Trachea des Patienten eingeführten, Endotrachealtubus erfolgt eine aktive Beatmung des analgosedierten Patienten. Die Atemluft wird unter Druck in die Lunge eingeführt (Inspiration) und entweicht passiv (Exspiration) über das Beatmungsgerät in die Raumluft. Zum Schutz des Patienten vor Mikroorganismen aus der Umgebungsluft, die in die Lunge gelangen könnten, aber auch als Schutz vor möglichen Erregern der Exspirationsluft (Ausatemluft) des Patienten in die Umgebung, werden entsprechende Filter in das Beatmungssystem eingesetzt.

Über einen, in den Tubus integrierten Ballon (Cuff), wird vor der Stimmritze eine Dichtigkeit erreicht. Dieser verhindert einen Reflux von Sekreten in die Lunge sowie ein unkontrolliertes Entweichen von Luft.

Risikofaktoren

Bei der VAP werden verschiedene, infektionsbegünstigende, Risikofaktoren unterschieden. Diese werden wiederum in endogene und exogene Faktoren differenziert.

- **Patientenbezogene, endogene Risikofaktoren:**
  - Alter unter einem Jahr und über 65 Jahre
  - Immunsupprimierung
  - Schwere neurologische Beeinträchtigung mit fehlenden Schutzreflexen
  - Schwere chronisch obstruktive pulmonale Lungenerkrankung (COPD)
  - Aspiration
- **Interventionsbezogene, exogene Risikofaktoren:**
  - Langzeitintubation und Beatmung
  - Re- Intubation
  - Mikroaspiration
  - Verabreichung von Sedativa
  - Operative Eingriffe
- In der **Pädiatrie** (▸ Kap. 9) werden weitere Faktoren benannt:
  - Immundefizienz, Immunsuppression
  - Neuromuskuläre Blockade
  - Genetisch bedingte Syndrome
  - Re- Intubation und Transport außerhalb der pädiatrischen Intensivstation
  - Vorbehandlung mit Antibiotika
  - Enterale Ernährung – im Gegensatz zu Erwachsenen
  - Bronchoskopie

Basismaßnahmen

- Eine der wichtigsten Maßnahmen ist **Händehygiene** inkl. der indikationsgerechten Verwendung von Handschuhen! Vor und nach jedem Kontakt mit dem Beatmungssystem, insbesondere aber bei der endotrachealen Absaugung ist eine sorgfältig umgesetzte Händehygiene selbstverständliche Pflicht des Ausführenden.

- Aus Gründen des Personalschutzes wird beim **Absaugen** ein OP-Mund-Nasen-Schutz sowie ein Augenschutz (Visier, Schutzbrille) getragen, möglicherweise schreibt der Hygieneplan zusätzlich Schürzen oder Schutzkittel vor.

Aufgabe

Recherchieren Sie, welche basishygienischen Maßnahmen Ihr Hygieneplan vorschreibt. Prüfen Sie, ob diese auch ungesetzt werden.

- Es ist gängige Praxis, auf Intensivstationen **bereichsbezogene Dienstkleidung** zu tragen. Aufgrund der Häufigkeit und Intensität von Körperkontakten bei beatmungspflichtigen Patienten ist das Tragen von Schürzen oder Kitteln bei pflegerischen Tätigkeiten als basishygienische Maßnahme anzusehen.
- Die verwendete **persönliche Schutzausrüstung** (bestehend aus Handschuhen, Schutzkittel/Vorbinder, Mund-Nasen-Schutz und evtl. Augenschutz) dient zum einen dem Personalschutz vor Erregern des Patienten, zum anderen verhindert sie eine Übertragung durch Personal auf andere Patienten. Sie wird indikationsgerecht getragen.
- **Personal** muss in Maßnahmen zur Infektionsprävention unterwiesen sein. Dies gilt insbesondere für neue oder in Ausbildung befindliche Mitarbeiter, dies selbstverständlich unabhängig von der Berufsgruppe oder dem jeweiligen Ausbildungsstand.
- Es gibt einen signifikanten Zusammenhang zwischen dem Verhältnis von Pflegepersonal pro beatmetem Patienten und Inzidenzdichte der Infektionen.
- Eine **Surveillance** der nosokomialen Pneumonie ist auch mit dem Gedanken der Prävention sinnvoll. Dies jedoch nur, wenn die erhobenen Daten auch an die Mitarbeiter rückgemeldet werden. Bei Auffälligkeiten sollte dies zeitnah geschehen, um schnell reagieren und mögliche Maßnahmen einleiten zu können.

Eine Maßnahme, die keinen Sinn ergibt, ist eine routinemäßige mikrobiologische Untersuchungen des Trachealsekretes, ohne dass ein Infektionsverdacht besteht.

Apparativ-technische Maßnahmen

Beatmungsschläuche werden, anders als in der Narkosebeatmung, patientenbezogen verwendet. Dies gilt auch für den Einsatz von Filtern. Ein Wechsel der Beatmungsschläuche im Zyklus von sieben Tagen ist ausreichend (Herstellerangaben beachten). Bei Verschmutzung oder Kontamination ist ein zeitnaher Wechsel erforderlich. Das Innere der Schläuche ist durch einen Filter geschützt, aber die Außenfläche, die häufig angefasst und auf dem Bett des Patienten liegt, ist nicht vor Kontamination geschützt und aufgrund ihrer Struktur (Reptilschlauch) schwer desinfizierbar.

Es handelt sich in den überwiegenden Fällen um Einmalprodukte. Somit ist eine Aufbereitung weder erlaubt noch sicherzustellen.

Atemgasbefeuchtung In Bezug auf die Infektionsrate gibt es keinen Unterschied, ob eine Atemgasbefeuchtung aktiv oder passiv erfolgt. Wird eine aktive Befeuchtung durchgeführt, sind die Wasserfallen regelmäßig, kontaminationsfrei und mit desinfizierten Händen zu leeren. Wenn Atemgas-Filter verwendet werden, empfiehlt es sich Filter mit möglichst langer Standzeit zu verwenden. Das bedeutet weniger Manipulation und somit geringere Kontaminationsgefahr. Auch an dieser Stelle der Hinweis auf die Herstellerangaben.

Antimikrobielle Oberflächen Zur Vermeidung einer mikrobiellen Kolonisation und Biofilmbildung wurden Endotrachealtuben mit Silberbeschichtung entwickelt. Ob diese einen Effekt haben, ist derzeit nicht geklärt. Anmerkung: Sichergestellt hingegen ist der hohe Effekt einer regelmäßigen und häufigen Flächendesinfektion von Oberflächen mit häufigen Handkontakt.

Aspirationsprophylaxe Die Mikroaspiration von subglottischem Sekret spielt bei der Entstehung der beatmungsassoziierten Pneumonie eine wesentliche Rolle. Eine Kernaufgabe der pflegerischen Versorgung beatmeter Patienten ist somit die Cuffdruck-Kontrolle des Beatmungstubus. Dieser ist auf einem Niveau zwischen 20 bis 30 cm H_2O einzustellen und regelmäßig zu überprüfen. Ein so eingestellter Cuffdruck verhindert eine Mikroaspiration von Sekreten in die Lunge zwar nicht vollständig, ein höherer Druck führt jedoch zu Schäden der Trachealschleimhaut.

- Eine Kontrolle des Cuffdrucks erfolgt mindestens einmal pro Schicht, nach jeder Manipulation am Tubus, nach jeder pflegerischen Versorgung und vor der Durchführung einer Mundpflege.
- Bei Patienten mit einer Beatmungsdauer von ≥ 72h werden subglottische Sekretdrainagen (▸ Abb. 7.28) empfohlen. In Einzelfall sollte eine

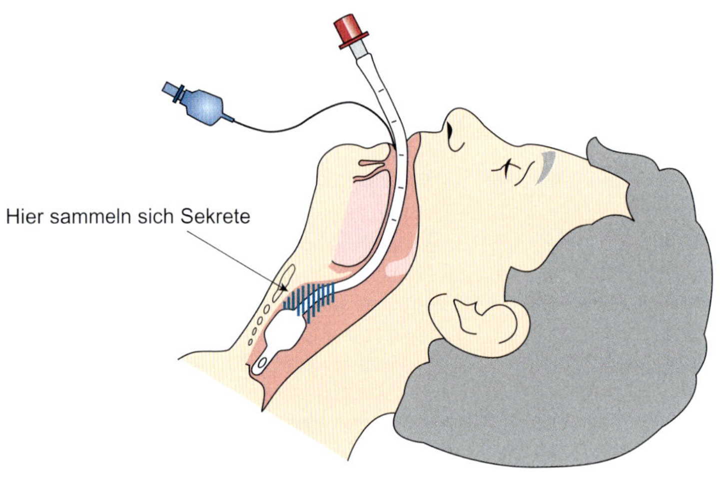

Abb. 7.28 Prinzip der subglottischen Absaugung: Sekrete sammeln sich oberhalb des Cuffs und werden von hier abgesaugt, bevor es zur Aspiration kommt. [L143]

Um-Intubation auf einen Endotrachelatubus mit subglottischer Absaugung erwogen werden. Ziel ist es, Sekretansammlungen oberhalb des Cuffs zu vermeiden. Studien zufolge lässt sich die Inzidenz der Pneumonie mit dieser Maßnahme um bis zu 50 % senken. (Dezfulian C, Shojania K, Collard HR et al. (2005), Lacherade JC, DeJonghe B, Guezennec P et al. (2010), Muscedere J, Rewa O, McKechnie K et al. (2011), Wang F, Bo L, Tang L et al. (2012).

- Zur Frage, ob die Sekret-Absaugung kontinuierlich oder intermittierend erfolgen soll, gibt es derzeit keine Aussage.

Endotracheale Absaugung Vor jedem Absaugvorgang erfolgt eine hygienische Händedesinfektion. Aus Gründen des Personalschutzes werden Einmalhandschuhe und ein MNS getragen. Das endotracheale Absaugen erfolgt nur indikationsgerecht und nicht routinemäßig. Zur endotrachealen Absaugung stehen „offene“ und „geschlossene“ Systeme zur Verfügung.

Merke

Ein „routinemäßiges“ endotracheales Absaugen ohne erkennbare Indikation ist kontraindiziert.

- **Offene Absaugsysteme** erfordern eine Diskonnektion des Beatmungssystems. Dies bedeutet nicht nur eine mögliche Gefahr für den Patienten, sondern auch für das Personal, das aufgrund der Öffnung des Beatmungssystems einer erheblichen Exposition ausgesetzt ist. Die Verwendung von Swivel-Adaptern ermöglicht den Absaugvorgang, ohne das Beatmungssystem komplett zu diskonnektieren. Bei der offenen, endotrachealen Absaugung sind folgende Dinge zu berücksichtigen:
  - Verwendung steriler Absaugkatheter. Absaugkatheter müssen, wie alle Arten von Sterilgut, kontaminationsgeschützt gelagert werden (► 6.7). Die offene Lagerung, patientennah, über einen Patientenwechsel hinaus (Patient geht, Absauger bleiben), beinhalt die Gefahr einer direkten Übertragung von krankmachenden Erregern. Bei der patientennahen, offenen Lagerung von Sterilgut ist die Wahrscheinlichkeit der Kontamination oder Beschädigung der Sterilverpackung ausgesprochen hoch.
  - Einmalige Verwendung der Absaugkatheter
  - Verwendung steriler Handschuhe
  - Nach dem Absaugen, Spülung des Überleitschlauchs mit keimarmer Flüssigkeit

Merke

Bei Absaugkathetern handelt es sich um Sterilgut, das nur zur zeitnahen Verwendung max. 48h offen gelagert werden darf.

Merke

Selbstverständlich ist es sinnvoll, Absaugkatheter zur schnellen Verwendung griffbereit anzubieten. Hier ist eine angemessene Menge zu beachten.

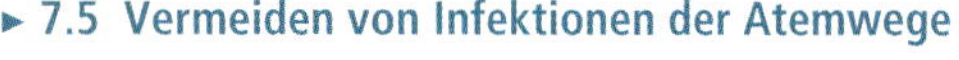

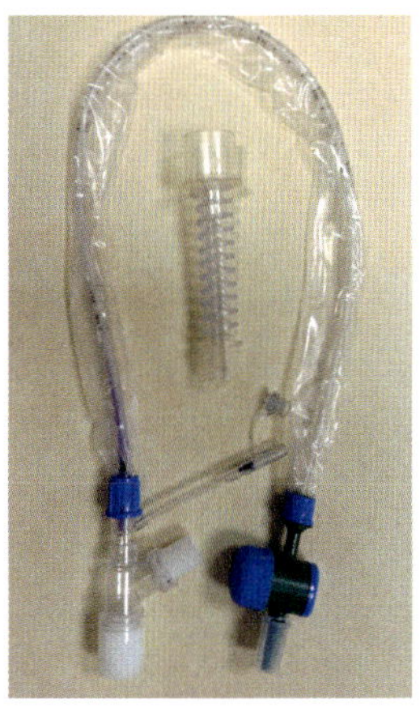

Abb. 7.29 Geschlossenes Absaugsystem: Beim Absaugen ist keine kontaminationsträchtige Öffnung des Beatmungssystems erforderlich. [M1225]

- **Geschlossenen Absaugsysteme** (▸ Abb. 7.29): Diese bestehen aus einem wiederverwendbaren, in einer Kunststoffhülle steril verpackten Absaugkatheter. Das Absaugsystem ist in das Beatmungssystem integriert, sodass eine Diskonnektion nicht erforderlich ist. Während offene Absaugkatheter jeweils nur einmal verwendet und anschließend verworfen werden, haben geschlossene Systeme eine, vom Hersteller vorgegebene, Standzeit von 24h bis zu sieben Tagen.
  - Standzeit gemäß Herstellerangabe beachten.
  - Bei der geschlossenen endotrachealen Absaugung ist eine Spülung des gesamten Systems mit steriler Flüssigkeit nach dem Absaugen erforderlich. Aus infektiologischer Sicht machen die Systeme keinen Unterschied. Aus Kostengründen dürften Systeme mit langer Standzeit vermutlich Sinn machen. Allerdings sei darauf hingewiesen, dass mit zunehmender mechanischer Belastung (welche beim Absaugen unweigerlich stattfindet) die Leckage-Gefahr ansteigt. In diesem Fall ist das Absaugsystem auszutauschen.

Medikamentenvernebler Diese werden bei beatmeten Patienten in den Inspirationsschenkel des Beatmungssystems eingesetzt. Hier besteht die Gefahr einer Verkeimung mit sog. Feuchtkeimen wie *Pseudomonas aeruginosa.* Diese werden über die Inspiration tief in die Lunge des Patienten eingetragen. Beim Umgang gilt es Folgendes zu beachten:

- Hygienische Händedesinfektion und Tragen von Einmalhandschuhen vor jeder Manipulation am Vernebler.
- Verwendete Medikamente werden steril aus Einmalgebinde entnommen und ausschließlich patientenbezogen verwendet.
- Sämtliche Bestandteile des Medikamentenverneblers werden alle 24h, bzw. laut Hersteller und bei Patientenwechsel ausgetauscht.
- Einmalprodukte werden verworfen, Produkte zur mehrfachen Verwendung werden nach Herstellerangabe aufbereitet.

Patientenbezogene Maßnahmen

Es stellt sich die Frage, ob eine orotracheale oder eine nasotracheale Beatmung vorgenommen werden soll.

- Der übliche „Weg“ ist die orotracheale Intubation, durch den Mund in die Trachea, da diese sicherer und weniger komplikationsträchtig ist. Ein Argument für die nasotracheale (durch die Nase des Patienten) Intubation ist die bessere Tubustoleranz des aufwachenden/wachen Patienten.
- Aus hygienischer Sicht ist anzumerken, dass es bei nasotracheal Intubierten vermehrt zu Sinusitiden kommt. Eine höhere Rate an Pneumonien ist jedoch nicht zu erkennen. Ein weiteres Problem bei der nasotrachealen Intubation sind mögliche Schleimhaut- und Nasenseptumnekrosen durch den Tubus.

Aus diesen Gründen wird eher die orotracheale Intubation bevorzugt. Ist absehbar, dass der Patient länger beatmet werden muss, ist eine primäre Tracheotomie zu erwägen.

Für die Intubation gelten folgende **Hygienegrundsätze**:

- Maßnahmen der Händehygiene (▸ 6.4) durchführen und keimarme Handschuhe, ggf. Mund-Nasen-Schutz anziehen.
- Sterilen Tubus und Führungsstab unter sterilen Kautelen anreichen.
- Behandschuhte Hand nicht desinfizieren.
- Nach erfolgter Intubation nichts mit den kontaminierten Handschuhen anfassen (z. B. Beatmung einstellen).

Tracheotomie Es handelt sich um einen invasiven Eingriff, auch wenn er dilatativ durchgeführt wird. Es sind die üblichen Maßnahmen zur Vermeidung einer Wundinfektion zu ergreifen (▸ 7.6).

Nichtinvasive Beatmung (NIV) Im Gegensatz zur Intubation wird kein Beatmungstubus in die Trachea des Patienten eingeführt. Stattdessen erfolgt die Atemunterstützung über eine Maske oder einen Helm. Die Indikation zur nichtinvasiven Beatmung ist eine klinische Entscheidung, die auf einer Risikoanalyse beruht.

- Vorteil dieser Beatmungsform ist, dass keine (tiefe) Analgosedierung erforderlich ist und Schutzreflexe wie Husten und Schlucken erhalten bleiben. Die Maßnahme kann ohne großen Aufwand unterbrochen und wieder aufgegriffen werden, z.B. im Rahmen einer Mobilisation.
- Nachteilig ist, dass kein Aspirationsschutz vorliegt und die Maske, möglicherweise schlecht auf dem Gesicht des Patienten aufliegt. Konjunktivitiden durch ausströmende Luft und Dekubital-Ulzera im Gesicht-Bereich sind mögliche Komplikationen.

Positionierung beatmeter Patienten Im Rahmen der ventilatorassoziierten Pneumonieprophylaxe ist die Rolle der Positionierung derzeit nicht geklärt. Die Meinung, die Oberkörperhochlagerung sei ein unabhängiger protektiver Faktor, wurde inzwischen verlassen. Somit ist diese nur als Teil eines Maßnahmenbündels, nicht aber als Einzelmaßnahme anzusehen. Maßnahmen wie Bauchlagerung u. ä. müssen individuell entschieden werden.

Grundsätzlich ist die Mobilisierung beatmeter Patienten begrüßenswert. Rahmenbedingungen wie Muskeltonus, Körperspannung, hämodynamische Stabilität und Orientierungszustand des Betroffenen müssen eine Mobilisation zulassen.

Merke

Bei der Mobilisation beatmeter Patienten/Klienten ist pflegerische Innovation nicht nur gefragt, sondern oft genug der Motor der Maßnahme.

Mundpflege Eine regelmäßige, d.h. mindestens dreimal täglich durchgeführte, Mundpflege mit mechanischer Zahnreinigung (Zähne putzen) und die Anwendung antiseptischer Mittel, mit nachgewiesener Wirksamkeit, sind wichtige Bausteine der Prävention. Bei der Auswahl des Mundantiseptikums sollte bedacht werden, dass Chlorhexidin bei gramnegativen Bakterien (z.B. *E. coli*, Klebsiellen, Pseudomonas aeruginosa) schlechter wirkt als im grampositiven Bereich (z.B. *S. aureus*, Enterokokken).

Merke

Bei der Mundpflege handelt es sich um eine Kernkompetenz des Pflegeberufes.

Enterale Ernährung Bei erwachsenen Patienten ist die Pneumonie-Rate enteral Ernährter signifikant niedriger als bei parenteral Ernährten. Die enterale Ernährung wird im Regelfall über eine Sonde appliziert.

Ob die Sondenkost vorzugsweise kontinuierlich oder als Bolus appliziert wird, ist derzeit nicht geklärt. Auch der Beginn der enteralen Ernährung gehört zu den noch ungeklärten Fragen. Hierbei handelt es sich nicht um ein vordergründiges Thema der „Hygiene", vielmehr ist die Gefahr der Aspiration bei zu großen Mengen oder zu frühem Beginn zu bedenken.

Probiotoka Zur Anwendung von Probiotika im Rahmen der Vermeidung von VAP kann die KRINKO momentan keine Empfehlung geben.

Pharmakologische Maßnahmen

Hierbei handelt es sich um pharmakologische Empfehlungen aus infektionspräventiver Sicht. Davon unberührt ist die individuelle therapeutische Entscheidung des behandelnden Arztes.

Der Effekt einer **selektiven Darmdekontamination (SDD)** mit Colistin, im Rahmen der Prävention von VAP, wurde in verschiedenen Studien belegt. Problematisch ist, dass Colistin ein Reserveantibiotikum zur Therapie multiresistenter gramnegativer Erreger ist. Durch einen vermehrten Einsatz dieses Antibiotikums wird ein verstärkter Selektionsdruck auf diese Erreger ausgeübt, der mit der Ausbildung weiterer Resistenzmechanismen beantwortet wird. Folglich sollte dieses wertvolle Antibiotikum nur sehr bewusst eingesetzt werden. Gramnegative Erreger (► 3.2) des Verdauungstraktes gelten als Risikofaktor für VAP. Bei der Stressulkusprophylaxe mit alkalisierenden Substanzen wird die bakterielle Vermehrung im Magen begünstigt. Dies liegt daran, dass die Magensäure abgepuffert wird und ihren effektiven Schutz vor Mikroorganismen einbüßt. Aus diesem Grund sollten eher Medikamente verwendet werden, die den pH-Wert nicht beeinflussen.

Eigene Atemarbeit und Schutzreflexe helfen überaus effektiv, eine Pneumonie zu verhindern. Folglich sollte die Sedierungstiefe, mit dem Ziel die Beatmungsdauer möglichst kurz zu halten, an die **Ressourcen des Patienten** angepasst werden. Wie sich gezeigt hat, gibt es beim Thema Vermeidung einer ventilatorassoziierten Pneumonie viele mögliche Einzelmaßnahmen. Es macht Sinn, Bündel von Maßnahmen zu erstellen, welche von allen Mitarbeitern durchgehend, verbindlich und sorgfältig umgesetzt werden. Diese Maßnahmenbündel werden sinnvollerweise vom Hygieneteam gemeinsam mit den ausführenden, sowie den verantwortlichen Mitarbeitern ausgearbeitet und in den Hygieneplan aufgenommen.

Merke

Durch die Definition verbindlicher Einzelmaßnahmen sollen Umsetzung und Akzeptanz bei den Ausführenden deutlich erhöht werden, da umzusetzende Pflegemaßnahmen gemeinsam festgelegt und durchgeführt werden.

Merke

Die Prävention der VAP gehört zur pflegerischen Kernkompetenz und beruht immer auf der sinnvollen Zusammenstellung wirksamer Einzelmaßnahmen, welche konsequent und von allen Mitarbeitern sorgfältig und qualifiziert umgesetzt werden.

Wie auch bei anderen Tätigkeiten ist die notwendige Qualifikation sowie ein hohes Verantwortungsbewusstsein von großer Bedeutung.

7.5.3 Mikrobiologische Diagnostik

Sekrete der tiefen Atemwege werden bei Gewinnung als Sputum (d. h. z. B. durch „Hochhusten“) zwangsläufig mit Erregern des Mund-Rachen-Raums kontaminiert. Eine qualitativ bessere Probe wird mittels Bronchoskopie oder geschützter Bürste gewonnen. Für alle Proben (▸ 3.10) gilt:

- Geeignete Gefäße mit Transport-umhüllung (▸ Abb. 7.30) verwenden.
- Zeitnah ins Labor verschicken.
- (Zwischen-) Lagerung bei 4°–8°.
- **Sputumproben:**
  - Sputum morgens gewinnen.
  - Vorher Zähne putzen und Mund mit Wasser spülen.
  - Material muss hochgehustet werden, Patient entsprechend instruieren.
- **Tracheal-Bronchialsekret:** Eine Kontamination mit Erregern des Oropharynx ist nicht zu vermeiden, da die Trachea bereits nach kurzer Beatmungszeit mit oropharyngealer Standortflora besiedelt ist.
  - Endotracheales Absaugen unter sterilen Bedingungen
  - Absaugfallen (▸ Abb. 7.31) verwenden, oder Sekret in geeignetes Gefäß umfüllen
- **Bronchoskopisch gewonnenes Sekret:**
  - Aspiration des Untersuchungsmaterials über Bronchoskop
  - Bronchioalveoläre Lavage (BAL) mit fünf bis zehn ml steriler Flüssigkeit einschicken

Ausgesprochen wichtig ist auch, dass der Labor-Anforderungsschein vollständig ausgefüllt wird, d.h. mit Basisangaben zum Patienten und Einsender und Informationen zur Verdachtsdiagnose, laufende Antibiose und weiteres. Diese Angaben helfen dem Labor, eine schnellere und gezielte Diagnostik durchzuführen.

Bei begonnener antibiotischer Therapie ist das Ziel, diese nach Befundeingang gezielt zu deeskalieren

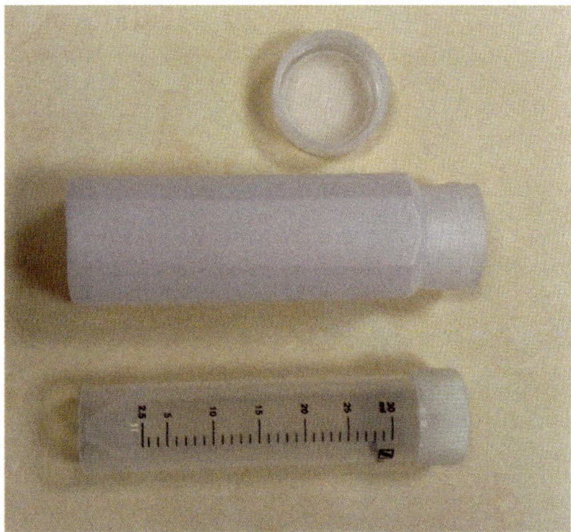

Abb. 7.30 Sputumgefäß mit Transporthülle [M1225]

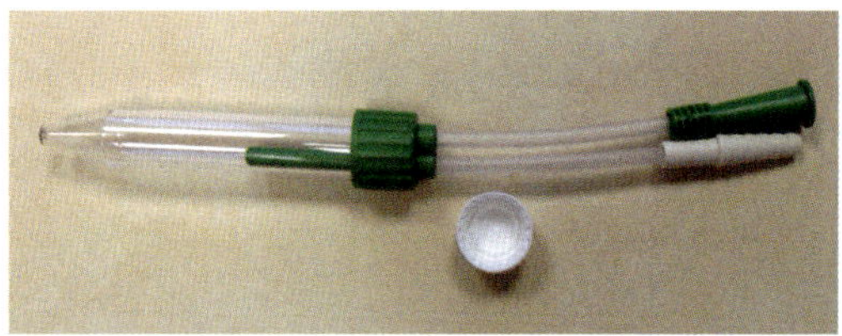

Abb. 7.31 Die Absaugfalle wird zwischen Sog und Absaugschlauch eingebracht. Abgesaugte Sekrete fangen sich direkt im Probengefäß. [M1225]

(Antibiogramm – gerecht anzupassen). Antibiotic-Stewardship-Visiten (ABS) sind eine wertvolle Hilfe beim zielgerichteten Einsatz von Antibiotika.

Wiederholungsfragen

- Welches ist die einfachste, aber überaus effektive Maßnahme zum Schutz vor respiratorischen Infekten?
- Beschreiben Sie pflegerische Maßnahmen der Pneumonieprophylaxe.
- Bewerten Sie die Relevanz der Mundpflege im Rahmen von Pflegetätigkeiten.
- Welche Maßnahmen der Aspirationsprophylaxe gibt es bei beatmeten Patienten?
- Skizzieren Sie die Maßnahmen für die Gewinnung und das Versenden von Atemwegssekreten?
- Wozu dienen ABS-Visiten?

7.6 Prävention von Wundinfektionen

Definition

Wunden: Läsionen, die durch Durchtrennung oder oberflächliche Beschädigung der Haut oder Schleimhaut entstanden sind.

Die Ursachen für diese Läsionen können unterschiedlicher Natur sein:

- **Mechanisch verursachte Wunden** sind: Schürf-, Schnitt- und Stichwunden, ebenso Platz- sowie Quetsch- und Ablederungswunden oder Schuss- und Pfählungswunden.
- **Thermische Ursachen** sind Verbrennungen oder Erfrierungen.
- **Chemische Einflüsse** rufen Verätzungen durch Säuren oder Laugen hervor.
- Ursache für durch **Strahlung** verursachte Wunden sind ionisierende Strahlen, radioaktive Isotope oder UV-Strahlung (z.B. Sonnenbrand).

Die meisten dieser Wunden erleiden Patienten z.B. aufgrund eines Unfalls. In diesen Fällen muss von einer primär kontaminierten Wunde ausgegangen werden. Anders ist die Situation bei Wunden, die im Rahmen geplanter operativer Eingriffe zugefügt werden. Hier werden präventive Maßnahmen der Antisepsis durchgeführt, um eine Wundinfektion zu verhindern. Bereits bei der Entstehung einer Wunde kommt es zu einer Kontamination mit Hautkeimen. Dies kann durch antiseptische Maßnahmen zwar deutlich vermindert, aber nicht gänzlich verhindert werden. Folglich lässt sich feststellen, dass es die „sterile Wunde" nicht gibt.

Auch in unkompliziert, primär, verheilenden Wunden finden sich Mikroorganismen wie koagulasenegative Staphylokokken, Corynebakterien, Mikrokokken oder auch Staphylokokken.

Als Infektionserreger spielen Bakterien wie *Staphylococcus aureus*, Enterokokken, *E. coli, Pseudomonas aeruginosa* oder *Klebsiella spp.* eine wesentliche Rolle.

Merke

- Bei primär kontaminierten Wunden sind eine Reinigung und Antisepsis erforderlich.
- Bei allen, auch bei infizierten, Wunden ist antiseptisches bzw. steriles Arbeiten selbstverständlich!

Fallbeispiel

Bei der Versorgung einer mit *E. coli* infizierten Wunde arbeitet Herr Baumgart mit unsterilen Einmalhandschuhen. Hierbei berührt er die Wunde wiederholt mit der behandschuhten Hand. Als er von Herrn Hamacher darauf angesprochen wird, entgegnet er unbeeindruckt „...ist doch unsteril..." und verweist auf die laufende antibiotische Therapie.

Die Verwunderung von Herrn Baumgart, dass die Wundinfektion trotz antibiotischer Therapie nicht zurückgeht, ist groß. Ein weiterer mikrobiologischer Abstrich ergibt einen Nachweis von *S. aureus* in der Wunde. Es ist zumindest denkbar, dass dieser Erreger durch das fahrlässige Verhalten von Herrn Baumgart in die Wunde eingetragen wurde.

Diese Grundeinstellung, die auch beim Arbeiten im mikrobiologisch besiedelten Körperarealen, wie z.B. dem Mund, geäußert wird, drückt ein grundsätzliches „Missverständnis" aus und ist nicht zu tolerieren. Es macht einen entscheidenden Unterschied, ob Körperareale mit der Standortflora des Betreffenden besiedelt sind oder mit transienten, übertragenen Erregern von Dritten kontaminiert werden.

Merke

- Auch bei Wundinfektionen werden Übertragungen in endogen und exogen unterschieden!
- Durch Hygienemaßnahmen können exogene Infektionen verhindert werden.

7.6.1 Wundheilung

Unabhängig von der Ursache werden bei der Wundheilung 3–6 **Phasen** der **Heilung** beschrieben (▸ Tab. 7.8).

Die Wundheilung ist ein überaus komplexer Vorgang. Bereits kleine Störungen, wie z. B. eine mikrobielle Kontamination, können erhebliche Komplikationen verursachen. Aus diesem Grund ist bei jeder Wundversorgung **zwingend** eine **aseptische Arbeitsweise** einzuhalten.

Die Wundheilung wird in verschiedene Formen der Wundheilung unterschieden (▸ Tab. 7.9).

Tab. 7.8 Wundheilungsphasen

Phase	Charakteristik
Latenzphase	Unmittelbar nach Verletzung, kurz andauernde Phase in der keine erkennbare Reaktion auftritt, diese Phase wird häufig der Exsudationsphase zug Gefahr, eine, eordnet
Exsudative Phase (24 bis 96h)	• Blutung durch zerstörte Gefäße. Diese verengen sich (Vasokonstriktion), sodass Blutfluss nachlässt • Nach ca. 5–10 min. lässt dieser Effekt nach und es kommt zu einer Vasodiatation mit nachfolgender Rötung, Erwärmung und Anschwellen des Wundbereiches • Fibrin und koaguliertes Blut füllen den Wundspalte auf. In dieser Phase bildet sich Wundschorf, der die Wunde nach außen gegen Erreger abschirmt. Um die Wunde entsteht ein typisches Wundödem
Resorptive Phase	Thrombozyten verbinden sich miteinander und bilden Blutgerinnsel. Durch das entstehende Fibrinnetz verkleben die Wundränder miteinander
Proliferationsphase/ Granulationsphase (2.–16. Tag)	• Kollagen wird durch Fibroblasten gebildet und bilden neues Bindegewebe • Granulationsgewebe füllt die Wunde von unten her auf
Reparationsphase (Beginnt nach ca. 1 Wo. bis zu 4 Wo.)	• Das endgültige Narbengewebe entsteht durch Epithelisation • Es entsteht Narbengewebe, welches weder Talg- noch Schweißdrüsen ausbildet

Es hat keine praktische Bedeutung, dass diese Phasen in der Praxis nicht eindeutig voneinander zu trennen sind.

Tab. 7.9 Unterscheidungen von Formen der Wundheilung

Form der Wundheilung	Charakteristik
Primäre Wundheilung	• Glatt begrenzte, eng anliegende Wundränder heilen i.d.R. komplikationslos aus; Voraussetzung ist eine gute Durchblutung der Wunde sowie saubere, keimarme Wundverhältnisse • Nach chirurgischen Eingriffen oder Traumen durch scharfkantige Gegenstände können Wunden primär verheilen. Auch große, oberflächliche Wunden z. B. Schürfwunden heilen, durch Regeneration der Epidermis, primär
Sekundäre Wundheilung	• Lassen sich die Wundränder nicht aneinanderlegen, sind sie nekrotisch oder es liegen besonders große Gewebedefekte vor, dann kommt es i.d.R. zu einer breiteren Vernarbung • Auch bei einer **Wundinfektion** spricht man von einer sekundären Wundheilung
Tertiäre Wundheilung	• Nach zunächst bestehender Kontraindikationen für einen primären Wundverschluss (z.B. einer Infektion) erfolgt zum späteren Zeitpunkt der Wundverschluss mittels chirurgischer Naht • Wundverschluss durch Hauttransplantation gilt auch als tertiäre Wundheilung
Regenerative /epitheliale Wundheilung	• Oberflächliche Wundheilung der oberen Hautschichten, üblicherweise ohne Narbenbildung, z.B. nach Schürfwunde

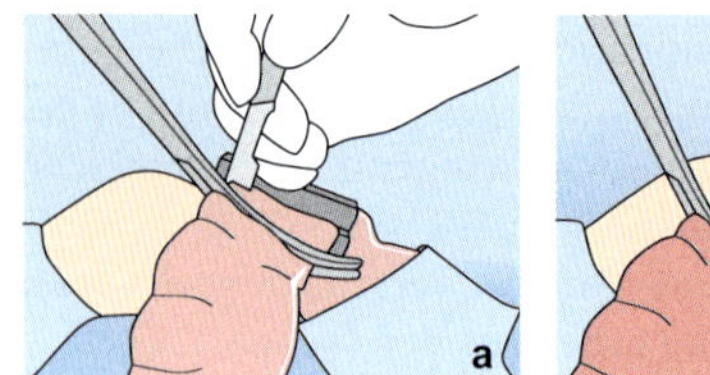

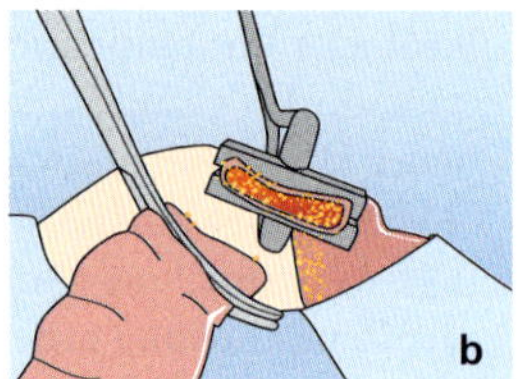

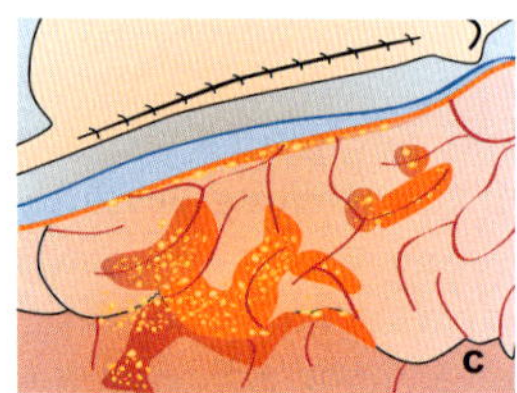

Abb. 7.32 Störungen der Wundheilung infolge einer OP. a) Während einer Operation wird der Darm eröffnet. b) Erreger aus dem Inneren des Darms treten aus und gelangen und die Operationswunde. c) Es kommt zu einer tiefen Wundinfektion. [X217, L143]

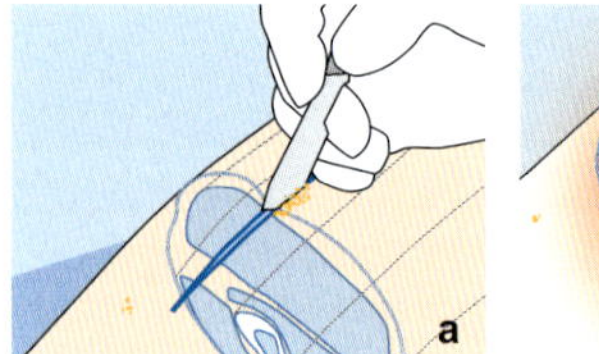

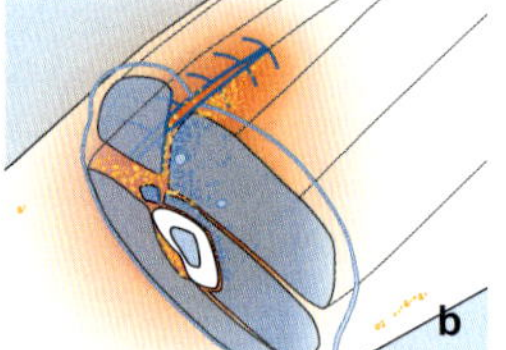

Abb. 7.33 Störungen der Wundheilung infolge einer Punktion. a) Durch die Inzision der Haut werden Erreger in die Wunde eingetragen. b) Die eingedrungenen Erreger verursachen eine Infektion im Bereich der Schnittwunde sowie in der Tiefe der Wunde. [X217, L143]

Abb. 7.35 Störungen der Wundheilung bei der Wunddrainage. a) Eine liegende Wunddrainage ist von außen mit Erregern kontaminiert. b) Die vorhandenen Erreger „wandern" entlang der Drainage in die Tiefe der Wunde und verursachen eine tiefe Wundinfektion. [X217, L143]

Störungen der Wundheilung infolge einer OP (▸ Abb. 7.32), einer Punktion (▸ Abb. 7.33), durch unsachgemäße Wundversorgung (▸ Abb. 7.34, ▸ 7.6.3) und nicht fachgerechte Wunddrainage (▸ Abb. 7.35, ▸ 7.6.4) entstehen unter dem Einfluss verschiedener Faktoren. Hierzu gehören (1) Serom- oder (2) Hämatombildung (d.h. eine Ansammlung von Wundsekret, Lymphe (1) oder Blut (2) in einem nicht vorgebildeten Hohlraum), Wundruptur/Dehiszenz oder eine Wundinfektion durch Mikroorganismen.

7.6.2 Prävention postoperativer Wundinfektionen

Wundinfektionen werden auch als **Surgical Side Infection (SSI)** bezeichnet.

Zur Vermeidung von Infektionen, die im Zusammenhang mit medizinischen Maßnahmen zugefügt werden, sind präventive Maßnahmen (▸ Abb. 7.36, ▸ Abb. 7.37, ▸ Abb. 7.38) zu ergreifen. Somit stehen neben Maßnahmen der Händehygiene, die Verwendung steriler Materialien und Maßnahmen der Antiseptik im Fokus der Basishygiene. Hierbei macht es keinen Unterschied, ob es sich um eine Punktion oder einen großen Schnitt im Rahmen einer Operation handelt. Auch bei sorgfältiger und fachgerechter präoperativer Antiseptik gibt es keine Garantie, dass es zu nicht zu einer Infektion kommt.

Risikofaktoren der Patienten

Bei der Entstehung einer Wundinfektion spielen vielfältige Faktoren eine Rolle: Werden diese frühzeitig erkannt, können schon im Vorfeld einer

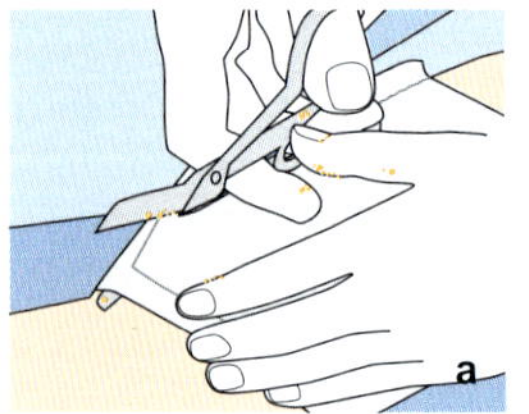

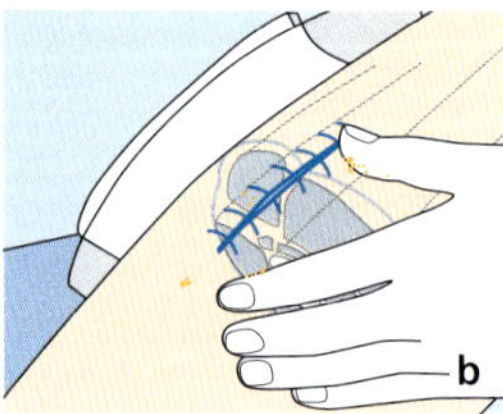

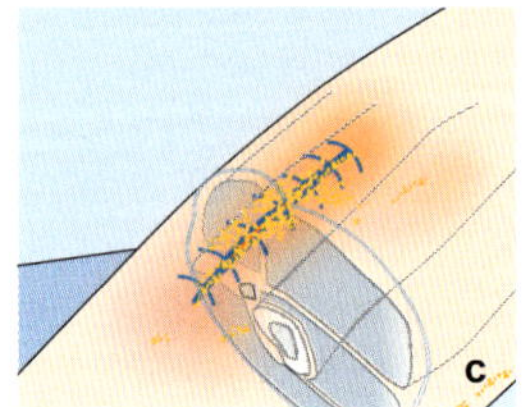

Abb. 7.34 Störungen der Wundheilung bei der Wundversorgung. a) Ein Verband wird unter nicht aseptischen Bedingungen (hier: Hände, Schere) geöffnet. b) Eine Wunde wird nicht aseptisch behandelt (hier Berührung mit der kontaminierten Hand). c) Beide Ursachen führen zu einer oberflächlichen Wundinfektion. [X217, L143]

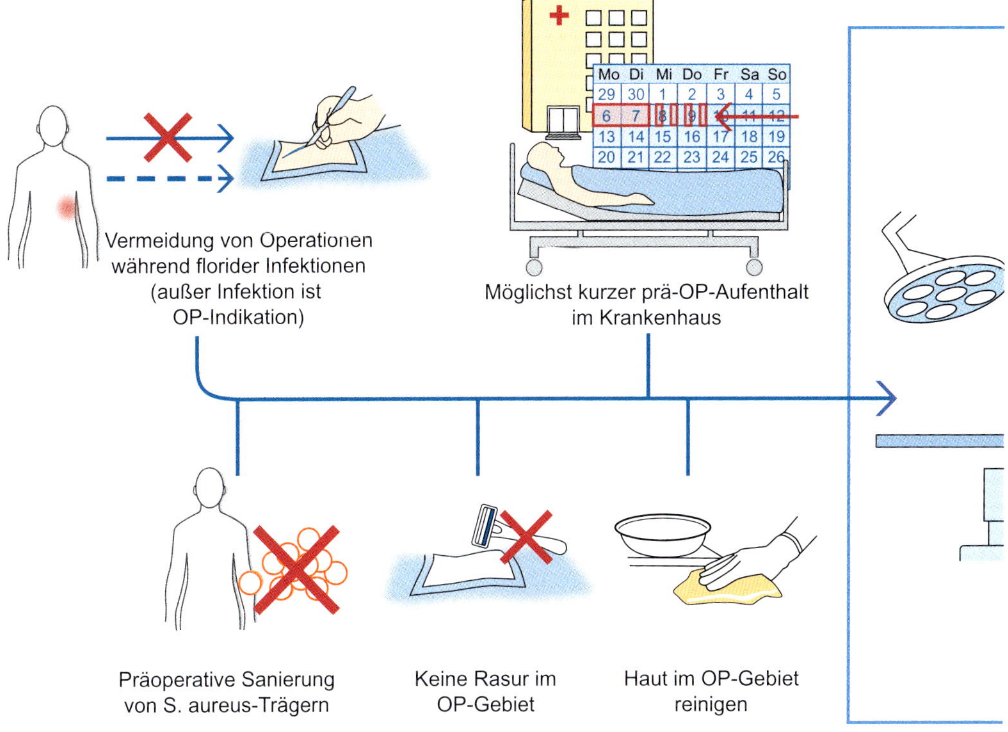

Abb. 7.36 Präoperative Maßnahmen zum Schutz vor einer postoperativen Wundinfektion. [X217, L143]

geplanten Operation (präoperativ) entsprechende Maßnahmen abgeleitet werden.

- Diabetes mellitus: Blutzucker möglichst stabil einstellen und engmaschig überwachen
- Adipositas: präoperative Gewichtsreduktion
- Nikotin: Rauchen einstellen.
- Alkohol: Konsum einschränken, beenden.
- Anämie: möglichst beheben. Die erforderlichen Maßnahmen müssen individuell abgestimmt werden.
- Immunsuppression: Die WHO empfiehlt, eine bestehende immunsuppressive Behandlung präoperativ nicht zu unterbrechen, um die Wahrscheinlichkeit einer Wundinfektion zu verringern. Diese Entscheidung ist individuell zu treffen.
- Vorbestehende Infektionen: soweit möglich, antibiotisch oder lokal-antiseptisch behandeln
- Mangelernährung: führt zu signifikanter Erhöhung des Risikos einer SSI. Der Erfolg einer angereicherten präoperativen Ernährung konnte bisher nicht nachgewiesen werden.
- Postoperative Unterbrechung der Ernährung: frühzeitiger postoperativer Kostaufbau.
- Besiedlung mit *Staphylococcus aureus:*
  - Bei kardiochirurgischen und orthopädischen Patienten wird von der KRINKO empfohlen, eine präoperative Dekolonisation durchzuführen. Dies bedeutet möglicherweise ein, über das MRSA hinausgehende Aufnahmescreening auch auf antibiotikasensible *S. aureus* (MSSA) vorzunehmen.
  - In der Praxis gibt es derzeit verschiedene Modelle zur Vermeidung von Infektionen mit *S. aureus.* Dies sind allgemeine präoperative antiseptische Behandlungen aller Patienten bis hin zu Screeningmaßnahmen mit Dekolonisation der positiven Patienten. Art und Umfang der jeweiligen Maßnahmen kann sich von Einrichtung zu Einrichtung erheblich unterscheiden.
  - Zur Durchführung der Dekolonisation gibt es derzeit noch keine einheitliche Meinung. Da es sich – abgesehen von der Antibiotikare-

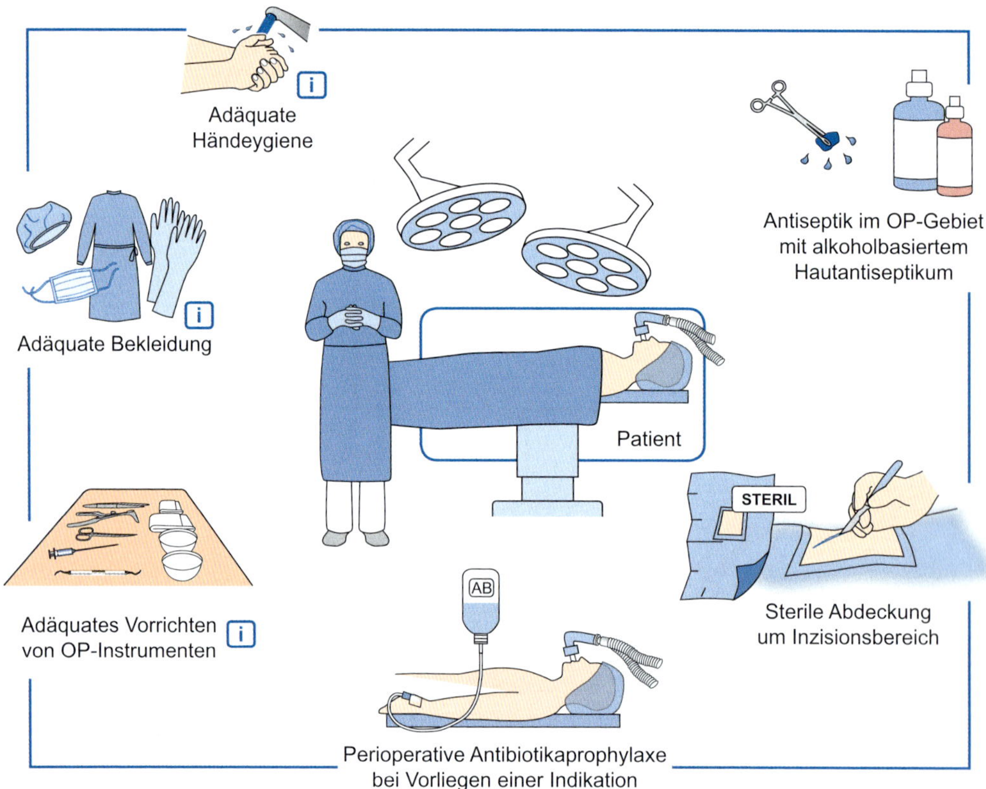

Abb. 7.37 Intraoperative Maßnahmen zur Vermeidung von Wundinfektionen [X217, L143]

sistenz – um denselben Erreger handelt, sind aber die gleichen Maßnahmen wie bei einer MRSA-Dekolonisation (▸ 7.9.1) erfolgversprechend.

Der Effekt der Eradikation (Sanierung) einer *S.-aureus*-Besiedlung in Bezug auf postoperative Wundinfektionen ist nachweislich vorhanden.

Weitere potenzielle Risikofaktoren

- Präoperative Darmentleerung: Hierbei handelt es sich um eine chirurgische und nicht um eine infektiologische Entscheidung.
- Präoperative Haarkürzung:
  - Die „scharfe Rasur" mittels Rasierer führt zu einer erhöhten Rate an SSI.
  - Durch die Rasur kommt es zu kleinen Läsionen der Haut mit leichten Entzündungsprozessen. Diese können die Ursache einer späteren postoperativen Wundinfektion darstellen.

Fallbeispiel

Herr Modeste verwendet nach jeder Rasur ein Balsam zur Pflege der „beanspruchten Haut". Das After Shave Balsam enthält Alkohol, welcher leicht auf der frisch rasierten und oberflächlich verletzten Haut brennt.

Diese Verletzung tritt auch bei einer präoperativen Rasur der Haut auf. Im Bereich der geschädigten Haut findet ein Wachstum von Erregern statt, was zu einer leichten Entzündung führt. Trotz antiseptischer Vorbereitung im OP, werden diese Erreger beim Hautschnitt in die Wunde eingetragen.

Merke

Ist aus OP-technischen Gründen eine Haarkürzung erforderlich, erfolgt sie mittels elektrischem Haar-Clipper. Zudem ist die Verwendung von Enthaarungscreme möglich. Hierbei ist zu beachten, dass Hautirritationen und eine Allergisierung auftreten können.

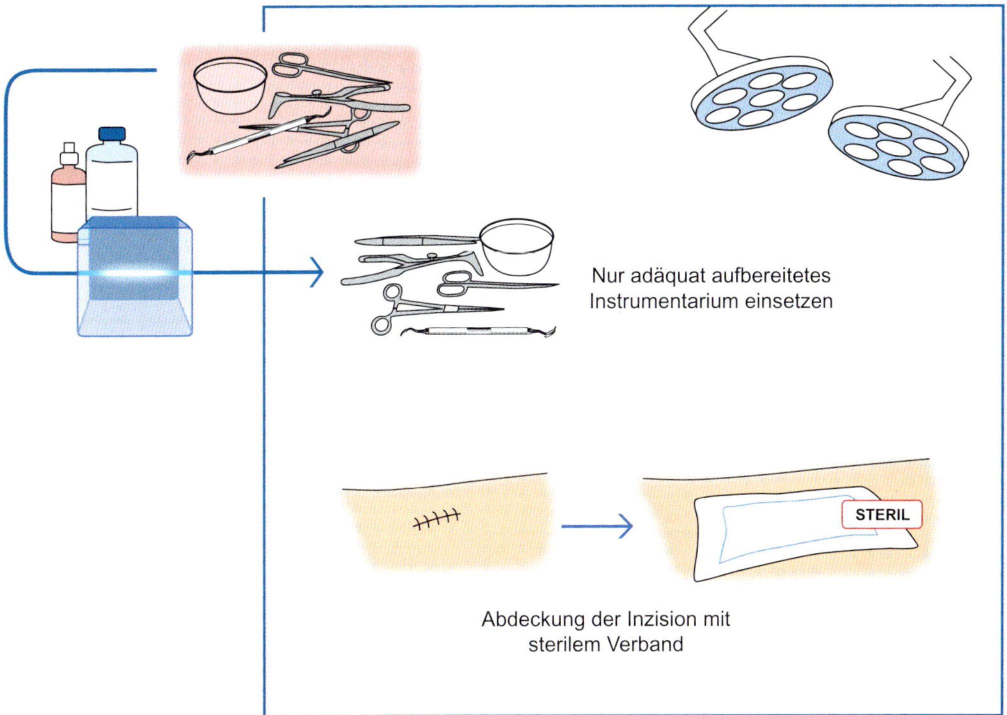

Abb. 7.37 *(Forts.)*

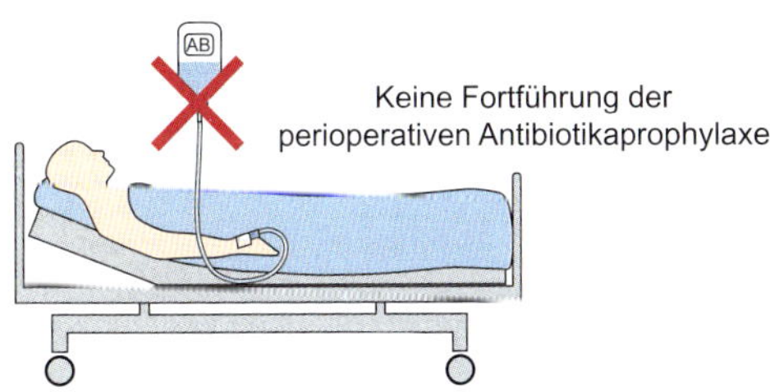

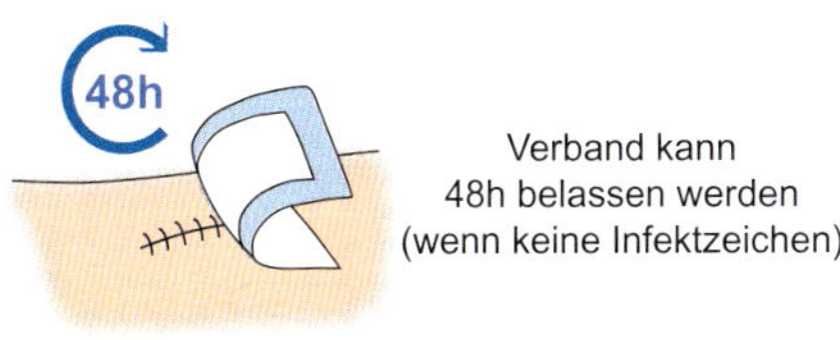

Abb. 7.38 Postoperative Maßnahmen zur Vermeidung von Wundinfektionen [X217, L143]

Eine Herausforderung sind Operationen (zu Hygienemaßnahmen im OP ▸ 9.2) in **Körperarealen** mit **Schambehaarung:** Viele Patienten haben das Bedürfnis, „gepflegt" in die OP zu gehen und rasieren sich entsprechend. Folglich muss im Vorfeld der Operation darauf hingewiesen werden, dass die scharfe Rasur bzw. Nassrasur unterbleiben soll! Das elektrische Kürzen der Haare ist, bei vorsichtiger und atraumatischer Vorgehensweise, durch den Patienten selbst möglich. Hierbei ist zu berücksichtigen, dass auch durch einen elektrischen Rasierer Hautverletzungen möglich sind.

- **Präoperative Körperreinigung:** Nach bisherigen Kenntnissen sind Waschungen mit antiseptischen Lösungen nicht mit einer Senkung der Wundinfektionsraten verbunden. Aus ästhetisch-hygienischen Gründen ist eine Ganzkörperwaschung oder Dusche vor der Operation empfehlenswert.
- **Präoperative stationäre Aufnahme:** Die verlängerte präoperative Verweildauer kann mit einer erhöhten SSI zusammenhängen.

Tab. 7.10 Merkmale der Wundkontaminationsklassen

Wundkontaminations- Klasse	Beschreibung
1. aseptische Eingriffe	• Nichtinfiziertes OP-Gebiet, in dem keine Entzündung vorhanden ist und weder der Respirations-, Gastrointestinal- oder Urogenitaltrakt eröffnet wurden, z. B. elektive Schilddrüsen-, Herz-, Gelenk- OP • Operative Wunden nach stumpfen, nicht penetrierenden Traumata werden eingeschlossen, sofern die o. g. Kriterien erfüllt sind
2. bedingt aseptische Eingriffe	• Eingriffe, bei denen der Respirations-, Gastrointestinal- oder Urogenitaltrakt, unter kontrollierten Bedingungen und ohne ungewöhnliche Kontamination, eröffnet werden • Sofern keine Hinweise für Infektionen oder Verletzungen der aseptischen Technik vorliegen
3. kontaminierte Eingriffe	Offene, frische Zufallswunden, Operationen mit einem größeren Bruch in der aseptischen Technik (z. B. deutlicher Austritt von Darminhalt) sowie Eingriffe, bei akuter nichteitriger Entzündung
4. septisch-infizierte Eingriffe	• Alte Verletzungswunden mit devitalisiertem Gewebe und Eingriffe bei bereits vorhandener Infektion oder nach Perforation im Gastrointestinaltrakt • Bei dieser Wundkontaminationsklasse ist das Operationsfeld schon präoperativ mit Erregern für mögliche postoperativen Infektionen besiedelt

- **Antiseptik:** Neben einer lückenlosen Benetzung des erforderlichen Hautareals (► 6.5) für die Dauer der Einwirkzeit ist auch die Auswahl des korrekten Antiseptikums von entscheidender Bedeutung:
  - Alkoholische Desinfektionsmittel haben einen schnellen und effektiven Wirkeintritt. Sind die Präparate eingetrocknet, verliert sich die desinfizierende Wirkung. Deshalb empfiehlt die KRINKO, Antiseptika mit „Remanenzeffekt", das heißt mit verlängerter Wirkdauer. Dies wird durch das Zusetzen von weiteren Wirkstoffen in die alkoholische Lösung erreicht. Verschiedene Hersteller von Antiseptika bieten entsprechende Präparate, unter Zusatz von z.B. Octenidin oder Chlorhexidin, gebrauchsfertig an. Indikation, Kontraindikation und Einwirkzeit der verwendeten Präparate sind unbedingt zu beachten.
  - Die präoperative Hautantiseptik wird zweistufig durchgeführt. Begonnen wird mit einer mechanisch intensivierten Auftragung über 30 sec. Im Anschluss erfolgt eine lückenlose Benetzung über die herstellerseitig vorgegebene Einwirkzeit. Nicht alle Mittel sind gefärbt, daher ist die Antiseptik mit hoher Aufmerksamkeit durchzuführen, um Benetzungslücken zu verhindern.
  - Es ist darauf zu achten, dass der Patient nicht in Flüssigkeitsansammlungen von seitlich herunter gelaufenem Präparat liegt.

Wundkontaminationsklassen

Ein weiterer wesentlicher Effekt in Bezug auf **postoperative Wundinfektionen** sind Art und Lokalisation der durchgeführten Operation (zu Hygienemaßnahmen im OP ► 9.2). Es dürfte nachvollziehbar sein, dass die Gefahr der Infektion nach einem offenen Eingriff am Kolon höher ist, als nach einem Gefäßeingriff. Deshalb werden vier Wundkontaminationsklassen unterschieden, die bei der Bewertung nosokomialer postoperativen Wundinfektionen herangezogen werden.

ASA-Score

Ein weiterer, entscheidender Faktor ist der **ASA-Score (American Society of Anesthesiologists Score)**: Hierbei handelt es sich um ein international verwendetes Schema, welches die physische Situation eines Patienten präoperativ, unabhängig von der durchgeführten Operation, einschätzt. Der ASA-Score (► Tab. 7.11) wird bei der Bewertung von postoperativen Wundinfektionen im Rahmen einer Surveillance (► 1.5) mit einbezogen. Die Gefahr einer Infektion bei einem Score von A1 ist geringer als beim Vorerkrankten mit höherem Score. Dies entbindet selbstverständlich nicht vom Ziel jede Infektion zu vermeiden.

Tab. 7.11 ASA-Score zur Beurteilung des physischen Zustands des Patienten (nach Böhmer A. et al, 2021)

ASA 1	Normal gesunder Patient
ASA 2	Patient mit milder systemischer Krankheit
ASA 3	Patient mit schwerer systemischer Krankheit
ASA 4	Patient mit schwerer systemischer Krankheit, die eine konstante Bedrohung für das Leben darstellt
ASA 5	Moribunder Patient, der voraussichtlich ohne operativen / Interventionellen Eingriff nicht überleben wird
ASA 6	Hirntoter Patient, dessen Organe zur Spende entnommen werden

7.6.3 Grundsätze der Wundversorgung

Merke

Jede Wundreinigung findet immer „aus der Wunde heraus" statt, um einen Erregereintrag in die Wunde zu verhindern! Dies gilt auch für die infizierte Wunde.

Verbandswechsel

Die **Planung** und **Organisation** eines Verbandwechsels stellen einen weiteren, wichtigen Baustein hygienischen Arbeitens dar. Beim Verbandswechsel wird eine „unreine" und eine „reine" Arbeitsphase unterschieden.

- Unreine Phase: Entfernen des alten Verbandes
- Reine Phase: Wundreinigung/Antiseptik, neuer Verband

Die **Maßnahmen** einer **Wundversorgung** umfassen folgende Schritte:

- Patient und Umfeld auf die Maßnahme vorbereiten.
- Benötigte Materialien auf einem desinfizierbaren Tablett oder Verbandwagen zurechtlegen.
- Sämtliche Arbeitsflächen vor und nach der Tätigkeit wischdesinfizieren (▸ 6.6).
- Im Patientenbett keine Materialien ablegen.
- Die hygienische Händedesinfektion (▸ Abb. 7.39) vor Beginn, bei Wechsel von unreiner- zu reiner Phase, nach Abschluss der Tätigkeit durchführen.
- Jede (auch die kontaminierte oder infizierte) Wunde aseptisch versorgen.
- Verklebte Wundverbände zum leichteren Entfernen mit sterilen Flüssigkeiten anlösen.
- Wundverbände mittels Non-touch-Technik (▸ 6.4.1) aufbringen.
- Die Wischrichtung bei Reinigung und Antisepsis ist immer aus der Wunde heraus um einen Eintrag von Erregern in die Wunde hinein zu verhindern.
- Verbandwechsel nicht zu häufig, ohne Indikation durchführen. Jedes Öffnen eines Verbandes bewirkt eine Unterbrechung des Heilungsprozesses.
- Es ist grundsätzlich **nicht** erforderlich, Verbandwechsel nach „septisch" und „nicht septisch" zu unterscheiden, um eine Reihenfolge in der Durchführung festzulegen. Bei hygienisch korrekter Durchführung kommt es zu keiner Übertragung.
- Die Auswahl des Verbandsmaterials ist von den individuellen Umständen, v.a. der Art und des Zustands der Wunde abhängig.
- Patienten sind über Hygieneregeln im Umgang mit Wunden zu unterrichten.
- Jeder geöffnete Verband wird unter sterilen (aseptischen) Bedingungen neu angelegt.

Vorsicht

Werden Materialien mit kontaminierten Handschuhen oder Händen angefasst, sind diese nach Abschluss des Verbandwechsels zu desinfizieren oder zu verwerfen.

Fallbeispiel

Herr Schumacher möchte seiner Frau die OP-Wunde seiner Hüftoperation zeigen. Hierzu löst er, mit nicht desinfizierten Händen, den Verband ab. Nach eingehender Inspektion versucht seine Frau, den abgelösten Verband wieder aufzubringen. Auch sie hat die Hände nicht desinfiziert. Der schlecht haftende Verband wird erst am darauffolgenden Tag kompetent erneuert. Nach zwei Tagen weisen die Wundränder deutliche Entzündungszeichen auf.

Vergleichbares kommt auch beim Fachpersonal vor. Der „schnelle Blick" unter den Verband wird allzu häufig ohne begleitende Hygienemaßnahmen durchgeführt. Jedes Mal besteht die Gefahr, eine Wundinfektion zu verursachen.

- Bei Blutung, Schmerz, Sekretion, verschmutztem Verband, ist eine unmittelbare Inspektion der Wunde erforderlich. In diesem Fall ist die Wunde im Anschluss wieder steril abzudecken.

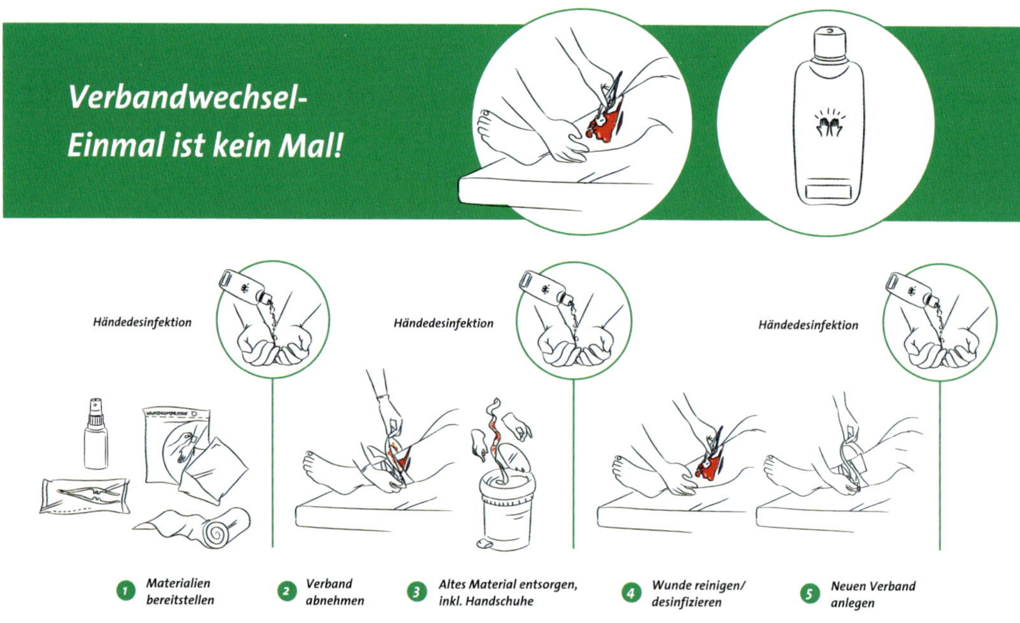

Abb. 7.39 Indikationen zur Händedesinfektion während eines Verbandwechsels [W953]

- Antiseptika nur zielgerichtet und nicht routinemäßig verwenden. Herstellerangaben beachten.
- Bei Verdacht auf eine Wundinfektion (zu Ursachen ▶ Abb. 7.34), schnelle und zielgerichtete Maßnahmen einleiten.

Symptome

Symptome einer Wundinfektion können sein:

- Rötung
- Schwellung
- Überwärmung
- Schmerz
- Funktionseinschränkung
- Eiterbildung
- Fieber
- Erregernachweis aus Abstrich-Material

In diesen Fällen ist der behandelnde Arzt über die Situation zu informieren, der Befund ist schriftlich zu dokumentieren. Dies gilt auch für angeordnete Maßnahmen und den weiteren Verlauf.

> **Merke**
>
> Wundexperten helfen mit Rat und Tat bei der Versorgung großer und komplizierter Wunden.

7.6.4 Postoperative Wundversorgung

Am Ende der Operation wird die verschlossene Wunde, z. B. von Blutresten, gesäubert und mit einer sterilen Wundauflage abgedeckt. Bei komplikationslosem Verlauf sollte der **erste Verbandwechsel** nach 48h erfolgen. Ist die Wunde unauffällig, kann unter hygienischen Gesichtspunkten auf eine erneute sterile Wundabdeckung verzichtet werden, da die reizlose Wunde nach 48h als primär verschlossen gilt. Die **regelmäßige ärztliche Beurteilung** der Wunde ist Teil der vollständigen und sachgerechten Nachsorge.

Bei der Versorgung der **Wunddrainagen** gilt es Folgendes zu beachten:

- Es gelten die gleichen Regeln wie beim Wundverband. Hiervon abweichend sollten die Eintrittsstellen jedoch mit einem Antiseptikum behandelt werden. Hintergrund ist das mögliche Eindringen von Erregern über diese „Schiene" in den Körper des Patienten.
- Bei liegenden Drainagesystemen auf freien Abfluss, ggf. Sog achten.
- Werden Drainagen diskonnektiert, Händehygiene und Desinfektion der Konnektionsstellen mit alkoholischem Antiseptikum durchführen.

- Beim Entleeren von Drainagen Arbeitsschutzmaßnahmen beachten, z. B. Schutz vor Verspritzungen.
- Wunddrainagen sollten möglichst frühzeitig entfernt werden, da sie als Eintrittspforte für Erreger dienen können.

Werden diese Grundsätze nicht beachtet, können Wundheilungsstörungen auftreten (▸ Abb. 7.35)

7.6.5 Versorgung einer großen/chronischen/infizierten Wunde

Merke

Die Tatsache, dass eine Wunde nicht „steril" oder sogar infiziert ist, bedeutet nicht, dass unhygienisches Arbeiten toleriert wird. Streng genommen können solche Wunden sogar als besonders schutzwürdig betrachtet werden, da eine Misch- oder Superinfektion eine sehr ernstzunehmende Komplikation darstellt.

Bei der Versorgung großer und/oder infizierter Wunden sind Maßnahmen zu ergreifen, die über die Basishygiene hinausgehen.

- Die Versorgung der aufwändigen Wunde sollte möglichst mit zwei Personen durchgeführt werden. Eine Person führt die Versorgung durch, die andere assistiert.
- Allein zu arbeiten, führt z.B. dazu, dass saubere Materialien mit kontaminierten Handschuhen angefasst werden.

Bei aufwändigen Pflegesituationen zeigt sich verantwortungsbewusstes Handeln auch durch das Einfordern von Hilfe. Dies ermöglicht nicht nur ein besseres Arbeiten, sondern beschleunigt die Arbeit in aller Regel sogar. Ob neben Handschuhen weitere Schutzkleidung zu tragen ist, hängt von der jeweiligen Situation ab:

- Bei sezernierenden oder infizierten Wunden ist eine Schürze/Kittel, zum Schutz der Dienstkleidung, erforderlich.
- Das Tragen eines Mund-Nasen-Schutz ist ebenfalls von der individuellen Gegebenheit abhängig:
  - Es kann sein, dass die Wunde vor Erregern des Respirationstraktes des medizinischen Personals geschützt werden muss.
  - Es kann aber auch erforderlich sein, dass sich die durchführende Person vor Spritzern aus dem Wundbereich schützen muss.

Ablauf des Verbandswechsels

Beim Verbandswechsels wird unterschieden zwischen einer „reinen" und eine „unreinen" Phase (▸ Tab. 7.12, ▸ Tab. 7.13).

- **Unreine Phase:** Das Entfernen eines Verbandes, Inspektion der Wunde, Wundreinigung, Antiseptik und Pflege sind kontaminationsträchtige Tätigkeiten. In diesen Situationen ist es ohne Hilfe kaum möglich, hygienisch einwandfrei zu arbeiten.

Merke

Bei der Reinigung und Antiseptik von Wunden gilt das Ziel, kein weiteres, unsteriles, Material in die Wunde einzubringen. Dies erklärt die Aussage der Wischrichtung immer aus der Wunde heraus.

  - Wundbeläge werden vorsichtig entfernt, Materialien zur Wundreinigung oder Antiseptik (Kompressen, Tupfer o. ä.) werden grundsätzlich nur einmal verwendet und anschließend verworfen.
  - Nachdem dieser Arbeitsschritt abgeschlossen ist, werden die **Handschuhe ausgezogen, verworfen und** es erfolgt eine **hygienische Händedesinfektion.**
- **Reine Phase:** Im Anschluss wird die Wunde, zur Unterstützung der Wundheilung und zum Auffangen von Sekreten, mit einem sterilen Verband versorgt. Dieser wird durch Anwendung der Non-Touch-Technik – d.h., ohne Berührung der Wunde mit unsterilen Materialien – aufgebracht (▸ 6.4.1).

Merke

Dieser Ablauf hat immer Gültigkeit, unabhängig davon, ob mit sterilen oder unsterilen Handschuhen, sterilen Pinzetten oder anderen Hilfsmitteln gearbeitet wird.

7.6.6 Ausduschen von Wunden

Das „Ausduschen" von Wunden ist eine beliebte und effektive Maßnahme zur **Wundreinigung.** Diese Tätigkeit wird häufig an die Patienten delegiert, die z.B. nach Eingriffen am Anus oder Rektum, aufgefordert werden, die OP-Wunden mittels Duschkopf manuell auszuspülen. Auch bei der Versorgung infizierter Wunden kann das Ausduschen einen positiven Effekt zeigen.

Tab. 7.12 Phasen und Charakteristika des Verbandswechsels

Phasen	Maßnahmen
Übliche Patienten- und Raumvorbereitung (s. o.), ggf. Analgesie	Materialien, Raum und Umgebung, Flächenhygiene
Händehygiene	Hygienische Händedesinfektion
Schutzkleidung	Unsterile Handschuhe, ggf. Schutzkittel/Vorbinder, Mund-Nasenschutz
Unreine Phase	
Entfernung alter Verband	Evtl. verwendete Schere muss nicht steril sein, aber vor und nach Verwendung desinfiziert werden
Entfernung Wundauflage	Möglichst erst nach 24–48h, bei Durchfeuchtung, Verschmutzung, Ablösung sofort
Handschuhwechsel, Hygienische Händedesinfektion	• Benutzte Handschuhe verwerfen • Hände desinfizieren • Unsterile Handschuhe, wenn Wunde nicht mit der Hand berührt wird (non touch), ansonsten sterile Handschuhe
Reine Phase	
Wundreinigung	Wischrichtung aus Wunde heraus
Wundantiseptik	Wischrichtung aus Wunde heraus, Einwirkzeit beachten
Wundabdeckung	Sterile Wundauflage
Wundverband (über Wundabdeckung)	Materialien müssen nicht steril, aber keimarm/desinfiziert (Schere z. B.) sein, da die Wunde nicht direkt berührt wird.
Abschluss	
Abfallentsorgung	Krankenhausabfall, scharfe und spitze Gegenstände in geeigneten Abwurf (► Kap. 11)
Arbeitsflächen desinfizieren	Übliches Flächendesinfektionsmittel
Übliche Patientennachsorge	Lagerung …
Übliche Raumnachsorge	Fenster öffnen, Besucher …

Tab. 7.13 Der Wundverband aus Sicht des Arbeitsschutzes. Aufgelistet werden die üblichen Maßnahmen der Wundreinigung mit dazugehörigen Personalschutzmaßnahmen, anhand von Vorgaben der TRBA 250 (► 1.7).

Tätigkeit	Schutzkleidung für die Durchführenden
Mechanische Reinigung, z.B. Auswischen, Debrierschwamm	Einmalhandschuhe, ggf. Vorbinder oder Schutzkittel
Wundspülung mit steriler Spülflüssigkeit (NaCl 0,9 %, Ringerlösung, sterilfiltriertem Leitungswasser)	Einmalhandschuhe, Schutzkittel
Mechanische Reinigung und Spülung	Einmalhandschuhe, Schutzkittel
• Debridement, Autolyse, mit Hydrokolloidverband • Abbau des nekrotischen Materials durch körpereigene Enzyme	Einmalhandschuhe, ggf. Vorbinder oder Schutzkittel
Chirurgisches Debridement: Entfernung von Nekrosen mit Skalpell/Schere, Ringküvette oder Jet-Lavage	• Komplette OP-Kleidung • Bei Jet-Lavage zusätzlich Augenschutz (Brille/Visier) wegen Verspritzungen
Niederdrucktherapie bei der (z. B. im Rahmen der offenen Wundbehandlung) über einen dauerhaften Sog Wundsekrete abgeleitet werden	Bei Anlage und Schwammwechsel komplette OP-Bekleidung
Madentherapie, durch den Speichel der Maden (Goldfliege) werden Nekrosen lysiert	Einmalhandschuhe, ggf. Vorbinder oder Schutzkittel
Versorgung großer, infizierter Wunden, Dauer ≥ 15 min.	Einmalhandschuhe, Schutzkittel, Mund-Nasen-Schutz

Voraussetzung ist eine einwandfreie **Wasserqualität,** eine **sichergestellte Umgebungshygiene** sowie das Durchführen von **Personalschutzmaßnahmen.** Auch wenn Trinkwasser in Deutschland eine sehr gute Qualität hat, kann nur eindringlich vor der Annahme gewarnt werden, Trinkwasser sei „quasi steril" (▸ 12.1).

Vorsicht

- Leitungswasser ist nicht steril.
- Eine Kontamination von Wasserleitungen mit Infektionserregern, wie z.B. Pseudomonas aeruginosa oder Coliformen Bakterien, kann nie vollständig ausgeschlossen werden.

„Wenn Wasser zur Wundreinigung genutzt wird, muss es dem Standard entsprechen, dem Arzneimittel und Medizinprodukte zur Anwendung an der Wunde genügen müssen… Da unmittelbar aus dem Hahn entnommenes Trinkwasser diesen Standards nicht entsprechen kann, ist seine Anwendung zur Wundspülung nur im Notfall vertretbar. Bei Verwendung endständiger Sterilfilter am Wasserauslass kann Trinkwasser jedoch die nötige mikrobiologische Reinheit erreichen." (Hübner HO, Assadian O, Müller G et al. 2007).

Dies gilt auch im ambulanten Bereich, wenn Patienten ihre Wunden zuhause ausduschen. Erschwerend kommt hinzu, dass unterstellt werden muss, dass das Wasser in Privathaushalten nicht so gut mikrobiologisch überwacht wird wie in einem Krankenhaus und möglicherweise stark mit Mikroorganismen belastet ist.

Merke

Wird Wasser zur Wundbehandlung oder Wundreinigung verwendet, muss es dem Standard für Arzneimittel und Medizinprodukte entsprechen.

Sterilfilter, Spüldruck und Spüllösungen

Duschen zum Ausduschen von Wunden sind mit Wasserfiltern (**Sterilfiltern** ▸ Abb. 7.40) auszustatten. Die Industrie bietet verschiedene endständige, d. h. am Wasserauslass angebrachte, Filter zur Bereitstellung von sterilfiltriertem Wasser an. Die Einsatzmöglichkeiten sind vielfältig und gehen über das Ausduschen von Wunden hinaus. So gibt es auch Filter für wasserführende Systeme z.B. in der HNO-, Augen- oder Zahnheilkunde.

Bei Sterilfiltern handelt es sich um Medizinprodukte, somit sind die Herstellerangaben eine verbindliche Vorgabe. Der Einsatz und Wechsel von Wasserfiltern ist zu dokumentieren und die

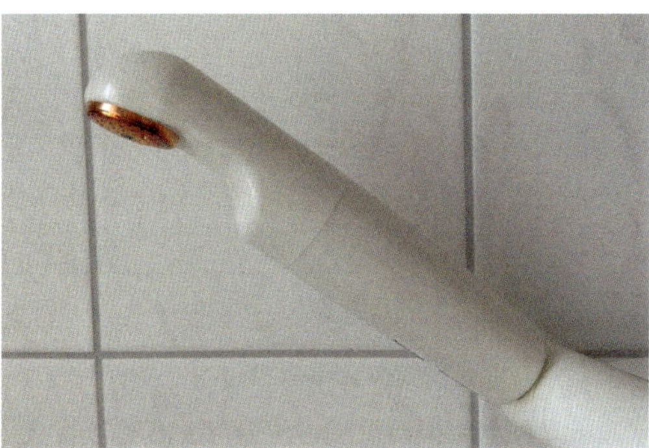

Abb. 7.40 Der Sterilfilter als Brausekopf ist zum Ausduschen von Wunden geeignet. [M1225]

herstellerseitig vorgegebenen Standzeiten sind zu berücksichtigen. Nach Ablauf der Standzeit sind die Filter zu verwerfen oder nach Herstellerangabe aufzubereiten.

Da der Erfolg einer Wundspülung maßgeblich mit dem aufgewendeten **Spüldruck** zusammenhängt, sind Spülungen mit Spritzen, Kunststoff-Flaschen weniger effektiv. Verwendete **Spüllösungen** sind aufgrund einer potenziellen Kontaminationsgefahr patientenbezogen zu verwenden und 24h nach dem Öffnen zu verwerfen.

Vorsicht

- Erfolgt das Ausduschen in einem Badezimmer, muss bedacht werden, dass die Umgebung durch Spritzwasser von der Wunde im Anschluss hochgradig kontaminiert ist. Da viele Patienten selbstständig ausduschen, ist das Ausmaß der Kontamination vollkommen unkalkulierbar.
- Eine weitere potenzielle Gefahr besteht durch Verspritzungen aus dem Abfluss heraus, wobei Erreger aus dem Abfluss aufgewirbelt werden. Die Patienten müssen informiert werden, den Duschkopf nicht direkt in einen Abfluss zu richten.

Weitere zu beachtende Faktoren

Bäder müssen nach jeder Maßnahme **desinfizierend aufbereitet** werden. Es ist **nicht** möglich, mehrere Patienten nacheinander im gleichen Bad Wunden ausduschen zu lassen und erst im Anschluss die Aufbereitung durchzuführen, da dieses Vorgehen Kreuzkontaminationen von einem auf den nächsten Patienten provoziert.

Führt Pflegepersonal das Ausduschen durch, ist auf **Personalschutzmaßnahmen** zu achten. Hierbei ist nicht nur die Dienstkleidung, sondern auch das Gesicht vor Spritzwasser zu schützen.

Wundbäder sind nicht mehr zeitgemäß, da die Wunde in einer kontaminierten Lösung liegt und eine Keimreduktion nicht stattfindet. Schlimmstenfalls findet in der Lösung sogar eine Vermehrung von Erregern statt.

7.6.7 Mikrobiologische Diagnostik

Werden Wundabstriche zur mikrobiologischen Diagnostik abgenommen, gilt es folgende Regeln einzuhalten:

- Keine Antibiotikatherapie vor Probennahme durchführen, wenn dies klinisch vertretbar ist.
- Tupfer-Abstrich mit leichtem Druck und unter drehenden Bewegungen entnehmen. Das Ziel dieser Maßnahme ist es, eine ausreichende Menge an re-kultivierbaren Erregern auf den Tupfer zu bekommen. Mit vorsichtigem „Tupfen" wird dies nicht gelingen.
- Mehrere Proben – mindestens drei, besser vier bis fünf – aus regionär unterschiedlichen Abschnitten entnehmen. Dies erhöht die Sensitivität und damit die diagnostische Sicherheit.
- Abszesse möglichst vor der Eröffnung punktieren. Erregerhaltiges Material findet sich v.a. in den Randbereichen. Hautantiseptik vor der Punktion durchführen.
- Bei offenen Wunden oberflächliche Sekrete mit sterilem Tupfer entfernen, da diese möglicherweise sekundär besiedelt sind. Anschließend Abstriche vom Rand und Wundgrund vornehmen.
- Fisteln, nach Antiseptik der Fistelöffnung, mit dünnem Katheter aspirieren oder mit Kürette herausschaben.
- Keinen Eiter einschicken. Dieser besteht zum Großteil aus Leukozyten und enthält möglicherweise keine Infektionserreger. Das labortechnische Ergebnis lautet in solch einem Fall: steriler Abstrich.
- Ggf. kann es sinnvoll sein, potenziell infiziertes Gewebe, Biopsien oder Knochenmaterial zu entnehmen.

Daneben gelten wichtige Grundsätze wie:

- Laborschein komplett und sorgfältig ausfüllen.
- Material korrekt benennen.
- Möglichst genaue Fragestellung angeben.
- Abstrich zügig versenden, zwischenzeitliche Lagerungsbedingungen (4–8 °C) beachten.

Wiederholungsfragen

- Welche Formen der Wundheilung gibt es und wodurch zeichnen sie sich aus?
- Nennen Sie mögliche Risikofaktoren des Patienten für das Entstehen einer Wundinfektion?
- Beschreiben Sie die Symptome einer Wundinfektion.
- Bewerten Sie die „scharfe Rasur" im Rahmen der präoperativen Patienten-Vorbereitung.
- Was kennzeichnet die unreine und die reine Phase der Wundversorgung?
- Wann soll frühestens der Verbandswechsel nach einer OP bei komplikationslosem Verlauf erfolgen?
- Ist es erforderlich eine infizierte Wunde aseptisch zu behandeln?
- Beschreiben Sie die „Wischrichtung" im Rahmen einer Wundversorgung.
- Welche Anforderungen an die Wasserqualität müssen für das Ausduschen für Wunden erfüllt sein?
- Benennen Sie die Anzahl der erforderlichen Händedesinfektionen bei der Versorgung großer Wunden.
- Welche Informationen sind für ein Labor wichtig, damit eine gezielte Diagnostik durchgeführt werden kann?

7.7 Isolationsmaßnahmen

In Einrichtungen des Gesundheitswesens sind Isolationsmaßnahmen in erster Linie Maßnahmen, die über die Basishygiene hinausgehen. Entweder soll die Umwelt vor möglichen Übertragungen geschützt (Besucher, Personal, Mitpatienten) oder der Patient selbst muss aufgrund seiner Grunderkrankung und fehlender Immunabwehr vor der Außenwelt geschützt werden (Schutzisolation/ Umkehrisolation). Isolationsmaßnahmen gehen einher mit dem erweiterten Einsatz von persönlicher Schutzausrüstung (wie Einmallangarmkittel, Mund- Nasenschutz, Einmalhandschuhe oder auch den Desinfektionsmaßnahmen.

Die Übertragung (▸ 3.1.2) erfolgt vorwiegend durch

- **direkten** oder **indirekten Kontakt, fäkal-oral** z.B. bei MRE wie MRSA, VRE, 3/4MRGN oder auch Clostridioides difficile,
- **Aerogene,** bei denen das Einatmen von erregerhaltigen Partikeln, Aerosolen oder Tröpfchen (je nach Tröpfchengröße) zur Kolonisation/Infektion führen kann, z.B. bei Influenza, offener Lungentuberkulose,
- **kontaminiertes Wasser** z.B. *Legionella spp.*, *Pseudomonas spp.*, *Acinetobacter spp.*,
- **Blut/Blutprodukte/Gewebe/Organe** z.B. bei Hepatitis B/C Virus, HIV, Malaria.

Merke

Neben der namentlichen Meldepflicht von übertragbaren Infektionskrankheiten (► 1.6) an das zuständige Gesundheitsamt besteht auch eine Meldepflicht der Labore über die Erreger.
Der behandelnde Arzt benennt im Entlassungsbrief den Erregerstatus, sofern ihm dieser vorliegt, um den weiterbehandelnden Arzt oder eine Einrichtung z.B. Pflegeeinrichtung aber auch häusliche Krankenpflege zu informieren. Denn es ist sehr wichtig, die genaue Lokalisation und die Art des Erreger zu kennen, damit weitere Behandler entsprechende Schutzmaßnahmen treffen können. Die Fachkenntnis über genannte Übertragungswege hat im Gesundheitswesen eine hohe Priorität.

Was das genau für die Praxis bedeutet, wird an einem einfachen Beispiel erklärt. Der Patient zeigt akute Symptome z.B. Erbrechen und/oder Durchfall. Die Gefahr für die Umwelt wird schnell deutlich und der Betroffene wird schnellstmöglich räumlich getrennt. Gleichzeitig will sich das Personal schützen und trägt einen Mund-Nasen-Schutz, einen Langarmkittel und Einmalhandschuhe. Dieses Vorgehen wird als Isolationsmaßnahme bezeichnet. Damit das Personal die richtige Auswahl der persönlichen Schutzausrüstung (PSA) trifft, sind die Maßnahmen in Hygieneplänen, Arbeitsanweisungen oder Desinfektionspläne zusammengefasst. Durch regelmäßige Schulungen durch das Hygieneteam werden diese immer wieder in Erinnerung gerufen. Doch was ist, wenn der Patient keine Symptomatik zeigt, sondern lediglich eine Kolonisation mit Isolationspflicht vorweist, z.B. eine Kolonisation mit 4MRGN-*Pseudomonas-aeruginosa*-Nachweis im Perianalabstrich? Laut RKI besteht ebenfalls die Pflicht, Isolationsmaßnahmen einzurichten, obwohl der Patient keine eindeutigen Symptome wie im ersten Beispiel vorweist. Deshalb ist insbesondere das konsequente Einhalten der Basishygiene (► 7.2) bei jedem Patienten, unabhängig vom Erregerstatus, die Maßnahme der Wahl, da diese oftmals nicht bekannt ist oder eindeutig wie im ersten Beispiel.

7.7.1 Informationsweitergabe

Das Erstellen möglicher Isolationsmaßnahmen macht die hohe Priorität der Informationsweitergabe von extern oder auch des internen Krankenhausinformationssystems (KIS) deutlich. In der **Klinik** ist es üblich, dass ein sog. Meldekennzeichen in der elektronischen Patientenakte angelegt wird. Bei Wiederaufnahme gibt das Meldekennzeichen die sofortige Information über den Erregerstatus. Das Behandlungsteam kann die entsprechenden Isolationsmaßnahmen bereits bei der Aufnahme durchführen. Ist der Patient noch nicht in dieser Einrichtung bekannt, kann aufgrund von einer externen Mitteilung in einem Arztbrief, Pflegeüberleitungsbogen oder im besten Fall über einen eigens angelegten MRE-Überleitungsbogen die Informationsweitergabe stattfinden.

Merke

Der MRE-Überleitungsbogen (MRE= Multiresistente Erreger ► Abb. 7.41) ist ein eigens entwickelter Bogen, meist in Zusammenarbeit in Hygienenetzwerken (► 2.6). Durch vorgefertigte Fragestellungen und Ankreuzmöglichkeiten wird die Information über Kolonisation/Infektion, Erregerstatus und Datum des letzten Nachweises vereinfacht. Zudem ist im Gegensatz zu Freitexteingaben im Arztbrief die Wahrscheinlichkeit einer Vollständigkeit der Informationen erhöht.

Aufgabe

Kennen Sie Ihr internes Meldekennzeichen? Oder wird ein MRE- Überleitungsbogen genutzt?

Dies verdeutlicht, welchen großen Einfluss die einfache Information auf das weitere Vorgehen für die Praxis hat.

- Das Behandlungsteam legt die erweiterte Basishygiene fest, zum Eigenschutz und auch der Prävention einer möglichen Übertragung (► 3.1.2).
- Zudem sind die Mitarbeiter der weiteren Diagnostik z.B. der radiologischen Abteilung informiert und können entsprechend handeln.

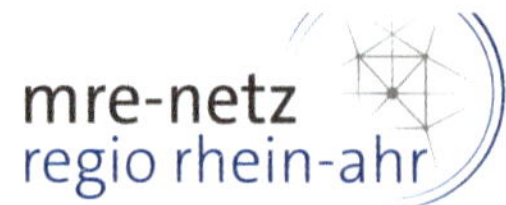

MRE-Überleitungsbogen
Stand 28.04.2023

MRE-Überleitungsbogen

Patientenaufkleber	Einrichtung: Straße: Ort:

***Mindestangaben** — **Zutreffendes bitte unterstreichen.**

***Nachweis von:**	**MRSA/VRE/3-/4-MRGN________________**
Nachgewiesen:	Aktueller Aufenthalt / Früherer Aufenthalt / Nachweis in anderer Einrichtung
Lokalisation/Status:	Nase/Rachen/Haut/Rektal/Stuhl/Sonstige________ Besiedlung / Infektion / Nicht beurteilbar
***Letzter Nachweis am:**	____ / ____ / _______
Informationsweitergabe:	Patient / Angehörige / Betreuer / Sonstige______
Sanierung:	Nicht begonnen / Begonnen / Beendet
Eingesetzte Substanzen:	Mupirocin- / Octenidin-Nasensalbe Octenidin- / Polihexanid-basierte Waschpräparate Sonstige______________________________
Kontrolluntersuchungen:	Nicht durchgeführt / Begonnen / Beendet Befunde ausstehend / Vollständig vorliegend Bisher negativ / Vollständige Serie negativ
***Ansprechpartner:**	**Herr/Frau** __________________ Tel.: ________ /____________ E-Mail: ____________________ (nur für nicht-sensible Daten zu verwenden)

Datum: ____ / ____ / _______ **Unterschrift:** ____________________________

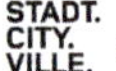

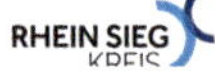

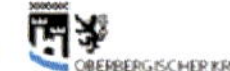
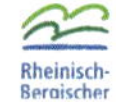

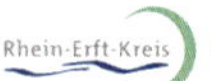

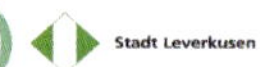

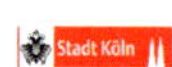

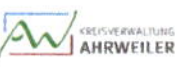

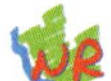
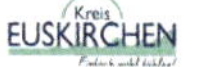

Abb. 7.41 Möglicher MRE-Überleitungsbogen [W1247]

Merke

Für den Informationsfluss über Kolonisation/Infektion/Erregerstatus hat bei bekannten Patienten die Beachtung des internen Meldekennzeichens oberste Priorität. Bei unbekannten Patienten sind diese aus der Anamnese sowie mögliche Hinweise aus externen Arztbriefen, Pflegeüberleitungsbögen oder auch im besten Fall aus dem MRE- Überleitungsbogen zu entnehmen.

7.7.2 Symptomentwicklung während Aufenthalt

Doch nicht nur bei der Aufnahme sind Symptome oder Kolonisation/Infektionen bekannt. Nicht selten zeigen Patienten während des stationären Aufenthalts Symptome oder Infektionszeichen. Die **Pflegedokumentation** hat eine hohe Relevanz bei der Entscheidung einer Isolationsmaßnahme. Zum Beispiel in der Dokumentation über den Stuhlverhalt oder auch Erbrechen. In der Praxis findet man häufig die Diskussionen, ob der Patient nun Durchfall hat oder nicht. Ist die Pflegedokumentation über den Stuhlverhalt korrekt geführt, trägt diese einen wichtigen Teil dazu bei bzw. hat sogar den entscheidenden Anteil daran in der Entscheidungsfindung für oder gegen das Einrichten einer Isolationsmaßnahme.

7.7.3 Isolationsmaßnahme und ärztliche Anordnung

Auch wenn in erster Linie die Isolationsmaßnahme die Umwelt und den Patienten selbst schützen, kann hier natürlich auch von Freiheitsberaubung gesprochen werden. Das IfSG schützt den Arzt und die Gesundheitsbehörde, sodass bei einer Gefahr für die Bevölkerung das Wohl der Allgemeinheit in den Vordergrund rückt und die Isolationsmaßnahme rechtfertigt. Aufgrund einer möglichen rechtlichen Reichweite sollten Isolationsmaßnahmen immer in Verbindung mit einer ärztlichen Anordnung durchgeführt werden, auch wenn diese nachträglich folgt. Denn eine zunächst eigenständige, rasche Isolation durch das Pflegepersonal ist für weitere mögliche Übertragungen von wichtiger Bedeutung. Daher sollte dieser Spielraum belassen werden. Es gelten folgende Grundsätze:

- Isolationsmaßnahmen sind Maßnahmen, die über die Basishygiene hinausgehen und einhergehen mit Anpassungen der Persönlichen Schutzausrüstung und ggf. der Desinfektionsmittel.
- Die Maßnahmen sind den hausinternen Hygieneplänen, Arbeitsanweisungen und Desinfektionsplänen zu entnehmen.
- Eine Isolationsmaßnahme ist immer mit dem zuständigen Arzt festzulegen.
- Interne Meldekennzeichen sind zu beachten.
- Externe Meldung/Anamnese sind bereits bei der Aufnahme zu ermitteln und entsprechend zu dokumentieren, z. B. mit dem internen Meldekennzeichen, u. a. auch um Mitarbeiter der weiteren Diagnostik z. B. Radiologie zu informieren.

Merke

Transparenz und Informationsweitergabe im Umgang mit dem MRE-Status ist ein großer Bestandteil in der Präventionsarbeit und minimiert das Risiko einer möglichen Erregerübertragung.

7.7.4 Isolationsformen

In der Literatur und in ihren hauseigenen Hygieneplänen werden sie von Einrichtung zu Einrichtung unterschiedlichste Benennungen finden. Unter dem Begriffen Kontaktisolierung, Standardisolierung oder auch strikte Isolierung werden international **Barrieremaßnahmen** beschrieben. Diese umfassen die Maßnahme der Desinfektion (Hände/Fläche) sowie der Verwendung der Persönlichen Schutzausrüstung (PSA), Handschuhe, Schutzkittel und/oder Mund-Nasen-Schutz und gehen normalerweise mit einer Einzelzimmerunterbringung einher. Die Wahl der PSA ist in Verbindung mit dem Übertragungsweg (▸ 3.1.2) auszuwählen.

Merke

Die Isolationsmaßnahme als Einzelzimmerunterbringung kann nie als Einzelmaßnahme verstanden werden, sondern greift immer nur mit den Grundregeln der Basishygiene und Maßnahmen die über die Basishygiene hinausgehen wie der angepassten persönlichen Schutzausrüstung.

Aufgabe

Informieren Sie sich in ihrer Einrichtung, wie sind die Isolationsformen in Ihrer Einrichtung benannt? Mit welcher persönlichen Schutzausrichtung stehen diese in Verbindung?

Präemptive Maßnahmen

Die präemptive (vorbeugende) Entscheidung ist mit die wichtigste im Umgang mit Verdachtsdiagnosen. Sie garantiert die vorsorgliche Anwendung von Schutzmaßnahmen zur Verhinderung von Übertragungen vor einem eindeutigen Laborergebnis.

Einzelzimmerunterbringung als Isolationsmaßnahme

In den meisten Einrichtungen des Gesundheitswesens hat sich der Begriff der Isolierung/Isolationsmaßnahme in Form der Einzelzimmerunterbringung mit erregerangepasster persönlicher Schutzkleidung durchgesetzt. Sie schützen den Mitarbeiter selbst und ihre Umgebung vor Übertragungen.

Als Hilfestellung für den korrekten Einsatz der persönlichen Schutzausrüstung für Mitarbeiter, Servicekräfte, Reinigungspersonal, Aushilfen oder auch Besucher können diese Zimmer mit einem Informationsschild (► Abb. 7.42) gekennzeichnet werden.

Die Einzelzimmerunterbringung bedeutet den Anschluss an einen eigenen Sanitärbereich, nach Möglichkeit das Entfernen weiterer Betten, es gibt Nachtschränke, Telefone/Klingelanlagen.

Bei der **Einzelzimmerunterbringung** gibt es folgende Grundsätze:

- So wenig Material an Bedarfsartikeln wie möglich, soviel wie nötig im Zimmer belassen.
- Utensilien auf das Mindeste reduzieren, um so wenig Kontaktflächen für mögliche Übertragungen zu bieten.
- Patientenbezogene medizinische Geräte z. B. zur Vitalzeichenkontrolle nutzen und nach Möglichkeit im Zimmer belassen.
- Hygienische Händedesinfektion mittels Pumpaufsatz durchführen, Betthalterung oder auch Wandhalterung müssen im Zimmer zur Verfügung stehen.
- Einmalhandschuhe und Flächendesinfektion im Zimmer bereitstellen.

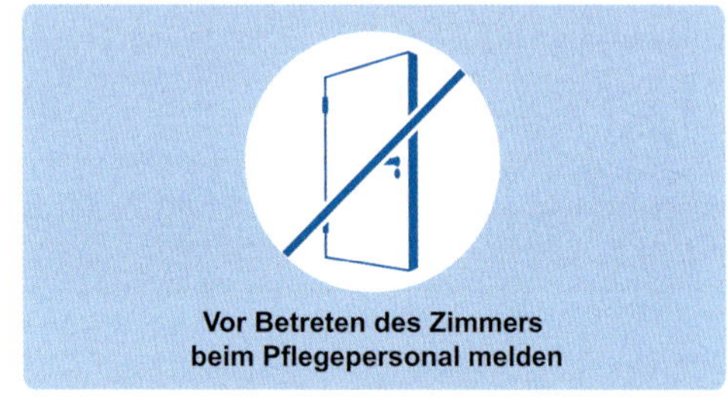

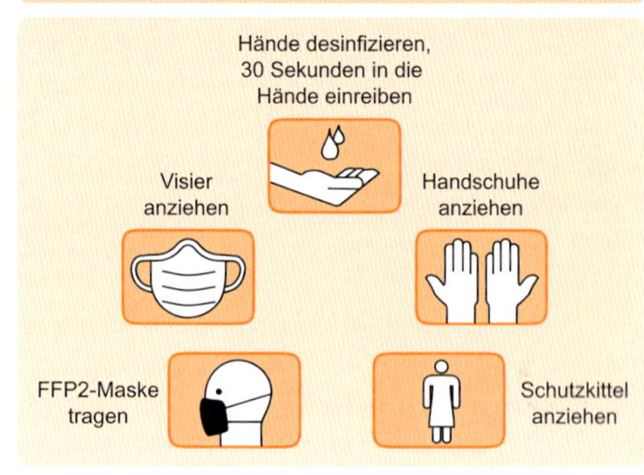

Abb. 7.42 Türschild bei Isolationsmaßnahmen [L143]

Umkehrisolierung/Schutzisolation

Diese Form der Isolierung ist meist in **onkologischen Abteilungen** oder auch in Bereichen mit **intensivmedizinischer** Behandlung zu finden. Der Patient ist aus unterschiedlichsten Gründen hochgradig abwehrgeschwächt, sodass er vor dem Eintrag der normalen Keimbelastung der äußeren Umwelt geschützt werden muss.

Es gibt folgende **Risikogruppen:**

- Risikogruppe 1 – mittelschwere Immunsuppression (z. B. Leukopenie < 1000/µl)
- Risikogruppe 2 – schwere Immunsuppression (z. B. schwere aplastische Anämie)
- Risikogruppe 3 – sehr schwere Immunsuppression (z. B. Knochenmarktransplantation)

Ist dem Isolierzimmer keine eigene Schleuse vorgesetzt, ist die Schutzkleidung kontaminationsgeschützt unmittelbar vor dem Zimmer zu lagern.

Im Gegensatz zur Einzelzimmerisolierung bei Infektionskrankheiten werden die Wäsche sowie Abfälle nicht im Zimmer in entsprechenden Abwürfen gesammelt und entsorgt, sondern verschmutzte Patientenkleidung, Bettwäsche, Überreste von Mahlzeiten sowie Abfälle jeglicher Art werden umgehend aus dem Isolierzimmer entfernt. Dies gilt auch für die abgelegte Schutzkleidung (Mund-Nasen-Schutz, Einmalkittel, Einmalhandschuhe).

- **Risikogruppe 1 und 2, Schutzkleidung** ist erforderlich,
  - bei bloßem Betreten des Zimmers/Patientengespräche – Mund-Nasen-Schutz, hygienische Händedesinfektion,
  - bei pflegerischen Tätigkeiten, ärztlicher Diagnostik, enger Patientenkontakt – Mund-Nasen-Schutz, Einmalkittel, Einmalhandschuhe, hygienische Händedesinfektion.
- **Risikogruppe 3, Schutzkleidung** ist erforderlich,
  - bei generellem Einsatz von Mund-Nasen-Schutz, Einmalkittel, Einmalhandschuhe, hygienische Händedesinfektion.

Mitarbeiter des pflegerischen sowie ärztlichen Teams sowie Angehörige und Besucher dürfen isolierte immunsupprimierte Patienten nicht betreuen/nicht besuchen bei:

- Fieber
- Diarrhö
- Atemwegserkrankungen (Husten, Niesen, Auswurf)
- Unklaren Exantheme, Hauterkrankungen
- Konjunktivitis

Vorsicht

Die Festlegung der Anzahl täglicher Besuche, insbesondere von Kindern (Masern, Varizellen, Adenoviren) sowie die Vorhaltung spezieller keimarmer Kost (ausreichend durchgegartes Fleisch, keine Rohmilchprodukte, keine Schimmelpilzprodukte, keine geräucherten Fischsorten) und Getränke (Mikrobiologisch kontrolliertes Mineralwasser in Flaschen) obliegt dem betreuenden Arzt.

7.7.5 Aufheben einer Isolationsmaßnahme

Das Aufheben von Isolationsmaßnahmen kann abhängig sein von Laborergebnissen, z.B. bei der Umkehrisolation, der erfolgreichen Sanierungsmaßnahme oder auch bei negativen mikrobiologischen Kontrolluntersuchungen. Dies kann auch beschlossen werden, wenn die Symptomatik sistiert, z.B. bei *Clostridoides difficile*. Deshalb ist auch wie beim Einrichten der Isolationsmaßnahme die **Anordnung** des **behandelnden Arztes** notwendig. Bei gehäuftem Auftreten von Erregern im zeitlich, örtlichen Zusammenhang reicht nicht nur die Entscheidung eines behandelnden Arztes aus. Hier greift das **Ausbruchsmanagementteam** (► Kap. 8), in dem möglicherweise auch ein Vertreter des örtlichen Gesundheitsdienstes ist.

Wird der Patient entlassen oder verlegt, muss das Zimmer für Neuaufnahmen hergerichtet werden. Dabei gilt die Faustregel: Nichts verlässt das Zimmer ohne eine **Flächendesinfektion**. Eine sog. **Abschlussdesinfektion** muss beim Reinigungspersonal angemeldet werden. Hier werden meistens Anmeldeformulare verwendet, diese führen auf, welche Art der Abschlussdesinfektion inkl. der Einwirkzeit eingehalten werden müssen. Die Formulare sind entweder als Krankenhausinformationssystem (KIS) digital oder manuell in ihren Bereich zu finden und entsprechend auszufüllen.

Der hauseigene Standard gibt Auskunft darüber, welche Flächen und Gegenstände dies beinhaltet. Vorsicht: In der Regel darf das Reinigungspersonal keine medizinischen Geräte aufbereiten, keine Verbandmaterialien oder Spritzenabwurfsammler verschließen und verwerfen. Dies obliegt dem Stationspersonal.

Das Stationspersonal muss das Zimmer so herrichten, dass für eine Abschlussdesinfektion lediglich der Boden, der Sanitärbereich, das Patientenbett und alle Kontaktflächen ohne medizinische Geräte/Utensilien vorzufinden sind. Insbesondere für den intensivmedizinischen Bereich beinhaltet dies viel Arbeit für die zuständige Pflegekraft. Denn Monitore, Absaugung, Beatmungsgeräte fallen in der Regel nicht in die Aufbereitung der Reinigungskraft.

Aufgaben

- Kennen Sie das Formular/die Organisation zur Anmeldung einer Abschlussdesinfektion?
- Wissen Sie, was Sie zu tun haben bei Aufheben einer Isolationsmaßnahme in Ihrem Bereich? Kennen Sie die schriftlichen hausinternen Vorgaben und Zuweisungen?

7.7.6 Kohorte – was ist das?

Definition

Kohorte: Gruppe von Personen mit gemeinsamen Charakteristika (z. B. Alter, Beruf, Familienstand), die in epidemiologischen und klinischen Studien beobachtet werden (siehe Kohortenstudie).

Von einer Kohorte wird gesprochen, wenn mehrere Patienten in einem Zimmer zusammen isoliert werden. Für das Isolationszimmer wie für jeden einzelnen Patienten gelten die gleichen Vorgaben wie bei einer Einzelzimmerisolation. Dies betrifft die patientenbezogene Versorgung inkl. des Einsatzes von patientenbezogener Schutzkleidung und Desinfektionsmaßnahmen.

Für die Möglichkeit einer Kohortenbildung sollte man sich folgende Frage stellen: Haben die Patienten den gleichen Erregerstatus? Die gleiche Symptomatik bzw. Verdachtsdiagnose? Eine Kohortenbildung ergibt sich meist in Ausbruchssituationen z. B.

- unklares Erbrechen und Durchfall, v. A. Norovirus
- Influenza (nur mit gleichem Influenzatyp A/B)

Jede Kohortenbildung sollte immer unter internen Standards und mit Beratung der für Hygiene Zuständigen erfolgen.

7.7.7 Schulung des Patienten

Immer mehr Empfehlungen zur Infektionsprävention beziehen den Patienten selbst in hygienische Maßnahmen ein. Somit gibt man den Patienten das Gefühl und die Möglichkeit, auch Einfluss auf seinen Genesungsprozess zu nehmen. Dies können spezielle Informationen zu einem Erregerstatus sein mittels Informationsflyer oder die praktische Einweisung in die hygienische Händedesinfektion.

Wiederholungsfragen

- Was versteht man unter Barrieremaßnahmen?
- Welche Maßnahmen und Utensilien kennzeichnen eine Isolationsmaßnahme?
- Welche Grundsätze gibt es für eine Einzelzimmerunterbringung?
- Wer bestimmt das Aufheben von Isolationsmaßnahmen?
- Welcher Grundsatz gilt für die Entisolation?
- Wo ist das Vorgehen einer Abschlussdesinfektion hinterlegt?

7.8 Umgang mit ausgewählten Erregern

In Einrichtungen des Gesundheitswesens sind wir umgeben von akuten Ereignissen, wie dem Vorkommen und Ausbruch Noroviren, Rotaviren, Influenza oder auch *Clostridioides difficile.* Dies tritt teilweise in Abhängigkeit eines saisonalen Ereignisses oder der Region auf und geht einher mit akuten Symptomen wie Durchfall und/oder Erbrechen oder auch einem einfachen fieberhaften Infekt. In diesem Fall macht es uns der Patient einfach: Nach dem Aktions-Reaktions-Prinzip folgt z.B. auf die Aktion Durchfall und/oder Erbrechen das Einrichten einer Isolationsmaßnahme. Die weitere Anamnese dient der Ursachenforschung; Ist die Symptomatik bedingt durch Lebensmittel, durch Antibiotika? Oder kommt es doch zum gehäuften Auftreten in der Region? Dann können das mögliche Erregervorkommen eingegrenzt und erste Vermutungen geäußert und entsprechende mikrobiologische Untersuchungen veranlasst werden.

Der umfänglichen Anamnese inklusive des beschriebenen wichtigen Informationsflusses (► 7.7.1) extern wie intern kommt eine große Bedeutung zu.

- Bei isolationspflichtigen Erregern ohne Symptomatik (VRE, 3/4MRGN, MRSA) läuft die Aktion-Reaktion deutlich verlangsamt ab und ist abhängig von der Information der benannten Schnittstellen wie Patient, Angehörige, vorherige Einrichtung, internes Krankenhausinformationssystem (KIS).
- Wird nun ein Verdachtsfall geäußert, treten neue Symptome oder mikrobiologische Befunde auf und es greifen die internen Standards.

Zu Meldepflichten ► 1.6.

7.8.1 Erreger der viralen Enteritis: Norovirus, Rotavirus

Es vergeht kein Jahr, in dem es nicht zu Ausbrüchen mit Noroviren kommt. Innerhalb kürzester Zeit gibt es plötzlich auftretende Krankheitsfälle bei Patienten, Bewohnern und Personal. Eine geringe Infektionsdosis, kurze Inkubation, heftige Symptomatik und vielseitige Übertragungswege begünstigen diese Situation.

Merke

Bereits bei Verdacht auf eine Norovirus-Infektion ist schnelles und konsequentes Handeln unbedingt erforderlich (► Abb. 7.43).

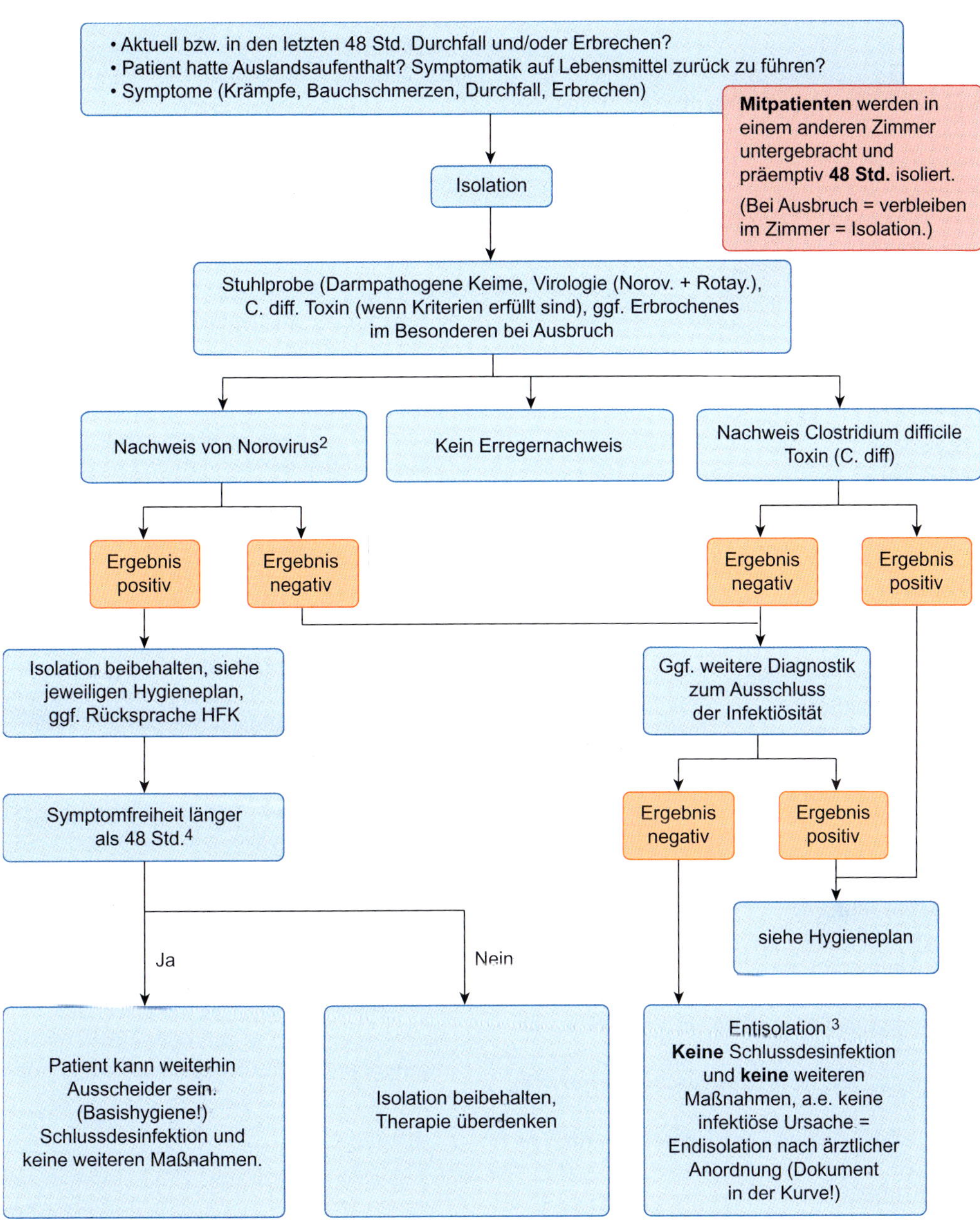

[1] Diarrhöen sind definiert als mindestens 3-mal täglich ungeformte Stühle über mindestens 2 Tage (Krankenhaushygiene up2date 5.2010)
[2] Weitere Stuhlproben sind meist nicht indiziert, da der Erreger noch ausgeschieden werden kann.
[3] Nach Rücksprache mit dem behandelnden Arzt
[4] Keine weiteren Stuhlproben, um z.B. negativen Nachweis zu erbringen.

Abb. 7.43 Möglicher Workflow für die Praxis bei Durchfall und Erbrechen [M1221, L143]

Erregerspezifische und klinische Charakteristika Zu Details ► 3.5.14.

Meldepflicht Es besteht eine namentliche Meldepflicht (Arztmeldepflicht) gemäß § 6 (3) IfSG bei Verdachts- oder Krankheitsfall einer erregerbedingten Lebensmittelvergiftung oder einer akuten infektiösen Gastroenteritis, wenn

- eine Person aus der Lebensmittelbranche betroffen ist oder
- wenn bei zwei oder mehr Patienten ein epidemiologische Zusammenhang (Zeit + Ort) wahrscheinlich ist oder vermutet wird.

Infektiöses Material Besonderheit: Da eine minimale Infektionsdosis ausreicht, ist die Gefahr einer Ansteckung sehr hoch.

- Fäzes (Stuhl)
- Erbrochenes
- Kontaminierte Gegenstände der patientennahen Umgebung/Sanitärbereiche

Laboranforderung und Diagnostik Stuhl, Erbrochenes.

Übertragungswege Kontaktinfektion (fäkal-oral), Tröpfcheninfektion (durch virushaltige Aerosole/Tröpfchen beim Erbrechen).

Dauer der Infektiosität In der akuten Phase hoch ansteckungsfähig bis 48 Stunden nach dem vollständigen Sistieren der Symptomatik. Allerdings kann der Erreger noch 7 bis 14 Tage ausgeschieden werden. Wegen dem Sistieren der Symptomatik und entsprechender geringerer Ausscheidung müssen die Isolationsmaßnahmen nicht aufrechterhalten bleiben (Entisolierung).

Isolationsmaßnahme

- Einzelzimmerunterbringung mit eigener Toilette/Toilettenstuhl erforderlich
- Kohortenisolation möglich, in der Ausbruchssituation notwendig
- Zimmertür mit dem Hinweisschild kennzeichnen
- Den Besucherverkehr auf ein Mindestmaß reduzieren

Schutzkleidung

- Einmalhandschuhe bei Kontakt mit erregerhaltigem Material sowie mögliche kontaminierte Gegenstände der patientennahen Umgebung/Sanitärbereiche. Nach dem Ablegen der Handschuhe hygienischen Händedesinfektion durchführen.
- Ein flüssigkeitsundurchlässiger Schutzkittel ist angezeigt bei Kontakt mit erregerhaltigem Material sowie sichtbar kontaminierten Gegenständen der patientennahen Umgebung/Sanitärbereichen.

Entisolierung 48 Stunden nach dem vollständigen Sistieren der Symptomatik.

7.8.2 *Clostridioides-difficile*-assoziierte-Diarrhö (CDI)

Erregerspezifische und klinische Charakteristika Zu Details ► 3.3.8.

Meldepflicht Es besteht eine nichtnamentliche und namentliche Meldepflicht gemäß § 6 IfSG.

- § 6 (3): nichtnamentliche Meldepflicht (Arztmeldepflicht), wenn zwei oder mehr nosokomiale Infektionen auftreten, bei denen ein epidemischer Zusammenhang (Zeit und Ort) wahrscheinlich ist oder vermutet wird
- § 6: namentliche Meldepflicht (Arztmeldepflicht) bei einer *Clostridioides-difficile*-Infektion (CDI) infolge einer
  - stationären medizinischen Behandlung einer ambulant erworbenen CDI,
  - intensivmedizinischen Behandlung einer CDI sowie ihrer Komplikationen,
  - chirurgischen Behandlung einer CDI sowie ihrer Komplikationen (Megakolon, Perforation) sowie bei
  - Tod innerhalb von 30 Tagen nach Feststellung der CDI als direkte Todesursache oder zum Tode beitragende Erkrankung.

Infektiöses Material Fäzes (breiig bis wässrige Diarrhö), kontaminierte Gegenstände der patientennahen Umgebung/Sanitärbereiche.

Laboranforderung/Diagnostik Stuhl.

- Nachweis einer pseudomembranösen Kolitis durch eine endoskopische Untersuchung
- Nachweis einer CDI (mit oder ohne Durchfall) in einer Endoskopie, Kolektomie oder Autopsie

> **Merke**
>
> Ausschließlich bei symptomatischen Patienten ist eine Stuhlprobe sinnvoll! Um die Isolationsmaßnahme aufzuheben, ist ein negativer Beweis gefordert, dieser hat allerdings keine hygienische oder mikrobiologische Konsequenz.

Übertragungswege

- Fäzes (breiig bis wässrige Diarrhö)
- Kontaminierte Gegenstände der patientennahen Umgebung/Sanitärbereiche

Dauer der Infektiosität Die Umgebung symptomatischer Patienten ist häufiger und stärker kontaminiert als die der asymptomatischen Träger, jedoch ist die Rolle asymptomatischer Träger bei der Weiterverbreitung der Infektion bislang nicht ausreichend untersucht (Entisolation).

Isolationsmaßnahme ► Abb. 7.44.

- Eine Einzelzimmerunterbringung mit eigener Toilette/Toilettenstuhl ist erforderlich.
- Eine Kohortenisolation ist möglich, in der Ausbruchssituation notwendig.
- Zimmertür mit dem Hinweisschild kennzeichnen.
- Den Besucherverkehr auf ein Mindestmaß reduzieren.

Schutzkleidung

- Einmalhandschuhe bei Kontakt mit erregerhaltigem Material sowie möglicher kontaminierter Gegenstände der patientennahen Umgebung/Sanitärbereiche. Nach dem Ablegen hygienische Händedesinfektion vornehmen.
- Mund-Nasen-Schutz (chirurgischer Mund-Nasen-Schutz) anlegen bei möglichem Kontakt mit infektiösem Material (Erbrechen). Auf den korrekten Sitz ist zu achten.
- Ein flüssigkeitsundurchlässiger Schutzkittel ist angezeigt bei Kontakt mit erregerhaltigem Material sowie sichtbar kontaminierten Gegenständen der patientennahen Umgebung/Sanitärbereichen.

Entisolierung Diese erfolgt 48 Stunden nach Sistieren der Symptomatik.

Merke

Sporen bei C.-difficile-Nachweis

- Bakterielle Sporen werden durch ein alkoholisches Händedesinfektionsmittel nicht inaktiviert.
- Deshalb nach Durchführung der hygienischen Händedesinfektion und der vollständigen Abtrocknung der Hände diese zusätzlich gründlich waschen und trocknen.
- Auf der Haut verbleibende Sporen werden somit durch den Waschvorgang abgeschwemmt.

Diese Vorgehen kommt einer hygienischen Meisterleistung in der Praxis gleich.

7.8.3 Saisonale Influenzaviren „echte Grippe"

In Deutschland tritt die Grippewelle regelmäßig in den Wintermonaten auf. Weltweit ist sie ganzjährig vertreten. Das Robert Koch-Institut veröffentlicht zum Geschehen in Deutschland regelmäßige Fallzahlen (www.rki.de/DE/Content/Infekt/Jahrbuch/jahrbuch_node.html). Ob es sich letztendlich um die echte Grippe handelt, kann nur durch Labortests herausgefunden werden. An der Grippe sterben immer noch die meisten Menschen in Deutschland. Zur Grippezeit bekommen Maßnahmen der Basishygiene, wie die Hustenetikette wieder die notwendige Aufmerksamkeit. Im privatem Umfeld heißt dies, sich eher zurückziehen, keine öffentlichen Plätze aufsuchen ggf. auch jemanden für sich einkaufen lassen. In Einrichtungen des Gesundheitswesens müssen mehr Maßnahmen eingehalten werden.

Erregerspezifische und klinische Charakteristika Zu Details ► 3.5.11.

Meldepflicht Es bestehen eine namentliche und nichtnamentliche Meldepflicht gemäß § 7 IfSG und § 6 IfSG.

- § 7 IfSG: nichtnamentliche Meldepflicht (Labormeldepflicht) bei direktem Nachweis von Influenzaviren, wenn Hinweise auf eine akute Infektion besteht
- § 6 (1) IfSG: namentliche Meldepflicht (Arztmeldepflicht) bei Verdacht, Erkrankung sowie Tod an einer zoonotischen Influenza
- § 6 (3) IfSG: nichtnamentliche Meldepflicht (Arztmeldepflicht) wenn zwei oder mehr nosokomiale Infektionen auftreten, bei denen ein epidemischer Zusammenhang (Zeit und Ort) wahrscheinlich ist oder vermutet wird

Infektiöses Material Respiratorische Sekrete, Kontakt zu infizierten Erkrankten.

Laboranforderung/Diagnostik Trockener, tiefer Nasen-Rachenabstrich. Influenza-Schnelltest/Influenza-PCR (das Transportröhrchen enthält kein Transportmedium!).

Aufgabe

Wissen Sie, wo in ihrem Haus die speziellen Abstrichröhrchen zur Influenza- Testung zu finden sind?

Übertragungswege Tröpfcheninfektion, Kontaktübertragung in der unmittelbaren Patienten-

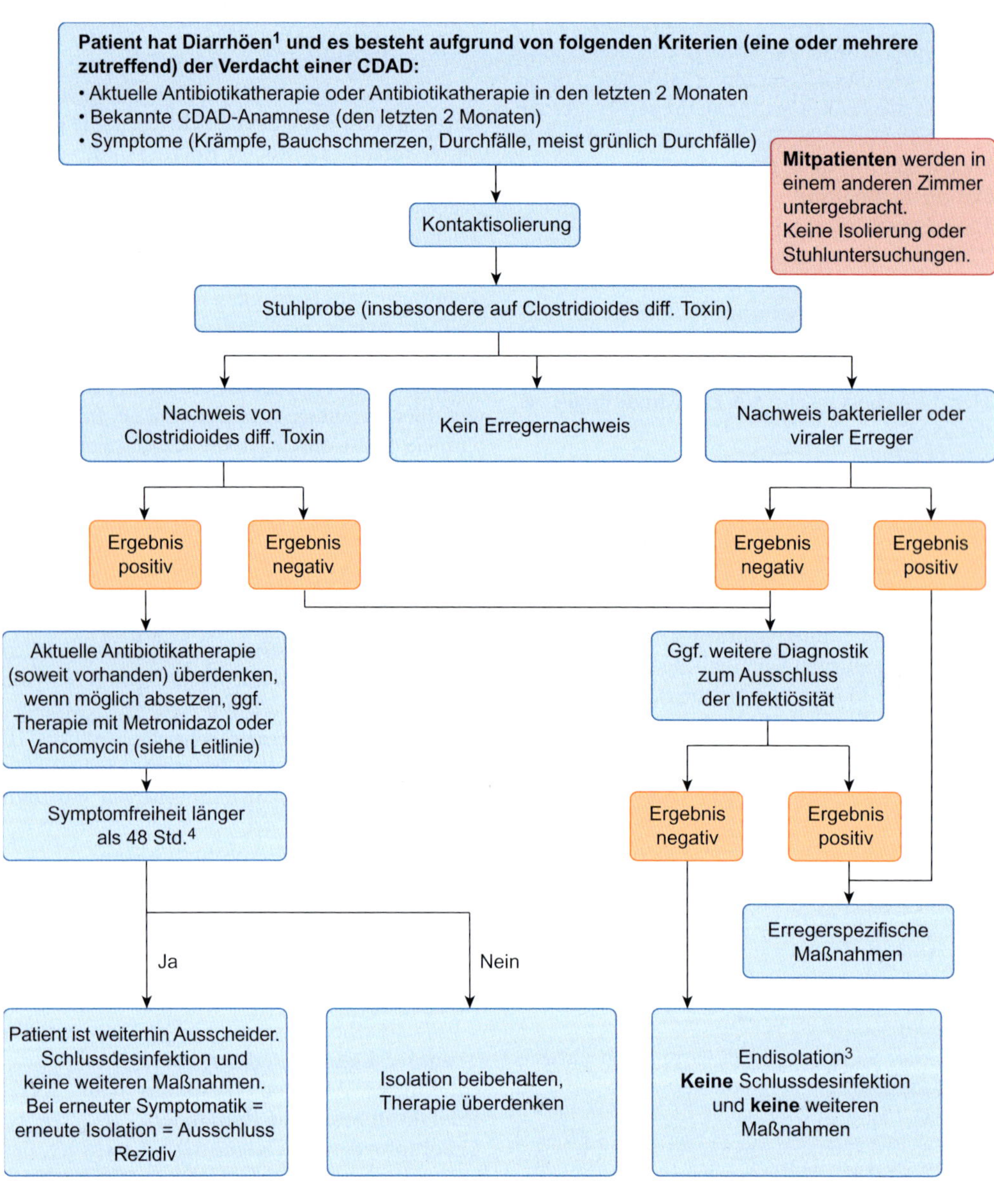

Abb. 7.44 Möglicher Workflow bei Patienten mit Verdacht auf Clostridioides-difficile-assoziierte-Diarrhö [M1221, L143]

umgebung, aerogene (luftgetragene Erregerübertragung).

Dauer der Infektiosität 5–7 Tage ab dem Auftreten der ersten Symptome. Eine längere Übertragungsmöglichkeit ist bei Kindern und immunsupprimierten/chronisch erkrankten Menschen beobachtet wurden, hier sollten definitiv 7 Tage eingehalten werden.

Merke

Erstmaßnahme

Bei krankheitsspezifischen Symptomen (z.B. plötzlicher Krankheitsbeginn, Fieber, Husten) sowie einer entsprechenden Reiseanamnese werden in der zentralen Notaufnahme, in der Ambulanz bzw. in Bereichen mit Patientenerstkontakt folgende Maßnahmen durchgeführt:

- Bei begründetem Verdacht/Reiseanamnese Kontakt zu anderen Patienten/Besuchern vermeiden und alle Behandler informieren, damit entsprechende Maßnahmen eingeleitet werden können wie z.B. eparater Raum in der Zentralen Aufnahmeeinheit (ZAE).
- **Patient:** Anlegen eines chirurgischen Mund-Nasen-Schutzes, wenn das Krankheitsbild (respiratorische Schwäche) es erlaubt.
- **Personal:** Bei direktem Patientenkontakt Schutzkittel anziehen, chirurgischen Mund-Nasen-Schutz anlegen, Einmalhandschuhe, bei Intubation, Absaugung, unkontrollierter starker Hustenreiz – Atemschutzmaske FFP2 tragen.
- Zur **schnellen Diagnostik** erfolgt ein trockener, **tiefer Nasen-Rachen-Abstrich**. Das Transportröhrchen enthält kein Transportmedium.

Isolationsmaßnahmen

- Eine Unterbringung im Einzelzimmer ist erforderlich.
- Eine Kohortenisolation bei Patienten mit gleichen Erregertypen ist möglich.
- Zimmertür mit dem Hinweisschild kennzeichnen.
- Den Besucherverkehr auf ein Mindestmaß reduzieren.
- Einhalten der Hustenetikette – beim Husten/Niesen, Mund und Nase mit der Ellenbeuge bedecken bzw. ein Einwegtuch benutzen.

Schutzkleidung

- Einmalhandschuhe tragen bei Kontakt mit erregerhaltigem Material und möglichen kontaminierten Gegenstände der patientennahen Umgebung/Sanitärbereiche. Nach dem Ablegen hygienischen Händedesinfektion durchführen.
- Mund-Nasen-Schutz (chirurgischer Mund-Nasen-Schutz) ist erforderlich im Umgang mit Verdachtsfällen bzw. infizierten Patienten. Auf den korrekten Sitz achten. Bei Tätigkeiten mit vermehrter Aerosolbildung (Absaugung, Intubation, starker, unkontrollierter Hustenreiz) ist es angezeigt, die Atemschutzmaske (FFP2) zu tragen.
- Ein flüssigkeitsundurchlässiger Schutzkittel ist zu tragen bei Kontakt mit erregerhaltigem Material sowie sichtbar kontaminierten Gegenständen der patientennahen Umgebung.
- Es ist eine Schutzbrille erforderlich bei möglichen Verspritzungen von erregerhaltigen respiratorischen Sekreten durch Intubation, Absaugung, unkontrollierten Hustenreiz.

Entisolierung Diese erfolgt i.d.R. nach 7 Tagen ab dem Auftreten der ersten Symptome.

Merke

Bei immunsupprimierten Patienten, pädiatrischen Patienten sowie Patienten mit chronischen Atemwegserkrankungen kann eine Isolationspflicht länger als 7 Tage bestehen, solange influenzatypische Infektzeichen vorhanden sind.

Impfprävention nach Empfehlung der STIKO
Es ist eine jährliche kostenlose Impfung, auch durch den betriebsärztlichen Dienst möglich.

7.8.4 Varizellen und Herpes zoster

Varizellen Erkrankungen werden durch den *Varizella-Zoster*-Virus (VZV) verursacht. Die **exogene Erstinfektion** durch Varizellen ist auch unter der Bezeichnung der **Windpocken** bekannt. Dagegen tritt die **endogene Reaktivierung** als **Herpes zoster** (Gürtelrose) auf.

Erregerspezifische und klinische Charakteristika Zu Details ▸ 3.5.16.

Meldepflicht Es bestehen eine namentliche und nichtnamentliche Meldepflicht gemäß § 7 IfSG und § 6 IfSG.

- § 7 IfSG: nichtnamentliche Meldepflicht (Labormeldepflicht) bei direktem Nachweis von Influenzaviren, wenn Hinweise auf eine akute Infektion besteht
- § 6 (1) IfSG: namentliche Meldepflicht (Arztmeldepflicht) bei Verdacht, Erkrankung sowie Tod an einer zoonotischen Influenza

- § 6 (3) IfSG: nichtnamentliche Meldepflicht (Arztmeldepflicht) wenn zwei oder mehr nosokomiale Infektionen, bei denen ein epidemischer Zusammenhang (Zeit und Ort) wahrscheinlich ist oder vermutet wird

Infektiöses Material Bei Varizellen sind folgende Materialien infektiös: respiratorische Sekrete, Exanthem-Bläscheninhalt, Konjunktivalflüssigkeit (Tränenflüssigkeit). Bei Herpes Zoster sind die Bläschen des Exanthems infektiös.

Laboranforderung/Diagnostik
- Exanthem/Bläschen/Läsionen
- Bläschenflüssigkeit, Liquor, bronchoalveoläre Lavage und EDTA-Blut als Untersuchungsmaterial möglich

Übertragungswege
- **Varizellen:**
  - Kontaktübertragung durch Bläscheninhalte, Speichel, Konjunktivalflüssigkeit (früher Schmierinfektion)
  - Aerogen (luftgetragene Erregerübertragung)
  - Diaplazentar
- **Herpes Zoster:**
  - Kontaktübertragung durch Bläscheninhalte (früher Schmierinfektion)
  - Durch die Abdeckung der offenen Stellen ist das Übertragungsrisiko deutlich reduziert.

Dauer der Infektiosität Varizellen (14–16), Herpes zoster (Jahre).

Isolationsmaßnahme
- Einzelzimmerunterbringung. Cave: Herpes Zoster: Bei vollständiger Abdeckung der Bläschen/Läsionen ist die Möglichkeit einer Übertragung reduziert. Mit entsprechender Compliance des Patienten kann dieser unter den Bedingungen der Basishygiene das Zimmer verlassen z. B. für physiotherapeutische Maßnahmen.
- Eine Kohortenisolation ist bei Patienten mit gleichen Erregertypen, Krankheitsstatus und Immunität möglich.
- Zimmertür mit dem Hinweisschild kennzeichnen.
- Den Besucherverkehr auf ein Mindestmaß reduzieren.
- Durch die offene Bläschen/Läsionen ist ein täglicher Wäschewechsel empfehlenswert (Abwurf im Zimmer).

Schutzkleidung – Varizellen
- Einmalhandschuhe tragen.
- Mund-Nasen-Schutz ist in Form einer Atemschutzmaske FFP2 erforderlich im Umgang mit Verdachtsfällen bzw. infizierten Patienten. Auf korrekten Sitz achten.
- Das Tragen eines flüssigkeitsundurchlässigen Schutzkittels ist angezeigt bei Kontakt mit erregerhaltigem Material sowie sichtbar kontaminierten Gegenständen der patientennahen Umgebung.
- Eine Schutzbrille ist erforderlich bei möglichen Verspritzungen von erregerhaltigen respiratorischen Sekreten durch Intubation, Absaugung, unkontrollierter Hustenreiz.

Schutzkleidung – Herpes Zoster
- Einmalhandschuhe
- Mund-Nasen-Schutz (chirurgischer Mund-Nasen-Schutz) ist erforderlich im Umgang mit Verdachtsfällen bzw. infizierten Patienten. Auf den korrekten Sitz achten.
- Das Tragen eines flüssigkeitsundurchlässigen Schutzkittels ist angezeigt bei Kontakt mit erregerhaltigem Material sowie sichtbar kontaminierten Gegenständen der patientennahen Umgebung.
- Eine Schutzbrille ist erforderlich bei möglichen Verspritzungen von erregerhaltigen respiratorischen Sekreten durch Intubation, Absaugung, unkontrollierter Hustenreiz.

Entisolierung
- **Varizellen:**
  - Nach vollständiger Verkrustung (Abtrocknung) der Exanthembläschen
  - Kontaktpatienten ohne Immunität bis zu 16 Tage isolieren/kohortieren
- **Herpes Zoster:** nach vollständiger Verkrustung (Abtrocknung) der Bläschen/Läsionen und nach Erreichen der Mindesttherapiedauer (z. B. mit Aciclovir) von 5 Tagen

Personalschutz Um das Risiko einer VZV-Primärinfektion zu reduzieren, dürfen entsprechende Patienten ausschließlich von geimpften, bzw. sicher immunen Mitarbeitenden betreut werden. Schwangere Mitarbeiterinnen sowie Mitarbeitende mit mangelnder Immunkompetenz sollen nicht in die Versorgung von VZV-Patienten eingebunden werden.

Impfprävention nach Empfehlung der STIKO Die Varizellen-Schutzimpfung wird von der STIKO für alle Kinder und Jugendlichen empfohlen. Seit Dezember 2018 empfiehlt die STIKO zum Schutz vor Herpes zoster, seinen Komplikationen und Spätfolgen allen Personen ab dem Alter von 60 Jahren die Impfung mit dem adjuvantierten Herpes-zoster-subunit-(HZ/su)Totimpfstoff als Standardimpfung (S).

Aufgabe

Kennen Sie Ihre Immunität? Welche Impfungen haben Sie erhalten? Welche Erkrankung haben Sie bereits durchlebt?

7.8.5 Masern

Insgesamt sind Masernfälle in Deutschland zurückgegangen, der Plan der WHO, Masern zu eliminieren, ist bis heute nicht aufgegangen. Saisonal wie regional werden weiterhin schwankende Ausbrüche verzeichnet.

Erregerspezifische und klinische Charakteristika Zu Details ▸ 3.5.13.

Meldepflicht Es bestehen eine namentliche und nichtnamentliche Meldepflicht gemäß § 7 IfSG und § 6 IfSG.

- § 7 IfSG: namentliche Meldepflicht (Labormeldepflicht) bei direktem Nachweis des Masernvirus
- § 6 (1) IfSG: namentliche Meldepflicht (Arztmeldepflicht) bei Verdacht, Erkrankung sowie Tod an Masern
- § 6 (3) IfSG: nichtnamentliche Meldepflicht (Arztmeldepflicht) wenn zwei oder mehr nosokomiale Infektionen, bei denen ein epidemischer Zusammenhang (Zeit und Ort) wahrscheinlich ist oder vermutet wird

Infektiöses Material Respiratorische Sekrete.

Laboranforderung/Diagnostik Masern können schnell mit bspw. Röteln oder auch Scharlach verwechselt werden, sodass bei einem Verdacht eine Testung unabdingbar ist.

- Abstrich (entsprechendes Schwämmchen) Wangentaschen oder Rachen
- Bluttest auch möglich, muss jedoch nach 10–14 Tagen wiederholt werden

Übertragungswege Tröpfcheninfektion (Sprechen, Husten, Niesen), Kontaktübertragung über die unmittelbaren Patientenumgebung ist nicht möglich.

Vorsicht

Nach Kontakt mit einem infizierten Menschen liegt das Risiko einer Übertragung bei 95 %.

Dauer der Infektiosität 3–5 Tage vor Auftreten der Exantheme.

Isolationsmaßnahmen

- Einzelzimmerunterbringung ist erforderlich.
- Eine Kohortenisolation ist bei Patienten mit gleichen Erregertypen, Krankheitsstatus und Immunität möglich.
- Zimmertür mit dem Hinweisschild kennzeichnen.
- Den Besucherverkehr auf ein Mindestmaß reduzieren.

Schutzkleidung

- Einmalhandschuhe tragen.
- Mund-Nasen-Schutz (chirurgischer Mund-Nasen-Schutz) ist erforderlich im Umgang mit Verdachtsfällen bzw. infizierten Patienten. Auf den korrekten Sitz ist zu achten.
- Ein flüssigkeitsundurchlässiger Schutzkittel ist angezeigt bei Kontakt mit erregerhaltigem Material sowie sichtbar kontaminierten Gegenständen der patientennahen Umgebung.
- Eine Schutzbrille ist erforderlich bei möglichen Verspritzungen von erregerhaltigen respiratorischen Sekreten durch Intubation, Absaugung, unkontrollierter Hustenreiz.

Entisolierung Bis 4 Tage nach vollständiger Ausbildung des Exanthems.

Impfprävention

- Die Masernimpfung ist von der Ständigen Impfkommission (STIKO) für alle Kinder empfohlen.
- Eine einmalige MMR (Masern-Mumps-Röteln)-Standardimpfung für Erwachsene sollte weiterhin bei allen nach 1970 geborenen ungeimpften bzw. in der Kindheit nur einmal geimpften Personen
- ≥ 18 Jahre oder nach 1970 geborenen Personen ≥ 18 Jahre mit unklarem Impfstaus nachgeholt werden.

7.8.6 Meningokokken-Meningitis (Neisseria meningitidis)

Etwa 10% der Bevölkerung sind Träger von Meningokokken im Nasen-Rachen-Raum, allerdings handelt es sich um die apathogene, nichtinvasive Form.

Meldepflicht Es bestehen eine namentliche und nichtnamentliche Meldepflicht gemäß § 7 IfSG und § 6 IfSG.

- § 7 IfSG: namentliche Meldepflicht (Labormeldepflicht) bei direktem Nachweis in Liquor, Blut oder anderen sterilen Infiltraten

- § 6 (1) IfSG: namentliche Meldepflicht (Arztmeldepflicht) bei Verdacht, Erkrankung sowie Tod
- § 6 (3) IfSG: nichtnamentliche Meldepflicht (Arztmeldepflicht), wenn von zwei oder mehr nosokomiale Infektionen, bei denen ein epidemischer Zusammenhang (Zeit und Ort) wahrscheinlich ist oder vermutet wird

Infektiöses Material Direkter Kontakt zu respiratorischen/oropharyngealen Sekreten.

Laboranforderung/Diagnostik

- Körperliche Untersuchung – typisches Hautbild: petechiale Exantheme
- Unspezifische Symptome wie Kopfschmerzen, Fieber, Schüttelfrost, Schwindel und schwerstem Krankheitsgefühle
- Typisch = Nackensteifigkeit
- Liquor und Blut (kultureller Nachweis und PCR)

Übertragungswege Tröpfcheninfektion (oropharyngealen Sekrete).

Merke

Der Erreger stirbt außerhalb des Körpers rasch ab. Für eine Übertragung ist ein enger Kontakt mit Übertragung der Tröpfchen aus dem Rachen notwendig.

Dauer der Infektiosität 7 Tage vor Beginn der Symptome. 24 Stunden nach Beginn einer antibiotischen Therapie (z. B. Ceftriaxon).

Vorsicht

Kontaktpersonen

Maximal bis 10 Tage nach dem letzten Kontakt zu einem Erkrankten ist eine postexpositionelle Prophylaxe möglich. Für Erwachsene ist das Mittel der Wahl Ciprofloxacin 500 mg (1-mal täglich). Für Kinder und Jugendliche gelten andere Mittel und Dosierungen.

Isolationsmaßnahmen

- Im Einzelzimmer unterbringen.
- Zimmertür mit dem Hinweisschild kennzeichnen.
- Den Besucherverkehr auf ein Mindestmaß reduzieren.

Schutzkleidung

- Einmalhandschuhe tragen.
- Mund-Nasen-Schutz (chirurgischer Mund-Nasen-Schutz) ist erforderlich bei möglichem Kontakt zu nasopharyngealen Sekreten.
- Ein flüssigkeitsundurchlässiger Schutzkittel ist angezeigt bei Kontakt mit erregerhaltigem Material sowie sichtbar kontaminierten Gegenständen der patientennahen Umgebung.
- Eine Schutzbrille ist erforderlich bei möglichen Verspritzungen von erregerhaltigen respiratorischen Sekreten durch Intubation, Absaugung, unkontrollierter Hustenreiz.

Entisolierung 24 Stunden nach Beginn einer spezifischen Therapie.

Impfprävention nach Empfehlung der STIKO Für alle Kinder ab dem Beginn des 2. Lebensjahres empfohlen. Versäumte Impfungen sollten spätestens bis zum 18. Geburtstag nachgeholt werden.

7.8.7 Offene Lungentuberkulose bei Verdacht und Nachweis

Bei der Lungentuberkulose wird am häufigsten der Erreger *Mycobacterium tuberculosis* nachgewiesen. Auch dieser kann eine (Multi-)Resistenz vorweisen. Deshalb ist die Erkrankung schwerer zu therapieren und der Patient kann länger infektiös sein, die Folge sind längere Isolationsmaßnahmen.

Merke

Bei der offenen Lungentuberkulose haben die Erreger Anschluss an die Außenwelt und bieten ein Risiko einer Übertragung. Somit bleibt die Isolierungsmaßnahme inkl. das Tragen der erregerangepassten PSA nicht aus. Beispielsweise bei der Organtuberkulose oder auch geschlossenen Tuberkulose besteht zwar der Erregernachweis und eine Therapie kann unabdingbar sein, jedoch besteht kein Übertragungsrisiko. Vorsichtig ist geboten, wenn sich die vorerst geschlossene Tuberkulose zu einer „offenen" entwickelt.

Erregerspezifische und klinische Charakteristika Zu Details ▸ 3.3.9.

Meldepflicht Es bestehen eine namentliche und nichtnamentliche Meldepflicht gemäß § 7 IfSG und § 6 IfSG.

- § 7 IfSG – namentliche Meldepflicht (Labormeldepflicht):
  - bereits der Nachweis säurefester Stäbchen im Sputum
  - bei direktem Nachweis von Mycobacterium tuberculosis/africanum und M. bovis, sowie nachfolgend das Ergebnis der Resistenzbestimmung

- § 6 (1) IfSG: namentliche Meldepflicht (Arztmeldepflicht) bei Erkrankung und Tod einer behandlungsbedürftigen Tuberkulose, auch bei noch ausstehenden bakteriologischen Nachweis
- Verdacht ist nicht meldepflichtig
- § 6 (2) IfSG: namentliche Meldepflicht (Arztmeldepflicht) bei Verweigerung der Behandlung
- § 6 (3) IfSG: namentliche Meldepflicht (Arztmeldepflicht), wenn von 2 oder mehr nosokomiale Infektionen, bei denen ein epidemischer Zusammenhang (Zeit und Ort) wahrscheinlich ist oder vermutet wird

Merke

Bei ungeschütztem Kontakt ist eine namentliche Erfassung aller Kontaktpersonen notwendig. Kontaktpersonal wird in der Regel an den Betriebsarzt weitergeleitet und Kontaktpersonen/-patienten an den örtlichen Gesundheitsdienst/Gesundheitsamt.

Infektiöses Material Respiratorisches Sekret („geschlossen" und „offen" möglich). Ausschließlich „geschlossen" möglich in Eiter, Urin, Liquor, Fäzes, Blut, genitaler Ausfluss.

Laboranforderung/Diagnostik
- Nachweis säurefester Stäbchen in Sputum, Bronchialsekret, Trachealsekret
- Mikroskopisch, molekularbiologisch (PCR) oder auch kultureller Nachweis
- Röntgendiagnostik (Röntgenbild der Lunge) – für die Erkennung sowie für die Verlaufskontrolle notwendig und aussagekräftig

Merke

Für den korrekten Nachweis sollte darauf geachtet werden, dass der Patient tiefes Bronchialsekret abhustet. Eine Probe des Speichels ist nicht aussagekräftig.

Übertragungswege Inhalation der erregerhaltigen Tröpfchenkerne durch Husten oder Niesen:
- Das Übertragungsrisiko steigt mit der Dauer des Kontaktes. Wenn bei der Kontaktpersonen kein individuell erhöhtes Risiko für eine Tuberkulose besteht, wird nach Empfehlungen des Deutschen Zentralkomitees zur Bekämpfung der Tuberkulose davon ausgegangen, dass bei mikroskopisch positiven Sputum mindestens ein 8-stündiger Kontakt im geschlossenen Raum stattgefunden haben muss.
- Eine Übertragung über Oberflächen/Böden wird als gering eingestuft.

Dauer der Infektiosität
- Bei einem mikroskopischen Nachweis ist das Risiko einer Ansteckung am höchsten.
- Kinder unter 10 Jahren sind meistens mikroskopisch negativ, zudem haben sie einen geringen Hustenstoß und gelten deshalb als nicht infektiös.
- Bei einer wirksamen Therapie ist nach drei- bis vier Wochen mit einem weitgehenden Verlust der Infektiosität zu rechnen.
- Fisteln sollten ausgeschlossen werden.

Isolationsmaßnahmen Die Einzelzimmerunterbringung ist bereits unmittelbar nach Bekanntwerden des Verdachtes bzw. der Befundmitteilung des Labors einer offenen Lungentuberkulose erforderlich. Der Verdacht auf eine offene Lungentuberkulose und die damit einhergehende Einzelzimmerisolation lässt sich wie folgt definieren:
- Molekularbiologische Befundübermittlung eines positiven PCR Ergebnisses
- Radiologische Bewertung von flauen Infiltraten und einem klinischem Hinweis, auch ohne eindeutige Kavernen

Bei urogenitaler und intestinaler Tuberkulose sowie bei fistelnden Tuberkuloseformen kann eine Einzelzimmerisolation erforderlich sein, wenn eine Verbreitung von Krankheitserregern zu befürchten ist.
- Zimmertür mit dem Hinweisschild kennzeichnen.
- Den Besucherverkehr auf ein Mindestmaß reduzieren.

Schutzkleidung
- Einmalhandschuhe tragen.
- Mund-Nasen-Schutz (► 5.9)
  - Personalbezogen: Atemschutzmaske FFP2 erforderlich; bei Tätigkeiten mit dem Risiko der erhöhten Freisetzung von Trachealsekret wie Bronchoskopie, Gastroskopie, spezielle Mundpflege, Intubation sind FFP3-Masken zu empfehlen.
  - Patientenbezogen: Bei einem medizinisch erforderlichen Transport/Verlegung trägt der Patient eine FFP2-Maske ohne Ausatemfilter!
- Ein flüssigkeitsundurchlässiger Schutzkittel ist angezeigt bei Kontakt mit erregerhaltigem Ma-

Tab. 7.14 Beispiel für die primäre Lokalisation bei verschiedenen Erregern

	Nase	Rachen/ Trachea	Haut	Darm	Urin	Wunden
MRSA	+++	++	+	+	+	++
MRGN	–	++	++	+++	+++	+++
VRE	–	–	–	+++	++	++
C. difficile (Sporen)	–	–	+	+++	–	–

Quelle: Kplus Dokument, selbst erstellt, auf Grundlage der RKI Empfehlung Hygienemaßnahmen bei Infektionen oder Besiedlung mit multiresistenten gramnegativen Stäbchen

terial sowie sichtbar kontaminierten Gegenständen der patientennahen Umgebung.
- Eine Schutzbrille ist erforderlich bei möglichen Verspritzungen von erregerhaltigen respiratorischen Sekreten durch Intubation, Absaugung, unkontrollierter Hustenreiz.

Entisolierung Diese ist möglich nach 3–4 Wochen wirksamer Therapie (Überprüfung der Therapie durch erneute Probeneinsendung und Röntgenverlauf [Entscheidung des Arztes]).

Impfprävention nach Empfehlung der STIKO Seit 1998 besteht keine Impfempfehlung in Deutschland.

Wiederholungsfragen
- Wo sind die einrichtungsspezifischen Verhaltensregeln für den Umgang mit den häufigsten Erregern nachzulesen?
- Wann besteht eine Arzt- und wann eine Labormeldepflicht?
- Woran orientiert sich die Auswahl der Schutzkleidung?
- Wer legt Impfempfehlungen fest?

7.9 Erreger mit besonderer Resistenz

Abkürzungen über Abkürzungen wie MRSA, VRE, MRGN oder auch CDI treten uns im alltäglichen Arbeitsleben entgegen. Unsere berufliche Pflicht ist es, uns damit zu befassen und mehr denn je bestimmte Hintergründe zu verstehen. Denn bei jeder Isolation die gleiche Schutzkleidung zu tragen, davon haben wir uns lange entfernt.

Den gängigen Erregern, aus den Einrichtungen des Gesundheitswesens können primäre Lokalisationen zugeordnet werden (► Tab. 7.14). Diese Lokalisationen bevorzugen die jeweiligen Erreger, was jedoch nicht bedeutet, dass sie ausschließlich dort vorkommen. Jedoch gibt das primäre Vorkommen eine Vorgabe für die gezielte Erregersuche vor, d.h. für den Abstrich bzw. die Materialgewinnung.

7.9.1 Entwicklung

Die Zunahme und Entwicklung von Multiresistenzen/multiresistenten Erregern (MRE) wie MRSA (Methicillin-resistenter *Staphylococcus aureus*), VRE (Vancomycin-resistenter Enterokokkus) und MRGN (Multiresistente gramnegative Stäbchenbakterien) werden regional wie international von mehreren Faktoren beeinflusst. Während MRSA an Bedeutung verliert, werden hingegen im gramnegativen Bereich bei den MRGN zunehmend Mutationen und Resistenzentwicklungen beobachtet (► 7.9.3). Für den Arbeitsalltag im Gesundheitswesen bedeutet das, dass eine Resistenz- sowie Mutationsentwicklung nur bedingt beeinflussbar ist. So können z.B. bestimmte Grunderkrankungen und Gegebenheiten wie z.B. Diabetes mellitus, die Dialysepflicht oder auch onkologische Erkrankungen eine Kolonisation mit MRE begünstigen. Damit geht einher, dass ein erhöhtes Risiko rezidivierender behandlungsdürftiger Infektionen besteht und der mögliche Behandlungsspielraum schmaler wird, wodurch Resistenzen nicht immer verhindert werden können.

Doch es ist insbesondere der Kontakt zum Gesundheitswesen in bestimmtem Risikogebieten (z.B. Griechenland, Spanien, Indien), der ein erhöhtes Risiko für 4MRGN-Infektionen mit sich bringt. Diese Tatsache veranlasste das RKI, ein risikobasiertes 4MRGN-Aufnahmescreening nach Kontakt mit dem dortigen Gesundheitswesen einzuführen (► 7.9.2). Das erhöhte Aufkommen von bestimmten Resistenzen in diesen Risikogebieten lässt Rückschlüsse auf den dortigen unkontrollierten Einsatz von Antibiotika sowohl in der Human- als auch in der Veterinärmedizin zu. In diesen Ländern sind Antibiotika teilweise freiverkäuflich, somit findet weder eine Diagnostik mit Erregersuche statt noch eine Aufklärung über die korrekte Einnahme von Antibiotika, z.B. die Antibiotika bis zum Ende einzunehmen. Aber auch in Deutschland nimmt das schnelle Verschreiben insbesondere von Breitbandantibiotikum ohne Erregernachweis zu.

Merke

- Das Aufkommen von Erregern mit besonderen Resistenzen ist nur bedingt beeinflussbar.
- Der Mensch wurde mit den Jahren unachtsamer im Umgang mit der Antibiotikatherapie bei Mensch und Tier, die Erreger wurden immer geschickter beim Erlernen von Resistenzmechanismen.

Die **Aufklärungsarbeit** im human- wie auch im veterinärmedizinischen Bereich steckt noch in den Anfängen. Verschiedene Netzwerke oder auch Universitätskliniken haben Projekte wie EVA (Einflussfaktoren auf die Verordnung von Antibiotika) oder auch Projekt RAI (Rationaler Antibiotikaeinsatz durch Information und Kommunikation) ins Leben gerufen. So ging es z.B. in dem Projekt EVA um die Motivation niedergelassener Ärzte zur Verschreibung von Antibiotika trotz fehlender unklarer Indikation. Häufig gaben die Ärzte an, dass die Patienten nach einer Antibiotikaverordnung verlangten, z. B. um schneller wieder arbeitsfähig zu sein. Auch Angst vor juristischen Konsequenzen bei Unterlassung einer Antibiotikagabe wurde als Grund genannt oder die Annahme, mit einer Antibiotika-Verordnung „auf der sicheren Seite" zu sein.

Merke

Aufklärung für Ärzte und Patienten rückt in den Vordergrund! Auch hier gilt, „Wissen ist Macht". Durch Aufklärung des Arztes und der Patienten verlieren beide die Angst und das Vertrauen darauf, wenn kein Antibiotika verschrieben wird. Unabhängig davon, dass der kontrollierte Einsatz von Antibiotika unabdingbar sein kann.

Für das Krankenhaus wird mit der Implementierung von **ABS-Experten** (Antibiotic Steward) reagiert, d.h. mit internen oder externen Beratern zum Thema Erregerlast und angepasste Antibiotikatherapie. In Einrichtungen des Gesundheitswesen sind Pflegefachkräfte dazu verpflichtet, in der Bekämpfung der Verbreitung von MRE einen Beitrag dazu zugeben. Dies bedeutet, diszipliniert mit der Basishygiene und erregerangepassten Maßnahmen umzugehen, die über die Basishygiene hinausgehen, wie Einhaltung der Standards, Isolationsmaßnahmen mit entsprechender PSA und Desinfektionsmaßnahmen.

Merke

Wenn Sie den Übertragungsweg kennen, verstehen Sie auch den Sinn der erregerangepassten Schutzmaßnahme.

Übertragungen von MRE lassen sich **nicht** durch Einzelmaßnahmen verhindern. Durch erreger- und maßnahmenangepasste Kombination ist eine Reduktion von Übertragungen möglich (Bündelstrategie).

7.9.2 Methicillin-resistenter *Staphylococcus aureus* (MRSA)

Staphylococcus aureus (Bakterium, zu erregerspezifischen und klinischen Details ▸ 3.3.1) kann auch beim gesunden Menschen auf der Schleimhaut oder auf der Haut vorkommen. Er ist im Vergleich zu anderen Bakterienarten gegenüber Trockenheit und Wärme widerstandsfähig und kann in der unbelebten Umgebung (z. B. Kleidung, Oberflächen von Geräten, Instrumente, Pflegeartikeln, Krankenhausinventar etc.) über mehrere Wochen bis Monate überleben. **Hauptbesiedlungsort** beim Menschen ist das **Nasenvestibulum.** Bekommt er durch günstige Bedingungen (Verletzung der Haut) oder ein schwaches Immunsystem die Gelegenheit, die Schleimhautbarriere zu durchbrechen, kann es zu **Hautinfektionen/Wundinfektionen** kommen. Es können sich ebenso Abszesse, Lungenentzündungen, Endokarditiden oder Septikämien entwickeln.

MRSA gehören zu den multiresistenten Erregern, die ein großes Problem im Gesundheitssystem darstellen; Sie sind eine große therapeutische Herausforderungen, da die Therapieoptionen durch die

Multiresistenzen eingeschränkt und die Erreger fast unbehandelbar sind. Unabhängig von der Vielzahl an Infektionen sieht das RKI bei einer Resistenz gegen Methicillin-/Oxacillin, die immer auch eine Resistenz gegenüber allen Betalaktamantibiotika bedeutet, eine Reihe von Hygienemaßnahmen vor, welche die Verbreitung von MRSA im Krankenhaus verhindern sollen. Der Hintergrund für den erhöhten Hygieneaufwand ist die Tatsache, dass nur wenige Reserveantibiotika im Falle einer Infektion zur Therapie verfügbar sind. Sobald im Labor die Resistenz gegen Oxacillin getestet wird, wird das Krankenhaus/die Praxis) darüber informiert. Der endgültige Befund des Labors wird inklusive Resistogramm (► Abb. 7.45) übermittelt. Die Übermittlung hat weitreichende Konsequenzen für den stationären Betrieb. Dies betrifft die Aufklärung des Arztes des positiv getesteten Patienten sowie mögliche Kontaktpatienten, die Verlegung und das Screening von Kontaktpatienten und das Einrichten der Isolationsmaßnahme.

Eine besondere Aufmerksamkeit bekommen *Staphylococcus-aureus*-Stämme, die **Panton-Valentin-Leukizidin bilden (PVL).** Bei PVL handelt es sich um einen Virulenzfaktor, ein Exotoxin in Form eines Clumping-Faktors), der von *S. aureus* gebildet werden kann. Betroffene Patienten sind häufig in der Gruppe des ca-MRSA zu finden, wobei PVL nicht selten auch bei *S. aureus* ohne Resistenzmerkmale vorkommt. Das Exotoxin ist stark pathogen und verursacht **schlecht heilende**, oder wiederkehrende **Haut**- und **Weichteilinfektionen.** Die Wahrscheinlichkeit, dass eine Wunde chirurgisch versorgt werden muss, ist bei Vorkommen von PVL erhöht, ebenso die Gefahr von Hautnekrosen. Die Weiterverbreitung von PVL ist auf gleiche Weise einzudämmen, wie die von MRSA.

Exkurs

Clumping-Faktoren

Proteine an der Zellwand, die als genetisch kodierte Virulenzfaktoren insbesondere bei *S. aureus* ausgebildet werden, werden als Clumping-Faktoren bezeichnet. Sie fungieren als Spezialwaffe. Man unterscheidet zwei Clumping-Faktoren:

- Clumping-Faktor A – ein Fibrinogenrezeptor
- Clumping-Faktor B – Panton-Valentin-Leukozidin (PVL), ein porenbildendes Protein bestimmter *S. aureus*-Stämme

Die PVL-Eigenschaft kann sowohl der MSSS als auch der MRSA mit sich bringen. Die Testung auf PVL muss gesondert von den behandelnden Arzt angefordert werden; bei

- untypischen Haut- und Weichteilinfektionen,
- familiärer Disposition,
- untypisch verlaufender Pneumonie nach Nachweis von MSSA/MRSA.

Auch ohne MRSA-Nachweis sind die durchzuführenden Hygienemaßnahmen dem MRSA positiven Nachweis gleichzusetzen.

Durch die PVL-Eigenschaft und damit verbundenen Haut- und Weichteilinfektionen sind Sanierungsmaßnahmen eingeschränkt.

Merke

- Eine Unterteilung in HA-, CA- und LA-MRSA kann sinnvoll für das Verständnis über die Herkunft, des Ausmaßes und des ggf. klinischen Bildes werden.
- Eine Unterscheidung der Vorgehensweisen bei der Isolationsmaßnahme gibt es nicht!

Bedeutung der MSSA für die Praxis

Der sensible *Staphylococcus aureus* (MSSA) ist empfindlich gegenüber Betalactamase feste Penicil-

Material (Lokalisation, Material-Info) Datum (Labornummer) Station (Fachbereich)	Erreger (Nachweis) MR-Meldung(en)	Status Wert	Ciproflo ...	Doxycyclin	Gentamicin	Levoflox ...	Moxiflox ...	TMP/SMZ	Clindam ...	Erythro ...	Fosfomycin	Fusidin ...	Mupirocin	Oxacillin	Penicillin	Rifampic ...	Teicoplanin	Vancomy ...	Linezolid	Tigecyclin
Nasen-Rachen-Abstrich	Staphylococcus aureus (MRSA) MRSA	POS (vereinzelt)	R	S	S	R	R	S	S	S	S	S	S	R	R	S	S	S	S	S

Abb. 7.45 Beispiel für ein Resistogramm (grafische Darstellung weicht je nach Labor und KIS ab) [M1221, L143]

line. In der Klinik werden i.d.R. keine Anforderung auf MSSA zu finden sein. Die MRSA-Kolonisation ist mit einem 4-fach höheren Risiko einer nachfolgenden Infektion verbunden als eine MSSA-Kolonisation. Somit ist ein generelles Screening auf MSSA nicht sinnvoll. Bei einem Wundabstrich mit Nachweis von Methicillin sensiblen *Staphylokokkus aureus* muss auch an die zusätzliche Anforderung des PVL im Labor gedacht werden.

Merke

Hat ein MSSA auch die PVL-Eigenschaft, muss dieser wie ein MRSA-Nachweis behandelt und entsprechend isoliert werden.

Screening

Im ersten Schritt des MRSA-Screenings muss beachtet werden, wann ein Screening an Aussagekraft verliert. Folgende Punkte können das Ergebnis **verfälschen/beeinflussen:**

- Laufende MRSA wirksame Antibiotikatherapie (z.B. Vancomycin, Teicoplanin, Linezolid u.a.)
- Keinesfalls ausreichend ist ein Nasen-Rachen-Abstrich. Bei Wunden müssen diese ebenfalls abgestrichen werden. Auch aus diesem Grund ist bei der Aufnahme die gesamte körperliche Untersuchung des Patienten so bedeutend
- Laufende Sanierung/Dekolonisation (▶ 7.9.3)

Das Nichtbeachten dieser Punkte geht einher mit einem erheblichem Mehraufwand und Mehrkosten. Der **MRSA-Schnelltest** via PCR (Polymerase-Kettenreaktion) ist als erste Auswertung neben der kulturellen Anforderung sinnvoll. Je nach Labor und Wegezeit kann ein Ergebnis binnen 90 Minuten vorliegen. Hier beruht der Test auf der Vervielfältigung der DNA, im Gegensatz zur Anzucht auf bestimmten Nährmedien und entsprechenden kulturellen Nachweisen. Wie der Name des Testes aussagt, ist das Ergebnis schneller ausgewertet als das kulturelle Ergebnis. Aufgrund des PCR-Tests können Hygienemaßnahmen in der Praxis getroffen werden, aussagekräftig bleibt jedoch der kulturelle Nachweis, der i.d.R. parallel zum PCR-Test angesetzt wird. Wird der positive Schnelltest via kulturellen Nachweis nicht bestätigt kann die Isolationsaufnahme aufgehoben werden. Wird der Schnelltest mit dem kulturellen Nachweis bestätigt bleibt die Isolationsmaßnahme bestehen.

Durch den PCR-Test kann präventiv und kosteneffizienter gehandelt werden. Entsprechend können sich Isolationsmaßnahmen verkürzen oder auch das Risiko einer Übertragung auf Mitpatienten.

Das kosteneffizientere Handeln funktioniert ausschließlich, wenn zuvor kein MRSA-Nachweis bekannt war. Denn bei MRSA in der Anamnese kann der Schnelltest mit Nachweis der DNA falsch positiv ausgewertet werden. Dies könnte zur Folge haben, dass beispielweise eine MRSA-Sanierung begonnen wird, obwohl der Patient gar keinen MRSA mehr hat, sondern ausschließlich die noch vorhandene DNA im Nase/Rachen nachgewiesen wird. Ebenso bei dem Verdacht einer MRSA-Infektion, die ggf. mit einer erregerangepassten Antibiotikatherapie einhergehen würde. In beiden Fällen wäre eine Therapie aufgrund möglich folgender Resistenzbildung und sogar falscher Therapie fatal. Die PCR ist eine zusätzliche Testung und zudem kosteneffizienter, da schnell negative Patienten erkannt und möglichere kürzere Isolationsmaßnahmen durchgeführt werden können. Sie kann als Grundlage für die krankenhaushygienische Konsequenz dienen, derzeit kann sie jedoch nicht als alleiniges Entscheidungskriterium genutzt werden.

Merke

Bei der MRSA-Anamnese und Infektion muss immer auf das kulturelle Ergebnis gewartet werden. Dies dauert zwar zwei Tage, jedoch kann sich auf ein sicheres Ergebnis berufen werden und die Therapie wie die Sanierung/Dekolonisation ohne ein Risiko durchgeführt werden.

Das kulturelle Ergebnis erfolgt durch Anzucht im Labor auf sog. MRSA-Agar. Das Wachstum muss 24–48 Stunden ausgewertet werden, um eine valide Aussage darüber treffen zu können, ob ein Ergebnis ein Wachstum oder keines vorliegt. Dadurch ist und bleibt die **MRSA-Kultur** im Screeningverfahren immer noch das **sicherste Ergebnis** und die PCR nur eine zusätzliche Testung. Auch für weitere epidemiologische Untersuchungen mit Typisierungen bleibt eine kulturelle Anzucht unabdingbar. Die MRSA-Typisierung kann im Einzelfall oder in einer Ausbruchssituation von Bedeutung sein.

Aufgabe

Sind Ihnen die Unterschiede PCR/Kultur insbesondere in der Laboranforderung bekannt? Wann ist eine PCR sinnvoll und wann eben gar nicht?

Merke

Bei bekannter MRSA-Anamnese und -infektion ist ausschließlich die kulturelle Anforderung auszuwählen, da bei bekanntem MRSA-Nachweis die PCR, die noch vorhandene DNA auswerten kann und falsch-positive Ergebnisse die Folge sein können.

Was wird abgestrichen? Das Aufnahmescreening erfolgt durch mindestens beide vordere Nasenvorhöfe und den Rachen. Vorhandene Wunden sowie Ableitungen oder andere künstliche Öffnungen wie die suprapubische Harnableitung oder auch das Tracheostoma können ebenfalls mögliche Lokalisationen für einen Abstrich sein. Insbesondere, wenn sie Infektionszeichen aufzeigen. Das Perineum oder die Leiste werden bei Kontrollabstrichen nach einer Sanierung ins Screening einbezogen. Diese Hautareale sind aufgrund der Dichte von Schweiß- und Talgdrüsen am aussagekräftigsten, um den Erfolg einer Sanierung aufzuzeigen.

Wie wird abgestrichen? Der kombinierte oder auch gepoolte Abstrich von Nase/Rachen hat sich beim Aufnahmescreening durchgesetzt. Bestehen weitere Indikationen wie z.B. Wunden, müssen diese natürlich einbezogen werden. Der Abstrichtupfer wird durch den Rachenabstrich befeuchtet und anschließend beide Nasenvorhöfe abgestrichen. Durch die Kombination von Nase und Rachen wird die höchste Sensitivität erreicht. Sind mehrere Wunden vorhanden, kann sich auf ein bis zwei beschränkt werden. Hier gilt es, einen tiefen Wundabstrich durchzuführen.

Wer wird abgestrichen? Nach der KRINKO muss ein risikobasiertes Aufnahmescreening durchgeführt werden. Die Empfehlungen des Robert Koch-Instituts geben mögliche Risiken mit statistischem Hintergrund vor. Eigens definierte Risiken können aufgrund z.B. einer Region oder des Entscheids des Arztes definiert werden. Generell sollten Vorbefunde aus Praxen oder anderen Kliniken schriftlich vorliegen und zeitnah am Aufnahmedatum liegen. Die Information, wie alt die Befunde sein dürfen, geben meist die hausinternen Standards her. Bei elektiven Aufnahmen macht es Sinn, das Screening in der prästationären Organisation einzubinden. Bei zeitlich guter Organisation liegen die Befunde vor der geplanten Aufnahme vor.

Risikofaktoren Es gibt folgende **Risikofaktoren** für eine **MRSA-Kolonisation**,

- Patienten mit bekannter MRSA-Anamnese,
- Patienten aus Regionen/Einrichtungen mit bekannt hoher MRSA-Prävalenz (z.B. Einrichtungen in Ländern mit hoher MRSA-Prävalenz oder Einrichtungen mit bekannt hoher MRSA-Prävalenz in Deutschland),
- Dialysepatienten,
- Patienten mit einem stationären Krankenhausaufenthalt (> 3 Tage) in den zurückliegenden 12 Monaten (in einem Krankenhaus in Deutschland oder in anderen Ländern),
- Patienten, die regelmäßig (beruflich) direkten Kontakt zu MRSA haben, wie z.B. Personen mit Kontakt zu landwirtschaftlichen Nutztieren (Schweine, Rinder, Geflügel),
- Patienten, die während eines stationären Aufenthaltes Kontakt zu MRSA Trägern hatten (z.B. bei Unterbringung im gleichen Zimmer),
- Patienten mit chronischen Hautläsionen (z.B. Ulkus, chronische Wunden, tiefe Weichgewebeinfektionen),
- Patienten mit chronischer Pflegebedürftigkeit (z.B. Immobilität, Störungen bei der Nahrungsaufnahme/Schluckstörungen, Inkontinenz, Pflegestufe) und einem der nachfolgenden Risikofaktoren
  - Antibiotikatherapie in den zurückliegenden 6 Monaten,
  - liegende Katheter (z.B. Harnblasenkatheter, PEG).

Risikofaktoren für eine MRSA-Infektion ergeben sich aus

- den patientenindividuellen Risikofaktoren für Infektionen,
- der Invasivität der medizinischen Maßnahmen und
- dem Risikoprofil der behandelnden medizinischen Einrichtung bzw. Abteilung.

Wie sinnvoll ist Personalscreening?

Routinemäßige Untersuchungen beim medizinischen Personal auf MRSA sind nicht notwendig und medizinisch nicht sinnvoll, da diese ausschließlich eine Momentaufnahme wiedergeben. Personaluntersuchungen und Screening über die Kontaktpatienten hinaus können bei gehäuftem Nachweis von MRSA bei mehreren Patienten (> 2), die in einem räumlichen und zeitlichen Zusammenhang stehen, erst nach Rücksprache mit den Hygienezuständigen (Krankenhaushygieniker, Hygienefachkraft) und auch des Betriebsarztes veranlasst werden.

MRSA-Träger unter dem Personal sollten nach Möglichkeit bis zur nachgewiesenen Sanierung keine Patienten behandeln oder pflegen, können aber patientenfern eingesetzt werden. Das Vorgehen mit positivem Personal sollte mit den genannten beteiligten und der Geschäftsführung schriftlich fixiert sein. Die hausinternen Festlegungen sind zu beachten.

Eine Sanierung ist grundsätzlich zu empfehlen. Wird im Anschluss kein MRSA nachgewiesen, ist eine Aufnahme der Tätigkeit wieder möglich. Hier gelten die generellen Regeln der Kontrolle nach Sanierung, jedoch werden weitere Kontrollen nach 3, 6 und 12 Monaten empfohlen.

Meldepflicht und Hygienemaßnahmen

Meldepflicht Es bestehen eine namentliche und nichtnamentliche Meldepflicht gemäß § 7 IfSG und § 6 IfSG.

- § 7 IfSG: namentliche Meldepflicht (Labormeldepflicht) Bei direkten Nachweis in der Blutkultur/Liquor
- § 6 (3) IfSG: Wenn von 2 oder mehr nosokomiale Infektionen, bei denen ein epidemischer Zusammenhang (Zeit und Ort) wahrscheinlich ist oder vermutet wird

Erregerhaltiges Material Der Mensch ist Hauptreservoir, Tiere können betroffen sein (LA-MRSA).

- Primäre Besiedlung des Nase-/Rachenraumes
- Sekundäre Besiedlung der Haut (Leiste, axillar, perianal)
- Lokalisierte, generalisierte Infektionen und durch Toxine vermittelte Erkrankungen sind möglich (Septikämien, Abszesse, Furunkel, Toxic-Schock-Syndrom Lebensmittelintoxikation)

Laboranforderung/Diagnostik Als Grundlage Nachweis von *Staphylococcus aureus* mit anschließendem Beweis der Oxacillin- bzw. Cefoxitinresistenz.

- **PCR (Polymerase-Kettenreaktion/Polymerase chain reaction):**
  - MRSA-Schnelltest (teilweise binnen 90 min. möglich)
  - Nicht möglich bei MRSA-Anamnese!
  - Vervielfältigung der DNA
  - Falsch positive Ergebnisse sind möglich
  - Abstreichen aller notwendigen Lokalisationen möglich

> **Merke**
>
> Bei Lokalisationen mit Infektionszeichen (infizierte Wunde) sollte der kulturelle Abstrich bevorzugt werden, am ehesten auch mit der generellen Anforderung auf Erreger und Resistenz und nicht ausschließlich der MRSA-Nachweis erbracht werden, um weitere mögliche Erreger auszuschließen und im besten Fall schnellstmöglich erregerangepasst behandeln zu können.

- **Kultureller Nachweis:**
  - Anzucht auf bestimmten Nährmedien
  - Ergebnis liegt binnen 2–3 Tagen vor
  - Absolut Zuverlässig
  - Abstreichen aller notwenigen Lokalisationen möglich
- **SPA-Typisierung:**
  - Bei besonderem klinischen Bild und/oder im Ausbruchsgeschehen.
  - Vergleich klonaler Linien und entsprechender Zuordnung, in der Regel ausreichend, für eine noch spezifischere Aussage sind weitere Methoden der Typisierung möglich.
  - Teilweise im zuständigen Labor möglich, ansonsten Auswertung über das Nationale Referenzzentrum (NRZ) anfordern.

Übertragungswege Direkter Kontakt (Hand-/Hautkontakt), indirekter Kontakt (Kontakt der Oberflächen der unmittelbaren Patientenumgebung, der patientenbezogenen Utensilien und Medizinprodukte).

> **Merke**
>
> MRSA fliegt nicht einfach durch die Luft. Natürlich können feinste Staubpartikel Erregerüberträger sein. Atme ich diese ein, können nachfolgend auch der Nasen-Rachen-Raum besiedelt sein. Dieses Risiko wird minimiert, wenn Maßnahmen einer adäquaten Basishygiene durchgeführt und alle Oberflächen im Isolationszimmer wischdesinfiziert wurden, wodurch sie staubfrei werden.
>
> Warum tragen wir dann einen Mund-Nasen-Schutz? Neben der Hauptlokalisation im Nasen-Rachen-Raum und dem Risiko, dass der Patient niesen oder husten könnte, handelt es sich auch um Kontrolle der Gewohnheiten des einzelnen Mitarbeiters. Wie oft am Tag fassen Sie sich unbewusst ins Gesicht?

Dauer der Schutzmaßnahmen Liegt bei der Aufnahme eine MRSA-Anamnese vor, ist nach einmaligen negativen Abstrichen aller möglichen Lokalisationen keine Isolationsmaßnahmen erforderlich. Bei erfolgreicher Sanierung kann die Isolationsmaßnahme ebenfalls aufgehoben werden (► 7.7.5).

Isolationsmaßnahme Die Einzelzimmerunterbringung ist bereits unmittelbar nach Bekanntwerden des Verdachtes bzw. der Befundmitteilung des Labors erforderlich. Zudem müssen folgende Maßnahmen durchgeführt werden:

- Zimmertür mit dem Hinweisschild kennzeichnen.
- Den Besucherverkehr auf ein Mindestmaß reduzieren.

Kohorte Gleicher MRSA-Status mit gleicher Lokalisation der Besiedlung/Infektion. Gleicher Sanierungsstatus.

Kontaktpatienten Die Kontaktpatienten erhalten einen Nasen-/Rachenabstrich und einen Abstrich möglicher Besiedlungsquellen (z. B. Urin bei BDK/SPDK, Wunde). Eine präemptive Isolation ist nicht notwendig. Der Indexpatient verbleibt im potenziell kontaminierten Patientenzimmer und die Kontaktpatienten werden verlegt.

Schutzkleidung

- Einmalhandschuhe anziehen.
- Mund-Nasen-Schutz (► 5.8) anlegen.
- Ein flüssigkeitsundurchlässiger Schutzkittel ist angezeigt bei Kontakt mit erregerhaltigem Material sowie sichtbar kontaminierten Gegenständen der patientennahen Umgebung.
- Eine Schutzbrille ist erforderlich bei möglichen Verspritzungen von erregerhaltigen respiratorischen Sekreten durch Intubation, Absaugung, unkontrollierten Hustenreiz.

Entisolierung

- Nach ärztlicher Anordnung
- Erfolgreiche Sanierung
- Einmaliges Abstreichen bei Anamnese und Wiederaufnahme
- Unter Berücksichtigung der Abschlussdesinfektion/Schlussdesinfektion
- Aufheben einer Isolationsmaßnahmen (► 7.7.5)

Exkurs

TSS

Beim Toxischen Schocksyndrom (TSS) handelt es sich vereinfacht ausgedrückt um eine Erkrankung durch Toxinbildung des *Staphylococcus aureus.* Die lebensbedrohliche Infektion beginnt plötzlich mit typischen Infektionszeichen wie Fieber über 39 °C, das erhöht bleibtt, einer therapierefraktären Hypotonie und anschließendem Organversagen. Etwa 92 % der bisher beschriebenen Fälle traten bei menstruierenden Frauen (Durchschnittsalter 23 Jahre, v.a. im Zusammenhang mit Tampongebrauch) auf, die Häufigkeit liegt bei 3–6 Fällen auf 100.000 Frauen im sexuell aktiven Alter. TSS kann sich auch als Komplikation bei Frauen mit Diaphragma, im Wochenbett, mit infektiösem Abort sowie in der nicht geburtshilflichen gynäkologischen Chirurgie entwickeln. Das TSS kann darüber hinaus von Hauterkrankungen, Verbrennungen, Insektenstichen, Varizella-Läsionen und chirurgischen Wunden unabhängig von der Geschlechtszugehörigkeit ausgehen.

Lebensmittelintoxikation

Die Lebensmittelvergiftung wird durch die Aufnahme von Enterotoxinen verursacht, die von *S. aureus* in kontaminierten Lebensmitteln vor der Nahrungsaufnahme produziert wurden. Durch die hohe Hitzestabilität werden *S.-aureus*-Enterotoxine auch bei der Lebensmittelzubereitung nicht abgetötet. Bereits 2–6 Stunden nach Aufnahme des kontaminierten Lebensmittels treten abrupt Übelkeit, Erbrechen, krampfartige Bauchschmerzen und Durchfall auf. In den meisten Fällen ist die Erkrankung selbstlimitierend und endet nach 8–24 Stunden. In schweren Fällen kann es zur Hypovolämie und Hypotonie kommen

Sanierung/Dekolonisation Bei der Besiedlung/Kolonisation mit MRSA besteht durch den Einsatz von antiseptischen Lösungen und einer antibiotischen Nasensalbe die Chance auf eine Sanierung/Dekolonisation. Dies bedeutet eine Therapie mit anschließenden Erfolgskontrollen durch erneutes Abstreichen aller möglichen Lokalisationen. Ein Versuch einer Sanierung macht generell im ambulanten wie stationären Bereich immer Sinn. Bei erschwerten Bedingungen des Umfeldes, wie z.B. der Sanierung eines Landwirts inkl. seiner Familie mit täglicher Arbeit am Nutztier, wird man keinen längerfristigen Erfolg erzielen. Jedoch könnte auch in diesem Beispiel diskutiert werden, eine Sanierung stationär durchzuführen, sobald z. B. ein elektiver Eingriff geplant wäre. Bei Besonderheiten sollten neben Einhalten des hausinternen Standards zur Sanierung, die Fachkräfte der Hygiene hinzugezogen werden.

- Sanierungen können auch immer wieder aus anderen Gründen misslingen. So kann eine Mupirocinresistenz vorliegen – Mupirocin ist das Antibiotikum in der Nasensalbe, das bei der MRSA-Sanierung zum Einsatz kommt. In diesem Fall kann PVP-Jod oder Octenidin zur nasalen Dekolonisation verwenden werden.

- Neben einer Resistenz können Haut- und Weichteilinfektionen oder auch Katheteranlagen sanierungshemmende Faktoren sein. Hier kann es sinnvoll sein, in erster Linie die Infektionen zu therapieren, ggf. abzuwarten, bis die Indikation der Katheteranlage nicht mehr besteht, um anschließend eine Sanierung zu planen. Vor operativen Eingriffen oder bei intensivmedizinischer Behandlung bedarf es einer besonderen Risikobewertung und eine Sanierung kann auch mit sanierungshemmenden Faktoren sinnvoll werden.

Nach der Empfehlung des Robert Koch-Instituts kann folgendes Sanierungsschema zusammengefasst werden (hausinterne Standards können abweichen): Aufgrund der Beachtung der genannten sanierungshemmenden Faktoren und des Einsatzes eines Antibiotikums obliegt die Sanierung der ärztlichen Anordnung. Zudem sollte keine Notwendigkeit bestehen, systemisch MRSA wirksame Antibiotika bis zum Sanierungsende zu verabreichen.

Merke

- Die Sanierung/Dekolonisation über einen Zeitraum von 5 Tagen durchführen.
- Alle Körperpflegeutensilien werden vor Beginn der Sanierung ausgetauscht (z. B. Cremes, Nasentropfen, Zahnbürsten).

Die Sanierung wird in **folgenden Schritten** vorgenommen:

- **Dekolonisation der Nasenvorhöfe:** 3-mal tgl. Anwendung einer Mupirocin-Nasensalbe (z. B. Turixin®) anwenden, dies ist das Mittel der Wahl – alternativ bei Mupirocin-Resistenz: Prontoderm ® Gel, PVP-Jod oder Octenidin. Herstellerangaben beachten.
- **Dekolonisation des Rachenraums;**
  - 3-mal tgl. mit einer desinfizierenden Lösung gurgeln und spülen (z. B. ProntOral®, Chlorhexidinhaltigen Präparaten – Chlorhexamed® fluid, Octenidol®); Herstellerangaben beachten.
  - Falls vorhanden, unbedingt die Zahnprothese einbeziehen! Bei mobiler Prothese, kann diese in Octenidol® eingelegt werden.
- **Ganzkörperantiseptik:** 1- bis 2-mal tgl. Ganzkörperwaschung einschließlich der Haare (Dusche oder Vollbad) mit einer antiseptischen Waschlotion (z. B. Skinsan® scrub; Octenisan®, Decontaman®, Prontoderm®) vornehmen; dabei unbedingt auf die Einwirkzeiten (mindestens 1 min.) achten! Herstellerangaben beachten.
- **Allgemeine Hygienemaßnahmen:**
  - Handtücher, Waschlappen, Unterwäsche, Bettwäsche täglich wechseln.
  - Flüssigseife aus einem Spender ist Seifenstücken vorzuziehen.
  - Statt eines Deo-Rollers ein Deo-Spray verwenden. Nach Beendigung der Sanierung werden diese Utensilien erneut ausgetauscht, dies gilt auch für Rasierapparate (Wechsel der Klingen bzw. Desinfektion des Scherkopfes).
  - Kämme bzw. Haarbürsten werden täglich desinfiziert.
  - Falls keine Einmalzahnbürsten zur Verfügung stehen, wird die Zahnbürste täglich desinfiziert, indem sie mindestens 3 Minuten in die antiseptische Rachenspüllösung eingetaucht und anschließend an der Luft getrocknet wird.
  - Brillen und Schmuck werden ebenfalls einmal täglich desinfiziert.
  - Alle patientennahen Kontaktflächen wie der Nachtschrank, Monitor etc., zudem Kontaktflächen im Bad, sowie Lichtschalter und Türgriffe sind täglich zu wischdesinfizieren.
- **Sanierungspause:** Danach folgt eine 3-tägige Sanierungspause (kann je nach Hausstandard abweichen). Antiseptika jeglicher Art dürfen nicht benutzt werden, um die darauffolgende Kontrolle mittels Abstrichserie nicht zu verfälschen.
- **Kontrollabstriche in Verbindung mit dem Nachweisort/Lokalisation:**
  - War der Nachweis ausschließlich in Nase/Rachen, erfolgt die Abstrichserie (3 Abstriche an 3 aufeinanderfolgenden Tagen) mit einem kombinierten Nasen-/Rachenabstrich und einem Hautabstrich vorwiegend in der Leiste.
  - Wurden zudem in einer Wunde, im Urin und/oder im Trachealsekret Erreger nachgewiesen, sind zusätzlich diese Lokalisationen einzubeziehen.

Die Vielzahl der Maßnahmen zeigt, dass eine MRSA Sanierung aufwendig und anspruchsvoll ist. Die Rahmenbedingungen sind im Krankenhaus ungleich besser als im privaten Umfeld, da viele Betroffene nicht über ausreichend Bettwäsche oder Handtücher für einen täglichen Wechsel verfügen. Trotzdem ist es auch im häuslichen Umfeld möglich, eine erfolgreiche MRSA-Sanierung durchzuführen.

Merke

Für die MRSA-Sanierung gilt folgende Vorgehen:

- IST-Zustand aller möglich besiedelten Lokalisationen aufnehmen.
- 5–7 Tage sanieren.
- 1–3 Tage Sanierungspause (hausinterne Abweichungen möglich).
- 3 Abstriche an 3 aufeinanderfolgenden Tagen (hausinterne Abweichungen möglich).
- Bei jeden Aufenthalt ins Krankenhaus ist der erneute IST-Zustand zu erheben (Aufnahmescreening mittels kultureller Anforderung).

7.9.3 Multiresistente gramnegative Stäbchenbakterien (MRGN)

Die MRGN (zu erregerspezifischen und klinischen Details ► 3.3.6) haben in den letzten Jahren zunehmend an Bedeutung gewonnen (► 7.8). Die Einteilung von Resistenzen und zugehörigen Antibiotikaklassen RKI hatte und hat mit der Richtlinie „Hygienemaßnahmen bei Infektionen oder Besiedlung mit multiresistenten gramnegativen Stäbchen" weitreichende Folgen in der Praxis. Diese Definitionen beeinflussen das (Aufnahme) Screening sowie die Entscheidung über Isolationsmaßnahmen.
Die MRGN haben die Fähigkeit, Enzyme zu bilden, die wiederum 3(MRGN) oder 4(MRGN) der Antibiotikaklassen inaktivieren (► 3.3.6). Auch die Betalaktamasen mit erweitertem Spektrum, den Extended-Spektrum Betalaktamasen (ESBL), fallen hier drunter (► Tab. 7.15).
Die Vereinfachung der Definitionen und die Verpflichtung der Labore, diese Information auf die Befunde zu übermitteln, macht es dem Behandler besonders einfach entsprechend angepasste Isolationsmaßnahmen schnellstmöglich umzusetzen. Erreger, welche die Klassifikation 3/4MRGN betrifft, sind:

- **Enterobakterien** (► 3.3.4):
  - *Escherichia coli*
  - Klebsiella spp. (z. B. *Klebsiella pneumoniae, Klebsiella oxytoca*)
  - Enterobacter spp. (z. B. *Enterobacter cloacae*)
  - Serratia spp. (z. B. *Serratia marcescens*),
  - Citrobacter spp. (z. B. *Citrobacter freundii*)
  - *Morganella morganii*
  - Proteus spp. (z. B. *Proteus mirabilis, Proteus vulgaris*)
- **Nonfermenter** (► 3.3.4):
  - *Pseudomonas aeruginosa*
  - *Acinetobacter baumannii*

Tab. 7.15 Extended-Spektrum Betalaktamasen (ESBL)

Antibiotikagruppe	Leitsubstanz
1. Acylureidopenicilline	Piperacillin
2. Cephalosporine der 3./4. Generation	Cefotaxim und/oder Ceftazidim
3. Carbapeneme	Imipenem und/oder Meropenem
4. Fluorchinolone	Ciprofloxacin

Merke

Prinzipiell darf die Besiedelung oder Infektion mit einem multiresistenten Erreger nicht dazu führen, dass Patienten eine schlechtere medizinische Versorgung erhalten oder dass ihnen medizinisch indizierte diagnostische und therapeutische Maßnahmen vorenthalten werden. Einzig die medizinische Indikation bestimmt den Zeitpunkt der notwendigen Diagnostik, des Eingriffs oder der OP, nicht der Status einer Kolonisation oder Infektion mit einem multiresistenten Erreger.

Screening

Die KRINKO-Empfehlung zu MRGN gibt neben Kriterien bzw. Risikofaktoren des aktiven 4MRGN-Screenings auch erregerangepasste Lokalisationen für ein Screening vor. Diese Vorgaben geben dem Experten einen gewissen Spielraum in der Interpretation von erregerangepassten Screenings und Maßnahmen. In der Praxis wird das aktive 4MRGN-Screening meist ohne Einschränkung auf bestimmte Erreger durchgeführt, um das Risiko einer Fehlinterpretation zu minimieren.

Aufgabe

Kennen Sie Ihren internen Standard zum MRGN-Screening? Und wo ist dieser zu finden?

Das Labor hat die Verpflichtung, zusätzlich zum Resistogramm auf den Status 3MRGN oder 4 MRGN hinzuweisen. Dies soll zusätzlich Sicherheit schaffen und schnelle Reaktionen in der Umsetzung von ggf. notwendigen Isolationsmaßnahmen bewirken.

Merke

Sehen Sie sich auch Befunde an und geben Sie diese telefonisch übermittelten Vermutungen schnell weiter. Binden Sie auf schnellstem Weg den Arzt mit ein, um im Fall der Notwendigkeit einer Isolationsmaßnahme schnell reagieren zu können.

Erregerquelle/Was wird abgestrichen? Das wichtigste natürliche Reservoir von MRGN ist der Gastrointestinaltrakt. Insbesondere bei schwerkranken Patienten können MRGN jedoch schwer verlaufende nosokomiale Infektionen wie Pneumonien, Harnwegsinfektionen, Wundinfektionen und Sepsen verursachen. Dies erfordert zusätzlich folgende Maßnahmen:

- Stuhlprobe/tiefer Rektalabstrich
- Rachenabstrich
- Leiste bzw. Hautabstrich
- Bei Wunden und Katheter muss zusätzlich daraus eine Probe entnommen werden.

Merke

Es gibt Hinweise darauf, dass MRGN-Besiedelungen über Jahre bestehen können, selbst wenn zwischenzeitlich Tests auf MRGN negativ verliefen. Erst unter Selektionsdruck (nach Gabe von bestimmten Antibiotika) kann die Kolonisation in solchen Fällen wieder-nachweisbar werden.

Wie wird abgestrichen? Jeder Abstrich ist jeweils eigenständig zu sehen. Kombinierte Abstriche wie z. B. beim MRSA sind hier nicht sinnvoll. Das Screening wird mittels Abstrichtupfer durchgeführt. Je nach Labor ist auch eine Stuhlprobe mit der Anforderung MRGN möglich, ist jedoch kein Standard.

Wer wird abgestrichen? Eine Definition einer Risikogruppe zu MRGN ist in Abhängigkeit des Erregers somit mehr oder weniger schwierig. Derzeit besteht noch keine Definition für ein risikobasiertes generelles MRGN-Aufnahmescreening, wie z. B. beim MRSA. Allerdings wurde ein ausschließlich risikobasiertes aktives 4MRGN-Screening definiert. Dieses wird veranlasst, wenn folgende Voraussetzungen bestehen:

- Kontakt zum Gesundheitssystem in Ländern mit endemischem Auftreten von 4MRGN in den letzten 12 Monaten
- Kontaktpatienten, die mit 4MRGN-kolonisierten/infizierten Patienten länger in einem Zimmer untergebracht waren
- Patienten mit 4MRGN- Nachweis in der Anamnese
- Patienten mit einem stationären Krankenhausaufenthalt (> 3 Tage) in den zurückliegenden 12 Monaten in einer Region mit erhöhter 4MRGN-Prävalenz

Meldepflicht und Hygienemaßnahmen

- § 7 (1) IfSG: Seit 2016 namentliche Meldepflicht (Labormeldepflicht), Nachweis von Carbapenemasen, um genau zu sein, einer „Carbapenem-Nichtempfindlichkeit" bei Enterobacteriaceae und Acinetobacter spp., s. auch Erhebungsbogen des LZG (Landeszentrum Gesundheit) https://www.lzg.nrw.de/_media/pdf/service/Pub/pubifsg/LZG-Erhebungsbogen-Carbapenem-nicht-empf-Erreger_V21.pdf (wird in der Regel vom zuständigen Arzt oder dem Gesundheitsamt ausgefüllt und ans LZG weitergeleitet)
- § 6 (3) IfSG: nicht namentliche Meldepflicht: Wenn von 2 oder mehr nosokomiale Infektionen, bei denen ein epidemischer Zusammenhang (Zeit und Ort) wahrscheinlich ist oder vermutet wird

Erregerhaltiges Material Das wichtigste natürliche Reservoir ist der Gastrointestinaltrakt. Eine Eingrenzung kann erregerabhängig erfolgen. Jedoch ist der Verdacht oft schwierig zu äußern und generell sollte ein Rektal-, Rachen und - Hautabstrich erfolgen. Kann tatsächlich ein Erregerspektrum eingegrenzt werden (Verdacht), können folgende Beispiele für erregerangepasste Reservoire genannt werden.

- *Acinetobacter baumannii:* Tiefer Rachenabstrich, Hautabstrich
- *Klebsiella spp.:* Rektalabstrich, ggf. Urin, ggf. Wundabstrich chronischer Wunden
- *Enterobacter spp.:* Rektalabstrich
- *Pseudomonas aeruginosa:* Rachen- und Rektalabstrich, ggf. Wundabstrich chronischer Wunden
- *Escherichia coli:* Rektalabstrich, ggf. Urin, ggf. Wundabstrich chronischer Wunden

Laboranforderung/Diagnostik Die Labore haben in der Regel die Möglichkeit, 3MRNG-/4MRGN-Screenings gesondert anzufordern. Weitere Screeningmöglichkeiten neben den bereits genannten sind das Trachealsekret bei beatmeten Patienten sowie Wundabstriche. Stellen Sie sich vor, Sie würden die Anforderung eines Rektalabstriches auf Erreger und Resistenz einfordern, dann hätte das Labor ein großes Problem der Differenzierung. Denn es ist ja bekannt, welch großes Keimspektrum sich im Darm befindet. Somit kann bei der Anforderung MRGN bei einem Rektalabstrich die Differenzierung bereits bei Laboreingang zugeordnet werden.

Merke

Faustregel: Rektalabstriche nur mit genauer Anforderung durchführen und versenden!

Übertragungswege Direkter Kontakt (Hand-/Hautkontakt, Stuhl) und indirekter Kontakt (Kontakt der Oberflächen der unmittelbaren Patientenumgebung, der patientenbezogenen Utensilien und Medizinprodukte).

Präemptive Isolationsmaßnahme Einzelzimmerisolation bis zum Vorliegen des negativen Ergebnisses.

- Patienten mit 4MRGN Risiko(▸ 7.9.3)
- 4MRGN-Kontaktpatienten

Risikobasierte Isolationsmaßnahme In Einrichtungen des Gesundheitswesens soll bei Nachweis von 3MRGN nach individueller Risikoabwägung über die Isolationspflicht entschieden werden z.B. in Abteilungen mit dem Schwerpunkt der Hämatoonkologie oder Intensivmedizin. Das definierte Risiko sollte in der Hygienekommission festgelegt werden und anschließend im Hygieneplan MRGN zu finden sein. Entweder ist das Risiko aufgrund von invasiven Maßnahmen wie z.B. Beatmung, zentralvenöse Katheter, arterielle Katheter erhöht oder der Patient bringt aufgrund seiner Grunderkrankungen oder seines jungen Lebensalters bereits ein erhöhtes Risiko für das Erlangen eines ungewollten Erregerspektrums mit sich. Das RKI fasst die Prävention von Übertragungen, das aktive Screening sowie die dazugehörigen Isolationsmaßnahmen beispielhaft in eine tabellarische Übersicht (▸ Tab. 7.16).

Tab. 7.16 Maßnahmen zur Prävention der Verbreitung von MRGN

Erreger/Resistenz		Aktives Screening und Isolierung bis zum Befund	Prävention der Übertragung	
			Normalbereiche	Risikobereiche
E. coli	3MRGN	Nein	Basishygiene	**Isolierung**
	4MRGN	Risikopopulation	**Isolierung**	**Isolierung**
Klebsiella spp.	3MRGN	Nein	Basishygiene	**Isolierung**
	4MRGN	Risikopopulation	**Isolierung**	**Isolierung**
Enterobacter spp.	3MRGN	Nein	Basishygiene	Basishygiene
	4MRGN	Risikopopulation	**Isolierung**	**Isolierung**
Andere Enterobakterien	3MRGN	Nein	Basishygiene	Basishygiene
	4MRGN	Risikopopulation	**Isolierung**	**Isolierung**
P. aeruginosa	3MRGN	Nein	Basishygiene	**Isolierung**
	4MRGN	Risikopopulation	**Isolierung**	**Isolierung**
A. baumannii	3MRGN	Nein	Basishygiene	**Isolierung**
	4MRGN	Risikopopulation	**Isolierung**	**Isolierung**

Quelle: https://www.rki.de/DE/Content/Infekt/Krankenhaushygiene/Kommission/Ergaenzende_Informationen/MRGN_Vortrag.pdf?__blob=publicationFile

Aufgabe

Welche Bereiche sind in Ihrer Einrichtung als Risikobereiche festgelegt?

Dauer der Schutzmaßnahmen Schutzmaßnahmen können bei Vorliegen von drei negativen Abstrichserien (Rektal, Rachen, Haut, ggf. ursprünglicher Nachweisort, chronische Wunden) mit jeweils einer Woche Abstand aufgehoben werden.

Isolationsmaßnahmen Die Einzelzimmerunterbringung ist bereits unmittelbar nach Bekanntwerden des Verdachtes bzw. der Befundmitteilung des Labors erforderlich.

- Zimmertür mit dem Hinweisschild kennzeichnen.
- Den Besucherverkehr auf ein Mindestmaß reduzieren.

Kohorte Gleicher Erregerstatus, Lokalisation mit gleichem Resistogramm und gleicher Besiedlung oder Infektion.

Merke

Daran sollte auffallen, dass die Entscheidung einer Kohortenbildung bei MRGN-Nachweis sehr schwierig bis unmöglich ist. Die Fragestellung einer Kohorte bei MRGN sollte man sich besser von den Hygienezuständigen mit ggf. den ABS- Experten oder Mikrobiologen mit beantworten lassen.

Kontaktpatienten Kontaktpersonen sind schnellstmöglich vom Indexpatienten zu trennen und präemptiv zu isolieren. Es wird eine Abstrichserie – mindestens rektal Rachen, Haut/Leiste ggf. chronische Wunden, Urin, z. B. Trachealsekret – bei Beatmung ins Labor versendet.

Merke

Der Patient mit MRGN-Nachweis (Indexpatient) verbleibt im Zimmer. Die Kontaktpatienten werden in ein anderes Zimmer verschoben. Sie können auch zusammen präemptiv isoliert werden.

Schutzkleidung

- Einmalhandschuhe tragen.
- Mund-Nasen-Schutz ausschließlich bei bekannter Besiedlung/Infektion der Atemwege/Mund/Nase und/oder Husten anlegen.
- Ein flüssigkeitsundurchlässiger Schutzkittel ist angezeigt bei Kontakt mit erregerhaltigem Material sowie sichtbar kontaminierten Gegenständen der patientennahen Umgebung.
- Eine Schutzbrille ist erforderlich bei möglichen Verspritzungen von erregerhaltigen respiratorischen Sekreten durch Intubation, Absaugung, unkontrollierten Hustenreiz.

Entisolierung/Dauer der Schutzmaßnahme Diese erfolgen nach ärztlicher Anordnung:

- 3 Abstrichserien (mindestens rektal, Rachen, Haut/Leiste) mit einer Woche Abstand, auch bei Anamnese und Wiederaufnahme
- Unter Berücksichtigung der Abschlussdesinfektion/Schlussdesinfektion
- Aufheben einer Isolationsmaßnahmen (▸ 7.7.5)

Dadurch, dass in der Regel der Gastrointestinaltrakt besiedelt ist, ist eine aktive Sanierung lokal noch systemisch nicht sinnvoll. Derzeit gibt es keine Empfehlung einer Sanierung bei MRGN-Nachweis. Lediglich bei *Acinetobacter baumanii* kann davon ausgegangen werden, dass die Erregerzahl durch antiseptische Waschungen zumindest reduziert werden kann, da er im Gegensatz zu den restlichen gramnegativen Bakterien häufig auf der Haut zu finden ist.

Merke

Die Darmbakterien regulieren viele Prozesse in unserem Körper, welche noch nicht detailliert erforscht sind. Er beeinflusst unser System von der Immunabwehr bis hin zu unserem Gemütszustand. Ist das Gleichgewicht im Darm hergestellt, geht es uns gut. So die Theorie. Man darf gespannt sein, welche neuen Erkenntnisse es in den nächsten Jahren geben wird.

7.9.4 Vancomycin resistente Enterokokken (VRE)

Die Enterokokken (▸ 3.3.3) sind physiologischer Bestandteil des Darms. Es handelt sich also um einen weiteren Darmerreger mit erworbener Resistenz – hier gegen Vancomycin. Die VRE können Harnwegsinfektionen, Infektionen bei Neugeborenen oder auch Endokarditiden auslösen. Durch die erworbene Resistenz sind auch hier die Therapiemöglichkeiten wieder eingeschränkt.

Das Gleichgewicht des Darms kann sich z. B. bei der Gabe von bestimmten Antibiotika wie z. B. Metronidazol verschieben. Dadurch wird die anaerobe Flora des Darms gehemmt und der Anteil an Enterokokken erhöht sich.

Unterteilung der Enterokokken mit Resistenz

Enterokokken mit Resistenz sind die Spezies *Enterococcus faecium* und *Enterococcus faecalis,* wobei *Enterococcus faecium* eher ein Krankenhauskeim (hospitalassoziiert) ist und die klinische Bedeutung zunimmt. Man unterscheidet derzeit in über acht unterschiedliche Resistenztypen, wobei die zwei häufigsten Typen (► 3.3) folgende sind:

- vanA-Typ mit Resistenz gegen Vancomycin und Teicoplanin
- vanB-Typ mit Reistenz gegen Vancomycin

Diese Unterteilung gibt den Ärzten und Mikrobiologen Auskunft über die mögliche Antibiotikatherapie. Mittlerweile werden sogar Resistenzen gegen sog. Reserveantibiotika wie z.B. Linezolid-resistente Enterokokken (LRE) oder auch Linezolid-Vancomycin-resistente-Enterokokken (LVRE) beschrieben. Dies kann natürlich zu erheblichen Einschränkungen in der Therapie von Infektionen führen.

Screening

- Beim **MRSA**- und **MRGN-Screening** gibt es ein aktives Screening, d.h. das Screening ist nach einer Personen-/Risikogruppe ausgerichtet und kommt bei der stationären Aufnahme zum Tragen.
- Das **VRE-Screening** ist ein passives Screening. Ein Nachweis auf VRE fällt meist bei generellen mikrobiologischen Untersuchungen auf, wie einem Wundabstrich, beim Trachealsekret oder bei der Untersuchung von Urin oder auch bei einer Häufung/einem Ausbruch wird das Screening ausgeweitet und nicht selten folgen weitere Zufallsbefunde.

Erregerquelle/Was wird abgestrichen? Enterokokken sind Bestandteil der physiologischen Darmflora. Abgenommen werden eine

- Stuhlprobe mit eindeutiger Fragestellung auf einen VRE-Nachweis und/oder ein
- tiefer Rektalabstrich.

Wenn vorhanden

- Wunden
- Urin bei liegendem Katheter

Wie wird abgestrichen? Für den Ist-Zustand oder auch negativen Beweis können neben dem Rektalabstrich, Stuhlproben binnen einer Woche z.B. am 2., 5. und 7. Tag erfolgen.

Wer wird abgestrichen? Es gibt keine Vorgaben zu einem risikobasierten Screening ähnlich dem MRSA-Screening oder dem aktiven 4MRGN-Screening. Ein ggf. bestehendes Risiko z.B. für eine Fachabteilung wie Onkologie, Intensivmedizin oder andere mögliche Definitionen von Patientenpopulationen sollen die Experten wie der Krankenhaushygieniker und der Mikrobiologe abstimmen.

Meldepflicht und Hygienemaßnahmen

Meldepflicht Es besteht eine nichtnamentliche Meldepflicht nach § 6 (3) Infektionsschutzgesetz: Wenn bei zwei oder mehr nosokomialen Infektionen ein epidemischer Zusammenhang (Zeit und Ort) wahrscheinlich ist oder vermutet wird.

Erregerhaltiges Material Infizierter Mensch bzw. Keimträger (Dickdarm, selten Mundhöhle, Vagina, Urethra), Lebensmittel (Tiere als Keimträger).

Laboranforderung/Diagnostik Die Labore haben in der Regel die Möglichkeit, gesondert ein VRE-Screening anzufordern. Eine Stuhlprobe ist sensitiver und dem Rektalabstrich vorzuziehen. Faustregel: Einen Rektalabstrich nur mit genauer Anforderung durchführen! Wenn diese nicht vorliegt, kann Rektalabstrich nicht ausgewertet werden.

- Lokalisationen (Wunden, Urin etc.) mit Infektionszeichen können mit der Anforderung Erreger und Resistenz oder der genauen Fragestellung nach dem VRE durchgeführt werden.
- Werden eine Resistenzen gegenüber Tigecyclin oder Daptomycin im Labor nachgewiesen, ist diese durch ein Referenzlabor z.B. des Nationalen Refernzzentrums (NRZ) zu bestätigen.

Übertragungswege Direkter Kontakt (Hand-/Hautkontakt, Stuhl), indirekter Kontakt (Kontakt der Oberflächen der unmittelbaren Patientenumgebung, der patientenbezogenen Utensilien und Medizinprodukte).

Merke

Enterokokken zeigen eine hohe Umweltpersistenz und hohe Übertragungs-wahrscheinlichkeit. (RKI)

Dauer der Schutzmaßnahme Die Kolonisation mit VRE kann Wochen bis Jahre anhalten. Nach einer Abstrichserie mit drei negativen Befunden (z.B. 2., 5., 7. Tag) ist bei Versorgung mit einer Einzelzimmerisolationsmaßnahme die Entisolierung möglich.

Isolationsmaßnahme Für die Umsetzung in der Praxis bedarf es entsprechende Auswertungen epidemiologischer Daten/der Surveillance der jeweiligen Einrichtung, des Risikokollektivs und der Gegebenheiten der Einrichtung, um hausangepasste Maßnahmen zu VRE definieren zu können. In Verbindung mit den genannten epidemiologischen Daten und der Festlegung aus einer Auswahl von Maßnahmen schafft man nach derzeitigem Wissenstand die besten Voraussetzung für die Prävention von VRE-Übertragungen. Mögliche Maßnahmen (Auswahl mind. 2):

- Screening
- Isolierung
- Antiseptisches Waschen
- Einbeziehen des Patienten in Hygienemaßnahmen und
- Intensivierte Reinigung und Desinfektion der Umgebung.

Man könne z.B. zwei Komponenten auswählen, unter der Voraussetzung der Einhaltung der Basishygiene und der individuellen Risikoabwägung der Klinik. Für die Entscheidung sollten vorab Surveillance-Daten erfasst und ausgewertet sein. Dies sind die optimalen Bedingungen der Empfehlung des RKI, um das Risiko einer VRE-Übertragung zu minimieren.Was Sie in der Praxis finden werden, sind unterschiedliche Festlegungen und Konzepte, die alle ihren Hintergrund und Berechtigung haben werden. So gibt es z.B. definierte Bereiche, in denen der VRE-Nachweis mit einer Einzelzimmerisolation versorgt wird und auch Bereiche, in denen die Basishygiene ausreichend ist. Oder Einrichtungen, die dem VRE-Nachweis generell eine Einzelzimmerisolation folgen lassen. Wenn die Entscheidung fällt für eine Prävention mittels Bündelung von Maßnahmen und Auswertung der Surveillance und keine Einzelzimmerisolation erfolgt, muss der Erfolg der Maßnahmen inkl. der Infektionsdaten engmaschig überprüft und ggf. Maßnahmen angepasst werden.

Zudem hat die interne und externe Kommunikation und Schulung über unterschiedliche Anwendung von Maßnahmenpaketen oberste Priorität. Auch ein Austausch in den bereits genannten MRE-Netzwerken oder Arbeitskreisen über Erfahrungswerte trägt zur Prävention bei.

Kohorte Kohorten sind möglich.

- Keine Kohortierung von VRE-Patienten mit MRSA-Patienten oder mit anderen MRE-Patienten
- Eine gemeinsame Kohortierung von VanA- und VanB-Trägern ist ungeklärt

Schutzmaßnahmen bei Einzelzimmerisolation Unabhängig von epidemiologischen Daten und Maßnahmenbündeln sollten bei Patienten mit geringem Verständnis der Eigen- und Umgebungshygiene (keine Compliance), sowie bei akuter Diarrhö und Stuhlinkontinenz die Isolationsmaßnahme im Einzelzimmer mit eigener Nasszelle bevorzugt werden.

Merke

Das Tragen eines MNS bei Absaugen, Intubation oder auch spezieller Mundpflege ist Basishygiene.

- Einmalhandschuhe tragen.
- Mund-Nasen-Schutz(MNS ▸ 5.8), ausschließlich bei bekannter Besiedlung/Infektion der Atemwege/Mund/Nase und/oder Husten anlegen.
- Ein flüssigkeitsundurchlässiger Schutzkittel ist angezeigt bei Kontakt mit erregerhaltigem Material sowie sichtbar kontaminierten Gegenständen der patientennahen Umgebung.
- Eine Schutzbrille ist erforderlich bei möglichen Verspritzungen von erregerhaltigen respiratorischen Sekreten durch Intubation, Absaugung, unkontrollierter Hustenreiz.

Entisolierung/Dauer der Schutzmaßnahme Nach ärztlicher Anordnung. Es können drei Abstrichserien (rektal und Lokalisation mit Erregernachweis) mit mehreren Tagen Abstand innerhalb einer Woche vorgenommen werden (z. B. Tag 2, 5 und 7) – allerdings nicht unter Antibiotikatherapie.

Sanierung/Dekolonisation Eine Sanierung/Dekolonisation von VRE-Kolonisationen ist bisher nicht möglich.

7.9.5 Verlegung und Transport mit MRE-Nachweis

Grundsätzlich können Personen mit Nachweis von multiresistenten Erregern verlegt werden. Bestimmte Voraussetzungen gelten hier für das Krankenhauspersonal, den Krankentransportdienst wie für den Rettungsdienst.

Vorbereitung

- Die Zieleinrichtung/Zielbereich ist über den Erregerstatus zu informieren.
- Bei klinikexterner Verlegung sollte ein MRE Überleitungsbogen ausgefüllt werden (▸ 7.7.1).

- Bei Besiedlung/Infektion der Atemwege (Nase/Rachen) trägt die Person während des gesamten Transports einen Mund-Nasen-Schutz
- Wunden/Tracheostomata sind frisch verbunden.
- Der Patient trägt frische Wäsche.
- Wenn möglich führt die Person eine hygienische Händedesinfektion durch.
- Bettgestell, Handläufe werden wischdesinfiziert.

Durchführung

Alle Maßnahmen der **Basishygiene,** insbesondere die Händedesinfektion und das indikationsgerechte Tragen von Schutzhandschuhen (keimarme Einmalhandschuhe), sind von allen Mitarbeiterinnen und Mitarbeitern konsequent einzuhalten.
Eine **hygienische Händedesinfektion** ist mit einem (VAH-gelisteten) Händedesinfektionsmittel durchzuführen

- nach jedem Patientenkontakt,
- vor Tätigkeiten, die aseptisches Arbeiten erfordern,
- nach jeder möglichen Kontamination mit Körpersekreten oder Ausscheidungen,
- nach dem Ausziehen von Schutzhandschuhen,
- sowie vor dem Verlassen des Patientenzimmers.

Verwendung persönlicher Schutzausrüstung

- Bei zu erwartendem Direktkontakt sind ein Einmalkittel und Schutzhandschuhe zu tragen.
- Beim Abholen der Patientin oder des Patienten im Krankenzimmer trägt das Personal Schutzhandschuhe, Einmalkittel und Mund-Nasen-Schutz.
- Ein Mund-Nasen-Schutz muss vom Personal während des Transports nicht generell getragen werden, sondern nur, wenn Tätigkeiten durchgeführt werden, bei denen eine Tröpfchenbildung wahrscheinlich ist (Absaugen, Atemwegsmanagement), der Patient stark hustet und/oder wenn der Patient einen Mund-Nasen-Schutz nicht toleriert.
- Der Fahrdienst wirft die gesamte Schutzkleidung in einen Müllsack, führt eine Händedesinfektion durch und fährt in der normalen Kleidung den Transport. Am Zielort werden für den weiteren Patiententransport wieder Schutzhandschuhe und Einmalkittel angezogen.
- Das Krankenhauspersonal verwirft die Schutzkleidung nach der Übergabe im Zielbereich, nach Möglichkeit verbleibt der Patient nicht alleine in einem Wartebereich, sondern geht auf direktem Weg in den Zielbereich (OP, Untersuchungsraum, Röntgen).
- Nach Ende des Transportes legt auch die Patientenbegleitung die Schutzkleidung ab und führt eine hygienische Händedesinfektion durch. Die Verwendung von Ganzkörper-Overalls durch das Personal ist in diesen Situationen unerwünscht und aus hygienischer Sicht unnötig.

7.9.6 Information/Schulung

Immer wieder stellen sich die Fragen in der Praxis, woher bekomme ich hausinterne Informationen, wo gibt es Informationen, die ich dem Patienten mitgeben kann? Wie kann der Arzt den Hausarzt, die Rehaklinik oder das Pflegeheim über den Erregerstatus informieren? In allen Positionen werden die Wichtigkeit der Kommunikation und insbesondere das Erlangen des gleichen Wissenstandes durch verschiedene Schulungsformen deutlich. Um Unsicherheiten des Arztes sowie des Patienten abzufangen z. B. bei der Entscheidung für oder gegen ein Antibiotikum. Aber auch um zu verstehen, welchen Beitrag ich als Patient und ich als Personal im Gesundheitswesen zur Minderung der Übertragung dazugeben kann, können Broschüren und Formulare hilfreich sein und allen Beteiligten (Personal/Patient/Angehörige) durch verbesserten Wissenstand die nötige Sicherheit geben.

- Hygienepläne
- Desinfektionspläne
- Verfahrensanweisung: Dies sind interne Dokumente (Intranet). Sie sind teilweise auch öffentlich als Aushang zu finden.
- MRE-Überleitungsbogen: Dient dem Arzt zur kompakten Informationsweitergabe über den MRE-Status des Patienten, an den weiterbehandelnden Arzt, Rehaklinik oder auch Pflegeheim.
- Flyer zur Aufklärung für den Patienten: Informationsflyer sind kurze Zusammenfassungen über den jeweiligen MRE-Status mit kurzen Anleitungen zur Basishygiene bis hin zu dem Verhalten im häuslichen Umfeld. Unter: https://www.infektionsschutz.de/erregersteckbriefe/ sind Flyer zu diversen Infektionserregern als Download verfügbar. Hier sogar in verschiedensten Übersetzungen.
- Kennzeichnung Isolationszimmer (▸ Abb. 7.42): Die Beschilderungen sind in der Regel an der Außentür angebracht. Sie können Informationen über die benötigte PSA vor dem Betreten des

Zimmers geben. Diese informiert auf direkten Weg das Personal (Ärzte, Pflege, Physiotherapeuten, Reinigungskräfte), wie auch dem Besuch. Diese Informationen nach außen stehen kontrovers in der Diskussion, deshalb dürfen sie auch keine Information über den genauen Erregerstatus oder andere dem Patienten zuzuordnende Informationen enthalten.

Die **Schulungen** für **medizinisches Personal** sind in der Klinik in der Regel durch Hygienepflichtfortbildung ausgeschrieben und werden teilweise mit sog. E-Learning-Programmen abgedeckt. Für weitere Berufsgruppen wie den innerklinischen Hol- und Bringdienst/Fahrdienst, Reinigungskräfte, Servicekräfte oder auch die Technik sind Schulungen mit dem Schwerpunkt Hygiene nicht weniger wichtig und werden teilweise durch Unterweisungen des Vorgesetzten oder auch Angebote durch die Hygienezuständigen (Hygienefachkraft) durchgeführt. Im ambulanten Bereich übernimmt der Arzt meist selbst die Position des Hygienebeauftragten. Für fachspezifische Hygieneunterweisungen sind meist die Hygieneverantwortlichen der Einrichtung verantwortlich.

Bei neueingestellten Mitarbeitern wird die Einführung in die jeweils geltenden Hygienestandards in die Verantwortung der Bereichs- oder Stationsleitungen gelegt. Auch die Hygienebeauftragten Ärzte/(Alten)Pflege tragen hier ihren wichtigen Teil bei.

Aufgabe

Welche Möglichkeiten sich zu informieren gibt es für Sie, für Patienten, Angehörige und andere Berufsgruppen? Kennen Sie alle?

7.9.7 Multiresistente Erreger in Einrichtungen und Praxen

In Senioreneinrichtungen wie Alten- und Pflegeheimen und noch mehr in der ambulanten Pflege stellt sich ein häusliches Umfeld dar.

In **Alten- und Pflegeeinrichtungen** besteht die Besonderheit, dass viele Menschen mit möglichen Risikofaktoren unter einem Dach leben und nach Möglichkeit, an Aktivitäten des „normalen" Lebens teilhaben möchten, wie Gymnastikrunden, dem gemeinsamen Essen oder sonstigen Angeboten in der Gemeinschaft. Hier gilt es, die Einschränkungen und die Bewegungsfreiheit der besiedelten Person und das möglich ausgesetzte Risiko der anderen Bewohner abzuwägen.

Gibt es Maßnahmen, die über die Basishygiene hinausgehen, sollten diese Präventionsmaßnahmen in einem Standard fixiert sein. Ein Beispiel: Ist die Person imstande, sich an alle Basishygienemaßnahmen zu halten, wie z.B. an die Händedesinfektion, nach Verlassen des eigenen Zimmers und vor Betreten von Gemeinschafträumen oder kann sie mit möglich anfallenden Sekreten, z.B. Auswurf umgehen. Dann können diese Personen, nach Anleitungen durch eine Fachkraft in der hygienischen Händedesinfektion oder auch der Hustenetikette, am Gemeinschaftsleben teilnehmen. In einem Standard könnte z.B. beschrieben werden, dass das Verlassen des Zimmers bei einer MRSA-Besiedlung in der Nase und im Rachen nur erlaubt ist, wenn ein Mund-Nasen-Schutz getragen wird. Bei Nachweis eines 4MRGN/VRE in der chronischen Wunde, könnte beschrieben sein, dass diese entsprechend versorgt und abgedeckt werden muss und der Bewohner die Stuhlhygiene einhalten kann.

Bei **immobilen Bewohnern** oder auch bei der Versorgung des mobilen Bewohners in seinem Zimmer, tritt die Pflegefachkraft ins Umfeld des Bewohners ein. Das direkte und indirekte Umfeld im Bewohnerzimmer ist potenziell mit MRE besiedelt. Bei Nachweis eines MRSA oder anderen Nachweisen einer Rachenbesiedlung mit MRE sollte zusätzlich zu der Basishygiene das Tragen eines Mund-Nasen-Schutzes und eines Schutzkittels unabdingbar sein.

Im **ambulanten Pflegedienst** ist das Klientel meist ein ähnliches mit gleichem Risiko. Um sich und andere zu schützen, bedarf es die gleichen Barrieremaßnahmen wie in einem Bewohnerzimmer. Zusätzliches Tragen von Anteilen der Persönlichen Schutzausrüstung (Mund-Nasen-Schutz, Schutzkittel, Handschuhe) können hier die Vorgaben sein, je nach Lokalisation der Besiedlung.

In **Arztpraxen** werden Klienten mit MRE-Nachweis meist am Ende der Sprechstunde einbestellt, wenn der Besuch in der Praxis unumgänglich ist, wie z.B. bei Facharztbesuchen (Kardiologe, Hautarzt). Ansonsten bevorzugt der Hausarzt den Hausbesuch. Damit man der Praxis die Möglichkeit geben kann, nach ihren eigenen Standards zu reagieren, sollten die Klienten offen mit ihrer Besiedlung umgehen und diese vorab telefonisch kommunizieren.

Auch **Dialyseeinrichtungen** haben ihre eigenen Standards im Umgang mit MRE besiedelten Klienten. Im Allgemeinen werden Klienten, die im Krankenhaus aufgrund ihres MRE-Nachweises in einem Einzelzimmer versorgt werden, auch in der Dialyseeinrichtung nach Möglichkeit in einem eigens dafür eingerichteten Raum dialysiert mit entsprechender Schutzausrüstung, welche über die Basishygiene hinaus geht. Die Dialysepflichtigkeit ist keine Kontraindikation zur Durchführung einer Dekolonisation.

Die Maßnahmen in **Rehabilitationskliniken** können abhängig vom Schwerpunkt der Einrichtung sein oder/und der kognitiven Möglichkeit/Compliance des Patienten im Umgang mit der eigenen Hygiene sein und in wie weit sich der Patient beschulen lässt, um eigenständig eine hygienische Händedesinfektion durchzuführen. Kann der Patient die eigene Hygiene einhalten und darin beschult werden, um andere zu schützen, steht beispielweise auch einer Gruppentherapie nichts im Wege. Bei Immobilität des Patienten gilt das Ausweiten der Maßnahmen über die Basishygiene hinaus (indikationsgerechtes Tragen von MNS, Handschuhe, Schutzkittel), wie in allen Einrichtungen und Tätigkeiten im Gesundheitswesen.

Wiederholungsfragen

- Welche Erreger gehören zu den Erregern mit besonderen Resistenzen?
- Welche Aufgaben haben ABS-Experten?
- Welche Voraussetzungen gelten für das Krankenhauspersonal, den Krankentransportdienst sowie für den Rettungsdienst bei der Verlegung von MRE-Patienten?
- Beschreiben Sie die Eigenschaften der 3MRGN bzw. 4MRNG.
- Nennen Sie Informationsmöglichkeiten über MRE für das Personal sowie für Patienten und Angehörige.
- Wo sind Hygienemaßnahmen für Alten- und Pflegeeinrichtungen, ambulante Pflegedienste, Arztpraxen, Dialyseeinrichtungen sowie Rehabilitationskliniken zu finden?

Natalie Commandeur

8 Ausbruchsmanagement

Überblick

Maßnahmen des Ausbruchsmanagements betreffen in der Praxis sehr unterschiedliche Größenordnungen, z.B. Einzelfälle bei einer nosokomialen Legionellenpneumonie auf der Intensivstation, aber auch das vermehrte Aufkommen von Brechdurchfall bei den Patienten und beim Personal. Beide Fälle sind grundsätzlich unterschiedlich, sie können dennoch mit dem Workflow des Ausbruchsmanagements strukturiert abgearbeitet werden. Zum fachgerechten Ausbruchsmanagement gehört auch die Ersteinschätzung der Situation, die über Beispiele von Auslöseereignissen eingeübt werden kann. Im Rahmen der Lagebeurteilung werden die in Einrichtungen des Gesundheitswesens Verantwortlichen aufgezählt, mit dem dazugehörigen Aufgabenfeld. Oberste Priorität hat ein strukturiertes Vorgehen mit klaren Aufgabenverteilungen, da sich im Ausbruchsmanagement sicherlich eine gewisse Nervosität nicht vermeiden lässt.

8.1 Ersteinschätzung der Situation

Definition

Krankheitsausbruch: wenn die Anzahl von Personen mit einer bestimmten Infektionskrankheit in einer bestimmten Region und/oder einem bestimmten Zeitraum die erwartete Anzahl dieser Erkrankungen übersteigt.

Ein Ausbruch wird meistens erst als dieser erkannt, wenn das Ausmaß bereits deutlich größer ist als gedacht. Wann ein Ausbruch als Ausbruch bezeichnet wird, gibt zum einen die klare Definition vor, zum anderen der entsprechende einrichtungsbezogene Standard. Beispiele von möglichen Auslöseereignissen sind in ▸ Tab. 8.1 aufgelistet. Bis zum Start eines Ausbruchmanagements oder Zusammenfinden des AMT-Teams passieren bereits vorher wichtige Schritte für die Ersteinschätzung der Situation.
Von Bedeutung sind insbesondere die Befragung der Behandler (Ärzte, Pflegekräfte, Physiotherapeuten) und deren Dokumentation. Es kommt (selten) vor, dass das Labor eine Häufung eines Erregers meldet. Für den ersten Überblick fassen meist die Hygienefachkraft und/oder die Hygienebeauftragten und/oder die hygienebeauftragten Ärzte die Situation zusammen. Dies geschieht bevorzugt mit Checklisten, die einen schnellen objektiven Überblick gewährleisten. Denn ein standardisiertes Verfahren kann jede Berufsgruppe an jedem Wochentag abrufen, um den weiteren Verantwortlichen eine erste Meldung des Ist-Zustands geben zu können.

Die erste Meldung zeigt, welche Maßnahmen und in welcher Größenordnung abgerufen werden müssen. Die Hygieneverantwortlichen der Einrichtung (beispielsweise Geschäftsführung, Heimleitung, Krankenhaushygieniker) beraten über das weitere Vorgehen. Die Ersteinschätzung ist nun abgeschlossen.

Merke

Die oberste Priorität ist ein strukturiertes Vorgehen mit klaren Aufgabenverteilungen. Standards und Checklisten sind hilfreich. Regelmäßige Schulungen helfen, die Standards in Erinnerung zu rufen und die situationsbedingte Nervosität zu vermeiden.

8.1.1 Strukturiertes Vorgehen

Wie viele Erkrankungen in einer bestimmten Region/einem örtlichen Zusammenhang oder in einem bestimmten Zeitraum „normalerweise" zu erwarten sind, kann über die regelmäßige **Erfassung** und Überwachung (**Surveillance**) von **meldepflichtigen Infektionskrankheiten** ermittelt werden. Diesen Überblick sollten die Krankenhaushygieniker, Laborärzte, hygienebeauftragten Ärzte und Hygienefachkräfte im Blick haben und bei Auffälligkeiten über weitere Maßnahmen entscheiden. Zudem können Einzelfälle wie seltene oder gefährliche Erreger, die mit schweren Krankheitsverläufen einhergehen, ein Ereignis zum Auslösen eines Ausbruchsmanagements darstellen.
Im folgenden Fallbeispiel wird ein möglicher Workflow anlehnend an die Empfehlung des RKI

Tab. 8.1 Beispiele für Auslöseereignisse

Ereignisse	Erreger und Erkrankungen
Kontaktinfektion/Infektionen des Magen-Darmtraktes	• Noroviren • Rotaviren • Salmonellen • Toxinbildendes Clostridioides difficile
Tröpfcheninfektionen	• Influenza • Meningokokkenmeningitis/-sepsis • COVID-19
Parasitosen	• Scabies • Kopfläuse
Nosokomiale Infektionen	• Pneumonien • Wundinfektionen • Harnweginfektionen • Sepsis • Übertragung multiresistente Erreger, bzw. Erreger mit bestimmten Resistenzen (MRGN, MRSA, VRE)
Erkrankungen, im Einzelfall	• Legionellose • Offene Lungentuberkulose • SARS • Infektion mit 4MRGN Acinetobacter baumannii

beschrieben. Den Ihrer Einrichtung angepassten Workflow sollte im Hygieneplan zum Ausbruchsmanagement und/oder im QM-Handbuch zu finden sein.

Fallbeispiel

Die Fachpflegekraft Frau Meilenstein betreut den C-Bereich auf der internistischen Station. Während des morgendlichen Rundgangs fällt ihr auf, dass zwei Patienten im gegenüberliegenden Zimmer an deutlich flüssigerem Stuhlgang leiden. Ein weiterer Patient gibt an, dass ihm übel sei und dass er bereits in der Nacht Durchfall gehabt habe. Frau Meilenstein meldet dies dem zuständigen Arzt, dieser ordnet umgehend Isolationsmaßnahmen und Stuhlproben an. Die Kontaktpatienten werden ebenfalls zusammengelegt und es wird besprochen, dass diese engmaschiger beobachtet werden müssen: Sie werden auch darüber unterrichtet, dass sie sich melden sollen, sobald sie Erbrechen oder Durchfall bekommen. Zudem sollen Sie den Stuhl nicht herunterspülen, da zuerst eine Probe entnommen werden muss.

Nach Durchführung der Erstmaßnahmen beschließt Frau Meilenstein den zuständigen Bereichsleiter der Pflegedirektion zu informieren. Zudem fragt sie ihre Kollegen auf anderen Stationen, ob sie ebenfalls Auffälligkeiten bemerkt bzw. gemeldet bekommen haben. Der Bereichsleiter Herr Neumann meldet die Situation sofort der zuständigen Hygienefachkraft Frau Engels. Frau Engels stellt unmittelbar ihre bisherige Arbeit ein und vereinbart ein Treffen mit dem Bereichsleiter auf der Station, um sich einen gesamten Überblick zu verschaffen. Sie nimmt Erhebungslisten für das vermehrte Aufkommen von Durchfall und/oder Erbrechen mit. Dies wird die eventuelle spätere Meldung an das Gesundheitsamt und Zusammenfassung der Gesamtsituation erleichtern.

Der Bereichsleiter stellt fest, dass sich zwei Pflegekräfte krankgemeldet haben. Er findet heraus, dass diese ebenfalls unter Durchfall leiden.

Der hygienebeauftragte Arzt der internistischen Abteilung wird ebenfalls von Frau Engels informiert. Dieser befragt den ärztlichen Dienst der anderen Abteilungen, ob noch irgendwo Auffälligkeiten zu verzeichnen sind.

Parallel erfasst die Hygienefachkraft Frau Engels mit dem Bereichsleiter Herrn Neumann die Daten der nun betroffenen Patienten und Pflegekräfte.

Es steht nun fest, dass die Situation als Ausbruch mit vorerst unklarem Erbrechen und/oder Durchfall dem Gesundheitsamt gemeldet werden muss. Frau Meilenstein meldet das Geschehen dem Krankenhaushygieniker und bespricht die bereits getroffenen Maßnahmen und beide tauschen sich über weitere Maßnahmen aus. Der Krankenhaushygieniker ist auch Teil des zuständigen Labors, beide stimmen sich darüber ab, dass noch weitere Proben aus dem Bereich folgen werden und diese vorgezogen werden sollten. Die gesammelten Daten werden dem Hygienebeauftragten gemeldet, dieser informiert die Chefärztin und die Geschäftsführung. Zudem müssen die physiotherapeutische Behandlung und weitere Untersuchungen, die für diese Patienten für den Tag angedacht waren, abgesagt werden.

Frau Engels informiert noch die Objektleitung der Reinigungsfirma, damit diese die zuständige Reinigungsfachkraft über die erweiterten Maßnahmen der Schutzkleidung informiert.

8.1.2 Lagebeurteilung

Die nachfolgend aufgeführten Personen (► Tab. 8.2) sind Teilnehmer des **Ausbruchsmanagement-Teams (AMT),** es ist immer ein Vertreter zu benennen: Diese Beispiele können je nach Einrichtung abweichen. Die Vertreter müssen sich

Tab. 8.2 Ausbruchsmanagement-Team und seine Aufgaben (beispielhaft)

Position/Nr.	Funktion	Aufgabe
1	Hygienebeauftragter Arzt	Hilfestellung vor Ort, Information und Austausch
2	Krankenhaushygieniker	Information ans Labor, Hilfestellung in der Bewertung der Gesamtsituation und Festlegung weiterer Maßnahmen
3	Hygienefachkraft	Zusammenfassung und Bewertung der IST-Situation vor Ort und Hilfestellung bei der Umsetzung von Maßnahmen sowie der Informationsweiterleitung an weitere Positionen
4	Stationsarzt/behandelnder Arzt	Anordnung von Isolationsmaßnahmen und Abnahmen von Laborproben, Absage von Untersuchungen, Operationen
5	Stationsleitung/Bereichsleitung/Abteilungsleitung	Zusammentragen von betroffenen Patienten/Mitarbeiter
6	Pflegedirektion	Bereitstellung weiterer Pflegekräfte für den betroffenen Bereich
7	Objektleitung Reinigungsfirma	Information an die entsprechende Reinigungsfachkraft, ggf. Produktumstellung
8	Krankenhausdirektion	Information an Unternehmenskommunikation, Freigabe für die Aussprache von Aufnahme- und Besucherstopps
9	Ärztlicher Direktor	Freigabe für die Aussprache von Aufnahme- und Besucherstopps, Hilfestellung bei der Bereitstellung von ärztlichem Personal ggf. abteilungsübergreifend
10	Chefarzt	Hilfestellung vor Ort, ggf. Dienstplanänderungen veranlassen
11	Technischer Leiter	Beschriftungen ändern, Wegeführungen ändern
12	Gesundheitsamt	Beratung und Unterstützung der Einrichtung in der Abarbeitung der einrichtungsbezogenen Maßnahmen und ggf. regionale/überregionale Kommunikation
13	Unternehmenskommunikation	Informieren nach intern sowie extern (Pressemitteilung)

ggf. durch den Besuch von Fortbildungen immer auf den gleichen Wissenstand bringen, um entsprechend vertreten zu können.

Wiederholungsfragen

- Wie ist ein Krankheitsausbruch definiert?
- Welche Personen gehören zum Ausbruchsmanagement-Team? Und welche Aufgaben haben diese?
- Welche Informationen umfassen die Ersteinschätzung?

8.2 Phasen des Ausbruchmanagements

Definition

Ausbruchsmanagement (AMT): alle Maßnahmen, die dazu dienen, eine weitere Ausbreitung übertragbarer Krankheiten schnell und effektiv zu verhindern.

Zentrales Ziel des Ausbruchsmanagements ist die **Etablierung effizienter Strukturen,** um im Fall eines Ausbruchs relevante Infektionsquellen so schnell wie möglich zu identifizieren und zu beseitigen, damit eine Weiterverbreitung der Infektion verhindert werden kann. Das Robert Koch-Institut unterteilt das Ausbruchsmanagement in eine vorbereitende (proaktive) und eine reaktive Phase. In der proaktiven Phase werden alle Vorbereitungen auf ein mögliches Ausbruchsgeschehen getroffen, die reaktive wird eingeleitet, sobald ein Ausbruch vorliegt.

8.2.1 Erste Phase: Sofortmaßnahmen und Bewertung

Spezielle Teilnehmer des AMT (**Positionen 1–5,** ▸ Tab. 8.2) schätzen die Sachlage ein, die ersten Daten sind schriftlich zu fixieren, dazu können teilweise Vorlagen genutzt werden, z.B. für die Erhebung von Daten von betroffenen Patienten und Mitarbeitern. Die Sofortmaßnahmen werden festgelegt und umgesetzt (▸ Tab. 8.3) – immer in Rücksprache mit dem Krankenhaushygieniker.
Die Meldepflicht des Gesundheitsamts wird überprüft. Danach erfolgt die Informationsweitergabe.

- **Hygienebeauftragter Arzt informiert:**
  - Krankenhausdirektion
  - Ärztlichen Direktor
  - Pflegedirektor
  - Chefarzt
- **Krankenhausdirektion:** erste Kurzinformation an die Unternehmenskommunikation
- **Krankenhaushygieniker/Labor:** Information der Labormitarbeiter auch über mögliche spezielle Anforderungen und vermehrten Probeneingang
- **Chefarzt:** ggf. Information der Feuerwehrleitstelle, in Zusammenarbeit mit dem Gesundheitsamt
- **Stationsarzt/behandelnder Arzt:**
  - Meldung und stetige Information an das zuständige Gesundheitsamt in Zusammenarbeit mit den Hygienefachkräften
  - Mögliche Entlassungen von nicht betroffenen Patienten
- **Pflegedirektion:**
  - Information der Stationsleitungen bzw. Abteilungsleitungen
  - Ggf. Anpassung der Personalplanung
- **Hygienefachkraft:**
  - Information der Funktionsbereiche (OP, Endoskopie, insbesondere die ZAE) und Einleitung ggf. zusätzlicher Sofortmaßnahmen
  - Information des Technischen Leiters, ggf. anstehende Maßnahmen werden in Zusammenarbeit mit dem Krankenhaushygieniker festgelegt
  - Stetige Rücksprache mit dem Krankenhaushygieniker
  - Schriftliche Erfassung der ersten Erkenntnisse, Daten betroffener Patienten sowie der Sofortmaßnahmen
  - Information der Objektleitung der Reinigungsfirma
  - Hilfestellung und Kontrolle der eingeleiteten Sofortmaßnahmen

Merke

Meldung nach IfSG

- Meldung nach **§ 6, 8, 9 IfSG (▸ 1.4)** an das Gesundheitsamt bei **Einzelerkrankung:**
  - Meldebogen ist i. d.R im Intranet zu finden.
  - Die Meldung erfolgt umgehend nach Feststellung, durch den behandelnden Arzt.
- Meldung nach **§ 6, 8, 9, 10 IfSG** (▸ **1.4**) an das Gesundheitsamt **bei Gruppenerkrankung:**
  - Der Meldebogen ist i. d. R. im Intranet zu finden.
  - Die Meldung erfolgt umgehend nach Feststellung, durch den behandelnden Arzt.
  - Die Meldepflicht besteht bei > 2 Fällen in zeitlich/räumlichen Zusammenhang
  - Eine Liste von Kontaktpersonen (Personal/Patient) kann immer ohne weitere Rücksprache vorsorglich angelegt werden. Das Formular dazu ist meist auch im Intranet zu finden.

8.2.2 Zweite Phase: Kontrolle und Begleitung

Durch die **stetige Dokumentation** der Hygienefachkraft werden **alle AMT-Mitglieder** gleichermaßen über die aktuelle Sachlage informiert.

Tab. 8.3 Beispiel für eine Checkliste der ersten Erhebung

Bereich/Station	Name (Patient/ Mitarbeiter)	Beginn Symptome (Datum)	Isolationsmaßnahme von … bis …	Datum der Laborprobe
Station 1A	Mustermann, Max	01.03	02.03	01.03
Station 1A	Musterfrau, Hilde	02.03	02.03	02.03

- Es finden tägliche Treffen in dem betroffenen Bereich statt, unter Anwesenheit der ständigen Mitglieder der Position 1–5. Maßnahmen werden kontrolliert, nachbesprochen und ggf. erweitert, bis zur offiziellen Beendigung der Ausbruchsituation.
- Außerordentlich und sachlagenbezogen müssen alle weiteren Positionen oder deren Vertreter erreichbar sein, um ggf. hinzu gezogen zu werden.
- Ein Treffen aller AMT-Mitglieder ist nicht zwingend notwendig, kann aber durchaus sinnvoll werden. In diesem Fall ist das Treffen vom hygienebeauftragten Arzt in die Wege zu leiten.
- Die Unternehmenskommunikation wird über das gesamte Ausmaß informiert. In erster Linie erfolgt die Information über die Krankenhausdirektion, in enger Zusammenarbeit mit der Krankenhaushygiene.

Fallbeispiel (Forts.)

Der hygienebeauftragte Arzt, die Hygienefachkraft, der Bereichsleiter und die Fachpflegekraft haben nun fünf betroffene Patienten und zwei Mitarbeiter auf ihrer Liste stehen. Die betroffenen Patienten wurden teilweise kohortiert und alle im C-Bereich isoliert. Patienten, die entlassen werden konnten, hat der Stationsarzt frühzeitig entlassen, Patienten aus dem C-Bereich wurden auf die anderen Bereiche verteilt. Im C-Bereich wurden also weitere Kapazitäten geschaffen für weitere Patienten, die symptomatisch werden.
Eine erste außerordentliche Sitzung mit den benannten Positionen wurde einberufen. Während der Sitzung wird die Runde darüber informiert, dass drei weitere Patienten und ein Mitarbeiter hinzugekommen sind, sodass ein Aufnahmestopp des Bereichs ausgesprochen wird. Der hygienebeauftragte Arzt informiert die Feuerwehrleitstelle, dass nach Möglichkeit Patienten mit internistischen Erkrankungen in ein anderes Krankenhaus gefahren werden sollen. Der zuständige Stationsarzt informiert den leitenden Ambulanzarzt über die Situation. Frau Engels, die Hygienefachkraft, nimmt die Daten der hinzugekommenen symptomatischen Patienten und Mitarbeiter auf.
Die Geschäftsführung informiert parallel die Unternehmenskommunikation über den bisherigen Sachstand.
Neben dem Aufnahmestopp für Patienten beschließt das AMT ebenfalls den Besucherstopp und eine feste Zuteilung des sonst Nachtdienstspringers für diesen Bereich. Frau Engels fasst die Situation für das Gesundheitsamt zusammen und informiert dieses über den neuen Sachstand. Am nächsten Nachmittag kommen die ersten Ergebnisse der abgenommenen Stuhlproben: Norovirus nachgewiesen.

8.2.3 Dritte Phase: offizielles Beenden des Ausbruchgeschehens

Spezielle Teilnehmer des Ausbruchsmanagement-Teams (Positionen 1-6 ▸ Tab. 8.2) nehmen eine abschließende Beurteilung der Sachlage von den Positionen vor. Dies kann abweichen. Danach werden alle AMT-Mitglieder informiert.
Die **Informationsweitergabe** der Positionen der dritten Phase wird durch folgende Personen vorgenommen:

- **Position 1–6, 8+9:** in enger Zusammenarbeit mit dem Gesundheitsamt, offizielle Beendigung der Ausbruchssituation
- **Hygienebeauftragter Arzt:** Information aller AMT- Mitglieder (E-Mail)
- **Hygienefachkraft:** schriftliche Zusammenfassung der Maßnahmen sowie der aktuellen Sachlage
- **Nachbesprechung** mit den Positionen 1–6, ggf. Erweiterung der Nachbesprechung auf das gesamte AMT oder einzelnen Positionen
- Kurze Vorstellung der Sachlage in der nächsten Hygienekommissionssitzung

Fallbeispiel (Forts.)

Nach insgesamt 10 Nachweisen auf das Norovirus konnte nach 1,5 Wochen Aufnahme- und Besucherstopp und nach 48 Stunden Symptomfreiheit nach den letzten Nachweisen der Ausbruch als beendet gemeldet werden. Frau Engels formuliert die letzte Zusammenfassung. Die Geschäftsführung informiert die Unternehmenskommunikation.
In einer Abschlussrunde mit dem AMT wird kurz besprochen, was gut war und was man hätte besser machen können. So fällt z.B. auf, dass die Servicekräfte zur Essensverteilung sehr spät informiert wurden und beim nächsten Mal früher informiert werden müssen. Diese Informationseitergabe wird der hygienebeauftragen Pflegefachkraft zugewiesen. Ist diese nicht im Dienst, übernimmt dies die Bereichsleitung.

Aufgabe

Kennen Sie den Hygieneplan/das QM-Handbuch zum Ausbruchsmanagement? Wissen Sie, wo Sie eine Checkliste zur ersten Erhebung von Daten finden?

Wiederholungsfragen

- Definieren Sie den Begriff Ausbruchsmanagement.
- Welche Aufgaben gehören zur ersten Phase?
- Was ist der Schwerpunkt der zweiten und der dritten Phase?
- Wie ist die Meldepflicht, wenn es sich um eine Gruppenerkrankung handelt?

Stefan Drees

9 Hygiene in definierten Bereichen

Überblick

Während Maßnahmen der Basishygiene grundsätzlich beachtet und umgesetzt werden, gelten in bestimmten Situationen und an bestimmten Einsatzbereichen oftmals erhöhte Anforderungen an die Hygiene. So benötigen z.B. Immunsupprimierte einen höheren Schutz als Immunkompetente nach einem Wahleingriff: Hintergrund ist eine erhöhte Infektionsgefahr aufgrund einer herabgesetzten Immunitätslage.
In Notfallsituationen wiederum steht eine vitale Notlage im Mittelpunkt. Andere Aspekte sind dann nachrangig. Hygienemängel, die aufgrund einer Notfallsituation entstehen, werden zu einem späteren Zeitpunkt ausgeglichen.

9.1 Unterschiedliche Anforderungsprofile

Im Rahmen der Patienten- und Klientenversorgung sind neben der stationären Versorgung in vielen Fällen weitere Abteilungen und Fachbereiche einbezogen. So ist es denkbar, dass ein Patient im Verlauf seines Krankenhausaufenthaltes verschiedene „Hygienelevel" durchläuft.
Grundsätzlich sollen Maßnahmen der Basishygiene so verinnerlicht sein, dass sie automatisiert durchgeführt werden. In einer Notfallsituation kann es jedoch erforderlich sein, Hygienemaßnahmen zu vernachlässigen, da Sofortmaßnahmen im Vordergrund stehen und beispielsweise die Einwirkzeit eines Hautantiseptikums bei der Anlage eines venösen Gefäßzugangs nicht abgewartet werden kann. Diese Mängel müssen zu einem späteren Zeitpunkt aufgeholt werden. Dies bedeutet beispielsweise, dass ein unter Notfallbedingungen gelegter Venenkatheter baldmöglichst entfernt und durch einen unter hygienisch korrekten Bedingungen gelegten ersetzt wird.

Fallbeispiel

Frau Czichos erleidet einen Autounfall und wird vom Rettungsdienst in ein Krankenhaus gebracht. Nach der Erstversorgung in der Ambulanz muss sie operiert werden. Im Anschluss an die OP ist eine intensivmedizinische und -pflegerische Behandlung erforderlich. Nach einem 10-tägigen Aufenthalt auf der Intensivstation ist ihr Zustand so weit stabilisiert, dass sie auf Normalstation verlegt werden kann. Nach weiteren zwei Wochen wird Frau Czichos in eine Reha-Einrichtung verlegt.
Bei der Erstversorgung durch den Rettungsdienst und – unter Vorbehalt – in der Ambulanz steht die Notfallversorgung der Patientin im Vordergrund. Insbesondere bei lebensbedrohlichen Situationen sind Sofortmaßnahmen angezeigt, Hygienemaßnahmen sind in solch einer Situationen nachrangig. Dies gilt in auch für die Situation einer Not-OP, wenn z. B. eine lebensbedrohliche Blutung gestillt werden muss.
Auf der Intensivstation besteht für Frau Czichos aufgrund ihrer Situation ein hohes Infektionsrisiko. Wunden, Sonden, Drainagen und Zugänge bedürfen einer besonderen Sorgfalt, um sie vor einer unfallbedingten wie auch vor einer nosokomialen Infektion zu schützen. Auf der Normalstation entspannt sich die Situation für Frau Czichos. Die Wunden sind in der Heilungsphase, sie hat weniger Sonden und Drainagen und sie ist selbstständig mobil. Wenn sie nach über drei Wochen in die Reha-Einrichtung verlegt wird, sind die Wunden oberflächlich verheilt und sie hat weder Drainagen noch Zugänge.

Merke

Während Maßnahmen der Basishygiene im gesamten Krankheitsverlauf aufrechterhalten werden müssen, werden darüber hinausgehende (besondere) Hygienemaßnahmen an die jeweilige Situation angepasst.

9.2 Operationsbereiche

In Operationsabteilungen werden höchste Anforderungen an die Hygiene gestellt. Dies bedeutet, von den hier tätigen Mitarbeitern wird neben hoher fachlicher Kompetenz, ein hohes Maß an Verantwortung und Disziplin vorausgesetzt und erwartet. Im OP-Bereich arbeiten zwei Fachrichtungen mit verschiedenen Aufgaben eng zusammen: **Anästhe-**

sie und **OP-Team.** Während die Grundregeln, wie persönliche Hygiene, Hände- und Flächenhygiene, für beide Abteilungen gleichermaßen gelten, unterscheiden sich die fachspezifischen Anforderungen voneinander. Streng **aseptische** Tätigkeiten der **Anästhesie** sind u.a. die Anlage von Gefäßkathetern, rückenmarksnahen Kathetern (Spinal-Periduralanästhesie) und die Gabe von intravenös verabreichten Medikamenten. Das direkt an der Operation beteiligte Personal setzt den Patienten durch die Operation einem hohen Infektionsrisiko aus. Somit ist nicht nur steriles Instrumentarium, sondern auch eine sterile OP-Bekleidung für die Zeit des Eingriffs erforderlich.

Jede **Fachabteilung** ist für die **Umgebungshygiene** in ihrem Bereich verantwortlich. So werden die Arbeitsflächen in der Narkose-Einleitung nach jedem Patienten vom Personal der Anästhesie desinfizierend aufbereitet, die Aufbereitung im OP-Raum obliegt (abgesehen von Materialien und Geräten der Anästhesie) dem OP-Personal.

Das **Reinigungspersonal** wiederum ist für die Flächenhygiene im gesamten Arbeitsbereich zuständig. Dies kann dazu führen, dass „Lücken" im Bereich der Reinigung und Desinfektion entstehen, die unbemerkt bleiben, da jede Berufsgruppe annimmt, die andere sei zuständig. Es liegt in der Verantwortung aller, solche Lücken zu verhindern. Im Hygieneplan der Einrichtung sind die Verantwortungsbereiche mit den entsprechenden Hygienemaßnahmen definiert.

Eine „funktionierende Hygiene" im OP beinhaltet, vergleichbar mit einem Puzzle, viele Einzelkomponenten. Diese sind allesamt von wesentlicher Bedeutung und Wichtigkeit. Grundvoraussetzung ist das Bewusstsein aller Mitarbeiter über die Bedeutung des individuellen Verhaltens im OP-Bereich.

Persönliche Hygiene, Hände- und Flächenhygiene, die Antiseptik der Haut, sterile Medizinprodukte sowie eine funktionierende Technik, z.B. die Raumlufttechnik, sind **miteinander verzahnte Einzelmaßnahmen.** Erst im lückenlosen Zusammenspiel ergeben sich die gewünschten und erforderlichen Schutzmaßnahmen für Patient sowie Mitarbeiter.

Die **Versorgung** mit **Medikamenten** und **Verbrauchsgütern** erfolgt über „reine" Schleusen. Transportkartons dürfen aufgrund einer starken Kontamination der Außenflächen nicht in den OP-Bereich gelangen. Diese Produkte werden außerhalb des OPs, im Schleusenbereich für Materialien, umgepackt. Über „unreine" Entsorgungsräume erfolgt der Abtransport kontaminierter Materialien.

9.2.1 Personalhygiene im Operationsbereich

Die Grundregeln der Personalhygiene (► 7.1.1) gelten selbstverständlich auch und insbesondere im OP. Dies bedeutet zunächst, dass OP-Bereiche mit sauberen Händen, nicht lackierten Fingernägeln, keinen künstlichen Fingernägeln betreten werden. An den Händen und Unterarmen darf kein Schmuck sein. Verschmutzte Hände werden zuhause, spätestens aber in der Personalschleuse gründlich gereinigt.

Dies alles geschieht bereits vor dem Anlegen der Bereichskleidung. Der OP-Bereich wird grundsätzlich nur mit sauberen Händen betreten!

9.2.2 Händehygiene im OP-Bereich

Das Modell der „fünf Indikationen zu Händedesinfektion" (► 6.4.4) ist erkennbar für den stationären Alltag entwickelt worden und lässt sich nur bedingt in den OP übertragen.

Für den Arbeitsbereich OP lassen sich die Indikationen zur **hygienischen Händedesinfektion** wie folgt übertragen.

- **Nach Kontakt zu potenziell infektiösem Material:** Beim eigenen Einschleusen in den OP-Bereich werden die Schuhe gewechselt und dabei zwangsläufig angefasst. Schuhe sind immer kontaminiert, folglich ist eine Händedesinfektion erforderlich.
- **Vor Patientenkontakt:** Das Umlagern auf- und vom OP-Tisch stellt eine Indikation der Händedesinfektion dar.
- **Vor Patientenkontakt/vor aseptischer Tätigkeit:** Die Anlage von venösem Zugang, PDK und andere invasive Maßnahmen durch die Anästhesie im Rahmen der Narkoseeinleitung und Narkoseführung stellen in jedem Fall eine Indikation dar. Vorsicht: Nach der Intubation sind die getragenen Handschuhe kontaminiert. Folglich soll mit diesen nichts mehr angefasst werden sollte.

Merke

Der Patient muss unmittelbar nach der Intubation beatmet und auskultiert (abgehört) werden. Die Handschuhe ablegen und eine Händedesinfektion durchzuführen, dauert ca. 35 sec. (5 sec. Handschuhe ausziehen, 30 sec. Händedesinfektion). Kein Anästhesist der Welt wird seinen Patienten solch einer Gefahr aussetzen. Da die Sicherung der Beatmung im Vordergrund steht, erfolgt im Anschluss an die Tätigkeit eine Händedesinfektion sowie eine Wischdesinfektion der angefassten Materialien, wie z.B. Stethoskop, Ambu-Beutel/Beatmungsvorrichtung, Respirator vor der nächsten Verwendung.

- **Vor aseptischer Tätigkeit:**
  - Vor Injektionen von Anästhetika zur Narkoseeinleitung und während der laufenden OP, vor jeder Injektion Händedesinfektion
  - Vor und nach der Manipulation am Beatmungssystem sowie vor und nach Auskultation, endotrachealem Absaugen, Umstecken der Beatmung an ein anderes System wie z.B. vom Ambubeutel auf den Respirator
  - Vor Bereitstellung von Sterilgut aus dem Sterilgutlager
  - Vor dem Anreichen steriler Materialien
- **Nach Kontakt** mit potenziell kontaminiertem Material: nach Extubation, auch wenn Handschuhe getragen wurden
- **Vor und nach Patientenkontakt:**
  - Während der Überwachung im Aufwachraum
  - Nach Patientenübergabe an die Station im Aufwachraum

Aufgabe

- Beobachten Sie, wo es im OP-Bereich Indikationen zur Händehygiene gibt und prüfen Sie, ob an diesen Stellen auch Desinfektionsmittel zur Verfügung stehen. Berücksichtigen Sie hierbei nicht nur das OP-Personal, sondern denken Sie auch an das Personal der Anästhesie.
- Diskutieren Sie Ihre Erkenntnisse mit der OP-Leitung und Ihrer Hygieneabteilung. Überlegen Sie gemeinsam, wie erkannte Schwachstellen verbessert werden können.

9.2.3 Bereichskleidung und Bereichsschuhe

Die, oftmals **farblich abgesetzte, Bereichskleidung** dient dazu, die Verschleppung von Mikroorganismen in den OP-Bereich, aber auch aus diesem heraus, zu vermeiden. Dies bedeutet, dass beim Betreten und Verlassen von OP-Abteilungen ein Umkleiden erforderlich ist. Üblicherweise sind OP-Umkleiden als Schleusen mit „Einbahnstraßen-Funktion" bzw. einer reinen Seite und einer unreinen Seite angelegt, die eine Wegekreuzung „rein/unrein" unterbinden sollen. Die Systematik zielt also darauf ab, dass bereits vor dem Betreten des eigentlichen OP-Bereiches eine Kontamination der OP-Bereichskleidung, mit Erregern der Mitarbeiter, verhindert wird.

- Beim **erstmaligen Betreten** des OPs zu Dienstbeginn erfolgt gemäß dem Leitsatz „erst reinigen, dann desinfizieren" eine Händewaschung mit Seife. Nun wird die Bekleidung bis auf die Unterwäsche abgelegt und es wird eine hygienische Händedesinfektion durchgeführt.
- Anschließend erfolgt ein **Wechsel** auf die **reine Seite** der Umkleide bzw. in einen Raum mit sauberer OP-Kleidung. Hier wird mit den frisch desinfizierten Händen saubere Bereichskleidung entnommen und angezogen. Das Ziel der Händedesinfektion ist auch, eine Kontamination der sauberen OP-Kleidung zu verhindern.
- Ob das Oberteil in die Hose gesteckt werden muss, ist möglicherweise im hauseigenen Hygieneplan festgelegt. Auf jeden Fall sollten **Oberteile** so gewählt werden, dass sie nicht allzu stark vom Körper das Trägers abstehen, um bei nicht vermeidbaren Personalbewegungen im OP-Saal vorbereitetes Sterilgut zu kontaminieren (▸ Abb. 9.1).
- Nun folgt die **Haarabdeckung,** die sämtliche Kopf- und Barthaare komplett abdecken muss. Das bedeutet für den Bartträger eine entsprechende OP-Haube. Für große Bärte werden spezielle „Barthauben" angeboten – sicher ein gewöhnungsbedürftiges Bild, aber es geht um den Schutz des Patienten.

Merke

Es ist absolut sinnvoll, den korrekten Sitz des Haarschutzes vor Betreten des OP-Bereiches durch einen Blick in den Spiegel zu überprüfen.

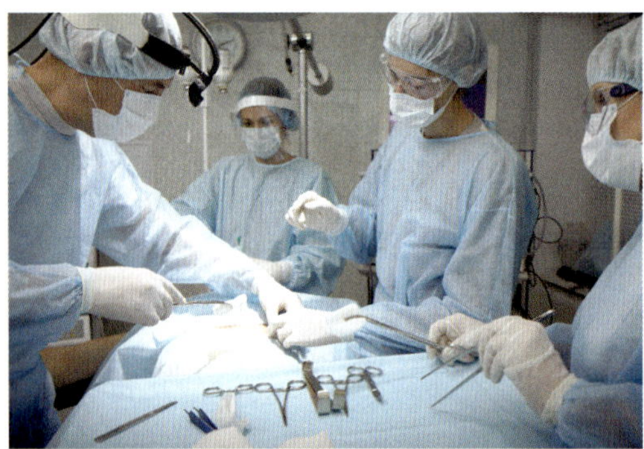

Abb. 9.1 So ist es richtig: Steril eingekleidete Pflegefachraft am OP-Tisch. [J787-029]

9.2.4 OP-Raum

Vor Betreten des eigentlichen OP-Raumes wird ein dicht sitzende OP-Mund-Nasenschutz (MNS) angelegt. Werden sterile Instrumente in einem Vorbereitungsraum vorbereitet, ist auch hier, von der steril eingekleideten Person, ein MNS zu tragen.
Wie von der KRINKO eindeutig formuliert, ist: „*… vor Betreten des Operationsraumes ein Mund-Nasen-Schutz (MNS) anzulegen. Haarschutz und Mund-Nasen Schutz müssen sämtliche Bart- und Kopfhaare sowie Mund und Nase vollständig bedecken, …*"

Merke

Der MNS (► 5.8) ist ein Einmalprodukt und wird vor jeder OP sowie bei sichtbarer Durchfeuchtung gewechselt, anschließend erfolgt eine hygienische Händedesinfektion.

Fallbeispiel

Herr Ullk findet es praktisch und schick, mit heruntergezogenem MNS durch den OP zu laufen und diesen im Tagesverlauf mehrfach auf- und abzusetzen. Er bedenkt nicht, dass sein MNS durch den häufigen Handkontakt bereits nach kurzer Zeit massiv kontaminiert und durch die lange Verwendung aufgrund einer Durchfeuchtung nicht mehr dicht ist. Richtig ist es, den MNS als Einmalprodukt zu verwenden.

9.2.5 Steriles Einkleiden der an der OP beteiligten Personen

Sterile Schutzkleidung soll eine Barrierefunktion sicherstellen und das OP-Feld/die OP-Wunde vor einer Kontamination mit Mikroorganismen sowie vor weiteren Fremdkörpern (Kleidungsfasern z.B.) schützen. Das Anlegen von steriler OP-Kleidung erfolgt anhand eines festgelegten Ablaufs, der eine Kontamination bereits beim Anlegen sicher verhindern soll.

Chirurgische Händedesinfektion

► *6.4.3 Händewaschung*, ► *6.4.5 chirurgische Händedesinfektion.*

Der erste Schritt ist eine chirurgische Händedesinfektion. Sie wird vor jeder OP durchgeführt. Ziel ist das Eliminieren der transienten Flora und eine größtmögliche Reduktion der residenten Flora für die Dauer der Operation.

- Eine **Händewaschung** mit Seife ist nicht Bestandteil jeder chirurgischen Händedesinfektion. Hintergrund ist die Herabsetzung der Wirkung alkoholischer Händedesinfektionsmittel durch Restfeuchte sowie Hautschäden durch das Entfetten der Hände (► 6.4.3). Restfeuchte führt zu einer nicht gewollten Verdünnung des Händedesinfektionsmittels, was eine geringere Wirkung zur Folge hat. Eine Waschung erfolgt möglichst 10 min. vor der Händedesinfektion, z. B. vor dem Anlegen der Bereichskleidung (s.o.). Ziel ist, dass die Hände bei der Chirurgischen Händedesinfektion komplett abgetrocknet sind. Im Tagesverlauf werden Hände nur bei Verschmutzung und nach dem Toilettenbesuch gewaschen. Bürsten zur Hand- und Nagelreinigung werden nicht verwendet, da diese die Haut (be)schädigen.
- Bei der chirurgischen Händedesinfektion werden die trockenen Hände für die Dauer der Einwirkzeit (Herstellerangabe) mit **Desinfektionsmittel** eingerieben. Es werden sämtliche Hautareale der Hände, dann die Unterarme bis zum Ellenbogen und von hier aus wieder zu den Händen komplett benetzt. Hier ist es erfahrungsgemäß erforderlich, Mittel nachzunehmen, wobei der Spender mit dem Ellenbogen bedient wird.

Merke

„Die chirurgische Händedesinfektion ist vor direktem Kontakt zum OP-Feld und zu sterilen Medizinprodukten oder Materialien sowie vor sonstigen Eingriffen mit gleichen Anforderungen an die Asepsis wie bei einer OP durchzuführen." Quelle: Empfehlung der KRINKO, Händehygiene in Einrichtungen des Gesundheitswesens, 2016.

Das Händewaschen und die chirurgische Händedesinfektion erfolgten regelhaft in eigenen „Waschräumen". Diese finden sich bevorzugt als Durchgangsräume mit Schleusenfunktion vom Flur in den OP-Raum. Sie sind mit Handwaschbecken, Seife, Papierhandtüchern, Abwurf, Händedesinfektionsmittel sowie mit einer Uhr zur Kontrolle der Einwirkzeit ausgestattet. Die Tür zum OP-Raum ist während der chirurgischen Händedesinfektion geschlossen und lässt sich ohne Handkontakt öffnen.

Vorsicht

Mit den desinfizierten Händen wird nichts mehr angefasst! Ansonsten ist der gesamte Prozess zu wiederholen.

Anlegen des Kittels und der Handschuhe

Die Türen zum OP-Raum werden mittels handloser Bedienung geöffnet und der OP-Raum wird betreten. Im OP-Raum wird ein **steriler Kittel** angezogen. Dies ist, aufgrund der hohen Kontaminationsgefahr des OP-Kittels, nur mit Assistenz möglich. Auch hier wird von der steril eingekleideten Person nichts mit den bloßen Händen angefasst. Der Kittel wird in aller Regel, von der assistierenden Person, hinten verschlossen.

Anschließend werden **sterile Handschuhe** auf die trockenen Hände angelegt.

- Bei Eingriffen, die mit einer erhöhten Läsion/Perforation von Handschuhen einhergehen, ist es sinnvoll, zwei Paar übereinander anzuziehen **(Double Gloving),** bzw. sogenannte „Indikatorhandschuhe" zu verwenden. Diese doppellagigen Handschuhe zeigen eine Beschädigung oder Rissbildung der äußeren Schicht durch eine Verfärbung an. Sie verbessern also die intraoperative Erkennung von Perforationen auf ca. 90 %. Dies dient dem Patienten, aber auch dem Personalschutz. Bei diesen Handschuhen handelt es sich nicht einfach um doppelte Handschuhe: Aufgrund eines dunklen Innen- und eines hellen Außenhandschuhs kann bei einem Flüssigkeitseintrag der untenliegende Innenhandschuh gesehen und die Perforation somit unmittelbar erkannt werden.
  Im Fall einer Perforation sind die Handschuhe umgehend zu wechseln. Dies bedeutet, die betroffene Person führt eine sorgfältige Händedesinfektion durch und muss sich, abhängig von der jeweiligen Situation, neu steril einkleiden.
- Bei bestimmten Operationen wird empfohlen, **intraoperativ** die sterilen Handschuhe zu wechseln. Die gilt beispielsweise unmittelbar vor der Implantation von Gelenk Endoprothesen.

Vorsicht

Bei bis zu 40 % der Eingriffe können sterile Handschuhe bemerkt oder auch unbemerkt perforieren!

Somit erklärt sich auch die Aussage, dass beim Personal keine entzündlichen Prozesse oder Nagelbettentzündungen vorliegen sollen. In einem solchen Fall ist – je nach Ausmaß der Infektion - bis zur Abheilung keine direkte Beteiligung an der OP möglich. In schweren Fällen ist ggf. der betriebsärztliche Dienst zu konsultieren.

Bei der Auswahl von OP-Handschuhen ist darauf zu achten, dass das Tastvermögen nicht beeinträchtigt wird und Griffigkeit und Tragekomfort gewährleistet sind.

Kommt es während einer OP zu einer Kontamination von Sterilfeld, Instrumenten, OP-Handschuhen oder -kittel, sind die kontaminierten Gegenstände sofort zu wechseln, bzw. das OP-Feld neu steril abzudecken.

Gesetz

Ursachen von Wundinfektionen

Die „Deutsche Gesellschaft für Krankenhaushygiene" definiert im „Hygiene-Tipp" vom Februar 2019 folgende Ursachen von Wundinfektionen:

- „Desinfektionslücken bei der präoperativen Hautdesinfektion, indem z. B. Bakterien in den Haarfollikeln des Patienten nicht vollständig abgetötet werden.
- Hautschuppen und Haarteile mit Bakterien vom Kopf des OP-Personals.

- Aerosole aus dem Nasen-Rachenbereich. Damit kommt der Qualität und dem korrekten Tragen des Mund-Nasenschutzes größte Bedeutung zu.
- Kontaminierte Instrumente, die z. B. außerhalb des Schutzbereiches der TAV-Decke (Anm. „Klima Anlage", ► 12.2) stehen und dort kontaminiert werden.
- Die Hände des Chirurgen, wenn Handschuhe beschädigt werden oder werkseitig bereits löchrig sind.
- Pathogene in der Luft (auf Partikeln schwebend), die verwirbelt werden.
- Eine hämatogene Streuung von Erregern nach Maßnahmen, die mit einer Bakteriämie einhergehen."

„Bei den während einer OP derzeit im OP-Saal oft freiliegenden Stellen des Kopfes geben die Ohren am meisten Bakterien ab. Dies bedeutet, dass unbedingt die Ohren auch während der OP durch eine Haube bedeckt sein müssen. Gleiches gilt für Bart und Haare."

„Sogenannte Astrohauben in Verbindung mit einem enganliegenden Mund-Nasenschutz sind die einzige Lösung, um Haare, Bart und Ohren möglichst vollumfänglich zu bedecken. Allerdings muss dabei auch die Qualität der Hauben beachtet werden, da dünne Hauben unter Umständen Partikel durchtreten lassen."

„Es ist die Aufgabe der Chefärzte, Pflegedirektorien, Geschäftsführungen und OP-Leitungen, die korrekte Kleiderordnung im OP durchzusetzen. Dazu gehört zuerst, dass sie selbst diese Ordnung vorleben."

Besteht die Gefahr des Verspritzens von Blut-, Körper- oder Spülflüssigkeiten, ist aus Gründen des Personalschutzes eine **Schutzbrille** oder ein **Gesichtsschutz** zu tragen. Diese Gefahr besteht insbesondere beim offenen, endotrachealen Absaugen, bei der Bronchoskopie, Extubation oder intraoperativ durch Blutspritzer.

Vorsicht

Die Gefahr einer Infektion durch Blut-, Körper- oder Spülflüssigkeiten bei nicht eingehaltenem Gesichtsschutz wird häufig unterschätzt. Beispielsweise ist eine HIV-Übertragung durch Blutspritzer ins Auge nicht ausgeschlossen. Folglich muss dringendst davor gewarnt werden, sich vom fahrlässigen „Heldengebaren" anderer mitreißen zu lassen. Stattdessen ist eigenverantwortliches Handeln erforderlich.

9.2.6 Vorbereitung steriler Instrumente

Die Vorbereitung steriler Instrumente wird von einer steril gekleideten Person auf einer sterilen Arbeitsfläche unterhalb des Klimafeldes der **RLT-Anlage** (Raumluft-Technische Anlage, umgangssprachlich „Klimaanlage" ► 12.2) durchgeführt. Dies geschieht im OP-Raum oder in einem separaten Vorbereitungsraum, welcher dieselben Bedingungen wie ein OP erfüllen muss.

Der überwiegende Anteil steriler Instrumente wird in sogenannten **OP-Sieben** (Behälter mit sterilen Instrumenten) angeboten. Die benötigten Instrumente werden unter sterilen Bedingungen von einer steril eingekleideten Person entnommen und auf einem separaten Beistelltisch griffbereit vorbereitet. Dieser **Beistelltisch** wird vor jeder Verwendung unter Beachtung der Einwirkzeit wischdesinfiziert und mit einem sterilen Tuch abgedeckt, sobald er abgetrocknet ist.

Einzelinstrumente oder **sterile Einmalartikel** werden von einer Assistenzperson steril angereicht und von der steril eingekleideten Person auf dem sterilen Tisch abgelegt. Beim Anreichen (Präsentieren) von Sterilgut tragen die assistierenden Personen einen dicht sitzenden MNS und haben frisch desinfizierte Hände.

Es ist penibel darauf zu achten, dass die Sterilprodukte nicht versehentlich mit unsterilen Händen/Materialien berührt werden. Geschieht dies, dürfen diese Produkte nicht verwendet werden. Sie werden in diesem Fall verworfen oder einer erneuten Aufbereitung zugeführt.

Vorsicht

Die Unart, Sterilgut mit „Schwung" aus der Verpackung auf den OP-Tisch abzuwerfen, ist aufgrund der hohen Kontaminationsgefahr unbedingt zu unterlassen!

Die **sterilen Instrumententische** (► Abb. 9.2) werden unmittelbar vor der jeweiligen Operation vorbereitet. Bis zur Verwendung werden die Tische mit einem sterilen Tuch abgedeckt. Erfolgt die Vorbereitung in einem separaten Raum, sind die sterilen Instrumente beim Transport ebenfalls mit sterilen Tüchern abzudecken.

Merke

Das Vorbereiten der OP-Tische mit sterilen Materialien muss in Ruhe und mit ausreichend Zeit durchgeführt werden. Ansonsten besteht die Gefahr, dass die verwendeten Materialien bereits vor OP-Beginn kontaminiert werden. Die Türen zum OP-Raum/Instrumente-Vorbereitungsraum sollen in dieser Zeit geschlossen sein.

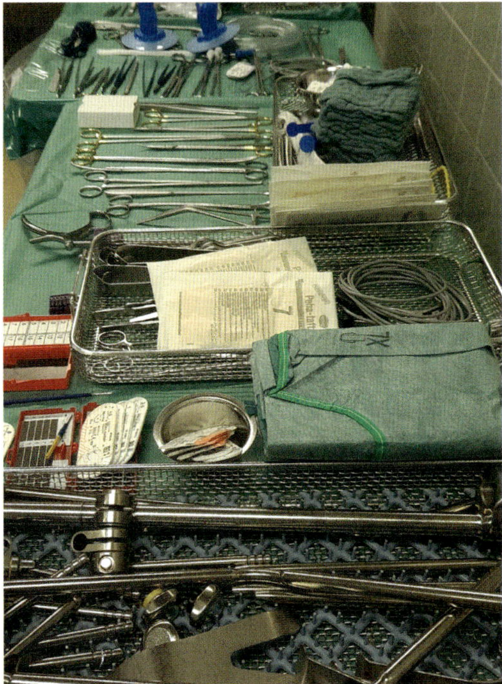

Abb. 9.2 Vorbereiteter, steriler OP-Tisch [M1225]

Der grundsätzliche Schutz der sterilen Instrumente vor einer Kontamination ist insbesondere zu gewährleisten, wenn die Patientenvorbereitung (z.B. Lagerung, Narkoseeinleitung) im OP-Raum erfolgt und gilt selbstverständlich auch für Reinigungs- und Desinfektionsarbeiten im OP-Raum. In diesen Situationen ist die Gefahr einer **versehentlichen Kontamination,** d.h. das unsteril Machen des Instrumentariums, ausgesprochen hoch. Dieser Tatsache muss durch organisatorische Maßnahmen im Sinne der Risikominimierung begegnet werden. Das bedeutet auch, die Vorbereitung für die nächste Operation darf erst dann erfolgen, wenn die Nachbereitung der vorangegangenen Operation vollständig abgeschlossen ist!

Merke

Die Reinigung und Desinfektion des OP-Raums, die Patientenvorbereitung zur OP und Vorbereitung steriler Instrumente sind Tätigkeiten, die örtlich oder zeitlich voneinander getrennt ablaufen sollen. So dürfen z.B. der OP-Raum auf keinen Fall nach einer Operation desinfiziert und gleichzeitig sterile Instrumente für den nächsten Eingriff vorbereitet werden.

Vor dem **Öffnen** der **Sterilverpackung** ist die Verpackung auf Unversehrtheit zu prüfen. Sterilgut aus beschädigten Verpackungen ist als unsteril anzusehen und darf folglich nicht verwendet werden. Das bedeutet, die „Siebkontrolle" beginnt vor dem Öffnen des OP-Siebes.

Vorsicht

Fraglich kontaminierte Instrumente sind immer als unsteril anzusehen und nicht verwendet! Im Zweifelsfall gilt das Instrument als unsteril.

Die präoperative Haarkürzung findet nur bei OP-technischer Notwendigkeit statt. Eine Rasur ist routinemäßig nicht durchzuführen, da diese zu einer erhöhten Gefahr einer Wundinfektion führt.

9.2.7 Hautantiseptik

Im OP-Raum wird eine sorgfältige Antiseptik der Haut des Operationsgebietes unter Einhaltung der Einwirkzeit durchgeführt. Hierzu werden alkoholbasierte Produkte mit Zusatz eines remanenten Wirkstoffes verwendet. Diese Zusätze bewirken einen verlängerten desinfizierenden Effekt. Das zu desinfizierende Hautareal sowie das Ausmaß der Antiseptik sind von der Art des Eingriffes und dem betroffenen Hautareal (talgdrüsenreich oder talgdrüsenarm) abhängig.

Die Durchführung erfolgt mit leichtem Druck – dies garantiert, dass ausreichend Antiseptikum auf die Haut aufgetragen wird – und unter Beachtung der vom Hersteller angegebenen Einwirkzeit. Das Antiseptikum (▸ 6.5, ▸ 7.6.2) wird möglichst mehrfach aufgetragen, was eine komplette Benetzung begünstigt.

Üblicherweise wird das Antiseptikum in ein steriles Gefäß eingefüllt. Mittels steriler Kompressen und einer sterilen Kornzange wird das Präparat aufgetragen, wobei jede Kompresse nur einmal verwendet und anschließend verworfen wird. Das Wiedereintauchen einer benutzten Kompresse in das Antiseptikum ist nicht zulässig. Alternativ können industriell vorgefertigte Desinfektions-Sets verwendet werden.

Bei talgdrüsenreichen Hautarealen (▸ Abb. 6.17) ist eine verlängerte Einwirkzeit erforderlich:

- Kopf
- Brustbereich, „vordere Schweißrinne"
- Wirbelsäule, „hintere Schweißrinne"

- Achseln
- Genitalbereich
- Analbereich

Vorsicht

Bei der Antiseptik von Schleimhaut und Auge sind ausschließlich hierfür zugelassene Präparate zu verwenden (Herstellerangaben beachten).

Überschüssiges, abfließendes **Antiseptikum** wird von entsprechend platzierten Tüchern aufgefangen. Diese werden vor Beginn der Operation entfernt, damit der Patient nicht in einer Flüssigkeitsansammlung liegt.
Die Grundregeln und Abläufe der Händedesinfektion, des sterilen Einkleidens und des Umgangs mit sterilen Instrumenten gelten auch für Mitarbeiter der Anästhesie, wenn z.B. eine Periduralanästhesie (PDA) durchgeführt, ein Periduralkatheter (PDK) oder ein zentraler Venenkatheter (ZVK) gelegt bzw. vergleichbare invasive Maßnahmen durchgeführt werden.

9.2.8 OP-Abdeckung

Nach vorgenommener Antiseptik des OP-Feldes wird die Umgebung des Operationsgebietes steril abgedeckt. Besteht die Wahrscheinlichkeit der Durchfeuchtung, werden flüssigkeitsundurchlässige Abdeckungen verwendet.
Aufbereitbare, beschichtete Baumwollmaterialien und Kunststoff-Einwegmaterialien sind in der infektionspräventiven Wirkung gleichwertig. Nicht-antiseptisch imprägnierte Inzisionsfolien werden von der KRINKO hingegen ausdrücklich nicht empfohlen, da bei der Anwendung die Infektionsraten signifikant erhöht sind.

9.2.9 Implantate

Jedes in den menschlichen Körper **eingebrachte Fremdmaterial** begünstigt das Entstehen einer Infektion. Deshalb besteht z.B. beim Umgang mit dem Implantat, z.B. bei Übergabe und Annahme des Implantates an den Operateur eine besondere Sorgfaltspflicht.

Fallbeispiel

Dr. Meyer hat die Angewohnheit, jedes Implantat vor der Implantation (dem Einsetzen) mit einem Antiseptikum abzuspülen. Hiermit möchte er die Sicherheit einer Keimfreiheit erhöhen. Die Desinfektion eines sterilen Gegenstandes ist kontraindiziert, da der Gegenstand entweder steril ist, was eine zusätzliche Desinfektion überflüssig macht – oder der Gegenstand ist nicht steril und muss erneut sterilisiert (und nicht nur desinfiziert) werden. Zudem ist zu beachten, dass Antiseptika seitens der Hersteller nicht zwingend als sterile Lösung deklariert sind. Somit kommt es durch das Antiseptikum möglicherweise zu einer Kontamination des sterilen Produktes.

Merke

Die Desinfektion eines sterilen Produkts ist in keinem Fall sinnvoll.

Ein Handschuhwechsel steriler Handschuhe vor Annahme des Implantats durch den Operateur ist plausibel und sinnvoll. Dadurch wird sichergestellt, dass die annehmenden Hände steril eingekleidet sind.

9.2.10 Drainagen

Wunddrainagen (► 7.6.2) stellen in jedem Fall eine potenzielle Eintrittspforte für Erreger dar. Aus diesem Grund werden sie nicht routinemäßig, sondern indikationsgerecht angelegt und baldmöglichst entfernt. Die Anlage von Wunddrainagen erfolgt über eine separate Inzision.

9.2.11 Antiseptische Spülungen vor Wundverschluss

Studien zufolge ist eine antiseptische Spülung v.a. bei **kolorektalen Eingriffen** sinnvoll. Zur Spülung sollten allerdings, aufgrund der Gefahr von Resistenzbildungen bei Bakterien, keine antibiotikahaltigen Lösungen verwendet werden. Bei der Verwendung von Antiseptika sind die jeweiligen Herstellerangeben unbedingt zu beachten, Cave: Octenidin® kann bei falscher Anwendung zu Nekrosen führen (Beipackzettel beachten).

9.2.12 Wundverschluss

Nach dem chirurgischen Wundverschluss wird die Wunde mit einer sterilen Wundauflage abgedeckt.

Bei komplikationslosem Verlauf erfolgt der erste Verbandwechsel nach 48h.

Vor dem Aufbringen des Wundverbandes wird die Haut des Patienten in der Regel gereinigt, indem sie z. B. mit physiologischer NaCl-Lösung abgewischt wird. Allerdings wird hierbei das vor OP-Beginn aufgebrachte Antiseptikum mit Remanenz-Wirkung entfernt bzw. zumindest verdünnt. Es ist folglich zu überlegen, ob die Reinigung der Haut und der verschlossenen OP-Wunde ebenfalls mit einem remanent wirkenden Antiseptikum durchgeführt wird.

Aufgabe

Prüfen Sie diesen Ablauf, hinterfragen Sie die bestehende Vorgehensweise und vergleichen Sie den Ablauf mit der Vorgabe des Hygieneplans.

9.2.13 Grundregeln im Operationsbereich

Grundregeln

- Korrektes Einschleusen von Personal und Materialien in den OP vornehmen.
- Indikationen der hygienischen Händedesinfektion beachten. Hierbei sind die Besonderheiten eines OPs zu beachten, die „5 Indikationen" der WHO sind in diesem Arbeitsbereich weniger hilfreich.
- Chirurgische Händedesinfektion mit mindestens 10 min. zeitlichem Abstand zur Händewaschung durchführen, damit ein Abtrocknen der Hände vor der Desinfektion gewährleistet ist.
- Schutzkleidung, insbesondere Mund-Nasen-Schutz korrekt anwenden.
- Handschuhe der Indikation entsprechend auswählen.
- OP-Türen bleiben während des Eingriffs möglichst geschlossen.
- Die Anzahl der im OP anwesenden Personen und deren Fluktuation wird auf ein Mindestmaß begrenzt, kein „Saal-Tourismus" zulassen.
- Das Sprechen während der OP wird auf ein Mindestmaß begrenzt.
- Nach WC-Besuch ist eine Händewaschung ausreichend – wenn die Indikationen zur Händedesinfektion beachtet werden.

Hygienefehler

Häufige Hygienefehler sind:

- Schlechte Compliance der hygienischen Händedesinfektion.
- Sterilgut bei laufenden Desinfektionsmaßnahmen vorbereiten.
- Offene OP-Türen: Eintreten in OP bei laufendem Eingriff ohne triftigen Grund, sondern nur, „um eben mal zu sehen, wie weit ihr seid …" („Saaltourismus").
- Keinen oder einen nicht korrekt angelegten MNS im OP-Saal tragen bzw. bei geöffnetem Sterilgut.
- Nutzung eines MNS über die Tragezeit hinaus (Durchfeuchtung bewirkt Undichtigkeit), häufiges Herunterziehen und Wiederanlegen.
- Gespräche, die nichts mit dem Eingriff zu tun haben: Insbesondere nach Wochenenden, Urlaub gibt es das Bedürfnis, Erlebnisse zu berichten. So nachvollziehbar dies ist, es gefährdet den Patienten: Aerosole der bakteriellen Mundflora der Sprechenden werden oberhalb des Situs des Patienten freigesetzt. Weiterhin wird die Aufmerksamkeit von zentralen Geschehen abgelenkt.
- OP-Bereichskleidung wird außerhalb des OP getragen: Dies geschieht beispielsweise beim Ausräumen von Bedarfsmitteln. Problematisch ist, dass nach dem Ausräumen von Transportkartons der OP mit nun kontaminierter Kleidung betreten wird. Folglich ist beim Betreten des Operationsbereiches eine komplette Einschleusung (siehe oben) erforderlich.

Verletzungsgefahr

Verletzungen durch kontaminierte scharfe und spitze Instrumente stellen im OP eine nicht zu unterschätzende Gefahr dar.

Schlechte Sichtverhältnisse im Situs, unsachgemäße Übergabe von chirurgischen Instrumenten sowie Stress sind Situationen, in denen es zu Verletzungen kommt.

Merke

- Ruhe und Disziplin sind wirkungsvolle Maßnahmen, um Verletzungen zu vermeiden.
- Auch wenn es zunächst praxisfern klingen mag, der Zeitverlust durch ruhiges und konzentriertes Arbeiten ist wohl deutlich geringer, als angenommen wird. Dies dient dem Schutz von Patient und Personal.

Flächenhygiene

Der Reinigung und Desinfektion von Flächen kommt eine wesentliche Bedeutung zu. Deshalb werden die Reinigung und Desinfektion von Oberflächen in **kürzeren Intervallen** und größerem Umfang als in anderen Bereichen durchgeführt. Um dies sicherzustellen, sind die Durchführenden, zumindest in größeren Einrichtungen, üblicherweise immer vor Ort. Nur dadurch kann eine zeitnahe Aufbereitung der OP-Räume und des Inventars zwischen einzelnen Operationen gewährleistet werden.

Nach jedem Eingriff erfolgt eine **Zwischendesinfektion** aller patientennahen Flächen, Ablageflächen für Sterilgut, sichtbar kontaminierten Flächen und des Fußbodens. OP-Tische und Patientenliegen werden ebenfalls nach jedem Eingriff desinfizierend gereinigt.

Aufgabe

Die desinfizierende Reinigung genießt im OP-Alltag einen recht hohen Stellenwert. Schauen Sie sich bewusst an, was hier passiert:

- Welche Flächen werden desinfiziert – und welche Flächen nicht? Achten Sie z.B. auch auf Geräte, Lagerungshilfen, Röntgenschürzen.
- Macht es wirklich Sinn, nach jeder Operation den Fußboden bis in den letzten Winkel zu wischen, Handkontaktflächen jedoch auszulassen?
- Wie wird der OP-Tisch für sterile Instrumente aufbereitet?
- Erfolgt im Raum zur Narkoseeinleitung nach jedem Patienten eine Desinfektion definierter Flächen? Wer führt diese Desinfektion durch? Ist dies im Hygieneplan hinterlegt?

Hinterfragen Sie diese Prozesse kritisch und diskutieren Sie Ihre Erkenntnisse mit der OP-Leitung und dem Hygieneteam.

Am **Ende des Arbeitstags** wird eine desinfizierende Reinigung aller Oberflächen (► 6.6) und des Bodens in allen Räumen des OP-Bereiches durchgeführt. Je nach OP-Fachbereich z. B. Unfallchirurgie oder Orthopädie ist in der OP-Tagesendreinigung auch die Desinfektion der Wände bis zu einer Höhe von zwei Metern sinnvoll und standardisiert. Dies gilt auch für PCs und andere Dokumentationshilfen.

9.2.14 Aufbereitung von Instrumenten

Bei operativen Eingriffen werden ausschließlich sachgerecht aufbereitete Medizinprodukte mit **unversehrter Sterilverpackung** verwendet. Benutzte sowie nichtbenutzte Instrumente aus geöffneten Sterilverpackungen/Steril-Containern werden in verschließbaren Behältnissen dem Ort der Aufbereitung (AEMP) zugeführt.

Bei definierten Instrumenten wird bereits im OP-Raum, nach vorgenommenem Eingriff, eine **Vorreinigung** durchgeführt, z. B., indem die Hohlkörper von Instrumenten der minimalinvasiven Chirurgie (MIC) durchgespült und Blutreste mit einem Tuch abgewischt werden. Diese Vorreinigung ist ein ausgesprochen wichtiger Punkt der Aufbereitung, der unmittelbar nach der Operation durchgeführt und im Hygieneplan beschrieben wird. **Proteine,** die sich einmal auf oder in einem Instrument festgesetzt haben, lassen sich auch mit maschinellen Prozessen nur sehr schwer – im schlimmsten Fall gar nicht mehr – entfernen. Instrumente mit nicht zu entfernenden Proteinverkrustungen dürfen nicht weiterverwendet und müssen verworfen werden.

9.2.15 Bauliche Rahmenbedingungen

OP-Bereiche sind von anderen Krankenhausbereichen räumlich abgetrennt und dürfen nur von berechtigtem Personal betreten werden. Vor dem eigentlichen OP-Bereich befindet sich ein Bereich, der mit üblicher Dienstkleidung betreten werden darf. Hier finden Patientenübergaben oder die Ver- und Entsorgung von Material statt.

Merke

Die Wegeführung oder Organisation regelt, dass Patienten sowie reine und unreine Güter nicht miteinander in Kontakt kommen.

Ziel der baulichen Rahmenbedingungen ist, Abläufe sinnvoll zu organisieren und sicherzustellen, dass alle Operationen unter hygienisch einwandfreien Bedingungen stattfinden. Somit stellen bauliche Bedingungen eine Führung und Struktur dar, welche von den Mitarbeitenden übernommen werden und zu einem hohen Patientenschutz führen. Angefangen von sinnvoll platzierten Spendern für Händedesinfektionsmittel bis zur Wegeführung der Patienten. Dies entbindet die Mitarbeitenden selbstverständlich nicht von einem hygienisch einwandfreien Verhalten innerhalb dieser Arbeitsbereiche.

Zusammenfassend sind folgende **Vorgaben** zu berücksichtigen:

- Schleusen für Personal, Patienten, reine und unreine Materialien
- Flächen oder Räume für Patientenvorbereitung und Narkoseeinleitung, Narkoseausleitung/Patientennachsorge
- Aufwachbereich, -Raum
- Lagerräume für Sterilgut, saubere Materialien, Reinigungsmaterialien, Abfälle, benutztes Instrumentarium
- Ausreichende und sinnvoll platzierte Möglichkeit der Händedesinfektion und -waschung
- Aufenthaltsräume für Mitarbeiter, WC, Dusche
- Arbeitsplätze für Dokumentationszwecke

Die verschiedenen Räume können organisatorisch zusammengefasst werden, wichtig ist jedoch immer, dass es eine **Trennung** von **„reinen"** und **„unreinen"** Tätigkeiten und Arbeitssituationen gibt.

Sämtliche **Oberflächen** müssen desinfizierbar und intakt sein.

Aufgabe

Prüfen Sie, ob die Oberflächen von Arbeitsflächen bis hin zu Fußböden intakt sind. Falls Sie defekte oder beschädigte Flächen bemerken, veranlassen Sie eine Reparatur. Hintergrund ist, dass beschädigte Oberflächen nicht desinfizierbar sind und sich durch eindringende Feuchtigkeit Schimmel bilden kann.

Aus **infektiologischer Sicht** ist es nicht erforderlich, zwischen „reinen" und „unreinen/septischen" OP-Abteilungen zu unterscheiden. Wichtig ist die sorgfältige, desinfizierende Aufbereitung zwischen den OPs.

Sind OP-Abteilungen mit **raumlufttechnischen Anlagen** (RLTA) ausgestattet, werden diese regelmäßig technisch gewartet. In OP-Räumen und, soweit vorhanden, Instrumentenvorbereitungsräumen wird dreifach gefilterte Luft eingeleitet. Die letzte und „feinste" Filterstufe befindet sich im Klimafeld über dem OP-Tisch (▸ Abb. 9.3).

Im Verhältnis zu Nebenräumen herrscht in den OP-Räumen ein **Überdruck.** Dies verhindert, dass Luft aus den Nebenräumen in den OP-Raum strömt. Dieser Effekt (▸ 12.2) wird bei dauerhaft geöffneten Türen aufgehoben!

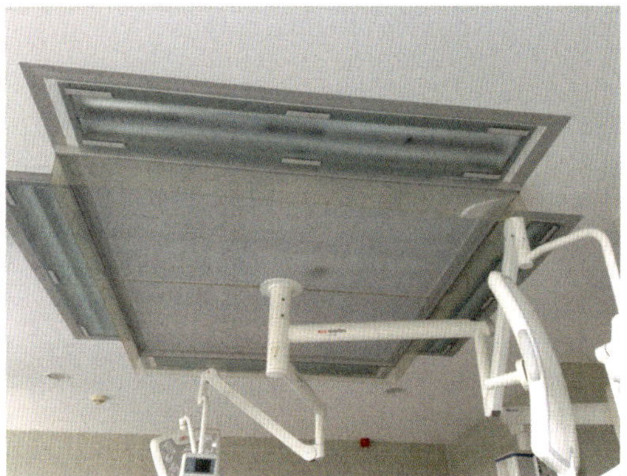

Abb. 9.3 TAV-Klimadecke oberhalb des Patienten. Sterilfiltrierte Luft wird von hier aus in den Operationsraum eingeleitet. [M1225]

9.2.16 Operationen mit geringem Infektionsrisiko

Bei kleineren Eingriffen an der Haut/Subkutis, Stirnhöhle und bei der Endoskopie von Körperhöhlen liegt ein geringes Infektionsrisiko vor. Dies gilt auch für interventionelle radiologische und kardiologische Eingriffe. Diese kleineren Eingriffe können unter modifizierten Bedingungen durchgeführt werden. Das bedeutet in Räumen außerhalb des OP-Bereiches, z.B. in zusammengelegten **Funktionsräumen.** Hierzu bedarf es einer Risikobewertung, unter Berücksichtigung folgender Faktoren:

- Bewertung postoperatives Infektionsrisiko, möglichst anhand von Surveillance-Daten
- Bedeutung einer möglichen Infektion, wie Ort der Infektion, Ausmaß und Konsequenz einer Infektion

Die so definierten Eingriffe sowie Abszesseröffnungen, können unter folgenden **Hygiene-Standards** durchgeführt werden:

- Keine RLT-Anlage: Wird eine Fensterlüftung durchgeführt, sind Insektengitter vor den Fenstern anzubringen.
- Die desinfizierende Zwischenreinigung muss nur von patientennahen und sichtbar kontaminierten Flächen erfolgen.

Bei im Hautniveau liegenden Tumoren oder Fremdkörpern und bei nicht allzu ausgedehnten Verletzungen von Haut und Subkutis liegt ein noch geringeres Infektionsrisiko vor, sodass diese Eingriffe in einem Raum, außerhalb einer OP-Ab-

teilung durchgeführt werden. können. Voraussetzung ist eine ausreichende Raumgröße und eine Ausstattung mit leicht zu reinigenden und desinfizierenden Oberflächen.
Sterile **Schutzkittel** und **Haarschutz** sind in diesen Fällen nicht regelhaft erforderlich. Die **Personalbekleidung** und **Sterilabdeckung** richten sich nach Art der Operation und Größe des Operationsfeldes. Detaillierte Angaben sind im Hygieneplan der Einrichtung verbindlich festgelegt. Basishygienische Maßnahmen (► 7.2) sind auch hier selbstverständlich!

Wiederholungsfragen

- Welche beiden Fachrichtungen arbeiten vor und während der OP zusammen und welche Aufgaben haben diese?
- Nennen Sie die einzelnen Schritte beim Anlegen der Schutzkleidung.
- Wodurch zeichnen sich OP-Umkleiden aus?
- Von welchen Personen geht die größte Infektionsgefahr aus?
- Welche Maßnahmen der Händehygiene gelten für den OP-Bereich?
- Beschreiben Sie die einzelnen Schritte der chirurgische Händedesinfektion.
- Was ist bei der Aufbereitung der Instrumente zu beachten?
- Was sind die häufigsten Hygienefehler im Operationsbereich?

9.3 Intensivstation

Patienten auf Intensivstationen sind generell als **besonders infektionsgefährdet** anzusehen. Bei der Bewertung der Gefährdung ist die Art der Intensivstation wie internistisch, operativ o. Ä. ebenso zu berücksichtigen wie der individuelle Patient und seine derzeitige Situation.
Für einen begrenzten Aufenthalt bieten sich **Intermediate-Care-Stationen (IMC)** an. Diese sind für kurzfristige Patientenaufenthalte konzipiert. Hier versorgte Patienten sind weniger infektionsgefährdet als beispielsweise der langzeitbeatmete Patient. Größere Einrichtungen verfügen über **fachspezifische Intensiveinheiten.** Die hygienischen Anforderungen der verschiedenen Stationen können voneinander erheblich abweichen. So unterscheiden sich die Bedingungen auf einer Schwerstverbrannten-Intensiv- deutlich von einer medizinischen Intensivstation mit kardiologischem Schwerpunkt.

Grundsätzlich sind alle intensivpflichtigen Patienten als primär **immunsupprimiert** anzusehen. Grundlage dieser Einschätzung sind z.B. die Grunderkrankung, es besteht Stress, die Anwendung von Devices, Immobilität, Bewusstseinseinschränkung, eine Störung der Schutzreflexe oder durchgeführte Operationen. Somit ist das Einhalten von Maßnahmen der Basishygiene (► 7.2) die wesentliche Grundvoraussetzung der Infektionsprävention. Zur Einschätzung der Immunsupprimierung verschiedener Patienten, gibt es weiterhin folgende Klassifizierung des Robert Koch-Institutes (RKI ► Tab. 9.1).

Tab. 9.1 Drei Risikogruppen immungeschwächter Patienten, nach RKI

Risikogrippe	Symptome und Befunde
1: mittelschwere Immunsuppression	• Granulozytopenie bis zu 10 Tage (analog Leukopenie) • Mangel an CD4-pos T-Helfer-Zellen <250/µl • Stammzelltransplantation bis drei Monate nach intensiver Therapiephase • Patienten, die mehr als 1 Merkmal der unter Risikogruppe 1 aufgeführten Immunsuppression aufweisen, werden in Risikogruppe 2 klassifiziert
2: schwere Immunsuppression	• Granulozytopenie über mehr als 10 Tage (analog Leukopenie) • Schwere aplastische Anämie oder Makrophagen-Aktivierungssyndrom während intensiver immunsuppressiver Therapie • Allogene Knochenmark- oder Stammzellentransplantation bis sechs Monate nach Abschluss der intensiven Therapiephase • Akute stationäre Behandlungsphase bei autologer Stammzellentransplantation oder nach Transplantation solider Organe
3: sehr schwere Immunsuppression	• Allogene KMT/PBSCT in intensiver Therapiephase (bis zur Regeneration der Granulopoese) • Schwere GVHD (Spender gegen Wirt Krankheit) Grad III oder IV unter intensiver Immunsuppression

9.3.1 Basishygiene auf Intensivstation

- Eine sorgfältige und indikationsgerechte Händehygiene ist Grundvoraussetzung der Infektionsprävention.
- An Händen und Unterarmen darf kein Schmuck getragen werden, Nagellack etc. ist verboten.
- Es ist kurzärmelige Bereichskleidung zu tragen, die täglich, bei Kontamination baldmöglichst gewechselt wird. Anmerkung: Für Besucher sind regelhaft keine Kittel o. Ä. erforderlich, je nach Intensivstation kann dies jedoch gefordert sein, Hygieneplan beachten.
- Bei der direkten Patientenversorgung ist Schutzkleidung empfohlen. Dies sind Vorbinder oder Schutzkittel.
- Lange Haare werden zusammengebunden.
- Flächenhygiene, insbesondere Flächendesinfektion vor der Zubereitung von Infusionen und Injektionen oder von Ablageflächen im Rahmen von Verbandswechseln o. Ä. ist von den durchführenden Personen sorgfältig und unter Beachtung der Einwirkzeit umzusetzen.
- Organisatorische Trennung von reinen und unreinen Bereichen am Patientenbett. Dies wird dadurch erreicht, dass eine Bettseite als unrein deklariert wird. Hier befindet sich z. B. die Absauganlage zum endotrachealen Absaugen. Die andere Bettseite ist als rein deklariert. Auf dieser Seite finden sich beispielsweise Infusionspumpen.
- Aseptische Arbeitsweise beim Umgang mit Devices einhalten.
- Tägliche Indikationsprüfung von Devices, mit dem Ziel die nicht benötigten zeitnah zu entfernen.
- Pflegeartikel wie z. B. Materialien zur Mundpflege sind täglich zu wechseln.
- Medizinprodukte (MP) sind ordnungsgemäß einzusetzen. Dies beinhaltet z. B. einen korrekten Umgang, eine korrekte Verwendung sowie die Beachtung von Vorgaben zu Aufbereitung und Lagerung.
- An Mitarbeiterschulungen zur Hygiene teilnehmen und ggf. vom Hygieneteam einfordern.

9.3.2 Über Basishygiene hinausgehende Maßnahmen

- Indikationsgerechte und konsequent umgesetzte Isolationsmaßnahmen. Ggf. verlängerte Isolation bei Patienten mit gastrointestinalen Infektionen.
- Verwendung von Mund-Nasenschutz für Personal mit respiratorischen Infekten.
- Aus Gründen des Personalschutzes, Mund-Nasen-Schutz beim endotrachealen Absaugen oder der Gefahr von Verspritzungen mit Sekreten oder Exkreten. Beim offenen, endotrachealem Absaugen Augen durch Schutzbrille oder Visier schützen.
- Unterweisung von Angehörigen in Hygienemaßnahmen. Dies insbesondere, wenn Angehörige in die Patientenversorgung mit einbezogen werden.

Weiter zu beachten sind Maßnahmen zur Vermeidung deviceassoziierter Infektionen und Wundinfektionen:

- Punktion, Infektion, Infusion ▸ 7.3
- Harnwegsinfektionen ▸ 7.4
- Atemwegsinfektionen ▸ 7.5
- Wundinfektionen ▸ 7.6

9.3.3 Surveillance

Der Surveillance (▸ 1.5) von Infektionen wird auf Intensivstationen eine besondere Bedeutung zugesprochen. Ziel ist, eine erhöhte Aufmerksamkeit gegenüber der Entstehung von nosokomialen Infektionen.

Regelhaft erfasst werden:

- Gefäßkatheterassoziierte Blutstrominfektionen
- Infektionen der Atemwege
- Katheterassoziierte Harnwegsinfektionen

Optional zu erfassen sind:

- Meningitis/Ventrikulitis
- Andere Infektionsarten, z. B. Gastroenteritis

Weiterhin erfolgt eine Surveillance von Erregern mit besonderen Resistenzen, sog. Multiresistenten Erregern (MRE).

9.3.4 Screening

Ein erweitertes mikrobiologisches **Screening** auf **multiresistente Erreger** ist in vielen Intensivstationen Standard. Im Fokus der Suche sind MRSA, MRGN und resistente Enterokokken (VRE). Ein Screening kann durch ein Aufnahmescreening und fortlaufend mit regelmäßig durchgeführten Untersuchungen erfolgen.

In welchem Umfang diese Untersuchungen stattfinden, ist über den Hygieneplan und/oder die Festlegung der zuständigen ABS-Experten (Antibiotic Stewardship = Konzept zum verantwortungsvollen und zielgerichteten Einsatz von Antibiotika) gere-

gelt. Bei der Festlegung solcher Maßnahmen ist die Art der Intensiveinheit sowie das Patientenklientel zu berücksichtigen.
Routinemäßige mikrobiologische Untersuchungen ohne Infektionsverdacht von z. B. Trachealsekret oder Urin machen hingegen keinen Sinn.

9.3.5 Antiseptische Waschungen

Auf manchen Intensivstationen ist eine **routinemäßige Körperwaschung** mit **antiseptischen** Lösungen eingeführt. Ziel ist es, eine mögliche Belastung durch multiresistente Erreger (MRE) insbesondere durch resistente Enterokokken (VRE) zu minimieren.
Eine entsprechende Forderung der KRINKO zu dieser Maßnahme besteht derzeit jedoch nicht. Obwohl Kliniken gute Erfahrung mit diesem Vorgehen machen, ist zu berücksichtigen, dass auch das physiologische Mikrobiom (die Standortflora) der Patienten beeinträchtigt werden kann Dieses nimmt bekanntermaßen eine Schutzfunktion für die Haut wahr und unterbindet das Ansiedeln anderer Mikroorganismen.

9.3.6 Wasserhygiene auf Intensivstation

Merke

Wasser für den menschlichen Gebrauch (Trinkwasser) ist nicht steril! Dies gilt für Leitungswasser, aber auch für abgefülltes Wasser aus Flaschen.

Rahmenbedingungen und Grenzwerte für Trinkwässer sind in der **Trinkwasserverordnung** (TrinkwV) festgelegt. Ziel der Verordnung ist der Schutz der gesunden Allgemeinbevölkerung. Für den Schutz immunsupprimierte Menschen sind allerdings strengere Maßgaben erforderlich. Bei dieser Patientengruppe kann Trinkwasser im Krankenhaus zur Quelle **nosokomialer Infektionen** werden. Es kann mit Mikroorganismen kontaminiert sein, die im Krankenhaus potenziell zu Infektionserregern werden können. Von besonderer Bedeutung sind dabei die Krankheitserreger *Pseudomonas aeruginosa* und *Legionella spp.* Daher sind im Umgang mit Wasser im Krankenhaus weitergehende Verhaltensweisen und Maßnahmen erforderlich, um wasserassoziierte nosokomiale Infektionen zu verhindern.

Auch wenn das Wasser in medizinisch-pflegerischen Einrichtungen regelmäßig mikrobiologisch untersucht wird, bietet diese Maßnahme keine ausreichende Sicherheit. Das Benutzen von Wasserhähnen und somit das **Verhindern** von **„Stagnationswasser“** (stehendes Wasser über einen längeren Zeitraum) gilt als gute Praxis der Prävention. Generell soll Wasser erst dann verwendet werden, wenn es kalt aus der Leitung kommt. So wird eine Stagnation, z.B. über Nacht, aus den Leitungen ausgespült.
Der wichtigste **Feuchtkeim** (▸ Tab. 9.2) ist das Bakterium *Pseudomonas aeruginosa.* Dieser Erreger ist als Verursacher von Infektionen ein „Alleskönner“. Wund- und Harnwegsinfekte sowie Pneumonien und Infektionen des Auges und Ohrs können auf diesen Erreger zurückgeführt werden. Eine Klassifizierung antibiotikaresistenter Bakterienstämme von *Pseudomonas aeruginosa* erfolgt in der MRGN-Systematik.
Um die beschriebenen Infektionswege zu unterbinden, wird eine **Risikoanalyse** erstellt. Hieraus werden konkrete **Maßnahmen** abgeleitet. Hierzu gehören beispielsweise:

- Sterilfilter an Wasserhähnen: Ein Wechsel bzw. eine Aufbereitung der Filter erfolgt nach Herstellerangabe.
- Regelmäßiges, tägliches Nutzen aller Wasserentnahmestellen. Ggf. Spülung dieser Stellen durch Laufenlassen von Wasser, wenn keine Sterilfilter verwendet werden.
- Steril abgefülltes Wasser verwenden.
- Geöffnete Mineralwasserflaschen werden gekühlt gelagert und nach 24 Std. verworfen.

Tab. 9.2 Eine Übertragung von Feuchtkeimen kann auf unterschiedlichen Wegen erfolgen.

Übertragungsweg	Beispiele
Oral, über den Magen-Darm-Trakt	Essen, Trinken, Mundpflege, Mundspülung, Aspiration, etc.
Einatmen, über die Lunge	Inhalation, Einatmen belasteter Aerosole, absteigende Infektion über Beatmungstubus
Direkter Kontakt	Waschen, Baden, Versorgung von Katheter-Eintrittsstellen
Indirekter Kontakt	Kontaminierte Oberflächen oder Medizinprodukte

- Tee- und Kaffeewasser werden abgekocht. Vorsicht, es besteht Verbrühungsgefahr für Patienten und Mitarbeiter.
- Bei stark immunsupprimierten Patienten ist Tee, aufgrund einer möglichen Belastung von mit Pilzsporen, nicht geeignet.
- Wasser bzw. Tee, das zur Mundspülung verwendet wird, muss alle acht Stunden gewechselt werden.
- Hygienisch korrekter Umgang mit Aerosolen und Inhalationsgeräten in Bezug auf Vorbereitung, Standzeiten und Aufbereitung
- Keine Raumluftbefeuchter verwenden, die möglicherweise kontaminierte Aerosole freisetzen.
- Hygienisch korrekt mit Medikamenten zur Inhalation umgehen.
- Die Zubereitung und das Handling enteraler Sondenkost erfolgt streng nach Herstellerangabe
- Wundspülungen (▸ 12.2.4) werden ausschließlich mit sterilem oder sterilfiltriertem Wasser durchgeführt.

Diese Maßnahmen werden verbindlich im Hygieneplan festgelegt.

9.3.7 Bauliche Rahmenbedingungen

Die Grundvoraussetzung ist eine bauliche und organisatorische Aufteilung in **reine** und **unreine** Seiten. Diese Grundstruktur findet sich auf der gesamten Station bis hin zum Patientenplatz.

Intensivstation und Patientenzimmer

Als Bereich mit erhöhtem Infektionsrisiko sind **Intensivstationen** im Krankenhaus in räumlicher, organisatorischer und personeller Hinsicht von anderen Stationen abgetrennt. Die Patientenzimmer sollen ausreichend groß sein, alle Oberflächen müssen desinfizierbar und intakt sein. Einzelzimmer mit Vorraum dienen der Versorgung isolierter Patienten. Der Vorraum dient als Schleuse und Lagerfläche für Materialien, die nicht im Patientenzimmer gelagert werden. Hier findet sich oftmals auch eine Steckbeckenspüle.

In den **Patientenzimmern** gibt es sinnvoll platzierte und in ausreichender Anzahl vorhandene Möglichkeiten zur Händedesinfektion. Gemäß der „Aktion Saubere Hände" sowie der KRINKO Richtlinie zur Händehygiene ist in jedem Patientenzimmer einer Intensivstation mindestens ein Spender pro Patientenbett erforderlich.

Handwaschplätze (▸ 12.1.2) müssen einen ausreichenden Abstand von ≥ 2 Metern zum patientennahen Umfeld sowie vom Arbeitsplatz Medikamentenvorbereitung haben. Ggf. ist ein Spritzschutz anzubringen.

Trennung von **Arbeitsräumen** und den Räumen, die der direkten **Patientenversorgung** dienen. Arbeitsflächen und Arbeitsräume entsprechen dem Rein-unrein-Prinzip. Hierzu gehören Lager für Medikamente, Pflegeutensilien, Medizinprodukte, Geräte, ggf. ein Laborarbeitsplatz. Wartebereich für Angehörige, Personalumkleiden, -aufenthalt sowie ein unreiner Arbeitsraum, Entsorgungs- und Putzmittelraum.

Während die Lagerbereiche für Medikamente, Pflegeutensilien etc. per se reine Bereiche darstellen, sind andere Bereiche wie z.B. Patientenzimmer und Personalumkleiden organisatorisch in reine- und unreine Bereiche zu unterteilen. Entsorgungsräume sind immer als unrein anzusehen.

Baumaßnahmen

Insbesondere bauliche Maßnahmen stellen bei einer **Staubfreisetzung** ein hohes Infektionsrisiko für Intensivpatienten dar. Selbst ein „einfaches" Bohrloch kann erhebliche Mengen an Staub verursachen. Bei einem Staubeintrag von außerhalb der Intensiveinheit sind zunächst Türen und Fenster zu schließen, weitere Maßnahmen werden mit dem Hygieneteam abgestimmt.

Vorsicht

Wenn die Gefahr besteht, dass Patienten freigesetztem Staub ausgesetzt werden, sind diese handwerkliche Maßnahmen unverzüglich einzustellen.

Grundsätzlich empfiehlt es sich, **handwerkliche Maßnahmen** (▸ 12.3) in Risikobereichen im Vorfeld mit der Krankenhaushygiene abzustimmen. Dies gilt auch für den Operationsbereich. Vom Umfang her kleinere handwerkliche Tätigkeiten können und sollen zwischen den Beteiligten, in aller Regel zwischen Pflegenden und Handwerkern, im direkten Gespräch koordiniert werden. Dieser direkte Austausch ist eine wesentliche Voraussetzung für eine sinnvolle und zügige handwerkliche Umsetzung. Hierzu gehört z.B. auch die zweckdienliche Ausstattung von Räumen mit Bedarfsartikeln, wie Handschuhen und Schutzkleidung sowie Händedesinfektionsmitteln. Diese sollen an geeigneten und sinnvollen Stellen zur Verfügung stehen und bequem zu erreichen sein. Es macht folglich Sinn, diese Stellen dem Handwerker mitzuteilen.

Fallbeispiel

Frau Ansaro ärgert sich jedes Mal, dass der Händedesinfektionsspender in einem Patientenzimmer an einer ungünstigen Stelle angebracht ist. Für jede Desinfektion muss sie vom Patientenbett weg und an die gegenüberliegende Wand gehen. Nach Rücksprache mit ihrer Leitung veranlasst sie, dass neben dem Bett ein weiterer Spender montiert wird. Es zeigt sich schnell, dass dieser Spender viel häufiger und selbstverständlicher genutzt wird. Somit hat diese Einzelmaßnahme zu einer Verbesserung der Compliance der hygienischen Händedesinfektion geführt.

Während die bauliche, räumliche Situation für die hier tätigen Personen vorgegeben und in wesentlichen Teilen unveränderbar ist, haben Pflegende bei der Planung und Durchführung ihrer Maßnahmen die Möglichkeit einer entsprechenden Arbeitsplatzorganisation (▸ 7.2). Manches Mal kann es sinnvoll sein, bauliche Veränderungen anzuregen.

Wiederholungsfragen

- Welche Schritte umfassen die Basishygiene auf der Intensivstation?
- Welche Art von Infektionen werden im Rahmen der Surveillance von Infektionen auf der Intensivstation erfasst?
- Was wissen Sie über das MRSA-Screening auf der Intensivstation?
- Wie können Feuchtkeime übertragen werden?
- Berichten Sie, wodurch Waschbecken zur Infektionsquelle werden können?

9.4 Neonatologische Intensivpatienten

Die folgenden Ausführungen beziehen sich auf **sehr** und **extrem untergewichtige** Frühgeborene mit Geburtsgewicht ≤ 1500 g. Im Verlauf einer notwendigen Intensivtherapie sind Frühgeborene einer Vielzahl invasiver Maßnahmen ausgesetzt, wovon jede einzelne mit einem Infektionsrisiko einhergeht.

Definition

Frühgeborene: Kinder, die bei ihrer Geburt weniger als 37 Wochen (259 Tage) ausgetragen wurden. Je nach Geburtsgewicht unterscheidet man diese:
- Untergewichtige Neugeborene mit ≤ 2500 g
- Sehr untergewichtige Neugeborene mit 1499–1000 g
- Extrem untergewichtige Neugeborene mit <1000 g

9.4.1 Prävention

Zusätzlich zur Basishygiene (▸ 7.2) und speziellen Hygienemaßnahmen auf Intensivstationen (▸ 9.2) sind folgende Präventionsmaßnahmen mit besonderer Aufmerksamkeit zu berücksichtigen:
- Händehygiene
- Umgang mit Devices
- Umgang mit Stethoskopen
- Umgang mit Eltern, Geschwisterkindern

Händehygiene

Das konsequente Umsetzen der Händehygiene ist auch bei Neonaten die wichtigste Maßnahme der Infektionsprävention, da das Immunsystem von Frühchen gegen die „Eindringlinge" von außen nicht gewappnet ist, wodurch Infektionserreger leichtes Spiel haben. Zu empfehlen sind **Spender,** die möglichst nah am oder direkt am **Inkubator** installiert sind und somit sinnvoll und bequem zur Verfügung stehen.

Umgang mit Devices

Die Vorgaben unterscheiden sich nicht wesentlich von den Vorgaben für Erwachsene (▸ 7.1–7.5). Zusätzlich gilt es, Folgendes zu beachten:
- Bei jeder Tubus-Diskonnektion werden keimarme Handschuhe getragen.
- Endotracheales Absaugen erfolgt unter aseptischen Rahmenbedingungen. Das bedeutet, dass sterile Handschuhe getragen und sterile Spüllösungen verwendet werden müssen.
- Beatmungsfilter zur passiven Befeuchtung sind für Frühgeborene aufgrund des hohen Totraums, nicht unbedingt geeignet. Werden Filter verwendet, sind die Herstellerangaben streng zu beachten.
- Vor dem Durchführen invasiver Maßnahmen muss eine Hautantiseptik mit Octenidin 0,1 % erfolgen.
- Die Anlage von Nabelkathetern und anderen Gefäßkathetern setzt voraus, dass maximale Schutzmaßnahmen eingehalten werden müssen: Es wer-

den sterile Handschuhe, ein steriler Kittel, MNS und ein steriles Lochtuch verwendet.

- Bei liegenden Nabelkathetern wird bei jedem Verbandwechsel eine antiseptische Maßnahme, mit einem geeigneten Präparat, durchgeführt.
- Alle Devices müssen täglich dahingehend überprüft werden, ob die Indikation für dieses Device noch besteht. Nicht benötigte Devices werden entfernt.
- Periphervenöse Venenpunktionen sind auf ein Minimum zu beschränken.
- Bei Manipulation an Katheter-Eintritt-Stellen sind sterile Handschuhe zu tragen.

Stethoskope

Diese sind potenzieller Überträger krankmachender Erreger. Aus diesem Grund werden Stethoskope **patientenbezogen** verwendet und im Rahmen der Basishygiene nach jedem Gebrauch mit einem geeigneten Desinfektionsmittel desinfiziert.

Textilien und Schutzkittel

- **Textilien**, wie Wäsche, Bettwäsche und Handtücher, die mit Neugeborenen in Berührung kommen sollten keimarm (▸ 6.8) sein.
- **Schutzkittel** werden vom Personal indikationsgerecht verwendet. Besucher bzw. die Kindeseltern tragen in aller Regel einen Schutzkittel (Hygieneplan).

Pflegemittel

Pflegemittel wie z. B. Haut-Öle, Salben werden strikt **patientenbezogen** verwendet, um **Kreuzkontaminationen** zu verhindern. Durch die körpernahe Anwendung und den häufigen Handkontakt mit den Behältnissen bestehen hier vielseitige Möglichkeiten einer Übertragung von Mikroorganismen.

Muttermilch

Ohne Infektionsverdacht, ist kein routinemäßiges mikrobiologisches Monitoring der Muttermilch erforderlich. Bei Neugeborenen mit gastrointestinalen Infektionen oder nekrotisierender Enterokolitis wird die mikrobiologische Untersuchung jedoch empfohlen.

Entzündliche Veränderungen der Mamma sind selten bakteriell begründet, sondern entstehen aufgrund einer Belastung durch das Stillen oder einen Milchstau. Bei bakterieller Ursache findet sich zumeist *Staphylococcus aureus*. In diesem Fall sollte, für die Dauer der antibakteriellen Therapie, die Milch abgepumpt und verworfen werden.

Nabelpflege

Direkt nach der Geburt wird die Nabelschnur mit einer sterilen Kunststoffklemme durchtrennt und steril abgedeckt. Die verwendete Kompresse wird unter der Nabelklemme durchgezogen, um einen Kontakt mit der Bauchhaut und Urin zu verhindern.

Bei unauffälligem Nabelstumpf, der nicht für intravasale Katheter genutzt wird, erübrigt sich eine Antiseptik. Bei **entzündlich verändertem Nabelstumpf** werden zur Erregerdiagnostik vor einer antiseptischen Therapie mikrobiologische Abstriche durchgeführt. Dies geschieht bereits im Kreißsaal. In den folgenden Tagen ist der Nabel auf entzündliche Prozesse zu beobachten, um ggf. zeitnahe Maßnahmen einzuleiten (ärztliche Anordnung).

Routinemäßige mikrobiologische Untersuchungen/Screening

In Anbetracht einer Zunahme multiresistenter Bakterien (MRE) wird von der KRINKO ein klinisch-mikrobiologisches Screening auf **MRE** des **Nasopharynxs** (Rachenabstrich) und **Gastrointestinaltrakts** empfohlen, um ggf. eine frühzeitige, kalkulierte, antibiotische Therapie einleiten zu können. Bis zum Ende der Intensivpflege soll dieses Screening im wöchentlichen Abstand durchgeführt werden. Die Untersuchungen werden bei Bedarf indikationsgerecht z.B. auf Wunden, Trachealsekret erweitert.

Die Erreger-Surveillance (Erfassung und Bewertung) umfasst Infektions- und multiresistente Erreger.

Känguru-Pflege

Zur Stärkung der Eltern-Kind-Beziehung gehört unbedingt enger Körperkontakt. Bei der Känguru-Pflege wird das Kind, das nur mit einer Windel bekleidet ist, an die nackte Brust der Eltern gelegt. Der Säugling wird dann mit einer Decke zugedeckt. Es sind folgende **Hygieneregeln** zu beachten:

- Vor Körperkontakt ist eine sorgfältige Händehygiene durchzuführen.
- Leidet ein Elternteil an einen Infekt der oberen Atemwege, an Ekzemen, superinfizierten Hautverletzungen im Brustbereich oder Herpes labialis, sollte dieses Elternteil keinesfalls die Känguru-Pflege vornehmen.
- Eine antiseptische Behandlung der Haut der Eltern ist jedoch nicht erforderlich.
- Liegeflächen zur Känguru-Pflege müssen wischdesinfizierbar sein und sollen möglichst patien-

tenbezogen verwendet werden. Eine Desinfektion erfolgt nach jeder Benutzung.

Känguru-Pflege ist auch bei liegenden Devices möglich. Die Eltern müssen in Maßnahmen zur Gefahrreduktion, wie versehentliche Kontamination, Diskonnektion oder versehentliches Entfernen von Sonden, unterwiesen werden.

Merke

Bei Beachtung der Grundregeln ist das Infektionsrisiko durch Känguru-Pflege für das Kind nicht erhöht.

9.4.2 Eltern, Geschwisterkinder und Angehörige

Der Besuch von Eltern und Geschwisterkindern ist erwünscht und sollte grundsätzlich möglich sein. Zu berücksichtigen sind folgende **Rahmenbedingungen:**

- Grundlagen der Händehygiene werden erklärt und umgesetzt. Dies beinhaltet auch das Ablegen von Schmuck und Uhren vom Handgelenk und von den Fingern.
- Personen mit akuten Infektionszeichen wie Fieber, Husten-Schnupfen, Durchfall, unklaren Exanthemen der Haut oder Konjunktivitis verzichten für die Dauer der Infektion auf einen Besuch.
- Geschwisterkinder verfügen über einen vollständigen Impfschutz nach STIKO-Empfehlung (► 4.4). Die jährlich aktualisierten, Empfehlungen der „Ständigen Impfkommission" sind abrufbar unter: www.rki.de/DE/Content/Kommissionen/STIKO/Empfehlungen/Impfempfehlungen_node.html.
- Die Eltern müssen über die Inkubationszeit und Symptome von sogenannten „Kinderkrankheiten" wie z.B. Windpocken, Masern, Pertussis aufgeklärt werden, sodass sie ein erhöhtes Augenmerk auf mögliche Symptome der Geschwisterkinder haben. Bei Verdacht auf eine solche Erkrankung darf das Geschwisterkind nicht zu Besuch ins Krankenhaus kommen. In diesem Fall ist die Information des betreuenden Klinikpersonals durch die Eltern sicherzustellen.
- Besuche von Großeltern können in enger Absprache mit den Behandlern erfolgen.
- Der Umgang mit Mobiltelefonen muss geregelt sein, da diese stark mikrobiologisch belastet sind.

Aufbereitung von Inkubatoren mit geschlossenem Sterilwassersystem

Diese erfolgt nach Herstellerangabe vor jeder Neubelegung. Es ist ein **geeignetes Desinfektionsmittel** zu wählen, das auch in der Lage ist, einen Biofilm aus Kunststoffschläuchen zu eliminieren (Hygieneplan beachten). Nach KRINKO empfehlen sich hierzu sogenannte Sauerstoffabspalter (► 6.1).

Da eine Schädigung des Neugeborenen durch verwendete Desinfektionsmittel nicht ausgeschlossen werden kann, ist eine laufende Desinfektion des belegten Inkubators nicht möglich. Die laufende Reinigung der Innenflächen erfolgt mit **Wasser** in Trinkwasserqualität. Die verwendeten Tücher werden jeweils nur einmal benutzt und im Anschluss verworfen! Außenflächen können wischdesinfiziert werden. Ein mögliches Wechselintervall, d.h. der komplette Tausch, von Inkubatoren - um diese desinfizierend aufzubereiten - ist im Hygieneplan hinterlegt.

Grundsätzlich erfolgt nach jedem Patienten eine desinfizierende Aufbereitung.

Wasserhygiene

Bei der Versorgung von Neonaten gelten strengere Rahmenbedingungen als bei erwachsenen Intensivpatienten. Dies gilt auch für die Körperpflege.

Vorsicht

Leitungswasser ist nicht steril und kann krankmachende Erreger enthalten.

Zur Körperpflege von Haut und Schleimhaut ist **steriles** oder **sterilfiltriertes Wasser** zu verwenden. Leitungswasser aus dem Wasserhahn erfüllt diese Anforderung nicht.

Bei der Verwendung von **Wasserfiltern** (► 12.1) am Wasserhahn (sterilfiltriert) ist darauf zu achten, dass der Wasserauslass nicht mit Händen berührt wird, da dies eine Kontamination bewirkt. Die Standzeit (Wechselintervall) ist eine verbindliche Herstellerangabe und unbedingt zu beachten, da das Filter nach dem Ablauf seine Funktion verliert.

Raumluft

Intensivbehandlungszimmer sollen **klimatisiert** (► 12.2) sein und eine **Raumtemperatur** von 26 °C sowie eine relative Luftfeuchte von 45 % erreichen. Werden auf der Station operative Eingriffe durchgeführt, gelten die Vorgaben der entsprechenden KRINKO-Empfehlung (▸ 9.1).

Baumaßnahmen

Bereits ein einfaches Bohrloch oder das kurze Öffnen von Deckenpanelen kann erhebliche Mengen an Staub freisetzen. Aus diesem Grund ist jede, auch noch so kleine, Maßnahme (▸ 12.3) mit der Hygieneabteilung abzustimmen.

Wiederholungsfragen

- Welche Hygienemaßnahme hat eine überragende Bedeutung bei der Versorgung von Neonaten?
- Beschreiben Sie die Eckpunkte der Nabelpflege.
- Nennen Sie die Hygieneregeln, die bei der Känguru-Pflege zu beachten sind.
- Welche Besonderheit gilt für Stethoskope?
- Was ist bei der Aufbereitung von Inkubatoren zu beachten?

9.5 Ambulanz, Funktionsabteilung

Die hygienischen Rahmenbedingungen ergeben sich vorrangig aus der Art und Fachrichtung einer Ambulanz, wobei die Basishygiene auch hier an den Händen beginnt. Selbstverständlich gelten hier, wie auch in der niedergelassenen Praxis, folgende Grundregeln:

- Schmuckverbot an Händen und Unterarmen (▸ 6.4.2)
- Regeln zur Hände- und (▸ 6.4, ▸ 6.5) Flächenhygiene (▸ 6.6)
- Umgang mit Infusionen und Injektionen (▸ 7.3)
- Anwendung von Devices (▸ 7.4, ▸ 7.5)
- Maßnahmen zur Vermeidung von Wundinfektionen (▸ 7.6)
- Aufbereitung von Medizinprodukten (▸ 6.7)

Üblicherweise wird **farblich abgesetzte Bereichskleidung** getragen. Diese wird arbeitstäglich gewechselt und desinfizierend aufbereitet.

Das Arbeiten in der **Notfallambulanz** sowie anderen Funktionsbereichen wie der Endoskopie, ist eine hygienische Herausforderung. Denn hier treffen die Patienten vollkommen ungefiltert auf das Personal. Aus Gründen des Personalschutzes wird immer vom vermeintlich höheren Infektionsrisiko ausgegangen. Dies beinhaltet ggf. auch das prophylaktische Tragen von Schutzkleidung.

Bei Aufnahmen über den Notarzt/Krankenwagen kann zumindest auf erste Verdachtsdiagnosen reagiert werden.

Merke

Durch den hohen Patientendurchlauf und das spontane, unangemeldete Eintreffen infektiöser Patienten ist in Ambulanzen und Funktionsabteilungen die Basishygiene von überragender Bedeutung.

In **Notfallsituationen,** die möglicherweise ein **lebensbedrohliches Ausmaß** annehmen, müssen Hygienemaßnahmen hinter der Sofortmaßnahme zurücktreten. Wenn eine Stabilisierung der Patienten eingetreten ist, sind unter Notfallbedingungen gelegte Devices, wie Gefäßkatheter, zu entfernen und durch regulär angelegte Devices zu ersetzen.

9.6 Pflegeheim

Die Anzahl von alten, chronisch erkrankten, abwehrgeschwächten oder körperlich eingeschränkten Menschen wird in den kommenden Jahren weiterhin ansteigen. Erkrankte Menschen werden frühzeitig aus Akutkrankenhäusern in Einrichtungen der Nachsorge, Heime oder nach Hause entlassen. Somit sind diese Einrichtungen zunehmend mit möglicherweise ungewohnten Fragen der Hygiene zum Umgang mit Devices, Wundversorgung oder auch multiresistenten Erregern konfrontiert.

9.6.1 Maßnahmen der Infektionsprävention

Diese werden unabhängig vom Behandlungsort umgesetzt Entscheidende Faktoren sind Art und Umfang der erforderlichen medizinisch-pflegerischen Leistungen.

Gesetz

Die Träger von Pflegeeinrichtungen sind gemäß Heimgesetz §11 Abs.1 dazu verpflichtet:

- „… die Pflege nach dem allgemein anerkannten Stand medizinisch-pflegerischer Erkenntnisse sowie die ärztliche und gesundheitliche Betreuung zu sichern"
- „… eine angemessene Lebensgestaltung zu ermöglichen"
- „… einen ausreichenden Schutz vor Infektionen zu gewährleisten und sicherzustellen, dass von den Beschäftigten die für ihren Aufgabenbereich einschlägigen Anforderungen der Hygiene eingehalten werden"
- „… zu gewährleisten, dass die persönliche und fachliche Eignung für die zu leistende Tätigkeit vorhanden ist"
- (Dass) „… ein Qualitätsmanagement betrieben wird."

Hierzu erforderliche **Voraussetzungen** sind:

- Hygienebeauftragtes Personal, Hygienekommission
- Einrichtungsspezifischer Hygieneplan und Konzepte zur Infektionsprävention
- Zusammenarbeit mit niedergelassenen Ärzten

Art und Umfang der erforderlichen Hygienemaßnahmen sind letztendlich vom Zustand der betreuten Menschen abhängig. Eine Einrichtung mit vitalen Senioren unterliegt deutlich weniger „strengen" Hygieneregeln als eine Einrichtung zur Langzeitbeatmung. Um die Risiken für die Bewohner zu erkennen, bedarf es einer einrichtungsinternen Risikoanalyse aller Abteilungen. Die hieraus resultierenden Maßnahmen sind im Hygieneplan (► 1.4) der Einrichtungen verbindlich festgelegt.

Gesetz

Die gesetzliche Grundlage findet sich im IfSG § 36, in dem es heißt: „Folgende Einrichtungen und Unternehmen müssen in Hygieneplänen innerbetriebliche Verfahrensweisen zur Infektionshygiene festlegen... 2) nicht unter § 23 Absatz 5 Satz 1 fallende voll- oder teilstationäre Einrichtungen zur Betreuung und Unterbringung älterer, behinderter oder pflegebedürftiger Menschen, ..."

Nicht nur verheerende Ausbrüche mit dem Coronavirus SARS-CoV-2 im Jahr 2020, sondern auch alljährliche Berichte über Ausbrüche mit Noroviren in Alten- und Pflegeeinrichtungen zeigen, wie wichtig weitergehende Hygienemaßnahmen auch für diese sind!

Neben einer Definition von Schutzmaßnahmen vor akuten Erkrankungen ist im Hygieneplan der Umgang mit den Bewohnern beim Nachweis bestimmter Erreger festgelegt. Dies betrifft beispielsweise die Frage der Isolation bei MRSA.

Zur Situation, dass die Übernahme von mit MRE besiedelten Patienten in eine Pflegeeinrichtung abgelehnt wird, äußert sich die KRINKO wie folgt: *„Jede Institution, die Personen medizinisch oder pflegerisch, ambulant oder stationär betreut, muss grundsätzlich in der Lage sein, auch solche Menschen zu versorgen, die mit multiresistenten Erregern, wie z. B. MRSA, besiedelt oder infiziert sind. Eine Ablehnung der Übernahme von mit MRSA-kolonisierten oder -infizierten Personen ist mit Verweis auf den positiven MRSA-Status nicht gerechtfertigt."*

9.6.2 Lebensmittelversorgung

In **Alten-** und **Pflegeheimen** gelten weiterhin folgende Vorgaben:

- Es wird kein HACCP-Konzept (► 10.5) verlangt, ein Hygieneplan ist ausreichend.
- Küchenpersonal wird vor Aufnahme der Tätigkeit gemäß § 43 IfSG durch das Gesundheitsamt belehrt.
- Jährliche, dokumentierte, Hygiene-Schulungen werden über den Arbeitgeber durchgeführt.
- Bei Verdacht und/oder Erkrankung an einer mikrobiell verursachten Lebensmittelvergiftung bzw. einer akuten infektiösen Gastroenteritis besteht gemäß § 6 IfSG eine Meldepflicht an das Gesundheitsamt, wenn
  - eine Person betroffen ist, die eine Tätigkeit im Sinne § 42 (gewerblicher Umgang mit Lebensmitteln, z. B. Küche, Essensausgabe) ausübt,
  - zwei oder mehr gleichartige Erkrankungen mit vermutetem epidemiologischem Zusammenhang auftreten. Dies kann den verdorbenen Kartoffelsalat, aber auch die Übertragung von Noroviren betreffen.
- Essgeschirr kann in Spülmaschinen mit 65 °C aufbereitet werden.

9.7 Ambulante Pflege

Die Tatsache, dass die Versorgung im Wohnbereich der Betroffenen stattfindet, verleitet möglicherweise zu der falschen Annahme, hygienische Rahmenbedingungen würden hier nicht oder nur in abgeschwächter Form gelten.

Merke

In der ambulanten Versorgung sind die Maßnahmen der Basishygiene einzuhalten.

Eine besondere Situation der ambulanten Pflege ist die **Beschaffung** von **Pflege-** und **Hilfsmaterialien.** Während diese Produkte im Pflegeheim oder Krankenhaus zentral beschafft werden, ist die Pflegekraft in der ambulanten Versorgung oftmals auf eine ärztliche Anordnung/Verordnung angewiesen.

Neben der Beschaffung, ist auch die korrekte **Lagerung** und **Bevorratung** oftmals eine Herausforderung. Pflegeutensilien sollen möglichst in ausreichend groß dimensionierten, abwischbaren

(desinfizierbaren) und mit Deckel verschließbaren Behältnissen gelagert werden. Dies gilt im besonderen Maße für Sterilgut.
Allein die Tatsache, dass die Versorgung im häuslichen Umfeld des Klienten stattfindet, entbindet keinesfalls von einer pflegerischen Verantwortung, auch für die Qualität und Beschaffenheit dieser Produkte. Diese Verantwortung gilt ebenso für **pflegerische Tätigkeiten** wie Katheterismus der Harnblase oder Injektionen. So wird beispielsweise in der Empfehlung der KRINKO „Anforderung an die Hygiene bei Punktionen und Injektionen 2011, 11 ergänzende Hinweise für Punktionen und Injektionen bei Diabetes mellitus" unmissverständlich festgestellt: *„Vor Lanzettblutentnahmen und Insulininjektionen ist ebenso wie bei jeder anderen Punktion, die durch medizinisches Personal durchgeführt wird, eine Hautdesinfektion durchzuführen. Bei jeder Insulininjektion durch medizinisches Personal ist eine frische Nadel zu verwenden."* (▶ 7.3.2)

9.7.1 Rechtliche Voraussetzungen

Eine Versorgung „im heimischen Bett" ist nicht mit der Situation im Krankenhaus oder Pflegeeinrichtung zu vergleichen. Dies entbindet jedoch nicht von gewissen Anforderungen an die Pflegenden. Die Maßnahmen sind im Hygieneplan festgelegt.

- **Hygieneplan:** Nach IfSG § 23 bzw. § 36 wird auch für ambulante Pflegedienste ein einrichtungsinterner Hygieneplan gefordert. Vorlagen für Rahmen-Hygienepläne sind online abrufbar. Allerdings müssen diese für die jeweilige Einrichtung überarbeitet und angepasst werden.
- **Hygienefachpersonal, Hygienebeauftragte, Hygiene-Schulungen:** Eine Beratung durch Hygienefachpersonal ist erforderlich. Eigene Hygienebeauftragte sollen dem Team beratend zur Verfügung stehen. Schulungen z. B. zum Thema Hände, aber auch Lebensmittelhygiene sind regelmäßig erforderlich.

9.7.2 Prävention

Händehygiene

Die fünf Indikationen zur Händedesinfektion (▶ 6.4.4) sind ebenso wie das indikationsgerechte Tragen von Einmalhandschuhen zu beachten. Diese Indikationen müssen in den jeweiligen Bereich übertragen werden. Eine Desinfektion der Hände erfolgt vor und nach medizinisch/pflegerischen Kontakten und Maßnahmen, während im Rahmen sozialer Kontakte keine Händedesinfektion erforderlich ist.
Stoffhandtücher zum Abtrocknen der Hände nach dem Waschen sind aufgrund der Kontaminationsgefahr nicht zulässig. Stattdessen werden **Einmalhandtücher** verwendet.
Kitteltaschenflaschen für Händedesinfektionsmittel sind regelmäßig zu wischdesinfizieren. Ein erneutes Auffüllen leerer Flaschen ist, im Rahmen des Arzneimittelgesetztes, nicht zulässig.
Die **Händewaschung** stellt im ambulanten Umfeld eine Herausforderung dar, da diese häufig im Bad der Bewohner durchgeführt werden muss. Oftmals stehen weder geeignete Seife noch Einmalhandtücher zur Verfügung. Auch aus diesem Grund ist die Desinfektion immer als primäre Maßnahme vorzuziehen.

Dienstkleidung

Vorzugsweise steht Dienstkleidung zur Verfügung die täglich gewechselt und vom Arbeitgeber **desinfizierend aufbereitet** wird. Wenn **private Kleidung** getragen wird, soll sie täglich gewechselt und bei mindestens 60 °C gewaschen werden. Es empfiehlt sich dringend, bei kontaminationsträchtigen Tätigkeiten wie Körperwaschung, Versorgung infizierter Wunden und vergleichbaren Aufgaben, **Schutzkleidung** wie Vorbinder oder Schutzkittel zu tragen. Schutzkleidung wird vom Arbeitgeber gestellt und indikationsgerecht getragen.

Transport von Pflegeutensilien und Medizinprodukten

Im Gegensatz zu stationären Einrichtungen müssen sämtliche Bedarfsartikel in die Wohnung der zu versorgenden Personen verbracht werden. Um diese Produkte vor einer Kontamination zu schützen, wird empfohlen, den Transport in **desinfizierbaren** und **verschließbaren Kunststoffbehältern** durchzuführen.

Aufbereitung von Medizinprodukten (MP)

Auch im ambulanten Bereich muss eine **regelkonforme Aufbereitung** von MP sichergestellt sein. Von den Herstellerangaben abweichende Aufbereitungen, z. B. durch Auskochen in heißem Wasser, sind nicht zulässig. Einmalprodukte dürfen nicht wiederverwendet werden.

Infusionen und Injektionen

Diese werden unter **aseptischen Bedingungen**, auf desinfizierten Arbeitsflächen, zur zeitnahen Applikation vorbereitet. Hierbei sind die Grundlagen

der Händehygiene zu beachten. Vor sämtlichen Punktionen, die vom Fachpersonal durchgeführt werden, ist eine Hautantiseptik, unter Berücksichtigung der Einwirkzeit, durchzuführen.
An dieser Stelle der Hinweis, dass Infusionen und Injektionen nicht in der Nähe eines Waschbeckens zubereitet oder gelagert werden dürfen! (▸ 7.3)

Harnableitungen

Sämtliche bekannten Maßnahmen zur **Vermeidung** einer **Harnwegsinfektion** sind zu beachten. Dies betrifft die Anlage, dem Umgang und die Liegedauer von Harnwegskathetern. Blasenspülungen dürfen ausschließlich mit sterilen Materialien und Spllösungen durchgeführt werden (▸ 7.4).

Wundversorgung

Jede Versorgung einer Wunde erfolgt unter **aseptischen Bedingungen** mittels Non-Touch-Technik. Es werden nur geeignete und hierfür vorgesehene Materialien verwendet (▸ 7.6).

Tracheotomierte Patienten

Tracheotomierte Patienten benötigen zwei Trachealkanülen, damit jeweils eine desinfiziert werden kann. Die Kanülen werden **turnusmäßig gewechselt,** wobei die jeweils nicht verwendete einer desinfizierenden Reinigung unterzogen wird.

Umgang mit Lebensmitteln

Vor der Darreichung von Speisen ist eine sorgfältige Händewaschung ausreichend. Speisen dürfen nicht ungekühlt gelagert werden.

Abfallentsorgung

Abfälle müssen so entsorgt werden, dass von diesen keine Gefahr für Dritte ausgeht. Dies bezieht sich insbesondere auf scharfe und spitze sowie infektiöse Abfälle (▸ 11.3). Geeignete Abwurfbehälter für Kanülen und Spritzen werden als Pflegehilfsmittel bereits ab „Pflegestufe 1" von den Krankenkassen bewilligt.

Fahrzeuge

In den überwiegenden Fällen dürften die Wohnungen der Klienten mit einem PKW angefahren werden. Bei Einhaltung der Basishygiene sind keine besonderen Maßnahmen am Auto erforderlich. Ein besonderes Augenmerk sollte auf **Handkontaktflächen** und **Innenflächen,** die mit kontaminierter Dienstkleidung in Berührung kommen könnten, gelegt werden. Wenn sämtliche Hygienemaßnahmen in der Wohnung der Klienten abgeschlossen werden, besteht hier keinerlei besonderer Handlungsbedarf.

9.8 Versorgung von immunsupprimierten Patienten mit Lebensmitteln

Werden immunsupprimierte Patienten **im Heim** oder **ambulant** betreut, gelten neben den grundsätzlichen Hygienemaßnahmen weitergehende Empfehlungen zum Umgang mit Lebensmitteln (▸ 10.4):

- **Einkauf von Lebensmitteln (LM):**
  - Auf unbeschädigte Verpackung, MHD (Mindesthaltbarkeitsdatum) und durchgängig eingehaltene Kühlkette achten.
  - Lebensmittel tiefgekühlt transportieren.
- **Lagerung:**
  - Darauf achten, dass die Ware durchgehend gekühlt ist.
  - Tropfwasser vom Auftauen nicht mit anderen Lebensmitteln in Berührung kommen lassen, das Wasser sicher (Achtung Spritzwasser) entsorgen.
  - Angetaute Lebensmittel nicht wieder einfrieren.
  - Kühlschrank sauber halten und alle 14 Tage gründlich reinigen.
- **Zubereitung:**
  - Vor der Zubereitung Hände waschen, ab Risikogruppe 2 (▸ 9.2) Händedesinfektion vornehmen.
  - Obst und Früchte gründlich waschen, besser schälen.
  - Angestoßenes oder verfärbtes Obst nicht verwenden.
  - Besonders strenge Trennung von rein und unrein einhalten: So z.B. nicht mit den gleichen Utensilien (Messer, Schneidebrett) zuerst rohes Geflügel und anschließend Salat verarbeiten.
  - Küchenutensilien und Handtücher tgl. bei 60 °C aufbereiten/waschen.
  - Vorsicht bei Zubereitung von Geflügel (Campylobacter), der Erkrankte soll dies aufgrund der Übertragungsgefahr nicht selbst durchführen.
  - Geflügel gründlich durchgaren.
  - Eier fest kochen, Fleisch und Fisch durchgaren.
  - Mit hoher Hitze kochen oder backen.

- **Weitere Empfehlungen:**
  - Keine Rohmilchprodukte verwenden.
  - Vorsicht mit Eierspeisen, insbesondere bei hohen Außentemperaturen.
  - Nicht von einer Salatbar essen.
  - Vorsicht beim Buffet, insbesondere bei warmgehaltenem Reis.

Während Maßnahmen der Basishygiene in den verschiedenen Arbeitsbereichen identisch sind, unterscheiden sich weitergehende Hygienemaßnahmen, je nach Arbeitsbereich, deutlich voneinander. Das bedeutet, eine individuelle Risikoanalyse definiert potenzielle Infektionsrisiken. Im Hygieneplan werden die Maßnahmen der Infektionsprävention festgelegt und von allen Mitarbeitern umgesetzt.

Aufgabe

Lesen Sie Ihren Hygieneplan.

Wiederholungsfragen

- Welche Regeln gelten für die Lebensmittelversorgung im Pflegeheim?
- Welche Besonderheiten kennzeichnen die Hygienemaßnahmen der ambulanten Pflege?
- Müssen Pflegeheime und ambulante Pflegedienste über einen Hygieneplan verfügen?
- Müssen Pflegeheime und ambulante Pflegedienste über die Kompetenz verfügen Pflegeempfänger mit MRE zu betreuen?
- Sind bei Injektionen durch Fachpersonal im häuslichen Umfeld sämtliche Maßnahmen der Hygiene umzusetzen oder gelten abgeschwächte Regeln?

Melanie Lupsczyk

10 Lebensmittelhygiene

Überblick

Die Lebensmittelversorgung spielt in Gesundheits- und Gemeinschaftseinrichtungen eine zentrale Rolle. Von besonderer Bedeutung ist die strikte Trennung zwischen reinen und unreinen Bereichen, nicht nur räumlich, sondern auch funktionell, sodass zwischen den Bereichen unter Umständen auch Schutzkleidung gewechselt werden muss. In diesem Sinne ist auch eine strikte Trennung zwischen Speisenzubereitung und Geschirrreinigung besonders wichtig, weil das von den Stationen zurückgeführte Geschirr hochgradig mit Krankheitserregern kontaminiert sein kann. Bei allen Speisen zur Verpflegung von Patienten und Bewohnern sind die allgemeinen hygienischen Regeln der Herstellung und Zubereitung von Lebensmitteln besonders zu beachten, da erkrankte, mitunter immungeschwächte Menschen zu versorgen sind und kontaminierte Lebensmittel gerade in der Gemeinschaftsverpflegung einen Ausbruch von Gastroenteritis verursachen können. Prinzipiell gelten die bestehenden Rechtsvorschriften und fachlichen Standards für Lebensmittelunternehmer (s. u.) auch für die Betreiber von Küchen in Gesundheitseinrichtungen. Die Übertragungswege der insbesondere im Lebensmittelbereich relevanten Erreger sollten Mitarbeitenden in Großküchen bekannt sein.

10.1 Hygienische Aspekte der Lebensmittelversorgung

Im Zusammenhang mit der Lebensmittelversorgung kommt der Hygiene im Krankenhaus und anderen Einrichtungen der Gemeinschaftsverpflegung (z. B. Heime, Schulen, Kantinen) eine große Bedeutung zu. Dabei spielt es keine Rolle, ob die Speisen vor Ort zubereitet oder fertig angeliefert und regeneriert (aufgewärmt) werden. In diesem Kapitel liegt der Schwerpunkt auf der **Lebensmittelversorgung** in **Gesundheitseinrichtungen.** Berücksichtigt werden Großküchen und spezielle Küchen, wie Therapieküchen, in denen mit Bewohnern oder Patienten gemeinsam Lebensmittel (LM) zubereitet werden.

Für die Betreiber der Einrichtungen besteht im Bereich der Speisenversorgung eine hohe Verantwortung. Krankheitserreger, aber auch andere Gefahrstoffe können über die zentrale Lebensmittelversorgung sehr rasch und weitreichend verteilt werden (► Abb. 10.1).

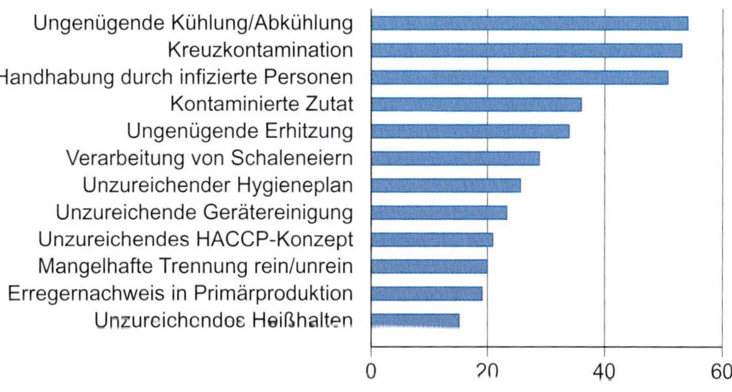

Abb. 10.1 Häufigste Einflussfaktoren bei 239 bestätigten lebensmittelbedingten Ausbrüchen in den Jahren 2009 bis 2014 [W978]

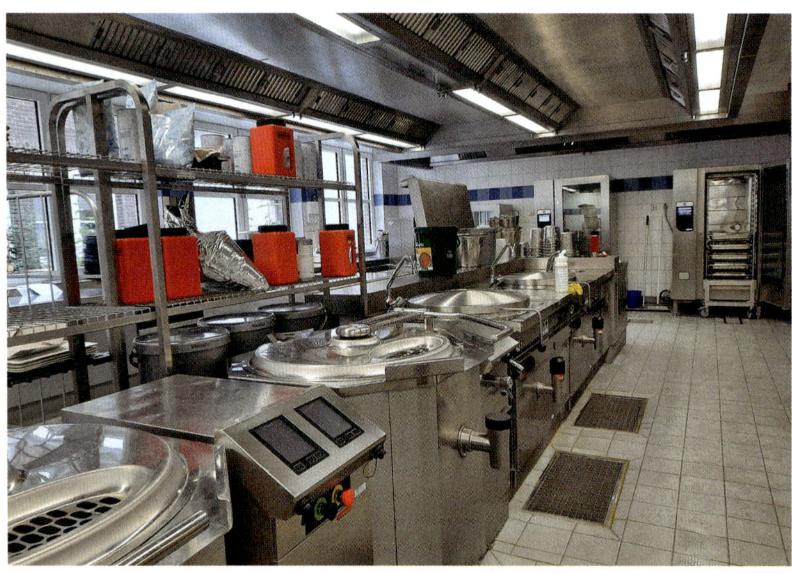

Abb. 10.2 Großküche: Mit durchschnittlich 130.000 Beköstigungstagen pro Periode ist die Krankenhausküche immensen Anforderungen ausgesetzt. [M1225]

Mögliche **physikalische, biologische, chemische Gefahrenquellen** im Umgang mit Lebensmitteln sind:

- Glassplitter, Fremdkörper (Metall, Steine, Erde)
- Nicht einwandfreie Lebensmittelrohstoffe
- Verderbniserreger, Krankheitskeime
- Ungereinigte Lebensmittelrohstoffe
- Verschmutzte Geräte, Maschinen und Anlagen
- Übertragung durch Personal, Gäste
- Übertragung auf andere Lebensmittel
- Reinigungs-/Desinfektionsmittelrückstände
- Manuelle Anwendung von Reinigungs-/Desinfektionsmitteln

Hinzu kommt, dass es sich bei einem Teil der zu Verpflegenden, um empfindliche oder um Personen mit erhöhtem Infektionsrisiko handelt. Für bestimmte Personengruppen müssen eine Vielzahl von spezifischen Ernährungsformen zur Verfügung gestellt werden. Auf den Stationen sind **längere Standzeiten** oft nicht zu vermeiden und die Essen werden häufig von, nicht speziell in Lebensmittelhygiene geschultem, Personal ausgegeben (► Abb. 10.2). Die große Dynamik in der Versorgung durch Zu- und Abgänge von Patienten sowie durch Änderungen der Kostformen erfordert ein hohes Maß an **Flexibilität** in **Planungs- und Dispositionsvorgängen.**

Durch den **Rücklauf** von **benutztem Geschirr** und Küchenpersonal, das zusätzliche Aufgaben, wie Menüabfrage oder Diätberatungen auf den Stationen übernimmt, ist ein zusätzlicher Eintrag von Krankheitserregern in den Küchenbereich möglich.

Merke

Die Besonderheiten in der Speisenversorgung erfordern höchste Aufmerksamkeit bei der Auswahl von Rohstoffen, der Lagerung, der Zubereitung, des Transports und der Ausgabe von Speisen.

10.2 Gesetzliche Grundlagen

Die Gesetze zum Umgang und in Verkehr bringen von Lebensmitteln sind sehr vielfältig und hier nur exemplarisch genannt. Die Lebensmittelhygieneverordnung (LMHV) gilt: „ … *für alle Betriebe, die gewerbsmäßig Lebensmittel herstellen, behandeln und in Verkehr bringen.*“ Sie beinhaltet die Regelungen spezifischer lebensmittelhygienischer Fragen auf nationaler Ebene.

10.2.1 Qualitätssicherungssysteme

Übergeordnet, auf **europäischer Ebene**, regelt die Verordnung EG Nr. 852/2004 des europäischen Parlaments und des Rates die allgemeinen Lebensmittelhygienevorschriften für Lebensmittelunternehmer. Hierzu zählen nach der Verordnung (EG) Nr.178/2002 auch die Küchen von Krankenhäusern. Auch die jährliche Hygieneschulung aller Mitarbeiter bei der Lebensmittelherstellung ist hier verankert.

Weitere **Rechts-** und **DIN-Normen** sind z. B.:

- Verordnung (EG) Nr. 853/2004 mit spezifischen Lebensmittelvorschriften für Lebensmittel tierischen Ursprungs
- Verordnung (EG) Nr. 854/2004 mit besonderen Vorschriften für die amtliche Überwachung von zum menschlichen Verzehr bestimmten Erzeugnissen tierischen Ursprungs
- DIN 10526 – Rückstellproben in der Gemeinschaftsverpflegung
- DIN 10514 – Hygieneschulung
- DIN 10508 – Temperaturen für Lebensmittel
- DIN 10524 – Arbeitskleidung in Lebensmittelbetrieben
- Lebensmittel-, Bedarfsgegenstände und Futtermittelgesetzbuch (LFGB, gültig seit 07.09.2005)

Sowohl die nationalen, als auch die europäischen Lebensmittehygieneverordnungen legen die Umsetzung eines **Hazard Analysis Critical Control Point**- bzw. (HACCP)-Konzepts (▸ 10.5) oder ein entsprechendes **Qualitätssicherungssystem** bei der Lebensmittelherstellung zugrunde. Neben betriebseigenen, dokumentierten Verfahren zur Gefahrenanalyse werden Betreiber darin auch verpflichtet, ihre Beschäftigten regelmäßig zu unterrichten und zu schulen.

Die Schulungen im Sinne von Folgebelehrungen (s. u. § 43 IfSG) und Hygieneschulungen sind in der DIN 10514 geregelt und dürfen vor Ort durch ausgebildete Fachkräfte (z. B. Hygienefachkraft HFK) durchgeführt werden. Das **Infektionsschutzgesetz** regelt in § 42 „Tätigkeits- und Beschäftigungsverbote" für Mitarbeiter in der Lebensmittelherstellung bei Erkrankungen durch oder Ausscheidung von bestimmten, gastrointestinalen Krankheitserregern. In § 43 wird die Erstbelehrung der Mitarbeiter vor Arbeitsantritt und die Bescheinigung des zuständigen Gesundheitsamtes gefordert und die Mitteilungspflicht des Arbeitnehmers gegenüber dem Arbeitgeber geregelt. Folgebelehrungen vor Ort durch die HFK haben alle zwei Jahre zu erfolgen.

Schulungsinhalte für Personen im Umgang mit leicht verderblichen Lebensmitteln nach LMHV:

- Eigenschaften und Zusammensetzung des jeweiligen Lebensmittels
- Hygienische Anforderungen an die Herstellung und Verarbeitung des jeweiligen Lebensmittels
- Lebensmittelrecht
- Warenkontrolle, Haltbarkeitsprüfung und Kennzeichnung
- Betriebliche Eigenkontrollen und Rückverfolgbarkeit
- Havarieplan, Krisenmanagement
- Hygienische Behandlung des jeweiligen Lebensmittels
- Anforderung an Kühlung und Lagerung des jeweiligen Lebensmittels
- Vermeidung einer nachteiligen Beeinflussung des jeweiligen Lebensmittels beim Umgang mit Lebensmittelabfällen, ungenießbaren Nebenerzeugnissen und anderen Abfällen
- Reinigung und Desinfektion

10.2.2 Auswirkungen auf die Arbeit des Pflegepersonals

Durch das erfolgreiche Examen einer Pflegefachausbildung wird das Wissen um den **hygienischen Umgang** bei der **Speisenversorgung** vorausgesetzt. Sobald Pflegepersonal mit Lebensmitteln zu tun hat, sind die Anforderungen der Lebensmittelhygieneverordnung zu berücksichtigen. Für Tätigkeiten, bei denen kein Kontakt zu unverpackten Lebensmittel besteht, z. B. für die Verteilung der fertig portionierten und abgedeckten, in Wagen angelieferten Speisen auf Pflegestationen, ist keine zusätzliche Schulung der Mitarbeiter im Sinne von § 42 und § 43 IfSG (▸ 10.6) notwendig. Werden Tätigkeiten wie

- Portionierung von verzehrfertigen Speisen,
- Zubereitung von Milch, Milchsuppen, Brühen,
- gemeinsames Zubereiten von Lebensmitteln mit Bewohnern oder Patienten,
- Geschirr spülen

ausgeführt, können je nach LMHV des Bundeslandes die genannten Paragraphen des IfSG greifen.

Aufgabe

Kennen Sie die Art der Speisenversorgung in Ihrer Einrichtung? Wie kommt das Essen in Ihren Bereich (▸ 10.7)?

Wiederholungsfragen

- Warum kommt der Versorgung mit Lebensmitteln in Gemeinschaftseinrichtungen eine so große Bedeutung zu?
- Gibt es gesetzliche Vorgaben zum Umgang mit Lebensmitteln? Welche?
- Wer benötigt eine Belehrung durch das Gesundheitsamt?

Tab. 10.1 Häufige Erreger von Lebensmittelinfektionen und Intoxikationen

Bakterielle Erreger (und Toxine)	Virale Erreger
• Salmonellen • Shigellen • Darmpathogene *Escherichia coli* • Campylobacter • Yersinien	• Noroviren • Rotaviren • Hepatitis A • Hepatitis E
• *Clostridium perfringens* (Toxin wird im Darm gebildet) • *Staphylococcus aureus* (Toxin wird vom Erreger im Lebensmittel gebildet) • *Bacillus cereus* (zwei Toxine, eines ist hitze- und säureempfindlich, eines unempfindlich, Sporen können in rohen Lebensmitteln vorkommen und sind hitzeunempfindlich)	 –

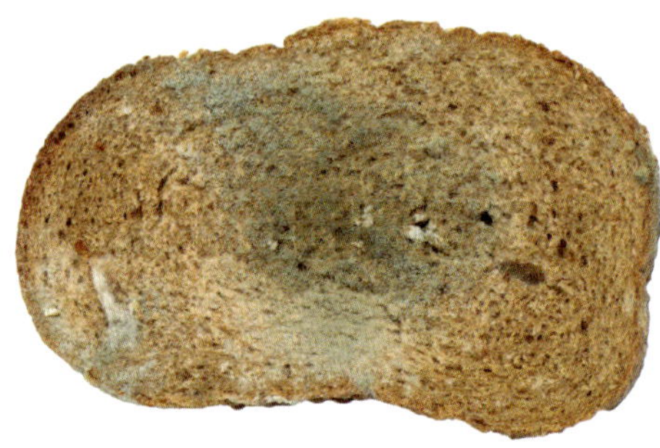

Abb. 10.3 Schimmel auf Brot ist vergleichsweise harmlos, da er gut sichtbar und der Verzehr vermeidbar ist. Bei Schimmelbefall muss stets das ganze Lebensmittel verworfen werden, nicht nur der Teil mit sichtbarem Schimmelbefall. [J787-075]

Merke

Bakterien können sich aber, im Gegensatz zu Viren, auf den Lebensmitteln vermehren! Somit stellen sie besonders bei länger lagernden, bereits zubereiteten Lebensmitteln eine hohe Gefahr dar.

10.3 Erreger und Infektionswege bei der Speisenversorgung

Die WHO beschreibt Krankheiten, die durch Lebensmittel verursacht werden als „*Krankheiten infektiöser oder toxischer Natur, die tatsächlich oder wahrscheinlich auf den Verzehr von Lebensmitteln oder Wasser zurückgeführt werden können.*" Es wird zwischen **Lebensmittelinfektionen**, hier sind Bakterien oder Viren Auslöser der Krankhei und **Lebensmittelintoxikationen** durch Toxine aus Pflanzen, Pilzen oder Bakterien unterschieden. Beispiele für Erreger und Toxine, die über Lebensmittel Infektionen verursachen können, sind in ► Tab. 10.1 aufgeführt. Lebensmittel können durch Verunreinigung auch einige Parasiten übertragen.

In Krankenhausküchen stellen Viren, Bakterien und Bakterientoxine ein deutlich höheres Risiko dar als giftige Pflanzen oder Pilze. Bei viralen Erregern genügen häufig kleine Mengen infektiöser Partikel. Die meisten Bakterien oder Bakterientoxine müssen in größeren Dosen aufgenommen werden, um eine Infektion auszulösen. Lebensmittel mit sichtbarem Schimmelrasen gelten per se als gesundheitsschädlich (außer Kultur-/Edelschimmel wie bei z. B. manchen Weichkäsen), weil man davon ausgehen muss, dass auch giftige Mykotoxine vorhanden sind (► Abb. 10.3).

- Eine **primäre Kontamination** von Lebensmitteln betrifft die Kontamination durch mit Erregern belasteten Nutztieren. Demzufolge werden z.B. Geflügel, rohes Fleisch, Eier als risikoreich eingestuft, ebenso wie Produkte, die nicht (nicht ausreichend) durcherhitzt werden (Salat, Gewürze, Sprossen). Dies führt dazu, dass manche Produkte, wie z.B. weiche Eier, rohes Mett in der Krankenhaus-Speisenversorgung gesetzlich verboten, andere (z.B. Salat) nur an bestimmte, immunkompetente Personenkreise ausgegeben werden dürfen (► 10.5).
- Eine **sekundäre Kontamination** wird z.B. durch unzureichende Hygiene bei der Verarbeitung, aber auch durch andere Faktoren verursacht (► Tab. 10.2).

Aufgabe

Haben Sie bereits einen lebensmittelbedingten Ausbruch erlebt? Wurde die Ursache gefunden?

Wiederholungsfragen

- Wann kann es zur Kontamination von Lebensmitteln kommen?
- Welche Erreger lebensmittelbedingter Erkrankungen kennen Sie?
- Was versteht man unter sekundärer Kontamination?

Tab. 10.2 Mögliche Faktoren für eine sekundäre Kontamination
Weitertragen von Erregern einer primären Kontamination
Kreuzkontaminationen über Hände des Personals oder Küchengeräte/-utensilien
Unsachgemäße Lagerung/Unterbrechung der Kühlkette
Unzureichende Trennung von reinen und unreinen Bereichen/schlechte Wegeführung
Wasser/Luft Schädlinge/Ungeziefer
Zu lange Standzeiten der fertigen Essen/Warmhalten

10.4 Umgang mit Lebensmitteln

10.4.1 Personalhygiene

- **Lebensmittelverarbeitendes Personal trägt saubere Bereichskleidung und Haarhauben.** Bei Tätigkeiten, bei denen mit Verspritzen zu rechnen ist, kann das Anlegen einer Einmalschürze sinnvoll sein. Auch in Bereichen, in denen Pflegepersonal angeliefertes Essen portioniert (z. B. Palliativstationen), können Schürzen eine Möglichkeit sein, eine Trennung zur Stationskleidung vorzunehmen, wenn ein Umkleiden organisatorisch nicht möglich ist. Langes Haar wird zusammengebunden.
- **Vor dem Umgang mit Lebensmitteln** muss eine **hygienische Händedesinfektion** erfolgen. Zu Dienstbeginn ist zusätzlich eine Handewaschung zur Entfernung eventueller Umweltsporen durchzuführen.
- **Unverpackte Lebensmittel** möglichst **nicht** mit den **Händen berühren.** Auch die physiologische Hautflora hat auf Lebensmitteln nichts verloren. Sie können sich ebenfalls vermehren und den Verderb der Lebensmitte sowie lebensmittelbedingte Krankheiten fördern.

10.4.2 Hygiene der Arbeitsflächen

Geräte und Arbeitsflächen sauber halten und **desinfizieren.** Dazu zählen auch Transportwagen und (Nacht-)Tische, auf denen das Essen abgestellt wird. Es sind nur solche Küchenutensilien zu verwenden, die desinfizierend gereinigt werden können (z. B. Schneidbretter mit glatter Oberfläche, kein Holz!).

Trotz Desinfektion ist eine organisatorische Trennung von reinen und unreinen Arbeitsschritten notwendig (z. B. erst Salat waschen und zubereiten, dann mit Frischfleisch umgehen). Küchen, die Dritten (z. B. Angehörigen, Besuchern) zugänglich sind, müssen unmittelbar vor der Lebensmittelverarbeitung desinfiziert werden. Küchengeräte, Schneidbretter, Geschirr und Besteck werden in Industrie-Spülmaschinen bei > 60 °C desinfizierend aufbereitet. Zu beachten ist eine vollständige Trocknung aller Teile vor dem Stapeln und Lagern, da Feuchtigkeit die Vermehrung von Krankheitserregern begünstigt. Alle verwendeten Lappen und Geschirrtücher müssen nach einmaliger Nutzung desinfizierend aufbereitet werden. Die Verwendung von Einwegtüchern kann in manchen Bereichen sinnvoll sein (z. B. Frischfleischverarbeitung).

Achtung

Flächen oder Geräte, die direkt mit Lebensmitteln in Kontakt kommen, müssen mit speziellen, durch die Deutsche Veterinärmedizinische Gesellschaft (DVG) e. V. zugelassenen Desinfektionsmitteln behandelt werden. Zusätzlich müssen diese Mittel nach der Einwirkzeit durch Nachwischen/Spülen mit Trinkwasser vor erneutem Lebensmittelkontakt entfernt werden.

10.4.3 Maßnahmen der Lagerung

- **Gemixtes Doppel!? Lebensmittel** dürfen **nicht in Räumen gelagert** oder **zubereitet** werden, in denen **Reinigungs- oder Arzneimittel oder Medizinprodukte gelagert werden.** Diese Lagerbedingungen müssen gewährleistet sein. Das gilt auch für Kühlschränke. So dürfen z. B. Kühlelemente zur Behandlung nicht gemeinsam mit Lebensmitteln aufbewahrt werden. Sämtliche Vorräte müssen adäquat gelagert werden. Dazu gehören die Einhaltung der Kühlkette und die getrennte Lagerung von rohen und verzehrfertigen Lebensmitteln. Eier und Fleisch sind getrennt von Obst und Gemüse zu lagern. Fertigprodukte werden ebenfalls separat aufbewahrt, hierbei ist auch die Entfernung von Umverpackungen zu beachten.
- **Klappe zu! Lebensmittel immer abdecken:** Die Abdeckung verhindert eine Kontamination der Speisen mit Krankheitserregern z. B. durch Insekten, Niesen, Haare. Zudem auf möglichen Schädlingsbefall achten und ggf. Maßnahmen

zur Bekämpfung einleiten. Küchen der Gemeinschaftsverpflegung müssen ein Konzept zur Schädlingsbekämpfung vorhalten.

- **Alter Hut! Aufbewahrungsfristen und Mindesthaltbarkeit (MHD) beachten:** Ein Hersteller haftet für die Unbedenklichkeit seiner hergestellten Lebensmittel nur, solange das MHD nicht überschritten, die Verpackung unbeschädigt und die Lagerbedingungen (z. B. trocken, Kühlung) eingehalten wurden. Angebrochene Lebensmittel müssen mit dem Anbruchsdatum beschriftet und je nach Art, nach spätestens zwei Tagen entsorgt werden. Je länger ein Lebensmittel lagert, umso mehr vermehren sich Mikroorganismen auf und in ihnen.
- **So heiß! Speisen ausreichend erhitzen:** Alle Warmspeisen müssen im Rahmen ihrer Zubereitung so lange erhitzt werden, bis an allen Stellen eine (Kern-)Temperatur von mindestens 72 °C über mind. zwei Minuten erreicht wird. Bei unzureichend erhitzten Lebensmitteln werden nicht alle Erreger sicher abgetötet und sie können zu schweren lebensmittelbedingten Erkrankungen führen.
- **Nimm Dir Zeit? Einhalten von Temperaturen und Lagerzeiten** bei der Zubereitung und bis zum Verzehr:
  - Diesem Thema kommt täglich im stationären Alltag eine hohe Bedeutung zu, z. B. wenn Essen für Patienten, die sich noch in einer Behandlung befinden, zurückgestellt werden. Die Mehrzahl der (Krankheits-) Erreger vermehren sich bei Wohlfühltemperaturen zwischen 10 °C und 40 °C („kritischer Temperaturbereich") sehr schnell. Im Kühlschrank (< 8 °C) ist die Reproduktion deutlich eingeschränkter und bei < 65 °C sterben die Erreger ab. Kühlen heiße Speisen auf < 65 °C ab, startet die Vermehrung der Erreger erneut.
  - Warme Speisen können bei 65 °C bis zu drei Stunden warmgehalten werden. Danach müssen sie entsorgt werden. Soll ein warmes Essen zurückgestellt werden, muss es, schnell im Kühlschrank heruntergekühlt werden, um die Dauer des kritischen Temperaturbereichs möglichst kurz zu halten. Ein Abkühlen bei Raumtemperatur ist nicht zulässig. Bei Kaltspeisen muss bis zum Verzehr eine Temperatur von 7 °C – 10 °C eingehalten werden.
  - Tee ist immer mit sprudelnd kochendem Wasser aufzugießen.
  - Kalte Speisen und verderbliche Lebensmittel (z. B. Aufschnitt) müssen bis zum Verzehr kühl gelagert werden und dürfen nach Lagerung bei Zimmertemperatur nicht erneut gekühlt und gelagert werden. Sie werden entsorgt.
  - Lebensmittelkühlschränke müssen täglich mit speziellen Thermometern auf ihre Minimum-/Maximum-Temperatur hin überprüft werden.
  - Die Kontrollen und Maßnahmen bei Abweichungen sind fortlaufend zu dokumentieren. Bei Auffälligkeiten im Temperarturverlauf müssen ggf. die Lebensmittel, z. B. bei zu hohen, gemessenen Temperaturen, entsorgt werden. Der Kühlschrank muss umgehend korrekt eingestellt werden oder es ist für einen Ersatz oder eine Reparatur Sorge zu tragen. So lange dürfen keine Lebensmittel in dem Gerät eingelagert werden.
- **Wasch das! Lebensmittel zum Rohverzehr gewissenhaft waschen.** Manche Lebensmittel sind, bedingt durch ihre Produktion oder durch Kontamination über Wildtiere, mit möglicherweis krankmachenden Erregern belastet (z. B. Salat, Kräuter). Insbesondere Lebensmittel, die nicht oder nicht ausreichend erhitzt werden, müssen daher gründlich und mehrfach unter fließendem Wasser von Trinkwasserqualität gewaschen werden. Rohe Lebensmittel sind deshalb nicht oder nur sehr eingeschränkt für Immunschwache Menschen zum Verzehr geeignet.
- **Auftauen – aber richtig!** Es kommt darauf an, die Ware möglichst schonend (z. B. frühzeitig im Vorkühlraum/Kühlschrank) aufzutauen. Die Ware, besonders Fleisch darf dabei nicht mit dem Auftausaft in Kontakt kommen und muss abgedeckt werden. Der Auftausaft muss sicher aufgefangen, direkt entsorgt und die Schale unmittelbar in die desinfizierende Aufbereitung gegeben werden.

Merke

Der Umgang mit Lebensmitteln erfordert äußerste Sorgfalt. Kreuzkontaminationen sind zu vermeiden. Bei der Speisenzubereitung stellen die Lebensmittel selbst, die Hände des Personals und die benutzten Küchenutensilien und Flächen eine Übertragungsgefahr dar.

Hygienische Händedesinfektion

Diese ist vorzunehmen

- nach Betreten der Küche, vor Arbeitsaufnahme,

- vor dem Wechsel von unreiner zu reiner Tätigkeit (z. B. Gemüse waschen, Dessert bereiten),
- nach Arbeitsunterbrechung, Pausen,
- nach Verarbeitung roher Lebensmittel,
- nach Toilettenbenutzung,
- nach dem Naseputzen.

Zu achten ist auch auf die Einhaltung einer guten Personalhygiene und Hustenetikette (Husten/Niesen in Einwegtuch, Armbeuge, danach hygienische Händedesinfektion durchführen).

Lagerung und Zubereitung

Lebensmittel müssen richtig gelagert und die Temperauren überwacht werden:

- Kühlschrank max. 7 °C, besser 5 °C: Bei diesen Temperaturen sind z. B. Eier, Milch, Milchprodukte, Aufschnitt, vorzerkleinerte Mischsalate in getrennten abgedeckten Fächern oder Kühlschränken zu lagern
- Kühlschrank < 4 °C: Frischfleisch bei 0 °C bis 4 °C, abgepacktes frisches Hackfleisch bei 2 °C, Frischfisch bei -2 °C bis 0 °C, jeweils getrennt verpacken und lagern.
- Gefrierschrank mind. -18 °C: Tiefkühlwaren wie Fleisch, Gemüse in getrennten Gefrierschränken lagern.
- Vorräte wie Mehl, Zucker: dunkel, trocken und bei möglichst gleichbleibender Raumtemperatur, auf Schädlingsbefall achten.
- Non-Food-Artikel getrennt von Lebensmitteln lagern.
- Zwischen den einzelnen Produktionsschritten muss eine Desinfektion erfolgen.
- Bei direktem Lebensmittelkontakt Flächen und Geräte immer mit Trinkwasser nachspülen.
- Temperaturvorgaben, auch bei fertig produzierten Lebensmitteln, bis zum Verzehr beachten und überprüfen.

Aufgabe

Wie werden in Ihrer Einrichtung zurückgestellte Speisen aufbewahrt?

Wiederholungsfragen

- Wie kann man die Gefahr der Kontamination im Umgang mit Lebensmitteln weitgehend vermeiden? Welche Maßnahmen sind geeignet?
- Führen Sie einige wichtige Grundsätze für die Lagerung an.

10.5 HACCP-Konzept

Definition

HACCP-Konzept (Hazard Analysis Critical Control Point – Risikoanalyse Kritischer Kontroll-Punkte): systematischer Ansatz, um unbedenkliche Lebensmittel zu gewährleisten. Konzept dient der Identifizierung der Gefahren, die mit dem Verarbeitungsprozess von Lebensmittel zusammenhängen oder von fertigen Produkten ausgehen, der Risikoabschätzung sowie der Festlegung der Maßnahmen, um diese Risikofaktoren auszuschalten.

Ziel des HACCP (Hazard Analysis Critical Control Point)-Konzepts ist es zunächst, zu verstehen, was die **möglichen Risiken** sind und wie sie zu **vermeiden** sind. Das Konzept stammt aus dem Jahr 1959 und wurde von der amerikanischen Raumfahrtbehörde NASA und deren zuständiger Lebensmittel-Lieferanten entwickelt. Die Versorgung der Raumfahrtbesatzungen mit sicheren Lebensmitteln und die Vermeidung lebensmittelbedingter Erkrankungen sollte so gewährleistet werden.

Mit der Neuordnung der Lebensmittelhygiene, 2006, gibt der Gesetzgeber den betroffenen Einrichtungen die Möglichkeit, im Rahmen von definierten Gesetzen die Abläufe zur Erhaltung und Überwachung der Lebensmittelsicherheit (Hygiene- und Qualitätssicherungssystem) in Eigenregie zu organisieren. Zielsetzung ist, dass die Verbraucher **einwandfreie** und **sichere Produkte** und **Speisen** erhalten. Für Zentralküchen ist es unerlässlich, ein HACCP-Konzept zu erarbeiten, das die eigenen Produktionsprozesse lückenlos abbildet.

10.5.1 Grundregeln

Das HACCP-Konzept (▸ Abb. 10.4) beschreibt ein **Kontroll- und Steuerungssystem** basierend auf definierten Grundsätzen gemäß den im *Codex Alimentarius* getroffenen Festlegungen: Dabei handelt es sich um eine Sammlung von Normen für die Lebensmittelsicherheit und -produktqualität der Vereinten Nationen, die von der Ernährungs- und Landwirtschaftsorganisation (FAO) und der Weltgesundheitsorganisation (WHO) erstmals 1963 herausgegeben wurde. Der *Codex* koordiniert den **fairen Handel mit Lebensmitteln** auf interna-

H	azard	(Gefahr für die Gesundheit, Gefährdung)
A	nalysis	(Analyse, Untersuchung der Gefährdung)
C	ritical	(Kritisch, entscheidend für die Beherrschung)
C	ontrol	(Lenkung, Überwachung der Bedingungen)
P	oint	(Punkt, Stelle im Verfahren)

Abb. 10.4 HACCP (Hazard Analysis Critical Control)-Konzept [P1332, L143]

tionaler Ebene und stellt den **Schutz der Gesundheit** von Verbrauchern mithilfe von einheitlichen Normen sicher.

Es gelten die folgenden 7 HACCP-Grundsätze (bzw. „Prinzipien" nach Codex Alimentarius) als Basis für die Implementierung eines HACCP-Systems.

1. Analyse der Gefahren, die vermieden, ausgeschaltet oder auf ein akzeptables Maß reduziert werden müssen.
2. Bestimmung von kritischen Kontrollpunkten (CCP), Prozessstufen, die eine Kontrolle erfordern, um Gefahren zu vermeiden.
3. Festlegung von Grenzwerten für bestimmte CCPs, um zwischen akzeptablen und nicht akzeptablen Werten zu unterscheiden.
4. Verfahren zur Überwachung der CCPs, Sicherungsmaßnahmen festlegen und einhalten.
5. Korrekturmaßnahmen festlegen, für den Fall das bei/an einem CCP der Grenzwert überschritten ist.
6. Verifizierungsmaßnahmen, um festzustellen, ob den Vorschriften entsprochen wird.
7. Dokumentation, um nachweisen zu können, dass den Vorschriften entsprochen wird.

10.5.2 Kontroll- oder Lenkungspunkte

Zentraler Punkt zur Gefahrenbeherrschung im HACCP-Konzept sind die festzulegenden, kritischen Kontroll- oder Lenkungspunkte. An ihnen ist es möglich, eventuelle Gesundheitsgefährdungen über die Lebensmittelversorgung abzuwenden und Prozesse so zu steuern, dass eine möglichst hohe **Lebensmittelsicherheit** gewährleistet wird. Dazu ist es erforderlich, alle Lebensmittel entsprechend ihren Eigenschaften und ihres Lieferzustandes zu bewerten. Auch bei Regenerationsprozessen und in Bezug auf längere Standzeiten sind Gefährdungsbeurteilungen durchzuführen. Bei Veränderungen am Erzeugnis oder in Prozessstufen ist das Verfahren zu überprüfen und gegebenenfalls anzupassen.

In einer geeigneten **Dokumentatio**n (z. B. Handbuch, EDV-gestützt) sind alle Maßnahmen zu dokumentieren und die Schritte zu definieren, die bei Abweichungen einzuleiten sind. Die Dokumentation muss mindestens zwei Jahre archiviert werden.

CCPs von Fleischwaren können z. B. sein,

- der Wareneingang, sowie die Lagerung,
- das Prüfen bei der Vorbereitung der Zutaten,
- das Garen,
- Kühlen und Lagern des fertigen Produktes,
- die Regeneration.

Maßnahmen zur Überprüfung oder Maßnahmen bei Abweichungen der genannten CCPs wären z.B.,

- bei Qualitätsabweichungen Rücksprache mit Küchenleitung, Charge ggf. verwerfen,
- bei Temperaturabweichungen Rücksprache mit Küchenleitung, rasche Verarbeitung oder Entsorgung,
- Kerntemperaturmessungen, Nachgaren bei zu geringer Kerntemperatur, bei Fleischgericht ggf. verwerfen, wenn Kerntemperatur bei Portionierung zu gering
- Lagerdauer überprüfen und ggf. verwerfen, z. B. Chill-Produkte bei korrekter Lagerung < 4 °C < 72 Stunden.

Beispielhafte Gefahrenpotenziale

Die ► Tab. 10.3 zeigt die unterschiedlichen Gefahrenpotenziale bei der Lebensmittelzubereitung/-versorgung im Sinne des HACCP-Konzepts. Es wird deutlich, dass komplett durcherhitzte Lebensmittel weniger Gefahrenpotenzial im Sinne einer Verunreinigung bergen als Lebensmittel, die nach der Zubereitung nicht mehr erhitzt werden. Insbesondere Lebensmittel, die nach der Zubereitung bis zum Verzehr noch längere Zeit gelagert werden, können kontaminiert werden und deren Verzehr

Tab. 10.3 Gefahrenpotenziale bei der Lebensmittelzubereitung/-versorgung im Sinne des HACCP-Konzepts

Kategorie	Eher unkritisch	Eher kritisch
Lebensmittel	Tiefgekühlte Pommes frittes zum Direktverzehr	Belegtes Brötchen aus der Bäckertheke
Gefahrenanalyse	Produkt darf nicht aufgetaut sein, Kühlkette einhalten, Erhitzen in der Fritteuse in frischem Fett	Enthält verderbliche Lebensmittel z. B. Aufschnitt, Kühlkette einhalten, wird händisch zubereitet
Kritische Kontrollpunkte CCPs	• Transport durch Lieferanten in geschlossenen Kühleinrichtungen • Zwischenlagerung Kühleinrichtung im Betrieb • Frittieren • Abgabe zum Verzehr	• Transport durch Lieferanten, bei z. B. Aufschnitt in geschlossenen Kühleinrichtungen • Zwischenlagerung Kühleinrichtung im Betrieb, bzw. Brot/Brötchen trocken und kühl • Zubereitung, Hände des Personals • Erneute Zwischenlagerung in Kühltheke • Abgabe zum Verzehr
Grenzwerte	Tiefkühlkost: - 18 °C Frittieren: max. 175 °C (sonst wird Acrylamid freigesetzt, das evtl. krebsfördernd wirkt)	Max 7 °C
Überwachung	Eingangskontrolle Temperaturmessung, Temperaturüberwachung der Tiefkühlschränke (Dokumentation!)	• Eingangskontrolle Temperaturmessung, Temperaturüberwachung der Kühlschränke + Kühltheke (Dokumentation!) • Achtung! Die Hände des Personals sehen optisch in der Regel sauber aus, mikrobiologische Besiedelung ist nicht sichtbar! Gute Händehygieneschulung und -praxis notwendig!
Korrekturmaßnahmen	• Kühlkette unterbrochen = Lebensmittel entsorgen • Temperaturüberwachung Kühlgeräte auffällig = Fehlersuche, ggf. Behebung, je nach Befund Lebensmittel anderweitig lagern, Reparatur beauftragen	• Kühlkette unterbrochen = Lebensmittel entsorgen • Temperaturüberwachung Kühlgeräte auffällig = Fehlersuche, ggf. Behebung, je nach Befund Lebensmittel anderweitig lagern, Reparatur beauftragen • Regelmäßige Schulungen des Personals

schwerwiegende Folgen haben. Sollte es bei der Zubereitung von belegten Brötchen zu einer Kontamination, z. B. über die Hände des Personals kommen, können sich mögliche Krankheitserreger weiterhin vermehren, insbesondere dann, wenn die Kühlkette nicht ordnungsgemäß eingehalten wird.

Checkliste Wareneingang

Die Checkliste zum Wareneingang muss vom Küchenpersonal (Leitung kann delegieren) bei der Übergabe der ankommenden Ware durch den Lieferanten, abgearbeitet werden. Dies kann in digitaler Form oder, derzeit noch häufig, in Papierform erfolgen. Der Mitarbeiter, der die Ware annimmt, sollte auch sicherstellen, dass die Ware, wie erwartet, geliefert wird. Der Lieferant haftet für die einwandfreie Qualität bis zur Übergabe an den Verbraucher, in diesem Fall das Küchenpersonal. Eine Beispielcheckliste zeigt Tabelle 10.4. Es empfiehlt sich, jeglichen Wareneingang stichprobenartig (besonders bei kritischen LM) auf folgende Sachverhalte zu prüfen (▸ Tab. 10.4).

- Lieferbehälter, Fahrzeug auf Sauberkeit checken (Fahrzeugtemperatur)
- Sind Temperaturen eingehalten?
  - Frischfleisch, Salat, Milch 7 °C
  - Hack, Geflügel 4 °C
    Frischfisch 2 °C
  - Tiefkühlprodukte -18 °

Tab. 10.4 Checkliste Wareneingang bei jeder Warenannahme. Möglich sind separate Listen für alle Produktgruppen oder Listen jeweils für alle an einem Tag gelieferten Waren. Entscheidend ist die Dokumentation der Mengen, Beschaffenheit, Temperatur.

Monat/Jahr			Bereich				
Datum	**Lieferant**	**Menge/ Gewicht**	**Sensorik (Farbe, Geruch)**	**Temperatur**	**Betroffenes Produkt**	**Maßnahme**	**Unterschrift**
31.02.2023	Bauer Landgut	100 St.	O.K.	4 °C	Eier	Lagerung	NN
31.02.2023	Molkerei Zett	7 l	O.K.	6 °C	Sahne	Lagerung	NN
31.02.2023	Molkerei Zett	10 l	O.K.	11 °C	Milch	Reklamation, Rückgabe	NN
31.02.2023	Bauer Grünland	50 Stk.	O.K.	5 °C	Kopfsalat	Lagerung	NN

- Kühlkette unterbrochen? Reifbildung beachten
- Umverpackung entfernen, Kontrolle von Gewicht und MHD (Stichproben)

Bei Temperatur- und MHD-Verstößen muss die Ware zurückgegeben werden.

Aufgabe

Gibt es in Ihrer Einrichtung eine Verfahrensanweisung zum Wiedererhitzen von zurückgestellten Speisen?

Wiederholungsfragen

- Wozu dient das HACCP-Konzept?
- Nennen Sie die wichtigsten Merkmale des Konzepts.
- Wer muss für die Umsetzung sorgen?
- Nennen Sie ein Beispiel für einen kritischen Kontrollpunkt!

10.6 Infektionsschutzgesetz

Für den Umgang mit Lebensmitteln gibt es eine Reihe von Vorschriften, um die Lebensmittelsicherheit zu gewährleisten. Nach dem Infektionsschutzgesetz (IfSG) dürfen Personen, die beruflichen Umgang mit Lebensmitteln haben und Personen, die in Küchen der Gemeinschaftsverpflegung beschäftigt sind, diese Tätigkeit nur dann ausüben, wenn sie durch eine Bescheinigung des Gesundheitsamtes oder eines vom Gesundheitsamt beauftragten Arztes nachweisen, dass sie

- über die Tätigkeitsverbote des § 42 Abs. 1 IfSG,
- über die Verpflichtungen nach § 43 Abs. 2, 4 und 5 IfSG in mündlicher und schriftlicher Form belehrt wurden und
- nach der Belehrung schriftlich erklärt haben, dass ihnen keine Tatsachen für ein Tätigkeitsverbot bekannt sind.

Die Belehrung ist beim örtlichen Gesundheitsamt persönlich unter Vorlage eines Ausweises zu absolvieren und darf vor Aufnahme der Tätigkeit nicht älter als drei Monate sein.

10.6.1 § 42 IfSG: Tätigkeits- und Beschäftigungsverbote

Es bestehen Tätigkeitverbote für **Personen,** die **Lebensmittel herstellen, behandeln** oder **Inverkehrbringen,** wenn sie

- an Typhus abdominalis, Paratyphus, Cholera, Shigellenruhr, Salmonellose, einer anderen infektiösen Gastroenteritis oder Virushepatitis A oder E erkrankt oder dessen verdächtig sind,
- infizierte Wunden oder Hauterkrankungen aufweisen, bei denen die Möglichkeit besteht, dass Erreger auf Lebensmittel übertragen werden, (z. B. Panaritium, Katzenbiss an der Hand),
- die Krankheitserreger Shigellen, Salmonellen, enterohämorrhagische Escherichia coli oder Choleravibrionen ausscheiden.

Es ist auch möglich, dass die Betroffenen Ihre Tätigkeit nur unter bestimmten, streng geregelten Umständen ausführen dürfen: Es wäre z.B. möglich, diese Person administrativ einzusetzen, um

z.B. Bestellungen zu tätigen, Eingangskontrollen oder Verfallsdatenkontrollen durchzuführen – Tätigkeiten, ohne direkten Lebensmittelkontakt.
Im Sinne von § 42 IfSG betroffene, **leicht verderbliche Lebensmittel** sind:

- Fleisch, Geflügelfleisch, Erzeugnisse daraus
- Milch, Erzeugnisse auf Milchbasis
- Fisch, Krebse, Weichtiere, Erzeugnisse daraus
- Eiprodukte
- Säuglings- und Kleinkindernahrung
- Speiseeis und Speiseeiserzeugnisse
- Backwaren mit nicht durcherhitzter Füllung oder Auflage
- Feinkost-, Rohkost-, Kartoffelsalate, Marinaden, Mayonnaisen, emulgierte Soßen, Nahrungshefen
- Sprossen und Keimlinge zum Rohverzehr sowie deren Samen

Ausnahmen der Tätigkeitsverbote können nur durch das Gesundheitsamt erlassen werden. Das Gesundheitsamt kann weitere Lebensmittel oder Krankheitserreger in diese Verordnung aufnehmen, wenn dies dem Schutz der Bevölkerung dient.

10.6.2 § 43: IfSG Belehrung, Bescheinigung des Gesundheitsamtes

Tätigkeiten nach § 42 IfSG dürfen gewerbsmäßig, erstmalig erst dann ausgeführt werden, wenn derjenige, der die Tätigkeit ausüben möchte, eine **Bescheinigung** vorgelegt hat.
Diese Bescheinigung darf nicht älter als **drei Monate** sein und wird durch das Gesundheitsamt oder einen durch das Amt beauftragten Arzt erstellt. Sie weist die Teilnahme an einer Belehrung über die in § 42 IfSG genannten Tätigkeitsverbote und Verpflichtungen in mündlicher und schriftlicher Form nach. Der Teilnehmer erklärt schriftlich, dass ihm keine Tatsachen für ein Tätigkeitsverbot bekannt sind. Sollten Hinderungsgründe bestehen, darf die Bescheinigung erst nach Vorlage eines ärztlichen Attestes ausgestellt werden.
Kommt es zu einem Arbeitsverhältnis in einer Tätigkeit nach § 42 IfSG muss die Bescheinigung vom Arbeitgeber aufbewahrt werden. Der Arbeitgeber ist verpflichtet, seine Angestellten nach Aufnahme der Arbeit und danach alle zwei Jahre erneut nach § 43 IfSG zu belehren. Inhalt der Belehrung sind auch die Mitteilungspflicht des Angestellten gegenüber dem Arbeitgeber bei Kenntnis von Hinderungsgründen nach § 42 IfSG und die Pflicht des Arbeitgebers bei Bekanntwerden sofort Maßnahmen zur Verhinderung der Weiterverbreitung von Krankheitserregern zu ergreifen.

Aufgabe

Kennen Sie aus Ihrem Bereich Menschen, die bereits an einer Belehrung durch das Gesundheitsamt teilgenommen haben? Fragen Sie nach den Inhalten!

Wiederholungsfragen

- Was wird in den §§ 42 und 43 IfSG geregelt?
- Wer kontrolliert diese Vorgaben?

10.7 Formen der Speisenversorgung und Küchen

Alle Formen der Speisenversorgung in Gemeinschaftseinrichtungen haben Vor- und Nachteile. Verschiedene Gegebenheiten und Personal- und Geräteausstattung müssen bei der Auswahl berücksichtigt werden. Bei allen Formen ist die Produktion fertig portionierter Speisen oder die Portionierung vor Ort möglich. Auch die Flexibilität in der Planung bzw. die hohe Dynamik der Speisenempfänger muss beachtet werden.

10.7.1 Cook & Serve

Dieses Verfahren bezeichnet das **Kochen** und **Servieren** der Speisen **vor Ort** in unmittelbarem, zeitlichem Zusammenhang. Die Speisen werden nach dem Kochen direkt portioniert und zum Verzehr ausgegeben. Der Vorteil ist die Frische der Speisen, die sich meist auch im Aussehen und in der Konsistenz niederschlägt. Schwierig ist je nach den Gegebenheiten vor Ort, die ausreichende Warmhaltung der zubereiteten Speisen. Dieses Verfahren erfordert eine gute und verlässliche Organisation und zeitliche Verbindlichkeit in der Speisenversorgung. Auf kurzfristige Koständerungen kann in der Regel bei einer guten Lagerhaltung flexibel eingegangen werden.

10.7.2 Cook & Freeze

Das wohl zeitlich flexibelste Verfahren meint das **Kochen** und direkte **(Schock-) Gefrieren** in speziellen Geräten von, meist **vorportionierten Speisen.** Häufig sind fertig zusammengestellte, später warme Komponenten von Mahlzeiten in Einzel-Tabletts eingeschweißt und können bei Bedarf kommissioniert und erwärmt werden. Bei diesem Verfahren ist eine hohe Flexibilität in der Bereitstellung fest zusammengestellter Komponenten gegeben, allerdings kann nicht auf Wünsche des zu Versorgenden, z. B. nach einer anderen Beilage, eingegangen werden. Es werden auch einzelne Komponenten tiefgefroren und erst nach Auftauen und Erwärmen portioniert. Eine Möglichkeit, mit der z. B. Schulen oder Kindergärten ohne geeignete Küchen-bzw. Kocheinrichtung oder Personal versorgt werden können.

10.7.3 Cook & Chill

Wesentliches Merkmal des Produktionsverfahrens „Cook & Chill" ist die zeitliche und **thermische Entkoppelung** von **Produktion** und **Ausgabe der Speisen.** Dabei werden die separat zubereiteten Komponenten unmittelbar nach Ende des Garprozesses („Cook"), in einem Schockkühlgerät innerhalb von maximal 90 Minuten auf 3 °C abgekühlt („Chill"). Entscheidend ist, dass der kritische Temperaturbereich zwischen 65 °C und 10 °C schnell durchschritten wird, um eine Vermehrung möglicher Erreger zu vermeiden. Die so vorbereiteten Speisenkomponenten können bei 3 °C bis zu 72 Stunden gelagert werden.
Nach Portionierung und gegebenenfalls weiterer Zwischenlagerung bei 3 °C werden die Speisen in speziellen Wagen **regeneriert** (wieder-/durcherhitzt). Dabei ist beim Wiederaufwärmen eine Kerntemperatur (Temperatur in der Mitte der Speise) von 72 °C zu erreichen und über zwei Minuten zu halten. Die anschließende **Heißhaltetemperatur** – Temperatur, die bis zur Ausgabe/Verzehr der Speise – muss bei mindestens 65 °C im Kern liegen. Die **Heißhaltedauer** darf drei Stunden nicht überschreiten. Mit entsprechenden Thermometern kann die Kerntemperatur durch Hineinstechen in die Speise gemessen werden.

10.7.4 Therapieküchen

Therapieküchen oder Kochgruppen sind fester Bestandteil von Therapie- und Rehabilitationseinrichtungen, Tageskliniken, Krankenhäusern oder Wohnprojekten. Die Besonderheit besteht darin, dass in diesen Küchen **Patienten** oder **Bewohner** gemeinsam mit Pflegenden oder Therapeuten **Speisen zubereiten** und Hygieneregeln einhalten müssen. Generell gilt, dass die gemeinschaftlich hergestellten Lebensmittel unmittelbar nach der Zubereitung verzehrt werden müssen und nicht an weitere Personen, die nicht zur Kochgruppe gehören, ausgegeben werden dürfen. Es handelt sich nicht um eine reguläre Lebensmittelversorgung der Einrichtung. In Therapieküchen gelten der § 42, § 43 IfSG und somit der Verzicht auf den Verzehr von roheihaltigen Speisen, rohem Hackfleisch, rohen Fleisch oder Fisch und anderen rohen Lebensmitteln, wie Sprossen, ungekochte Tiefkühlbeeren.

- **IFSG:** Für nicht examiniertes Pflegepersonal, das in Therapieküchen arbeitet, gilt die Erstbelehrung nach § 43 IfSG und nachfolgend alle zwei Jahre durch den Arbeitgeber. Für alle eingesetzten Mitarbeiter findet eine jährliche Hygieneschulung nach EG-Verordnung statt. Personal, Patienten oder Bewohner mit dem Verdacht oder einer Erkrankung nach § 42 IfSG, Hauterkrankungen/Verletzungen an den Händen, die nicht sicher durch Pflaster und Handschuh abgedeckt werden können oder akuten respiratorischen Infekten, dürfen nicht am gemeinschaftlichen Kochen teilnehmen. Bei Trägern von multiresistenten Erregern (MRE) kann eine Einzelfallentscheidung getroffen werden.
- **Hygienestandards:**
  - Therapieküchen werden ebenso wie Großküchen, mit leicht zu reinigenden und desinfizierenden Oberflächen ausgestattet.
  - Fenster zur Belüftung sind mit Insektenschutzgittern versehen.
  - Es gibt ein separates Handwaschbecken, sowie eine gewerbliche Geschirrspülmaschine. Die Abnahme der Küche erfolgt über das Veterinäramt.
  - In der Küche wird vom Personal separate Dienstkleidung, vom Personal/von Bewohnern bei kontaminationsträchtigen Tätigkeiten wasserdichte Einmalschürzen getragen.
  - Die üblichen Regeln zur Händehygiene sowie im Umgang mit Lebensmitteln werden beachtet. Das Tragen von Haarhauben kann eingeführt werden, langes Haar muss in jedem Fall zusammengebunden werden.

Therapieküchen sollten im Ausbruchsfall von Infektionskrankheiten nicht betrieben werden.

10.7.5 Stationsküchen

Stationsküchen werden **nur von Mitarbeitern** genutzt, Patienten und Besucher haben keinen Zutritt. In Stationsküchen werden, je nach Art der

Speisenversorgung, Essen für Patienten zurückgestellt, regeneriert oder portioniert. In speziellen Bereichen, wie der Palliativpflege gibt es Ausnahmen, in denen auch Patienten und Besucher, nach sorgsamer Anleitung des Personals in Bezug auf die Hygieneregeln, Zutritt haben. Lebensmittel von Personal und Patienten müssen in getrennten Schränken, bzw. Kühlschränken gelagert werden. Der Kühlschrank für Patienten muss dokumentiert temperaturüberwacht werden.

10.7.6 Buffetversorgung

In vielen Einrichtungen ist eine Buffetversorgung etabliert, bei der sich die Patienten oder Bewohner an einer **Theke selbst** mit den gewünschten Speisen **versorgen** können. Die Lagertemperaturen und -dauer der einzelnen Lebensmittel sind zu berücksichtigen. Alle Buffets müssen mit einem Glas/Plexiglas auf Gesichtshöhe, als Husten-/Spuckschutz ausgestattet sein. Dieser soll verhindern, dass bei der Entnahme von Speisen, diese z.B. durch Speicheltröpfchen kontaminiert werden. Unverpackte Lebensmittel dürfen nach Abräumen des Buffets nicht weiter verwendet werden. Menschen mit bestimmten Erregern dürfen nach Festlegung im Hygieneplan unter Umständen nicht an dieser Versorgung teilnehmen. Bei gastrointestinalen Infektionsausbrüchen ist die Buffetversorgung umgehend einzustellen. Die Temperaturen der Buffetwagen sowie deren Reinigung und Desinfektion werden dokumentiert.

10.7.7 Milchküchen

Die hygienischen Anforderungen an Säuglingsnahrung sind besonders hoch. Dies gilt für die Zubereitung von **pulverförmiger Nahrung** ebenso für den Umgang mit **Muttermilch.** Das Vorhalten reiner und unreiner Bereiche sowie von Kühl- und Gefrierschränken mit Temperaturüberwachung und Thermometern zum Messen der Zubereitungstemperaturen sind obligat. Ebenso die Einhaltung strenger Hygieneregelungen zur Personal- und Flächenhygiene sowie zur Aufbereitung von Utensilien wie Flaschen und Saugern, sofern es sich nicht um Einmalmaterialien handelt. Zutritt zu Milchküchen hat nur das dort tätige Personal. Von jeder zubereiteten Nahrung müssen Rückstellproben gewonnen und aufgehoben werden. Ein Konzept, ähnlich dem HACCP-Konzept in Großküchen mit der Berücksichtigung kritischer Punkte, ist vorzulegen.

Säuglingsnahrung

Säuglingsnahrung ist **nicht steril** und eine Vermehrung möglicherweise erhaltener Erreger nicht ausgeschlossen. Nach einer Einschätzung des Bundesinstitutes für Risikobewertung (BfR) wird **abgekochtes Wasser** verwendet. Zur Zubereitung des Pulvers sind die Herstellerangaben zu berücksichtigen. Wassertemperaturen bis zu 50 °C sind für reif geborene, gesunde Säuglinge ausreichend. Für Frühgeborene oder immungeschwächte Säuglinge muss im Einzelfall entschieden werden, ob die Wassertemperatur ausreichend ist oder ob bei höheren Temperaturen ein Verlust an Inhaltsstoffen in Kauf genommen werden muss. Fertige, sterile Flüssignahrung kann eine Alternative sein. Standzeiten bei Temperaturen über 5 °C von mehr als zwei Stunden bis zum Verzehr von zubereiteter Nahrung sollten vermieden werden. Gleiches gilt für das Abkühlen und Wiederaufwärmen. Die Reste von zubereiteter Nahrung sollten entsorgt werden. Ein Eintrag von Keimen bei der Zubereitung wird verhindert, indem die verwendeten Küchenutensilien in der Spülmaschine bei 65 °C gründlich gereinigt werden.

Muttermilch

Muttermilch wird häufig nicht direkt verzehrt, sondern nach dem Abpumpen durch die Mutter im Kühl- oder Gefrierschrank aufbewahrt. Vor dem **Abpumpen** sind Regeln zur **Hände- und Körperhygiene** zu beachten. Die Milch ist immer mit dem Namen der Mutter und dem Zeitpunkt des Abpumpens zu beschriften und unmittelbar zu kühlen. Muttermilch kann bei Kühlschranktemperatur max. 72 Stunden gelagert werden, bei längerer Lagerdauer (bis zu sechs Monate) kann die frisch abgepumpte Milch tiefgefroren werden. Der Auftauvorgang sollte möglichst schonend im Kühlschrank ablaufen, um Bakterienwachstum zu verhindern und wertvolle Inhaltsstoffe zu erhalten. In Kliniken gelten häufig andere Regelungen zur Lagerdauer von Muttermilch als im häuslichen Umfeld. Das Abpumpen von Muttermilch erfolgt von Hand oder mit personenbezogen eingesetzten Pumpen.

10.8 Bauliche Voraussetzungen

Die bauliche Ausstattung von einer (Zentral-)Küche muss gewährleisten, dass bei der Herstellung, Verarbeitung und Verteilung von Speisen **hygienisch einwandfreie Arbeitsplätze** garantiert sind

und nachteilige Beeinflussungen wie Kontaminationen zwischen und während den Arbeitsgängen vermieden werden.
Die **Küche** liegt räumlich getrennt von der übrigen Einrichtung. Reiner und unreiner Bereich der Küche sind so getrennt, dass Kreuz-Kontaminationen vermieden werden. Die Personalräume, Umkleiden und Sanitärbereiche mit Toiletten und Duschen, liegen unmittelbar am Personalzugang der Küche. Die Wegeführung ist klar geregelt.
Im gesamten Küchenbereich sind die Böden mit rutschhemmenden Fliesen ausgestattet. Alle Räume verfügen über gut zu reinigende Bodenabläufe. Alle übrigen Flächen und verwendeten Materialien sind gut abwisch- und desinfizierbar. Flächen mit Lebensmittelkontakt bestehen aus Edelstahl. Alle Räume haben mindestens einen Handwaschplatz. Handwaschbecken und Becken zum Waschen von Lebensmitteln sind getrennt. Alle Fenster sind dicht verschlossen und dort, wo sie geöffnet werden können mit Fliegengitter-Rahmen ausgestattet, welche zur Reinigung demontiert werden können.
Abfall wird getrennt, wobei Nassabfälle, wie Speisereste in verschlossenen Behältern in einem separaten Kühlraum zwischengelagert und mindestens täglich entsorgt werden. Übriger Müll, wie Verpackungsfolien, Pappe und Restmüll wird in Säcken gesammelt und ebenfalls täglich entsorgt (► 11.2).

Aufgabe

Gleichen Sie nun Ihre Antwort zur Speisenversorgung in Ihrer Einrichtung mit den verschiedenen Verfahren ab und beurteilen Sie erneut!

Wiederholungsfragen

- Wo sollte eine Großküche in einem Krankenhaus untergebracht sein?
- Welche Materialien sollten beim Bau einer Küche bevorzugt werden?

Stefan Drees

11 Abfall

Übersicht

Rund sieben bis acht Tonnen Abfall produziert eine Klinik am Tag, nur 15 bis 25 % davon sind Sondermüll wie Spritzen, medizinische Abfälle oder Chemikalien. Den größten Teil bilden Verpackungen, Einwegartikel wie z.B. Spritzen, Einweghandschuhe, zu vernichtende Akten oder auch Essensreste. Müll wie dieser, d.h. konventioneller Hausmüll, aber auch infektiöse Abfälle, Gefahrstoffe (z.B. Zytostatika, Chemikalien), für die besondere gesetzliche Entsorgungsrichtlinien gelten, fällt tagtäglich in nicht zu vernachlässigenden Mengen in einem Krankenhaus an. Das Abfallmanagement im Krankenhaus hat daher die vielfältigen Anforderungen an Hygiene, Infektions-, aber auch an Datenschutz zu beachten.

11.1 Ziele eines nachhaltigen Abfallmanagements

In medizinischen und pflegerischen Einrichtungen werden Unmengen an Abfall verursacht. Untersuchungen zeigen, dass ein Krankenhauspatient durchschnittlich täglich sechs Kilogramm Müll produziert. Dies bedeutet eine **besondere Verantwortung** im Umgang und bei der Entsorgung von Abfällen. Grundsätzlich geht vom Großteil der Abfälle des Gesundheitswesens keine größere Gefahr als von Siedlungsabfällen (Hausmüll) aus. Der überwiegende Anteil dieser Abfälle kann recycelt werden. Es ist dem Pflegedienst nur eingeschränkt möglich, aktiv Müll zu vermeiden. Umso mehr besteht die Verantwortung darin, Abfälle einer möglichst umweltschonenden Entsorgung zuzuführen. Dies geschieht durch eine konsequente Sortierung mit dem Ziel, Wertstoffe zu recyclen.

Bei der **Abfallentsorgung** ist neben dem Umweltschutz, der Arbeitsschutz von großer Bedeutung. Schwere, überfüllte Müllsäcke, die beim Anheben reißen, Flüssigkeiten die aus Abfallsäcken herauslaufen, aber auch spitze und blutige Instrumente auf Essentabletts sind Ausdruck fahrlässigen und rücksichtslosen Verhaltens, das andere Mitarbeiter einer erheblichen Gefahr aussetzt.

Merke

Müllsäcke nicht so stark zu befüllen, dass sie möglicherweise reißen, Flüssigkeiten auslaufsicher zu entsorgen und spitze Gegenstände nicht offen herumliegen zu lassen, sind ein selbstverständliches Zeichen der gegenseitigen Rücksichtnahme.

Krankenhäuser und Kliniken sind gesetzlich (§§ 59ff KrWG) verpflichtet, einen **Betriebsbeauftragten** für **Abfall** zu benennen. Dies macht absolut Sinn, da die generelle Verantwortung einer ordnungsgemäßen Abfallentsorgung bei den Krankenhäusern und Kliniken liegt. Die gesetzlichen Grundlagen des Abfallmanagements liegen in europäischen Richtlinien, landes- und bundesspezifischen Verordnungen und Verwaltungsvorschriften (► Tab. 11.1).

Abfälle aus medizinischen Einrichtungen werden nach den Regelungen des **Kreislaufwirtschaftsgesetzes (KrWG)** bewirtschaftet. Werden Körperflüssigkeiten dem Abwasser zugeführt, ist weiterhin die kommunale Abwassersatzung zu berücksichtigen. Ziel des KrWG ist es, natürliche Ressourcen zu schonen sowie Menschen und Umwelt zu schützen. Bei der Umsetzung des KrGW steht die Eigenverantwortlichkeit des Abfallerzeugers im Mittelpunkt.

Gemäß § 6 werden die umzusetzenden Maßnahmen, wie folgt, gewichtet:

- Abfallvermeidung
- Vorbereitung zur Wiederverwendung

Tab. 11.1 Gesetzliche Grundlagen von EU-Recht bis auf kommunaler Ebene

Art des Rechts	Beispiele
EU-Recht	Richtlinien und Verordnungen
Bundesrecht	Gesetze, Verordnungen und Verwaltungsvorschriften
Landesrecht	
Kommunales Satzungsrecht der öffentlich-rechtlichen Entsorgungsträger	

- Recycling
- Sonstige Verwertung und Beseitigung

Diese Rangfolge besagt, dass bei der Erzeugung und Bewirtschaftung von Abfällen Mensch und Umweltschutz Priorität haben.

11.2 Abfallschlüssel

Abfälle werden europaweit mit über 800 sechsstelligen Abfallschlüsselnummern deklariert. Deren Kenntnis ist die Voraussetzung einer sachgerechten Entsorgung. Für den „Anwender" ist es zunächst nicht von Bedeutung, welche Abfallschlüsselnummer der Pappkarton hat, der gerade entsorgt wird. Allerdings sollten ein gewisses Grundwissen und Verständnis beim Umgang mit Abfällen vorhanden sein, auch deswegen, weil Abfall eines der wesentlichen Probleme unserer Welt darstellt.

11.2.1 Siedlungsabfälle und unproblematische Abfälle

In medizinischen Einrichtungen gibt es viele Abfälle, die auch in privaten Haushalten anfallen. Nach EU-Recht werden Abfälle in „gefährliche" und „nicht gefährliche" Abfälle eingeteilt (► Tab. 11.2).

Tab. 11.2 Abfälle nach EU-Recht

Abfallschlüsselnummer	Bezeichnung
Siedlungsabfälle (Hausmüll), Auswahl	
200101	Papier und Pappe (bei Datenmüll, Konzept der jeweiligen Einrichtung beachten)
200103	Restmüll
200108	Biologisch abbaubare Küchen- und Kantinenabfälle
200121*	Leuchtstoffröhren und andere quecksilberhaltige Abfälle
200133*	Batterien
160209, 160212, 160213*	Elektronische Geräte
Unproblematische Abfälle, Auswahl	
150101	Papier oder Pappe (Verpackung)
150102	Kunststoff (Verpackung)
150103	Holz (Verpackung)
150104	Metall (Verpackung)
150105	Verbundverpackung
150106	Gemischte Verpackungen
150107	Verpackungen aus Glas
200102	Glas
200108	Küchen- und Kantinenabfälle

Gefährliche Abfälle sind in der Übersicht mit einem Stern* gekennzeichnet.

11.2.2 Abfall medizinischer Einrichtungen

In medizinischen Einrichtungen, so z.B. in der Geburtshilfe, aber auch zur Diagnostik und Therapie verschiedener Erkrankungen fallen folgende Abfälle an (► Tab. 11.3).

Nicht recycelbare Abfälle werden in Verbrennungsanlagen, gemeinsam mit Siedlungsabfällen aus Privathaushalten, entsorgt bzw. thermische verwertet. Bei Einrichtungen mit geringem Abfallaufkommen, dies sind beispielsweise kleine Arzt-, Zahnarztpraxen, Haus- und Familienpflegestationen, können „nicht gefährliche" Abfälle mit Siedlungsabfällen (Hausmüll) entsorgt werden. Grundsätzlich ist immer die örtliche Abfallsatzung zu beachten.

11.3 Grundsätze zur Abfallentsorgung

In Kliniken und Krankenhäusern hat der gesetzlich vorgeschriebene **Abfallbeauftragte** den Auftrag sich um die ordnungsmäße Entsorgung zu kümmern. In kleineren Einrichtungen ist der jeweilige Leiter hierfür verantwortlich. Grundsätzlich gelten auch hier die allgemeinen Regeln der Abfallentsorgung.

- **Hygienische Händedesinfektion** nach Kontakt mit Abfällen vornehmen, auch wenn Handschuhe getragen wurden.
- Das **„Recapping"** (zurückstecken von benutzten Kanülen in die Schutzkappe) ist aufgrund der erheblichen Verletzungsgefahr streng verboten.
- **Müll- und Wäschesammler:**
  - Müllsammler sind mit Fußtritt ausgestattet. Dieser ist zu nutzen, um eine Kontamination der Hände zu verhindern.
  - Müll- und Wäschesammler sind keine Ablageflächen. Schon gar nicht für „reine" Mate-

Tab. 11.3 Abfälle aus der Geburtshilfe, Diagnostik, Behandlung oder Vorbeugung von Krankheiten beim Menschen

Abfallschlüsselnummer	Abfallbezeichnung
180101	**Abfallart:** Spitze oder scharfe Gegenstände (außer 180103*) z B. Kanülen, Skalpelle, Nadeln **Entsorgung:** in fest verschließbaren, durchstoßsicheren, flüssigkeitsdichten und eindeutig erkennbaren Einwegbehältern. Diese können als 180104 entsorgt werden
180102	**Abfallart:** Körperteile und Organe, einschließlich Blutbeutel und Blutkonserven (außer 180103*) extrahierte Zähne ohne Amalgamfüllung. Abfälle aus OP **Entsorgung:** am Unfallort in geeigneten und sicher verschließbaren Behältnissen. Das Umfüllen oder Sortieren ist, aus Arbeitsschutzgründen, nicht gestattet. Beseitigung in zugelassenen Verbrennungsanlagen
180103*	**Abfallart:** Abfälle, an deren Sammlung und Entsorgung aus infektionspräventiver Sicht besondere Anforderungen gestellt werden **Entsorgung:** Abfälle, die bei Diagnostik, Behandlung und Pflege von Patienten mit definierten Infektionskrankheiten (z. B. AIDS, Virushepatitis, Cholera oder Typhus, aktive Tuberkulose und Weitere) anfallen und mit Erregern kontaminiert sind. Hierzu zählen auch Körperteile und Organe dieser Patienten. • am Ort des Anfalls in reißfesten, feuchtigkeitsbeständigen und dichten Behältnissen(Anmerkung: üblicherweise erfolgt die Entsorgung in Tonnen). Das Umfüllen oder Sortieren ist auch hier nicht gestattet. Es erfolgt Kennzeichnung mit „Biohazzard-Symbol" 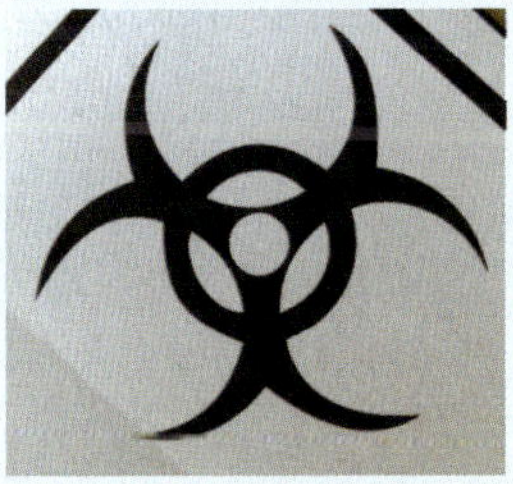 • Kontaminierte aber trockene (d. h. nicht tropfende) Abfälle wie z. B. Tupfer nach einer Blutentnahme oder der Wundversorgung eines AIDS-Patienten sind nicht gemeint, ebenso wenig Watterollen einer zahnärztlichen Behandlung. • Bei fäkal-oral übertragenen Infektionen kann Urin und Stuhl dem Abwasser zugeführt werden. Achtung: bei der Entsorgung Maßnahmen zum Personalschutz beachten, z.B., um einen Schutz vor Verspritzungen sicherzustellen
180104	**Abfallart:** „Krankenhausspezifischer Abfall", d.h. Abfälle, an deren Sammlung und Entsorgung aus infektionspräventiver Sicht keine besonderen Anforderungen gestellt werden, z.B. Wund- und Gipsverbände, Wäsche, Einwegkleidung, Inkontinenzartikel (in der Richtlinie als Windeln bezeichnet) **Entsorgung:** Sammlung von durchaus mit Blut, Sekreten oder Exkreten beschmutzten, Materialien, z.B. Tupfer, Handschuhe, Einmalkitte und Aufwischtücher, in reißfesten, feuchtigkeitsbeständigen und dichten Behältnissen Flüssigkeiten mit saugfähigen Materialien auffangen, um sie zu binden. Größere Mengen wie Urin oder der Inhalt von Wund-Drainagen können, unter Berücksichtigung von Personalschutzmaßnahmen, dem Abwasser zugeführt werden

Tab. 11.3 Abfälle aus der Geburtshilfe, Diagnostik, Behandlung oder Vorbeugung von Krankheiten beim Menschen *(Forts.)*

Abfallschlüssel-nummer	Abfallbezeichnung
180106*/180107	**Abfallart:** • Chemikalien, die aus gefährlichen Stoffen bestehen oder solche enthalten, Z. B. Reinigungs- und Desinfektionsmittelkonzentrate) (180106) • Chemikalien mit Ausnahme derjenigen, die unter 101016 * fallen (180107) **Entsorgung:** Bei der Entsorgung von Chemikalien gibt es einen wichtigen Grundsatz: **Nicht ins Abwasser entsorgen!!!** Chemikalien werden im Gebinde belassen. Die umweltschonende und sachgerechte Entsorgung ist im Abfallplan hinterlegt oder wird beim Abfallbeauftragten erfragt
180108*	**Abfallart:** Zytotoxische und zytostatische Arzneimittel, d.h. krebserzeugende, erbgutverändernde sowie reproduktionstoxische und deshalb gefährliche Abfälle. Hierzu gehören nicht vollständig entleerte Behältnisse, Flüssigkeitsreste >20 ml., abgelaufene Produkte, Reste von Trockensubstanzen und Tabletten, stark kontaminierte Unterlagen oder PSA **Entsorgung:** Entsorgung erfolgt wie 180103. Kennzeichnung mittels Totenkopf-Symbol: **Nicht** gemeint sind gering kontaminierte Abfälle wie Tupfer, Handschuhe, Atemschutzmasken und Kittel sowie leere Zytostatika Behältnisse (Spritzen, Ampullen, Infusionssysteme). Diese werden als 180104 entsorgt
180109	**Abfallart:** Arzneimittel mit Ausnahme derjenigen, die unter 180108* fallen Entsorgung: Können mit Siedlungsabfällen (Hausmüll) oder als 180104 entsorgt werden. Wichtig ist, dass ein „missbräuchlicher Zugriff durch Dritte" verhindert wird. **Antibiotika (Reste) werden nicht über das Abwasser entsorgt**, da diese von Kläranlagen nicht eliminiert werden. Auch auf diesem Weg ist eine Antibiotika- Resistenzbildung bei Bakterien nicht ausgeschlossen
180110*	**Abfallart:** Amalgamabfälle aus der Zahnmedizin **Entsorgung:** Gesonderte Sammlung, Entsorgung als gefährlicher Abfall. Ziel ist die Metallrückgewinnung

rialien wie Sterilgut oder Infusionen/Injektionen!

- **Flüssigkeiten, Chemikalien:**
  - Flüssigkeiten werden auslaufsicher gesammelt. Das bedeutet entweder auslauf- und bruchsichere Gefäße verwenden oder aufsaugende Materialien/Bindemittel einsetzen.
  - Reste von Chemikalien werden niemals in Trink-Flaschen, Trinkgläser o. Ä. gesammelt.
- **Entsorgung:**
  - Abfälle werden zeitnah in Abfallbehältern entsorgt und nicht an anderer Stelle zwischengelagert.
  - Abfallsammler nur bis zur entsprechenden Markierung füllen und nicht überfüllen. Dies

gilt insbesondere für Sammelbehälter scharfer und spitzer Gegenstände.
- Abfall wird niemals gemeinsam mit sauberen und „reinen" Materialien gelagert oder transportiert.
- Transportwege von Abfall verlaufen räumlich getrennt oder zeitlich versetzt von Krankentransportwegen oder „reinen" Transporten (z. B. Sterilgut), um eine Kontamination der „reinen" Materialien zu verhindern.
- Die Abfallsammlung findet in geeigneten und hierfür deklarierten Abfallsammelräumen statt.
- Anforderungen an Abfallsammelräume sind: Staub- und Geruchsbelästigung wird vermieden, Schädlinge werden ferngehalten. Möglichkeit zur Händedesinfektion und ggf. Schutzkleidung ist an diesen Stellen vorhanden. Es darf eine Müllsammlung in öffentlichen Bereichen oder auf dem Flur stattfinden.

Fallbeispiel

Im Team von Herrn Schelz ist es üblich, dass die Getränke von allen Kollegen gemeinsam konsumiert werden. In einem Lagerraum findet er eine Limonadenflasche mit einem Rest Limo. Er möchte die Limonade direkt aus der Flasche trinken. Beim Ansetzen fällt ihm ein strenger Geruch auf und er hält inne. Erst dann wird ihm bewusst, dass dies der Geruch der verwendeten Desinfektionsmittel ist. Ein Kollege hat einen Desinfektionsmittel-Rest in die leere Limoflasche umgefüllt und Herrn Schelz einer erheblichen Gefahr ausgesetzt.

- Was können Pflegende zur **möglichst umweltschonenden** Abfallentsorgung beitragen?
  - Konsequente Abfalltrennung vornehmen, v.a. von Recyclingmüll jeder Art.
  - Mehr ist an dieser Stelle kaum möglich. Allerdings fallen solch große Mengen recyclingfähiger Abfälle an, dass dieses Engagement sinnvoll und lohnend ist.
- Was müssen Pflegende **zur sicheren Entsorgung** von gefährlichen Abfällen beitragen?
  - Striktes Einhalten der vorgegebenen Entsorgungsart, -behälter und -wege.
  - Nicht mit scharfen, spitzen und blutigen Gegenständen von „A" nach „B" gehen, sondern vor Ort in sicherem Behältnis entsorgen.

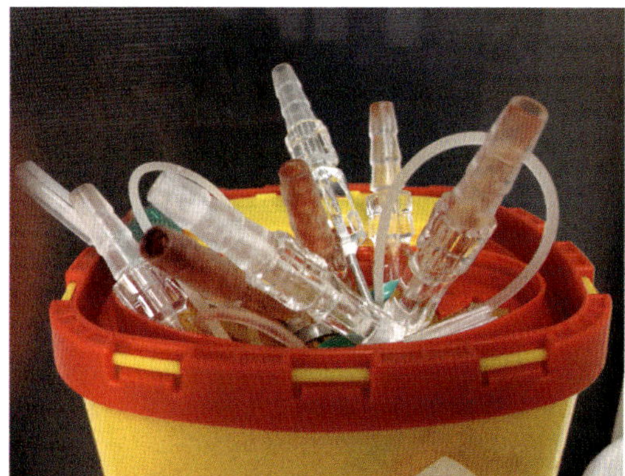

Abb. 11.1 So nicht! Übervoller Abwurfbehälter, der sich ohne Gefahr nicht verschließen lässt. Dieses Bild zeigt ein Extrembeispiel verantwortungslosen Handelns. [M1225]

Diese Gegenstände nicht auf Essenstabletts oder ähnlichen ungeeigneten Stellen ablegen (▸ Abb. 11.1), da hierdurch weitere Personen, wie Mitarbeiter des Service oder der Spülküche gefährdet werden.
  - Behälter für „Sharps", auch „Spitzabwurf" genannt, nicht überfüllen oder gar umfüllen, nicht hineingreifen!
  - Geschlossene Behälter nicht erneut öffnen.
  - Abfallbehälter aus Isolationszimmern werden vor dem Herausholen desinfiziert oder mit zweitem Müllsack umhüllt (Doppelsack Methode).
  - Infektiöse Flüssigkeiten nur in geeigneten und auslaufsicheren Behältnissen sammeln. Es gibt Granulate/Geliermittel, die Flüssigkeiten so verdicken, dass sie nicht mehr auslaufen können.
  - Flüssige Medikamente und gefährliche Chemikalien werden nicht in die öffentliche Kanalisation entsorgt.

11.3.1 Alten- und Pflegeheime

Benutzte **Inkontinenzartikel** werden in reißfesten, feuchtigkeitsbeständigen und dichten Behältnissen gesammelt und können meist als Restmüll entsorgt werden, Die kommunale Abfallsatzung ist zu beachten. Sind benutzte Inkontinenzartikel mit meldepflichtigen Erregern gefährlicher Krankheiten kontaminiert, erfolgt eine Entsorgung als Abfall AS180103 (▸ 11.2).

11.3.2 Arztpraxen

Merke

Auch Praxisinhaber müssen Maßnahmen zur Abfallentsorgung in einem Abfall- oder Hygieneplan festlegen.

- **Spitze** oder **scharfe Gegenstände** (AS180101 ► Tab. 11.3) und **„krankenhausspezifischer Abfall"** (AS180104) kann über den **normalen Hausmüll** entsorgt werden. Voraussetzung ist, dass ein Kontakt mit Krankheitserregern und Stich-Schnittverletzungen ausgeschlossen ist.
- **Infektiöser Abfall** (AS 1180103*, 180202*) wird in der Praxis in geeigneten Behältern gesammelt und nach kommunaler Abfallverordnung entsorgt.
- Für **spezielle Abfälle,** welche bei ambulanten Operationen anfallen, gelten möglicherweise regional unterschiedliche Bedingungen. Diese müssen bei der zuständigen Behörde erfragt werden.
- Verfügt die Praxis über ein **analoges Röntgengerät,** erfolgt die Entsorgung der Fixierbäder und Entwicklerlösungen über einen der folgenden Abfallschlüssel: AS 090101*, AS 090103*, AS 090104*, AS 090105*.

11.3.3 Zahnarztpraxen und Dentallabore

- **Amalgamabscheider, Amalgam** und extrahierte Zähne mit **Amalgamfüllung** werden, aufgrund des hohen Quecksilberanteils, als AS 180110* entsorgt. Extrahierte Zähne ohne Amalgam fallen unter AS 180102.
- Verfügt die Praxis über ein **analoges Röntgengerät,** erfolgt die Entsorgung der **Fixierbäder** und **Entwicklerlösungen** auch hier als Abfallschlüssel: AS 090101*, AS 090103*, AS 090104*, AS 090105*.
- Die bei **analogen-intraoralen Röntgenaufnahmen** anfallenden Bleifolien gelten nicht grundsätzlich als gefährlicher Abfall. Es wird eine getrennte Sammlung, mit Übergabe an den Entsorger zur Verwertung, empfohlen.
- In Dentallaboren fallen weitere **Sonderabfälle** mit diversen Abfallschlüsseln an, welche in geeigneten Gefäßen gesammelt und sachgerecht entsorgt werden.

11.3.4 Ambulante Pflege

Abfälle der ambulanten Pflege werden üblicherweise über den **Hausmüll** entsorgt. Bei gefährlichen Abfällen (z. B. Kanülen) ist darauf zu achten, dass von diesen keine Verletzungsgefahr ausgeht.

Wiederholungsfragen

- Nennen Sie die Ziele eines nachhaltigen Abfallmanagements.
- Wer ist in Krankenhäusern als übergeordnete Instanz für die korrekte Sammlung und Entsorgung von Abfällen verantwortlich?
- Welche gesetzlichen Grundlagen regeln die Grundsätze des Abfallmanagements?
- Welche Maßnahmen der umweltschonenden Abfallentsorgung können Pflegende aktiv beeinflussen?
- Welche Maßnahmen der sicheren Entsorgung gefährlicher Abfälle müssen Pflegende umsetzen?
- Wie werden verschiedene Arten von Arzneimitteln entsorgt?
- Wie werden benutzte Inkontinenzartikel entsorgt?
- Wie werden Abfälle der ambulanten Pflege entsorgt?

Stefan Drees

12 Hygiene bei Wasser, Luft und Baumaßnahmen

Übersicht

Wasser wird in Krankenhäusern für die unterschiedlichsten Zwecke verwendet: Sei es zum Trinken, für die Reinigung von Utensilien oder aber auch im Rahmen therapeutischer Behandlungen. Obwohl eine Kontrolle des Wassers durch die Anbieter und eigene Untersuchungen der Einrichtungen gegeben ist, kann es zu Erkrankungen kommen, wenn die Menschen mit Erregern in Kontakt kommen. Diese können eingeatmet, durch das Trinken aufgenommen werden oder über die Haut in den Körper gelangen. Um diesen Problemen wirksam entgegenzuwirken, müssen alle Beteiligten – von der Planung/Bau bis zum betreibenden Haustechniker – eng zusammenarbeiten.
Im Krankenhaus müssen in definierten Räumen (z.B. OP) gewisse Raumluftzustände (Temperatur, Feuchte und Raumdruck) strikt eingehalten und der notwendige Luftaustausch sichergestellt werden. Raumlufttechnische Anlagen (RLTA) reduzieren die Keimbelastung der Raumluft auf ein Minimum. Zudem müssen Staub, Narkosegase und Geruchsstoffe eingedämmt werden.
Während Bau- und Umbauphasen sind aus krankenhaushygienischer Sicht zahlreiche Maßnahmen erforderlich z.B. im Hinblick auf die Einhaltung eines effektiven Staubschutzes oder einer (getrennten) Wegführung für Baustelle und Klinik. Es ist sinnvoll, entsprechende Überlegungen und Planungen bereits vor Beginn einer Baumaßnahme gemeinsam mit der Abteilung Krankenhaushygiene abzustimmen.

12.1 Frühzeitige Problemerkennung

„Unser Job ist die Patientenversorgung, um technische Dinge sollen sich die Handwerker kümmern…"
Dies ist eine nachvollziehbare und zunächst logische Einstellung vieler Pflegefachkräfte. Allerdings sind sie von einer einwandfrei funktionierenden „Technik" abhängig. Somit sollte ein hohes Interesse bestehen, dass „alles läuft". Es ist sinnvoll und durchaus im eigenen Interesse, einige grundsätzliche technische Dinge zu kennen und zu verstehen, sei es auch nur, um Probleme frühzeitig zu erkennen.

Merke

Zu den Aufgaben Pflegender kann auch das Durchführen von Präventionsmaßnahmen, wie z.B. das prophylaktische Spülen von Wasserleitungen, gehören. Routine- und regelmäßigen Spülungen werden in einem Protokoll vermerkt.
Auch das Beauftragen einer erforderlichen Reparatur gehört zum Berufsbild. Wenn dem Elektriker nicht mitgeteilt wird, dass eine Steckdose defekt ist, braucht niemand auf eine Reparatur zu warten.

Alle Mitarbeiter der direkten Patientenversorgung sind sicherlich ausreichend mit ihren primären Aufgaben beschäftigt. Trotzdem darf nicht vergessen werden, dass **Pflege** in einem **interdisziplinären Netzwerk** stattfindet. Ohne diese Bereiche wird auch der Pflegende schnell handlungsunfähig. Zu diesem Netzwerk gehört, neben dem pflegerisch-medizinischen Bedarf oder der Versorgung mit Büromitteln, auch die sichere und zuverlässige Versorgung mit Wasser, Strom, Wärme.
Es ist von enormer Bedeutung, dass Pflegende auch für diese Bereiche ein wenig Verantwortung zu übernehmen.

Aufgabe

Betrachten Sie Ihr Arbeitsumfeld aufmerksam. Gibt es Wasserhähne oder Duschen, die selten oder nie genutzt werden? Informieren Sie ihre Hygieneabteilung darüber.
Finden Sie defekte Lichtschalter oder Steckdosen, die mit Klebeband notdürftig geflickt wurden? Ärgern Sie sich schon lange über den verkalkten und tropfenden Wasserhahn? Ist die Arbeitsfläche zur Medikamentenvorbereitung beschädigt oder ist eine Schublade defekt, sodass sie sich nicht mehr schließen lässt? Werden Sie aktiv und beauftragen Sie eine Reparatur, anstatt sich zu ärgern oder notdürftig und unsachgemäß den Schaden zu beheben versuchen.

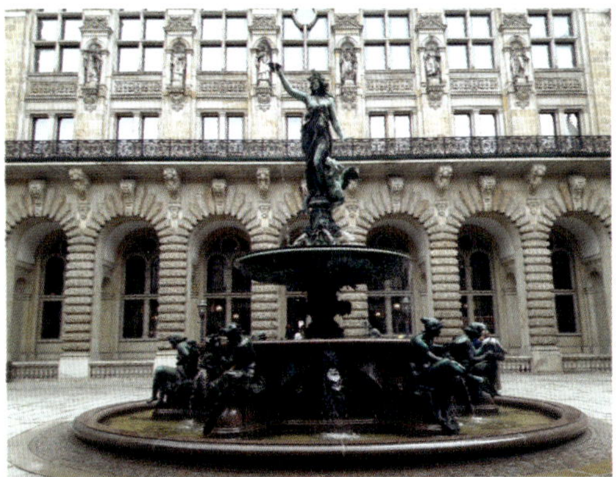

Abb. 12.1 Brunnen der Hygieira im Innenhof des Hamburger Rathauses zur Erinnerung an den Cholera-Ausbruch 1892. [M1225]

12.2 Wasserhygiene

Hinweis: Dieses Kapitel behandelt nur Wasser aus Wasserleitungen (Wasserhahn/Dusche) und nicht Trinkwasser als Lebensmittel, das in Flaschen abgefüllt angeboten wird.

Fallbeispiel

Frau Lesch ärgert sich, dass der Reinigungsdienst täglich die Wasserhähne aufdreht und Wasser laufen lässt. Folglich dreht sie die Hähne immer wieder zu, um dieser Wasserverschwendung entgegenzuwirken. Ihr ist nicht bewusst, dass dieses „Laufen lassen" im Rahmen der Legionellen-Prophylaxe eine aktive Präventionsmaßnahme darstellt. Solche zielgerichteten Maßnahmen sind absolut sinnvoll, auch wenn das ökologische Herz blutet.

Exkurs

Choleraausbruch in Hamburg, 1892

Im August bis November 1892 kam es in Hamburg zu einem Ausbruch der Cholera. Bei der Ursachenforschung durch Robert Koch stellte sich heraus, dass einige Stadtteile vom Ausbruch betroffen waren, während in anderen keine Erkrankungen auftraten. So waren Hamburger Stadtgebiete, die mit Wasser aus Altona (damals zu Preußen gehörig) versorgt wurden, von der Seuche verschont. Das hier verwendete, aus der Elbe entnommene, Wasser wurde zuvor durch Ablagerung und Sand-Filtration gereinigt. Das Wasser der betroffenen Stadtteile hingegen wurde unfiltriert aus der Elbe entnommen und in die Versorgungsleitungen eingespeist. Durch die zentrale Wasserversorgung wurde der Erreger „frei Haus" geliefert.

Da der Hamburger Senat zunächst nicht besorgt war (schließlich kam es jedes Jahr zu kleineren Krankheitsausbrüchen durch Enteritis-Erreger) und später, auch aus wirtschaftlichen Gründen, nicht reagierte bzw. die Situation verheimlichte/herunterspielte, wurden zunächst keinerlei Schutzmaßnahmen eingeleitet. Dies führte auch dazu, dass die Erreger auf dem Seeweg New York erreichten.

In Hamburg verbreitete sich die Erkrankung mit rasender Geschwindigkeit. Der erste Erkrankungsfall trat am 14.8. auf und am 22.8. lagen bereits 1100 Erkrankungsfälle vor. Insgesamt erkrankten während dieser Epidemie 16.965 Menschen an der Cholera, 8.605 davon verstarben.

Als Folge dieses schrecklichen Ereignisses wurden zahlreiche Präventionsmaßnahmen, wie der Bau einer Wasserfiltrierungsanlage auf der Elbinsel Kaltehofe durchgeführt und es wurden Gesetze zur Verbesserung der Hygiene in den Wohnungen und Sanierung bzw. Abriss der Gängeviertels vorgenommen. Dies war der letzte große Ausbruch der Cholera in Deutschland.

Aus diesem Fallbeispiel lassen sich zwei Dinge lernen:

- Eine gute und sorgfältige Prävention ist die beste Maßnahme, um den Ausbruch von Infektionserkrankungen zu verhindern.
- Das Herunterspielen oder Vertuschen von infektiologischen Problemen bewirkt, dass sich die Situation verschlimmert. Dies führt dazu, dass es unnötig viele Betroffene gibt und die Situation immer schwerer zu beherrschen sein wird.

12.2.1 Trinkwasser

Definition

Trinkwasser: laut Trinkwasserverordnung (TrinkwV) „Wasser für den menschlichen Gebrauch".

Die Trinkwasserqualität wird in Deutschland über die Trinkwasserverordnung geregelt und festgelegt. Hier wird zunächst festgestellt, dass „*Trinkwasser so beschaffen sein muss, dass durch seinen Genuss oder Gebrauch eine Schädigung der menschlichen Gesundheit insbesondere durch Krankheitserreger nicht zu besorgen ist. Es muss rein und genusstauglich sein*". (TrinkwV §4)

Wasserhygiene aus Sicht des Anwenders

Jede Einrichtung ist verpflichtet, das **Hausleitungsnetz** (die Wasserleitungen) nach Vorgaben der TrinkwV sowie auf **Legionellen** überprüfen zu lassen. Hierzu wird an, bestenfalls gemeinsam mit dem Gesundheitsamt, definierten Stellen Wasser zur Untersuchung entnommen. Die Abnahme geschieht durch qualifizierte Personen unter festgelegten Bedingungen. Ziel dieser Untersuchungen ist nicht die Wasserqualität an einem einzelnen Wasserhahn, sondern ein (mikrobiologisches) Abbild des gesamten Leitungsnetztes.

Merke

Hierzu ein Hinweis: Der Wasseranbieter ist für die einwandfreie Qualität des Trinkwassers bis zum Hausanschluss (Einspeisung) verantwortlich. Ab hier ist der Hauseigentümer verantwortlich. Dies gilt auch für Wohnhäuser.

Werden bei diesen, üblicherweise halbjährlich durchgeführten, Untersuchungen Auffälligkeiten wahrgenommen, sind Maßnahmen zur Beseitigung zu ergreifen. Um diese Auffälligkeiten definieren zu können, sind in der TrinkwV **mikrobiologische Indikatorparameter** (beispielsweise Fäkalkeime wie *E. coli*), aber auch Grenzwerte für z. B. Schwermetalle festgelegt.

Maßnahmen bei Auffälligkeiten

- **Spülen der Leitungen:** Dies mag aus ökologischen Gründen eine wenig populäre Maßnahme sein. Allerdings ist das Spülen effektiv und im Verhältnis zur Sanierung eines Rohrleitungssystems relativ kostengünstig.
- **Filter an die Entnahmestelle:**
  - Sogenannte endständige Wasser- oder auch Sterilfilter (▸ Abb. 12.2) werden an den Auslass des Wasserhahns oder der Dusche montiert. Nach Ablauf der vom Hersteller vorgegebenen Standzeit (in der Regel 4–8 Wochen) ist das Filter [kein Schreibfehler, es heißt tatsächlich das Filter] aufzubereiten oder zu wechseln.
  - Diese teure und aufwändige Lösung birgt ein Risiko: Der Wasserauslass sollte nicht mit den Händen angefasst werden, um eine Verkeimung zu verhindern. Durch die Größe des Filters bleibt aber häufig kaum Platz zwischen Auslass und Waschbecken, sodass eine Kontamination kaum zu vermeiden ist.
  - Die Verwendung von Sterilfiltern ist dokumentationspflichtig. Einsatz und Wechsel werden anhand individueller Kennzeichnung, z. B. durch Aufkleber mit Barcode, in einem entsprechenden Archivierungssystem dokumentiert.
- **Desinfektion der Wasserleitungen:** Dies ist grundsätzlich auf zwei Arten möglich.
  - Bei einer **thermischen Desinfektion** wird die Temperatur im Leitungsnetz hochgesetzt, um mit hohen Temperaturen vorhandenen Mikroorganismen abzutöten. Hierbei ist zu beachten, dass das Wasser – für den Anwender möglicherweise unerwartet – heiß aus dem Hahn kommt. Eine entsprechende Information aller Personen, die den Hahn bedienen, ist deshalb unbedingt erforderlich. Es ist weiterhin denkbar, dass bei nah nebeneinander verlegten Warm- und Kaltwasserleitungen eine vermehrte Entnahme des Warmwassers dazu führt, dass das parallel verlegte Kaltwasser erwärmt wird und nun in diesen Leitungen ein mikrobiologisches Wachstum stattfindet.
  - Bei der **chemischen Desinfektion** wird z. B. Chlor in das Leitungsnetz eingegeben. Neben einen „Schwimmbadgeruch", ist der Geschmack des Wassers jetzt verändert. Eine Chlorung von Trinkwasserleitungen wird sehr engmaschig überwacht, um eine Gesundheitsgefährdung auszuschließen. In verschiedenen Ländern, wie Irland, werden Trink-

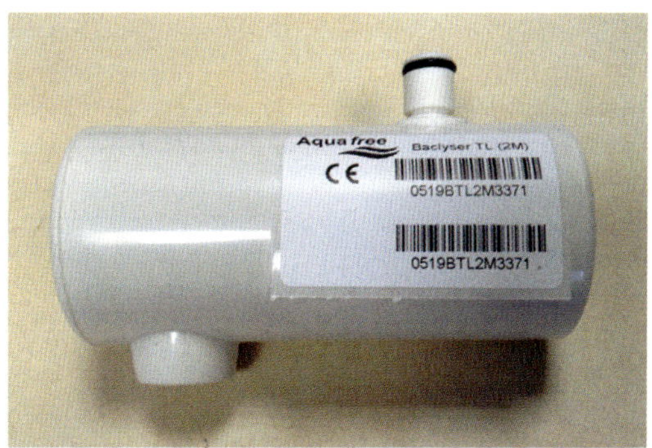

Abb. 12.2 Endständiger Sterilfilter. Das hieraus entnommene Wasser ist – bei korrekter Handhabung – mikrobiologisch einwandfrei, in diesem Fall sogar steril. [M1225]

wasserleitungen regelmäßig gechlort. Dies ist am Geruch gut erkennbar.

Beide Desinfektionsverfahren haben entscheidende Nachteile: **Biofilme** innerhalb der Leitungen werden **nicht sicher eliminiert** und mit jedem Meter Rohrleitung sinkt die Wassertemperatur bzw. die Konzentration des Desinfektionsmittels. Weiterhin bleibt festzustellen, dass bei einer Desinfektion das Symptom, jedoch nicht die Ursache behoben wird. Es ist zu befürchten, dass mit Absetzen der Desinfektion das Erregerwachstum und eine damit verbundene Biofilm-Bildung wieder stattfindet.

Merke

Praktische Hinweise zum Umgang mit Leitungswasser:

- Trinkwasser aus dem Wasserhahn, aber auch in Flaschen angeboten, ist niemals steril!
- In allen Wasserleitungen bildet sich ein Biofilm.
- Fließendes Wasser verlangsamt eine Biofilmbildung, stehendes Wasser (Stagnation) hingegen begünstigt diese Entwicklung.
- „Handwarmes" Wasser begünstigt das Bakterienwachstum, während kaltes Wasser wachstumshemmend wirkt (Kühlschrank-Effekt). Bei Temperaturen ab 60 °C werden Mikroorganismen abgetötet.
- Nach längerer Stagnation, v.a. morgens, Wasser ablaufen lassen, bis es kalt aus dem Hahn kommt. Wasser erst dann verwenden.
- Routinemäßige Spülungen sind häufig der Garant für eine gute Wasserqualität. Deshalb ist es wichtig, diese auch konsequent durchzuführen.
- Verkalkte (► Abb. 12.3) Flussregler (Perlatoren) sind ein guter Nährboden für Bakterien. Deshalb müssen sie regelmäßig ausgewechselt werden.

Durch technische Maßnahmen wird versucht dieses Problem in den Griff zu bekommen. Zirkulationspumpen, Ringleitungen, Armaturen mit Ablaufvorrichtung, eng dimensionierte Wasserleitungen (= hoher Durchfluss) und der Rückbau von nicht benötigten Waschbecken sind bauliche Möglichkeiten, um die Wasserqualität innerhalb eines Hauses, einer Einrichtung zu gewährleisten.

Vorsicht

Leitungswasser ist nicht steril und Stagnationswasser verkeimt, zum Teil sogar massiv.

12.2.2 Waschbecken als Infektionsquelle

Der Abfluss eines Waschbeckens ist massiv mit Mikroorganismen und Schmutz belastet. Dies lässt sich in vielen Fällen mit einem einfachen Blick in einen Abfluss bestätigen. Aus diesem Grund ist darauf zu achten, dass von dieser Stelle keine Kontamination ausgeht.

Bei Waschbecken in medizinisch-pflegerischen Einrichtungen ist es Vorschrift, dass der **Wasserstrahl** nicht direkt in den Abfluss gerichtet ist (► Abb. 12.4). Ist dies der Fall, muss davon ausgegangen werden, dass es durch das aufgewirbelte Spritzwasser aus dem Abfluss zu einer **retrograden Kontamination** des Waschbeckens und der Umgebung kommt. Eine einfache Lösung sind längere Wasserhähne, bei denen der Wasserstrahl nicht direkt in den Ausfluss gerichtet ist. Alternativ bieten sich sogenannte **Pilzdeckel** (► Abb. 12.5) über dem

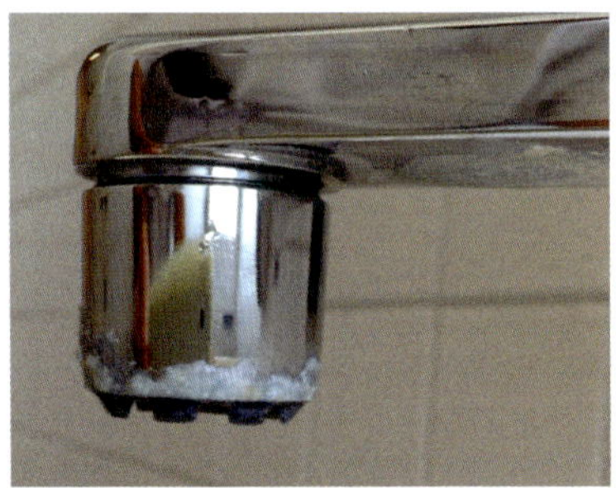

Abb. 12.3 Wasserstrahlregler mit deutlich erkennbarer Kalkanlagerung. Hier halten sich Mikroorganismen sehr gut. [M1225]

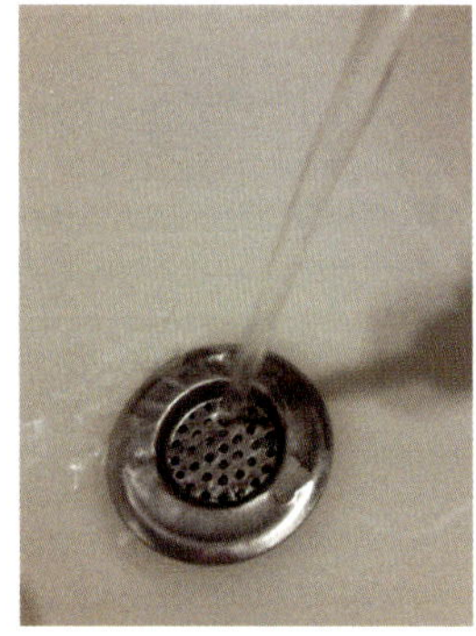

Abb. 12.4 Der Wasserstrahl zielt direkt in den Abfluss, das mit Abwasser vermischte Spritzwasser kann bis zu 1,80 m weit spritzen. [M1225]

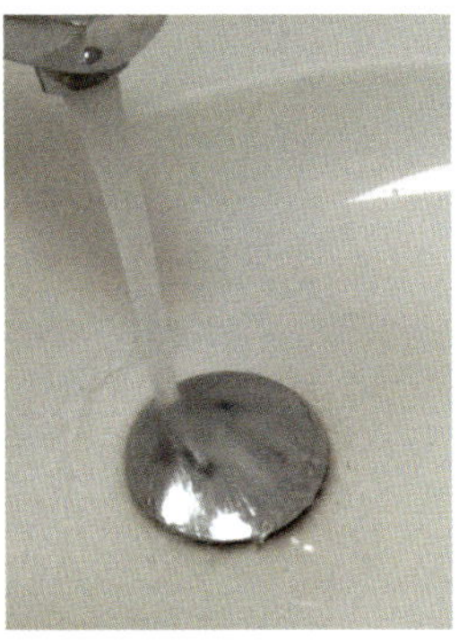

Abb. 12.5 Der Wasserstrahl trifft auf den Pilzdeckel, Spritzwasser wird seitlich abgeleitet bevor es in den Abfluss fließt. [M1225]

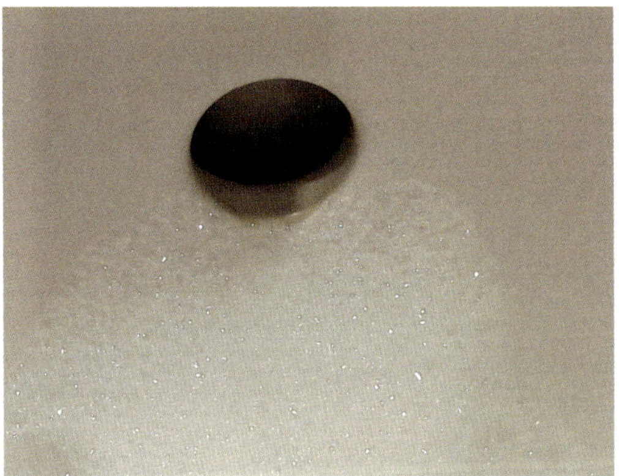

Abb. 12.6 Der Siphon (Abfluss) hat eine direkte Verbindung zum Überlauf, sodass von hier eine Kontamination des Waschbeckens möglich ist. [M1225]

Abfluss an. Diese leiten den Wasserstrahl zunächst seitlich ab, bevor das Wasser abläuft.
Im Rahmen pflegerischer Tätigkeiten besteht die Gefahr, Mikroorganismen aus dem Wasser auf Patienten/Klienten zu übertragen.
Der „Überlauf" (▸ Abb. 12.6) eines handelsüblichen Waschbeckens begünstigt ebenfalls eine retrograde Kontamination und ist aus diesem Grund in medizinischen Einrichtungen nicht zulässig.

Merke

Sauberes und unbedenkliches Wasser kommt aus einem Hahn und wird zum Händewaschen, zur Körperpflege oder zum Trinken verwendet. Sobald das Wasser mit dem Becken in Kontakt kommt, oder gar als Spritzwasser in die Umgebung spritzt, ist es mikrobiologisch belastet.

Fallbeispiel

Ein Mehrbettzimmer mit zwei pflegebedürftigen Patienten. Nachdem der erste Patient, Herr Broich, gewaschen wurde, wird die verwendete Waschschüssel von der Pflegekraft, Herr Kraff, in Waschbecken entleert. Anschließend wird eine neue Schüssel in das Becken gestellt, um sie mit frischem Wasser für den nächsten Patienten, Herrn Alcar, zu befüllen. Von innen ist die Schüssel mit frischem Wasser gefüllt, von außen ist sie nun mit verschmutztem Waschwasser von Herrn Broich kontaminiert.
Nun wird die kontaminierte Waschschüssel von Herrn Kraff auf dem Nachtschrank abgestellt. Dass sie außen feucht ist, nimmt die Pflegefachkraft nicht als problematisch wahr. Ebenso fällt ihm nicht auf, dass das bereitgelegte Handtuch zum Abtrocknen des Gesichtes mit diesem Wasser in Kontakt kommt. Nach Abschluss der Körperpflege verbleibt ein feuchter Wasserkranz auf dem Nachtschrank von Herrn Alcar. Hier wird anschließend das Frühstück abgestellt.
Hier handelt es sich um das klassische Beispiel einer Kreuzkontamination. Korrekt wäre gewesen, das Waschbecken vor dem Befüllen der neuen Waschschüssel zumindest auszuspülen und zu trocknen, bzw. die Schüssel nicht im Waschbecken abzustellen. Eine Desinfektion des Waschbeckens unter Berücksichtigung der Einwirkzeit wäre aus hygienischer Sicht die beste Lösung, erscheint jedoch praxisfern.

Neben einer organisatorischen Änderung der beschriebenen Abläufe – so wird z. B. das Waschwasser im Pflegearbeitsraum entsorgt – wobei sich der Transport auf einem Wagen empfiehlt – besteht die Möglichkeit, sogenannte **wasserlose Waschsysteme** zu verwenden. Hierbei handelt es sich um fertig abgepackte Feuchttücher, die in der Mikrowelle erwärmt und anschließend zur Körperpflege benutzt werden. Anschließend werden die Tücher entsorgt.

Merke

„Reine Tätigkeiten" wie beispielsweise die Zubereitung von Infusionen/Injektionen oder die Lagerung/Vorbereitung von Sterilgut dürfen nicht unmittelbar neben einem Waschbecken durchgeführt werden. Ist das Platzangebot eingeschränkt, d. h. es besteht nur ein Abstand von ≤1,5 m, muss eine Spritzschutzwand zwischen Waschbecken und Arbeitsfläche errichtet werden.

Grundsätze für Handwaschbecken

- Ein Handwaschbecken wird nicht als Ausgussbecken verwendet.
- Antibiotikareste werden nicht über das Abwasser, sondern über den krankenhausspezifischen Abfall entsorgt. Nicht komplett entleerte Antibiotikainfusionen können mit Restinhalt verworfen werden. Restmengen nicht komplett entleerter Infusionen anderer Art können über das Waschbecken entsorgt werden, bevor die Flasche entsorgt wird.
- Seife wird in flüssiger Form aus Spendern angeboten, die ohne Handkontakt (z.B. mit Ellenbogen, Handgelenk) zu bedienen sind. Keine Seifenstücke verwenden, da diese verkeimen.
- Zur Trocknung der Hände sind keimarme Einmalhandtücher aus Papier zu verwenden. Handtücher aus Stoff sind aufgrund der mehrfachen Benutzung durch verschiedene Personen schnell mikrobiologisch belastet und im medizinisch/pflegerischem Bereich nicht gestattet.
- Ein Spender für Händedesinfektionsmittel ist nicht zwingend erforderlich, sondern von den Rahmenbedingungen abhängig.
- Der Abstand vom Handwaschbecken zum Patientenbett muss mindestens 1 Meter betragen.
- Hilfsmittel zur Körperpflege wie z.B. Zahnbürste, Waschlappen, Zahnprothese werden mit ausreichend Abstand zum Becken gelagert, um eine Kontamination durch Spritzwasser zu verhindern.
- Arbeitsflächen neben Waschbecken sind mit einer Spritzschutzwand zu schützen.
- Saubere Pflegeutensilien, Handtücher oder gar Sterilgut dürfen grundsätzlich nicht im Waschbecken abgelegt werden.
- Der Anschluss eines Infusionssystems darf niemals zum Entlüften oder aus einem anderen Grund in ein Waschbecken gehängt oder gar gelegt werden!
- Bei einer Desinfektion ist die Einwirkzeit des Mittels einzuhalten.
- Bei Verstopfungen oder erkennbar verlangsamtem Wasserablauf ist eine Reparatur zu veranlassen.
- Der Wasserstrahl führt nicht direkt in den Ablauf. Falls doch, ist ein Pilzdeckel einzusetzen.
- Kein Überlauf, um eine retrograde Kontamination zu verhindern.
- Es muss darauf geachtet werden, dass zwischen Wasserhahn und Becken ausreichend Platz für eine Händewaschung ist (► Abb. 12.7). Gerade bei modischen Bad-Ausstattungen ist dies bedauerlicherweise oft nicht der Fall, sodass man beim Waschen entweder an den Hahn oder an das Becken/Abfluss stößt.
- Armaturen müssen ohne Handkontakt zu bedienen sein (Langarmhebel, Fußbedienung). Dies gilt nicht für Waschbecken in Patienten-/Bewohnerbädern (► Abb. 12.8).

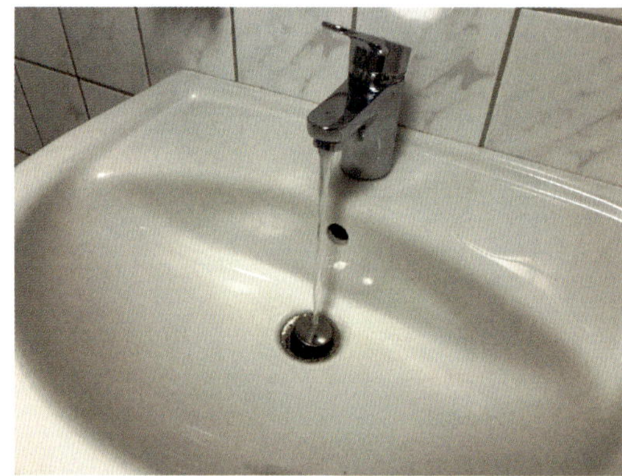

Abb. 12.7 Beispiel eines schlecht konzipierten Handwaschbeckens. Der kurze Wasserhahn bewirkt, dass das eigentlich ausreichend große Waschbecken nicht sinnvoll genutzt werden kann. [M1225]

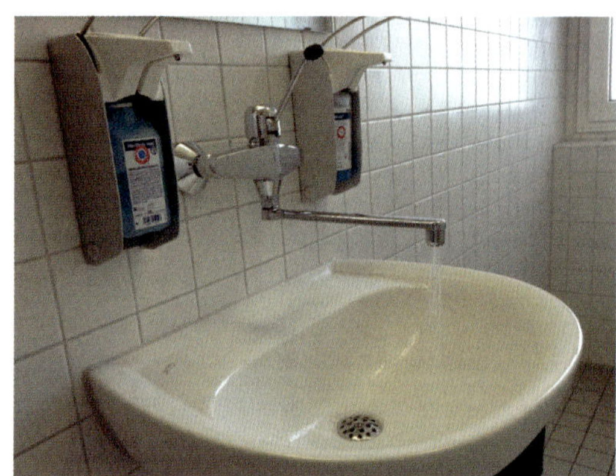

Abb. 12.8 Hygienewaschplatz für das Personal: Die lange Armatur ermöglicht eine handkontaktlose Bedienung des Wasserhahns, der Wasserstrahl zielt nicht in den Abfluss. Zudem gibt es Seife und Händedesinfektion aus Spendern und Papierhandtücher sowie Möglichkeiten des Abwurfs (nicht zu sehen). [M1225]

Der Bereich unter einem Waschbecken (Siphon) ist ebenfalls als „unrein“ anzusehen. Über die Schraubverbindungen kommt es häufig zu einem

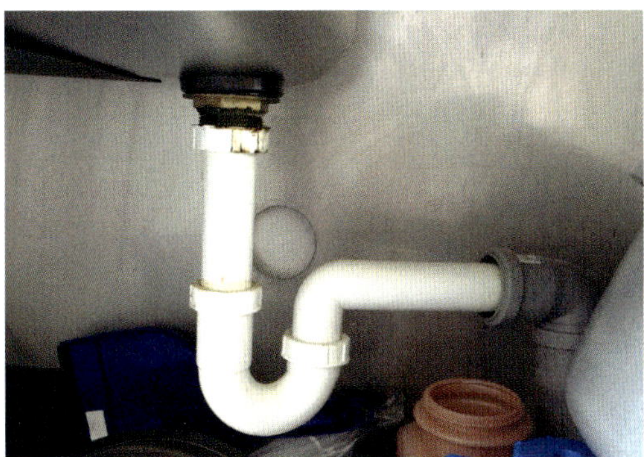

Abb. 12.9 Siphon unterhalb des Waschbeckens. Der gesamte Bereich muss als kontaminiert angesehen werden und ist als Lagerfläche grundsätzlich ungeeignet. [M1225]

Austritt von Abwasser, das hier gelagerte Material, schlimmstenfalls Sterilgut, ist kontaminiert.

Merke

Im Bereich des Siphons (▸ Abb. 12.9) unterhalb eines Waschbeckens dürfen in medizinisch/pflegerischen Einrichtungen keinerlei Materialien gelagert werden. Dies ist auch für den privaten Haushalt empfehlenswert.

Maßnahmen zur Vermeidung der Übertragung von Erregern in Nasszellen

- WC-Deckel bei Spülung geschlossen halten.
- WC-Bürsten nach Patienten mit MRGN, VRE oder CDAD verwerfen.
- Intimspülungen müssen so installiert sein, dass eine retrograde Kontamination der Trinkwasserinstallation ausgeschlossen ist.
- Einbau von spülrandfreien WC.
- Keine Duschvorhänge verwenden, stattdessen sind wischdesinfizierbare Einrichtungen (z. B. Duschkabine) zu bevorzugen.

12.2.3 Abwasserhygiene

Dass Schmutz- und Abwasser mikrobiologisch stark belastet ist, darf als bekannt vorausgesetzt werden. Als Hygienerisiko werden Abwässer erst seit jüngerer Zeit wahrgenommen. Dies führte dazu, dass die KRINKO 2020 eine Richtlinie *Anforderungen der Hygiene an abwasserführende Systeme in medizinischen Einrichtungen* herausgab.

Kontamination über Abwasserleitungen?

In Krankenhausabwässern, aber auch in Abflüssen von Waschbecken oder Duschen wurden bei Untersuchungen, neben den zu erwartenden Erregern wie *Pseudomonas aeruginosa, Acinetobacter spp.,* Enterobakterien, *Clostridioides difficile* und Enterokokken, auch multiresistente Erreger (MRE) gefunden. Irritierender- wie auch beunruhigenderweise wurden MRE auch in Abflüssen von Krankenhauszimmern gefunden, in denen kein entsprechender Patient liegt oder lag. Auf welchem Weg diese Übertragung stattfindet, ist derzeit nicht sicher geklärt. Eine These ist eine Kontamination über das bestehende Abwasserleitungsnetz.

Viele der genannten Bakterien verfügen über Eigenschaften, die eine Überleben in abwasserführenden Systemen begünstigen bzw. diese zum festen Bestandteil der aquatischen Biotope machen, was bedeutet, dass diese Mikroorganismen sich dauerhaft in wasserführenden Systemen – wie Wasserleitungen und Wasserhähnen – festsetzen. So sind die Fähigkeiten, Biofilme zu bilden, eine spezifische Toleranz gegenüber Desinfektionsmitteln oder eine Anspruchslosigkeit gegenüber der umgebenden Umwelt wie z.B. eine Vermehrungsfähigkeit in breitem Temperaturbereich wesentliche Überlebensstrategien dieser Bakterien.

Merke

Abwasserleitungen sind massiv mikrobiologisch belastet. Es finden sich neben sogenannten Feuchtkeimen auch häufig multiresistente Bakterien (MRE).

Prävention von Infektionen und Übertragungen über Abwasser

Ein naheliegender Ansatz diesem Problem zu begegnen, wäre die Desinfektion von Abwässern. Abgesehen von der Tatsache, dass vor der Desinfektion sinnvollerweise eine Reinigung durchgeführt werden müsste, gibt es derzeit keine standardisierten Methoden, mit denen die Desinfektionswirkung überprüft werden kann. Somit ist die Effektivität einer solchen Maßnahme nicht sichergestellt. Die KRINKO empfiehlt bei der anlassbezogenen Desinfektion die Verwendung von **Präparaten** auf **Peroxid- oder Chlorbasis.** Ökologische Aspekte spielen bei diesem Gedankengang eine untergeordnete Rolle.

Eine ausreichende **Spülung von Abflüssen** gilt als wichtige Präventionsmaßnahme. Als Indikator für

eine unzureichende Spülung von Abwassersystemen gilt zum einen eine Geruchsbildung. Zum anderen das Auftreten von Schmetterlingsmücken, welche über ihre behaarten Körper zudem Mikroorganismen zu übertragen.
Nachhaltige Effekte sind durch **bauliche Veränderungen** zu erreichen. Hierzu gehören beispielsweise Hygienewaschbecken ohne Überlauf, Abwasserleitungen mit geringem Verstopfungsrisiko, Positionierung von Bodenabläufen außerhalb des Stehbereiches des Duschenden oder die Verwendung von WC und Ausgussbecken ohne Spülrand. Die Industrie bietet „Hygiene-Siphons" an, welche in Risikobereichen eingesetzt werden können.
Eine **Aerosolbildung** und **Spritzwasser** sollen vermieden werden. Dies erfolgt beispielsweise durch das Schließen des WC-Deckels vor Betätigung der Spülung. Ebenso sind Maßnahmen zu treffen, um Spritzwasser zu verhindern. Manches Mal ist es ausreichend, den Wasserhahn mit geringerer Flussgeschwindigkeit einzustellen (► 12.2.2).

Vorsicht

- Der Anwender muss wissen, dass Abwassersysteme grundsätzlich mit potenziell krankmachenden Erregern kontaminiert sind. Basishygienische Maßnahmen helfen, Übertragungen auf diesem Weg zu unterbinden: Hierzu gehört beispielsweise Händehygiene, aber auch ein korrekter Umgang mit sauberen wie benutzten Handtüchern.
- Krankmachende Erreger könnten nach dem Duschen vom Boden-Abfluss → auf den Fuß → auf das Handtuch → auf weitere Körperstellen übertragen werden.

Nach Longtin Troillet, Touveneau et al (2009).

Merke

Bei der Beseitigung einer WC-Verstopfung kommt es unweigerlich zu einer massiven Kontamination des Bades. Im Anschluss ist eine sorgfältige Desinfektion des Raumes durchzuführen.

12.2.4 Wasser als Medizinprodukt

Bei chronischen Wunden, Rektaleingriffen u. Ä. wird häufig das Ausduschen der Wunde mit Wasser angeordnet. Durch den Wasserdruck und die Spülung soll eine Wundreinigung erreicht werden. Solch ein Konzept ist sinnvoll und erfolgversprechend, allerdings muss bedacht werden, dass **Leitungswasser** grundsätzlich **nicht steril** ist (12.1.1).

Merke

- Zur Wundbehandlung verwendetes Wasser ist als Medizinprodukt deklariert und unterliegt folglich den entsprechenden rechtlichen Rahmenbedingungen.
- Wasser zum Ausduschen oder Spülen von Wunden muss steril sein!

Es besteht die Gefahr, dass die Wundspülung (► 7.6.6) mit mikrobiologisch belastetem Wasser durchgeführt wird. Im schlimmsten Fall hat sich im Dusch-Schlauch oder Brausekopf ein Biofilm, z. B. mit *Pseudomonas aeruginosa*, ein gefürchteter Verursacher von Wundinfektionen, festgesetzt. Dieser Biofilm wird durch das Ausduschen tief in die Wunde eingetragen.
Eine Lösung sind **endständige Sterilfilter,** die anstelle des Brausekopfes auf den Duschschlauch montiert werden.
Umgang mit endständigen Sterilfiltern:

- Montage mit desinfizierten Händen
- Wasser-Auslass nicht berühren
- Filter nicht in (Wasch-)Wasser eintauchen
- Standzeit beachten (Herstellerangabe)

Die Filter zum Ausduschen von Wunden brauchen folgende Pflege: Sie müssen nach Gebrauch getrocknet und mit alkoholischem Desinfektionsmittel desinfiziert werden.

Merke

Medizinische Wasserfilter sind Medizinprodukte, deswegen sind die Herstellerangaben zu beachten.

12.3 Raumlufttechnik, prima Klima

Im Pflegealltag spielt „die Luft" üblicherweise keine große Rolle, es sei denn, es geht um das Lüften „stickiger" Räume und auf Schutzmaßnahmen bei luftgetragen Krankheitserregern.
Eine einfache **Fensterlüftung** ist sinnvoll und effektiv. Durch geöffnete Fenster gelangen jedoch auch Staub, Pollen und Insekten in die jeweiligen Bereiche. Dies wird zum Problem, wenn an solchen Arbeitsplätzen Sterilgut gelagert oder Medikamente vorbereitet werden. Empfehlenswert ist,

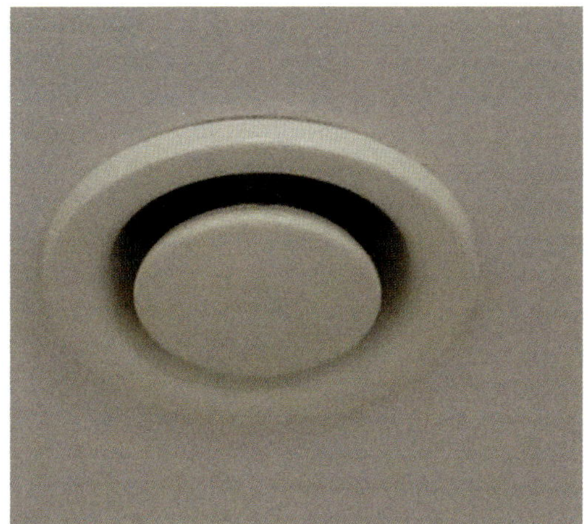

Abb. 12.10 Lüftungsauslass einer Klimaanlage. An dieser Stelle wird klimatisierte Luft in den Raum eingeleitet. Die Entlüftung erfolgt üblicherweise über Türe und Fenster. [M1225]

Fenster solcher Arbeitsplätze mit feinmaschigen Pollenschutzgittern auszustatten. Vor reinen Tätigkeiten, wie der Medikamentenvorbereitung, sind die Fenster zu schließen und eine Flächendesinfektion durchzuführen.

Klimaanlagen (▸ Abb. 12.10) haben den Zweck, ein behagliches Raumklima zu schaffen. Eine Luftreinigung findet in diese Anlagen nicht statt. Die Anlagen werden, üblicherweise jährlich, von Fachfirmen gewartet und gesäubert.

In definierten Arbeitsbereichen sind Maßnahmen zur **Aufbereitung von Luft** erforderlich. Dies ist beispielsweise in OPs, Sterilgutlagern, AEMP, Reinräumen von Apotheken der Fall. Die hierzu benötigten Anlagen werden als Raumlufttechnische Anlage (RLTA) bezeichnet.

12.3.1 Merkmale raumlufttechnischer Anlagen (RLTA)

In der DIN 1946 Teil 4, *Raumlufttechnische Anlagen in Krankenhäusern* sind die Leistungsmerkmale einer RLTA definiert:

- Der optimale Temperaturbereich liegt zwischen 22° und 26 °C.
- Die relative Luftfeuchte beträgt 35–65 %.
- Der CO_2-Gehalt muss unter 0,1 Vol.% sein.
- Die Luftgeschwindigkeit (Luftzug) darf max. 0,2 m/sec. betragen.
- Der Richtwert der mikrobiellen Luftreinheit beträgt 4 KBE/m^3 und darf 10 KBE/m^3 nicht überschreiten.
- Die Partikelbelastung der Zuluft beträgt 400/m^3, der Grenzwert liegt bei 10.000/m^3

Funktionsprinzip: Außenluft wird mittels Ventilatoren angesaugt, durch mehrere hintereinander liegende und immer feiner werdende Filterstufen geleitet und von Partikeln aller Art, somit auch von Bakterien, Pilzen und Viren, gereinigt. Diese Luft wird über ein Klimafeld (Klimadecke) in den entsprechenden Raum, z. B. Operationsraum, eingeleitet. Die Platzierung des Klimafeldes direkt oberhalb des zu operierenden Patienten bewirkt durch den entstehenden Luftstrom einen Schutz der OP-Wunde vor luftgetragenen Partikeln.

12.3.2 Funktionen der RLTA

Im OP haben RLTA folgende Funktion:

- Patientenschutz durch keim- und partikelarme Luft
- Patientenschutz vor Auskühlung
- Thermische Behaglichkeit für das Personal
- Belastete Luft, z.B. durch kanzerogene Rauchgase oder Anästhesiegase, wird aus dem Raum abgeführt.
- Funktionalität und Sicherheit technischer Prozesse und Produkte wird sichergestellt.

Diese Funktion kann nur erreicht werden, wenn folgende Grundregeln berücksichtigt werden:

- Türen von OP-Räumen sind geschlossen zu halten! Jedes Öffnen von OP-Türen bedeutet Luft-Verwirbelungen.
- Bei laufender RLTA und geschlossener Tür herrscht im OP-Raum ein Überdruck. Ziel ist, dass keine Luft vom Flur in den OP Raum einfließt. Dieser Effekt wird durch häufiges, oder sogar dauerhaftes, Öffnen von OP-Türen unterlaufen.

Merke

Häufiges oder dauerhaftes Öffnen von Türen zum OP-Raum hat zur Folge, dass die OP-Wunde nicht mehr optimal geschützt ist. Dies bedeutet eine erhöhte Infektionsgefahr!

- Die letzte Filterstufe befindet sich oberhalb des Situs (OP-Wunde). Die gefilterte Luft wird in Richtung OP-Wunde geblasen. Befindet sich ein Gegenstand zwischen Luftauslass und Situs, wird der Schutzeffekt beeinträchtigt. Dies ist in der Praxis kaum zu verhindern, schließlich

benötigt das OP-Personal eine gute Sicht. Achtung: Nicht abgedeckte (Bart-) Haare oder Staub von OP-Lampen werden auf diesem Weg aktiv in die OP-Wunde eingetragen!
- Aus energetischen Gründen werden viele RLTA über Nacht in der Leistung „heruntergefahren". Insbesondere bei ungeplanten Eingriffen (z.B. Nacht, Wochenende) ist die Anlag frühzeitig, abhängig von den örtlichen Gegebenheiten, mind. 30 min. vor dem Öffnen der Sterilsiebe/ Schnitt, wieder „hochzufahren". Das Vorgehen wird im Hygieneplan beschrieben.

12.3.3 Raumklassen

Diese werden eingeteilt in Operationsbereiche (Raumklasse 1, Raumklasse 1a und Raumklasse 1b) und sonstige Räume, Flure oder Bereiche (Raumklasse 2).

- **Raumklasse 1:** Räume der Raumklasse 1 werden mit positiver Luftbilanz, das bedeutet mit Überdruck zu angrenzenden Räumen, betrieben. Eine Fensterlüftung ist, in der gesamten OP-Abteilung, nicht erlaubt. Eine Abstimmung zwischen der Art der RLTA und OP-Ausstattung ist dringend zu empfehlen, da beispielsweise OP-Lampen mit großer Oberfläche den Luftstrom der RLTA in ungewünschte Richtungen lenken können.
- **Raumklasse 1a:** In Räumen der Raumklasse 1a besteht turbulenzarme Verdrängungsströmung/-lüftung (TAV ► Abb. 12.11), Laminar Airflow (LAF). Über die Luftströmung wird im Raum ein Schutzbereich erzeugt. In dieser Schutzzone gibt es OP-Tisch, sterile Instrumententische und steril eingekleidetes Personal. Die Luft wird oberhalb der Schutzzone in den Raum eingebracht.
- **Raumklasse 1b:** Räume der Raumklasse 1b werden mit turbulenter Mischlüftung (TML), Luftführung mit Misch- oder Verdrängungsströmung betrieben. Die Luft wird in den Raum eingebracht und in diesem nahezu homogen verteilt. Aus diesem Grund wird kein Schutzbereich gebildet.
- **Raumklasse 2:** Diese Raumklasse umfasst sonstige Räume, Flure oder Bereiche. Es gibt keinen Schutzbereich. Abhängig von der Nutzung wird der Luftstrom aus dem Raum heraus (positive Luftbilanz) oder in den Raum hereingeführt (negative Luftbilanz). Die Raumnutzung entscheidet auch, ob eine Fensterlüftung zulässig ist.
  - Unter diese Raumklasse fallen beispielsweise **Isolierzimmer** für Patienten mit aerogen übertragbaren Erkrankungen. In diesem Fall ist der Luftstrom so geregelt, dass im Raum selbst ein Unterdruck herrscht (negative Luft-

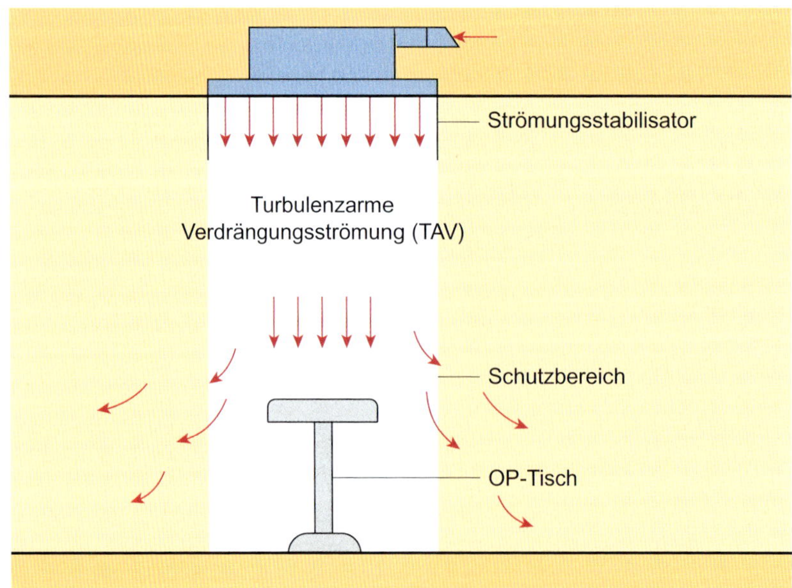

Abb. 12.11 Grundprinzip der turbulenzarmen Verdrängungsströmung [L143]

bilanz). Ziel ist es, dass Luft aus dem betreffenden Zimmer nicht ausgetragen wird. Auch dieser Effekt wird durch eine dauerhafte Öffnung der Tür unterlaufen.

- Räume auf **Pflegestationen, Intensivstationen (ITS), Intermediate Care (IMC)** fallen ebenfalls unter die Raumklasse 2. Während auf Pflegestationen keine besonderen lufthygienischen Anforderungen vorliegen, werden Räume von ITS und IMC zumeist im Unterdruck betrieben. Unabhängig hiervon ist eine Fensterlüftung in diesen Räumen möglicherweise gestattet.

Merke

Raumlufttechnische Anlagen funktionieren grundsätzlich bei geschlossener Tür. Häufiges oder dauerhaftes Öffnen hebt den Effekt einer RLTA auf.

Vorsicht

Das Fehlverhalten von Mitarbeitern im OP ist zweifelsfrei ein erheblicher Risikofaktor bei der Entstehung postoperativer Wundinfektionen. Hierbei spielt das häufige und unnötige Öffnen von Türen zum OP-Raum, der „Saal-Tourismus", möglicherweise eine erhebliche Rolle.

12.3.4 Wartung

Wartung, Filterwechsel, Funktionsprüfungen von Klima- und RLT Anlagen sind in aller Regel über die technischen Abteilungen und über die Krankenhaushygiene organisiert. Treten technische Störungen auf, ist die Krankenhaushygiene zu informieren, die über mögliche Maßnahmen entscheidet. Ein ernsthaftes Problem entsteht, wenn Staub und Schadstoffe in Arbeitsbereiche eingetragen werden, die von einer RLTA nicht abtransportiert werden können, oder wenn dies Bereiche über keine solche Anlage verfügen. Dies geschieht häufig bei Baumaßnahmen.

12.4 Baumaßnahmen

Die Planung und Durchführung von Baumaßnahmen gehört nicht zur Kernkompetenz von Pflegenden. Allerdings ist es sinnvoll, wenn die Mitarbeiter bei der Planung größerer Projekte eingebunden werden. Dies verhindert manchen unnötigen Ärger mit den ausführenden Handwerkern und möglicherweise auch nachträgliche Änderungswünsche seitens der hier tätigen Mitarbeiter.

Ziel dieses Kapitels ist es, die Pflegenden für diesen Themenbereich zu sensibilisieren und auf die mögliche Brisanz, auch kleinerer, handwerklicher Maßnahmen aufmerksam zu machen. Diese werden häufig „im laufenden Betrieb" durchgeführt, was schnell zu einer potenziellen Gefährdung von Patienten und Bewohnern führen kann.

Hintergrund dieser Sorge ist v.a. eine mögliche Belastung der **Wände mit Pilzsporen,** insbesondere Aspergillus-Spezies. Diese werden durch Baumaßnahmen freigesetzt und gelangen über den Staub in die Atemwege von Patienten oder Bewohnern, wo sie zu möglicherweise lebensbedrohlichen, Infektionen führen können.

Weiterhin ist zu beachten, dass Staub an sich eine **Schmutzbelastung** bedeutet und mit Staub kontaminiertes Sterilgut nicht verwendet werden darf. Diese Produkte müssen verworfen oder erneut aufbereitet werden. Weitere Medizinprodukte, Arbeitsflächen und Einrichtungsgegenstände sind von Staub freizuhalten oder müssen sorgfältig gereinigt werden.

12.4.1 Hygienische Aspekte

Der beauftragte Handwerker betrachtet die Aufgabe, eine neue Deckenlampe zu montieren grundsätzlich aus seiner fachlichen Sichtweise. Hygienische Belange sind zunächst nicht in seinem Fokus. Aus hygienischer Sicht stellt sich die Frage: Wo sollen die Lampe montiert werden und welcher Aufwand muss betrieben werden, bzw. mit welcher Staubentwicklung ist zu rechnen? So macht es z.B. einen Unterschied, ob eine vorhandene Halterung genutzt werden kann, oder ob neue Bohrlöcher, mit entsprechender Staubentwicklung, erforderlich sind. Ist mit Staub zu rechnen, muss der genaue Ort der Arbeit benannt werden. Handelt es sich um ein Patientenzimmer einer Intensivstation oder den Flur einer Pflegestation?

Im besten Fall verfügt die Technische Abteilung über ausreichend Kompetenz, solche Zusammenhänge von vorneherein zu erkennen und entsprechend zu planen. Hierauf sollte sich das Personal vor Ort aber nicht blind verlassen und lieber entsprechend nachfragen.

Vorsicht

Ein Hauptproblem baulicher Maßnahmen ist die Staubentwicklung. Je größer die zu erwartende Staubbildung und je sensibler der Arbeitsbereich, umso wichtiger sind Schutzmaßnahmen. Diese werden bereits vor Beginn der eigentlichen Tätigkeit besprochen und vorbereitet.

12.4.2 Relevante Fragestellungen

Es ist weder sinnvoll noch realistisch, für jede denkbare Situation ein Szenario zu entwickeln. Deshalb einige grundsätzliche Denkanstöße:

- In welchem Bereich wird gearbeitet? Im Rahmen der KRINKO-Empfehlung „Anforderung an die Hygiene bei der Reinigung und Desinfektion von Flächen" sind Risikobereiche bereits definiert (► 6.6). Diese Klassifizierung kann als Grundlage weitergehender Überlegungen dienen.
- Wie umfangreich ist das Ausmaß der geplanten Maßnahme?
- Welcher Zeitrahmen ist für die Baumaßnahme vorgesehen? Ist es praktikabel, Handwerker im laufenden Betrieb arbeiten zu lassen, oder ist es besser und schneller für diese Zeit den Raum/Bereich zu schließen?
- Wie stark ist die zu erwartende Einschränkung des Alltagsbetriebs? Sind Wege frei, Schränke erreichbar, benötigte Räume nutzbar?
- Wie stark ist die zu erwartende Verschmutzung? Werden lediglich einige Löcher in die Wand gebohrt oder wird eine Wand abgerissen?
- Müssen spezielle Staubschutzmaßnahmen ergriffen werden?
- Wenn sog. Staubschutzwände errichtet werden, ist der Weg mit einem Bett passierbar, oder ist der Durchgang entlang der Schutzwand zu eng?
- Muss Bauschutt abtransportiert werden?
- Werden Aufzüge von Handwerkern benötigt? Dies bedeutet z.B. Einschränkung der Aufzugkapazität, Verschmutzung der Aufzüge, Einschränkungen beim Patiententransport.
- Muss die bestehende Wegeführung zum/vom betroffenen Bereich geändert werden, da Durchgänge o. Ä. gesperrt werden?
- Wie ist die zu erwartende Lärmbelästigung?
- Sind die betroffenen Mitarbeiter über die anstehende Maßnahme informiert?

12.4.3 Mögliche Planung

Eine gründliche und sorgfältige Planung mit Beteiligung der Betroffenen vor Ort ist zumindest bei aufwändigeren Maßnahmen sinnvoll und zweckmäßig. Diese kann u. a. beinhalten:

- Betroffenen Bereich raumen, Inventar abdecken.
- Türen zu angrenzenden Räumen abkleben.
- Für geänderte Wegeführung Sorge tragen, getrennte Wege für Handwerker und Patienten-(Transporte) einrichten.
- Raumsperrung, Wegesperrung veranlassen.
- Staubschutzwand erstellen, Staubteppich verlegen, staubbindende Arbeitsweise einhalten.
- Konzept zur Bauschutt-Entsorgung erstellen, Bauschutt abdecken.
- Erhöhten Reinigungsbedarf projektieren, um einen Austrag in andere Bereiche zu unterbinden
- Patienten verlegen, insbesondere Immunsupprimierte, in einen anderen Bereich.

Fallbeispiel

Die Schreinerin, Frau Dolla, erscheint auf der Intensivstation, um in einem Patientenzimmer eine defekte Arbeitsplatte auszutauschen. Eine neue Arbeitsplatte soll vor Ort zugeschnitten werden. Die Schichtleitung der Intensivstation hat Bedenken gegenüber dieser Vorgehensweise und weist darauf hin, dass das Zimmer belegt ist. Gemeinsam mit der hinzugezogenen Hygienefachkraft wird eine Lösung dieser Situation beschlossen, die eine zeitnahe Durchführung ohne Gefährdung der Patienten ermöglicht. Dies bedeutet z.B., dass die Arbeitsplatte außerhalb der Intensivstation zugeschnitten wird und erst dann eingebaut wird, wenn das Patientenzimmer frei geworden ist. Vor einer erneuten Belegung wird eine Grundreinigung durchgeführt.
Besser wäre es gewesen, dies im Vorfeld abzustimmen und das Zimmer für die bauliche Maßnahme freizuhalten.

Auch der Staub benachbarter Baustellen kann über geöffnete Fenster in Räume vordringen. In diesem Fall besteht die Sofortmaßnahme darin, alle Fenster zu schließen und verstaubte Oberflächen umgehend desinfizierend zu reinigen.

Wiederholungsfragen

- Worin besteht die Verantwortung von Pflegefachkräften im Zusammengang mit Reparaturen und baulichen Maßnahmen?
- Was ist Trinkwasser?

- Wo können sich in einem Waschbecken Kontaminationen festsetzen?
- Was gilt für den Siphon und den Bereich unterhalb eines Siphons?
- Welche Erreger finden sich bevorzugt in Abwasserleitungen und welche Maßnahmen der Prävention können durchgeführt werden?
- Wo und unter welchen Bedingungen wird Wasser als Medizinprodukt eingesetzt?
- Welche Funktionen haben RLTA im OP?
- Erfüllen RLTA bei geöffneten Türen ihren Zweck?
- Zu welcher Raumklasse gehören Operationsbereiche und was zeichnet diese aus?
- Was ist aus hygienischer Sicht das Hauptproblem bei Baumaßnahmen?

Andreja Podoreski

13 Lernsituationen

Überblick

Dieses Kapitel dient zur persönlichen Prüfungsvorbereitung. Auszubildende und Studierende erhalten hier Gelegenheit, ihr Wissen zu wiederholen, zu überprüfen und zu erweitern.

13.1 Hygiene als Prüfungsthema

Insbesondere zu Beginn der Pflegeausbildung fällt es dem Einen oder Anderen noch schwer, hygienisch einwandfrei zu arbeiten. Neben der Vermittlung einer großen Fülle an theoretischen und praktischen Inhalten wird die Hygiene stetig parallel thematisiert und vor allem in der Praxis durch hausinterne Hygienepläne und Standards individualisiert festgehalten. Durch den schnellen Wissenszuwachs und die aufkommenden Neuerungen ist es schwerer geworden, den Überblick zu behalten.

Ein professioneller Austausch mit den Hygienefachkräften ist unbedingt notwendig, um bei Fragen und Unklarheiten sicherzugehen, einen Pflegeempfänger unter den besten hygienischen Bedingungen versorgen zu können. Mittlerweile ist man sich, dank der stetigen Forschung in verschiedenen pflegerischen Bereichen wie z.B. der Wundversorgung, der immensen Bedeutung des hygienischen Arbeitens und der damit verbundenen großen Verantwortung bewusst. Und dennoch gibt es in der Praxis scheinbar unterschiedliche Vorgehensweisen für unterschiedliche Problemstellungen, die insbesondere einen „Neuling" irritieren können.

13.2 Verschiedene Prüfungssituationen

Die nachfolgenden Fallsituationen sollen helfen, pflegerische Vorgehensweisen unter hygienischen Aspekten zu begutachten. Sie bilden den pflegerischen Alltag in unterschiedlichen Kontexten ab und beleuchten mögliche Problemstellungen und Irritationen in der Pflege. Zudem zeigen sie auf, dass alltägliche und professionelle Entscheidungsfindungen u.a. auf der Umsetzung und der Anwendung von Fachwissen zum Themenbereich Hygiene basieren. Die Aufgaben werden zunehmend komplexer und erfordern im Rahmen des Kompetenzerwerbs eine angemessene Übertragung und Anwendung, also einen Theorie-Praxis-Transfer in der entsprechenden Handlungssituation. Sie stellen somit keine unmittelbaren Prüfungsaufgaben dar.

Die nachfolgenden Lernsituationen bilden verschiedene Versorgungsbereiche ab und werden unterschiedlichen Altersgruppen gerecht (► Tab. 13.1).

Tab. 13.1 Prüfungen gemäß der Ausbildungs- und Prüfungsverordnung für die Pflegeberufe (PflAPrV) mit ergänzenden Erläuterungen

Prüfung	Zeitpunkt und Zielsetzung	Kompetenzbereiche	Konsequenzen
Zwischenprüfung			
Dient der Prüfung und Ermittlung des Ausbildungsstands zum Ende des zweiten Ausbildungsdrittels		Anlage 1 (zu § 7 Satz 2*): Kompetenzen für die Zwischenprüfung nach § 7*	Die Ausbildung kann zunächst unabhängig vom Ergebnis der Zwischenprüfung fortgesetzt werden. Lässt das Ergebnis allerdings darauf schließen, dass das Erreichen des Ausbildungsziels gefährdet ist, prüfen die Träger der praktischen Ausbildung und der Pflegeschule gemeinsam, welche Maßnahmen zum Erreichen des Ausbildungserfolgs erforderlich sind und ergreifen diese dann

Tab. 13.1 Prüfungen gemäß der Ausbildungs- und Prüfungsverordnung für die Pflegeberufe (PflAPrV) mit ergänzenden Erläuterungen *(Forts.)*

Prüfung | Zeitpunkt und Zielsetzung	Kompetenzbereiche	Konsequenzen
Abschlussprüfung		
Dient der Ermittlung des Ausbildungserfolgs am Ausbildungsende. Sie umfasst je einen schriftlichen, mündlichen und praktischen Teil	Anlage 2 (zu § 9 Absatz 1 Satz 2*): Kompetenzen für die staatliche Prüfung nach § 9*zur Pflegefachfrau oder zum Pflegefachmann	Die staatliche Prüfung ist dann bestanden, wenn alle Prüfungsbestandteile mit mindestens „ausreichend" benotet wurden. Jede Aufsichtsarbeit kann einmal wiederholt werden. Es ist dann eine zusätzliche Ausbildung erforderlich (*Ausbildungsverlängerung*), wenn • alle schriftlichen Aufsichtsarbeiten nicht bestanden wurden, • die praktische Prüfung nicht bestanden wurde, • alle Teile der Prüfung nicht bestanden wurden, • im Einvernehmen des Vorsitzenden des Prüfungsausschusses und den Fachprüfern eine solche als sinnvoll erscheint.
Bachelorprüfung		
Dient der Ermittlung des Studienerfolgs am Ende des Studiums. Sie umfasst je einen schriftlichen, mündlichen und praktischen Teil.	Anlage 5 (zu § 35 Absatz 2*, § 36 Absatz 1*, § 37 Absatz 1*) Kompetenzen für die Prüfung der hochschulischen Pflegeausbildung nach § 32*	Die hochschulische Pflegeausbildung ist erfolgreich abgeschlossen, wenn sowohl der hochschulische als auch der staatliche Prüfungsteil bestanden sind. Jede Modulprüfung, die Teil der staatlichen Überprüfung ist, kann einmal wiederholt werden, wenn die zu prüfende Person die Note „mangelhaft" oder „ungenügend" erhalten hat

**Schmal, Aufbauwissen Pflege Berufliches Selbstverständnis, Elsevier 2022

* Nach der Ausbildungs- und Prüfungsverordnung für die Pflegeberufe (Pflegeberufe-Ausbildungs- und -Prüfungsverordnung – PflAPrV) vom 2.10.2018, online: www.gesetze-im-internet.de/pflaprv/PflAPrV.pdf

13.2.1 Zwischenprüfung: hygienische Grundlagen in der generalistischen Pflegeausbildung

In der Lernsituation „hygienische Grundlagen in der generalistischen Ausbildung" bauen vier unterschiedliche Fallabschnitte aufeinander auf. Wie auch im Pflegealltag verändern sich die Umstände stetig und werfen neue komplexere Fragestellungen auf. Insbesondere im Hinblick auf die vielfältigen hygienischen Aspekte in der Pflege reicht häufig der Rückgriff auf das Wissen aus einem speziellen Themenbereich alleine nicht aus. Deshalb sollten zunächst die notwendigen Wissensbereiche identifiziert werden. Die Abschnitte sollten möglichst in der vorgegebenen Reihenfolge bearbeitet werden, um am Ende ein aussagekräftiges Gesamtbild zu erhalten.

Praxistipp

Vorgehen

Um sich die Erarbeitung der Aufgabenstellung zu erleichtern, können Sie wie folgt vorgehen:

- Lesen Sie zunächst die Einleitung in die Fallsituation und nehmen Sie sich Zeit zum Einfinden in die neue Situation.
- Klären Sie unklare Begriffe innerhalb der geschilderten Fallsituationen. Nutzen Sie dazu auch das Abkürzungsverzeichnis in diesem Buch oder einschlägige Literatur.
- Bearbeiten Sie nun zu jeder Fallsituation die nachfolgenden Aufgaben. Gehen Sie dabei möglichst in der vorgegebenen Reihenfolge vor.
- Notieren Sie sich Informationen, die relevant sein können und versuchen Sie diese einem Themen- oder Hygienebereich zuzuordnen.
- Achten Sie unbedingt auf die Formulierungen in den Fragestellungen und die entsprechend geforderten Antworten (Stichwort: Operatoren).
- Eine Frage sollten Sie im Zeitfenster von 5–10 min. beantworten.

Hygiene im Krankenhaus

(▸ Kap. 1)

Fallbeispiel

„Hygiene im Krankenhaus"

Jasmina Josipovic ist 19 Jahre alt und Auszubildende im zweiten Ausbildungsdrittel der generalistischen Ausbildung zur Pflegefachfrau. Sie befindet sich am Ende ihres Pflichteinsatzes im akutstationären Versorgungsbereich des Klinikum Seerose. Ihre Praxisanleiterin Frau Uta Schmidt plant mit Jasmina eine gezielte Anleitung zum Thema „hygienisches Arbeiten". Dazu wiederholt sie mündlich die Notwendigkeit der Krankenhaushygiene und betont die Ausführungsverantwortung des Einzelnen. Sie gibt Jasmina zur Vorbereitung die benötigten Hygienepläne und Pflegestandards der Station in die Hand.

Praxistipp

Vorgehen

Klären Sie unklare Begriffe und lesen Sie ggf. grundlegende Informationen zur Einrichtungsform und der zu betreuenden Zielgruppe in der einschlägigen Literatur nach. Versetzen Sie sich in die beschriebene Situation der Auszubildenden. Schöpfen Sie dazu aus Ihrem eigenen Erfahrungsschatz. Notieren Sie sich relevante Informationen aus der Einleitung.

Aufgaben

1. Erklären Sie den Begriff „Hygiene".
2. Benennen Sie das Gesetz, aus welchem hervorgeht, dass ein Krankenhaus einen Hygieneplan mit verbindlichen Leitlinien und Vorgaben erstellen muss.
3. Argumentieren Sie die Notwendigkeit der Krankenhaushygiene und verbindlicher Leitlinien.
4. Begründen Sie, warum Jasmina zur Vorbereitung die Pflegestandards und Hygienepläne der Station durchlesen sollte.
5. Geben Sie die rechtliche Bedeutung der Ausführungsverantwortung des Einzelnen an.

Grundlagen hygienischer Arbeitsweise

(▸ Kap. 3, 5, 7)

Fallbeispiel

„Jasmina bereitet sich vor"

Nach der gründlichen theoretischen Auseinandersetzung mit dem Thema Hygiene bereitet Jasmina noch ihren Pflegewagen für die Anleitungssituation vor. Sie soll heute zu den sonst üblichen pflegerischen Routineaufgaben bei einer Pflegeempfängerin die Blutzuckerkontrolle durchführen. Zur Vorbereitung legt sie die benötigten Materialien bereit. Sie weiß, wie wichtig die hygienische Händedesinfektion zur Unterbrechung möglicher Übertragungswege ist und denkt natürlich auch daran, das Händedesinfektionsmittel sowie Flächendesinfektionstücher auf den Wagen zu legen.
Beim Nachlesen in den Kurven fällt ihr auf, dass eine der beiden zu versorgenden Pflegeempfängerinnen seit der Nacht Diarrhö hat. Sie nimmt sich vor, ihre Praxisanleiterin Uta zu fragen, ob eine Stuhlprobe nötig ist, da bisher keine entnommen wurde. Jasmina lässt den vorbereiteten Pflegewagen stehen und geht in den Infusionsraum, um dort eine i.v.-Antibiose zu richten. Kurz bevor Uta auf Station kommt, fällt Jasmina auf, dass sie ihre Strickjacke noch an hat. Sie weiß, diese darf sie nicht tragen. Gut, dass ihre Arbeitskleidung sauber ist. Sie legt die Strickjacke beiseite, als auch schon ihre Praxisanleiterin Uta um die Ecke kommt. „Guten Morgen Jasmina! Schön, ich sehe, du bist vorbereitet, na dann lass uns gleich mal loslegen", verkündet Uta voller Elan und desinfiziert sich die Hände.

Aufgaben

1. Analysieren Sie die Sinnhaftigkeit der hygienischen Händedesinfektion.
2. Beschreiben Sie, wie Jasmina eine korrekte Händedesinfektion durchführt und nehmen Sie dabei Bezug auf Menge, Einwirkzeit und Durchführung.
3. Nehmen Sie Stellung dazu, inwieweit Jasmina keine eigene Strickjacke tragen darf.
4. Begründen Sie, warum aus hygienischer Sicht eine Stuhlprobe bei andauernder Diarrhö der Pflegeempfängerin Sinn macht.
5. Bei der Vorbereitung der i.v.-Medikation ist eine bestimmte Vorgehensweise wichtig. Zählen Sie die notwendigen Schritte auf.

Schutz der Person vor Infektion

(► Kap. 5, 6, 7)

Fallbeispiel

„Hygienisches Arbeiten braucht seine Zeit"

Nachdem Pflegefachkraft Uta und die Auszubildende Jasmina sich die Hände desinfiziert haben, betreten sie das Zimmer und begrüßen die Pflegeempfängerinnen. Sogleich beginnt Jasmina mit der Erfassung der Vitalwerte. Das Blutdruckgerät legt sie derweil kurz im Bett der Pflegeempfängerin Frau Adan ab, da der Nachtschrank mit dem Frühstückstablett belegt ist. Frau Adan tut sich sehr schwer mit der Gesamtsituation. Sie gibt an, dass sie ständig klingeln müsse, um rechtzeitig auf das Steckbecken zu kommen, da sie immer noch Diarrhö hat. Nach der Vitalzeichenkontrolle prüft Jasmina die periphere Venenverweilkanüle von Frau Adan auf vorliegende Entzündungszeichen. Während des Anbringens der i.v.-Antibiose meldet sich auch schon die Pflegeempfängerin Frau Paul vom Nachbarbett: „Wollten Sie nicht bei mir den Blutzucker messen?".

Jasmina fühlt sich unter Druck und möchte allem gerecht werden, deshalb schließt sie zügig die Infusion bei Frau Adan an. Das kennt sie schon von den morgendlichen Rundgängen, dass es auch mal schnell gehen muss. Im Anschluss desinfiziert sie sich die Hände und geht schnell zur Blutdruckkontrolle zu Frau Paul. Hier legt sie das Blutdruck- und Blutzuckermessgerät zunächst auf dem Nachtschrank ab. Doch Uta weist sie darauf hin „Jasmina, überleg noch mal, welchen Schritt du hier vergessen hast." Jasmina fällt auf, dass die Schritte der Geräte- und Flächendesinfektion gefehlt haben und korrigiert ihre Handlung prompt.

Aufgaben

1. Geben Sie an, wann eine hygienische Händedesinfektion zu erfolgen hat. Nutzen Sie dazu das Modell der fünf Indikationen zur Händedesinfektion.
2. Beurteilen Sie Jasminas anfängliche Vorgehensweise im Hinblick auf die Ablage des Blutdruckgeräts im Bett von Frau Adan und der weiteren Verwendung. Erklären Sie, wie die optimale Handlungsabfolge beim Wechsel des Pflegeempfängerkontakts und der Nutzung der Geräte und Ablageflächen aussehen sollte.
3. Nennen Sie die fünf Entzündungszeichen, an denen Jasmina eine mögliche Phlebitis rechtzeitig erkennen kann.
4. Erläutern Sie die korrekte Vorgehensweise bei Anschluss einer i.v-Antibiose an eine PVK.
5. Erklären Sie, welche hygienischen Aspekte Jasmina bei der Blutzuckerkontrolle im klinischen Setting zu beachten hat und geben Sie die Regeln der Durchführung an.

Pflichten der Pflegefachkraft

(► Kap. 6, 11, 12)

Fallsituation

„Die Reflexion hilft beim Umdenken"

Nach der Anleitung reflektieren Jasmina und Uta gemeinsam das bisherige Vorgehen und analysieren, an welchen Stellen es Verunsicherungen gab. „Hygienisch zu arbeiten ist wichtiger, als alles auf einmal und möglichst schnell zu machen. Klar, es gibt Notfallsituationen, in denen steht das Leben an erster Stelle, aber denk' bitte immer daran, wenn du nicht hygienisch arbeitest, gefährdest du die Pflegeempfänger, dich und Kolleginnen und Kollegen", gibt Uta zu bedenken. Jasmina überlegt Lösungen für einen schnelleren Wechsel zwischen unreinen und reinen Arbeitsbereichen und macht den Vorschlag, beim nächsten Mal ihre behandschuhten Hände zu desinfizieren.

Im Anschluss beleuchtet Pflegefachfrau Uta die wirtschaftlich sehr sparsame Wassernutzung von Jasmina aus hygienischer Sicht, denn ihr ist aufgefallen, dass Jasmina den Wasserhahn bei der Körperpflege immer wieder zu gedreht hat. Außerdem besprechen sie wesentliche Aspekte der Abfallentsorgung, denn insbesondere, wenn es um Infusionen oder Stichkanülen geht, sind besondere Pflichten einzuhalten. Jasmina möchte abschließend noch wissen, ob sie die Flächendesinfektionen auch korrekt durchgeführt hat.

Aufgaben

1. Nehmen Sie Stellung zu der Tatsache, dass sich Jasmina für die Hygiene immer ausreichend Zeit nehmen muss.
2. Positionieren Sie sich zu Jasminas Lösungsvorschlag, ihre behandschuhten Hände zu desinfizieren, um zügiger von einer „unreinen" zu einer „reinen" Tätigkeit zu wechseln.
3. Erklären Sie den Zusammenhang zwischen dem sparsamen Umgang mit fließendem Wasser und einer möglichen Kontamination des Pflegeempfängers mit Krankheitserregern.

Aufgaben

4. Erklären Sie, wie Jasmina zur sicheren Entsorgung von gefährlichen Abfällen beitragen kann. Nehmen Sie konkreten Bezug auf die Entsorgung von Infusionen und Stichkanülen (mindestens drei Sätze).
5. Geben Sie an, welche Aspekte bei einer korrekten Flächendesinfektion zu beachten sind.

13.2.2 Abschlussprüfung: Wundversorgung

Die Lernsituation „Wundversorgung" stellt eine komplexe Fallsituation dar, in der vernetztes Wissen und Handeln erforderlich sind. Der Fokus liegt in diesem Buch insbesondere auf den hygienischen Fragen und deren stichhaltiger Beantwortung zum Umgang mit bestimmten Situationen und Begegnungen im pflegerischen Setting. Um ein aussagekräftiges Gesamtbild zu erhalten, sollten Sie im Anschluss an die Erarbeitung der ersten Aufgabe, auch die fallbezogenen Aufgaben innerhalb der Pflegeprozesssteuerung ausarbeiten.

Praxistipp

Vorgehen für Fortgeschrittene

Um sich die Erarbeitung der Aufgabenstellung zu erleichtern, können Sie wie folgt vorgehen:

- Lesen Sie den Fall und identifizieren Sie alle geforderten Themen- und Hygienebereiche.
- Ihnen fehlt noch Wissen zu einzelnen Themen: Schlagen Sie in den entsprechenden Kapiteln nach und fassen Sie relevante Aspekte nochmals zusammen. Nehmen Sie sich dafür die Zeit, die Sie brauchen.
- Sie haben bereits das erforderliche Basiswissen: Bearbeiten Sie die ersten drei Aufgaben.
- Sie haben bereits erweitertes Wissen: Bearbeiten Sie die vierte Aufgabe.
- Stellen Sie sicher, dass Sie die erste und zweite Aufgabenstellung unter realitätsgetreuen Rahmenbedingungen, ohne Hilfsmittel und in einer Gesamtzeit von 120 min lösen.

Infektionsschutz, Katheter – Basiswissen

(▸ Kap. 7, 9)

Fallbeispiel

„Ein Unglück kommt selten allein"

Herr Ludwig ist 82 Jahre alt und lebt im Pflegeheim „zum Alpenblick". Er leidet seit Jahren an einer Herzinsuffizienz, die er allerdings aufgrund einer angepassten medikamentösen Therapie gut im Griff hat. Seit geraumer Zeit klagt er zudem immer wieder über brennende Schmerzen in den Beinen und seine Frau, die ihn täglich besucht, hat schon bemerkt, dass er kleinere Risse und Wunden an den Füßen hat, die immer schlechter zuheilen und sich zum Teil entzünden. Das mag an seinem langjährigen Diabetes mellitus liegen. Die Pflegefachkräfte geben sich größte Mühe und versorgen Herrn Ludwig sehr zugewandt. Jeden zweiten Tag wird er geduscht, weil er sehr auf sein Äußeres bedacht ist und die Wunden an den Beinen so besser gereinigt werden. Da Herr Ludwig teilweise harninkontinent ist, eilt er häufiger mit seinem Rollator ins Bad und auf die Toilette. Leider verliert er eines Morgens das Gleichgewicht und stürzt unglücklich auf seine linke Körperseite. Dabei zieht er sich eine Oberschenkelhalsfraktur zu, die operativ versorgt werden muss.

Pflegefachmann Abola Boukari versorgt Herrn Ludwig nach seiner Aufnahme auf der geriatrischen Station des benachbarten Klinikums Alpenrose. Auszubildende Emily befindet sich im letzten Ausbildungsdrittel der generalistischen Pflegeausbildung und begleitet Pflegefachmann Abola beim morgendlichen Rundgang. Präoperativ hat Herr Ludwig bereits eine PVK erhalten und Auszubildende Emily darf ihm heute auf ärztliche Anordnung einen transurethralen Harnwegskatheter anlegen.

Drei Tage nach der Hüftoperation bemerkt Auszubildende Emily, dass Herr Ludwig müde und kraftlos ist. Seine Frau, die ihn auch hier täglich besucht, äußert die Befürchtung, dass er Fieber habe, da er im Wechsel friert und schwitzt. Emily sieht, dass der Wundverband an der OP-Wunde locker sitzt und am Rand etwas verschmutzt ist. Frau Ludwig gibt zu verstehen: „Ach ja, das wollte ich Ihnen noch sagen. Wir waren so neugierig und haben vorgestern unter das Pflaster geschaut." Daraufhin ruft Emily den Pflegefachmann Abola zum ersten Verbandwechsel dazu. Dieser stellt eine lokale Überwärmung der Haut und eine starke Rötung der Wunde und unmittelbaren Wundumgebung fest. Aus der Wunde tritt seröses Sekret aus. Pflegefachmann Abola entscheidet sich, den Arzt zu informieren und das Wundmanagement ebenfalls einzuschalten.

Ein angeordneter Wundabstrich zeigt eine Infektion mit einem 3-MRGN *E. coli*, die unbedingt therapiert werden muss. Dazu soll die Wunde täglich antiseptisch behandelt werden, zudem erfolgt eine intravenöse Antibiotikatherapie mit Meropenem. Beim Pflegeempfänger im Nachbarbett wurde am selben Tag ein 3-MRGN im Urin nachgewiesen. Bei konsequent durchgeführter Basishygiene bleibt Herr Ludwig im gleichen Zimmer.
Pflegefachmann Abola überlegt gemeinsam mit Emily das weitere Vorgehen und wie sie der Ehefrau den Umgang im Zimmer und mit Herrn Ludwig erklären sollen, ohne ihr große Angst zu machen.

Infektionsschutz im Pflegeheim: Umgang mit Kathetern – Basiswissen

Aufgabe 1

„Ein Unglück kommt selten allein"

1. Der Träger von Pflegeeinrichtungen verpflichtet sich nach dem Heimgesetz § 11 Abs. 1 dazu, einen ausreichenden Infektionsschutz zu gewährleisten. Zählen Sie die dazu notwendigen Voraussetzungen auf, die im Versorgungskontext einer Pflegeheimeinrichtung zu erfüllen sind (mindestens drei Angaben).
2. Erklären Sie, was beim Duschen von Wunden aus hygienischer Sicht zu beachten ist (mindestens drei Angaben).
3. Geben Sie Indikationen für die Anlage eines transurethralen Harnwegskatheters (tHWK) an (mindestens drei Angaben). Führen Sie an, warum ein tHWK bei Herrn Ludwig sinnvoll ist.
4. Beschreiben Sie allgemeingültige Vorgaben, die Emily zur Vorbereitung und während der Tätigkeit des Legens eines tHWK beachten muss.
5. Führen Sie aus, wie die korrekte Durchführung der Katheterisierung erfolgen soll.

Infektionsschutz: Wundversorgung – Basiswissen

(► Kap. 6, 7)

Aufgabe 2

„Ein Unglück kommt selten allein"

1. Beschreiben Sie mindestens 3 Wundheilungsphasen.
2. Analysieren Sie, welche Risikofaktoren bei Herrn Ludwig vorliegen, die eine Wundinfektion begünstigen können (zwei Angaben).
3. Ordnen Sie Herrn Ludwigs aktuellen Wundstatus am 3. postoperativen Tag anhand der aufgetretenen Symptome ein.
4. Der erste Verbandwechsel findet 3 Tage nach der OP statt. Positionieren Sie sich zum zeitlichen Aspekt des ersten Wechsels und gehen Sie auf wichtige Schritte zur Infektionsprävention ein, wenn ein Verband verschmutzt ist oder sich löst (mindestens zwei Sätze).
5. Schildern Sie den korrekten Ablauf eines aseptischen Verbandwechsels. Erklären Sie in diesem Zusammenhang die Non-Touch-Technik.

Infektionsschutz: MRGN und Isolation – Basiswissen

(► Kap. 7)

Aufgabe 3

„Ein Unglück kommt selten allein"

1. Begründen Sie, warum aus hygienischer Sicht ein Wundabstrich bei Herrn Ludwig unbedingt erforderlich ist (mindestens zwei Sätze).
2. Beschreiben Sie die Regeln, die bei Wundabstrichen zur mikrobiologischen Diagnostik befolgt werden müssen (mindestens drei Angaben).
3. Definieren Sie den Begriff 3-MRGN und begründen Sie die Gabe der i.v.-Antibiose Meropenem.
4. Unter welchen Bedingungen ist eine Kohortenisolierung möglich (mindestens zwei Sätze)?
5. Stellen Sie das korrekte weitere Vorgehen von Pflegefachmann Abola und Auszubildender Emily im Rahmen notwendiger Hygienemaßnahmen von Herrn Ludwig dar.
6. Beraten Sie die Ehefrau zu Besuchsintervallen und den hygienischen Abläufen vor dem Betreten des Zimmers und bei Herrn Ludwig (mindestens drei Angaben).

Infektionsschutz im Pflegeheim, Katheter – erweitertes und vertieftes Wissen

Aufgabe 4

„Ein Unglück kommt selten allein"

1. Analysieren Sie die Situation und beschreiben Sie die pflegerelevanten Informationen.
2. Formulieren Sie Probleme und Ressourcen bzw. Pflegediagnosen, die sich aus der Situation ergeben.
3. Formulieren Sie pflegerelevante Ziele, die sich aus den formulierten Diagnosen ableiten lassen.
4. Benennen Sie pflegerische Maßnahmen, die Sie ergreifen, um ihre Ziele zu erreichen. Beschreiben Sie, was Sie bei der Durchführung zu berücksichtigen haben.
5. Begründen Sie einen Aspekt ihrer Pflegeprozesssteuerung mit ihren Grundkenntnissen aus dem Themenbereich Hygiene.

13.2.3 Bachelorprüfung: eine komplexe Beratungssituation

Die Lernsituation „Eine komplexe Beratungssituation" stellt eine komplexe Fallsituation dar, in welcher Sie neben vernetztem pflegerischem und hygienischem Wissen, die geforderten Beratungsschwerpunkte erkennen und berücksichtigen sollen. Der Schwerpunkt liegt hier auf der professionell beratenden Pflegefachperson. Um ein aussagekräftiges Gesamtbild zu erhalten, sollten Sie im Anschluss an die Erarbeitung der ersten Aufgaben, auch die fallbezogenen Aufgaben innerhalb der Pflegeprozesssteuerung beleuchten und lösen.

Praxistipp

Vorgehen für Bachelorabsolventen

Um sich die Erarbeitung der Aufgabenstellung zu erleichtern, können Sie wie folgt vorgehen:

- Lesen Sie den Fall und identifizieren Sie alle geforderten Themen- und Hygienebereiche.
- Wählen Sie die notwendigen Beratungsschwerpunkte, die sich aus der Fallstellung ergeben und begründen Sie Ihre Wahl schlüssig.
- Bearbeiten Sie die drei Aufgabenstellungen unter realitätsgetreuen Rahmenbedingungen – ohne Hilfsmittel und in einer Gesamtzeit von 120 min.
- Übertragen Sie dabei Ihr Wissen aus dem Hygienebereich gezielt in die pflegerische Anwendung und Beratung.

Übertragungswege und Grundlagen der Isolation – Basiswissen

(▸ Kap. 3, 7)

Fallsituation

„Leon wird umkehrisoliert"

Pflegefachfrau Gordana arbeitet auf der hämatologischem Intensivstation im St. Vincent Hospital. Sie betreut bereits seit einer Woche den 5-jährigen Leon. „Leon ist eigentlich ein aufgeweckter lustiger Junge. Doch seitdem er so krank ist, erkenne ich ihn nicht mehr wieder", berichtet seine besorgte Mutter.
Leon hat vor einer Woche eine Knochenmarktransplantation (KMT) erhalten. Er ist mit 4 Jahren an akuter lymphatischer Leukämie erkrankt. Die KMT blieb nach einem schweren Rückfall die einzige Therapieoption. Leon befindet sich in der Phase der Aplasie und ist isoliert. Er wirkt müde, das Kauen empfindet er als schmerzhaft und ab und zu muss er sogar weinen. Sein Bruder und seine Freunde fehlen ihm. „Ich weiß, dass ich hier drin sein muss, aber mein Kuscheltier Felix der Frosch fehlt mir so," gibt Leon zu verstehen. Leons Mutter tut sich ebenfalls sehr schwer mit der Gesamtsituation. Sie würde gerne mit ihm kuscheln und versteht nicht so recht, warum sie sich nicht wenigstens mit Mundschutz und Kittel zu ihm ins Bett legen darf. „Das belastet uns alle, wenn die Zuneigung über den Körperkontakt fehlt. Gerade das ist doch das wichtigste," gibt die Mutter zu verstehen.
Leon ist geschwächt und seit ein paar Tagen bereitet ihm die ausgeprägte Mukositis zunehmend Schmerzen beim Essen. Da die Mutter täglich beim Pflegepersonal nachfragt, was sie ihm mitbringen darf, nimmt sich Pflegefachfrau Gordana vor, ihr eine Liste mit Lebensmitteln zu schreiben, die den hygienischen Anforderungen entsprechend zubereitet werden können und die Leon essen darf.
Heute muss Gordana die Portnadel wechseln bevor sie die nächste Antibiose anhängt. Der Auszubildende Simon ist im letzten Ausbildungsdrittel der generalistischen Pflegeausbildung und darf heute Leon mit betreuen. Vor dem Zimmer besprechen Simon und Gordana das Vorgehen. Simon soll das Bett beziehen und sich um die Flächendesinfektion kümmern. Im Zimmer bemerkt Pflegefachfrau Gordana, dass das Händedesinfektionsmittel fast leer ist und entscheidet, dieses zu verwerfen und ein Neues bereitzustellen. Simon empfiehlt: „Schau mal Gordana, hier ist noch eins, das fast leer ist. Wir können ja die Restflüssigkeit einfach in die andere Flasche füllen. Das ist sparsamer." Gordana gibt an, dass Simons sparsames Denken zwar sehr löblich ist, aber dieses Vorgehen aus verschiedenen Gründen nicht ratsam und auch nicht korrekt ist.

Nachdem Leon versorgt ist, telefoniert Pflegefachfrau Gordana mit dessen Mutter. Diese möchte heute mit Leons großem Bruder zu Besuch kommen. Marco ist 12 Jahre alt und so hofft Gordana, dass er alles gut versteht, wenn sie ihm erklärt, worauf er bei seinem Besuch bei Leon zu achten hat.

Aufgabe 1

„Leon wird umkehrisoliert"

1. Nennen Sie Gründe, die für eine Isolation sprechen (mindestens zwei Sätze).
2. Zählen Sie die häufigsten nosokomialen Infektionen auf.
3. Beschreiben Sie mindestens drei mögliche Übertragungs- und Transmissionswege von Krankheitserregern.
4. Begründen Sie, warum Leon in der Phase nach der KMT besonders vor Infektionen geschützt werden muss.
5. Nehmen Sie Stellung zu der Aussage, Leon dürfe sein Kuscheltier „Felix den Frosch" nicht bei sich haben.
6. Begründen Sie, warum sich Leons Mutter trotz Mundschutz und Kittel nicht ins Bett von Leon legen darf (mindestens zwei Sätze).

Pflegerische Maßnahmen während der Isolation, Umgang mit Lebensmitteln – Basiswissen

(► Kap. 7, 10)

Aufgabe 2

„Leon wird umkehrisoliert"

1. Beschreiben Sie, welche besonderen Kriterien die hämatologische Intensivstation im Rahmen der Umkehrisolierung erfüllen muss (mindestens drei Kriterien).
2. Geben Sie an, welche Grundsätze Auszubildender Simon beim Bettwäschewechsel von Leon unbedingt beachten muss.
3. Beschreiben Sie drei Aspekte, die Pflegefachfrau Gordana beim Umgang mit dem Port von Leon beachten muss.
4. Erläutern Sie die pflegerischen Maßnahmen zur Behandlung von Leons Mukositis aus hygienischer Perspektive (drei Angaben).
5. Beraten Sie die Mutter zu keimarmen Lebensmitteln, die sie Leon mitbringen darf. Geben Sie Ihr diesbezüglich auch Hinweise zur Zubereitung und Lagerung (mindestens zwei Sätze).
6. Nehmen Sie Stellung zu Simons Vorschlag die Reste zweier Händedesinfektionsmittel miteinander zu mischen und weiter zu verwenden.
7. Erklären Sie Leons Bruder, wie er sich vor Betreten des Zimmers hygienisch angemessen vorbereitet und geben Sie ihm mindestens zwei Regeln für ein korrektes Verhalten im Zimmer.

Pflegeprozesssteuerung – erweitertes und vertieftes Wissen

Aufgabe 3

„Leon wird umkehrisoliert"

1. Analysieren Sie die Situation und beschreiben Sie die pflegerelevanten Informationen.
2. Nennen Sie Probleme und Ressourcen bzw. Pflegediagnosen, die sich aus der Situation ergeben.
3. Formulieren Sie pflegerelevante Ziele, die sich aus den Diagnosen ableiten lassen.
4. Benennen Sie pflegerische Maßnahmen, die Sie ergreifen, um ihre Ziele zu erreichen. Beschreiben Sie, was Sie bei der Durchführung berücksichtigen müssen,
5. Setzen Sie Beratungsschwerpunkte für den Zeitpunkt der Verlegung von Leon.
6. Begründen Sie zwei Aspekte ihrer Pflegeprozesssteuerung mit ihren Grundkenntnissen aus dem Themenbereich „Hygiene".

13.3 Lösungsvorschläge

13.3.1 Zwischenprüfung

Hygiene im Krankenhaus

(▸ Kap. 1)

Lösungsvorschlag

Hygiene im Krankenhaus

1. Hygiene ist die Lehre von der Verhütung von Krankheiten und der Festigung und Erhaltung der Gesundheit. Hygiene befasst sich mit den belebten und unbelebten Faktoren, welche die Gesundheit fördern oder schädigen, untersucht diese, klärt ihre Wirkungsweise auf und bewertet sie aus ärztlicher Sicht, um daraus wissenschaftliche Grundsätze für den Gesundheitsschutz und vorbeugende Maßnahmen für die Allgemeinheit und den Einzelnen zu erarbeiten.
2. Beim § 23 des Infektionsschutzgesetzes (IfSG) handelt es sich um ein Gesetz auf Bundesebene. Weitere inhaltliche und rechtliche Vorgaben finden sich in den Empfehlungen der Kommission für Krankenhaushygiene und Infektionsprävention (KRINKO).
3. Im Krankenhaus werden insbesondere ältere, erkrankte Menschen und Frühgeborene behandelt, die besonders schutzbedürftig sind, da sie anfälliger für Infektionen sind. Um Infektionen zu vermeiden und eine Übertragung von krankheitserregenden Keimen und eine Ausbreitung zu verhindern, ist eine korrekte hygienische Vorgehensweise unabdingbar. Die Behandlungsqualität wird dadurch verbessert. Außerdem sind verbindliche hygienische Leitlinien Maßnahmen des Arbeitsschutzes und dienen dem Schutz des pflegerischen Personals und anderer Berufsgruppen. Die Anwendung der Medizinprodukte muss unter hygienischen Aspekten erfolgen. Meldepflichtige Erreger und Erkrankungen können frühzeitig entdeckt und entsprechende Schutzmaßnahmen eingeleitet werden.
4. Hygienepläne und Pflegestandards geben vor, wie das Hygienemanagement des Hauses und des entsprechenden Arbeitsbereiches (der Station) aussieht. Jasmina kann daraus die hygienischen Anforderungen entnehmen, die an sie gestellt werden.
5. Da die Ausführungsverantwortung der hygienischen Verfahrensanweisungen (Hygieneplan) bei jedem einzelnen Mitarbeiter liegt, kann bei Missachtung der hygienischen Vorschriften jeder Mitarbeiter auch persönlich haftbar gemacht werden.

Grundlagen hygienischer Arbeitsweise

(▸ Kap. 3, 5, 7)

Lösungsvorschlag

„Jasmina bereitet sich vor"

1. Die hygienische Händedesinfektion ist nachweislich die effektivste Einzelmaßnahme zur Unterbrechung von Übertragungswegen und Infektionsketten. Sie eliminiert ausreichend die transiente Flora der Haut, d.h. der Erreger, die normalerweise nicht auf der Haut sind, sich aber dort anhaften können. Die residente Hautflora und somit normalerweise vorhandene Mikroorganismen auf der Haut werden ebenfalls reduziert. So schützt die Händedesinfektion vor einem Infektions- und Übertragungsrisiko.
2. Vier wesentliche Kriterien zur korrekten hygienischen Händedesinfektion sind:
   - Präparat: Nutzung alkoholbasierter Präparate, die vor allem Erreger der transienten Hautflora abtöten bzw. inaktivieren sollen – mindestens um 5 log10-Stufen.
   - Menge: Für eine hygienische Händedesinfektion wird eine „Hohlhand voll" des Desinfektionsmittels benötigt. Dies entspricht einer Menge von 3–5 ml.
   - Zeit: Die Einwirkzeit ist verbindlich vom Hersteller vorgeschrieben und beträgt zur hygienischen Händedesinfektion aktuell mindestens 30 sec. Trocknen die Hände vor Ablauf der 30 sec., wurde womöglich nicht die ausreichende Menge von 3–5 ml Desinfektionsmittel eingerieben. In diesem Fall muss Desinfektionsmittel nachgenommen werden. Die Einwirkzeit darf nicht eigenmächtig verkürzt werden.
   - Einreibung: Insbesondere zum Erlernen der Einreibetechnik kann die Standard-Einreibemethode in sechs Schritten gem. EN 1500 genutzt werden. Die Händedesinfektion kann auch nach einer eigenverantwortlichen Einreibemethode erfolgen. Wichtig ist dabei, dass das Präparat in beide Hände eingerieben wird, sodass die gesamte Oberfläche der Hand (Fingerspitzen, alle Finger inkl. Daumen, Fingerzwischenräumen sowie Innen wie Außenflächen) benetzt werden. Es empfiehlt sich, auch die Handgelenke in die Desinfektion einzubeziehen.

- KISS Hand: Durch Erhebung der Verbrauchszahlen von Händedesinfektionsmittel und Patientenzahlen wird die Anzahl der durchschnittlichen Händedesinfektionen pro Patient in 24h berechnet.
  - Compliance Monitoring: Begleitete Arbeitsprozesse, in welchen geprüft wird, ob Desinfektionen indikationsgerecht erfolgen. Die Rückmeldung kann persönlich oder anonymisiert vorgenommen werden.
  - Selbstkontrolle: Die Selbstkontrolle durch Anwendung einer Schwarzlichtlampe nach einer durchgeführten hygienischen Händedesinfektion mit dafür vorgesehenen Händedesinfektionsmitteln (mit genehmigten fluoreszierenden Zusätzen) dient der unmittelbaren Prüfung der korrekten Durchführung.

3. Grundsätzlich gilt, dass Jasminas Dienstkleidung vom Arbeitgeber gestellt und aufbereitet wird. Jasmina darf keine langärmeligen Shirts oder Pullover tragen, da diese eine adäquate Händehygiene verhindern. Auch Überjacken werden deshalb bei der direkten Patientenversorgung nicht getragen. Jasmina darf die Überjacke bei patientenfernen Tätigkeiten tragen. Es ist jedoch sehr wünschenswert, wenn auch diese vom Arbeitgeber gestellt und aufbereitet werden. Es gibt evtl. die Möglichkeit, eine Einmaljacke aus dem OP-Bereich zu nutzen. Ansonsten muss Jasmina gewährleisten, dass sie diese maximal eine Woche (bei täglichem Dienstkleidungswechsel) trägt und bei mindestens 60 °C hygienisch wäscht.
4. Da Frau Adan eine Antibiotikatherapie erhält, ist sie gefährdet, dass sich eine antibiotikaassoziierte Diarrhö bei Infektion mit *Clostridioides difficile* entwickelt. Denn durch die Antibiotikatherapie werden gramnegative Darmbakterien abgetötet, wodurch sich die *C. difficile* ungehindert vermehren und ihre Toxine produzieren können, was zu Durchfallerkrankungen (CDI) führt. Unbehandelt kann dies Komplikationen hervorrufen, wie z.B. die Perforation oder Ausbildung eines toxischen Megakolons. Da *C. difficile*, auch aufgrund der Sporenbildung, ansteckend ist, muss die Pflegeempfängerin isoliert werden. Außerdem muss bei schweren Verläufen oder bei gehäuftem Auftreten die Erkrankung nach § 6 des IfSG gemeldet werden. (3)
5. Bei der Vorbereitung muss folgendes beachtet werden:
   - Hygienische Händedesinfektion durchführen.
   - Desinfektion der Arbeitsfläche vornehmen.
   - Ausreichenden Abstand zum Waschbecken (1,8 m–2 m) einhalten oder Spritzschutz aufstellen.
   - Gummiseptum desinfizieren, wenn vom Hersteller keine Sterilität zugesichert wird. Dies geschieht mit einem alkoholischen Hautantiseptikum unter Beachtung der Einwirkzeit (Herstellerangabe).
   - Den Belüftungsfilter nach dem Belüften und bevor die Infusion abgestellt wird, verschließen. Bei hängender Infusion kann der Filter wieder geöffnet werden. Alternativ kann die Infusionen nur angestochen und erst beim Pflegeempfänger entlüften werden.
   - Die Applikation der Infusion wird zeitnah durchgeführt, das bedeutet innerhalb von maximal 60 min. (7)

Lernangebot: Schutz der Person vor Infektion

(► Kap. 5, 6, 7)

Lösungsvorschlag

„Hygienisches Arbeiten braucht seine Zeit"

1. Das RKI nennt als Indikationen zur Händedesinfektion *„Situationen, in denen eine Händedesinfektion die Übertragung von potenziell pathogenen* (Anm. krankmachenden) *Erregern auf Patienten, Personal und Gegenständen unterbricht."* Eine hygienische Händedesinfektion hat zu erfolgen – vor und nach dem Kontakt mit dem Pflegeempfänger. Zudem nach dem Kontakt mit unreinen Flächen oder potenziell infektiösem Material sowie nach Kontakt mit der unmittelbaren Patientenumgebung und vor Kontakt mit „reinen" Materialien oder der Durchführung aseptischer Tätigkeiten. Ebenso ist bei diesen vor dem Anlegen und nach dem Ablegen von Handschuhen eine hygienische Händedesinfektion erforderlich.
2. Jasmina hat eine Kontamination des Blutdruckgeräts verursacht, indem sie dieses ins Bett der Pflegeempfängerin Frau Adan gelegt hat. Diese klagt über Diarrhö und wird mit einem Steckbecken zur Defäkation versorgt. Es ist nicht auszuschließen, dass das Bett und die Bettwäsche mit infektiösen Sporen kontaminiert sind, welche sich nun auf dem Blutdruckgerät befinden. Trägt sie das Blutdruckgerät zu Frau Paul und legt sie es dort auf dem Nachtschrank ab, so kontaminiert sie die unmittelbare Patientenumgebung – und im Anschluss die Pflegeempfängerin selbst.
   Das korrekte Vorgehen sieht vor, dass Jasmina unter keinen Umständen Geräte im Bett der Pflegeempfänger ablegt. Sie sollte den Nachtschrank von Frau Adan als Ablage nutzen und zunächst die Fläche desinfizieren

sowie im Anschluss an die Nutzung das Gerät selbst desinfizieren, bevor sie es bei Frau Paul einsetzt.

3. Jasmina kann eine Phlebitis an folgenden 5 Entzündungszeichen erkennen:
   - Wärme (lat. *calor*)
   - Rötung (lat. *rubor*)
   - Schwellung (lat. *tumor*)
   - Schmerz (lat. *dolor)*
   - Funktionseinschränkung (lat. *function laesa*)
4. Zu Beginn erfolgt eine hygienische Händedesinfektion. Nach dem Entfernen und Abwerfen des Verschlusstopfens wird die PVK-Öffnung mit einem Hautantiseptikum sprühdesinfiziert. Ist ein nadelloses Konnektionssystem (NFC) angebracht, muss die Gummimembran ebenfalls sprühdesinfiziert werden. Vor dem Anschluss muss eine Spülung mit steriler isotoner Kochsalzlösung mit geringem Druck erfolgen, um einen Verschluss rechtzeitig zu erkennen und bestenfalls zu lösen, bzw. den Koagel in die Spülspritze abzuziehen. Die Verwendung von sterilen Fertigspritzen ist empfehlenswert. Ansonsten muss Jasmina 0,9-prozentiges NaCl unmittelbar vor der Spülung steril aufziehen.
5. Da die Schutzbarriere der Haut auch bei der Blutzuckerkontrolle durch eine Punktionsnadel oder Stichlanzetten verletzt wird und somit potenziell gefährliche Erreger in die Hautschichten einwandern können, muss die Punktionsstelle antiseptisch behandelt werden. Hierzu wird diese mit einem Antiseptikum eingesprüht und mit einem keimarmen Tupfer abgewischt. Die Punktionsstelle darf z.B. nun nicht mehr berührt werden und wird nun zur kapillaren Blutentnahme punktiert. Für Pflegekräfte gelten immer die folgenden Regeln:
   - Hygienische Händedesinfektion durchführen.
   - Einmalhandschuhe tragen.
   - Optimalerweise Einmal-Sicherheitslanzetten mit Rückzugmechanismus verwenden. Stichlanzetten sind Einmalprodukte und dürfen nicht wiederverwendet werden!
   - Recapping ist absolut verboten!
   - Lanzetten in stichsichere Abwurfbehälter (Spritzenabwurfbehälter) unmittelbar nach Gebrauch entsorgen.
   - Verwendete Teststreifen in einem flüssigkeitsdichten Restmüllbehälter entsorgen – hierfür ist ebenfalls der Spritzenabwurfbehälter geeignet.
   - Blutzucker-Messgerät mit Flächendesinfektionsmittel des Wirkbereichs (z.B. blutgetragene Erreger HIV, Hepatitis B und C) desinfizieren.
   - Ablageflächen wischdesinfizieren.
   - Abschließend hygienische Händedesinfektion vornehmen.

Lernangebot: Pflichten der Pflegefachkraft

(▸ Kap. 6, 11, 12)

Lösungsvorschlag

„Die Reflexion hilft beim Umdenken"

1. Die Forderung „für Hygiene muss immer Zeit sein", ist aus infektiologischer Sicht absolut korrekt, obwohl es im Arbeitsalltag zu Schwierigkeiten in der Umsetzung kommen kann. Umso wichtiger ist es, die pflegerischen Arbeitsabläufe strukturiert zu planen, um sich mögliche Indikationen zur Händedesinfektion einzusparen. Jasmina kann auch „automatisierte" Abläufe einüben und sich z.B. angewöhnen, immer beim Betreten eines Patientenzimmers die Hände zu desinfizieren.
2. Jasmina muss beachten, dass die Desinfektion der behandschuhten Hand nur in Ausnahmefällen und nur bei Tätigkeiten erfolgen sollte, in denen ein häufiger Handschuhwechsel erforderlich, aber schwierig realisierbar ist oder der Wechsel zu einer Unterbrechung des Arbeitsflusses führt. Dies könnte z.B. der Fall sein, wenn Maßnahmen am selben Patienten mit zwischenzeitlichem Kontakt zu unterschiedlich kontaminierten Körperbereichen erfolgen und die Arbeitsabläufe gestört werden würden. Die Desinfektion der behandschuhten Hand darf nur durchgeführt werden, wenn dies im Hygieneplan so hinterlegt ist. Dabei müssen folgende Voraussetzungen an die Handschuhe erfüllt sein:
   - Sie müssen intakt und nicht erkennbar kontaminiert sowie
   - chemikalienbeständig gem. EN 374 sein und
   - vom Hersteller der Handschuhe sowie des Desinfektionsmittels dürfen keine gegenteiligen Angaben gemacht werden.
3. Wasser aus normalen Wasserleitungen – aus Wasserhähnen am Waschbecken oder in der Dusche – ist niemals steril. In allen Wasserleitungen bildet sich ein Biofilm, wobei die Stagnation des Wassers, z.B. über Nacht, den Biofilmwachstum begünstigt. Fließendes Wasser verlangsamt hingegen die Biofilmentwicklung. Das Wasser kann entweder kalt fließend eingestellt werden (Kühlschrank-Effekt) oder eine gewisse Zeit heiß mit Temperaturen > 60 °C laufen, um Mikroorganismen abzutöten. Insbesondere morgens sollte man

Wasser ablaufen lassen. Verkalkte Flussregler müssen regelmäßig ausgewechselt werden.

4. Jasmina ist als Einzelperson verantwortlich, Abfälle ordnungsgemäß zu entsorgen. Sie muss dazu strikt die vorgegebenen Entsorgungsarten, -behälter und -wege einhalten.
   - Scharfe, spitze oder blutige Gegenstände darf sie nicht umhertragen oder an ungeeigneten Stellen (z.B. Essenstabletts) ablegen. Insbesondere für Stichkanülen müssen die vorhandenen Spritzenabwurfbehälter genutzt werden. Diese dürfen nicht überfüllt sein oder umgefüllt werden. Unter gar keinen Umständen, darf man hineingreifen!
   - Bereits geschlossene Behälter dürfen nicht erneut geöffnet werden.
   - Flüssige Medikamente, wie sie zum Teil in Infusionen vorhanden sind, dürfen nicht in die öffentliche Kanalisation entsorgt werden. Sie werden entweder in auslauf- und bruchsicheren Gefäßen oder mithilfe aufsaugender Materialien/Bindemittel auslaufsicher gesammelt.
5. Zur korrekten Flächendesinfektion miss Jasmina folgenden Aspekten Beachtung schenken:
   - Sie muss Schutzhandschuhe tragen.
   - Und sie muss ggf. auf ausreichende Lüftung achten, sofern großflächig desinfiziert wird.
   - Das Desinfektionsmittel muss mit etwas Druck auf die Fläche aufgebracht werden, damit ausreichend Wirkstoff abgegeben wird.
   - Ein Tuch darf nur so lange genutzt werden, wie es erkennbar Feuchtigkeit auf die zu desinfizierende Fläche abgibt. Benutzte Einmaltücher werden verworfen und dürfen nicht erneut in die Desinfektionslösung eingetaucht werden.
   - Die Fläche ist erst zu nutzen, wenn sie erkennbar von selbst getrocknet ist. Das Nachwischen oder Abtrocknen ist nicht erlaubt.

13.3.2 Abschlussprüfung: Wundversorgung"

Infektionsschutz im Pflegeheim, Katheter – Basiswissen

(▸ Kap. 7, 9)

Lösungsvorschlag: Aufgabe 1

„Ein Unglück kommt selten allein"

1. Erforderliche Voraussetzungen im Versorgungskontext von Pflegeeinrichtungen sind:
   - Vorhandensein von hygienebeauftragtem Personal oder einer Hygienekommission
   - Vorhandensein einrichtungsspezifischer Hygienepläne und Konzepte zur Infektionsprävention
   - Zusammenarbeit mit niedergelassenen Ärzten
   - Persönliche und fachliche Eignung der Mitarbeiter zur Umsetzung der verbindlichen Vorgaben
   - Anwendung von Risikoanalysesystemen
2. Es spricht nichts gegen das „Ausduschen" der Wunden bei der Wundreinigung von Herrn Ludwig, solange die nötigen Voraussetzungen für eine einwandfreie Wasserqualität und Umgebungshygiene sichergestellt und das Durchführen von Personalschutzmaßnahmen in der Einrichtung gegeben sind. Das Wasser, das zur Wundbehandlung oder Wundreinigung verwendet wird, muss dem Standard für Arzneimittel und Medizinprodukte entsprechen. Um diese standardmäßig notwendige mikrobiologische Reinheit des Wassers zu erreichen, müssen die Wasserhähne und Duschvorrichtungen mit Sterilfiltern ausgestattet sein. Diese sind Medizinprodukte, weshalb verbindliche Herstellerangaben zu Wechselintervallen, Standzeiten und Haltbarkeit unbedingt zu beachten sind.
3. Die Indikation zur Anlage eines Harnwegkatheters (HWK) muss streng gestellt und täglich geprüft werden, denn die frühzeitige Entfernung des HWK ist die beste Präventivmaßnahme, um katheterassoziierte Harnwegsinfektionen (CAUTI) zu vermeiden. Indikationen für einen HWK sind in der Richtlinie „Prävention und Kontrolle Katheter-assoziierter Harnwegsinfektionen" der KRINKO wie folgt definiert:
   - Akuter Harnverhalt
   - Flüssigkeitsbilanz bei Schwererkrankten
   - Patienten mit urologischen Operationen
   - Wundheilung im Bereich des äußeren Genitales in Zusammenhang mit Harninkontinenz
   - Langandauernde Operationen mit hohem Flüssigkeitsumsatz
   - Auf Wunsch des Patienten, auch palliative Therapie am Lebensende
4. Bei Herrn Ludwig muss prä- oder intraoperativ eine Katheteranlage angebracht werden, da so eine Wundkontamination des nahegelegenen Wundgebietes mit Urin während und unmittelbar nach der Operation vermieden wird. Außerdem ist dadurch bei der Herzinsuffizienz die intra- und postoperative Kontrolle der Flüssigkeitsbilanz gewährleistet. Die postoperative Liegedauer sollte unbedingt auf ein Minimum beschränkt werden. Die Harninkontinenz von Herrn Ludwig stellt absolut keine Indikation für einen transurethralen Harnwegskatheter dar und kann mit anderen Hilfsmitteln, wie z.B. Inkontinenzeinlagen sicher versorgt werden.
   - Allgemeingültige Vorgaben zur Vorbereitung der Katheterisierung:
     - Emily muss ihre Arbeitsabläufe gut planen und Herrn Ludwig darüber informieren und ggf. unterweisen, dass er z.B. ein steriles Tuch nicht anfasst oder sich nicht zu viel bewegt.
     - Sie muss für angemessene Rahmenbedingungen sorgen, Fenster und Türen schließen und ggf. ein Schild an die Türe hängen, um unnötige Störungen zu vermeiden.
     - Die Maßnahme und der Zeitaspekt sollten mit dem Team abgesprochen sein. Möglicherweise plant Emily die Assistenz durch Pflegefachkraft Abola mit ein, um eine korrekte Durchführung zu gewährleisten.
     - Emily muss den Arbeitsplatz vorbereiten, eine Flächendesinfektion durchführen, reine und unreine Flächen deklarieren.
     - Benötigte Materialien sollten durch sie komplett zusammengestellt und vorbereitet sein.
   - Allgemeingültige Vorgaben während der Tätigkeit der Katheterisierung:
     - Emily muss Reinigungsarbeiten im Zimmer unterbinden.
     - Sie sollte sich auf die Versorgung des einen Pflegeempfängers konzentrieren und nicht zwischen den Pflegeempfängern „pendeln".
     - Fenster und Türen sind geschlossen halten.
     - Emily darf den Ablauf nicht unterbrechen, es sei denn, es handelt sich um einen Notfall.
5. Emily sollte bei der Kaheterisierung wie folgt vorgehen:
   - Unmittelbar zur Vorbereitung muss Emily eine hygienische Händedesinfektion durchführen und unsterile Einmalhandschuhe anziehen. Sie öffnet die sterilen Materialien vorsichtig und füllt Antiseptikum in ein steriles Gefäß (meist in bereits vorhandene Sets mit sterilen Tupfern oder Kompressen).

- Die Handschuhe werden verworfen und es erfolgt eine erneute hygienische Händedesinfektion.
- Nachdem Emily sich sterile Handschuhe angezogen und ein steriles Abdecktuch kontaminationsfrei aufgelegt hat, führt sie mit sterilen Tupfern, die mit der sterilen Pinzette gefasst und in das vorbereitete Antiseptikum getränkt werden, eine Wischdesinfektion des äußeren Genitales bzw. des Meatus urethrae durch. Dabei nutzt sie jeden Tupfer nur einmal und verwirft ihn im Anschluss.
- Der HWK wird aseptisch in die Harnröhre eingeführt und mit sterilem Aqua destillata oder steriler 8- bis 10-prozentiger Gylcerin-Wasserlösung geblockt.
- Das Ablaufsystem muss steril angeschlossen werden und wird unterhalb des Harnblasenniveaus platziert.
- Nach der Abfallentsorgung und dem Ablegen der Handschuhe desinfiziert sich Emily abschließend die Hände.

Infektionsschutz im Pflegeheim – Wundversorgung

(► Kap.6, 7)

Lösungsvorschlag: Aufgabe 2

„Ein Unglück kommt selten allein"

1. Je nach Literatur werden 3–6 Wundheilungsphasen als optimaler Wundheilungsverlauf beschrieben. Die Latenzphase beginnt unmittelbar nach der Verletzung. Es tritt keine erkennbare Reaktion auf. Häufig wird diese Phase auch der Exsudationsphase zugeordnet.
   - Die exsudative Phase dauert 24 bis 96h. Es kann zunächst zu einer Blutung durch zerstörte Gefäße kommen, gefolgt von einer Vasokonstriktion, um den Blutfluss zu verhindern. Nach 5-10 min. folgt eine Vasodilatation mit nachfolgender Rötung, Erwärmung und Anschwellen des Wundbereichs. Fibrin und koaguliertes Blut füllen den Wundspalte auf und bilden den Wundschorf, der die Wunde nach außen gegen Erreger abschirmt. Um die Wunde entsteht ein typisches Wundödem. In der anschließenden resorptiven Phase verbinden sich Thrombozyten miteinander und bilden Blutgerinnsel. Durch das entstehende Fibrinnetz verkleben die Wundränder miteinander.
   - Die Profilerations- oder Granulationsphase beginnt nach zwei Tagen und dauert bis zu 16 Tage. In dieser Phase wird Kollagen durch Fibroblasten gebildet, es entsteht neues Bindegewebe. Granulationsgewebe füllt die Wunde von unten her auf.
   - Die Reparations- oder Epithelisierungsphase beginnt nach ca. 1 Woche und dauert bis zu 4 Wochen. Durch die Epithelisation entsteht Narbengewebe, das weder Talg-, noch Schweißdrüsen hat.
2. Herr Ludwig ist langjähriger Diabetiker, was bei schwankenden Blutzuckerwerten zu einer gestörten Wundheilung führen kann. Außerdem hat er bereits lokale Einrisse und Entzündungen an kleineren Wunden an den Beinen. Daher besteht ein erhöhtes Risiko für postoperative Wundinfektionen.
3. Die OP-Wunde von Herrn Ludwig zeigt die Entzündungszeichen: Rötung, lokale Überwärmung, Sekretion aus der Wunde und womöglich auch schon Fieber, was auf ein ausgeprägtes Infektionsgeschehen hinweisen könnte. Der Wundstatus ist schriftlich zu dokumentieren und der behandelnde Arzt ist sofort zu informieren.
4. Primär verschlossene OP-Wunden gelten bereits nach 48h als geschlossen und nach RKI-Empfehlung kann nach dieser Zeit sogar gänzlich auf einen Wundverband verzichtet werden. Sobald der Verband jedoch verschmutzt ist oder frühzeitig gelöst wurde, wie dies im Fall von Herrn Ludwig durch seine Frau und ihn geschehen ist, kann eine Wundkontamination mit Erregern nicht ausgeschlossen werden. Es muss unmittelbar nach Ablösen des Verbandes und evtl. Berührung der Wunde eine Antiseptik der Wunde und Umgebung erfolgen, da diese nun als infektionsgefährdet einzustufen ist. Die Wunde muss dicht und steril neu abgedeckt werden. Dies hätte bereits vor zwei Tagen geschehen sollen.
5. Zur Durchführung des aseptischen Verbandwechsels gehören:
   - Pflegeempfänger und des Umfelds auf die Maßnahme vorbereiten.
   - Benötigte Materialien auf einem vorab desinfizierten Tablett oder Verbandwagen bereitlegen.
   - Alten Verband mit behandschuhten Händen nach vorheriger hygienischer Händedesinfektion entfernen.
   - Hygienische Händedesinfektion beim Wechsel zwischen unreiner und reiner Phase des Verbandwechsels durchführen.
   - Wundreinigung und Antiseptik nach der Non-Touch-Technik vornehmen.
   - Die Wischrichtung bei der Reinigung und Antiseptik in der Wundversorgung geschieht immer aus der

Wunde heraus! Ziel ist es, nicht noch weitere Erreger in die Wunde einzubringen, was zu einer Misch- oder Superinfektion führen könnte. Dieser Grundsatz gilt für unauffällige und infizierte Wunden gleichermaßen. Unter „Non Touch" ist eine Technik zu verstehen, die eine Wundkontamination mit Erregern durch Hände oder Devices vermeiden soll. Dabei kann am besten mit sterilen Instrumenten oder mit sterilen Handschuhen gearbeitet werden. Auch wenn es sich nur um einfache Verbände oder kleinere Wunden und Punktionsstellen handelt, ist es wesentlich, dass die Eintrittsstelle oder Wunde nicht mit unsterilen Materialien oder mit Fingern berührt wird.

- Das Anbringen eines sterilen Pflasters erfolgt unter aseptischen Bedingungen.
- Abschließend erfolgt die Abfallentsorgung und fachgerechte Flächen- und Händedesinfektion.

Infektionsschutz– MRGN und Isolation

(▸ Kap. 7)

Lösungsvorschlag: Aufgabe 3

„Ein Unglück kommt selten allein"

1. Ein Wundabstrich bei Herrn Ludwig sollte unbedingt erfolgen, um eine Infektion mit ansteckenden oder resistenten Erregern der Wunde auszuschließen oder frühzeitig zu erkennen und entsprechende Maßnahmen der Wundreinigung und der Umgebungshygiene sowie ggf. der Isolierung zum Schutz Anderer durchzuführen.
   - Vor einem Wundabstrich sollte möglichst, sofern vertretbar, keine Antibiotikatherapie begonnen werden.
   - Die allgemeinen Regeln der Hände- und Flächenhygiene müssen eingehalten werden. Das entsprechend dafür vorgesehene Abstrichset des Hauses (▸ Hygieneplan) ist zu nutzen.
   - Oberflächliche Sekrete können mit einem sterilen Tupfer entfernt werden, da diese möglicherweise sekundär besiedelt sind. Der Abstrichtupfer wird mit leichtem Druck und unter drehenden Bewegungen an oder in die Wunde geführt und im Anschluss vorsichtig in das Abstrichröhrchen geschoben. Dies wird an mehreren, mindestens drei regional unterschiedlichen Abschnitten der Wunde wiederholt, um die Sensitivität und damit die diagnostische Sicherheit zu erhöhen. Anschließend sind ggf. Abstriche vom Rand und Wundgrund vorzunehmen.
2. Der Laborschein ist komplett und sorgfältig auszufüllen, das Material korrekt zu benennen und die Fragestellungen möglichst genau anzugeben. Abstriche sind zügig zu versenden und zwischenzeitliche Lagerungsbedingungen (4–8 °C) sind zu beachten.
3. Unter MRGN versteht man multiresistente gramnegative Stäbchenbakterien. Diese Bakterien haben die Fähigkeit, Enzyme zu bilden, die wiederum 3(MRGN) oder 4(MRGN) der Antibiotikaklassen inaktivieren und somit gegen diese resistent sind. Im Falle der 3-MRGN besteht eine Resistenz gegen die 3 Antibiotikaklassen: Acylureidopenicilline (z.B. Piperacillin), Cephalosporine der 3./4. Generation (z.B. Cefotaxim und/oder Ceftazidim), Fluorchinolone (z.B. Ciprofloxacin). Somit kann eine Therapie nur mit einem Antibiotikum wie Meropenem oder Imipenem erfolgen, da gegen Carbapeneme keine Resistenzen vorliegen.
4. Um eine Kohorte bilden zu können, ist bei den Betreffenden der gleiche Erregerstatus, die Lokalisation mit gleichem Resistogramm und gleicher Besiedlung oder Infektion nötig. Da es sehr viele unterschiedliche Erreger gibt, die gegen 3 oder 4 Antibiotikaklassen resistent sind und sich die Lokalisationen der Besiedelung unterscheiden können, wie es auch bei Herrn Ludwig und seinem Bettnachbarn der Fall ist, ist eine Kohortenbildung bei MRGN-Nachweis sehr schwierig bis unmöglich. Am besten zieht man zur Klärung z.B. die Hygienebeauftragte des Hauses hinzu.
5. Pflegefachmann Abola und Emily müssen an der Zimmertür ein Hinweisschild anbringen und vor dem Zimmer geeignetes Material und Schutzkleidung bereitlegen. Unter anderem gehören Flächendesinfektionstücher und Händedesinfektionsspender dazu. Die Schutzkleidung setzt sich im Fall von Herrn Ludwig vor allem aus Einmalhandschuhen und flüssigkeitsundurchlässigen Schutzkitteln zusammen.
6. Frau Ludwig sollte anderen Familienangehörigen und Besuchern sagen, dass der Besucherverkehr auf ein Mindestmaß reduziert wird. Sie sollte unnötiges Ein- und Austreten aus dem Zimmer vermeiden. Zur Vorbereitung muss sie sich die Hände desinfizieren und Einmalhandschuhe sowie den Schutzkittel anlegen. Im Zimmer darf sie sich nicht zu ihrem Mann ins Bett setzen, sondern sollte die desinfizierbaren Stühle nutzen. Körperkontakt ist aus psychologischen Gründen während einer Isolierung erwünscht, sollte jedoch bedacht erfolgen und vor allem die infizierten Körperstellen gänzlich aussparen. Vor Verlassen des Zimmers muss Frau Ludwig Schutzkittel und Handschuhe sorgsam ausziehen und angemessen in bereitgestellten Abfallbehältern entsorgen. Abschließend muss sie vor Verlassen des Zimmers eine hygienische Händedesinfektion durchführen, spätestens jedoch vor dem Zimmer.

Pflegeplan und Pflegeprozesssteuerung

Lösungsvorschlage: Aufgabe 4

„Ein Unglück kommt selten allein"

In diesem Abschnitt finden Sie nur Lösungen für Ihre erste Aufgabenstellung. Da der Schwerpunkt in diesem Buch auf dem „Aufbauwissen Hygiene" liegt, wären die Abbildung des Pflegeplans und der Pflegeprozessteuerung an dieser Stelle zu umfangreich. Sie können Ihre Lösungen zu Aufgabe 4 mit anderen Auszubildenden/Studierenden in Partnerarbeit abgleichen, in Kleingruppen den Fall besprechen oder im Kursverbund Ihre Lösungen diskutieren. Viel Erfolg!

13.3.3 Bachelorprüfung: eine komplexe Beratungssituation

Übertragungswege und Grundlagen der Isolation – Basiswissen
(▸ Kap.3, 7)

Lösungsvorschlag: Aufgabe 1

„Leon wird umkehrisoliert"

1. Das Infektionsschutzgesetz *Abschnitt 5 zur Bekämpfung übertragbarer Krankheiten* rechtfertigt vor allem bei vorliegender Gefahr für die Bevölkerung und zum Wohl der Allgemeinheit eine Isolationsmaßnahme. So soll entweder die Umwelt vor möglichen Übertragungen geschützt (Besucher, Personal, Mitpatienten) oder der Patient selbst muss aufgrund seiner Grunderkrankung und fehlender Immunabwehr vor der Außenwelt geschützt werden. In Leons Fall handelt es sich um eine Schutz- oder Umkehrisolation.
2. Die vier häufigsten im Krankenhaus erworbene Infektionen sind:
   - Postoperative Wundinfektionen
   - Harnwegsinfektionen
   - Sepsis
   - Pneumonie
3. Krankheitserreger können durch direkten Kontakt von Mensch zu Mensch oder indirekten Kontakt von Mensch zu Gegenständen oder Flächen übertragen werden. Die Übertragung durch Berührung nennt man auch Kontakt-, Schmutz- oder Schmierinfektion.
   - Die Übertragung über Tröpfchen und/oder Aerosole erfolgt meist über Sekrete und Exkrete des Respirationstrakts, z.B. beim Husten, entweder aerogen über die Luft oder auch im direkten Kontakt mit dem Sekret.
   - Bei der parenteralen Übertragung gelangt der Erreger über nicht intakte Haut oder Schleimhaut oder durch die Blutbahn in den Empfänger.
   - Bei der Übertragung über einen Vektor erfolgt die Infektion zumeist durch Insekten, die den Erreger in sich tragen, z.B. Stechmücken.
   - Mikroorganismen gelangen ebenfalls über Lebensmittel und Trinkwasser in den menschlichen Körper und können zum Teil schwere Infektionen auslösen.

   Im Fall der Ausscheidung von pathogenen Erregern sind spezielle Isolationsmaßnahmen durchzuführen.
4. Leon ist nach der Knochenmarktransplantation der Risikogruppe 3 – sehr schwere Immunsuppression – zuzuordnen. Das bedeutet, dass er hochgradig abwehrgeschwächt ist und bereits bei „normaler" Keimbelastung hochgradig infektionsgefährdet ist. So muss Leon vor Keimen aus der Umwelt geschützt werden. Diesbezüglich müssen alle möglichen Übertragungswege von Krankheitserreger berücksichtigt und zu ergreifende Schutz- und Barrieremaßnahmen abgeleitet werden. Leon muss sich in Umkehrisolation begeben.
5. Sofern „Felix der Frosch" hygienisch keimarm aufbereitet wird, darf er durchaus mit ins Isolierzimmer genommen werden. Das bedeutet im Fall von Kuscheltieren, dass diese bei > 60 °C gewaschen werden müssen, um mögliche Erreger zu eliminieren. Ein grundsätzliches Verbot sollte nicht erteilt werden, da auch die psychische Belastung, die Leon im Rahmen der Isolationsmaßnahmen erlebt, mit zu berücksichtigen ist.
6. Um die Gefahr einer Kontakt- und/oder Tröpfcheninfektion möglichst gering zu halten, sollte sich die Mutter nicht direkt zu Leon ins Bett legen. Der Mutter kann behutsam erklärt werden, dass ihrem Sohn in dieser Krankheits- und Therapiephase selbst „normale" Mikroorganismen erheblich schaden und zu Infektionen führen können, da sich sein Körper nicht dagegen wehren kann. Der Schutzkittel ist geschlossen zu halten. Die Kleidung der Mutter sollte vor den Besuchen frisch gewaschen und sauber sein. Kurze Kontakte und Streicheleinheiten mit behandschuhten Händen sind erlaubt und sogar wünschenswert.

Pflegerische Maßnahmen während der Isolation, Umgang mit Lebensmitteln – Basiswissen
(▸ Kap.7, 9, 10)

Lösungsvorschlag: Aufgabe 2

„Leon wird umkehrisoliert"

1. Die Intensivstation muss Einzelzimmer mit Schleusen oder Vorräumen vorhalten. Sind Schleusen nicht vorhanden, muss eine kontaminationsgeschützte Unterbringung von Material vor dem Zimmer gewährleistet sein. Medizinische Geräte z.B. zur Vitalzeichenkontrolle werden ausschließlich patientenbezogen genutzt. Wasserhähne sind mit Sterilfiltern auszustatten.

Die baulichen Gegebenheiten müssen einen minimalen Kontakt zur Außenumgebung gewährleisten, z.B. durch Sprechfenster. Luftfilter und gefilterte Klimaanlagen gewährleisten eine saubere Luftzirkulation. Fenster sind verschlossen zu halten.

2. Simon darf die abgezogene Wäsche nicht auf dem Fußboden und schon gar nicht auf sauberen Ablagemöglichkeiten zwischenlagern. Am besten ist es, wenn er einen geeigneten Abwurfbehälter vor dem Isolierzimmer bereitstellt. Grundsätzlich sollte er die Ablagemöglichkeit am Fußende des Bettes nutzen und gebrauchte oder im Fall von Leon auch neue Bettwäsche nicht dicht am Körper tragen, um potenzielle Kontaminationen zu vermeiden. Er muss zudem darauf achten, dass es nicht zu starken Luftverwirbelungen durch benutzte Wäsche kommt, wenn er z.B. die Bettdecke gerade zieht.
3. Pflegefachfrau Gordana muss sich bei der Portversorgung an die geltenden Regeln der Händehygiene halten. Sie muss die Punktionsstelle nach Entfernung der Kanüle mit einem sterilen (Pflaster-)Verband abdecken und sich an die verbindlichen Herstellerangaben zur Notwendigkeit der Blockung mit z. B. 0,9-prozentigem NaCl halten. Bei liegender Kanüle muss diese aseptisch versorgt und gut fixiert steril abgedeckt werden.
4. Da Leon bereits eine schmerzhafte Mukositis entwickelt hat, wird nun zur Behandlung die regelmäßige Mundpflege mit einem geeigneten therapeutischen Schleimhaut- oder Mundhöhlenantiseptik durchgeführt. Die Anwendung und Durchführung der Antiseptik erfolgt streng gemäß den Vorgaben der Hersteller. Allgemeine hygienische Vorgaben zu Händedesinfektion und Handschuhwechsel sind selbstverständlich einzuhalten.
5. Grundsätzlich können alle Lebensmittel während der Zubereitung oder Lagerung mit unterschiedlichen Erregern kontaminiert werden. Um Kreuzkontaminationen über Hände oder Küchenutensilien zu vermeiden, ist deshalb bereits bei der Zubereitung eine hygienische Vorgehensweise einzuhalten. So sollten z.B. nur gesunde Familienangehörige das Essen zubereiten und auf saubere Hände sowie saubere Küchenutensilien achten. Gut schließende und bei mindestens 60 °C gereinigte Transportpackungen sollten genutzt werden. Das Essen ist in einem geeigneten Gefäß über 75 °C zu erhitzen, um beim Erwärmen vor dem Verzehr das Abtöten vorhandener Mikroorganismen zu gewährleisten. Eine zu lange Standzeit von warmem Essen muss unbedingt vermieden werden, deshalb muss dieses nach der Zubereitung zu Hause sofort herunter gekühlt werden.
   - Die Kühlkette von Lebensmitteln darf grundsätzlich nicht unterbrochen werden, da eine Kühlung im Kühlschrank bei < 7 °C das Wachstum von Mikroorganismen behindert.
   - Auf Rohlebensmittel, wie Salat oder frischen Kräuter sollte die Mutter aufgrund der eingeschränkten Zubereitungsmöglichkeiten (kein Kochen, mit potenziell kontaminiertem Wasser waschen) verzichten. Insbesondere, wenn durch den Arzt nach der KMT eine spezielle keimarme Kost angeordnet wurde, muss die Mutter auf sichere Lebensmittel, wie z.B. ausreichend durchgegartes Fleisch zurückgreifen.
   - Ausgeschlossen sind Rohmilchprodukte, Schimmelpilzprodukte sowie rohe oder geräucherte Fischsorten. Mikrobiologisch kontrolliertes Mineralwasser in Flaschen kann Leon als Getränk angeboten werden.
6. Simon darf unter keinen Umständen die beiden Desinfektionsmittelreste mischen und weiterverwenden. Aus ökologischer und ökonomischer Sicht sind seine Gedanken zwar nachvollziehbar, aber das Um- oder Nachfüllen von Flaschen mit Händedesinfektionsmitteln ist nicht erlaubt. Zum einen müssen Händedesinfektionsmittel sporenfrei abgefüllt werden, was nur in Reinraumbereichen erfolgen darf. Leon befindet sich zwar in Umkehrisolation, jedoch ist eine Kontamination des Spenders bei unsachgemäßer Handhabe nicht auszuschließen. Zum anderen ist die die Standzeit eines angebrochenen Desinfektionsmittels zu beachten. Diese beträgt in der Regel 6 Monate und darf das aufgedruckte Haltbarkeitsdatum nach Herstellerangabe keinesfalls überschreiten. Ist die Standzeit überschritten, muss die Flasche samt Restinhalt verworfen werden. Es ist nicht unbedingt gewährleistet, dass zwei Desinfektionsmittel die gleiche Standzeit erfüllen.
7. Zunächst einmal muss Leons Bruder ganz gesund sein und darf keine Symptome, wie Fieber, Diarrhö, Husten oder Schnupfen und unklare Hauterscheinungen haben. Er muss sich im Vorraum die Hände hygienisch desinfizieren und einen Mund- und Nasenschutz, einen Einmalkittel und Einmalhandschuhe, Schuhüberzieher sowie eine Einmalhaube anziehen. Im Zimmer sollte er sich nicht zu Leon ins Bett setzen und den direkten Körperkontakt gering halten. Unter gar keinen Umständen darf er die Füße auf Stühle oder Tische ablegen oder aus einer Trinkflasche mit Leon trinken.

Pflegeplan und Pflegeprozesssteuerung – erweitertes und vertieftes Wissen

Lösungsvorschlag: Aufgabe 3

„Leon wird umkehrisoliert"

In diesem Abschnitt finden Sie nur Lösungen für Ihre erste Aufgabenstellung. Da der Schwerpunkt in diesem Buch auf dem „Aufbauwissen Hygiene" liegt, wären die Abbildung des Pflegeplans und der Pflegeprozesssteuerung an dieser Stelle zu umfangreich. Sie können Ihre Lösungen zum zweiten Aufgabenteil mit anderen Auszubildenden/Studierenden in Partnerarbeit abgleichen, in Kleingruppen den Fall besprechen oder im Kursverbund Ihre Lösungen diskutieren. Viel Erfolg!

Anhang

Literatur

Kapitel 1

Bundesamt für Justiz. Gesetz zur Verhütung und Bekämpfung von Infektionskrankheiten beim Menschen (Infektionsschutzgesetz – IfSG). § 6, § 7, § 8, § 23 (letzter Zugriff: 27.02.2023).

Bundesamt für Justiz. Verordnung über Sicherheit und Gesundheitsschutz bei Tätigkeiten mit Biologischen Arbeitsstoffen (Biostoffverordnung – BioStoffV) https://www.gesetze-im-internet.de/biostoffv_2013/__3.html (letzter Zugriff: 9.2.2020).

Bundesanstalt für Arbeitsschutz und Arbeitsmedizin (BAUA). Die Biozid-Verordnung https://www.baua.de/DE/Themen/Anwendungssichere-Chemikalien-und-Produkte/Chemikalienrecht/Biozide/Biozide.html#:~:text=Die%20Verordnung%20(%20EU%20)%20Nr.,als%20auch%20Verwender%20von%20Biozidprodukten (letzter Zugriff: 27.02.2023).

Bundesanstalt für Arbeitsschutz und Arbeitsmedizin (BAUA). TRBA 250 Biologische Arbeitsstoffe im Gesundheitswesen und in der Wohlfahrtspflege. Aus: https://www.baua.de/DE/Angebote/Rechtstexte-und-Technische-Regeln/Regelwerk/TRBA/pdf/TRBA-250.pdf?__blob=publicationFile&v=4 (letzter Zugriff 9.2.2020).

Bundesministerium für Gesundheit: Medizinprodukte. Aus: www.bundesgesundheitsministerium.de/themen/gesundheitswesen/medizinprodukte.html (letzter Zugriff: 27.02.2023).

Institut für Qualitätssicherung und Transparenz im Gesundheitswesen (IQTIG). Qualitätssicherungsverfahren. Aus: https://iqtig.org/qs-verfahren/ (letzter Zugriff. 27.02.2023).

Johner Institut und Johner Medical GmBH. Medical Device Regulation MDR – Medizinprodukteverordnung (2017/745). Aus: https://www.johner-institut.de/blog/regulatory-affairs/medical-device-regulation-mdr-medizinprodukteverordnung/ (letzter Zugriff: 27.02.2023).

Kommission für Krankenhaushygiene und Infektionsprävention (KRINKO) beim Robert Koch-Institut. Mitteilung der Kommission für Krankenhaushygiene und Infektionsprävention zur Surveillance (Erfassung und Bewertung) von nosokomialen Infektionen (Umsetzung §23 IfSG). Bundesgesundheitsbl Gesundheitsforsch – Gesundheitsschutz 2001; 44: 523–536.

Kommission für Krankenhaushygiene und Infektionsprävention beim Robert Koch-Institut (KRINKO). Surveillance von nosokomialen Infektionen. Bundesgesundheitsbl 2020; 63: 228–241.

Kramer A, Gürtler L. Standardarbeitsanweisung Postexpositionsprophylaxe. Risiko eine Exposition mit HIV, HBV, HCV oder HDV. Aus: https://www.krankenhaushygiene.de/pdfdata/saa_sofortmassnahmen.pdf (letzter Zugriff: 12.2.2020).

Robert Koch-Institut (RKI). Surveillance nosokomialer Infektionen sowie die Erfassung von Krankheitserregern mit speziellen Resistenzen und Multiresistenzen. Bundesgesundheitsbl 2013; 56 (4): 580–583.

Robert Koch-Institut (RKI). Surveillance und elektronisches Melde- und Informationssystem (DEMIS) | ÖGD Kontaktstelle. Aus: www.rki.de/DE/Content/Institut/OrgEinheiten/Abt3/FG32/FG32_node.html. (letzter Zugriff: 27.02.2023).

Robert Koch-Institut. RKI-Ratgeber Tuberkulose Epid Bull 2022; 11: 24–39.

Verordnung (Eu) 2017/745 des Europäischen Parlaments und des Rates vom 5. April 2017 über Medizinprodukte, zur Änderung der Richtlinie 2001/83/EG, der Verordnung (EG) Nr. 178/2002 und der Verordnung (EG) Nr. 1223/2009 und zur Aufhebung der Richtlinien 90/385/EWG und 93/42/EWG des Rates.

Wittig C, Ünalp K. Durchgangsarzt: Was genau ist ein D-Arzt? Aus: Durchgangsarzt: Was ist ein D-Arzt? - Arbeitsrecht 2023 (arbeitsrechte.de) (letzter Zugriff: 31.03.2023).

Kapitel 2

Exner M, Engelhart S, Kramer A. Empfehlung zum Kapazitätsumfang für die Betreuung von Krankenhäusern und anderen medizinischen Einrichtungen durch Krankenhaushygieniker/innen. Bundesgesundheitsbl 2016; 59: 1183–1188.

Exner M, Engelhart S, Kramer A. Empfehlung zur personellen und organisatorischen Voraussetzung zur Prävention nosokomialer Infektion. Bundesgesundheitsbl 2009; 52: 951–962.

Exner M, Engelhart S, Kramer A. Kapazitätsumfang für die Betreuung von Krankenhäuser und anderen medizinischen Einrichtungen durch Krankenhaushygieniker/innen. Bundesgesundheitsbl 2016; 59: 1179–1181.

Kapitel 3

Bertram J, Mielke M, Beekes M, et al. Inaktivierung und Entfernung von Prionen bei der Aufbereitung von Medizinprodukten. Bundesgesundheitsbl. Gesundheitsforsch. Gesundheitsschutz 2004; 47: 36–40. Auch unter: https://www.rki.de/DE/Content/Infekt/Krankenhaushygiene/Erreger_ausgewaehlt/CJK/CJK_pdf_04.pdf?__blob=publicationFile (letzter Zugriff: 27.02.2023).

Bundesamt für Justiz. Gesetz zur Verhütung und Bekämpfung von Infektionskrankheiten beim Menschen (Infektionsschutzgesetz – IfSG). Aus: http://www.gesetze-im-internet.de/ifsg/index.html (letzter Zugriff: 27.02.2023).

Empfehlung der Kommission für Krankenhaushygiene und Infektionsprävention (KRINKO) beim Robert Koch-Institut (RKI): Hygienemaßnahmen bei Infektionen oder Besiedlung mit multiresistenten gramnegativen Stäbchen. Bundesgesundheitsbl 2012; 55: 1311–1354. Auch unter: https://edoc.rki.de/bitstream/handle/176904/253/21obND4dxM.pdf?sequence=1&isAllowed=y (letzter Zugriff: 27.02.2023).

Empfehlung der Kommission für Krankenhaushygiene und Infektionsprävention (KRINKO) beim Robert Koch-Institut (RKI): Infektionsprävention im Rahmen der Pflege und Behandlung von Patienten mit übertragbaren Krankheiten. Bundesgesundheitsbl 2015; 58: 1151–1170. Auch unter: www.rki.de/DE/Content/Infekt/Krankenhaushygiene/Kommission/Tabelle_Infpraev_Pflege.html (letzter Zugriff: 27.02.2023).

Empfehlung der Kommission für Krankenhaushygiene und Infektionsprävention (KRINKO) beim Robert Koch-Institut (RKI): Empfehlungen zur Prävention und Kontrolle von Methicillin-resistenten Staphylococcus aureus-Stämmen (MRSA) in medizinischen und pflegerischen Einrichtungen. Bundesgesundheitsbl 2014; 57: 696–732. Auch unter: www.rki.de/DE/Content/Infekt/Krankenhaushygiene/Kommission/Downloads/MRSA_Rili.pdf?__blob=publicationFile (letzter Zugriff: 27.02.2023).

Empfehlung der Kommission für Krankenhaushygiene und Infektionsprävention (KRINKO) beim Robert Koch-Institut (RKI): Hygienemaßnahmen zur Prävention der Infektion durch Enterokokken mit speziellen Antibiotikaresistenzen. Bundesgesundheitsbl 2018; 61: 1310–1361. Auch unter: www.rki.de/DE/Content/Infekt/Krankenhaushygiene/Kommission/Downloads/Enterokokken_Rili.pdf?__blob=publicationFile (letzter Zugriff: 27.02.2023).

Empfehlung der Kommission für Krankenhaushygiene und Infektionsprävention (KRINKO) beim Robert Koch-Institut (RKI): Hygienemaßnahmen bei Clostridioides difficile-Infektion (CDI). Bundesgesundheitsbl 2019; 62: 906–923. Auch unter: https://edoc.rki.de/bitstream/handle/176904/6224/2019_Article_Hygienema%C3%9FnahmenBeiClostridioi.pdf (letzter Zugriff: 27.02.2023).

Jassoy C, Schwarzkopf A. Hygiene, Mikrobiologie und Ernährungslehre für Pflegeberufe. 3. A. Stuttgart: Thieme, 2018.

Robert Koch-Institut (RKI). RKI-Ratgeber für Ärzte A–Z. Aus: www.rki.de/DE/Content/Infekt/EpidBull/Merkblaetter/merkblaetter_node.html (letzter Zugriff: 31.03.2023).

Robert Koch-Institut (RKI). Informationen zu CJK/vCJK. Aus: www.rki.de/DE/Content/Infekt/Krankenhaushygiene/ThemenAZ/C/Info_CJK_vCJK.html (letzter Zugriff: 27.02.2023).

Robert Koch-Institut (RKI): EUCAST definiert die Kategorie „I" im Rahmen der Antibiotika-Resistenzbestimmung neu. Epidemiologisches Bulletin; 2019; 9: 81-82.

Suerbaum S, Burchard G-D, Kaufmann SHK, et al. Medizinische Mikrobiologie und Infektiologie. 9. A. Springer: Berlin, 2020.

Task Force vCJK. Die Variante der Creutzfeldt-Jakob-Krankheit (vCJK). Epidemiologie, Erkennung, Diagnostik und Prävention unter besonderer Berücksichtigung der Risikominimierung einer iatrogenen Übertragung durch Medizinprodukte, insbesondere chirurgische Instrumente – Abschlussbericht der Task Force vCJK zu diesem Thema. Bundesgesundheitsbl. Gesundheitsforsch. Gesundheitsschutz 2002; 45: 376–394. Auch unter: https://www.rki.de/DE/Content/Infekt/Krankenhaushygiene/Erreger_ausgewaehlt/CJK/CJK_pdf_02.pdf?__blob=publicationFile (letzter Zugriff: 27.02.2023).

Kapitel 4

Bundesministerium für Soziales, Gesundheit, Pflege und Konsumentenschutz (BMSGPK). Allergie auf Milch. Milchallergie, Symptome und Ursachen. Aus: https://www.gesundheit.gv.at/krankheiten/allergie/nahrungsmittel-allergie/milchallergie.html (letzter Zugriff: 27.02.2023).

Empfehlungen der Ständigen Impfkommission. Aus: https://www.rki.de/DE/Content/Kommissionen/STIKO/Empfehlungen/Impfempfehlungen_node.html (letzter Zugriff: 27.02.2023).

Häcker B. Immunologie für Dummies. 2. A. Weinheim; Wiley-VCH, 2021.

Jassoy C, Schwarzkopf A. Hygiene, Mikrobiologie und Ernährungslehre für Pflegeberufe. 3. A. Stuttgart: Thieme, 2018.

Robert Koch-Institut (RKI). Antworten des Robert Koch-Instituts und des Paul-Ehrlich-Instituts zu den 20 häufigsten Einwänden gegen das Impfen. Aus: https://www.rki.de/DE/Content/Infekt/Impfen/Bedeutung/Schutzimpfungen_20_Einwaende.html (letzter Zugriff: 27.02.2023).

Robert Koch-Institut (RKI). Impfen. Aus: www.rki.de/DE/Content/Infekt/Impfen/impfen_node.html (letzter Zugriff: 27.02.2023).

Ständige Impfkommission: Empfehlungen der Ständigen Impfkommission (STIKO) am Robert Koch-Institut. Epid Bull 2019; 34: 313–364.

Waize M, Scholz S, Wichmann O, et al. Die Impfung gegen COVID-19 in Deutschland zeigt eine hohe Wirksamkeit gegen SARS-CoV-2-Infektionen, Krankheitslast und Sterbefälle (Analyse der Impfeffekte im Zeitraum Januar bis Juli 2021) Epid Bull 2021; 35: 3–10 | DOI 10.25646/8887.

Wieland M. Eine kurze Geschichte der Hygiene. Aus: www.planet-wissen.de/gesellschaft/sauberkeit/hygiene/pwieuebertriebenehygiene100.html, (letzter Zugriff: 27.02.2023).

Kapitel 5

B. Braun. Handschuhe und Schutzbekleidung. Aus: https://www.bbraun.de/de/produkte-und-loesungen/therapien/hygienemanagement/handschuhe-und-schutzbekleidung.html (letzter Zugriff: 27.02.2023).

Berufsgenossenschaft für Gesundheitsdienst und Wohlfahrtspflege (BGW). Gesunde Haut mit Schutz und Pflege Aus: https://www.bgw-online.de/bgw-online-de/themen/gesund-im-betrieb/gesunde-haut (letzter Zugriff: 27.02.2023).

Deutsche Gesellschaft für Krankenhaushygiene (DGHK) – DGKH-Sektion im Konsens mit dem DGKH Vorstand. Kleidung und Schutzausrüstung für Pflegeberufe aus hygienischer Sicht. HygMed 2016; 41–788.

Deutsche Gesellschaft für Krankenhaushygiene (DGKH). Hygienetipp 15.4.2020. Welches ist die richtige Prüfnorm für Gesichtsmasken? Aus: https://www.krankenhaushygiene.de/pdfdata/2020_04_15_DGKH_Pruefnorm_4.pdf (letzter Zugriff: 31.03.2023).
Deutsche Gesetzliche Unfallversicherung e.V. (DGUV). Praxishilfen: Persönliche Schutzausrüstungen (PSA). Schutzhandschuhe gegen chemische und biologische Einwirkungen. Kennzeichnung und Normung. Aus: https://www.dguv.de/ifa/praxishilfen/praxishilfen-persoenliche-schutzausruestungen/schutzhandschuhe-gegen-chemische-und-biologische-einwirkungen/kennzeichnung-und-normung/index.jsp (letzter Zugriff: 13.2.2023).
Fisher Scientific. Neue Norm EN ISO 374:2016, Normen und Anforderungen für Schutzhandschuhe, Was sind die Änderungen, Was bedeutet das für Sie? Thermo Fisher Scientific Inc. 2017. Aus: https://beta-static.fishersci.com/content/dam/fishersci/en_EU/promotions/12567_Fisherbrand_Disposable_Gloves/12784_New_Glove_Standards_374_DE.pdf (letzter Zugriff: 27.02.2023).
Reichardt C, Bunte-Schönberger K, van der Linden P. 100 Fragen zur hygienischen Händedesinfektion. 2. A. Hannover: Brigitte Kunz Verlag, 2014.
Robert Koch-Institut (RKI). Hinweise zum beispielhaften An- und Ablegen von PSA für Fachpersonal. Aus: https://www.rki.de/DE/Content/InfAZ/N/Neuartiges_Coronavirus/PSA_Fachpersonal/Dokumente_Tab.html (letzter Zugriff: 27.02.2023).
Unfallkasse Berlin. Richtig gekleidet – gut geschützt im OP. Tipps & Tricks für die Praxis. Aus: http://www.unfallkasse-berlin.de/fileadmin/user_data/service/broschueren/informationen-fur-beschaftigte-in-den-betrieben/krankenhaus_und_op_personal/uk_broschuere_richtig_gekleidet_gut_geschuetzt_im_op.pdf (letzter Zugriff: 31.03.2023).

Kapitel 6

Aktion saubere Hände (ASH). Aktion saubere Hände (ASH). Modul Krankenhäuser. Aus: https://www.aktion-sauberehaende.de/krankenhauser (letzter Zugriff: 06.03.2023).
Aktion saubere Hände (ASH). Aktion saubere Hände. Aus: https://www.aktion-sauberehaende.de/ (letzter Zugriff: 06.03.2023).
Aktion saubere Hände (ASH). Aktion saubere Hände. Modul Ambulante Medizin. Aus: https://www.aktion-sauberehaende.de/ambulante-medizin (letzter Zugriff: 06.03.2023).
Aktion saubere Hände (ASH). Händedesinfektion – Compliance Beobachtungsbogen. Aus: https://www.aktion-sauberehaende.de/krankenhauser/messmethoden/beobachtung-der-compliance (letzter Zugriff: 06.03.2023).
Aktion saubere Hände (ASH). Indikationen zur Händedesinfektion. Aus: https://www.aktion-sauberehaende.de/krankenhauser/indikationen-zur-haendedesinfektion (letzter Zugriff: 06.03.2023).
Aktion saubere Hände (ASH). Modul Alten- und Pflegeheime. Aus: https://www.aktion-sauberehaende.de/alten-und-pflegeheime#:~:text=Die%20Aktion%20Saubere%20H%C3%A4nde%20unterst%C3%BCtzt,dem%20Halten%20eines%20hohen%20Niveaus (letzter Zugriff: 06.03.2023).
Amann B, Bertram M, Bröcheler P, et al. Empfehlung des Fachausschluss Qualität (106) des DGSV. Keine Aufbereitung von Nierenschalen uns Waschschüsseln in Steckbeckenspülern. Zentralsterilisation 2018; 26: 108–110.
Amtsblatt der Europäischen Union Durchführungsbeschluss (EU) 2016/904 der Kommission vom 8. Juni 2016 gem. Art.3 Abs.3 der Verordnung (EU) Nr.52872012 des Europäischen Parlaments und des Rates über 2-Propanol-haltige Produkte für die Händedesinfektion. L 152/45, 9.6.2016. Auch unter: https://eur-lex.europa.eu/legal-content/DE/TXT/?uri=CELEX%3A32016D0904 (letzter Zugriff: 06.03.2023).
Berufsgenossenschaft für Gesundheitsdienst und Wohlfahrtspflege (BGW). Gesunde Haut. Mit Hautschutz heile Haut behalten. Aus: www.bgw-online.de/SharedDocs/Downloads/DE/Medientypen/BGW%20Broschueren/BGW06-12-110_Gesunde-Haut-durch-Schutz-und-Pflege_Download.pdf?__blob=publicationFile (letzter Zugriff: 02.05.2020).
Bundesanstalt für Arbeitsschutz und Arbeitsmedizin (BAUA). TRGS 510, Lagerung von Gefahrstoffen in ortsbeweglichen Behältern, Ausgabe: Dezember 2020. Aus: https://www.baua.de/DE/Angebote/Rechtstexte-und-Technische-Regeln/Regelwerk/TRGS/TRGS-510.html (letzter Zugriff: 31.03.2020).
Bundesministerium für Gesundheit. Was sind Medizinprodukte? Aus: www.bundesgesundheitsministerium.de/themen/gesundheitswesen/medizinprodukte/definition-und-wirtschaftliche-bedeutung.html (letzter Zugriff: 27.02.2023).
Deutsche Gesellschaft für Krankenhaushygiene (DGHK) – DGKH-Sektion im Konsens mit dem DGKH Vorstand. Kleidung und Schutzausrüstung für Pflegeberufe aus hygienischer Sicht, HygMed 2016; 41–788.
Deutsche Gesellschaft für Krankenhaushygiene (DGKH). Leitlinienentwurf: Indikationen und Wirkstoffauswahl zur prophylaktischen und therapeutischen Mundhöhlenantiseptik. Hyg Med 2001; 26 (10); 419–423.
Deutsche Gesellschaft für Sterilgutversorgung (DGSV). Flussdiagramm der DGSV zur Einstufung von Medizinprodukten 2013. Aus: https://www.dgsv-ev.de/wp-content/uploads/2016/09/AKQ_ZT_1_2013-3.pdf (letzter Zugriff: 27.02.2023).
Gesellschaft für Energiedienstleistung (GED). Energielabel Waschmaschinen. Aus: https://www.hausgeraete-plus.de/waschen-und-trocknen/energielabel/energielabel-waschmaschinen (letzter Zugriff: 02.03.2023).
Jatzwauk L, Popp W, Schmithausen R, Kohnen W. Hygiene-Tipp: Resistenzentwicklung von Bakterien gegen Desinfektionsmittel und Antiseptika. Passion Chirurgie. 2021

März; 11 (03): Artikel 04_05.
Kamp G (Hrsg). Kompendium Händehygiene. Wiesbaden: mhp, 2017.
Listerine. Warum eine tägliche Mundspülung sinnvoll ist. www.listerine.de/mundspuelung/warum-mundspuelungen-sinnvoll-sind (letzter Zugriff: 02.03.2023).
Reichardt C, Bunte-Schönberger K, van der Linden P. 100 Fragen zur hygienischen Händedesinfektion. 2. A. Hannover: Brigitte Kunz Verlag, 2014.
Robert Koch-Institut (RKI). Anforderung an die Hygiene bei der Aufbereitung von Medizinprodukten; Bundesgesundheitsbl 2012; 55: 1244–1310.
Robert Koch-Institut (RKI). Anforderung an die Hygiene bei der Reinigung und Desinfektion von Flächen, Bundesgesundheitsbl – Gesundheitsforsch Gesundheitsschutz 2004; 47:51–61.
Robert Koch-Institut (RKI). Anforderung an die Hygiene bei Punktionen und Injektionen, Bundesgesundheitsbl 2011; 54: 1135–1144.
Robert Koch-Institut (RKI). Empfehlung zur Auswahl viruzider Desinfektionsmittel – eine neue Stellungnahme des Arbeitskreises Viruzidie beim RKI. Aus: www.krankenhaushygiene.de/referate/d13b4982da4e67a8f40f1d8c674171ed.pdf (letzter Zugriff: 01.03.2023).
Robert Koch-Institut (RKI). Epidemiologisches Bulletin 2018; 38 vom 20.9: 1-8 https://www.rki.de/DE/Content/Infekt/EpidBull/Archiv/2018/Ausgaben/38_18.pdf?__blob=-publicationFile (letzter Zugriff: 06.03.2023).
Robert Koch-Institut (RKI). Händehygiene in Einrichtungen des Gesundheitswesens, Bundesgesundheitsbl 2016; 59: 1189–1220.
Robert Koch-Institut (RKI). Infektionsprävention im Rahmen der Pflege und Behandlung von Patienten mit übertragbaren Erkrankungen, Bundesgesundheitsbl 2015; 58: 1151–1170.
Robert Koch-Institut (RKI). Liste der vom Robert Koch-Institut geprüften und anerkannten Desinfektionsmittel und –verfahren. Bundesgesundheitsbl 2017; 60: 1274–1297.
Robert Koch-Institut (RKI). Prävention postoperativer Infektionen im Operationsgebiet, Bundesgesundheitsbl -Gesundheitsforsch Gesundheitsschutz 2007; 50: 377–393.
Robert Koch-Institut (RKI). Prävention von Infektionen, die von Gefäßkathetern ausgehen, Bundesgesundheitsbl 2017; 60: 207–215.
Schott H. Die Chronik der Medizin. Dortmund: Harenberg, 1993.
Schwebke I, Arvand M, Eggers M, et al. Empfehlung zur Auswahl viruzider Desinfektionsmittel – eine neue Stellungnahme des Arbeitskreises Viruzidie beim RKI. www.krankenhaushygiene.de/referate/d13b4982da4e67a8f40f1d8c674171ed.pdf, Abruf 26.11.2019.
Verbund für angewandte Hygiene (VAH). Verkürzung der Einwirkzeit bei der hygienischen Händedesinfektion auf 15 Sekunden. Hygiene & Medizin 2019; 44: 7–8.
Weitzel-Kage D. Top secret – die Hygiene ermittelt. Management & Krankenhaus 2019; 38 (9): 1.

Kapitel 7

Böhmer A, Defosse J, Geldner G et al. Die aktualisierte Version der ASA-Klassifikation. Anästh Intensivmed 2021; 62: 223–228.
Empfehlung der Kommission für Krankenhaushygiene und Infektionsprävention (KRINKO) beim Robert Koch-Institut: Infektionsprävention im Rahmen der Pflege und Behandlung von Patienten mit übertragbaren Krankheiten.
Kommission für Krankenhaushygiene und Infektionsprävention (KRINKO) beim Robert Koch-Institut. Hygienemaßnahmen bei Infektionen oder Besiedlung mit multiresistenten gramnegativen Stäbchen Empfehlung der KRINKO Bundesgesundheitsbl 2012; 55: 1311–1354.
Kommission für Krankenhaushygiene und Infektionsprävention beim Robert Koch-Institut (KRINKO). KRINKO Infektionsprävention im Rahmen der Pflege und Behandlung von Patienten mit übertragbaren Krankheiten. Bundesgesundheitsbl 2015; 58: 1151–1170.
Kommission für Krankenhaushygiene und Infektionsprävention beim Robert Koch-Institut (KRINKO)KRINKO Anforderungen an die Hygiene bei der medizinischen Versorgung von immunsupprimierten Patienten. Bundesgesundheitsbl 2010; 53: 357–388.
Kommission für Krankenhaushygiene und Infektionsprävention beim Robert Koch-Institut (KRINKO). KRINKO Empfehlungen zur Prävention und Kontrolle von Methicillinresistenten Staphylococcus aureus-Stämmen (MRSA)in medizinischen und pflegerischen Einrichtungen, Empfehlung der Kommission für Krankenhaushygiene und Infektionsprävention (KRINKO) beim Robert Koch-Institut Bundesgesundheitsbl 2014; 57: 696–732.
Kommission für Krankenhaushygiene und Infektionsprävention beim Robert Koch-Institut (KRINKO). Ergänzung zur Empfehlung der KRINKO „Hygienemaßnahmen bei Infektionen oder Besiedlung mit multiresistenten gramnegativen Stäbchen" (2012) im Zusammenhang mit der von EUCAST neu definierten Kategorie „I" bei der Antibiotika-Resistenzbestimmung: Konsequenzen für die Definition von MRGN. Epid Bull 2019; 9: 82–83.
Kommission für Krankenhaushygiene und Infektionsprävention beim Robert Koch-Institut (KRINKO). KRINKO Hygienemaßnahmen zur Prävention der Infektion durch Enterokokken mit speziellen Antibiotikaresistenzen Bundesgesundheitsbl 2018; 61: 1310–1361.
Kommission für Krankenhaushygiene und Infektionsprävention beim Robert Koch-Institut (KRINKO). KRINKO Ausbruchmanagement und strukturiertes Vorgehen bei gehäuftem Auftreten nosokomialer Infektionen Bundesgesundheitsbl - Gesundheitsforsch - Gesundheitsschutz 2002; 45: 180–186.
Loddenkemper L, Schaberg T, Hauer B, et al. Empfehlung zur Anwendung von Atemschutzmasken bei Tuberkulose HygMed 2004; 29 (5): 171–181.

Robert Koch-Institut (RKI). RKI Ratgeber Tuberkulose. Aus: https://www.rki.de/DE/Content/Infekt/EpidBull/Merkblaetter/Ratgeber_Tuberkulose.html (letzter Zugriff: 31.03.2023).

Robert Koch-Institut. EUCAST definiert die Kategorie „I" im Rahmen der Antibiotika- Resistenzbestimmung neu. Epid Bull 2019; 28 (9): 91–98.

Stoliaroff-Pépin A, Arvand M, Mielke M: Bericht zum Treffen der Moderatoren der regionalen MRE-Netzwerke am Robert Koch-Institut Epid Bull 2017; 41: 465–470.

Ziegler R, et al. Infektionsprävention bei Tuberkulose – Empfehlungen des DZK. Pneumologie 2012; 66: 269–282.

Kapitel 8

Akademie für Öffentliches Gesundheitswesen. Lehrbuch Ausbruchsmanagement. Aus: https://akademie-oeffentliches-gesundheitswesen.github.io/lehrbuch-Ausbruchsmanagement/ (letzter Zugriff: 27.02.2023).

Brandstädter M, Ullrich T. Krisenkommunikation – Grundlagen und Praxis. Eine Einführung mit ergänzender Fallstudie am Beispiel Krankenhaus. Stuttgart: Kohlhammer, 2016.

Robert Koch-Institut (RKI). Personelle und organisatorische Voraussetzungen zur Prävention nosokomialer Infektionen. Empfehlung der KRINKO beim Robert Koch-Institut. Bundesgesundheitsbl 2023; 66: 332–351.

Schulze-Röbbecke R, Brandstädter M. Ausbruchsmanagement und Krisenkommunikation. Praktische Krankenhaushygiene und Umweltschutz 2017: 1–13.

Kapitel 9

Aktion saubere Hände, https://www.aktion-sauberehaende.de/ash/elemente/ (letzter Zugriff: 27.02.2023).

Bayerisches Landesamt für Gesundheit und Lebensmittelsicherheit. Erläuterung zur Checkliste „Intensivstation und Intermediate Care". Aus: https://www.lgl.bayern.de/downloads/gesundheit/hygiene/doc/begleittext_intensivstation_its_imc.pdf (letzter Zugriff: 27.02.2023).

Drittes Gesetz zur Änderung des Heimgesetzes vom 5. November 2001. Bundesgesetzblatt 2001, Teil I Nr. 57 vom 09.11.2001, S 2960–2980.

Jatzwauk L. Hygienestandards auf der Intensivstation. Mai 2014. Aus: https://www.ai-online.info/abstracts/pdf/dacAbstracts/2014/2014-09-RC102.1.pdf (letzter Zugriff: 27.02.2023).

Lebensmittelhygiene-Verordnung (Artikel 1 der Verordnung über Lebensmittelhygiene und zur Änderung der Lebensmitteltransportbehälter-Verordnung) (LMHV), BGBL I 1997, S 2008.

Mölnlycke Health Care AB. Doppelhandschuhe mit Perforationsindikation – für maximale Sicherheit. Aus: www.molnlycke.de/unsere-expertise/doppelhandschuhe-mit-perforationsindikation/ (letzter Zugriff: 27.02.2023).

Popp W. Stellungnahme des Vorstands der Deutschen Gesellschaft für Krankenhaushygiene (DGKH). Luftqualität im OP-Saal: Hygiene & Medizin 2018; 43: 248–257.

Robert Koch-Institut (RKI). Anforderung an die Hygiene bei der medizinischen Versorgung von immunsupprimierten Patienten, Bundesgesundheitsbl 2010; 53: 357–388.

Robert Koch-Institut (RKI). Anforderung an die Hygiene bei Punktion und Injektion, Bundesgesundheitsbl 2011; 54: 1135–1144.

Robert Koch-Institut (RKI). Empfehlung zur Prävention nosokomialer Infektionen bei neonatologischen Intensivpflegepatienten mit einem Geburtsgewicht unter 1500 g, Bundesgesundheitsbl – Gesundheitsforsch – Gesundheitsschutz 2007; 50: 1265–1303.

Robert Koch-Institut (RKI). Epidemiologischen Bulletin, 16.Januar 2012/Nr.2, Ergänzende Empfehlung (2011) zur „Prävention nosokomialer Infektionen bei neonatologischen Intensivpflegepatienten mit einem Geburtsgewicht unter 1500 g" (2007).

Robert Koch-Institut (RKI). Händehygiene in Einrichtungen des Gesundheitswesens, Bundesgesundheitsbl 2016; 59: 1189–1220.

Robert Koch-Institut (RKI). Hygiene in der ambulanten Pflege, Bundesgesundheitsbl-Gesundheitsforsch-Gesundheitsschutz 2006; 49: 1195–1204.

Robert Koch-Institut (RKI). Infektionsprävention in Heimen, Bundesgesundheitsbl – Gesundheitsforsch – Gesundheitsschutz 2005; 48: 1061–1080.

Robert Koch-Institut (RKI). Prävention postoperativer Wundinfektionen, Bundesgesundheitsbl.2018; 61: 448–473.

Robert Koch-Institut (RKI). Prävention von Gefäßkatheterassoziierten Infektionen bei Früh- und Neugeborenen, Bundesgesundheitsbl 2018; 61: 608–626.

Kapitel 10

Bundesamt für Verbraucherschutz und Lebensmittelsicherheit, Robert-Koch-Institut. Gemeinsamer nationaler Bericht des BVL und RKI zu lebensmittelbedingten Krankheitsausbrüchen in Deutschland 2021. BVL: Berlin, 2022.

Bundesministerium der Justiz. Verordnung über Anforderungen an die Hygiene beim Herstellen, Behandeln und Inverkehrbringen von Lebensmitteln (Lebensmittelhygiene-Verordnung – LMHV)Aus: https://www.gesetze-im-internet.de/lmhv_2007/ (letzter Zugriff: 27.02.2023).

Bundesministerium für Ernährung und Landwirtschaft. Codex Alimentarius: Internationale Sammlung von einheitlichen Normen für die Lebensmittelsicherheit und –produktqualität. https://www.bmel.de/DE/themen/internationales/aussenwirtschaftspolitik/codex-alimentarius/codex-alimentarius_node.html (letzter Zugriff: 27.02.2023).

Robert Koch-Institut (Hrsg.). Gesundheit in Deutschland – die wichtigsten Entwicklungen. Gesundheitsberichterstattung des Bundes. Gemeinsam getragen von RKI und Destatis. Berlin: RKI, 2016.

Robert Koch-Institut (RKI). Anforderungen an die Hygiene bei der Lebensmittelversorgung und ihre Qualität. Epidemiologisches Bulletin 2006; 29: 228–230.

Kapitel 11

Berufsgenossenschaft für Gesundheitsdienst und Wohlfahrtspflege (BGW). Abfallentsorgung – Informationen zur sicheren Entsorgung von Abfällen im Gesundheitsdienst. Aus: https://www.bgw-online.de/resource/blob/18264/9979e6e02cf5040c8ccabb8e956e65ad/bgw09-19-000-abfallentsorgung-data.pdf, Stand 10/2019 (letzter Zugriff: 31.03.2023).

Bund/Länder-Arbeitsgemeinschaft Abfall (LAGA). Mitteilung der LAGA 18: Vollzugshilfe zur Entsorgung von Abfällen aus Einrichtungen des Gesundheitswesens. Stand Juni 2021. Aus: https://www.rki.de/DE/Content/Infekt/Krankenhaushygiene/Kommission/Downloads/LAGA-Rili.pdf?__blob=publicationFile (letzter Zugriff: 31.03.2023).

Umweltbundesamt. Thermische Behandlung. Aus: www.umweltbundesamt.de/themen/abfall-ressourcen/entsorgung/thermische-behandlung#textpart-1 (letzter Zugriff: 27.02.2023).

Kapitel 12

Bundesamt für Justiz. Verordnung über die Qualität von Wasser für den menschlichen Gebrauch1,2 (Trinkwasserverordnung - TrinkwV) Aus: https://www.gesetze-im-internet.de/trinkwv_2001/BJNR095910001.html (letzter Zugriff: 31.03.2023).

Choleraepidemie von 1892. Ausbruch der Cholera in Hamburg. Aus: https://de.m.wikipedia.org/wiki/Cholera-epidemie_von_1892 (letzter Zugriff: 27.2.2023).

Deutsche Gesellschaft für Krankenhaushygiene (DGKH). Krankenhaushygienische Leitlinie für die Planung, Ausführung und den Betrieb von Raumlufttechnischen Anlagen in Räumen des Gesundheitswesens, 2015 https://www.krankenhaushygiene.de/ccUpload/upload/files/leitlinien/2015_12_rlta.pdf (letzter Zugriff: 27.2.2023).

Deutsche Gesellschaft für Krankenhaushygiene (DGKH). Luftqualität im OP-Saal: Wundinfektion, RLT-Anlage und Disziplin. Aus: https://www.krankenhaushygiene.de/ccUpload/upload/files/2018_11_13_DGKH-Stellungnahme_Luftqualit%C3%A4t-im-OP-Saal.pdf (letzter Zugriff: 31.03.2023).

Kommission für Krankenhaushygiene und Infektionsprävention beim Robert Koch-Institut (KRINKO) KRINKO: Händehygiene in Einrichtungen des Gesundheitswesens. Bundesgesundheitsbl 2016; 59: 1189–1220.

Kommission für Krankenhaushygiene und Infektionsprävention beim Robert Koch-Institut (KRINKO) KRINKO: Anforderung an die Hygiene an abwasserführende Systeme in medizinischen Einrichtungen, Bundesgesundheitsbl 2020; 63: 484–501.

Longtin Y, Troillet N, Touveneau S et al (2009) Pseudomonas aeruginosa outbreak in a pediatric intensive care unit linked to a humanitarian organization residential). Pediatr Infect Dis J. 2010; 29 (3): 233-237.

Rentschler-Air Klima-Systeme. DIN 1946 4 – Das sollten Sie wissen. Aus: https://www.rentschler-air.de/din-1946-4-raumlufttechnik-krankenhaus (letzter Zugriff: 27.2.2023).

Robert Koch-Institut (RKI). Wundreinigung/Trinkwasser. Können Wunden mittels Trinkwasser gereinigt werden? Aus: https://www.rki.de/DE/Content/Infekt/Krankenhaushygiene/ThemenAZ/W/Wundreinig.html (letzter Zugriff: 27.2.2023).

Schott H. Die Chronik der Medizin. Dortmund: Harenberg, 1993.

Glossar

Aerobier Sammelbegriff für Mikroorganismen, die (zur Vermehrung) auf Sauerstoff angewiesen sind. ► Anaerobier.

A_0 Wert Maßstab für die Abtötung/Deaktivierung von Mikroorganismen durch Desinfektionsverfahren mit feuchter Hitze, z.B.in der Steckbeckenspüle. Der Wert berechnet sich aus Temperatur und Einwirkzeit (Haltezeit). Diese Parameter stehen in direktem Zusammenhang und können in einem bestimmten Verhältnis gegeneinander verschoben werden (z. B. bewirkt das Erhöhen der Temperatur eine kürzere Einwirkzeit).

Aldehyde Chemische Verbindungen mit Aldehydgruppe. Werden als Basisstoff bei Desinfektionsmitteln in der Flächen- und Instrumentendesinfektion verwendet. Sie werden im Rahmen der europäischen Biozidverordnung aufgrund einer möglichen Gesundheitsgefährdung jedoch an Bedeutung verlieren bzw. vom Markt genommen.

Alkohole Schnell wirksame, aber leicht flüchtige Kohlenwasserstoff-Ketten. Verwendung v.a. als Händedesinfektionsmittel, aber auch in der Flächen- oder Instrumentendesinfektion. Je nach Alkohol und Konzentration breites Wirkspektrum, kann aber Kunststoff oder Plexiglas angreifen. Keine Remanenzwirkung, nicht wirksam gegen bakterielle Sporen.

Alkylamine Oberflächenaktive Verbindung, Verwendung in der Flächen- und Instrumentendesinfektion.

Anaerobier Sammelbegriff für Mikroorganismen, auf die Sauerstoff toxisch wirkt. ► Aerobier.

Antibakteriell Gegen Bakterien gerichtet. Wirkung wird in bakteriostatisch und bakterizid unterschieden.

Antibiogramm Labortechnisches Ergebnis einer Antibiotikaresistenz-Bestimmung. Untersucht wird, welches Antibiotikum beim vorgefundenen Bakterium wirksam ist und folglich eingesetzt werden kann.

Antibiotika Medikamente zur Behandlung bakterieller Infektionen.

Antibiotikaresistenz Unempfindlichkeit von Bakterien(!) gegen Antibiotika. Eine zunehmende Resistenzbildung gegen grundsätzlich wirksame Antibiotika wird auch als Multiresistenz bezeichnet.

Antigen Molekülstruktur, die an Oberflächen von Mikroorganismen vorhanden ist. Diese bewirkt eine Immunantwort des Körpers in Form von Antikörpern (Antigen-Antikörper-Reaktion).

Antikörper Eiweiße des Körpers, die als Reaktion auf Antigene gebildet werden. Antikörper bilden einen Teil der spezifischen Immunabwehr.

Antimikrobiell Wirksamkeit gegen Mikroorganismen. Dieser Begriff stellt kein Qualitätsmerkmal dar, sondern definiert nur eine grundsätzliche Eigenschaft.

Antiseptik Oberbegriff für antimikrobielle Maßnahmen mit dem Ziel, eine keimarme oder sterile Umgebung zu schaffen, z.B. vor Punktionen der Haut. Die Tätigkeit wird als „Antisepsis" bezeichnet. In Verbindung von Präparat, Konzentration und Einwirkzeit wird ein definiertes Ergebnis (Desinfektion) erzielt.

Antiseptikum Präparat, das auf der Haut oder Schleimhaut Krankheitserreger abtötet.

Apathogen Nicht krankmachend. Mikroorganismen werden in apathogen, opportunistisch pathogen und fakultativ pathogen unterteilt.

Arbeitsschutz Dient dem Schutz der Sicherheit und Gesundheit von Beschäftigten bei der Arbeit und am Arbeitsplatz.

ART Kommission Antiinfektiva, Resistenz und Therapie (ART) am Robert Koch-Institut. Erstellt nach aktuellen wissenschaftlichen Stand Empfehlungen zur Diagnostik und Therapie von Infektionskrankheiten.

ASA-Score Klassifikation der *American Society of Anesthesiologics* zur Einteilung von Patienten anhand ihres körperlichen Zustands. Spannweite geht von ASA1 (gesunder Patient) bis ASA6 (Hirntod).

Aufbereitungs-Einheit für Medizinprodukte (AEMP) Zentrale Stelle zur Aufbereitung von semikritischen und kritischen Medizinprodukten. Früher „Zentrale Stelle für die Aufbereitung von Medizinprodukten" (ZSVA).

Ausscheider Personen, die vorübergehend oder dauerhaft Krankheitserreger (z. B. mit dem Stuhl) ausscheiden. Die Betroffenen sind häufig nicht selbst erkrankt, können aber als Überträger fungieren.

Bakteriämie Bakterieller Infektionserreger, der sich in Blutkultur eines Patienten (mit oder ohne Infektionszeichen) nachweisen lässt. Kriterien der Sepsis sind nicht erfüllt.

- Primäre Bakteriämie/Sepsis: Nachweis eines bakteriellen Infektionserregers in der Blutkultur, ohne Hinweis auf einen Fokus.
- Sekundäre Bakteriämie/Sepsis: Nachweis eines bakteriellen Infektionserregers in der Blutkultur, mit Hinweis auf einen Fokus (Harnwegsinfekt, Pneumonie, Wundinfektion). ► Sepsis

Bakterie Einzelliger Mikroorganismus, wird häufig als krankmachend wahrgenommen. Allerdings ist nur eine geringe Anzahl für den Menschen als Krankheitserreger anzusehen. Der Großteil ist harmlos, manche sind für uns sogar lebenswichtig.

Bakterielle Sporen Dauerform von Bacillus (= aerobe) und Clostrioides (= anaerobe) Bakterien.
Die Sporen selbst sind im Gegensatz zur vitalen Form der jeweiligen Bakterien, nicht infektiös. Erhöhte Anforderungen an Desinfektionsmaßnahmen (Sporizidie) erforderlich. Alkoholische Händedesinfektion ist grundsätzlich nicht sporenwirksam.

Bakteriophagen Auch Bakterien können an Virusinfektionen „erkranken". Diese spezifischen „Phagen" werden Bakteriophagen genannt.

Bakteriostatisch Hemmung der Vermehrung/des Wachstums von Bakterien.

Bakterizid Abtötung von Bakterien durch thermische, chemische oder chemothermische Verfahren bzw. Prozesse.

Besiedelung ► Kolonisation

Biofilm Von Mikroorganismen gebildete Schleimschicht, die diese vor äußeren Einflüssen schützt. Betrifft häufig in den menschlichen Körper eingebrachte Kunststoffmaterialien, wie z.B. Gefäßkatheter. Überall zu beobachten, wo es feucht (und warm) ist, z. B. belegte Zähne am Morgen, Aquarium, Tropfschalen von Kaffeeautomaten).

Biostoffverordnung (BioStoffV) Verordnung über Sicherheit und Gesundheitsschutz bei Tätigkeiten mit biologischen Arbeitsstoffen.

Biozidprodukte Stoffe, die dazu bestimmt sind, auf nicht physikalische oder mechanische Weise Mikroorganismen zu bekämpfen. Sind in der Europäischen Union in der EU-Verordnung über Biozidprodukte Nr. 528/2012 reguliert.

Blutstrominfektion (BSI) Sammelbegriff für alle klinischen Schweregrade von Infektionen mit Nachweis eines Infektionserregers in der Blutkultur.

Blutstrominfektion, gefäßkatheterassoziiert Primäre Blutstrominfektion bei Patienten mit Gefäßkatheter, ohne Hinweis auf einen Fokus an anderer Stelle.

CDC *Centers für Disease Control and Prevention*, dem US-amerikanischem Gesundheitsministerium unterstellte Behörde zum Schutz der öffentlichen Gesundheit.

CDI Clostridioides difficile assoziierte Infektion.

CDT Clostridioides-difficile-Toxin. Das Toxin (Gift) verursacht Durchfallerkrankungen, häufig aufgrund von Antibiotikagabe (antibiotikaassoziiert).

Chlorhexidin (CHX) Antiseptikum aus der Gruppe der Guanidine.

Compliance (Medizin) Oberbegriff für kooperatives Verhalten von Patienten im Rahmen einer Therapie, dies bedeutet v. a. konsequentes Einhalten von ärztlichen und pflegerischen Ratschlägen und Anordnungen. Laut WHO haben nur rund 50 % der Patienten eine gute Compliance.

Dekolonisation Beseitigung einer mikrobiellen Besiedlung (Kolonisation), wird z.B. bei einer Kolonisation mit MRSA durchgeführt.

Dekontamination Oberbegriff für eine Maßnahme durch welche Erreger dezimiert werden. Anders als bei der Desinfektion, ist an diesen Begriff kein Qualitätsmerkmal gebunden.

Desinfektion Anzahl der Mikroorganismen auf einer Oberfläche wird soweit reduziert, dass von dieser keine Infektionsgefahr ausgeht. Es erfolgt eine Keimreduktion um 99,999 % ($10–^{5}$).

Desinfektionsplan Einrichtungsinterne, verbindliche Verfahrensanweisung in der (zumeist in Tabellenform) sämtliche Einzelschritte für routinemäßige Hygienemaßnahmen aufgeführt sind. Häufig mit den Obergegriffen wer – was – wann – womit – wie überschrieben.

Device Engl. Gerät, Apparat, Objekt. Dieser Begriff wird in der Medizin als „Sammelbegriff" für Gefäßkatheter, Beatmungstuben, Harnwegskatheter etc. verwendet.

DGKH Deutsche Gesellschaft für Krankenhaushygiene e.V.

Dosiertabelle (Desinfektion) Tabellarische Übersicht zur manuellen Zubereitung von Desinfektionslösungen. Hier wird in übersichtlicher Form angegeben, welche Menge an Desinfektionskonzentrat in wieviel Wasser die vorgegebene Konzentration erreicht.

DRG Diagnosis Related Group-System, Vergütungssystem. Auf dieser Grundlage werden stationäre Behandlungsfälle, nach Fallpauschalen abgerechnet. Soll mit der Gesundheitsreform 2023 abgeschafft werden.

Einwirkzeit (EWZ) Herstellerseitig vorgegebene Zeitspanne, die benötigt wird, um bei Desinfektionsmitteln einen definierten Desinfektionserfolg zu erzielen.

Eiweißfehler Wirkungseinbuße von Antiseptika und Desinfektionsmittel durch Eiweißrückstände.

EN Europäische Norm, wird in Deutschland als DIN-EN veröffentlicht. Dient der Festlegung europaweit einheitlicher Qualitätsstandards.

Endemie Anhaltendes, vermehrtes Auftreten von Krankheiten in begrenztem Gebiet oder begrenzter Population.

Endogen Von innen kommend. So ist eine endogene (im Gegensatz zur exogenen) Infektion, eine Infektion mit körpereigenen Erregern.

Epidemie Vermehrtes Auftreten einer Infektionskrankheit in einem lokal abgegrenzten Gebiet, in einem bestimmten Zeitraum.

Ethanol Kurzkettiger, wasserlöslicher Alkohol, wird in der Händedesinfektion verwendet.

Evidenz Bezeichnet die unmittelbare kognitive Nachvollziehbarkeit eines Zusammenhangs. Als evidenzbasiert (evidencebased) werden Ergebnisse aus Studien bezeichnet, die einen bestimmten Nachweis erbringen bzw. Effekt belegen.

Exogen Von außen kommend. Eine exogene Infektion wird durch übertragene Erreger (die nicht zur Standortflora des Erkrankten gehören) verursacht.

Fakultativ pathogen Bezeichnung für Mikroorganismen, die krankmachend sein können, dies aber nicht zwingend sind. Beispiel: Das Bakterium *Escherichia coli* ist im menschlichen Darm nicht nur harmlos, sondern lebensnotwendig. An anderer Stelle, wie z. B. einer Wunde, verursacht dieser Erreger Infektionen. Abgrenzung zu apathogen und opportunistisch.

Formaldehyd Zur Gruppe der Aldehyde gehörender Stoff, der zur Konservierung und Desinfektion eingesetzt wird.

Fungistase Wachstum und Vermehrung von Pilzen wird unterbunden.

Fungizidie Abtötung von Pilzen.

Gefahrstoffe Stoffe und Gemische, die im Sinne der Gefahrstoffverordnung (GefStoffV) Gefährlichkeitsmerkmale aufweisen. Diese sind z.B. giftig, reizend, ätzend oder krebserregend. Die ausgehende Gefahr wird durch ein Piktogramm kenntlich gemacht. Beim Umgang mit diesen Stoffen müssen Arbeitsschutzmaßnahmen (z. B. Handschuhe, Augenschutz o. ä.) beachtet werden.

Gefahrstoffverordnung Regelt die Einstufung, Kennzeichnung und Verpackung von gefährlichen Stoffen. Ziel ist es, Menschen und Umwelt zu schützen.

Gesundheit Laut WHO nicht nur die Abwesenheit von Krankheit, sondern ein Zustand des vollkommenen körperlichen, geistigen und sozialen Wohlbefindens.

Gram (Färbung) Klassifikation von Bakterien anhand ihrer Zellwand. Grampositive Bakterien nehmen aufgrund ihrer dickeren Zellwand bei einer Anfärbung (im Labor) eine bläuliche Farbe an. Bei gramnegativen Bakterien geschieht dies nicht, da die Zellwand dünner ist. Sie erscheinen nach der Anfärbung eher rötlich.

HACCP Methode zur Qualitätssicherung beim gewerblichen Umgang mit Lebensmitteln. Beim „Hazard Analysis of Critical Control Points“ werden Örtlichkeiten und Situationen benannt, bei denen eine Kontamination oder ein Verderben der Ware möglich erscheint. An diesen Stellen/Situationen werden Sicherungsmaßnahmen implementiert. Ein möglicher HACCP-Punkt besteht beispielsweise an einer Stelle, an der die Kühlkette unterbrochen werden könnte.

Handschuhsaft Feuchtigkeit, die durch das Tragen von Handschuhen in diesen entsteht. Bietet Mikroorganismen ein ideales Wachstumsmilieu (Feuchtigkeit und Wärme). Einer der Gründe für eine hygienische Händedesinfektion nach dem Ablegen von Handschuhen.

Hub (Infusion) Anschluss eines Gefäßkatheters für Infusion oder Injektion. In der Regel als Luer-Lock vorhanden.

Hygiene Laut WHO, Bedingungen und Handlungen die dazu dienen, Gesundheit zu erhalten und Krankheiten zu verhindern.

Hygieneplan Im IfSG § 23 u. a. für ambulante und stationäre medizinische Einrichtungen vorgeschriebene, innerbetriebliche Handlungsanweisung zur Infektionshygiene.

Inaktivierung Dieser Begriff wird im Zusammenhang mit der „Abtötung“ von Viren verwendet. Da Viren unbelebt sind, können sie folglich nicht abgetötet, sondern inaktiviert werden.

Indikatorkeim Mikroorganismen, die auf eine Verunreinigung/Kontamination hinweisen (z. B. E. coli in Trinkwasser).

Infektion Aktiver oder passiver Eintritt von (pathogenen) Mikroorganismen (z.B. Bakterien, Viren, Pilze) in einen Organismus sowie deren Ansiedlung und Vermehrung. Die Symptome werden als Infektionskrankheit bezeichnet.
- Endogene Infektion: Durch körpereigene Erreger ausgelöste Infektion
- Exogene Infektion: Durch Übertragung ausgelöste Infektion

Infektionsflora Erreger von bestehenden Infektionen, die durch Desinfektion nicht vollständig abgetötet/inaktiviert werden können.

Infektionsschutzgesetz (IfSG) Gesetz zur Verhütung und Bekämpfung von Infektionserkrankungen beim Menschen. Einer der wesentlichen Paragrafen für medizinische Einrichtungen ist § 23.

Inkubationszeit Zeitraum vom Eindringen von Erregern in den Körper bis zum Auftreten erster Krankheitssymptome.

In vitro Prozesse, die außerhalb eines lebenden Organismus stattfinden, i.d.R. werden hiermit Laborsituationen beschrieben.

In vivo Prozesse, die im lebenden Organismus ablaufen.

Inzidenz Bezeichnet die Häufigkeit von Neuerkrankungen in einem bestimmten Zeitraum, in einer (bis dahin) gesunden Population.

Iod Aus der Gruppe der Halogene, gute antimikrobielle Eigenschaft. Vorsicht bei Erkrankungen der Schilddrüse.

Isolat Mikroorganismen, die aus einer Probe, z. B. Abstrich aus Wunde isoliert (gewonnen) wurden. Dies ist Voraussetzung für eine genaue Erregerbestimmung inkl. Antibiogramm.

KbE	Koloniebildende Einheit. Da einzelne Bakterien auf einem Nährboden nicht sichtbar sind, werden die nach Vermehrung, entstandenen (meist als Punkt) sichtbaren Kolonien gezählt. Jeder „Punkt" steht für eine KbE.
KIS	Krankenhaus-Informations-System. Einrichtungsinternes System zur Bearbeitung und Verwaltung von Patientendaten, ist i.d.R. PC gestützt.
KISS	Krankenhaus-Infektions-Surveillance System. Plattform des NRZ zur Erfassung und Bewertung nosokomialer Infektionen.
KISS Definitionen	Einheitliche Definitionen des Nationalen Referenzzentrums zur Erfassung nosokomialer Infektionen (NRZ). Hier werden die „Parameter" definiert, die über das Vorhandensein einer nosokomialen Infektion entscheiden. Dies sind v.a. mikrobiologische Befunde und klinische Parameter.
Koagulase	Die Koagulase-Reaktion dient dem Nachweis des Clumping-Faktors, der zu einer Ausfällung von Fibrinogen zu Fibrin führt. In der Mikrobiologie werden koagulasepositive von koagulasenegativen Bakterien unterschieden.
Kohorten-Isolation	Gemeinsame Isolierung einer bestimmten Gruppe von Personen, die an der gleichen Erkrankung leiden, die durch den gleichen Erreger (Typ) ausgelöst wurde.
Kolonisation	Besiedlung von Bakterien auf Haut, Schleimhaut oder Wunde, ohne Krankheitssymptome oder Immunreaktion.
Kontagiosität	Ansteckungsfähigkeit.
Kontamination	Verunreinigung mit Krankheitserregern oder auch Chemikalien.
Konzentration (Desinfektionsmittel)	Vom Hersteller vorgegebene Wirkkonzentration eines Desinfektionsmittels, die zusammen mit der (ebenfalls vom Hersteller vorgegebenen) Einwirkzeit (EWZ) einen Desinfektionserfolg sichert.
Kumulative Wirkung	Ein sich aufsummierender Effekt.
KRINKO	Kommission für Krankenhaushygiene und Infektionsprävention am Robert Koch Institut. Hat den gesetzlichen Auftrag, Richtlinien zur Infektionsvermeidung im humanmedizinischen Bereich zu erstellen. Diese Richtlinien stellen nach § 23 IfSG den aktuellen Stand der medizinischen Wissenschaft dar.
Lebensmittelhygiene-Verordnung (LMHV)	Regelt die Produktion, Lagerung, Verarbeitung und Zubereitung aller Lebensmittel auf nationaler Ebene. Zentraler Punkt ist das HACCP-Konzept.
Leukozyten	Teil der unspezifischen Abwehr im Blut. Umgangssprachlich als „weiße Blutkörperchen" bezeichnet.
Levurozidie	Wirkung gegen Hefepilze.
LOG_{10}-Stufen	Maßeinheit zur Beschreibung einer Keimreduktion. Bei der Desinfektion wird eine Reduktion um 5 LOG_{10}-Stufen erreicht. Dies sind 99,999% der Erreger.
Luer-Lock	Genormte Verbindung, die eine Kombination von Infusions- und Injektionssystemen verschiedener Hersteller ermöglicht. Gefährlich ist, dass nicht nur venöse Katheter, sondern auch arterielle und peridurale Systeme mit Luer-Lock ausgestattet sind. Dies bewirkt die Gefahr einer versehentlichen Fehlinjektion. Aus diesem Grund wurde 2016 die Normreihe DIN ISO 80369 erlassen, die untereinander nicht kompatible Anschlüsse definiert. ▸ NRFit.
Makrophagen	„Fresszellen", Teil der unspezifischen Abwehr. „Unterform" der weißen Blutzellen (Leukozyten).
Medical Device Regulation (MDR)	Europäische Medizinprodukte Verordnung, die im Mai 2017 in Kraft getreten sit. Ersetzt die Medizinprodukte-Richtlinien 93/42/EWG über Medizinprodukte und 90/385 EWG über Medizinprodukte.
Medizinprodukte (MP)	Laut Bundesinstitut für Arzneimittel und Medizinprodukte sind MP: „... Produkte mit medizinischer Zweckbestimmung, die vom Hersteller für die Anwendung beim Menschen bestimmt sind. Anders als Arzneimittel, die pharmakologisch, immunologisch oder metabolisch wirken, wird die bestimmungsgemäße Hauptwirkung ... primär auf z. B. physikalischem Weg erreicht." Die gesetzliche Definition von MP ist in § 3 des Gesetztes über MP (MPG) enthalten und in der europäischen Medical Device Regulation festgelegt.
Medizinprodukte Verordnung	Verordnung auf Ebene deutschen Rechts, führt das Medizinprodukte Gesetz (MPG) näher aus.
Meldepflicht, gesetzliche	Der Verdacht, Erkrankung und Tod an bestimmten Infektionserkrankungen oder die Häufung an Erkrankungen sind zeitnah (24 h) an das örtliche Gesundheitsamt zu melden. Dies ist im IfSG § 6 (Arztmeldepflicht) definiert. IfSG § 7 definiert welche Erregernachweise gemeldet werden müssen (Labormeldepflicht).
Methicillin-resistenter Staphylococcus aureus	▸ MRSA
Mischinfektion	Infektion mit mehreren pathogenen Erregern. Zu unterscheiden von der ▸ Superinfektion.
MRGN	Multiresistente gramnegative Stäbchen.
MRSA	Multiresistenter *Staphylococcus aureus*. Auch Methicillin- oder oxacillinresistenter (ORSA) *S. aureus*.

MSSA Methicillinsensibler *Staphylococcus aureus.* Bezeichnung für *S. aureus* mit üblichem Resistenzverhalten und Sensibilität gegen die typischen verwendeten Antibiotika. Diese Kurzbezeichnung soll helfen, den „sensiblen" *S. aureus* gegenüber MRSA abzugrenzen.

Multiresistenz Über das übliche Resistenzmuster hinausgehende „Unempfindlichkeit" von Bakterien gegen Antibiotika.

Non Touch Ohne Berührung der Eintrittsstelle (z. B. von Gefäßkathetern) mit unsterilen Materialien oder den Fingern.

Nosokomiale Infektion Infektion (mit entsprechenden Infektionszeichen) ausgelöst durch Mikroorganismen oder deren Toxine, die im zeitlichen Zusammenhang mit einer ambulanten oder stationären medizinischen Maßnahme steht. Es handelt sich also nicht – wie gerne fälschlicherweise behauptet wird – ausschließlich um im Krankenhaus erworbene Infektionen. In den Krankenhäusern werden diese Infektionen allerdings strukturiert erfasst und bewertet.

NRFit Normreihe DIN ISO 80369, wurde 2016 erlassen und definiert untereinander nicht kompatible Anschlüsse für Flüssigkeiten oder Gase in medizinischen Einrichtungen (▶ Luer-Lock). Produkte, die diese Norm erfüllen, erhalten zusätzlich die Bezeichnung NRFit. Gewährleistet werden soll die Patientensicherheit durch unterschiedliche Anschlussgrößen, die verhindern, dass z.B. i.v.-Medikamente peridural verabreicht werden.

NRZ Nationales Referenzzentrum zur Erfassung nosokomialer Infektionen. Die Verwaltung obliegt dem Robert Koch-Institut.

Opportunistisch (Erreger) Fakultativ pathogene Mikroorganismen, die bei herabgesetzter Immunlage eine Infektion hervorrufen können. So lösen z.B. Herpes-zoster-Viren bei Stress eine Herpesinfektion (z. B. Lippenherpes) aus.

Oxacillin-resistenter Staphylococcus aureus ▶ MRSA

Pandemie Weltweite Ausbreitung einer Epidemie.

Pathogenität Beschreibt die Fähigkeit von Mikroorganismen, eine (Infektions-)Krankheit auszulösen. Die Mikroorganismen werden wie folgt unterschieden:

- Apathogen: nicht krankmachend
- Fakultativ pathogen: unter bestimmten Bedingungen krankmachend
- Obligat pathogen: krankmachend

PCR (Polimerase Chain Reaction) Verfahren, mit dem in vitro definierte DNA-Stränge von Bakterien und Viren vervielfältigt werden können, um diese Erreger nachzuweisen. Wird in der mikrobiologischen Diagnostik auch als „Schnelltest" bezeichnet.

Pasteurisierung Von Louis Pasteur entwickeltes Verfahren zur Haltbarkeits- Verlängerung von Milch und weiteren Lebensmitteln durch Erhitzen.

Pathogen Krankmachend.

Peressigsäure Organische Säure, die in der Flächen- und Instrumentendesinfektion verwendet wird. Achtung: Fixierende Eigenschaft bei organischen Verschmutzungen.

Persistenz Eigenschaft von Stoffen, in der Umwelt zu verbleiben, ohne von physikalischen, chemischen oder biologischen Prozessen abgebaut zu werden.

pH-Wert Wert einer wässrigen Lösung in saure oder basische Richtung. Als neutral gilt ein pH-Wert von 7, < 7 ist sauer (Säure), > 7 ist basisch (alkalisch).

Phagen Gruppe von Viren, die auf Bakterien (als Wirt) spezialisiert sind.

Prävalenz Epidemiologische Kennzahl, welche die Häufigkeit einer Krankheit in einem bestimmten Zeitraum darstellt.

Prävention Vorbeugende Maßnahmen, um (Folge-) Schäden zu verhindern.

Prionen Proteine (Eiweiße) aus tierischen Organismen. Es handelt sich nicht um Lebewesen, sondern eher um Toxine mit virusähnlichen Eigenschaften. Verursachen die (neue Variante) Creutzfeld-Jakob-Erkrankung beim Menschen und Rinderwahnsinn (BSE) beim Rind. Prionen werden bei üblichen Desinfektions- und Sterilisationsprozessen nicht sicher eliminiert.

Prophylaxe Gesamtheit aller Maßnahmen, die dazu dienen, die Gesundheit zu erhalten bzw. deren Beeinträchtigung zu verhindern. Bezieht sich auf Krankheiten, Risikofaktoren und Unfälle.

Pyogen Eitererzeugend.

Propanol Kurzkettiger Alkohol, findet v. a. in der Händedesinfektion Anwendung.

QAV Quaternäre Ammoniumverbindungen. Oberflächenaktive Verbindungen, die in der Instrumenten- und Flächendesinfektion verwendet werden.

Reinigung Entfernung von Verunreinigungen mit reinigungsverstärkenden Zusätzen (i. d. R. Seife) unter Verwendung von Wasser. Obwohl Mikroorganismen definitionsgemäß nicht inaktiviert werden, kommt es zu einer Keimreduktion von ca. 50–80 %.

Remanenz Bezeichnet die Eigenschaft eines Desinfektionsmittels, nach der Anwendung über den eigentlichen Wirkzeitraum hinaus Mikroorganismen abzutöten. Ein fester Zeitraum ist hiermit nicht definiert, d. h. es handelt sich um eine Herstellerangabe (z. B. 48 h) zu bestimmten Produkten.

Residente Hautflora Auch Standortflora genannt, dieser Begriff bezeichnet die physiologische Keimflora der Haut.

Resistenz Widerstandsfähigkeit von Mikroorganismen gegenüber Umwelt- sowie physikalischen oder chemischen Einflüssen. Dieser Begriff wird auch im Zusammenhang mit speziellen Antibiotikaresistenzen bei Bakterien verwendet.

Richtlinie für Krankenhaushygiene Vom Robert Koch-Institut herausgegebene Richtlinie, befasst sich mit betrieblich-organisatorischen Maßnahmen zur Infektionsverhütung. Es handelt sich nicht um eine bindende Vorschrift, allerdings wird sie in der Rechtsprechung als „Stand der Technik" herangezogen.

RKI-Wirkbereich Vom RKI definierte Leistung von Desinfektionsverfahren.
- Wirkbereich A: Abtötung von vegetativen Bakterien, einschließlich Mykobakterien und von Pilzen incl. Pilzsporen.
- Wirkbereich B: Inaktivierung von Viren.
- Wirkbereich C: Abtötung von Sporen des Milzbranderregers.
- Wirkbereich D: Abtötung von Sporen der Erreger von Gasödem und Wundstarrkrampf.

Robert Koch-Institut (RKI) Ein dem Bundesgesundheitsministerium unterstelltes Bundesinstitut mit Sitz in Berlin. Zentrale Aufgabe ist die Erkennung, Verhütung und Bekämpfung von Krankheiten, v.a. Infektionskrankheiten, beim Menschen.

Rote Liste Arzneimittelverzeichnis für Deutschland, jährliche Neuauflage.

RKI-Liste Vom Robert Koch-Institut (RKI) veröffentlichte Liste von Desinfektionsmitteln und -verfahren zur behördlichen Entseuchung nach § 18 IfSG. Hier werden höhere Konzentrationen und Einwirkzeiten als in der VAH-Liste angegeben.

Screening Gezielte Reihenuntersuchungen mit bestimmter Fragestellung. Diese können bei allen Patienten oder bei definierten (Risiko-) Gruppen durchgeführt werden. Bestes Beispiel sind Screening-Untersuchungen auf MRSA. Hier werden vom RKI Risikofaktoren benannt, bei deren Vorhandensein ein Screening durchgeführt werden soll.

Sepsis primär/sekundär Schwerste Form der Komplikation einer Infektionskrankheit. Körpereigene Abwehrreaktionen schädigen eigene Organe und Gewebe aufgrund einer überschießenden Reaktion. Primär (= ohne Fokus), sekundär (= mit Fokus, z. B. vorangegangener Wundinfektion). ▸ Bakteriämie.

Sepsis, schwere Sepsis, septischer Schock Klinische und laborchemische Hinweise auf ein Systemisches inflammatorisches Response-Syndrom (SIRS) im Verlauf einer Infektion.

Sekundärinfektion „Zweitinfektion" durch einen zusätzlichen Erreger. So kann sich auf einer Virusinfektion (bei jetzt geschwächter Immunlage) eine zusätzliche bakterielle Infektion manifestieren.

Sicherheitsdatenblatt (Desinfektion) Vom Hersteller eines Desinfektionsmittels herausgegebenes Instrument zur Übermittlung sicherheitsbezogener Informationen über Stoffe und Gemische. Es soll dem berufsmäßigen Verwender die beim Umgang mit Stoffen und Gemischen notwendigen Daten und Umgangsempfehlungen vermitteln. Ziel ist es, die für den Gesundheitsschutz, die Sicherheit am Arbeitsplatz und den Schutz der Umwelt erforderlichen Maßnahmen treffen zu können.

Signifikanz Begriff aus der Statistik, der die Wahrscheinlichkeit einer statistischen Aussage charakterisiert. Signifikante Ergebnisse zeichnen sich dadurch aus, dass sie nicht (oder nur mit geringer Wahrscheinlichkeit) zufällig entstehen.

Sozialhygiene Hygiene des öffentlichen Zusammenlebens. Sie befasst sich insbesondere mit dem öffentlichen Gesundheitswesen, der Wohn- und Siedlungshygiene, der medizinischen Statistik und der Fürsorge für Säuglinge, Kinder Senioren und Kranke.

Spezifische Abwehr ▸ Antikörper

Standortflora Natürliche „Umgebungsflora". Der Begriff bezieht sich zumeist auf den menschlichen Körper. Dieser ist massiv mit Erregern besiedelt. Diese Kolonisation ist nicht krankmachend, in manchen Fällen sogar lebensnotwendig.

Standzeit Begriff, der die Wirkdauer eines Produktes (i. d. R. Desinfektionslösungen) nach Anbruch oder Zubereitung, angibt.

Sterilisation Bezeichnet Verfahren, mit denen Gegenstände in einen „keimfreien" Zustand versetzt werden. Definitionsgemäß werden 99,9999 % (10^{-6}) aller vorhandenen Mikroorganismen abgetötet/inaktiviert. Voraussetzung ist eine vorausgegangene Reinigung und Desinfektion der Gegenstände. Die Sterilisation entspricht den RKI-Wirkbereichen C und D.

Superinfektion Infektion, die stattfindet, während der Patient noch an einer anderen Infektion leidet. Häufig werden damit bakterielle Infektion nach Virusinfektion bezeichnet. Gilt aber für sämtliche, in kurzem zeitlichem Abstand auftretende Infektionen, unabhängig vom Erreger. Unterscheidet sich von der Mischinfektion.

Systemisches inflammatorisches Response-Syndrom (SIRS) Körpereigene Abwehrsysteme können eine Infektion und deren Folgen nicht mehr lokal begrenzen. Es kommt zu einer überschießenden Abwehrreaktion des Körpers, die das eigene Gewebe und Organe schädigt.

Toxine Biologische Substanzen, die Organismen schädigen, indem sie physiologische Stoffwechselabläufe stören, umgangssprachlich auch als „Gifte" bezeichnet. Toxine sind häufig Stoffwechselprodukte von Bakterien oder Pilzen. Ein Paradebeispiel ist das Bakterium *Clostridioides difficile:* Der Erreger ist harmlos, das produzierte Toxin (Clostridioides difficile Toxin, CDT) verursacht hingegen gefürchtete Durchfallerkrankungen.

Transiente Hautflora „Anflugflora", Erreger, die nicht zur Standortflora des menschlichen Körpers gehören und durch Kontakt (z. B. Berühren einer Türklinke) auf diesen übertragen werden. Das Eliminieren der transienten Flora ist das Ziel der hygienischen Händedesinfektion.

Transmission Übertragung von (potenziell) pathogenen Erregern auf andere Menschen oder Oberflächen.

Transmissionswege Übertragungswege, es werden grundsätzlich drei Wege unterschieden:

- Direkter Kontakt (physischer Kontakt zwischen Quelle und „Ziel"), Mensch zu Mensch.
- Indirekter Kontakt (über „Zwischenobjekt"), Mensch – Oberfläche/Gegenstand – Mensch.
- Umgebung wie Luft, Wasser: Hier wird zunächst die die aerogene (luftgetragene) von der Tröpfcheninfektion (z. B. Tröpfchen, die beim Sprechen oder Niesen entstehen) unterschieden. Übertragungen können weiterhin aus der Umgebung, wie beispielsweise über kontaminiertes Wasser, stattfinden.

Unspezifische Abwehr Angeborene Körperabwehr.

VA Verfahrens- oder Handlungsanweisung.

VAH Verbund für Angewandte Hygiene e. V. Erstellt die Standardreferenz für die Routinedesinfektion in medizinischen und nichtmedizinischen Einrichtungen. Diese Produkte werden in der VAH-Desinfektionsmittelliste veröffentlicht.

VAH-Desinfektionsmittelliste Liste, der in medizinischen Einrichtungen zu verwendenden Desinfektionsmittel. Desinfektionsmittel werden von akkreditierten und unabhängigen Laboratorien und Gutachtern überprüft. Anschließend erfolgt eine Veröffentlichung in der VAH-Desinfektionsmittelliste, was einer Freigabe für den medizinischen Einsatzbereich entspricht

Validierung Bestätigung durch objektiven Nachweis, dass die Anforderungen für eine bestimmte Anwendung oder einen bestimmten Gebrauch erfüllt sind (ISO 9000:2015). Der Begriff wird in der Aufbereitung von Medizinprodukten verwendet. Validierte Verfahren bedeuten, dass bei gleichem Prozessablauf, immer das gleiche Ergebnis (z. B. steriles Produkt) erreicht wird.

Virulenz Grad der Pathogenität. Fähigkeit eines Mikroorganismus, eine Krankheit auszulösen. Abhängig von Virulenzfaktoren, d. h. krankmachenden Eigenschaften des Mikroorganismus. Dies können u. a. physische Eigenschaften (z.B. Fimbrien, Geißeln), chemische (Bildung von Toxinen) oder auch Resistenzeigenschaften sein.

Virus Unbelebte organische Struktur, benötigt zur Vermehrung spezifische Wirtszelle. Mit Antibiotika nicht zu therapieren.

VRE Sammelbegriff für Enterokokken mit speziellen Antibiotikaresistenzen. Dies betrifft Vancomycin, Linezolid und High-level-Gentamycin.

WHO Weltgesundheitsorganisation: Kontrollbehörde der Vereinten Nationen für des öffentliche Gesundheitswesen.

Wundkontaminationsklasse Unterscheidet die Kontamination einer OP-Wunde zu Beginn des Eingriffes. Ja höher die Kontaminationsklasse, desto höher das Infektionsrisiko.

Register

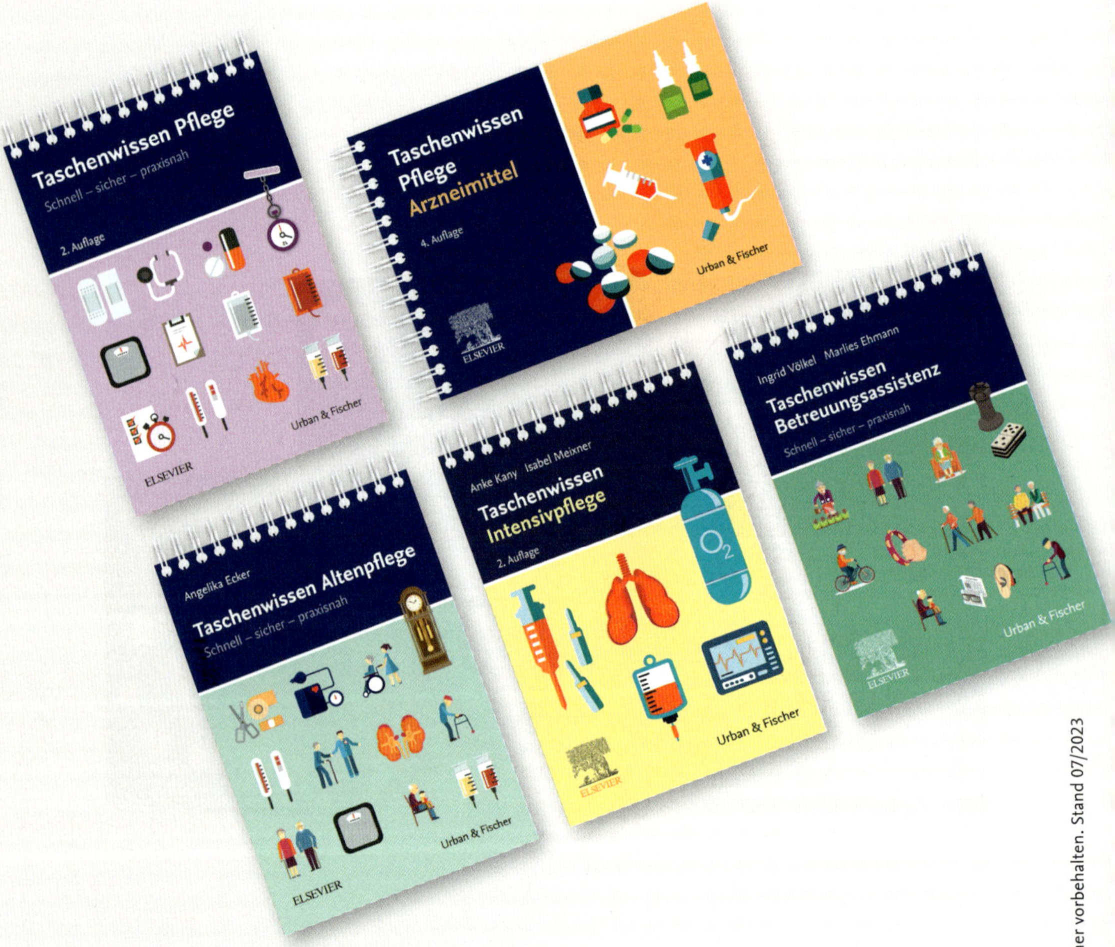

Die PflegeHeute-Familie

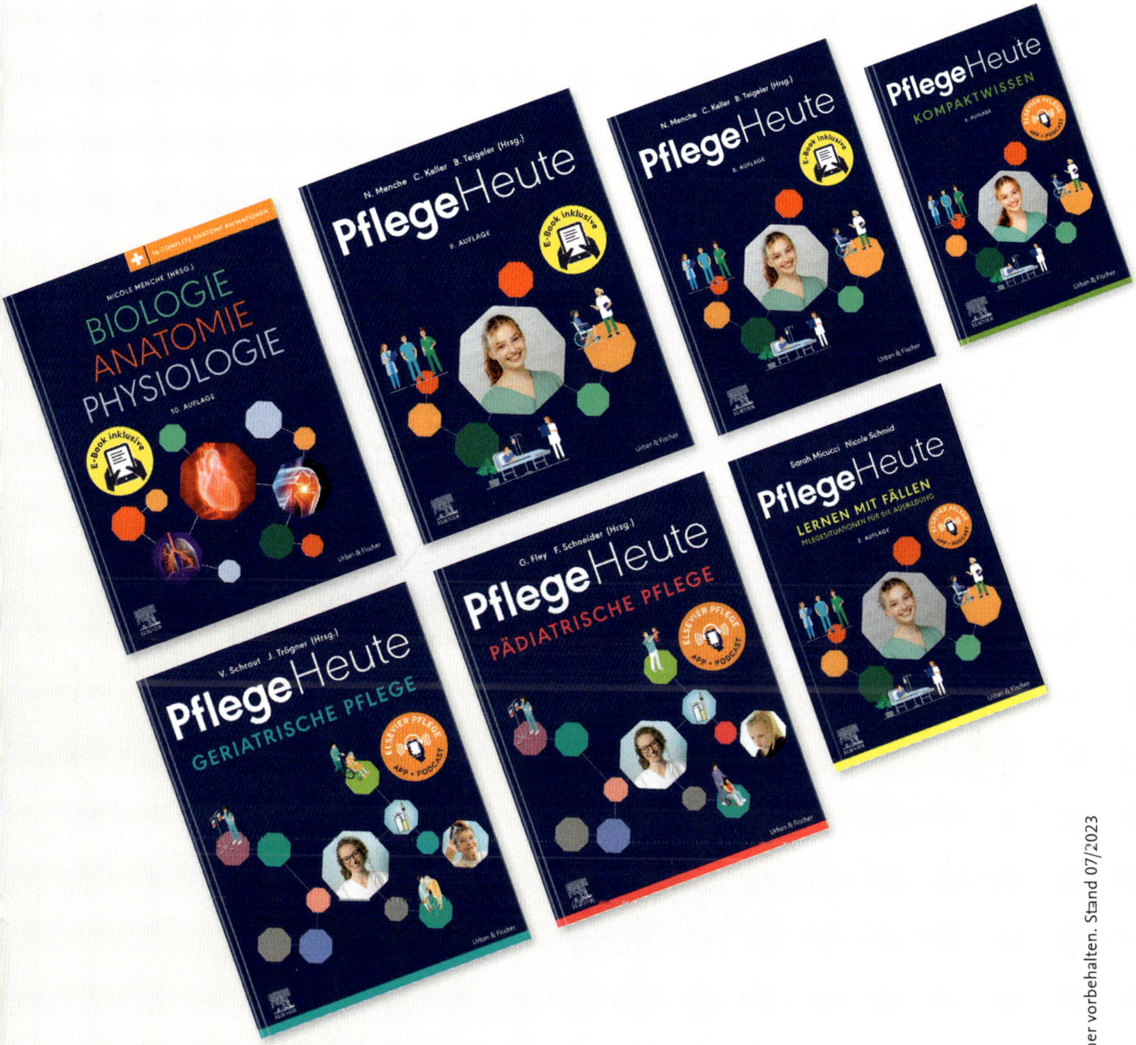